U0267502

老年护理与保健

（第7版）

Nursing for Wellness in Older Adults

主　编　［美］Carol A. Miller

主　译　郭　红　周宇彤

主　审　林可可

副主译　岳树锦　刘　宇

译　者（按姓名汉语拼音排序）

陈志琦（北京中医药大学护理学院）

郭　红（北京中医药大学护理学院）

何　巧（北京中医药大学护理学院）

姜　婧（北京中医药大学护理学院）

李　玉（北京中医药大学护理学院）

梁　熠（北京大学护理学院）

林可可（北京中医药大学护理学院）

刘欣娟（国家食品药品监督管理局药品审评
　　　　中心）

刘　宇（北京中医药大学护理学院）

柳清霞（北京中医药大学护理学院）

龙园园（北京大学护理学院）

陆　悦（北京大学护理学院）

马雪玲（北京中医药大学护理学院）

孟　静（北京中医药大学护理学院）

乔　雪（北京中医药大学护理学院）

沈意娜（北京中医药大学护理学院）

孙瑞阳（北京中医药大学护理学院）

孙　颖（北京中医药大学护理学院）

王海妍（北京中医药大学护理学院）

王惠峰（北京中医药大学护理学院）

王　黎（北京中医药大学护理学院）

夏蜀娴（昆明医科大学第一附属医院）

徐小菁（北京中医药大学护理学院）

岳树锦（北京中医药大学护理学院）

张淑萍（北京中医药大学护理学院）

赵　丹（北京中医药大学护理学院）

周　芬（北京中医药大学护理学院）

周　天（北京大学护理学院）

周宇彤（北京大学护理学院）

北京大学医学出版社

LAONIAN HULI YU BAOJIAN（DI 7 BAN）

图书在版编目（CIP）数据

老年护理与保健/郭红，周宇彤主译；（美）卡罗
尔·米勒（Carol A. Miller）原著 . —7 版 . —北京：
北京大学医学出版社，2018.10
书名原文：Nursing for Wellness in Older Adults，
7th ed
ISBN 978-7-5659-1823-0

Ⅰ. ①老… Ⅱ. ①郭… ②周… ③卡… Ⅲ. ①老年医
学—护理学 ②老年保健学 Ⅳ. ①R473.59 ②R161.7

中国版本图书馆 CIP 数据核字（2018）第 135065 号

本书提供了药物的准确的适应证、副作用和疗程剂量，但有可能发生改变。读者须阅读药商提供的外包装上的用药信息。作者、编辑、出版者或发行者对因使用本书信息所造成的错误、疏忽或任何后果不承担责任，对出版物的内容不做明示的或隐含的保证。作者、编辑、出版者或发行者对由本书引起的任何人身损伤或财产损害不承担任何责任。

北京市版权局著作权合同登记号：01-2016-4402

Nursing for Wellness in Older Adults，Seventh Edition
Carol A. Miller
ISBN：978-1-4511-9083-0

老年护理与保健（第 7 版）

主　　译：郭　红　周宇彤
出版发行：北京大学医学出版社
地　　址：（100191）北京市海淀区学院路 38 号 北京大学医学部院内
电　　话：发行部 010-82802230；图书邮购 010-82802495
网　　址：http://www.pumpress.com.cn
E - mail：booksale@bjmu.edu.cn
印　　刷：中煤（北京）印务有限公司
经　　销：新华书店
责任编辑：赵　欣　郭　颖　责任校对：靳新强　责任印制：李　啸
开　　本：889mm×1194mm　1/16　印张：39.25　字数：1230 千字
版　　次：2018 年 10 月第 1 版　2018 年 10 月第 1 次印刷
书　　号：ISBN 978-7-5659-1823-0
定　　价：220.00 元
版权所有，违者必究
（凡属质量问题请与本社发行部联系退换）

中文版前言

这是一个欢喜并值得庆贺的时刻！翻译团队经过近2年的翻译和校对，由美国Carol A. Miller主编的 *Nursing for Wellness in Older Adults*，7E中文译本《老年护理与保健》终于即将问世。使我下定决心翻译这本书的最重要的原因是这本书在老年护理方面呈现出的激情和新的理念，以及很多与现实生活接轨的展开式案例，便于老年护理学这门课程的教与学。

人口老龄化已成为21世纪人类面临的最大挑战之一。我国是世界上拥有老龄人口最多的国家，也是老龄人口增速最快的国家，因此对老年护理专业人才的需求激增。如何尽快培养出专业能力强、具有良好职业道德的实用型老年护理人才已迫在眉睫。无疑，《老年护理与保健》的面世，为老龄化社会带来了新的健康促进思路，为老年护理人才培养提供了新的教学理念和方法。

《老年护理与保健》共29章，分为5篇，阐述了健康与衰老的概念、促进健康的循证思维、促进老年人心理社会功能的健康老化带来的身体功能变化以及在疾病各个阶段如何促进健康等方面的内容。

本书的特色在于：①整本书贯穿了循证思维和理念，提供了最新的文献资源；②展开式案例学习提供了宝贵的老年患者真实案例，利于学生对于理论知识的理解和应用；③每一章开头对特定功能的理论图示表达出护理过程中的功能结局理论；④每一章末尾的评判性思维练习帮助读者通过有目的、有目标的思考来获得洞察力并培养解决问题的能力。

从组建翻译团队初始，到如今的即将付梓，一次次印证了我们这个团队的智慧和超乎想象的凝聚力！在此，我要深深感谢另一位主译——北京大学护理学院周宇彤老师以及来自北京中医药大学、北京大学等单位师生组成的翻译团队严谨勤勉的付出！

在2年的翻译校对过程中，我们孜孜以求的目标是：努力做得更好！翻译团队力争让语言能够最好地诠释原著，最大限度地还原美国老年护理最前沿的先进理念和方法。但由于语言能力所限和中美文化的差异，难免存在译文不够流畅甚至是错译等问题，敬请读者批评指正！十分感激您的包容和鼓励！

郭 红

2018年1月

原著前言

1970年，我开始从事护理工作，并选择了一个家庭访视护士项目，这个项目解决了居家老年人的独特需求。当我被问及为什么愿意全职从事老年护理工作时，我会满怀热忱地回答，我很高兴有机会为那些医疗照护需求得不到满足的老年人提供全面的护理。当时，"老年病学"和"老年医学"是医疗照护领域的新生事物，大家对老年人独特的照护需求知之甚少。老年护理作为一个专业领域是在4年前获得认证的，而第一份老年护理期刊是在5年前发行的。到20世纪70年代末，我作为一名老年护理开业护士，一直在照顾老年人。当一个老年人告诉我，我所提供的全部体格检查是其所接受过的第一次完整的体检，我觉得这给我带来莫大的满足。

在过去的40多年中，美国人口中的老年人的比例逐渐增加，我们对如何为老年人提供循证护理的知识也在快速增长。除了关注越来越多的老年人外，"健康"已经成为近年来医疗照护领域的一个主要焦点。这个概念通常与身体舒适和"预防衰老"有关。然而，这本书的一个主要观点是，实现健康不受任何年龄的限制。另一个重要的观点是，护士在促进老年人的健康方面起着很重要的作用，这包括维持他们最优化的功能和生活质量。我对健康的定义可以概括为"我很好，我可以做得更好"。我对护士角色的看法是，对所有我们照顾的老年人，我们传达的信息应该是"你很好，我可以帮助你更好"。我编著并再版了此书，但愿它可为老年人健康提供照护的基本知识。

在更新第7版的循证信息的过程中，我最大的挑战之一就是本书中所包含内容的边界，因为对衰老和老年的所有方面的研究是无限的。为了保持对老年人健康的关注，本书强调循证的信息，这些信息最能帮助护士积极地为老年人服务，以促进其较高的功能水平和生活质量，尽管也存在与衰老、疾病和其他状况相关的限制。

信息是在老年人健康促进的功能结局理论的背景下提出的，它提供了一个框架，用于识别护理过程中许多影响老年人功能和生活质量水平的因素。循证信息在整本书中被广泛引用，并在以临床为导向的章节中以"框"的形式总结。评估和干预指南帮助护士识别和处理影响老年人功能和生活质量的因素。护理干预的重点是教育老年人和他们的照顾者采取行动以促进健康。展开式案例展示了老年人的共同经历，从年轻老年人到高龄老年人，其如何受到老化和危险因素的多重影响。由于护士越来越重视与老年护理有关的安全和质量问题，在许多案例中我们也应用了护理质量和安全教育的胜任力。章节还包括有关健康护理诊断和健康结局的信息。章节开头的理论图示显示了功能结局理论是如何与功能方面的护理过程结合起来的。

篇章架构

Nursing for Wellness in Older Adults 有29章，分为5篇。第1篇和第2篇介绍了与衰老、健康、差异性、老年人以及护士在促进老年人健康方面的作用相关的主题。第3篇和第4篇是围绕功能结局理论进行的，因此，整个内容包括老龄化、危险因素、功能结局、护理评估、护理诊断、健康结局、护理干预和护理评估等，涉及生理或心理社会功能的每个方面。第5篇的3章帮助护士在疾病期间为老年人提供整体护理。

第1篇（第1～4章）的目的是帮助护士将健

康哲理应用于老年人的护理当中。第 1 章和第 2 章整合了健康和衰老的概念，并概述了老年人的特点和差异性，强调了每个老年人具有独特的个性。第 3 章阐述了功能结局理论，并将其应用于老年人护理的框架中。第 4 章概述了与老龄化有关的理论。

　　第 2 篇（第 5 ～ 10 章）是老年人的护理考量，将老年护理视为护理的一个分支，并解决了照顾老年人的特殊挑战。第 5 章阐述了老年护理作为一种专业化的护理，成为所有护士的责任。这一章也讨论了健康促进，重点是护士如何运用循证指南帮助老年人发展健康促进行为。第 6 章帮助护士确定许多类型的基于社区的服务和卫生保健项目，以满足老年人复杂的需求。这一章还涵盖了评价、药物治疗、法律和伦理等多方面的问题，因为护士在照顾老年人的过程中需要处理这些方面的问题。同时还讨论了虐待老年人和老年人忽视等重要主题，强调护士在预防、识别和处理这一严重并且很常见问题中的作用。

　　第 3 篇（第 11 ～ 15 章）是促进心理社会功能健康，广泛地回顾老年人认知和心理社会功能，并提供指导以帮助进行心理社会功能的综合护理评价，重点是针对健康的老年人。此外，这部分还包括谵妄、痴呆和抑郁症这三种最常见的对老年人心理社会功能有严重影响的病理状况。

　　第 4 篇（第 16 ～ 26 章）是促进身体功能的健康，分别针对老年人各方面的功能，包括以下章节：听觉、视觉、消化和营养、泌尿功能、心血管功能、呼吸功能、移动和安全、皮肤、睡眠和休息、体温调节和性功能。在这些章节中也讨论了某些因素影响老年人的特定功能时常见的病理状况。

　　第 5 篇（第 27 ～ 29 章）阐述在老年人健康和疾病的所有阶段促进健康的主题，讨论在疾病期间和当他们正在经历痛苦或生命即将结束时，如何照顾老年人。

新的和特殊的特征

　　本版本保留了过去版本的特殊特征，并添加了一些新的特征。

教学的特征

- **展开式案例学习**提供了年龄相关改变和危险因素累积效应的真实例子，开始于年轻的老年期，并持续到老年后的所有阶段。每部分结束后的**思考题**和最后的**护理照护计划**帮助学生将章节的内容应用到案例中。
- **学习目标**帮助读者识别重要的章节内容并集中阅读。
- 每一章开头列出**关键术语**，并在正文中加粗，突出重要的词汇。
- 在每一章开头特定功能的**理论图示**呈现出护理过程中的功能结局理论。
- **本章重点**促进对内容的回顾。
- 每章末尾的**评判性思维练习**帮助读者通过有目的、有目标的思考来获得洞察力并培养解决问题的能力。
- **参考文献**给读者提供了支持循证实践的最新研究的诸多信息。

实践导向特征

- **新！QSEN 实例**的知识、技能和态度的应用与展开式案例有关。
- **循证实践**框中包括各章节总结的基于研究的老年人护理指南。
- **健康机会**框遍布于临床的各个章节，以吸引人们关注护士在日常护理活动中可以促进健康的方法。
- **一个学生的反思**框提供了以现实为基础的故事，由护理学生撰写，说明健康概念在临床实践中的应用。
- **文化考量**框帮助读者意识到文化差异可能会影响他们的患者、居民或服务对象。
- **差异性提示**框提供了关于特定群体（如男女、白种和非裔美国人）之间的差异的简要信息。
- **护理评价**框为读者提供护理评价的具体方法，在此描述或说明常用的评价工具（在有的案例中给出图示）。

- **护理干预**框为护理干预提供了简洁的指导，重点是促进健康，给出了护理干预的"最佳实践"指南。许多干预措施可以作为教学工具，用于教育老年人和他们的照顾者如何提高功能。

- **照顾者健康**框为照顾者提供了信息，读者可以利用这些信息来解决照顾者对于老年人某些功能问题的担忧。

Carol A. Miller，MSN，RN-BC

原著致谢

我对帮助我使这本书从一个梦想实现到第 7 版的家人、朋友和同事深怀感激！尤其是 Pat Rehm，当我作为一名护士和作者，不断追逐我的目标时，促进了我的身体健康。我与老年人及其家人的交往经历为我提供了宝贵的经验，这些经验已成为本书的一部分。这些经验在课本中是学不到的，它教会了我如何深切地去关心和照顾老年人。我感谢这些老年人和他们的家人，感谢他们为我生活及写作所付出的一切！

感谢所有帮助出版这本书并喜获丰收的人们！我要特别向 Wolters Kluwer 公司的工作人员表示最深切的感谢！他们在开发和生产的每一步都给予了我无私的帮助！我还要感谢 Sharyn Hunter——澳大利亚 / 新西兰版的作者，在这本教材中允许我使用她那个版本的设计元素和一些概念图的附加文本。我感谢所有人，以及许多无名的人们，在我撰写第 7 版 *Nursing for Wellness in Older Adults* 的过程中，积极为我提供建议、指导、支持、帮助和鼓励！

Carol A. Miller，MSN，RN-BC

目　　录

第3篇　促进心理社会功能健康

第4篇　促进生理功能健康

第 5 篇　在健康和疾病的各阶段促进健康

第 1 篇
老年人与健康

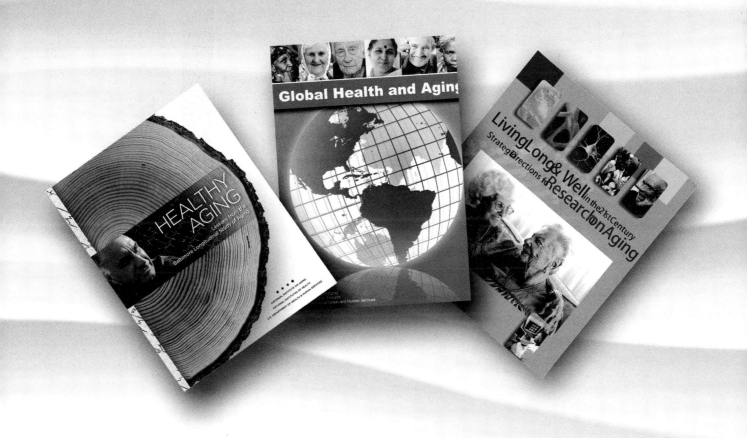

第1章　从身心健康视角看待老年人

学习目标

阅读本章后，能够：

1. 描述老龄化与健康的关系。
2. 认识护士促进老年人健康的障碍及机遇。
3. 从多个角度定义老龄化。
4. 认识老年歧视对老年人的影响及老年人对老龄化的态度。
5. 识别影响老年护理的误区。
6. 描述美国老年人口的人口学特征、健康及社会经济学特征。
7. 讨论人口趋势变化对老年人与家人关系的影响。
8. 描述老年人的生活安排。

关键术语

年龄归因	高水平健康
年龄身份	非正式照顾者
老年歧视	感知年龄
老龄化	"三明治一代"（上有老
老龄化焦虑	下有小的一代）
反老龄化	隔代家庭
婴儿潮	主观年龄
生理年龄	成功老龄化
功能年龄	

尽管我们一般认为老年是健康下降和功能衰退的生命周期延长过程，但老龄化的概念却在不断拓宽中。最近，大多数老年学家和很多老年人将老龄化视作为一个复杂的有得有失的过程。这一观点与某些老年学家的观点，即认为老年人可以达到"健康老龄化"或"成功老龄化"的观点是基本一致的。

这一观点也与认为老龄化是生物-心理-社会-情绪-精神全方位的观点一致。后者尤其注意老年人作为一个群体不断增加的多样性，并且尊重每一位老年人的独特性。虽然关于老龄化各方面的知识——从健康老人到虚弱老人等——在迅速演变，但仍存在较多的分歧。由于老年人面临很多关于健康和功能的挑战，因此他们需要更多准确的信息。他们不仅需要关于应对正常老龄化的信息，还需要促进健康的措施。作为护士，应指导老年人健康及老龄化的相关技能，使他们能够掌握解决健康问题的策略，宗旨是维持老年人高水平功能和良好的生活质量。

本书旨在提供全面的基于研究的知识，便于护士能够区分老年人的变化哪些是正常老龄化，哪些是危险因素导致的。另外，本教材提供了与生理-心理-社会功能有关的护理评估、干预以及健康教育的工具和指南。护士可以使用这些知识，为老年人提供促进健康的措施，以改善其健康状况、机体功能以及生活质量。

本章提供关于健康和老龄化相关概念的概述，以及正确知识及个别误区。另外，也提供了关于美国老年人的人口学、健康以及社会经济学特征的知识。最后，对全球老龄化进行了简要的概述，以求为读者提供一个广阔的视角。

健康与老龄化的关系

如果要给健康和老龄化下定义，大多数人会将健康与年轻成年人的顶峰阶段联系在一起，而把老龄化与不断衰退的甚至走向死亡的健康状态联系在一起。虽然从生理老龄化的角度看，这样定义比较准确，但是对健康的这种描述无法展示出身体、心理以及精神的健康。同样，人类老龄化的很多定义局限于仅关注生理健康和功能，而不是机体的方方面面，更准确地说，是关于人类这个复杂生物体的生理、心理社会及精神的各个方面。因此，健康和老龄化定义的明显割裂不仅源于对老龄化的错误认识，且源自将定义局限于生理健康及功能方面。

促进老年人健康是理想的目标，而护士可能不相信在实践中容易达到，原因是存在以下阻碍因素：

- 老年人可能对其改善健康功能的能力持悲观态度。
- 关注生存需求和大量的健康问题可能优先于关注健康和生活质量这样的"奢侈品"。
- 尽管不断强调健康、健康促进，但医疗环境更多关注的是治疗疾病，而不是预防疾病和关注全人的需求。
- 老年人和健康服务提供者常常错误地把症状归因于老龄化，而不是识别这些症状的影响因素是否可以逆转或治疗。
- 健康服务提供者不相信老年人具备学习和实施健康促进行为的能力，这些行为是以健康为导向的照护中固有的。

因为很多障碍源自错误的认知、误解以及知识的缺乏，所以，关于老年人以及老龄化和健康之间关系的准确信息是识别这些障碍不可或缺的工具。

健康与老龄化

健康的定义引发公众的关注是在半个世纪之前，当时 Halbert L.Dunn 博士从公共健康的正式职位上退休，并成为一名"高层次健康工作的讲师及咨询师"（Dunn，1961，p244）。Dunn 认为人一生中各个方面的教育是高层次健康的关键。他开发了一系列主题为"人类和社会高层次健康"的广播演讲。他将**高层次健康**定义为"一种在个人所处环境中保持平行和目标明确的同时，使人的潜能得到最大发挥的综合方法。"（Dunn，1961，p4-5）。在一个广播节目中，Dunn 提到对老龄化的刻板印象，且强调"健康老龄化"不仅是以生理衰退为特征，而且还包括智力方面。此外，他谈到心理、生理以及精神之间的关系并强调老年人追求生活目标、与他人交流、保持个人尊严以及为社会作贡献的重要性（Dunn，1961）。

Dunn 在公共教育系列中提到老龄化之前，曾在

Geriatrics 杂志发表了一篇论文，当时的他是国家人口统计局的主任。在这篇论文中，他向所有医护人员建议，通过实施针对性的干预措施，来改善老年人的健康和身体功能，从而为老年人建立一种价值和尊严感（Dunn，1958）。Dunn 将与老年人服务有关的医务人员的角色描述为（1958，p51）：

> 除了预防、保健以及各种与健康相关的活动，如果我们直接关注的是促进更高水平的健康，那么生命的后期对于老年人和社会而言，将越来越广泛地被认为是机遇。这将需要对老年护理重新定位。

健康与老年护理

护士有很多机会可以通过整体护理，为老年人增进健康。为老年人增进健康的主要方法在于将每位老年人视作唯一独特、受尊重的身心灵统一的个体。护士在评估每位老年人时，需要全面考虑其个人史和目前的状况。基于这样的整体评估，护士确定老年人可实现的健康状况结局并计划针对性地实施改善其健康状况、功能水平以及生活质量的护理措施。这个方法对于患有严重终末期疾病或严重慢性病的老年人来说，似乎太具有挑战性，或者甚至不可能。然而，即使为患有严重疾病或临终的老年人提供护理时，护士还是可以实施针对性的改善生理舒适和心理精神成长的干预措施。促进老年人健康的一些具体护理措施如下。

- 将每位老年人视作身心灵统一的个体。
- 识别并质疑歧视老年人的态度，尤其是干扰最佳健康的态度。
- 从整体角度评估每位老年人。
- 将健康护理诊断融入每天的护理当中。
- 为针对性地改善健康状况、功能水平以及生活质量的健康结局而制订计划。
- 采用护理措施应对干扰最佳功能（包括缺乏老龄化的正确信息）的情况。
- 识别每位老年人改善健康、功能以及心理精神成长的潜能。
- 教会改善健康和功能的自我护理行为（或者教会老年人的照顾者）。
- 促进照顾者及其他为老年人提供护理的人员

的健康（包括护士的自我护理）。

McMahon 和 Fleury 发表了一篇与"老年人护理的健康"的概念分析，陈述如下（2012，p49）：

> 健康与所有功能和健康状况共存。在老年护理发展的现阶段，健康有潜力为老年护理人员提供工具；以通过发挥老年人的优势促进老年人发展，同时满足他们不断变化和多样化的需求，来培养他们追求良好的生活质量及生活的价值观。

老龄化的定义

老年学家和非专业人士从不同的角度给老龄化下了定义。客观地说，**老龄化**是一个普遍的过程，始于出生时期；由此而论，老龄化不仅应用于老年人，同样也应用于年轻人。然而，主观来说，老龄化与变老或进入老年阶段有关，且人们给老龄化的定义是依据个人的生命意义和生活经历而定的。孩子们通常不会认为自己在变老，他们非常乐意于宣布他们多大了，带着极度的热情期盼生日的到来。他们将自己的生日视作积极的事情。这一积极事情将会允许他们享受额外的机会和责任。同样地，青少年将老龄化视为一个进程。这一进程使他们能够合法地参加重要的活动，如驾驶和选举。相反，成人倾向于将"老龄"视作想要避免的事情，而且成人很可能将老年人的开端定义为他们目前年龄之后的 10 年。

主观年龄这一术语（亦称为自我感受年龄或年龄身份）描述了个人对自己年龄的感受。主观年龄经历具备多个维度，包括生理和社会认知功能的自我感受等，这些具有较大的影响（Miche，Wahl，Diehl，et al.，2014）。护士在倾听生理年龄在 75 岁、80 岁或更大的老年人提到"老年人"时，常常观察到这种现象：好似他们目前年龄要大于自己看上去的年龄。研究显示，大多数老年人明显感觉到自己比生理年龄年轻，这一感受有助于他们对自身保持一种积极的态度（Weiss & Freund，2012；Weiss & Lang，2012）。研究还显示老年人自我感觉更年轻对老年人的健康、功能以及健康感可产生积极影响（Low，Molzahn，& Schopflocher，2013；Stephan，Chalabaev，Kotter-Gruhn，et al.，2013）。**感知年龄**是指其他人对某人年龄的估计，是老年学家正在研究的另一个方面。例如，最近的一个关于 70 岁及以上同性别双胞胎研究发现，即便是考虑了其他影响因素，感知到生理年龄更大者的预期寿命也要更短（Christensen，Thinggaard，McGue，2009）。

客观地讲，**生理年龄**被定义为从出生开始算起所经过的时间。北美文化尤其关注数字、数量以及可以测量的相对值。那些常常被询问和回答的问题有"多少""多远""多频繁""多大"。在媒体报纸文章中，我们对年龄的着迷尤为明显，这些文章不约而同地提到对象的年龄，而不管年龄与主题之间的相关性。除了易于测量，生理年龄的另一个优势在于其在社会组织中可作为一个客观指标。例如，社会为特定活动，如教育、选举、驾驶、结婚、雇佣、饮酒、参军以及一系列的退休福利设立生理年龄标准。为了合法参与这些活动，人们必须提供特定生理年龄的证明文件。

随着 1935 年社会安全法案和 1965 年的修正案推出老年人医疗保险（Medicare），在美国，65 岁被定为退休及享受卫生保健福利的合格年龄条件。尽管 65 岁一直是 Medicare 的年龄标准，但是对 1938 年及以后出生的人群，领取全额退休福利的年龄界限在逐渐地发生着轻微的变化。这样的一种变化是基于社会经济趋势以及健康相关的统计数据，如不断延长的寿命以及改善的健康状况。然而，即使有生理年龄的标准，不同的政府资助项目其标准也各异，如美国老年人法案。例如，在蒙大拿州，印第安人参与美国老年人法案资助项目的合格年龄是 45 岁，但是其他州均为 55 岁。

在 20 世纪 60 年代，老年学家同样将 65 岁作为可以接受的老龄化进程的生理年龄标准。然而，近几十年来，老年学家认为老龄化太复杂，以至于无法单独依据老人的出生年龄来定义。从科学及人文的角度看，没有一个生理测量方法能够应用于特定年龄的每一个人，因此个人的生理年龄相对来讲并不重要。由此，老年学家通常将老年人划分为不同的亚组，如年轻老年人、中年老年人、老老年人以及高龄老年人。正如最早质疑 65 岁这一标准的一位老年学家提到：

> 我们采用 65 岁作为老年人的经济指标，之后又用其作为老年人的社会和心理

指标。对老年人的刻板印象就此形成——病态的，贫穷的，衰弱的，孤独的。当这些刻板印象即使对高龄老年人而言也被过度夸大时，它们就被不加批判地附加给 65 岁以上的所有人了（Neugarten，1978，p47-48）。

相对于将所有大于 65 岁的老年人作为一个同质组，老年学将老年划分为生理年龄亚组的趋势是一个进步，但是这样也有形成额外的刻板印象和年龄偏见的缺点。例如，如果生理年龄上的高龄老年人需要复杂或昂贵的医学治疗以保持或改善他 / 她的健康状况，如基于高龄老年人的标准，那么治疗可能会被拒绝或保险不支持。最近，老年学家强调关于疾病防治的决定应该考虑对人体健康、功能以及生活质量产生影响的所有因素。

为老年人和高龄老年人提供健康保健实践的医务人员应该知道，年龄的重要指标为生理健康、心理健康、社会经济因素和参与心仪活动的功能及能力。基于对老龄化的这种理解，老年学家采用**功能年龄**这一术语已有几十年。这一概念的提出与强调生理因素转变到关注那些影响个体对社会贡献的因素以及个人的生活质量感受有关。功能年龄是世界范围广泛应用的概念，但是其定义依不同的文化环境而异。例如，工业化社会可能将功能年龄与自给自足和生理功能有联系，然而，其他文化更可能将其与社会心理功能相联系。

功能年龄的定义是相对于生理年龄的定义而言，其优点在于前者与高水平健康和对老龄化持更积极态度有关。从整体的角度，功能年龄的定义提供了一个较生理年龄更合理的护理基础。因此，"具备多少功能"这一问题比起"年龄多大"更有意义。在老年人健康促进方面更相关的问题如下。

- 你感觉如何？
- 你改善健康水平要达到的目标是什么？
- 是否有些事情是你想做却不能做的？
- 你改善生活质量要达到的目标是什么？

本书中，老年人这一术语指的是经历年龄相关变化和影响其健康及功能的危险因素双重影响的个体。正如第 3 章所讨论的，一个人不会自发地在一个特定的时间点到达"老年"。正如将要在下一节中提到的，从整体的角度，这个概念模型包含生理、心理社会、精神健康和功能的所有方面。

成功老龄化的概述

自 20 世纪 60 年代初期，老年学家一直在关注如何辨别最为公认的**成功老龄化**的元素以及确定有多少老年人可分属于此类。一个广泛认可的模型，是基于麦克阿瑟研究网对成功老龄化的大规模纵向研究。该研究识别出成功老龄化的三个元素：积极参与生活、高认知能力和良好的生理功能、患病和残疾的概率低（Rowe & Kahn，1997）。在 2013 年，几个老年学家发表了对成功老龄化的不同评论（Flatt，Settersten，Ponsaran，et al.，2013）：

尽管我们对成功老龄化的含义和应用的解释仍然存在明显的不同，但当今在老年学中已经普遍认为，一个人是可以成功老龄化的，而且存在能促进成功老龄化的策略与措施。

目前，人们开始强调成功老龄化的必需元素应该包括最佳的生理、心理、情绪、精神和社会的健康以及生活质量。根据这种宽泛的观点，成功老龄化包括老年人应用适应性过程以保持健康以及超越疾病和功能限制的经历（Woods，Cochrane，LaCroix，et al.，2012）。最近的一个关于成功老龄化的护理研究中，研究对象为北卡罗来纳的白种和黑种老年人。这一研究强调上述发现并且得

一个学生的反思

在对 H 先生访谈时，我受到了很多启发。我在这位先生的成长历程中收获颇多。同样，这位 84 岁的老人如此健康让我大开眼界。他的健康巩固了我们所学的知识。他的确有慢性病——糖尿病（正如 80% 其他 65 岁以上高龄的老人一样），但是他仍然非常独立并且没有任何可注意到的认知受损。他仍然可以开车到处走走，这些直接击败了很多的老年歧视的态度。我所听到关于老年人的消极态度都被这位老先生所击破。阅读书本中的老龄化只是一个方面，而真正与老年人接触，获取一手资料会更有冲击力。H 先生真正教会我不要对老年人持有歧视态度。

Jordan S.

出结论："老年人强调适应和管理老龄化的重要性"（Troutman-Jordan，Nies，& Davis，2013）。

　　老年学家强调，成功老龄化的概念也可以应用于已经克服残疾和疾病的人群（Morley，2009）。在这种情况下，可以用"老龄化成功"这一术语来形容。为了阐述这一概念，Morley 用以下已经成功老龄化的知名人士来举例：

- 摩西奶奶（Anna Maria Robertson）在关节炎影响到她缝被子的能力后，成为了一位著名的画家。
- 莫奈在白内障损伤他的视力后，创造了现代印象派的绘画技巧。
- 雷诺阿在患关节炎后用紧握的拳头作画。
- 帕布罗·卡萨尔斯在他 90 多岁高龄时，每日练习大提琴。
- 莫里斯·拉威尔在患痴呆后，创作出著名的波利乐舞曲。

最近有一个关于残疾老年人的研究支持这样一种观点——成功老龄化有一个主观的元素，即使用适应和应对策略，以"用他们的经历来调整其对成功老龄化的态度"（Romo，Wallhagen，Yourman，et al.，2013）。

对待老龄化的态度

　　对于老龄化的态度源于长期的错误看法，包括关于老年病理性疾病和正常老龄化的一些消极的特征。现实生活中，大多数老年人即便属于慢性病高发人群，他们仍然具有独立的身体功能，且对自身的健康水平和生活质量较为满意。从历史的观点来看，对于老龄化的社会态度是从"尊敬老龄"到"害怕老龄"再到"年轻理想化"。正如图 1-1 中所描述，其态度处于摇摆不定的状态，慢慢转向对老龄化和老年人持积极态度的方向。这一转变归因于不断强调成功老龄化，以及关于老龄化和疾病之间差别的准确信息。然而，尽管关注成功老龄化，老年人的照料不断被社会和医务人员共同持有的根深蒂固的对老龄化负性态度所影响。因此，老年护理

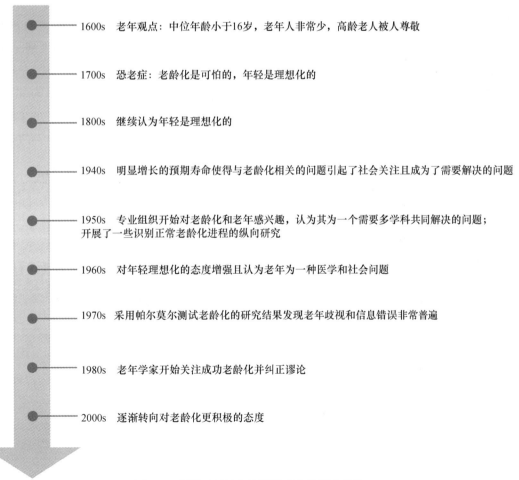

图 1-1　美国对老龄化的不同观点的历史趋势

的重要部分是认识到老年歧视的影响以及关注对老年人整体护理产生干扰的态度。

老年歧视

老年歧视这一术语是 Robert Butler 在 1968 提出且于次年首次在 *Gerontologist* 刊物上公开使用（Butler，1969）。随着 1975 年 Butler 获普利策奖的著作 *Why Survive？ Being Old in America，ageism* 的发表，老年歧视成为被英语语系接受的一个新词（Butler，1975）。Butler 将**老年歧视**定义为一种对老年人完全基于他们年龄的偏见和固有看法。老年歧视，如同种族歧视和性别歧视，将人们分在不同的小格里，而不是让他们独立地按照自己独特的方式生活（Butler，Lewis，& Sunderland，1991，p243）。普遍认为，这一定义与种族和性别有关的社会分类相比，只有年龄覆盖了所有活着的人的分类（North & Fiske，2012）。

一篇关于青年人和老年人中的老年歧视的综述指出：青年人群持有老年歧视的态度是为了保护自己远离死亡焦虑；而老年人则是因为对自己所处的年龄段持有的消极的固有看法（Bodner，2009）。另

一个对 68 ~ 98 岁的老年人群的研究结果发现，与 63 ~ 73 岁的研究对象相比，81 ~ 98 岁的研究对象持有更严重的老年歧视态度，更倾向于逃避老龄化（Bodner，Bergman，Cohen-Fridel，2012）。老年歧视的常见表现包括：社交孤独，心理僵化，无性生活，缺乏创造性，生理及精神的衰退以及经济和家庭负担这些消极的固有看法。例如，一篇发表在 *Economist* 的文章，对 1997—2008 年期间发表的 262 篇文章进行了综述，结果发现 64% 描述了一种老年歧视的观点：认为老年人是社会的负担（Martin，Williams，& O'Neill，2009）。

在 20 世纪 60 年代晚期，Erdman Palmore 和其他研究者得出结论，1950—1970 年期间，比起种族歧视的效应，老年歧视的效应消退得更慢（Palmore，2005）。基于这一研究，Palmore 开发了两个版本的老龄化事实测试，该测试包括 25 个条目，用于间接测量老年歧视。这些测试被数百个研究采用，且用于教学，其结果一致显示对于老年人的消极偏见更多于积极态度（Palmore，2005）。Palmore 之后开发了老年歧视调查表，包括 20 个条目的老年歧视访谈，用于直接测量老年人的老年歧视经历（图 1-2）。在加拿大和美国采用该调查的研

老年歧视调查表

请在空格中填写相应的数字，表示你曾经历的事情：从不=0；一次=1；超过一次=2（"年龄"表示老年）

_____1. 曾经有人给我讲过关于老年人的笑话

_____2. 曾经有人寄给我关于老年人笑话的生日卡片

_____3. 曾经因为我是老年人而被忽视或不被重视

_____4. 曾经因为我是老年人而被人给出羞辱性的称谓

_____5. 曾经因为我是老年人而被别人以高人一等的态度对待或用高人一等的语气说话

_____6. 曾经因为我是老年人而被拒绝租房

_____7. 曾经因为我是老年人而很难贷款

_____8. 曾经因为我是老年人而得不到领导职位

_____9. 曾经因为我是老年人没有魅力而被拒绝

_____10. 曾经因为我是老年人而被降低尊严对待

_____11. 曾经因为我是老年人而被服务员所忽视

_____12. 医生或护士曾经认为我得病是因为我是老年人

_____13. 曾经因为我是老年人而拒绝提供医疗服务

_____14. 曾经因为我是老年人而被拒绝受雇

_____15. 曾经因为我是老年人而被拒绝升职

_____16. 曾经因为我是老年人而被人认为我听不见

_____17. 曾经因为我是老年人而被人认为我听不懂

_____18. 曾经有人告诉我"你太老了，不能做这件事"

_____19. 曾经因为我是老年人，我的房子被恶意损坏

_____20. 曾经因为我是老年人而被罪犯欺负

请填写您的年龄：_____

请勾选：男性_____　女性_____

您所完成的最高学历是：_____

本调查表版权属于 Erdman Palmore，2000

图 1-2 老年歧视调查表用于测量老年歧视的发生情况及类别

已获得 Palmore E. 的许可（2000）老年歧视调查表，达勒姆郡，NC：杜克老龄化研究中心

究提示，两个国家的大多数被调查者都频繁地经历了老年歧视（Palmore，2005）。例如，一个关于 247 位居住在社区的 60～92 岁的老年人的研究发现，84% 的研究对象提到他们经历了至少一种老年歧视，其中最常见的形式是被开玩笑和收到取笑老年人的问候卡片（McGuire，Klein，& Chen，2008）。

　　尽管老年歧视并不是美国所独有的，但是它并非在所有文化中都存在。在北美洲，老年歧视的形成发展源于主流文化信念和趋势，例如对年轻的褒扬、认为个体是自主的，以及人类价值与经济价值的等价等。与相互依赖的文化视角相比，独立文化视角是造成对老龄化不同态度的因素之一（Plath，2009）。例如，Levy 和 Leifhelt-Limson（2009）发现美国和日本的老年人更倾向于附加上年龄属性，这

与老年人的功能健康水平下降退化有关，但这只是对美国老年人而言，对日本老年人则不是。这归因于日本人接受相互依赖的生活方式，因成年子女必须尊重老人和赡养父母的儒家观点已根深蒂固。美国文化日益多元性的一个潜在的正面结果是老年歧视的主流文化价值观可能会被其他人群的文化价值观所挑战。框 1-1 罗列了对老年人及家庭照料之间关系的文化观点。

老年歧视的影响

　　近些年，老年学家发现了一些对老年人的消极态度和固有看法所产生的效应。一篇综述发现老年歧视会产生如下严重的消极后果（North & Fiske，2012）：

框 1-1　文化方面的考虑：对于老年人及家庭照料关系的文化视角

非裔美国人
- 老年人是智慧的源泉，理当尊重
- 祖父母常常参与照顾孙辈并且可能居住在同一屋檐下

美洲印第安人 / 阿拉斯加原住民
- 老年人状况以健康水平为特征，充当咨询者、老师或祖父母的角色。
- 祖父母常常照料孙辈，孙辈则应照料老年人；祖母可能会被称为母亲

中国人
- 传统的中国价值观认为家庭和社会高于个人
- 老年人备受尊重
- 多代同堂十分常见

菲律宾人
- 尊重老年人是菲律宾人价值观的基石，在不同的语言和非语言的交流中都有所体现
- 孩子们（尤其是最大的女儿）应赡养父母以补偿抚育之情

德国人
- 亲密的两代之间的关系被第一代和第二代的德裔美国人所维系，但是家庭的流动性可能会对此产生影响
- 孩子们应帮助他们的父母尽可能长地留在他们自己的家中
- 因为阿米什人和德国浸信会者视家庭关系为生活中的互惠关系，所以祖父母常常与孩子们住在一起，或者从一个孩子家搬到另一个孩子家

希腊人
- 老年女性在家中，比起年轻的女性，具有更高的地位和权力，并且可与成年的孩子们共同居住或居住在较近的地方，尤其是女儿

海地人
- 老年人的角色被视作为家庭顾问、孩子保姆、历史学家以及咨询者
- 孩子们应在家中赡养老年人

日本人
- 老年人受到高度尊重，他们帮助照顾孩子们和孙辈
- 老年人通常自己居住；当他们需要帮助时，家中长子被期望在他们家中照顾老年人

韩国人
- 照顾同族的老年人是家庭的职责，这与固有的尊重老年人的观念，以及渗透了孔子儒家思想的家庭关系有关
- 祖父母通常照顾孙辈；在需要时老年人可随意到孩子家居住

墨西哥裔美国人
- 老年人被高度尊敬，但是文化渗入降低了照料老年人的义务感
- 有义务照料年老的父母和亲人，但是不妨碍将其安排在长期照料机构

波多黎各人
- 年老的祖父母是尊重、智慧和崇拜的化身
- 男性和女性都会照顾老年人，并与其他家庭成员及亲近家属共同承担照顾责任

俄罗斯人
- 老年人被高度尊重，并且与孩子们保持亲密关系
- 即使老年人没有与孩子们居住在一起，老年人也应帮助养育孙辈并参与决策

越南人
- 对老年人的尊重越多，他们的寿命就会越长
- 青年人应在家中承担起照料老年人的全部责任

来源：Lipson，J.G.，& Dibble，L.（2005）.*Culture & clinical care*. San Francisco：UCSF Nursing Press.

- 医学服务：老年人在常见病上接受的治疗常常不是积极的，这些常见病被认为是自然老龄化的一部分而被忽视。
- 工作场所：申请工作的老年人得到的评分要低于年轻人，即使他们同样满足应聘要求，而且相当多的研究显示老年人的工作表现并不会下降。
- 养老院或类似的机构：老年人被虐待和被忽视报告得不够。
- 媒体：对老年人的报道不够且被刻板化。

一项研究发现，女性，而不是男性，将老年身份与自身认知老龄化的厌世观联系在一起（Schafer & Shippee，2010）。

老年歧视的另一个结果是**老龄化焦虑**。这种焦虑被各种年龄段的人所经历，是一种对于老年相关损害（社交丧失，经济无保障，形象改变以及健康和功能的衰退）的害怕与担忧。一项研究发现，年轻、职业化、白种、异性恋、分居或离异以及经济不太独立的女性对于失去吸引力的老龄化焦虑程度更高（Barrett & Robbins，2008）。老龄化焦虑会被老年人消极且固有的看法以及对可能在自己老年阶段发生的那些问题的害怕之情所强化。相比之下，具备老龄化正确认知以及与老年人相处时有积极体验者不太容易出现老龄化焦虑。

在与为老年人提供服务时尤为相关的老年歧视与**年龄归因**相关。它将问题归因于老龄化进程，而不归咎于病理和潜在可治疗的疾病。例如，自20世纪90年代中期，"老年瞬间"被用来形容"短暂失忆"。由于年龄归因具有自我实现预言的效果，医务人员需要察觉他们传递给老年人的信息。年龄归因的负性效果包括生理功能的减低、健康问题治疗的延迟以及死亡率的不断增加（Levy，Ashman，& Slade，2009）。一项研究发现，与年轻人相比与健康老龄化的形象接触对老年人起到更加积极的作用。（Lineweaver，Berger，& Hertzog，2009）。

当老年人或医务人员错误地将病理疾病症状归因于正常老龄化时，他们就有可能会忽视可治疗的情况以及因此忽视而导致的严重损害。老年护士的一个重要责任在于能够区分与年龄相关的变化及病理情况。这样，就可以实施恰当的护理干预。在计划干预措施，尤其是健康促进干预措施时，必要的第一步是识别这些并非为老龄化固有结果的因素。

整本教材都强调区分老龄化固有的、无法改善的改变，以及通过干预可以被改善的因素。第3章描述了一个关于这种方法的护理模式，用于促进老年人的健康。

老年歧视的另一个结果是反老龄化运动的出现，自20世纪90年代早期，美国反老龄化医学学会就已经开始推行此运动。反老龄化运动将老龄化作为一个过程，该过程可以停止，而且生命周期可以被延长甚至到200岁。反老龄化干预包括运动和生活方式改善，但是同样非常强调服用膳食补充剂和其他并没被证明有效果的产品。反老龄化运动受到的主要抨击是说它更多针对的是出售产品，而不是推行有力的科研证据。一位老年学家得出结论：只有当科学家不再持有先入为主的老年歧视理念，基于将老龄化理解为身体功能衰退的反老龄化理念才会被消减掉（Vincent，2008）。

护士对老龄化的态度

医务人员对老龄化持消极态度会对老年护理服务对象造成负性影响。尽管多个研究已经发现护士和护理专业学生对照顾老年人持有消极态度，但是这些态度正在改善。其原因在于护理教育中循证知识基础的扩宽（Baumbusch，Dahlke，& Phinney，2012；Eymard & Douglas，2012）。护士和所有的医务人员既可能受到社会老年歧视的影响，也有可能受到他们自身在医疗保健机构的经历的影响，这些经历常常是接触到功能严重受损并且需要护理干预的老年人。因此，所有临床环境中的医务人员认识到大多数老年人是健康的、功能良好的，或者努力改善其健康水平是非常重要的。

在教育过程中可改变态度，但是不断改变的态度首先需要认识到它们的存在。因为老年歧视很细微，但是渗透于全美社会，护士首先需要意识到他们对老年人的态度。本章末尾的第一个评判性思维练习提出一种认识到自身对老年人态度的方式。另一个改善对待老年人负面态度的方式是仔细倾听老年人谈论已整合入他们自我认同中的信仰、价值观、希望、经历等。护士通过倾听他们的老年服务对象，每天有机会去学习老龄化和老年人。此外，护士可以使自己具备关于老年人的正确知识。正确的知识可以是对误解或谬论所致的负性态度最有效的矫正

一个学生的反思

我个人有老龄化焦虑。在一家养护中心工作一年半后，我目睹了一些发生在这里老年人身上的相当悲惨压抑的事情。很多居住在这里的老年人告诉我，他们不知道上帝为什么要让他们存活得如此漫长。但是听到其他的故事，又给了我希望。我看到老年人去让课并很享受地参与讨论，我备受鼓舞。假设当我的精神和生理功能不如以往时，我可能会试图放弃，但是有些人让我对老龄化充满了希望。他们使我想要成为一个更加强大的人，即使我现在才 19 岁。他们似乎对自己的生活充满了激情和热情。我不仅希望他们能鼓励人们在他们年轻时不断地拥抱生活，而且我希望他们可以鼓励老年人不要因为自己年纪大而放弃梦想。你也可以像这些人一样，通过充实地享受生活以及保持自己的个性和才华，做到成功老龄化。

Jessica S.

方法。下一节将通过对美国老年人的精确简介来了解关于老龄化的误区。

揭穿误解：了解美国老年人的现实

作为老年歧视及对老龄化的消极态度的后果，对老年人的许多误解和成见一直延续下去，特别是关于健康和功能方面的。当健康照护提供者缺乏他们做出关于老年人的决定或为老年人提供照护时所需要的准确信息时，这些误解及成见尤为有害，因为误解会导致达不到最理想的照料目标。在最好的情况下，老年人不能从以健康为重心的照顾中受益；在最坏的情况下，他们会经历不必要的功能下降。

本章提供了有关老年人群特点的信息，第 2 章通过强调老年人的文化多元性来扩展这个概念。本书第 3 和第 4 部分的章节将讲述会被老龄化的误区和误解所影响的功能。表 1-1 列出了一些老年人和健康照护人员常见的关于老龄化的误区和误解。表 1-1 还列出了跟健康和功能各个方面相关的内容及所对应的章节。这些章节将会提供准确的信息来打破误解。

本章所总结的美国老年人口的特点是基于普查数据和其他可靠来源。但是，这种信息只能反映趋势和分组数据。这样做的目的是提供与整体护理最相关的老年人特点的概述。护士需要记住，老年人是一个高度多元化的群体，本章中的一般信息不一定适用于每一位老年人。

老龄化的人口学特征

关于美国目前的人口趋势的讨论不可避免地会聚焦到所谓的"婴儿潮一代"，这是一个非常大的群体，他们出生于 1946—1964 年。"婴儿潮一代"在 2011 年开始步入 65 岁，作为一个群体，他们带来了重大的人口学变化。基于生理年龄，"婴儿潮一代"中，被认定为老年人中的"新人"，直到其后面的一代在 2029 年步入 65 岁，这时第一个婴儿潮时期出生的人将是 83 岁。虽然婴儿潮一代都出生在这 18 年期间，这一时期的特点是社会经济和政治趋势急剧变化。与其他以社会学特征标记的组，类似地"婴儿潮一代"是极度异质的，这组中的每个人都有一个独特的人生故事。这和其他人口趋势的影响，如文化差异较大（见第 2 章）和平均寿命的增加（见第 4 章），反映在框 1-2 和图 1-3。

健康特征

老年人健康特征的一个主要焦点是慢性疾病和功能水平。在过去的几十年里，老年人的残疾率逐渐下降，而大多数老年人报告健康水平良好至优秀，如图 1-4 所示。同时，许多老年人伴有慢性疾病，如图 1-5 所示。因此，健康保健的一个重点是进行干预，以预防和管理慢性疾病为主，以使老年人可以保持最佳的健康水平，这在第 5 章和 6 章中有详细讨论。近年来，对于老年黑种人和其他少数族裔群体之间健康差异的负面影响，已经受到了越来越多的关注，在第 2 章中会有更详细的讨论关于预期寿命及种族的更多信息请参见第 4 章。

社会经济特征

与健康老龄化最密切相关的社会经济特征是贫困和较低的教育水平。1980—2000 年的一项数据显示，残疾、预期寿命和自我报告健康水平因教

表 1-1　老龄化的误解和现实	
误解	**现实**
变老是一件可怕的事情，因为它代表了残疾和死亡	大多数老年人独立生活，并有高水平的自我报告健康水平并成功老龄化（第 1 章）
人们认为自己"老"，是在他们的第 65 个生日	人们通常觉得自己老是根据自己的健康和功能，而不是他们的生理年龄（第 1 章）
老年学家发现，到了 75 岁，人是相当相似的一组	老年学家越了解老化，越意识到，随着年龄的增长，人变得越来越多样化，越来越不像他们的同龄人（第 1、2、4 章）
老年歧视是所有社会中自然存在的一部分	老年歧视更常见于工业化的社会，受观念和文化价值的高度影响（第 1 章）
老年学家最近发现了一个用来解释生物衰老的理论	关于生物衰老的理论不断发展，几乎没有任何一个统一的理论（第 4 章）
在当今社会，家庭不再照顾老年人	在美国，80% 的老年人是由他们的家庭照顾的（第 1 章）
随着人们年龄的增长，他们想与世隔绝是很自然的	因为老年人是独特的个体，所以他们每个人对社会的反应都不一样（第 4 章）
到了 70 岁，一个人的心理成长就完成了	人永远不会失去他们的心理成长的能力（第 4 章和 12 章）
老年人增多的残疾仅是由于年龄相关的改变	虽然与年龄有关的变化会增加一个人对功能损伤的易感性，但残疾可由危险因素导致，比如疾病及药物不良反应（第 3 章）
健康促进的施行不利于有两个或两个以上慢性疾病的老年人	研究澄清了在得了慢性病后预防无效的误解（第 5 章）
约有 20% 的 65 岁及以上的老年人长期生活在养老院	在任何时候都有 4%～5% 的老年人生活在养老院（第 1 和 6 章）
已发现丧偶和其他生活事件中对老年人有持续的负面影响	没有一个生活事件可以负面地影响所有老年人。对一个事件的影响最重要的考虑，是它对个人的独特意义（第 12 章）
在老年期，所有的智力都必然下降	健康老年人的认知能力有几个领域下降，但其他领域的表现有所改善（第 11 章）
老年人不能学习复杂的新技能	老年人有能力学习新事物，但他们处理信息的速度随着年龄的增长而降低（第 11 章）
便秘的发生主要是因为年龄相关的变化	便秘主要归因于危险因素，如活动受限制和不良的饮食习惯（第 18 章）
尿失禁是正常老龄化的后果，老年人最好使用尿失禁产品	在大多数情况下，尿失禁潜在的原因是可以找到的，也有多种自我护理方法（第 19 章）
皮肤皱纹可以通过使用油和乳液防止	防止皮肤皱纹的最好方法是避免暴露在紫外线中（第 23 章）
老年人的性活跃性较低，主要是因为他们失去了享受性的能力	老年人的性活动下降主要归因于危险因素，如疾病、药物不良反应和失去伴侣（第 26 章）
健康照护者很容易认识到老年人的药物不良反应	老年人的药物不良反应往往被忽视，因为它们被错误地归因于老化或病理情况（第 8 章）
高龄老年人出现某种程度的"衰老"是正常的	"衰老"被用来形容痴呆状态是不准确的，因为后者总是由病理变化引起（第 14 章）
大多数老年人都很沮丧，应该被允许离群索居	约有 1/3 的老年人表现出抑郁症状，但是抑郁在任何年龄都是一种可治疗的状态（第 15 章）

育程度的不同存在明显差距（Meara, Richards, & Cutler, 2008）。在这项分析中，研究人员发现，在过去的 20 年中，美国受过较好教育的人，预期寿命增加了约 3 年，但教育程度较低的人只增加了 6 个月。1983—2003 年的另一项研究显示，在健康方面，受教育水平差异在一定程度上因性别及种族的不同而不同，妇女和黑种人的教育水平差异更大（Liu & Hummer. 2008）。

单位：百万

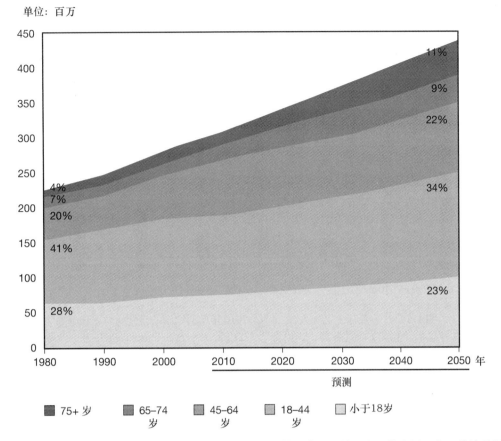

图 1-3 美国 1980—2050 年实际和预测的各年龄段人口总数（来源：美国人口普查局，人口估计及预测）

框 1-2 统计摘要：正在改变的美国老龄化的人口学

年龄中位数
- 1900   23 岁
- 2000   35 岁
- 2035   39 岁

在 65 岁时的平均预期寿命
- 1900   11.9 岁
- 1960   14.4 岁
- 2007   18.6 岁（女性 19.8 岁，男性 17.1 岁）

65 岁以上老年人的实际和预测人数的百分比
- 1900   4.1%
- 2010   12.8%
- 2050   20.6%

85 岁以上老年人的实际和估计值及百分比
- 1900   100 000（0.2%）
- 2006   530 万（1.8%）
- 2050   2100 万（5%）

百岁老人数量的近似或估计值
- 1990   37 300
- 2009   104 000
- 2050   150 万

来源：美国人口普查局，American Fact Finder（2010）.

百分比（%）

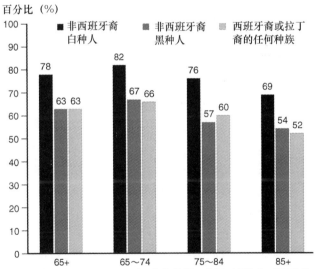

备注：数据基于2008—2010年3年间数据，来源于种族和西班牙裔的国家健康访谈调查。参考人群：正常聚集居住人口（16岁及以上，居住在美国50个州及华盛顿特区的非军队、非精神病院、非监狱、非养老机构人口。

图 1-4 65 岁以上健康良好到非常健康人群的报告，按年龄、种族和西班牙血统区分，年度是 2004—2006 年（摘自联邦政府间机构论坛上与老龄化相关的统计数据，2012 年美国老年人，http://www.agingstats.gov/agingstatsdotnet/main_site/；来源：疾病控制与预防中心，国家健康统计中心，国民健康访谈调查）

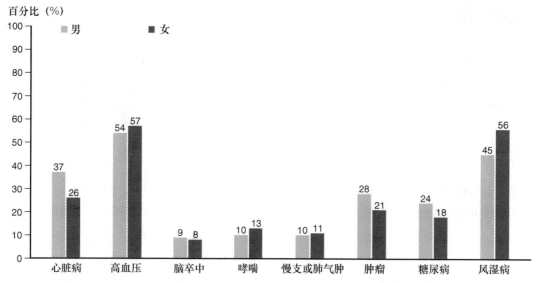

备注：数据基于2009—2010年2年间均值，参考人群：正常聚集居住人口

图1-5　65岁及以上老年人在2009—2010年不同性别的慢性病健康状况
（摘自联邦机构间论坛关于老龄化相关的统计数据，2012年，来自http://www.agingstats.gov/agingstatsdotnet/main_site/；来源：美国疾病控制与预防中心，国家卫生统计中心，国民健康访谈调查）

虽然人口普查数据预测老年人受教育程度持续增加，使得老年人身体健康水平升高，收入增加，但许多老年人仍处于社会经济弱势。有限的英语水平和较差的健康素养技能是两个常见的会对老年人的身体健康和机体功能产生负面影响的变量，这将在第2章中讨论。图1-6显示的是不同种族的教育水平。

在最近的几十年里，老年人的整体贫困率一直在下降，但这并不意味着所有老年人经济上比40年前更好。例如，来自2012年的联邦机构间老龄化论坛的信息显示，不同老年人的经济状况差别很大：

- 老年妇女的生活可能比老年男性更加贫困（女性为11%，男性为7%）。
- 75岁以上的年长者比那些65～74岁的老年人更可能生活在贫困中（11%比7%）。
- 老年男性贫困率随种族和西班牙裔的分类不同而有所不同：白种人5%；亚洲人14%；黑种人14%；西班牙人14%。
- 老年妇女贫困率随种族和西班牙裔分类的不同而有所不同：白种人8%；亚洲人15%；黑种人21%；西班牙人21%。

婚姻状况在许多方向影响着老年人的生活，包括经济资源，居住安排，以及需要照顾的人是否有人照顾。婚姻状况因性别和年龄而呈显著性差异，

如图1-7所示。框1-3总结了美国老年人社会经济状况的统计数据。

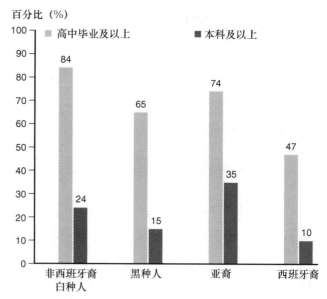

备注："非西班牙裔白种人"指的是那些自称是白人，没有其他种族，也不是西班牙裔的人。"黑种人"指的是那些自称是黑人或非裔美国人的人，而不是其他种族的人。而"亚洲人"指的是那些只报道是亚洲种族的人。在本报告中使用单种族人口并不意味着这是报告或分析数据时更偏向于用的方法。美国人口普查局使用了多种方法。参考人口:正常聚集居住人口。

图1-6　2007年老年人按种族和西班牙裔的不同教育水平
（摘自联邦机构间老龄化论坛的统计数据，2012年，"美国老年人"，部分http://www.agingstats.gov/agingstatsdotnet/main_site/；来源：美国人口普查局，当前人口调查，年度社会和经济增刊）

老年人的居住安排

老年人的居住安排受健康、婚姻状况、家庭关系、社会经济状况等因素的影响，如以下联邦机构间老龄化论坛相关的统计数据显示（2012）：

- 单独生活的老年妇女有可能是单独生活老年男性的 2 倍（37% 比 19%）。
- 年长的黑人和非西班牙裔白人妇女比其他种族的妇女更可能独自生活。
- 较老的黑人男性比其他种族的人更可能独自生活。
- 年长的黑人，亚裔和西班牙裔妇女比非西班牙裔白人妇女更容易与配偶以外的其他亲属生活在一起。
- 年长的西班牙裔男性比其他种族的男性更可能与配偶以外的人生活在一起。

图 1-8 提供了不同性别及种族的老年人居住安排的细节。与护士最相关的统计数据是，约 93% 的老年人口生活在独立住宅，另外的 7% 居住在护理机构，这些机构提供一些日常的帮助与需求（例如，辅助生活）（对老龄化相关的统计，2012 年联邦机构间论坛）。许多老年人居住在独立的设施里，得到家庭成员的帮助很多，这在下面的章节中有所讨论。

也有许多老年人获得以社区为基础的广泛的服务和机构的支持。这些服务和机构已经慢慢越来越多。（在第 6 章中讨论）。

老年人也有越来越多样的住房选择，从而能解决生活援助，但不都是全职照顾的需求。例如，现在全国大多数地区都有辅助生活住宅。虽然这些设施提供的服务有很大的不同，基本服务一般都包括一个单一的住宅单元、至少一顿日常餐，以及 24 小时援助。生活在辅助生活设施中的人通常需要三种或更多的日常活动帮助，这些服务是由护理协议或通过其他服务提供的。

由于居住选择和社区为基础的服务范围正在迅速增加，一个老人是居住在家庭还是到另一种类型的生活机构，这个决定变得越来越复杂。虽然一些术语，如延续护理和居家养老已被广泛使用，但在最近的几十年中，其含义有很大的不同。例如，一些居家养老或延续护理项目要求，当居民们的需要发生改变时，将被转移到一个更大群设施的新的地方。因为这些搬动要求老年人适应新的员工和不同的环境，所以它们被认为对老年人是有破坏性的，而不算是延续护理。

虽然护士可能不熟悉他们社区的所有设施，但至少他们需要知道常见的各种类型可利用的设施。

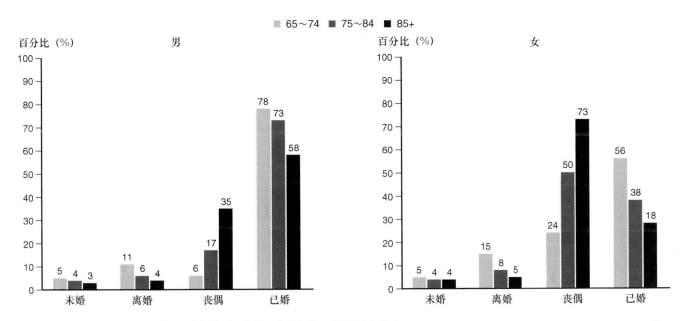

备注：婚姻状况包括已婚、有配偶；已婚，丧偶；以及分居。参考人群：正常聚集居住人口

图 1-7 2007 年 65 岁以上的老年人根据性别和年龄进行分组的婚姻状况

（摘自联邦机构间论坛关于老龄化的统计数据，2012 年美国老年人，http://www.agingstats.gov/agingstatsdotnet/main_site/；资料来源：美国人口普查局，目前人口调查，年度社会和经济增刊）

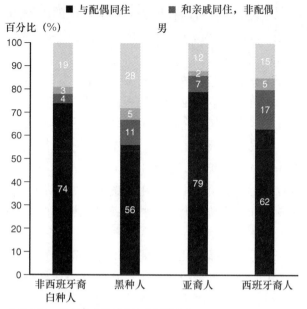
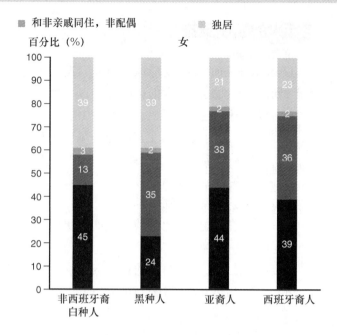

参考人口：数据来自公民中的非制度化人口

图 1-8　65 岁以上老年人根据性别和种族的生活安排
（摘自联邦机构间老龄化论坛相关的统计数据，2012 年"美国老年人"，http://www.agingstats.gov/agingstatsdotnet/main_site/；资料来源：美国人口普查局，目前人口调查，年度社会和经济增刊）

框 1-3　简要的统计：美国 65 岁以上老年人的社会经济特征		
教育	高中	学士学位
● 1965	24%	5%
● 2007	76%	20%
2008 年的贫困状况		
● 低于 100% 的贫困水平		9.8%
● 100%～149% 之间		11.6%
● 150% 或以上		78.6%
婚姻状况	男性	女性
● 已婚	72%	42%
● 丧偶	14%	42%
● 未婚	4%	4%
在家里说的语言		
● 只说英语		85.9%
● 其他		14.1%
● 不是很流利的英语		8.2%

资料来源：美国人口普查局，当前人口调查（2008）。

此外，护士负有建议向社会服务机构和老年人办事处转诊的责任，以便老年人和他们的家属可以找到更多的信息。框 1-4 介绍了老年人在美国大部分地区可利用的住房选择。

辅助生活设施

许多老年人在辅助生活机构和延续护理退休社区中获得广泛的医疗服务。虽然在 20 世纪 80 年代开发的辅助生活设施是为独立生活而准备的，但许多设施已经发展到可以提供类似于养老院的护理水平。最初这些设施是基于"社会模式"的，但近年来，已经有越来越多的需求转向解决老年人对医疗辅助设施的复杂需求（McNabney，Onyike，Johnston，et al.，2014）。由于这种趋势，一些辅助生活设施整合到养老院或与养老院衔接，进而为不在老年人医疗保险救治范围的居民提供了一个高层次的照顾水平。另一个最新的发展是，一些辅助生活设施提供专门的痴呆护理，这将在第 6 章中讨论。临终关怀已成为辅助生活设施中需要解决的另一个问题，因为居民希望在家里离开人世。因此，许多辅助生活机构现在与临终关怀组织密切合作，提供临终关怀。

老年人作为照顾者和被照顾者

最近的几十年，美国的主要人口学趋势的变化带来了家庭和社会关系的重要变化。改善老年人的健康状况和延长寿命的趋势，与家庭所有世代的多样性增加的趋势平行。同时，痴呆和其他慢性疾病的发病率增加导致功能下降，进而增加了家庭照顾的需求。另一方面，社会的变化增加了祖父母承担照顾非独立的年轻一代的角色要求。本节讨论了这

框 1-4　老年人的住房选择

家庭套房或套间： 指额外建造的一种全功能的无障碍式套间，可以是对地下室的改建，或安装在附近的车库。

共有房屋： 房子或公寓由两个或两个以上无关的人共享，每人有一个私人卧室。住户们共同分担公共区域可能带来的费用和责任，老龄化工作办公室可能会为住户们提供服务或协调共有房屋项目的实施。

退休社区： 一个为自给自足的老年人特别设计的住宅开发项目。通常有可利用的娱乐项目和支持服务。

公共住宅社区： 这是一种由 15 ～ 25 个人所拥有的房屋所组成的社区。土地归私人所有，房屋设计时考虑能促进社区互动。这些社区通常强调个人隐私，居民共同参与规划、社区管理和社区合作。代际间的公共住宅社区在美国始于 20 世纪 90 年代。近年来，一些社区已经开发了 50 岁或 55 岁以上成年人的高级公共住宅社区。

村庄： 一种有组织的方式，由非营利性机构管理，为社区居家老年人协调及提供服务。这些组织通过收取会员年费获得资金资助，志愿者或正式的服务提供者以预先商定的价格提供服务。

生活护理或延续护理退休社区： 一个为满足每个居民变化的需求而提供一系列服务和住宿的建筑群。包括独立住宅、集合住宅、辅助生活和家庭护理。

集合住宅： 是一种特别设计的在多单元住宅中的个人公寓。配套服务包括膳食、洗衣房、客房服务、有限的交通和社会娱乐活动。

寄养或老人寄宿院： 一个私人拥有的家庭或小型设施，通常是由州政府机构授权和监管。每个居民都有一个私人或共享的卧室和使用的公共空间。服务通常包括那些在集合住宅具备的，加上日常护理和一些类型的 24 小时急救服务。满足收入及健康标准的老年人入住时可申请补助。

辅助生活机构： 个人公寓的一个住宅设施，通常由 1 ～ 3 个房间、一个浴室共同用餐及公共活动空间组成。服务、许可、监管和资金补助与寄养家庭类似。

些人口学统计数据的变化对老年人照顾的影响。

家庭照顾者

中年人的数量越来越多，中年人同时照顾年长和年轻一代，他们被称为**三明治一代**。需要照顾年老父母的中年人的责任在人口统计学上被称为父母支持比率。从普查数据看，每 100 个 50 ～ 64 岁的人中有 10 人要照顾年龄在 85 岁及以上的老人。这一数字是 1960 年的父母支持比率（3%）的 3 倍，但此数据仅是 2030 年预测出来的比率的 1/3，因为到那时婴儿潮一代已到 85 岁。这些家庭照顾模式会受到影响，尤其是女性。例如 20 世纪 80 年代中期，相比照顾自己的孩子，美国女性平均花了更多的时间照顾她的父母，这标志着一个时代的到来。尽管女性是老年人照顾者的重点人群，但要认识到，约 1/4 的照顾者是男性。然而，研究表明，女性照顾者比男性照顾者更可能提供更高水平的服务（指帮助至少两项日常生活活动以及每周提供超过 40 小时的照护）（Messecar，2008）。

前工业化时期以来，核心家庭生活安排在西欧和美国已成主导。通常情况下，年轻的家庭成员在结婚之后要建立独立的家庭，年长的家庭成员尽可能长时间地保持独立的家庭。在美国历史上的大多数时候，在家庭中老一代与新一代"理想"的关系已经远得足以保持各自独立的生活方式而又近得可以提供礼会支持和维系性感。此外，这种家庭关系可以满足偶尔需要家庭照顾的成员的需求，同时可以维持年轻一代和老一代不同的生活方式。这些家庭关系是建立在跨代间互惠互利的原则基础上的，其特点是亲属之间的相互帮助和广泛交流。目前在美国的趋势是，照顾长辈需求的责任主要在配偶，其次是成年的孩子，尤其是女儿和未婚子女。

近年来，随着年轻一代离婚和再婚率的增加，几代成员混合家庭增多。此外，随着丧偶或离异的老年人再婚率的增加，导致越来越多之晚期生活混合家庭数量的增加。这些趋势的一个后果是，家庭动力会变得非常复杂，特别是当成年继子女承担作为老年人依赖的照顾者或决策者的新角色时。例如，成年子女要承担照顾和决策的责任，而这个继父母他几乎都不认识。同样地，成人会照顾他们的父母或做出决策，即使这个人刚刚认识不久。此外，在涉及家庭成员有关的资产和金融资源的责任和决策时，往往会使照顾责任和照顾计划更加复杂化。

照护实践的期望和态度将随着社会发展趋势而改变，也会影响老年人和他们的家庭的关系。例如，20 世纪初期，被强大的家庭及民族价值观强化的深层参与的代际援助在当时的美国文化中占主导地位。20 世纪 60 年代中期，随着部分老年美国人的公共援助和服务的增加，人们的价值观和生活方式转向个人主义。另一个主要的影响因素是越来越多的妇女有独立的事业，并且独立于她们的家庭角色，这可能会导致与年轻一代的成年子女和老年家庭成员的照顾期望之间的矛盾冲突。即使美国的社会和人口趋势在不断复杂化，但研究一致表明，约 80% 的老年人的照护是依赖于家庭成员和其他"非正式"的资源。**非正式照顾者**是指在社区机构中为家庭成员或朋友提供非专业支持和无偿援助的人。配偶和子女有责任和义务承担家庭照顾是美国几百年来的传统，这会一直延续下去，即使照护的实质在发生着动态变化。框 1-1 总结了与老年人及家庭照顾相关的文化视角。

多代同堂是现在家庭的常态，10% 的老年人至少有一个 65 岁以上的孩子，有 25% 年龄在 58 ～ 59 岁的人至少有一位父母在世，大约一半的孩子所有的祖父母还在世。这些老年人口趋势的影响将在下节进行讨论。

抚养孙儿

老年学家、某些组织（如美国退休人员协会）和联邦政府目前正在解决的是，小于 18 岁的儿童生活在只有祖父母而没有父母的家庭的现象大幅增多。这些家庭被称为**隔代家庭**。而孩子们被他们的父母和祖父母抚养长大，则被称为"三代共同照顾家庭"。儿童的生活安排和祖父母照顾者的研究提供了以下关于祖父母抚养孙辈的数据（Kreider, 2008, Namkung, 2010）：

- 大约 650 万儿童（8.8%）生活在至少有一位祖父母的家庭中；160 万生活在只有祖父母而没有父母的家庭。
- 2.2% 的孩子只和祖父母一起生活，而 1996 年只有 1.8%。
- 和孙辈生活在一起的祖父母中 43% 是孩子的主要照顾者。
- 相对其他群组，非裔美国人和美国印第安人及阿拉斯加土著居民更有可能负责抚养孙辈。
- 相比那些没有和祖父母生活的孩子来说，与祖父母一起生活的更可能贫穷。
- 相比那些和单亲母亲但没有和祖父母生活的孩子们，与单身母亲和祖父母生活在一起贫穷的可能性要小（23% vs 35%）。

虽然，像以上这些情况的老年人和儿童的整体比例是小的，但其数量在最近的几十年里一直在迅速增加，而且对孩子、祖父母和社会等有重要影响。祖父母监护常见的原因包括虐待儿童、青少年怀孕、父母滥用药物或酒精、死亡、残疾、精神病或成年父母入狱。一些研究发现祖父母成为看护人的积极影响。然而，更多的研究记录的是其负面影响（Namkung, 2010）。祖父母照顾的回报包括模范作用、生命意义、保持身体活跃的动机、拉近与年轻一代的密切关系、维护家庭幸福的满足感等。消极的后果包括明显的压力、角色负荷过重、社会隔离、对健康的不利影响、增加贫穷的可能性等。特别地，研究还发现，承担看护的祖父母相对于非照护者，可能报告更多的功能限制、较差的健康自评状况、慢性病患病率的增加、产生更多的抑郁症状、生活满意程度降低等（Namkung, 2010）。

世界老年人

本章介绍了与老年护理相关的美国老年人的特征。但若没有对全球老龄化的简要展望，则它是不全面的，因为世界人口正以前所未有的速度老龄化。随着 20 世纪生育率的下降和健康及预期寿命的改善，世界大多数地区老年人的数量和比例呈显著增加趋势。更重要的是，预计到 2050 年，所有分组中的老年人不断增加，相比之下，年轻年龄组人群的增长低得多，如图 1-9 所示。

关于全球老龄化的讨论多关注发达国家和发展中国家的差异，因为这两类国家中影响人口老龄化的因素有明显的不同。一些组织，例如人口普查局、联合国和世界卫生组织，根据国家发展水平不同，使用一些标准或常用术语来区分。虽然目前还没有普遍被接受的标准来区分每个国家或多或少的发达程度，但常用的标准包括预期寿命、识字率、人均收入。联合国将日本、澳大利亚、新西兰、欧洲及北美的所有国家归类为发达国家，而所有其他国家为发展中国家。世界人口趋势表明，最发达的国家老年人的比例最高，年龄中位数最高，到 2050 年，一些国家的祖父母数量可能超过儿童。然而，许多发展中国家最近正在经历生育率的快速下降，因此，发展中国家的老年人的比例预计将在未来几十年显著增加（Kinsella & He, 2009）。框 1-5 总结了全球老龄化的人口统计信息。

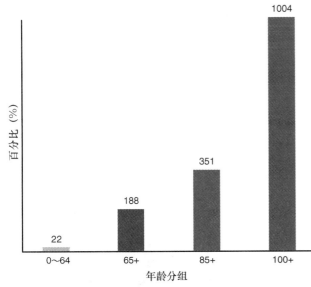

图 1-9　2010—2050 年世界老年人口的百分比变化
（摘自 http://www.nia.nih.gov/research/publication/global-health-and-aging/Living longer；资料来源：联合国，世界人口前景：2010 年修订。可见于 http://esa.un.org/unpd/wpp）

框 1-5　简要的统计：全球老龄化	
人口变化：65 岁以上的人口	
● 2008	7%
● 2040	14%
世界上发展中国家年龄在 65 岁以上的人口	
● 2008	62%
● 2040	76%
预计在 2008—2040 年之间世界人口的增长	
● 年龄 80 岁以上	233%
● 年龄 65 岁以上	160%
● 所有年龄	33%
65 岁以上的人口占比例最高的国家	
● 日本	21.6%
● 意大利	20.0%
● 德国	20.0%
● 希腊	19.1%

资料来源：美国人口普查局，一个老龄化的世界（2009）。

本章重点

健康与老龄化的关系

- 自从 20 世纪 50 年代以来，卫生保健专业人员已经认识到将健康的目标与老年人护理联系起来的重要性；然而，存在许多理论和实践的障碍。

- 促进老年人健康的障碍，包括老年人对能够改善所持的消极态度，存在更严重的或更紧迫的健康问题，将医疗环境聚焦于对疾病的治疗而不是预防和健康促进，将病理情况下的症状表现错误地认为是正常的衰老过程以及认为老年人不能够掌握和实施以健康为导向的健康促进行为。

- 以健康为中心的护理认为，老年人的身体、心理、社会和精神健康更重要，而不是狭隘地专注于身体健康和功能运转。

- 老龄化的定义可以理解为主观年龄、感知年龄、生理年龄或功能年龄。功能年龄相关的概念对健康为导向的护理最为适用。

- 当前对成功老龄化强调最佳的生理、心理、情感、精神及社会幸福感和生活质量。

对老龄化的态度

- 老龄化和年龄歧视的负面形象在现代社会中是普遍存在的（图 1-1），会对老年人的护理产生负面影响，尤其是当卫生保健提供者，包括护士，基于误解和不准确的信息提供护理时。

- 老年歧视是美国社会的普遍现象，常对老年人造成负面影响。

- 护士需要识别对于老年人的误解（图 1-2），检验对老龄化的态度（包括对他们自己老龄化的态度），并使用准确的信息进行照护，为老年人提供健康照护（表 1-1）。

- 文化视角对老龄化、老年人及家庭的照护关系的态度有显著的影响（框 1-1）。

澄清误解：了解美国老年人的现实

- 在美国，老年人口不断增加，将继续以迅猛的速度增长（图 1-3）。

- 尽管慢性疾病发病率高，但大多数老年人的健康状况良好（图 1-4、1-5）。

- 在不同亚组间，老年人的社会经济特征和居住安排差异很大（框 1-2 和 1-3；图 1-6、1-7 和 1-8）。

- 老年人的社区居住选择有很多种（框 1-4）。

老年人作为照顾者和被照顾者

- 目前美国的趋势是，照顾长辈的家庭成员主要是其配偶，其次是成年的孩子，再其次是女儿和未婚子女。

- 老年人可能负责抚养在隔代家庭中的孙辈。
- 生育率的下降和健康及寿命的提高导致全球人口老龄化（框 1-5，图 1-9）。

世界上的老年人口

- 发达国家和发展中国家都在面临人口老龄化（框 1-5，图 1-9）。

评判性思维练习

1. 通过以下练习，提高你对老龄化和老年人的态度的认识：
   - 在接下来的 2 周里，在你的日常活动中，随身携带一个小笔记本，记下你从以下媒体（报纸、杂志、互联网、电视、贺卡和社交对话）听到或者看到的老年人形象的例子。注意是否传达了一个中性的、积极的或负面的形象。
   - 在接下来的 2 周中，要注意你对老年人的想法及对他们的谈论，并识别你的看法、你所用的词和你传达的形象。
   - 改述在图上 2 中提到的老年歧视调查表中的 20 个问题，问问自己在过去的几个月中每隔

多久做过这些活动（例如"我经常讲一个笑话来取笑老人吗？"）。
   - 请一位年长的亲戚、朋友或熟人填写老年歧视调查表，并讨论他或她的经历。
2. 仔细从文化的角度审视对老人和家庭照顾者的关系（框 1-1），想想你对于衰老的态度。
3. 回顾表 1-1 列出的误解与现实，想想你可能已经陷入误解误区的个人或职业经历。
4. 在互联网上，使用框 1-4 里的关键词寻找你所在社区老年人的居住机构信息，考虑哪些最适合喜欢社交的独立老年人，哪些最适合认知或功能受限的老年人。

（周芬　译）

参考文献

Barrett, A. E., & Robbins, C. (2008). The multiple sources of women's aging anxiety and their relationship with psychological distress. *Journal of Aging and Health, 20*(1), 32–65.

Baumbusch, J., Dahlke, S., & Phinney, A. (2012). Nursing students' knowledge and beliefs about care of older adults in a shifting context of nursing education. *Journal of Advances in Nursing, 68*(11), 2550–2558.

Bodner, E. (2009). On the origins of ageism among older and younger adults. *International Psychogeriatrics, 21*(6), 1003–1014.

Bodner, E., Bergman, Y. S., & Cohen-Fridel, S. (2012). Different dimensions of ageist attitudes among men and women: A multigenerational perspective. *International Psychogeriatrics, 24*(6), 895–901.

Butler, R. N. (1969). Ageism: Another form of bigotry. *The Gerontologist, 9*, 243–246.

Butler, R. N. (1975). *Why survive? Being old in America*. New York, NY: Harper & Row.

Butler, R. N., Lewis, M. I., & Sunderland, T. (1991). *Aging and mental health* (4th ed.). New York, NY: Merrill/Macmillan.

Christensen, K., Thinggaard, M., McGue, M., et al. (2009). Perceived age as clinically useful biomarker of ageing: Cohort study. *British Medical Journal, 339*, b5262. doi:10.1036/bmj.b5256. Available at www.bmj.com.

Dunn, H. L. (1958). Significance of levels of wellness in aging. *Geriatrics, 13*(1), 51–57.

Dunn, H. L. (1961). *High-level wellness*. Arlington, VA: R.W. Beatty.

Eymard, A. S., & Douglas, D. H. (2012). Ageism among health care providers and interventions to improve their attitudes toward older adults: An integrative review. *Journal of Gerontological Nursing, 38*(5), 26–35.

Federal Interagency Forum on Aging-Related Statistics. (2012). *Older Americans 2012: Key indicators of well-being*. Washington, DC: U.S. Government Printing Office.

Flatt, M. A., Settersten, R. A., Ponsaran, R., et al. (2013). Are "Anti-Aging Medicine" and "Successful Aging" two sides of the same coin? Views of anti-aging practitioners. *Journals of Gerontology: Psychological Sciences and Social Sciences, 68*(6), 944–955.

Kinsella, K., & He, W. (2009). *An aging world: 2008* (U.S. Census Bureau, International Population Reports, P95/09-1). Washington, DC: U.S. Government Printing Office.

Kreider, R. M. (2008). *Living arrangements of children: 2004* (U.S. Census Bureau, Current Population Reports, P70–s114). Washington, DC: U.S. Government Printing Office.

Levy, B. R., & Leifheit-Limson, E. (2009). The stereotype-matching effect: Greater influence on functioning when age stereotypes correspond to outcomes. *Psychology and Aging, 24*(1), 230–233.

Levy, B. R., Ashman, O., & Slade, M. D. (2009). Age attributions and aging health: Contrast between the United States and Japan. *Journals of Gerontology: Psychological Sciences, 64B*(3), 335–338.

Lineweaver, T. T., Berger, A. K., & Hertzog, C. (2009). Expectations about memory change across the life span are impacted by aging stereotypes. *Psychology and Aging, 24*(1), 169–176.

Liu, H., & Hummer, R. A. (2008). Are educational differences in U.S. self-rated health increasing?: An examination by gender and race.

Social Science Medicine, 67(11), 1898–1906.

Low, G., Molzahn, A. E., & Schopflocher, D. (2013). Attitudes to aging mediate the relationship between older peoples' subjective health and quality of life in 20 countries. *BMC, 11*, 146. Available at www.hqlo. com/cntent/11/1/146.

Martin, R., Williams, C., & O'Neill, D. (2009). Retrospective analysis of attitudes to ageing in the economist: Apocalyptic demography for opinion formers? *British Medical Journal, 339*, b4914. doi:10.1136/bmj.b4914. Available at www.bmj.com.

McGuire, S. L., Klein, D. A., & Chen, S. L. (2008). Ageism revisited: A study measuring ageism in East Tennessee, USA. *Nursing and Health Sciences, 10*(1), 11–16.

McMahon, S., & Fleury, J. (2012). Wellness in older adults: A concept analysis. *Nursing Forum, 47*(1), 39–49.

McNabney, M. K., Onyike, C., Johnston, D., et al. (2014). The impact of complex chronic diseases on care utilization among assisted living residents. *Geriatric Nursing, 35*(1), 26–30.

Meara, E., Richards, S., & Cutler, D. (2008). The gap gets bigger: Changes in mortality and life expectancy by education, 1981–2000. *Health Affairs Journal, 27*(2), 350–360.

Messecar, D. C. (2008). Family caregiving. In E. Capezuti, D. Zwicker, M. Mezey, & T. Fulmer (Eds.), *Evidence-based geriatric nursing protocols for best practice* (3rd ed., pp. 127–160). New York, NY: Springer Publishing Co.

Miche, M., Wahl, H. W., Diehl, M., et al. (2014). Natural occurrence of subjective aging experiences in community-dwelling older adults. *Journals of Gerontology*: *Psychological Sciences and Social Sciences, 69*(2), 174–187.

Morley, J. E. (2009). Successful aging or aging successfully. *Journal of the American Medical Directors Association, 10*(2), 85–86.

Namkung, E. H. (2010). *Grandparents raising grandchildren: Ethnic and household differences in health and service use.* Paper presented at the Society for Social Work and Research 14th Annual Conference.

Neugarten, B. L. (1978). The rise of the young-old. In R. Gross, B. Gross, & S. Seidman (Eds.), *The new old: Struggling for decent aging* (pp. 47–49). Garden City, NY: Anchor Press/Doubleday.

North, M. S., & Fiske, S. T. (2012). An inconvenienced youth? Ageism and its potential intergenerational roots. *Psychology Bulletin, 138*(5). doi:10.1037/a0027843.

Palmore, E. (2005). Three decades of research on ageism. *Generations, 29*(3), 87–90.

Plath, D. (2009). International policy perspectives on independence in old age. *Journal of Aging and Social Policy, 21*(2), 209–223.

Romo, R. D., Wallhagen, M. I., Yourman, L., et al. (2013). Perceptions of successful aging among diverse elders with late-life disability. *Gerontologist, 53*(6), 939–949.

Rowe, J. W., & Kahn, R. L. (1997). Successful aging. *The Gerontologist, 37*, 433–440.

Schafer, M. H., & Shippee, T. P. (2010). Age identity, gender, and perceptions of decline: Does feeling older lead to pessimistic dispositions about cognitive aging? *Journals of Gerontology Series B, 65B*(1), 91–96.

Stephan, Y., Chalabaev, A., Kotter-Gruhn, et al. (2013). "Feeling younger, being stronger": An experimental study of subjective age and physical functioning among older adults. *Journals of Gerontology: Psychological Sciences and Social Sciences, 68*(1), 1–7.

Troutman-Jordan, M., Nies, M. A., & Davis, B. (2013). An examination of successful aging among Southern Black and White older adults. *Journal of Gerontological Nursing, 39*(3), 42–52.

Vincent, J. A. (2008). The cultural construction old as a biological phenomenon: Science and anti-aging technologies. *Journal of Aging Studies, 22*, 331–339.

Weiss, D., & Freund, A. M. (2012). Still young at heart: Negative age-related information motivates distancing from same-aged people. *Psychology and Aging, 27*(1), 173–180.

Weiss, D., & Lang, F. R. (2012). "They" are old but "I" feel younger: Age-group dissociation as a self-protective strategy in old age.

Woods, N. F., Cochrane, B. B., LaCroix, A. Z., et al. (2012). Toward a positive aging phenotype for older women: Observations from the Women's Health Initiative. *Journals of Gerontology: Biological Sciences and Medical Sciences, 67*(11), 1191–1196.

第 2 章　老年人群的多元性

在美国，各个年龄组日益增长的多样性几乎影响着健康卫生保健的方方面面，因为不同的文化背景明显地影响着人们的价值观、沟通方式、健康信念以及与健康有关的行为和日常生活，我们应该认识到 70 年甚至更长时间的文化深刻影响着老年人的健康信念和健康行为，也同样影响着他们与卫生保健提供者的关系，以及他们对于干预的感受。尽管本文不涉及关于老年文化多样性的所有启示，但是这一章提供了美国不同群体老年人的概览。本文还介绍了健康差距及健康素养，因为它们与老年人的文化背景的多样性密切相关，尤其与老年人的健康促进相关。当谈及文化多样性的相关话题时，要认识到，概览可以提供特定人群的基本统计信息。每个群体由许多个体组成，每一个人都有一些共性和不同。因为概览的信息并不适合群体内部的每一个个体，所以护士照顾具体的老年人个体时应该避免刻板的套用及泛化。

美国文化的多样性

正如第 1 章所讨论的，人口学特征在许多国家发生着令人瞩目的变化，因为对大多数群体，预期寿命在增加，生育率在下降。在人口老龄化的趋势已经发生在全世界范围的同时，美国的种族和民族多样性趋势也在日益加剧。在过去 50 年里，由于移民模式的主要变化及移民群体的高生育率，导致最大的少数民族群体从非裔美国人逐渐转变成西班牙裔美国人群体。2000—2010 年 10 年间，美国超过一半的人口增长是由西班牙裔美国人增多所致。（Humes，Jones，& Ramirez，2011）。目前，移民的趋势再次转移，65 岁及以上移民老年人的 2/3 来自亚洲或拉丁美洲国家（Gerst-Emerson & Burr，2014）。在美国，普通人群和老年人种族多样性将继续增加，到 2060 年，非西班牙裔白种人人口只有 43%（Torres-Gil，Spencer-Suarez，& Rudinica，2014；美国人口普查局，2012a）。图 2-1 说明了美国人口普查局 2010 年和 2050 年的实际和预计的人种总体分布。

大多数的人口普查数据和研究通常强调种族、民族和性别的特征。然而，越来越多的变量影响着健康。近期的研究强调用收入、性别、少数民族来衡量低社会经济地位。它是健康状况及健康差距最重要的决定因素，因为它与暴露于压力的情况增多

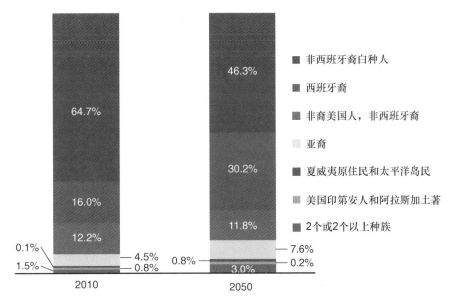

图 2-1　2010 年及 2050 年美国人口种族实际和预计的分布情况
源自美国人口普查局（2008），依据年龄、性别、种族和西班牙裔的暂时预测

及使用重要的社会支持减少有关。另一个新兴的老年学的焦点是有独特需求的老年人多样化群体，包括女同性恋、男同性恋、双性恋、变性者（lesbian，gay，bisexual，and transgender，LGBT），以及那些无家可归的人或生活在农村地区的人。当前的重点是识别健康与少数民族群体之间的关系，不管是基于性别、种族、国籍、宗教、社会经济地位还是其他因素（Abdou，2014）。

重要的是要认识到，任何种族组群都包含许多亚组。2010 年人口普查添加了亚组，允许更多种族和民族的组合，这使得问题更加复杂。因此，种族和亚组的定义因人口普查以及收集数据和引用研究时所用的定义不同而不同。另外，必须强调即使是最好的循证信息，也没有解决个体差异问题，每个人都是不能代表任何文化群体的独一无二的个体。

美国人口多样性增加的特征也反映在卫生保健工作，护理人员尤其明显，包括在社区和长期照护机构提供照护的老年人护理助理。在城市家庭护理机构，照护通常是由近期到美国的还不能流利说英语的人提供的。在这些情况下，照护提供者和接受者之间的沟通障碍是他们之间亟待解决的挑战。因此，重要的是要认识到医疗保健机构的文化多样性包含不同的的情形，每种情况都需要具有水平文化能力的卫生保健提供者。

健康差距

文化特征是通过少数民族状态影响人的健康的方式之一。近年来，已经有越来越多的人意识到健康差距，许多数据揭示非白种老年人的低水平的健康水平和功能状态。健康差距是指两个群体间的疾病发病率、患病率、伤残率、死亡率或期望寿命存在显著差别。图 2-2 说明了五个美国人群体的糖尿病和心脏病的健康差距。根据定义，健康差距指标是比较少数民族组和美国传统的非西班牙裔白人对照组。直到 20 世纪 70 年代，研究健康差距仅限于非洲裔美国人，但随着其他组的人口百分比的增加，这些组越来越多地出现在研究中。《健康人民 2020》（*Healthy People 2020*）将健康差距的概念或多或少地应用于在健康领域系统经历过障碍的人群的健康结局中。这些人群因为年龄、种族、民族、性别、宗教、社会经济地位、地理位置、心理健康、任何形式的残疾、性取向或性别认同而经历了更多障碍（U.S.Department of Health and Human Services，2010）。在这个方向一个阶段的例子是，"2010 患者保护与平价医疗法案"全面提升全国少数民族健康和健康差距研究中心到机构水准，并支持关于健康差距影响许多亚组的研究。

尽管一些健康差距源自生物文化因素，如某些癌症的遗传倾向，但最有关联的是社会文化因

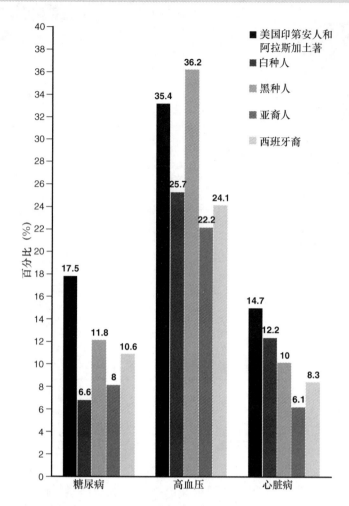

图 2-2 18 岁以上被诊断为糖尿病和心脏病的人口比例（依据种族和民族分类）

（源自疾病控制和预防中心，国民健康访谈调查，2004—2008）

素，如低收入和教育。一个普遍的主题是，健康差距在那些可以通过预防保健及患者教育来预防的疾病上更明显。2013 年，老年人医疗保险和医疗补助中心强调，所有的医生、护士和保健辅助人员必须意识到医疗卫生专业人员应该消除患者水平的差距（Centers for Medicare and Medicaid，2013）。框 2-1 列出了一些最常见的与老年人健康促进相关的健康差距。有关健康差异的信息并不打算强化刻板印象；相反，一个主要目的是需要注意基于种族或民族的风险因素。另一个主要的临床意义是健康促进干预措施，比如教会如何预防及早期识别一些病理情况，在照顾少数族群的老年人时尤为重要。除了种族和民族因素，较低水平的健康素养也是导致健康差距的主要危险因素，这将在下一节中讨论。

健康素养

　　卫生保健从业人员和政策制订者深刻认识到**健康素养**是决定健康结局和测量护理质量的决定因素。在过去的 30 年，这个概念被广泛使用，包含的直接意思是"人们需要了解信息以帮助他们保持良好的健康"（Institute of Medicine，2013，p1）。疾病控制和预防中心最近的报告（2013）指出，大约 10 个成年人中 9 个人使用医疗机构日常经常应用的健康信息有困难，年龄在 65 岁及以上的患者拥有低健康素养的比例最高。造成健康素养低的其他风险因素还有贫穷、教育程度低下和少数民族群体。通过文献回顾，发现健康素养低下与下面的消极结果有关，而这些结果与个人健康和医疗保健费用增加相关（如 Cloonan，Wood，& Riley，2013；Nemmers，Jorge，& Leahy，2013）：

- 住院次数、到急诊室就诊次数及 30 天内出院再入院次数增加。
- 减少使用预防性服务措施，如免疫接种和癌症筛查
- 预期寿命短
- 多种慢性疾病的患病率增加
- 卫生保健获得途径少
- 药物治疗方案依从性低
- 自我报告的功能状态和身心健康处于代水平
- 慢性病自我管理的能力低

　　目前国家倡议，识别并实施以证据为基础的针对健康素养的评估和干预措施。该倡议是 2010 年患者保护与评价医疗法案实施的结果。因为这些倡议聚焦于健康促进，所以第 5 章将讨论在老年人健康促进背景下的健康素养。

文化能力

　　20 世纪 50 年代，跨文化护理（例如提供跨越文化边界的护理服务）关注不同文化群体的比较研究。虽然跨文化护理是一个重要的专业，但多样性不断增大的人口学趋势要求所有保健专业人员都应具备文化能力。每个护士和患者的会面都会涉及某种程度的文化差异，因为每个个体都有其独特的价

框 2-1 影响老年人健康差距的例子（基于国家的研究数据和研究综述）

预期寿命和功能障碍的水平（Hummer，Melvin，Sheehan et al.，2014；Mehta，Sudharsanan，& Elo，2014）

- 45 岁及以上的人群中，黑种人和印第安人死亡危险比白种人高 30%。
- 印第安人和黑种人有最高水平的功能障碍。
- 在农村地区的印第安人比城市地区的有更高水平的残疾。
- 西班牙裔的不同亚组残疾率差异大，波多黎各老年男性和女性残疾率最高，西班牙血统的残疾率水平最低。
- 亚洲裔的不同亚组残疾率差异大，夏威夷人、太平洋岛民、越南人残疾率最高，而中国人和日本人残疾率最低。

预防保健相关的差异（Agency for Healthcare Research and Quality，2013）

- 最不可能得到流感疫苗接种的老年人是黑种人、西班牙裔人和贫困或低收入人群。
- 50 岁及以上的美国印第安人 / 阿拉斯加原住民更少可能接受结肠直肠癌筛查。
- 西班牙裔和黑种成人糖尿病患者不太可能接受到推荐的照护。医生诊断为关节炎的 65 岁及以上的成人和男性患者，相较于年轻人和女性，不太可能接受到运动方面的患者教育。

与慢性疾病有关的差异

- 非高美国人高血压和心血管疾病发生年龄较早，健康结局更差。（Rooks & Thorpe，2014）。
- 患高血压黑种人和墨西哥裔美国人能将血压控制在正常范围的可能性更小（Go，Mozaffarian，Roger，et al.，2014）。
- 在所有少数民族，抑郁症可能均未得到诊断和治疗（Mezuk & Gallo，2014）。
- 亚裔美国人更有可能发展为由糖尿病导致的终末期肾病（Agency for Healthcare Research and Quality，2013）。

- 美国印第安人和阿拉斯加原住民以下疾病患病率更高：糖尿病、胆石病、乳糖缺乏、乙型肝炎、鼻咽癌、结核和酗酒（Purnell，2013）。

西班牙裔种族死亡的主要原因（National Center for Health Statistics，2012）

- 白种人：心脏病、癌症、慢性下呼吸道疾病、脑血管疾病、意外伤害、阿尔茨海默病
- 黑种人：心脏病、癌症、脑血管疾病、糖尿病、意外伤害、肾病
- 西班牙裔人：癌症、心脏病、意外伤害、脑血管疾病、糖尿病、慢性肝病
- 亚裔人或太平洋岛民：癌症、心脏病、脑血管疾病、意外伤害、糖尿病、流感和肺炎
- 美国印第安人或阿拉斯加土著：癌症、心脏病、意外伤害、糖尿病、慢性肝病、慢性下呼吸道疾病

疗养院使用和护理的差异（Choi，2014；Padilla-Frausto，Wallace，& Benjamin，2014）

- 非裔美国人在 1980—2010 年之间使用率增加（3.8% 到 4.3%）。
- 拉丁裔（2.7% 到 2.1%）、亚裔美国人（2.3% 到 1.4%）和白种人（5.5% 到 3.3%）在 1980—2010 年使用率减少。
- 有关美国印第安人使用养老院方面的信息知之甚少，但存在许多障碍，如缺乏获得途径、对政府的不信任、语言 / 阅读限制。
- 影响因素：增加优先设施的使用（例如辅助生活设施），较低收入人群难以接触到这些设施。
- 少数民族老年人主要集中在低质量的疗养院内，其护理质量较差，人员水平低，监管缺失。

值观和个性特征。即使两个人具有表面上相似的文化背景，但其经历和表达文化的方式都是其独有的或唯一的。因此，护士、护理机构和护理学院，都应付诸行动以确保提供有文化能力的护理。

许多专业组织，如美国老年病学协会和美国老龄化学会，强调需要识别老年人口的文化多样性。自 1987 年以来，斯坦福大学老年教育中心已成为国**家种族老年病学**资源中心。种族老年病学作为老年病学的一个分支，整合了民族、种族、文化对老年人健康的影响。

然而，当使用任何的信息来源时都必须认识到，这些资料可以描述某个特定群体的一般特征，但它们不能描述这个群体的每个成员的独特方式。如果只是得出刻板的概括性的信息，而不是提供适用于群体内每个人的复杂信息，那么这些泛化的内容将是无益的。正如我们已经提到的，所有医疗服务提供者需要认识到，每个人的文化基于他所在群体的背景，并以独特、个性化的方式进行内化。因此，护士需要了解不同的文化群体，但他们需要使用这些信息作为背景资料，探索各种文化群体中的个体的个人特征。可通过无偏见的态度和沟通、开放式的问题引出每个人的生活经历和文化影响信息，这将在第 13 章讨论。

与老年护理相关的文化特定信息将在这一章节的后面的内容中讨论，并在其他章的"特征性的文化方面考虑和多样性注释"框里再次强调。护士应该通过阅读杂志及其他参考文献和搜索网上学习活动资源来补充信息。此外，在其他章节的最后列出的很多组织会提供文化上适合的非英语的教育材料和资源。这些材料是健康促进干预的非常重要的来源，实用且花费极少或免费。同时，我们鼓励所有卫生保健专业人员与当地组织联系，获取居住于当地群

体的关于文化的特定信息。

文化自我评估的实施

　　护理文献强调个人**文化能力**是一个持续的过程，而不是终点，是护士在个体、家庭或社区的文化特质方面不断努力的有效工作（Andrews，2012a）。这个过程通常被描述为一个从有偏见的态度和实践到积极实施的历程。例如，Purnell（2013）描述了这样一个连续体，开始时是无意识的能力缺失，即没有意识到对其他文化的知识缺乏。当意识到这种知识鸿沟时，他进展到有意识的能力缺失，并采取行动来了解那个文化群体。下一阶段是有意识的能力，即学习其他文化、验证泛化观念、提供特定文化的干预措施。到最后阶段，卫生保健人员便可潜移默化地自动为不同文化人群提供适合的护理服务，即无意识的能力。

　　尽管卫生保健人员很少达到与广泛不同的民族 / 文化群体相关的高水平的文化能力，但我们还是期待他们能够具有与他们护理对象所在群体相关的特定文化能力。此外，医疗专业人员提供护理时应该是无偏见的，并避免一定程度上影响他们态度和观念的文化视角和实践的固化的认识。这可以通过**文化自我评估**来实现，这是一种获取健康相关的价值观、信仰、态度和实践的洞察力的意识提升工具（Andrews，2012a）。框 2-2 给出了一个文化自我评估表，尤其适用于照顾老年人的护士。重要的是要

认识到，人们可以内化社会歧视和偏见并用于自己群体内成员。因此，文化自我评估工具包括提高偏见内化的意识的问题。

一个学生的反思

　　完成文化评估之后，我知道我没有完全了解我自己的文化。在课堂上我们学到了护士必须知道和了解自己的文化，才能与他们的患者交流。我还没有得到那个秘诀。例如，我不知道什么是最适合我的宗教团体。我知道这是必要的，坚定地理解自己的信仰和背景，才可以帮助患者更好地理解他们的信仰，很明显我没有做到！文化评估确实让我意识到偏见的存在。想到那些移民会让我感到不适，因为我不知道将谁定义为移民或我不能确定他们来自哪里。我会想象"我们都是一样的"。从积极的方面来看，现实中所有的文化是非常不同的，或概括说，使文化不同的因素是不重要的，但这是不正确的。

　　现在这是回答这些文化相关的问题的时候。它不仅对我认同自己的文化很重要，而且也有助于我开始理解他人的文化。做这个评估仅仅是第一步，我必须继续问"我信仰什么，我是从哪里来的，我和谁相关"等问题，然后才能帮助我的患者。

Erin H.

框 2-2　适用于照顾老年人的护士的文化自我评估表

什么样的自我认同影响我的世界观？
- 我最认同什么社会文化和宗教团体？
- 属于这些群体意味着什么？
- 这些群体有受到歧视吗？
- 这些群体正面和负面的形象有哪些？
- 对于这些群体和我的社会文化认同，我喜欢和不喜欢之处有哪些？我的社会文化认同？

我的文化背景如何影响我？
- 我成长（目前居住）的社会如何影响我现在持有的占主导地位的价值观？
- 我对于时间、工作、休闲、健康、家庭和关系这些概念的看法是什么？
- 我的看法如何不同于那些来自不同文化背景的人？

我对人，尤其是对具有下列特征的老年人的态度是什么？
- 移民？

- 英语语言有困难者
- 有沟通困难者
- 文化背景不同于我自己者
- 看起来或行动起来像男同性恋、女同性恋、双性恋或变性人者

我在健康实践中的态度和经历与自己的有何不同？
- 我的家人有与传统西方医学实践不同的行为吗（例如草药、敷糊剂、偏方）？
- 他们向民间、土著、有宗教信仰或灵性的治疗师咨询吗？
- 为自己和老年人进行替代或补充医疗照护实践，我感觉如何？

我的沟通和理解程度如何？
- 当我难以理解他人的口音或其母语和我不同时，我是怎么做的？感觉如何？
- 通过这个自我评估，我对自己了解了什么？

照顾老年人中的语言能力

语言能力是文化能力的一小部分，是指医疗服务中尊重和适应一个人的语言需求的能力。这个概念对老年科护士是很重要的，因为他们经常为不同于他们本土语言的老年人服务。成人移民来到美国可能会尤其有劣势，因为他们不可能跟学龄儿童一样有同样的机会去学习英语。与那些讲不同语言或方言的人沟通时，如果这类人群还有痴呆或感觉障碍，那么这种沟通将面临更加巨大的挑战，而这种情况经常发生在长期护理机构里。

因为 1964 年的民权法案维护了英语能力有限的个体获得同等享受卫生和社会服务项目的权利，卫生保健提供者必须确保有效使用口译服务。在 2001 年，美国的少数民族卫生办公室出台了"提供文化和语言方面恰当服务国家标准"（National Standards for Culturally and Linguistically Appropriate Services，CLAS）。这些标准要求所有接受联邦基金资助的卫生保健机构都要为无法说或理解英语的人提供 24 小时免费的语言援助服务。尽管有人提出对此项服务的成本的担忧，但这是公认的解决随着美国人口变得越来越多样化而带来的健康差距的主要方式（Miles & Smith，2014）。

护士需要知道所有卫生保健机构中可利用的翻译资源。例如，语言服务热线为用户提供了直接电话翻译服务。在没有翻译的情况下，护士可以直接拨打 1-800-752-6096，获得有偿语言翻译服务。框 2-3 总结了在卫生保健机构为老年人使用翻译服务的指南。

关于健康的文化视角

正如在第 1 章所讨论的，护士有很多机会促进老年人的健康，即使在最具挑战性的情况下，也可通过整体护理干预改善身体舒适和心理及精神成长。为了实现这一目标，护士需要很好地理解每个老年人健康和完好状态的意义。护士可以通过问以下的问题与老年人探讨健康的含义，如"健康对于你意味着什么？"或"在生活中如何实现你的健康状态？"如果合适，护士可以从文化多样性的视角探讨这个主题，如"我非常有兴趣知道中国人如何看待健康。你能告诉我你的想法吗？"

框 2-3　使用翻译指南

互动之前

- 尽可能使用专业翻译。避免利用来访者或员工，除非已经获得老年人和翻译的许可。
- 因为在北美有超过 140 种语言，所以在安排翻译前要确认正确的语言和方言。例如，某人说广东话还是中国普通话？
- 如果没有老年人所讲的主要语言的翻译，那么确定老年人是否能讲其他语言。例如，许多越南老年人和一些非洲国家老年人也能讲一口流利的法语。
- 注意从年龄、性别、社会经济阶层方面考虑选择翻译。一般来说，最好选择与老年人性别相同、年龄相仿、社会经济阶层相似的翻译。
- 提前组织好你的想法和计划，以确保能涵盖最重要的话题。
- 允许有足够的时间进行语言交互，与主要语言是英语的老年人相比，同主要语言是非英语的老年人交互需要更长时间，要做好此种心理准备。

互动中

- 检查保密的重要性。
- 对着老年人讲话，而不是对着翻译。
- 一次只谈论一个主题。
- 使用短句和简单的词汇。
- 使用主动语态。避免含糊的修饰词。
- 避免使用专业术语、成语和俚语。
- 应注意，许多单词不能翻译为另一种语言。例如，英语单词 depression 在许多亚洲和其他语言中没有相对等的译法。

医疗保健实践和个人的信念强烈地被文化群体的**健康信念系统**（被定义为健康相关的态度、信念和实践）影响着。Andrews（2012 b）所描述的支撑健康信念和健康相关行为的三大主要健康信念系统已被概括在框 2-4 中。重要的是要认识到，许多人拥有两个或所有这些信念的集合，但有些人牢固地扎根在一个健康信念系统里。护士需要了解健康信念会影响他们的患者，以便能够相应地调整干预措施。例如，坚信框 2-4 中所描述的整体模式的人，他们认为疾病是"热"和"冷"的能量的不平衡，并寻求特定的食物或草药治疗来恢复平衡。

老年医学研究的另一个焦点是宗教和灵性对健康和完好状态方面的影响，但是这部分研究中很少有关于非基督教信仰传统或宗教之外的精神实践。最近的一次研究在回顾三组美国老年人宗教和灵性时，得出以下与促进健康相关的发现：

- 非洲裔美国老年人：参加宗教服务与提高应

框 2-4　文化方面的考虑：主要的健康信念系统

魔教模式

- 超自然力量主宰世界的命运，所有这些依赖于超自然力量的行为（如上帝、神）。
- 疾病的来源包括巫术、违反禁忌、致病对象的入侵、致病精神的入侵、失去灵魂。
- 疾病源于一种被证实或未被证实的超自然代理，或源于实践巫术或从事巫术服务的人。
- 健康是代表上帝的祝福和善意的礼物或者奖励。
- 健康和疾病首先属于社区，然后属于个人，所以有一种强烈的社区感。
- 魔教视角常见于拉丁美洲人、非洲人、加勒比海人、非裔美国人和中东人。

整体模式

- 自然的力量必须保持平衡与和谐。
- 人的生命只是大自然的一个方面，是宇宙整体秩序的一部分。
- 应在整个环境的背景下看待个体。
- 疾病是由人类、地球物理和宇宙形而上的力量的不平衡或不和谐引起的。
- 疾病不是一种入侵物，而是生命节奏中自然的一部分，健康和疾病都是一个连续体的自然部分。
- 文明的疾病（如失业、歧视、贫民区、自杀）正如生物医学的疾病一样多。
- 健康和痊愈反映与健康功能和幸福相关的整体质量。
- 整体模式常见于亚洲、北美和印度，也被弗洛伦斯·南丁格尔所支持。

科学（生物医药）模式

- 生命是一系列的生理和生化过程，而这些过程可以被人类研究和操纵。
- 决定论原则：因果关系存在于所有自然现象中。
- 机制原则：生命过程可以通过机制、遗传和其他干预措施而控制。
- 简化论原则：所有的生命都可以减小或分成更小部分（如思想和身体是两个截然不同的实体）。
- 疾病是由于压力、内部损坏、外部创伤或入侵导致的人体机器故障。
- 健康就是没有疾病。
- 科学模式在大多数西方文化中很常见，包括美国和加拿大。

来源：Andrews，M.M.（2012b）. The influence of cultural and health belief systems on health care practices. In M.M.Andrews & J.S.Boyle（Eds.），*Transcultural concepts in nursing care*（pp.73-88）. Philadelphia，PA：Lippincott，Williams & Wilkins.

一个学生的反思

　　我来自一个受过高等教育的信仰基督教的白种人家庭，这影响我有意识地或无意识地看待世界的方式。教育是我生活中非常重要的一部分。我的基督教教育使我重视诚实、公正、同情和宽恕。我的思想开放，不会在不了解别人的时候去评判他人。我认为这是我一生中最重要的想法。

　　我学到的一件事是我如何去看待每个没有出生在美国和那些不讲英语的移民。因为那些人浓重的口音或无法说英语使我不能明白他们的意思时我会变得沮丧。我的一个祖母用了很多的家庭治疗方法，因此我早年就接触了替代医学。我想最重要的是要考虑他人的信仰，并尽可能融入到对他们的护理当中。我确信当我在护理中成长时，我将继续发现我的真正价值观和信仰。我将审视我自己的文化信仰，意识到它们，并知道它们如何影响我的实践，我想这是一个好的想法。

　　　　　　　　　　　　　　　　　　　Sarah L.

对压力的能力、更高层次的生活满意度、更高的自我健康报告和低水平的抑郁、自杀风险、强迫性行为相关。

- 亚裔美国老年人：宗教信仰与更高水平的生活满意度和幸福有关，后者指对幸福的看法、和谐、接受内心的平静、人生的意义。
- 墨西哥裔美国老年人：相信祈祷的有效性与更乐观、更积极的对健康的看法、控制感增加有关（Chatters，Nguyen，& Taylor，2014）。

美国老年人的文化群体概述

　　提供文化能力护理需要护士了解患者群体的文化族群。直到最近，美国老龄化的研究几乎无一例外地集中在美国白种人，然而，越来越多的老年学家关注人种、民族、老龄化和健康之间的关系。关于老龄化的文化方面的研究，开始于20世纪60年代对于非裔美国人的研究，然后扩展到70年代西班牙裔美国人和80年代的其他群体。直到21世纪初出现关于不同亚群的人口普查信息，研究人员才开始关注这些群体的老龄化相关问题。最近，非营利组织和老年学家正在研究其他不同的群体的老龄化相关问题，如农村、无家可归、LGBT 老年人等。

即便在今天，文献中使用的亚组术语也是不一致的，对特定群体的定义差异非常大。例如，"夏威夷原住民"在进行美国人口普查时被分类为"太平洋岛民"，但是在美国老年人法案和其他文件中被称为"美国原住民"。美国政府 2010 年进行的人口普查将各个亚组定义如下：

- 美国印第安人或阿拉斯加原住民：起源于原始北美、南美或中美，维持了他们部落的属性或群落依恋
- 亚裔人：任何原始的远东、东南亚、印度次大陆的后裔（包括柬埔寨、中国、印度、日本、朝鲜、韩国、马来西亚、巴基斯坦、菲律宾群岛、泰国和越南）
- 黑种人或非裔美国人：非洲的黑人种族的后裔（包括肯尼亚、尼日利亚、塞内加尔）
- 西班牙裔或拉丁美裔人：起源于古巴、墨西哥、波多黎各、南美或中美或其他西班牙文化，不论种族
- 夏威夷原住民或其他太平洋岛民：任何夏威夷、关岛、萨摩亚或其他太平洋岛屿原始民族的后裔
- 白种人：源于欧洲、中东、北非（如阿拉伯、高加索、德国、爱尔兰、意大利、黎巴嫩、摩洛哥）的种族
- 其他种族：所有其他类型，如多种族、混血、异族通婚，或者西班牙裔或拉美裔等

虽然不同的老年人群的研究已经取得了很大进展，但有的研究是将许多亚群组合成一个，并作为相同的族群进行讨论。重要的是要意识到，从研究得出的结论不可能适用于所有的亚群分类。例如，不同的西班牙裔群体之间存在巨大的健康差距，但最早的研究专注于墨西哥裔美国人，因为这是美国最大的西班牙裔群体。关于四大少数民族群体的老年人的信息在接下来的部分里会谈到。这个信息的意图是提供一个基于当前美国四种人群的文化传统的概述。正如我们已经提到的，每个人应被看成是一个独特的个体，应避免因为个人的种族或民族背景而被泛化或固化，这一点很重要。

非裔美国人

非裔美国人主要是 17 世纪以来被迫卖到美国当奴隶的超过 2400 万非洲人的后裔（Campinha-Bacote，2013）。因此，奴隶制逐渐成为了非裔美国人（黑种人）的生活方式，并成为其文化在欧美（白种人）社会的根基。奴隶制的固有影响包括种族歧视、贫困、社会和心理障碍。2010 年美国人口普查将非裔美国人与"黑种人"（black）和"黑人"（negro）等同使用，主要是询问黑种人本人愿意使用哪个词。

2010 年，美国只有 9% 的非裔老年人，这一数字到 2050 年预计将增加到 12%（Federal Interagency Forum on Aging，2012）。从地理上讲，非裔美国人生活在美国所有州，但 55% 生活在南方，那些生活在外的可能生活在大都市（Rastogi，Johnson，Hoeffel，et al.，2011）。非裔美国人通常说的是标准英语，但许多人也讲黑人方言英语（也称为黑人英语）或另一种方言。非裔美国英语方言在城市地区更常见，而克里奥尔方言在南方农村中更为常见。认同自己是黑种人或非裔美国人的老年人是具有极其异质性的群体，其社会经济条件，包括收入、教育水平和工作都有巨大的差异。他们的家系相差也很大，母系家庭和多代同堂很普遍。在 2012 年，大约 130 万名黑种人祖父母和他们未满 18 岁的孙辈住在一起，其中 47.6% 的祖父母同时负责照顾他们的孙辈（U.S.Census Bureau，2012b）。

全国的调查发现非裔美国老年人是最积极的宗教参与者，最常见的宗教信仰是浸信会、卫理公会、五旬节派和天主教（Chatters，Nguyen，& Taylor，2014）。对护士而言一个重要的启示是宗教社区护士（也称为教区护士，将在第 6 章描述）及宗教组织的教士在满足非洲裔美国人的卫生保健需求方面有重要作用。非裔美国人可能把健康与和谐的生活相联系，认为疾病是对其罪恶的惩罚。

所有年龄组的非裔美国人存在巨大的健康差距，但是老人存在更严重的累积效应。健康差距的主要后果包括预期寿命的降低、残疾和健康状况不佳率的提高。造成非裔美国人不良健康状况的因素包括歧视、文化障碍、缺乏卫生保健可及性服务。

案例学习

A 太太是一位 81 岁的非裔美国人，和她的女儿 Mildred 以及十几岁的曾孙居住在俄亥俄市区的二居室公寓。Mildred 在附近的养老院当护理助理，通常两班倒。A 夫人出生在阿拉巴马州，直到 20 年前才离开那里。她的丈夫去世后，她搬去和女儿住（当时女儿独自居住）。7 年后，Mildred 承担抚养孙子的责任，孙子现在 13 岁。A 太太有青光眼、关节炎、高血压，几年前她又患脑卒中。她承认"我有点记忆问题"，但 Mildred 说"她记得自己想要什么"。A 太太的关节炎需要一种非处方镇痛药，高血压需要两种处方药。她也使用处方眼药水，每天两次。她的教区护士大约每个月为她测量一次血压，她在邻近社区看医生和开业护士，每年检查两次。教区护士经常告诉她，她的血压"有点偏高"，鼓励她去看她的医生，但 A 太太很难做到，因为 A 太太需要 Mildred 带她去。A 太太超重 30 磅，她走得很慢。在她的房子里，外出时需要 Mildred 提供支持来协助她保持稳定和移动躯体。Mildred 负责买菜及日用品采购，家人的饭大多数由 A 太太做。

思考题：

- A 太太的居住安排从积极和消极方面是怎样影响她的健康和功能的？
- 哪些因素可能会影响 A 太太的能享受的医疗保健？
- 如果你是教区护士，你会采取哪些行动降低健康风险，促进 A 太太的生活质量？
- 还有什么资源可以用来改善 A 太太的境况？

西班牙裔或拉丁裔美国人

因为美国政府将种族及西班牙裔起源看作两个单独的类别，人口普查根据种族及是否是西班牙裔或拉丁裔来分类，因此，西班牙裔范畴包括许多移民到美国的异质性群体。2010 年，西班牙裔老年人占老年总人口的 7%，2050 年，他们将占美国老年人的 20%（Federal Interagency Forum on Aging，2012）。2010 年，美国西班牙裔或拉丁裔人口 63.0% 来自墨西哥，9.2% 来自波多黎各，3.5% 来自古巴，

3.3% 来自萨尔瓦多，2.8% 来自多米尼加，2.1% 来自危地马拉，1.8% 来自哥伦比亚，1.3% 来自洪都拉斯，1.1% 来自厄瓜多尔，1.1% 来自秘鲁，另外 10.8% 中每个群体不超过 1%（Ennis，Rios Vargas，& Albert，2011）。尽管这些群体有一些共同的特征，但他们代表了多元文化群体，由于人口普查和研究的原因，有可能被分组到一起。这种组内多样性的表现形式是不同亚组老年人口的年龄中位数差异很大。例如，2010 年，古巴裔美国人的年龄中位数比美国人口平均年龄大 3 岁，而墨西哥裔比均值小 12 岁（Motel & Pattern，2012）。

拉丁裔人对年龄、服务、经验很看重，这使得他们对老年人非常尊重。拉丁裔群体有强烈的家庭感。他们偏向于将群组或家庭需要置于自己的需要之上。西班牙裔，如非裔美国人比白人更可能和家人生活在大家庭，也不太可能生活在养老院。年长的拉丁裔美国人，尤其是波多黎各人，贫困率比白人高。年长的西班牙裔人的教育水平低于白人和非洲裔美国人。大多数拉丁裔美国人说西班牙语和英语。不同的移民模式带来了不同的老年人比例，在古巴裔人中老年人比例较高，墨西哥裔和波多黎各裔比例较低。

墨西哥裔人

20 世纪初，由于墨西哥政治局势动荡和美国经济机会，比如建造铁路，当时美国西南地区迎来了最初的墨西哥移民潮。布拉塞罗期间（1940—1960 年）迎来第二波移民潮，有经验的农场农民种棉花、甜菜和其他农作物。当时布拉塞罗的移民构成了当前墨西哥裔美国人的老年人口。最近年轻的墨西哥移民包括许多非法移民。预计在未来的几十年，这个群体将使老年西班牙裔美国人显著增加。

波多黎各裔人

波多黎各裔人在 19 世纪 30 年代开始定居纽约，但直到第二次世界大战之后，他们才拥有庞大的人口。1917 年，如果波多黎各人同意强制服兵役，他们可被授予公民身份。20 世纪 70 年代，100 多万波多黎各人移民到 20 多个城市，其原因主要是经济、就业、社会流动和家庭关系等。目前，300 多万波多黎各人生活在美国，有超过一半生活在东北地区。近年来经济形势波动，导致波多黎各人来回流动，由此

产生的事实就是他们是美国和波多黎各双重国籍公民。

古巴裔人

古巴共和国是一个多种族的国家，主要是西班牙原住民、非洲后裔，也有来自中国、海地和东欧的移民。古巴人最初在 19 世纪末移民到美国，在烟草行业工作。第二个人口涌入潮发生在 1940—1950 年，此时古巴人主要参与军工行业。古巴移民潮主要发生在 1959—1979 年，许多中产阶级和上流社会的公民出于政治原因逃离古巴。这就解释了老年古巴裔人多于年轻古巴裔人。他们高度集中在佛罗里达州，也有大量在新泽西、纽约、伊利诺伊州和加利福尼亚州。因为三代或四代的家庭通常住在一起，很多老年人与其家庭成员同住。

案例学习

H 先生和他的太太是 64 岁的墨西哥裔美国人，在 10 年前来到德州市区与他们的儿子 Jose 和儿媳 Maria 生活。H 先生和夫人看护四个孙辈。Jose 的工作是农业劳动者，Maria 是家庭主妇。H 先生和夫人喜欢说西班牙语，所有家庭成员在家里讲西班牙语，但他们也会说英语，必要时可用英语充分沟通。Jose 和 H 先生每天抽几包烟。没有一个家庭成员有健康保险，但这并没有引起 H 先生和太太的关注，因为他们依赖于民间治疗师多年，而且这种方式有效的。在他们巫医（传统的治疗）体系里，H 太太是别人第一个会咨询的人，她的救治措施由她的母亲和祖母传递给她。她的救治措施是为了恢复热和冷的平衡，她也鼓励在教堂祷告和照明蜡烛。在极少的情况下，当一个家庭成员几天内没有好转，H 太太会找一个草药医生开草药和其他救治措施。有一次，当 Maria 有更严重的妇科问题时，H 太太带她去找巫医（民间治疗）来治愈这个问题。

你是 H 先生和夫人所在郡的社区护士。这个郡的天主教堂打算举办并出钱资助一个健康集市。社区的很多墨西哥裔美国人会去这个天主教堂。要求你为健康集市组建一个计划委员会。郡的卫生部门从国立卫生院拿到了一笔钱，用于筛查癌症、糖尿病和高血压的高危人群，这是健康国民 2020 项目的一部分。这笔经费至少可以削减为疾病没有得到诊断而病情进一步发展的患者提供照护的花费。统计数据证实你所在郡的西班牙裔美国人糖尿病、高血压、肺癌及乳腺癌的发病率及患病率异常高。统计数据也确认，未诊断及未治疗导致的并发症使得治疗这些疾病需要付出高成本。这个健康集市作为一个更大项目的一部分，是筛查糖尿病，并激励人们参加以后的健康集市以获得更多的预防措施。这个健康集市的目标人群是 45 岁及以上的西班牙裔美国人。

思考题：

- 你想让谁在你的委员会里？
- 哪些正面和负面的因素会显著影响参与这个健康集市？你有什么建议帮助人们克服障碍来参加这个集市？
- 你会确定哪些健康话题来进行健康促进？
- 你怎么能把家庭的视角结合在健康公司的计划里？在你为健康集市作计划时如何将家庭的视角融入其中？
- 我们可以做些什么来将民间治疗师纳入到健康集市的规划和实施？这样做的益处和风险是什么？
- 为了推进实施一个成功的健康集市，你需要什么额外信息？你怎么找到这些信息？

在美国的亚裔人和太平洋岛民

"亚裔人和太平洋岛民"这个类别，就像"拉丁裔"，是指众多具有多样性的亚群，为了简化数据而将这些亚群合并在一起。2000 年和 2010 年的人口普查数据区分了亚洲夏威夷原住民和其他太平洋岛民的人口，但以前的美国人口普查数据的亚组信息，是合并了许多亚群并标记为亚裔美国人和太平洋岛民。在 2010 年，大约 85% 的亚裔美国人是菲律宾裔、中国裔、印度裔、日裔、韩裔，或者越南血统（Social SecurityAdministration，2013）。这些标记为亚裔美国人和太平洋岛民的人口，占美国人口的 5.4%，来自近 50 个国家和民族，说超过 100 种语言和方言（Social Securit Administration，2013）。

尽管亚裔美国人和太平洋岛民是多样化的群体，但他们具有一些共同特征。他们的文化是家庭取向的，非常重视老年成员的家庭护理。住在美国的老年人中，通常亚洲老年人独自生活的可能性较低。大多数出生在美国的亚洲人会说英语，但是一些移民只讲母语或可说双语。移民教堂和教堂资助的社区中心给亚洲老年人提供支持和归属感。

在亚洲文化中，健康被视为一种精神和身体的和谐状态，疾病发生时，阴阳失去平衡。"阴"是指女性化的能量，通常与潮、冷和黑相关；"阳"指男性化的能量，与干燥、热和光相关。亚裔美国人通常偏好完好的健康或者长寿，但有些亚群，如苗族、老挝、越南和柬埔寨，却有显著的健康和社会经济劣势（Hummer, Melvin, Sheehan, et al., 2014）。亚裔美国人是所有年龄段里死亡率较低的群体，85 岁及以上的死亡率比白种人低 31%～37%（Hummer, Melvin, Sheehan, et al., 2014）。

中国裔

在 1840—1882 年，中国人第一次劳工移民，之后移民美国的脚步停止，直到 1924 年有了年度配额制度，移民再度活跃。这些人可能因政治或社会经济因素移民，很少甚至根本没有受过教育。1965 年，配额法案被废除，许多具有专业技能的和受过高等教育的中国人来到美国。许多中国人住在大都市，中国人数量最多的州是加利福尼亚、纽约、夏威夷和德克萨斯州。

菲律宾裔

菲律宾人有三次移民潮，从 18 世纪早期开始，"先锋"移民来到新奥尔良。这第一波持续到 20 世纪早期，包括夏威夷和西部一些州的农民。1934 年开始，菲律宾移民的年度配额是 50。菲律宾第二次移民发生在 1946—1965 年，年度配额升至 100。在此期间，许多移民者通过加入军队、作为学生、专业人士或战时新娘成为美国公民。配额扩大后第三次移民潮开始，包括大比例的家庭和年轻专业人员。

亚洲的印度裔

亚洲的印度人（也称为东印度人）从 20 世纪后期开始在美国从事木材、农业、运输、铁路等行业。这第一波移民持续到 1917 年美国"亚洲移民法案"禁止这些工作由亚洲移民来做。20 世纪 40 年代中期，在美国的亚洲印度人不到 2000 名；然而，在 20 世纪 60 年代中期，移民法改变，受过高等教育和技术培训的第二波亚洲印度人开始陆续抵达美国。

越南裔

在 20 世纪 70 年代中期，越南人开始陆续抵达，越南战争使他们成为政治难民。第二、三波移民的越南人、柬埔寨人和老挝人是难民，包括许多老年人和其他大家庭的成员。第四波移民潮始于 1987 年的《美国返乡法》，该法案规定前南越军官、政治犯、美国军人的孩子和孩子母亲以及亲属可以入境。

韩国裔

韩国人开始移民美国是在 20 世纪初，尤其是移民到夏威夷。他们寻求种植园工作。1950—1965 年，第二次韩国移民潮到来，包括许多美国军人的战争新娘。1965 年以后，许多中产阶级和受过大学教育的韩国人，包括许多卫生保健专业人员移民来到美国。

日本裔

在 1885 年，日本人开始移民美国，并在 20 世纪初达到顶峰。1924 年，他们被禁止进入美国，1942 年，生活在美国的所有日本人被重新安置到难民营。20 世纪 50 年代恢复移民，1965 年限制被取消后移民增加。日本裔美国人是唯一根据他们在美国出生的那一代人来确定自己的身份的移民群体。第一代移民称为 issei，第一代美国出生的移民称为 nisei，第三代称为 sansei，第四、五、六代分别称为 yonsei、gosei 和 rokusei。

案例学习

C 太太是一个 76 岁的美籍华人寡妇，住在旧金山唐人街地段的一个公寓里。当她 9 岁时，她父母把她从中国大陆带到旧金山后，她一直住在 1 英里半径范围内。她的三个孩子都结婚了，其中两个住的距离离她大约一个小时路程，另一个住在东海岸。虽然她可以用英语说话和阅读，但是 C 太太更喜欢使用她的中国家乡方言，她阅读所有的材料都是中文的。她完成了高中教育，19 岁时和一个中国移民结婚。在她的丈夫发现肺癌的几年直到去年去世前，她是丈夫的主要照顾者。C 太太参加了洛克高级卫生项目，这是一个健康维护组织，提供一系列的卫生和社会服务。她参加每日餐计划，每个月由护士进行血压检查。她有高血压、关节炎和冠状动脉疾病。C 太太看当地的一位中医，每隔几周抓草药让她体内阴阳能量平衡，她根据阴和阳的特征选择食物。当关节炎困扰她时，她定期针灸治疗。尽管 C 太太相信她可以通过食用草药和饮食来控制她的心脏病和高血压，她还是会按照规定服用两种药物，因为洛克诊所的护士强调这些药丸对她的能量平衡至关重要。

C 太太最近得了脑卒中并接受了脑卒中治疗和康复的服务。她出院回到公寓后，被安排接受洛克家庭护理服务，给她进行护理和言语、物理和作业疗法。出院医嘱还包括指导太太低钠饮食。除了一些失语症和左侧肢体麻痹，C 太太还有一些记忆障碍后遗症。在完成康复计划出院之前，她说她不需要任何家庭健康助手协助，因为她希望她的女儿和儿媳每天轮流过来，她们会照顾她。你被指派做初步评估，访问安排在出院后的第二天，C 太太的儿媳妇到时会在家。虽然你已经成为一个访视护士好几年了，但你是在 2 周前才搬到旧金山在洛克开始工作的。

思考题：

- 作为一个有经验的熟练的护士，哪些文化因素可能会影响 C 太太接受你以及家庭护理服务？
- 你会怎么做来获得文化能力，以便为洛克卫生保健计划的 C 太太或其他患者更有效地服务？
- 对于 C 太太，你有什么具体的卫生保健关注点吗？你会用什么策略来推展一个有效的和可接受的护理计划？

美国印第安人和阿拉斯加原住民

美国印第安人和阿拉斯加原住民是美国唯一的本土少数民族部落，它们包含超过 566 个联邦政府认可的部落。根据 2010 年的人口普查，520 万美国人是印第安人和阿拉斯加原住民，占美国总人口的 1.7%（Norris, Vines, & Hoeffel, 2012）。最大的印第安人部落是（按顺序大小）切诺基人、纳瓦霍人、乔克托人、墨西哥的美国印第安人、齐佩瓦人、苏族、阿帕奇人、黑腿人、克里克人和易洛魁人等。

六个阿拉斯加土著部落按大小分组，分为伊努皮亚特、特林吉特、阿拉斯加、阿萨巴斯坎、阿留特和钦西安人（Norris, Vines, & Hoeffel, 2012）。美国原住民是唯一一个在乡村地区比城市地区更具代表性的民族，他们集中在西部的大平原地区、阿拉斯加和夏威夷（National Rural Health Association, 2013）。

如果把美国印第安人和阿拉斯加原住民作为一组，其年龄中位数要比美国人整体年龄小 6.4 岁，只有 8% 是 65 岁及以上。2010 年，美国印第安人和阿拉斯加原住民人口最多的 10 个州是加利福尼亚州、俄克拉何马州、亚利桑那州、德克萨斯州、纽约州、新墨西哥州、华盛顿州、北卡罗来纳州、佛罗里达州和密西根州（Norris, Vines, & Hoeffel, 2012）。典型的美国印第安人和阿拉斯加原住民中的老人贫穷，教育水平低，不到高中教育水平，生活在农村地区，有可能说的是土著语言，而不是英语。

美国印第安人和阿拉斯加原住民重视社区中尤其是作为祖父母和讲故事的人角色的老年人。拉科塔人区分"年老者"（指那些虚弱的人）和"年长者"（即因服务于社区，并有能力教育年轻一代拉科塔传统习俗而被高度尊重的人）（Rodriguez-Galan, 2014）。美国印第安人和阿拉斯加原住民群体保持强烈的传统与灵性和宗教实践，每个部落都有独一无二的表达形式。

美国印第安人和阿拉斯加原住民存在显著的健康差距（框 2-1）。导致美国印第安人和阿拉斯加原住民不健康的因素包括地理隔离、经济条件、文化障碍和对医疗机构等不信任。因为美国印第安原住民的健康信念和实践是在一个组织严密的家族系统中习得

案例学习

I 太太是一个 82 岁的纳瓦霍人，与她的女儿和女婿生活。按照纳瓦霍人的传统，I 太太认为健康是与环境、家庭成员和超自然力的和谐密切相关的。她经常参加本地治疗仪式，如歌曲、故事、仪式、祈祷和沙画，来保护她的家庭和她自己免遭疾病。I 太太的母亲持续使用一个药包来治疗和保平安，称为 jish，含有石头、羽毛、箭头、玉米花粉。I 太太的姐姐现在使用她母亲传下来的 jish。I 太太有糖尿病和高血压多年，超出理想体重大约 30 磅。她在印第安医疗服务系统中获得健康服务。假如你是护士，在最近的一次访视中，你发

现 I 太太的血压 164/98 mmHg，血糖水平是 196 mg/dl。你知道 I 太太在之前的访视中不想服用任何处方药，因为她认为这与他们的精神力量不和谐。当你解释说，她的血糖和血压高时，她就保证她会问她的姐姐要 jish 来治疗。如果在更大的文化背景下，从你对印第安医疗服务系统的经验来看，已有护士在更广泛的文化背景下成功地说服了纳瓦霍人进行体育锻炼。例如，护士在计划运动项目时咨询了一个部落首领，这使得社区卫生中心的美国印第安人接受将柔和的有氧运动，即以传统舞蹈动作的形式融入到他们的日常生活中。

思考题：

- 哪些文化因素可能影响 I 太太了解糖尿病和高血压？
- 如何使用隐喻和文化方面的知识来帮助 I 太太理解她的糖尿病和高血压？
- 你有什么问题要问 I 女士，以确定她的糖尿病和高血压的教学策略和其他可能成功的干预措施？
- 什么策略可能会成功干预 I 太太的饮食和生活方式？
- 你会采取什么措施来提高你为 I 太太服务时的文化能力？

的，护士需要考虑这些因素对开展符合文化的健康促进计划的影响（Martin & Yorkovich，2013）。

其他多样性群体的老年人

重要的是认识到要将文化能力的概念用于自己的群体，因为群体中的个体具有独特的特征组合。另一个考虑是，许多基于文化的特点是微妙的、没有被注意到的，甚至是故意隐藏着的（例如性取向、宗教信仰）。因此，护士需要了解这些群体内的老年人，可能是更小的群体，但具有独特的需求。近年来，老年学家们正在识别这些团体的需求，比如那些农村或无家可归的群体。其他群体，如那些因为性取向或性别认同受到歧视的人，正在为他们自己争取让他们独特的需求为人们所认识。本节将讨论这些群体的信息。再者，就像文化多样性的各个方面一样，人们对一个群体的了解并不一定适用于这个群体中的个体。

农村地区老年人

2010 年美国人口普查将农村定义为市区以外的所有区域，人口密度至少在每平方英里 2500 人，且至少有 1500 人居住。虽然农村人口的比例从 2000 年的 21% 下降到 2010 年的 19.3%，现在美国农村的人员构成主要是老人，20% 的老年人住在农村地区（National Rural Health Association，2013）。农村老年人数量不成比例地增加是因为年轻人搬到城市地区，同时长期在农村地区的居民正在老龄化。另一个人口趋势发生在 2000—2010 年，农村地区人口增长的 82.7% 是由于少数民族，重要的地理和少数群体的变化为以下几点（National Rural Health Association，2013）：

- 西班牙裔人正从西南部转移到东南部和中西部。
- 大批非裔美国人聚集在东南部，其他地区的黑人移民也加入其中。
- 亚裔美国人在农村区域是最小的少数民族群体。

虽然农村地区老年人口有重要的地方差异，研究人员已经确定了他们共同的特点和需要。农村老年人往往是贫穷和接受教育较少的，当地只有很少的商店、交通、社会项目和卫生保健服务。缺乏杂货店，称为"食品沙漠"区域，导致这些社区的肥胖和糖尿病患病率增加（National Rural Health Association，2013）。农村（相对于城市）居民健康差距包括更高的慢性病（例如糖尿病、关节炎、心血管疾病）患病率、更低的自我健康报告率、功能限制率增加和更高的死亡率，特别是癌症和心脏病（Agency for Healthcare Research and Quality，2013；Logan，Guo，Dodd，et al.，2013；Miles & Smith，2014）。一项针对新墨西哥州农村老年人的研究发现，文化障碍，比如与护理服务的隔绝感以及老年人和健康提供者间的语言差异，都影响了医疗服务的使用（Averill，2012）。除了照顾障碍之外，此外，Averill 还发现了农村老年人的优势，包括韧性、勤奋、自治和以灵性或宗教为导向。

阿巴拉契亚是一个具体的、由联邦政府确定的、由美国国会于 1965 年通过国会法案建立的非农业农村区。该地区延伸超过 1500 英里，横跨 13 个州（阿拉巴马州、佐治亚州、肯塔基州、马里兰州、密西西比州、纽约州、北卡罗来纳州、俄亥俄州、宾夕法尼亚州、南卡罗来纳州、田纳西州、弗吉尼亚州和西弗吉尼亚州）。许多地方位于山区，造成了地理隔离和缺乏卫生保健。阿巴拉契亚人被认为是白种人，是英国人或苏格兰人后裔，是以原教旨主义为主的新教徒。阿巴拉契亚人的贫困率比一般人口要高，而且接受正规教育的程度也较低。阿巴拉契亚人的家庭维持着牢固的纽带，家庭成员中的长者为将自己的文化传播给年轻一代而感到荣幸。年长的家庭成员很可能和他们的孩子住在一起或者住得很近。

阿巴拉契亚人不愿寻求医疗护理，特别是去医院，因为他们认为医院是一个走向死亡的地方。同样，他们可能也不愿使用康复服务，因为他们倾向于认为疾病是神的旨意，残疾是衰老的不可避免的后果。尽管普通卫生保健服务的获取途径有改善，但获取专业医疗保健还是有限的。另一个影响医疗服务使用的因素是他们非常相信民间医药。

无家可归的老年人

"无家可归老年人"是指 50 岁以上无家可归的人，他们有严重的健康问题和其他特征，这些特征通常与生理年龄增长有关。1990—2010 年的人口普查数据表明，无家可归的单身成年人正在老龄化，而在 1955—1965 年出生的人已经成为无家可归人口的主要群体（Culhane Metraux Byrne，et al.，2013）。因为大多数年龄在 50～64 岁的无家可归的人没有资格享受医疗保险、社会保障或补贴住房，这一群体变得无家可归是因为贫穷而又无法负担住房。无家可归的老年人的健康差距包括非常高的死亡率、更严重的残疾、更高的慢性病和精神疾病总体发病率、高比率的老年综合征（如跌倒、衰弱、重度抑郁症、尿失禁、认知和感觉障碍）（Brown，Kiely，Bharel，et al.，203；Hearth Inc.，2011）。

老年女同性恋、男同性恋、双性恋和变性人

LGBT 老年人被称为"隐形老年人"，护士越来越认识到需要识别和强调这些不同群体的独特需求。（Hardacher，Rubinstein，Hotton，et al.，2013；Jablonski，Vance，Beattie，et al.，2013）。LGBT 是缩写，它是以下几个群组的总称。它包括不是异性恋的三类性取向（女同性恋、男同性恋、双性恋）和性别认同以及性别表达不同于他们出生时被认定的性别的几类群体（如变性人、异装癖）。尽管性取向和性别认同是截然不同的群体，但这些群体有着共同的纽带，即性表达和性别认同被视为超出常规，他们都经历过类似的社会歧视、孤立、刻板印象和偏见。据调查估计，大约 2% 的 50 岁及以上的成年人自认为是女同性恋、男同性恋或双性恋，这些人群数量在 2000—2030 年将翻倍（Fredriksen-Goldensen，2011）。

尽管 LGBT 老年人相对少数和隐形，但有越来越多的人意识到影响这些群体的独特的障碍、挑战和差异。最近的研究进展如下所示：

- AARP 已经设置了一个多样性和包容办公室，解决 50 岁及以上的 LGBT 成年人的独特需求。
- 自 2010 年以来，同性恋、双性恋和变性者的服务和倡议被指定为全国 LGBT 老龄化的国家资源中心；该组织定期发布关于 LGBT 老年人的以证据为基础的报告。
- 2012 年，变性者平等国家中心发表了一份关于变性老年人的报告。
- 美国老龄化学会、美国老年病学协会和其他主要专业组织支持 LGBT 老年人相关的研究、教育和培训。
- 2011 年，联合委员会在其患者权利的要求下增加了对性取向的尊重以及对辅助生活和专业护理机构的需求
- 2011 年，医学研究所发布了一份 367 页的题为"女同性恋、男同性恋、双性恋和变性人的健康"的报告，包括对老年人的建议。
- 美国政府已经将 LGBT 群体纳入了解决医疗保健差距的项目中（例如《2010 年患者保护与平价医疗法案》，卫生和人类服务部的《健康人民 2020》，老龄化管理部门的《2013年美国老龄化状态和健康》）。

这些倡议和报告普遍认识到需要通过以证据为基础的建议解决目前各类型同性恋的与健康相关的

需求。关于 LGBT 老年人的小样本研究不成比例地集中在白人、女同性恋、男同性恋者，而对于双性恋、变性人或 85 岁及以上的种族或民族、少数民族的研究非常有限（Institute of Medicine，2011）。因此，必须记住，目前关于 LGBT 老年人的结论是基于有限的研究，并且不一定适用于个人，甚至是大群体中的亚群。不同 LGBT 群体之间的共同纽带是他们不同程度和不同类型的受辱的经历，但因不同的社会政治力量而形成了每个年龄组的不同特点。现在年龄超过 70 岁的老年同性恋者群体在进入成年期的时候，同性恋被认为是犯罪或精神疾病。这群老年人有着独特的经历，包括需要终生的时间走出那段阴影、LGBT 群体内外的边缘化、艾滋病流行的多维效应、LGBT 的骄傲和韧性（Institute of Medicine，2011；Van Wagenen，Driskell，& Bradford，2013）。在同性恋所包含的各种类型中，变性老年人忍受了最耻辱的经历、受害、歧视和误解（Fredriksen-Goldensen，Cook-Daniels，Kim，et al.，2013；Institute of Medicine，2011）。

许多 LGBT 群体的性取向是连续变化的，在整个成年生活中他们不一定一直是异性恋或男 / 女同性恋。此外，70% 的变性老年人说他们为避免就业上的性别歧视而延迟变性治疗（Grant，Mottet，Tanis，et al.，2011）。因此，重要的是要认识到 LGBT 老年人群体不仅在他们认同自己性别的时间长度上有很大的差异，而且在他们处理其性取向的方式上也有很大差异。

一些 LGBT 群体有自己生育、收养或过继的孩子、孙子或曾孙，与他们的家庭有非常亲密的关系。另外一些 LGBT 老年人没有原生家庭或被他们的家庭所排斥，但是他们和他们"选择的家庭"有很密切的联系。这个延伸的家庭和朋友的关系网经常成为需要帮助的 LGBT 老年人群体的看护者，但是所有处于这些情况中的人都面临着社会和经济方面的问题、法律上的挑战，而这些并不会影响异性恋者。LGBT 老年人在他们的亲密关系中有很大的差异，很多人已经或继续拥有一夫一妻的忠诚伴侣。在美国，承认同性婚姻或民事结合的法律正变得越来越普遍；然而，这些关系并不与传统的异性恋婚姻的法律地位相同。为 LGBT 老年人提供有文化能力的护理的一个重要方面，是使用中性的术语来指代亲密或伴侣关系，这将在第 26 章讨论。

一些 LGBT 老年人，尤其是长期关系中的夫妻，生活得非常舒适。然而，LGBT 老年人作为一个群体，比其他老年人更加贫困，更缺乏财政方面的安全保障。许多 LGBT 老年人的收入和资产都很有限，因为歧视限制了他们的工作机会。只有极少的 LGBT 伴侣能获得与异性恋伴侣相似的经济利益，这对他们的退休收入、资产和获得卫生保健的机会产生负面的影响。

疾病控制与预防中心（2011）指出，对 LGBT 群体的研究是最能体现健康差距研究的。最近可参考的一些信息如下所示：

- 50 岁及以上老年女同性恋、双性恋和男同性恋者发生残疾、心理不健康、吸烟和过度饮酒的风险更高（Fredriksen-Goldensen，Kim，Barkan，et al.，2013）。
- 年龄在 50 岁及以上的双性恋男性比男同性恋有更高的糖尿病发生率、更低的艾滋病检测率（Fredriksen-Goldensen，Kim，Barkan，et al.，2013）。
- 年龄在 50 岁及以上的变性人身体健康差、功能障碍、可感知的压力和抑郁症状等的风险明显增高（Fredriksen-Goldensen，Cook-Daniels，Kim，et al.，2013）。
- 变性老年人因为长期使用激素，可能承受负面的健康结局（Institute of Medicine，2011）。
- 女同性恋者和双性恋女性比异性恋女性有更高的乳腺癌发生率（Institute of Medicine，2011）。
- 终生受害和对获取卫生保健存在财政障碍是对男女同性恋者和双性恋者的健康差距的显著和独立的因素（Fredriksen-Goldensen，Emlet，Kim，et al.，2012）。

尽管健康差距及影响 LGBT 老年人其他问题很突出，但有很多的证据表明，其具有韧性和优势。从积极的方面来看，许多确认是女同性恋、男同性恋、双性恋或变性人的老年人，报告说他们的经历可以帮助他们克服逆境，为他们的衰老做准备。对 1200 多名 LGBT 老年人的研究表明，此类老年人的优势包括：更能接受他人，不认为任何事都是理所当然的，更有韧性，拥有更强的内在力量，更能自力更生，有自己选择的家庭，对法律和金融事务更加谨慎（Institute of Medicine，2011）。

本章重点

美国的文化多样性

- 美国的人口多样性在增加，非西班牙裔白种人将会占不到一半人口（图 2-1）。
- 老年医学专家正在通过诸如种族 / 民族、社会经济因素、农村居民身份、无家可归者和 LGBT 性取向自我认同等特征来确定许多不同群体老年人的卫生保健需求。

健康差距

- 不同种族或民族的成员有很大的健康差距，这对老年人有很显著的影响（框 2-1，图 2-2）。

健康素养

- 健康素养日益成为健康结局的主要决定因素和衡量医疗质量的标准。

文化能力

- 期望所有护士通过评估自己的态度来培养文化能力（框 2-2）和学习不同文化群体的知识。
- 所有卫生保健提供者都需要有语言能力，并且使用资源来满足那些不精通英语的患者的需要（框 2-3）。

对健康的文化视角

- 护士需要探索健康对老年人个体意味着什么。

- 健康的定义根植于三个主要的健康信念体系（框 2-4）。

美国老年人的文化群体的概述

- 按照美国人口普查的分类，美国的种族和族裔群体包括美国印第安人和阿拉斯加原住民、亚裔美国人、黑种人或非裔美国人、西班牙裔或拉丁裔人、夏威夷原住民和太平洋岛民以及多种族。
- 护士可以通过学习本地理区域内老年人的文化传统来培养自己的文化能力。
- 因为群体是由许多亚群和个人组成的，在这些群体中存在着巨大的多样性，所以必须避免泛化。

不同亚群的老年人

- 农村老年人往往比较贫穷，受教育程度较低，接触商店、交通、社会项目和卫生保健服务的机会也很有限。
- 无家可归的单身老年人口在增加，在 1955—1965 年出生的老年人已经成为其主要的群体。
- 健康保健专业人员需要发展照顾 LGBT 老年人的文化能力。

评判性思维训练

1. 利用框 2-2 完成文化自我评估，思考你和你所属的那些文化群体有什么相似和不同之处。

2. 回顾过去几周与你有文化上不同的人的碰面。列出一个关于明显的差异的清单，另外列一张关于你可能没有意识到、但很有可能存在的差异（例如：你很可能会和一些同性恋者进行交流）的清单。问问自己对这些人的接受和无偏见程度。

3. 识别一个你所在地理区域的和你接触的文化多样性的群体。联系当地为这些群体提供服务的机构和组织，找出他们提供的服务；询问影响这些特殊群体的独特的卫生保健问题。

4. 如果你向一群具有特定文化背景的老年人（如中国人、美国印第安人、非洲裔美国人）提供健康教育计划，你可能会使用哪些信息？思考一下，给一个特定的文化 / 种族群体提供的健康促进材料，与那些为白种人提供的有什么不同。

5. 想象一下你为老年人工作的各种场景，描述下如果你需要和不能讲英语的患者交流，你会做什么或者你会给谁打电话。

（徐小菁　郭红　译）

参考文献

Abdou, C. M. (2014). Minority aging before birth and beyond: Life span and intergenerational adaptation through positive resources. In K. E. Whitfield & T. A. Baker (Eds.), *Handbook of minority aging* (pp. 9–24). New York, NY: Springer Publishing.

Agency for Healthcare Research and Quality. (2013). *2012 National Healthcare Disparities Report.* Rockville, MD: Agency for Healthcare Research and Quality, publication number 13-0003.

Andrews, M. M. (2012a). Culturally competent nursing care. In M. M. Andrews & J. S. Boyle (Eds.), *Transcultural concepts in nursing care* (6th ed., pp. 17–37). Philadelphia, PA: Lippincott Williams & Wilkins.

Andrews, M. M. (2012b). The influence of cultural and health belief systems on health care practices. In M. M. Andrews & J. S. Boyle (Eds.), *Transcultural concepts in nursing care* (6th ed., pp. 73–88). Philadelphia, PA: Lippincott Williams & Wilkins.

Averill, J. B. (2012). Priorities for action in a rural older adults study. *Family and Community Health, 35*(4), 358–372.

Brown, R. T., Kiely, D. K., Bharel, M., et al. (2013). Factors associated with geriatric syndromes in older homeless adults. *Journal of Health Care for Poor and Underserved, 24*(2), 456–468.

Campinha-Bacote. (2013). People of African American Heritage. In L. D. Purnell (Ed.), *Transcultural health care: A culturally competent approach* (pp. 91–114). Philadelphia, PA: F. A. Davis.

Centers for Disease Control and Prevention. (2011). CDC Health disparities and inequalities report: U.S. *MMWR 2011, 60*(suppl), 1–116.

Centers for Disease Control and Prevention. (2013). *The state of aging and health in America 2013.* Available at www.cdc.gov.

Centers for Medicare and Medicaid. (2013). *CMS Quality Strategy 2013—Beyond.* Available at www.cms.gov.

Chatters, L. M., Nguyen, A. W., & Taylor, R. J. (2014). Religion and spirituality among older African Americans. In K. E. Whitfield & T. A. Baker (Eds.), *Handbook of minority aging* (pp. 47–64). New York, NY: Springer Publishing.

Choi, N. G. (2014). Racial/ethnic minority older adults in nursing homes: Need for culturally competent care. In K. E. Whitfield & T. A. Baker (Eds.), *Handbook of minority aging* (pp. 291–312). New York, NY: Springer Publishing.

Cloonan, P., Wood, J., & Riley, J. B. (2013). Reducing 30-day readmissions: Health literacy strategies. *Journal of Nursing Administration, 43* (7/8), 382–387.

Culhane, D. P., Metraux, S., Byrne, T., et al. (2013). The age structure of contemporary homelessness: Evidence and implications for public policy. *Analysis of Social Issues and Public Policy, 13*, 228–244.

Ennis, S. R., Rios-Vargas, M., & Albert, N. G. (2011). The Hispanic population: 2010 Census Briefs. Available at www.census.gov.

Federal Interagency Forum on Aging. (2012). *Older Americans 2012: Key Indicators of Well-Being.* Washington, DC: U.S. Government Printing Office.

Fredriksen-Goldensen, K. I. (2011). Resilience and disparities among lesbian, gay, bisexual, and transgender older adults. *Public Policy and Aging Report, 21*(3), 3–7.

Fredriksen-Goldensen, K. I., Cook-Daniels, L., Kim, H-J., et al. (2013) Physical and mental health of transgender older adults: An at-risk and underserved population. *Gerontologist,* doi:10.1093/geront/gnt021.

Fredriksen-Goldensen, K. I., Emlet, C. A., Kim, H-J., et al. (2012). Physical and mental health of lesbian, gay male, and bisexual (LGB) older adults: The role of key health indicators and risk and protective factors. *Gerontologist, 53*(4), 664–675.

Fredriksen-Goldensen, K. I., Kim, H-J., Barkan, S. E., et al. (2013). Health disparities among lesbian, gay, and bisexual older adults: Results from a population-based study. *American Journal of Public Health, 103*(10), 1802–1809.

Gerst-Emerson, K., & Burrn J. A. (2014). The demography of minority aging. In K. E. Whitfield & T. A. Baker (Eds.), *Handbook of minority aging* (pp. 387–404). New York, NY: Springer Publishing.

Go, A. S., Mozaffarian, D., Roger, V. L., et al. (2014). Heart disease and stroke statistics: 2014 update: A report from the American Heart Association. *Circulation, 128*, e1–e267.

Grant, J. M., Mottet, L. A., Tanis, J., et al. (2011). *Injustice at Every Turn: A report of the National Transgender Discrimination Survey.* Washington, DC: National Center for Tansgender Equality and National Gay and Lesbian Task Force.

Hardacher, C. T., Rubinstein, B., Hotton, A., et al. (2013). Adding silver to the rainbow: The development of the nurses' health education about LGBT elders cultural competency curriculum. *Journal of Nursing Management, 22*(2), 257–266.

Hearth Inc. (2011). *Ending homelessness among older adults and elders through permanent supportive housing.* Available at www.hearth-home.org/elderhomelessness/resources.html.

Hoeffel, E. M., Rastogi, S., Kim, M. O., et al. (2012). The Asian Population: 2010 Census Briefs. Available at www.census.gov.

Humes, K. R., Jones, N. A., & Ramirez, R. R. (2011). Overview of race and Hispanic origin: 2010 Census Briefs. Available at www.census.gov.

Hummer, R. A., Melvin, J. E., Sheehan, C. M., et al. (2014). Race/ethnicity, mortality, and longevity. In K. E. Whitfield & T. A. Baker (Eds.), *Handbook of minority aging* (pp. 131–152). New York, NY: Springer Publishing.

Institute of Medicine. (2011). *Health of lesbian, gay, bisexual, and transgender people: Building a foundation for better understanding.* Washington, DC: National Academies Press.

Institute of Medicine. (2013). *Health Literacy: Improving health, health systems, and health policy around the world: Workshop summary.* Washington, DC: National Academies Press.

Jablonski, R. A., Vance, D. E., & Beattie, E. (2013). The invisible elderly: Lesbian, gay, bisexual, and transgender older adults. *Journal of Gerontological Nursing, 39*(11), 46–52.

Lincoln, K. D. (2014). Social relationships and health among minority older adults. In K. E. Whitfield & T. A. Baker (Eds.), *Handbook of minority aging* (pp. 25–46). New York, NY: Springer Publishing.

Logan, H., Guo, Y., Dodd, V. J., et al. (2013). The burden of chronic diseases in a rural North Florida sample. BMC, *13*, 906. Available at www.biomedcentral.com/1471-2458/13/906.

Martin, D., & Yurkovich, E. (2013). "Close-knit" defines a healthy Native American Indian family. *Journal of Family Nursing,* [Epub ahead of print]. doi:10.1177/1074840713508604.

Mehta, N. K., Sudharsanan, N., & Elo, I. T. (2014). Race/ethnicity and disability among older Americans. In K. E. Whitfield & T. A. Baker (Eds.), *Handbook of minority aging* (pp. 111–130.). New York, NY: Springer Publishing.

Mezuk, B., & Gallo, J. J. (2013). Depression and medical illness in late life. In H. Lavretsky, M. Sajatovic, & C. F. Reynolds, III (Eds.). *Late-life mood disorders* (pp. 270–294). Oxford: Oxford University Press.

Miles, T. P., & Smith, M. L. (2014). Does health care quality contribute to disparities? An examination of aging and minority status issues in America. In K. E. Whitfield & T. A. Baker (Eds.), *Handbook of minority aging* (pp. 237–255). New York, NY: Springer Publishing.

Motel, S., & Patten, E. (2012). The 10 Largest Hispanic Origin groups: characteristics, rankings, top counties. Available at www.pewhispanic.org.

National Center for Health Statistics. (2012). *Health United States, 2012.* Table 22: Leading causes of death and numbers of death by sex, race, and Hispanic origin: United States 1980 and 2010. Available at cdc.gov/nchs.

National Rural Health Association Policy Brief. (2013). *Elder Health in Rural America.* Available at www.nhra.org.

Nemmers, T. M., Jorge, M., & Leahy, T. (2013). Health literacy and aging. *Topics in Geriatric Rehabilitation, 29*(2), 79–88.

Norris, T., Vines, P. L., & Hoeffel, E. M. (2012). The American Indian and Alaska Native Population: 2010 Census Briefs. Available at www.census.gov.

Padilla-Frausto, D. I., Wallace, S. P., & Benjamin, A. E. (2014). Structural and cultural issues in long-term services and supports for minority populations. In K. E. Whitfield & T. A. Baker (Eds.), *Handbook of minority aging* (pp. 221–236). New York, NY: Springer Publishing.

Purnell, L. D. (2013). *Transcultural Health Care: A culturally competent approach.* Philadelphia, PA: F. A. Davis.

Rastogi, S., Johnson, T. D., Hoeffle, E. M., et al. (2011). The Black Population: 2010 Census Briefs. Available at www.census.gov.

Rodriguez-Galan, M. B. (2014). The ethnography of ethnic minority families and aging: Familism and beyond. In *Handbook of Minority Aging* (pp. 435–453). New York, NY: Springer Publishing.

Rooks, R. N., & Thorpe, R. J. (2014). Understanding age at onset and self-care management to explain racial and ethnic cardiovascular disease disparities in middle- and older-age adults. In K. E. Whitfield & T. A. Baker (Eds.), *Handbook of minority aging* (pp. 471–496). New York, NY: Springer Publishing.

Social Security Administration. (2013). Asian Americans and Pacific Islanders. Available at www.ssa.gov/aapi/index.htm.

Torres-Gil, F., Spencer-Suarez, K. N., & Rudinica, B. (2014). The Older Americans Act and the nexus of aging. In K. E. Whitfield & T. A. Baker (Eds.), *Handbook of minority aging* (pp. 367–379). New York, NY: Springer Publishing.

U.S. Census Bureau. (2012a). *2012 National population projections: Summary tables.* Available at www.census.gov.

U.S. Census Bureau. (2012b). *American Community Survey Fact Finder: Grandparents Living with Own Grandchildren under 18 years (Black or African American).* Available at www.census.gov.

U.S. Department of Health and Human Services. (2010). *Healthy People 2020.* Available at www.healthypeople.gov.

Van Wagenen, A., Driskell, J., & Bradford, J. (2013). "I'm still raring to go": Successful aging among lesbian, gay bisexual, and transgender older adults. *Journal of Aging Studies, 27*, 1014.

第3章　应用护理模式促进老年人健康

学习目标

阅读本章后，能够：

1. 讨论老年功能结局理论中的核心概念。
2. 复述年龄相关变化、危险因素和功能结局的概念。
3. 阐明功能结局理论内容中护理的四个基本维度（即人、护理、健康和环境）。
4. 将功能结局理论应用到促进老年人健康的护理实践中。

关键术语

年龄相关变化	护理
环境	老年人
功能结局	人
促进老年人健康的功能	积极的功能结局
结局理论	危险因素
健康	健康结局
消极的功能结局	

在第1章中我们讨论到，社会上一直有很多关于老龄化的误区，这些误区在一定程度上造成了年龄歧视，进而对老年人的身心健康产生负面的影响。社会误区、年龄歧视者的态度以及在卫生保健机构中与老年人的相处经验常常会强化护士对老年人的错误认知，如认为他们身体虚弱、迷糊、抑郁和不能独立生活。这些认知会导致护士在面对老年护理问题时持消极甚至绝望的态度。幸运的是，知识是对年龄歧视的有效对抗，在过去的半个世纪中，有关老龄化信息的基础理论已经在成倍增长（详见第4章）。研究表明，卫生保健提供者能有效评估不可避免的年龄相关变化和可以干预的危险因素。本章

主要涉及年龄相关变化和影响特定方面功能的危险因素的研究结论，尤其是那些护士可以预防或处理的危险因素。护士可以应用这些研究结论改善老年人功能和生活质量、促进老年人健康。

老龄化和老年人的相关理论均尝试回答"人为什么会衰老"以及"人如何衰老"的问题，这些理论为卫生保健提供者评估可以干预的危险因素提供了基础。然而，这些理论并没有解决老年人的护理问题，因为，护理理论还涉及人、环境、健康和护理这四个核心概念之间的关系。用护理学科独特的理论指导护理实践，对促进老年人健康至关重要。最近，一篇文献综述明确指出了护理人员将促进老年人健康方面的循证知识转化为护理实践的差距（Strout，2012）。本章描述的**促进老年人健康的功能结局理论**将贯穿全书，它在促进老年人健康方面为护士提供了一个理论框架，护士可以用它来改善老年人功能状态，提高其生活质量。

关注老年人健康的护理理论

19世纪80年代，本书作者提出了一个老年护理模式，这是本书第1版的组织框架（Miller，1990）。起初，这种模式强调了护士在使用健康教育干预措施促进老年人最佳的健康、功能状态和生活质量中的重要作用。在第5版和第6版中，修订了一些术语，提出了当前强调的改善生活质量同延长寿命长度相结合的观点。因此，该模式现在被称为促进老年人健康的功能结局理论。此外，该模式的更新进一步反映了健康是卫生保健不可或缺的一部分。卫生保健专业人士中，越来越强调护理人员要将以健康为中心的护理目标列入保健计划中。功能

结局理论可以解决一些基本问题，如"促进老年人健康中的独特之处是什么？"和"护士如何解决老年人独特的健康需求？"，它可以应用于实现老年护理各方面的目标。

护理理论的目的是描述、解释、预测护理问题，或基于科学证据实施护理决策。在弗洛伦斯·南丁格尔时代，护理理论已经得到了一定的发展，基本上解决了人、环境、健康和护理之间的关系。老龄化和健康的相关研究理论与作者在老年护理方面 40 年的临床实践经验的有机结合为功能结局理论的发展奠定了基础。该理论强调了健康、健康促进和整体护理的相关概念。本书以功能结局理论为基本框架，将特定功能方面的最新循证信息应用在了老年护理中。功能结局理论的基本前提如下：

- 强调整体护理的重要性，重视老年人身体-心灵-精神的关联性，明确健康不仅需要具备良好的生理功能。
- 年龄相关变化是不可避免的，影响老年人的大多数问题事实上与危险因素相关。
- 年龄相关变化及危险因素导致积极或消极的功能结局。
- 护理干预可以直接减轻或调整危险因素产生的消极的功能结局。
- 护士可通过一些促进健康的干预措施和其他护理操作，解决消极的功能结局，促进老年人的健康。
- 通过一定的护理干预导致的积极的功能结局，也称为**健康结局**。尽管年龄相关变化和危险因素仍然存在，但干预措施能使老年人的功能维持在最高水平。

如图 3-1 所示，下面的例子可以说明这个理论框架。因为与年龄相关的视觉变化，老年人对耀眼的光的敏感性增加，当他们面对亮光或闪亮物体的表面反射光时，视野会变得模糊。例如，面朝阳光开车时或阅读镶有玻璃制品的购物中心指引时，老年人很难看清楚路况或指引。除了这个与年龄相关的变化，老年人可能还存在疾病相关因素，如白内障可进一步干扰他们的视觉。此外，环境因素如明亮的灯光、高度抛光的地板、白色或光滑的油漆可以加强眩光。这些与年龄相关的变化和危险因素会干扰老年人的视觉，最终使他们无法活动或活动不安全。

为减轻功能变化的影响，老年人或护士可以采取以下干预措施，这将在第 17 章中进一步讨论：

- 佩戴墨镜和使用减少眩光的眼镜（自理）。
- 改善周围照明环境，使用适当的不耀眼的照明（自理）。
- 看眼科医生，定期检查评估（自理）。
- 指导老年人佩戴太阳镜和可减少眩光的眼镜（护理行为）。
- 健康教育和改善环境（护理行为）。
- 采取行动以避免眩光（例如，与老年人交谈时不要站在明亮的窗户前）（护理行为）。
- 向老年人强调每年至少评估一次眼睛的重要性，以使其能及时发现、早期治疗（护理行为）。

这些干预措施引起的健康结局包括提高安全、改善功能和提高生活质量。

功能结局理论蕴含的概念

功能结局理论借鉴了有关老龄化、老年人和整体护理的理论内容。在护理领域中，人、环境、健康和护理的概念是明确地与老年人联系在一起的。然而，在讨论这些概念之前，仍需进一步解释功能结局、年龄相关变化和危险因素的概念。框 3-1 总结了改善老年人健康的功能结局理论的关键概念。

功能结局

功能结局是可观察的结果，评估内容包括影响老年人生活质量或日常活动的危险因素、年龄相关变化和行为。行为包括且不限于由老年人、护士或其他护理人员发起的有目的的干预。危险因素可以来自环境、生理或心理的影响。当功能结局干扰一个人的功能水平或生活质量或增加对他人的依赖性时，它是消极的。相反，当功能结局促进最高水平的行为和最少的依赖时，它是积极的。

消极的功能结局通常由年龄相关变化和危险因素的结合引起，如损害视觉功能的例子。它们也可能是在干预成为危险因素的情况下发生的。例如，镇痛药物的使用引起的便秘就是一个由干预引起的消极的功能结局的例子。在这种情况下，药物既是

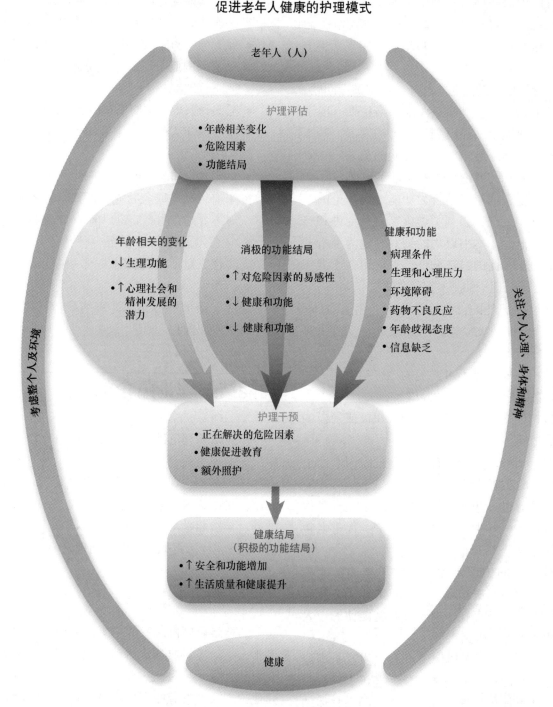

图 3-1 促进老年人健康的功能结局理论

年龄相关变化和危险因素相结合会导致消极的功能结局。护士可以通过整体评估老年人、采取相应的干预措施来预防或减少消极的功能结局，并引导健康结局的形成

针对疼痛的干预，也是导致肠功能受损的危险因素。

积极的功能结局可以是自发的行为或有目的的干预的结果。通常，当老年人有意识或无意识地补偿年龄相关的变化时，它们能带来积极的功能结局。例如，一个老年人可能会逐渐增加阅读的照明或开始使用太阳镜，但并未意识到这些行为是在补偿年龄相关的变化。有些时候，老年人会因为有需要而开始干预。在之前引用的例子中，有目的的干预措施可能会改善功能，如白内障手术或环境的调节。在一些情况下，年龄相关的变化会直接引发积极的功能结局。例如，一位女士可能认为绝经后无法怀孕是衰老的一种积极影响。因此，在成年后期，性

框 3-1 促进老年人健康的功能结局理论中的概念

功能结局： 可观察到的影响老年人的生活质量或日常活动的行为、危险因素和年龄相关变化的影响结局。影响结果与功能的各个水平相关，包括身体、思想和精神。

● *消极的功能结局：* 干扰老年人的功能或生活质量的后果。

● *积极的功能结局：* 促进最高水平的功能、最低的依赖和最佳的生活质量的结局。当护理干预的结果是积极的功能结局时，它们被称为健康结局。

年龄相关变化： 是指在成年后发生的、不可避免的、进行性的和不可逆转的变化，是独立外在的或病理性的。在生理层面上，这些变化通常是退行性的；然而，在心理和精神层面上还隐藏着发展潜力。

危险因素： 增加老年人对消极的功能结局的易感性。危险因素常见的来源包括疾病、环境、生活方式、支持系统、心理社会环境、药物不良反应和由知识缺乏产生的态度。

老年人（人）： 是指一个复杂而独特的个体，他的功能和健康受年龄相关变化和危险因素影响。当危险因素导致老年人的日常生活需要依赖他人时，他们的照顾者往往被视为整体护理的重点。

护理： 护理的重点是减少年龄相关变化和危险因素引起的负面影响，促进健康结局。通过护理过程实现目标，特别强调健康促进和解决消极的功能结局的其他护理干预。

健康： 在年龄相关变化和危险因素存在的前提下，使老年人的功能达到最高水平的能力。它既包括生理功能，也包括心理和精神功能。因此，它解决了每个老年人有关健康和生活质量的问题。

环境： 指能影响老年人的生理、心理及机体功能的外部条件，包括照顾者。当环境干扰功能时，它是危险因素，当可以增强功能时，它是干预措施。

关系可能变得更令人满意。同样，积极的功能结局可以来自于老年期的心理发展，如智慧和成熟度的增加。在护理过程中，积极的功能结局之所以被称为健康结局，是因为它们是有目的的护理干预的结果。

功能结局的概念借鉴了功能评估相关的概念和研究，它关注一个人进行日常生活活动的能力，因为这影响着一个人的生存和生活质量。这部分将在第 7 章讨论。从研究的角度看，功能评估为研究提供了一个框架，为无法独立生活的人规划卫生服务提供了方法。从临床的角度来看，卫生保健从业者认为多维度的功能评估是老年人照护的重要组成部分。用于评估特定方面的功能和日常生活活动能力的循证工具已被广泛使用，在临床上的使用也得到了强有力的支持。尽管功能结局理论引用了功能评估相关的概念，但它的范围更广。功能结局理论与功能评估的不同有以下方面：

● 区分了增加人的易感性的年龄相关变化及影响功能和生活质量的危险因素。

● 关注可以通过护理干预解决的功能结局。

● 关注影响功能的环境评估，而不仅仅是评估一个人的功能水平。

● 提出针对消极的功能结局施加干预。

● 引致健康结局，如功能和生活质量的改善。

事实上，许多易于使用的标准化评估工具均可以在临床中使用，本书的临床相关章节将介绍那些与老年人护理最相关的评估工具。此外，本书所有临床相关章节均将循证信息引入到老年照护的综合评价和干预方法中，以促进以健康为导向的老年护理的发展（见本书前页的列表）。

年龄相关变化和危险因素

针对年龄相关变化和危险因素两种情况的干预措施是不同的，因此，需要将这两种情况区分开来。年龄相关变化不能逆转或改变，但可以补偿年龄带来的影响，以达到健康结局。而危险因素可以被改变或消除，以改善老年人的功能和生活质量。

在功能结局理论中，**年龄相关变化**是固有的生理过程，它会增加老年人对危险因素不利影响的易感性。然而，从身体-心理-精神的角度来看，年龄相关变化并不局限于生理方面，它还包括增加认知、

一个学生的反思

现在大多数的老年人住在养老院。作为医务人员，我们应当尽可能地去积极维护他们自身的独立性和功能。我曾在短期护理机构中工作多年，我认为老年人有许多潜在的慢性疾病，然而他们在治疗依从性方面却存在很多问题。事实上，慢性病带来的问题是可以通过医疗和护理干预解决和改善的。而功能结局理论帮助区分了哪些是衰老过程的问题，哪些是慢性病的问题。

Darris C.

情感和精神的发展潜力。因此，护士可以从整体的角度出发，通过识别可加强的年龄相关变化，改善老年人适应生理功能下降的能力。例如，护士可以与老年人协作以加强应对技能，这将在第12章中讨论。此外，护士还可以通过教授解决危险因素的干预方法以增加老年人的知识，特别是"解决日常问题"的技能（在第11章中讨论）。

功能结局理论中年龄相关变化的定义主要来自老龄化相关的研究。生物理论可以帮助区分年龄相关变化和疾病相关变化；然而两者之间通常会有一些重叠，这在第4章讨论。除了老龄化的生物理论，其他有关老龄化和老年人的理论也揭示了年龄相关变化可增加老年人应对老龄化挑战的能力。本章中临床相关章节讨论了特定功能方面的年龄相关变化的研究。

危险因素是可能发生在老年人身上的状况，并对他们的健康和功能有严重负面影响。危险因素通常来源于环境、急性和慢性疾病、社会心理因素或药物不良反应。虽然许多危险因素也发生在年轻人身上，但由于老年人存在以下方面的特点，其更可能对功能产生严重影响：

- 这些危险因素是累积的和进展的（如长期吸烟、肥胖、运动不足或不良饮食习惯）。
- 年龄相关变化可加剧影响（例如，肌肉强度的减小加剧了关节炎的影响）。
- 有些可逆和可治疗的疾病可能被错误地看作年龄相关变化（如药物不良反应引起的精神变化可能被归因于正常衰老或痴呆）。
- 在年轻人身上一般不会产生消极的功能结局（如一个人若没有经历年龄相关的感官变化，眩光或背景噪声不会影响其视觉或听觉）。

研究人员和卫生保健提供者一般着重解决与医疗疾病预防和治疗相关的危险因素。例如，循证实践指南经常权衡药物治疗或手术治疗可能存在的风险和益处。同时，研究人员也关注解决疾病进展过程中存在的危险因素，如可以通过健康促进干预措施防范心脏病的一些风险。

危险因素这一概念在护理过程的诸多方面都有所体现。例如，许多护理诊断、干预措施和结局都强调风险控制、风险识别和风险监测。北美护理诊断协会将护理诊断定义为"关于个人、家庭或社区对现存的或潜在的健康问题以及生命过程的反应的

一种临床判断"（Herdman，2012，p96）。

护理的重点是评估诊断可以通过健康促进干预措施解决的危险因素。例如，护士经常从整体的角度出发，评估与压力、吸烟、肥胖、营养不良和身体活动不足相关的风险。照顾老年人的一个独特的方面是需要评估与误区或年龄歧视相关的且会影响干预措施的危险因素。例如，如果将尿失禁错误地归因于"正常"的衰老，老年人就不会得到适当的评估和干预。环境风险也与老年人紧密相关，因为有些危险因素，如感觉、活动或认知障碍可以危及他们的安全和功能。识别危险因素是功能结局理论不可或缺的方面，因为很多时候护士可以通过识别和解决影响老年人功能和生活质量的可逆因素，促进老年人的健康。

人

在功能结局理论中，**人**的概念特别适用于老年人。因为此理论的整体方法将每个**老年人**视为复杂且独特的个体，其功能和健康受到很多内部因素和外部因素的影响，不能根据生理年龄的标准对老年人进行简单的定义。从这个角度看，一个老年人的特征是日益成熟的生理特征和心理特征。生理特征包括生理活动的逐渐减慢、应对生理压力的能力受损、疾病易感性增加和其他危险因素。社会心理特征包括潜在的心理优势增加，例如智慧和创造力以及个人成长和心灵成长水平提高的潜力。

因为衰老是一个复杂的、渐进的过程，涉及身体、思想和精神的方方面面，一个人在一个特定的年龄不会突然变成老年人。相反，生存足够长时间的人们在某些时间节点上会突然意识到他们已经到达了生命的另一个阶段，即社会分类的老年期。当他们意识到这一点，他们或许不会认同一些社会标签，如老人、长者或老年人。尽管这个概念的标准难以衡量，但是它准确地反映了老年期是连续生命过程中的一部分这一现实。老年人的定义从本质上来说是宽泛的，因为随着年龄的增长，人们会变得更加多样化。在功能结局理论的内容中，当一个人出现多个由于独立的年龄相关变化或年龄相关变化与危险因素结合引起的功能结局时，该个体就成为了一个老年人。简单地说，累积形成的年龄相关的功能结局将一个人定义为一个老年人。此外，由于

衰老包含许多渐进、互动和累积过程，每个老年人都经历自己独特的生命的连续过程。本书的第 3 篇和第 4 篇中的逐渐展开式的例子，说明了当一个人从年轻老年人发展为老老年人的过程中，会逐渐出现受特定方面功能影响的功能结局。

每个人都不是孤立的个体，而是与周围环境及他人密切相关的动态的存在，可以不断影响他人，同时也受到环境和他人的影响。老年人的概念就是在个体与他人的关系中形成的。这点对老年人尤为重要，因为一个人的功能受损越严重，支持资源和环境因素的重要性就愈加凸显出来。当老年人的功能结局积累到需要依赖他人来满足自身日常需求的程度时，护士在护理评估和干预过程中的重点是增强照顾。即使老年人不依赖他人的援助，解决老年人的人际关系的需求也是很重要的，因为老年人的人际交往的历史很长，这会影响他们的健康行为和健康。

尽管所有老年人没有共同的特点，但他们都受衰老的累积的影响，而且易受到危险因素的影响。因此，护理人员想要解决消极的功能结局，当务之急是要明确正常衰老的机制原理。功能结局理论强调识别和尊重影响每个老年人功能和健康的独特因素的重要性。

护理

功能结局理论中**护理**的概念借鉴了以往的护理理论，包括那些历史悠久的理论，如框 3-2 所示。

功能结局理论着重强调了以人为本的照护，即以老年人为中心进行护理，使老年人的个体化需求能得到解决，权利和责任共存。护士需要老年人参与决策，因为她们认识到老年人是他们自己的健康专家。因此，正如本书临床相关章节中的讨论，护士对老年人的了解是至关重要的，可以通过护理评估来实现。

健康

功能结局理论将**健康**定义为尽管存在与年龄相关的变化和危险因素，老年人仍保持着功能的最好状态。它包含心理社会功能以及生理功能，包括每一个老年人定义的健康和生活质量。在这个模式中，

健康是根据个人而定的，是基于个体感知到的功能状态对他的重要性。例如，一个人可能定义功能的理想水平是维持亲密关系，而另一个人可能定义为能够每天做半小时有氧运动。多数护理理论家对健康的定义和功能结局理论中健康的概念是一致的，总结见框 3-3。

本书中使用的健康概念与发挥人的健康的最大潜力的结局密切相关。近年来，护理研究专注于评估与老年照护相关的健康组成部分。McMahon 和 Fleury（2012）在对老年人健康的概念分析中总结道，学者们一致认为健康不仅是没有疾病的状态。他们对老年人健康的综合描述是"有目的的个人发展过程，经验的累积，与他人有意义的联系，反映个人价值的目标和优势，结果是健康和生活得有价值"（McMahon & Fleury，2012，p48）。这个循证结论与本章功能结局理论中健康的概念是一致的。它还

框 3-2　支持功能结局理论中护理概念的护理理论

Florence Nightingale：护士营造有利于治疗和促进健康的环境。

Virginia Henderson：护士提供日常活动的援助，尽可能快地帮助患者获得独立。

Imogene King：护士和患者互动，实现一个特定的健康相关目标。

Jean Watson：护理包括在照护人的过程中的知识、思想、价值观、哲学、承诺等的交流和充满激情的行动。

Martha Rogers：护士促进人与环境的互动。

Margaret Newman：护理是帮助人们发挥能力、提高健康意识的行为。

框 3-3　支持功能结局理论中健康概念的定义

Florence Nightingale：身体舒适，且机体各部位的功能运转良好。

Imogene King：一种动态的生活体验，包括持续调整压力源，通过资源的优化利用实现日常生活最大潜力。

Callista Roy：一种整体的状态和过程。

Jean Watson：心理、身体和灵魂的一致与和谐；自我感知和自我经历的一致性。

Margaret Newman：扩张的意识；整个生活模式的进化。

Rosemarie Parse：世界上的一种存在方式；日常生活方式。

Madeleine Leininger：在文化上由个人或组织构成的、定义的、有价值的和实践的一种健康状态，使其能在日常生活中活动。

与医学研究所的未来护理报告中（IOM，2010）的健康概念相吻合。护理的目标是促进健康、预防疾病和改善整个生命的医疗结局。

环境

在功能结局理论中，**环境**是一个宽泛的概念，包括提供各方面护理的场所；对于无法独立的老年人，环境还包括他们的照顾者。概念的某些方面似乎是矛盾的，因为环境也可以是消极的功能结局或健康结局的来源之一。例如，当环境干扰功能时，它是一个危险因素（如眩光或照明不佳），但用环境改善功能时（如扶手杆、明亮和不刺眼的照明），它也可以促进健康结局。框 3-4 总结了一些与功能结局理论相关的环境的护理概念。

自 20 世纪 70 年代起，老年医学专家已经开始着手研究环境对老年人功能的影响。例如，人-环境适宜理论（在第 4 章中讨论）着重于解释个体和他人所处环境之间的相互关系。这个理论被用于研究环境（如家庭、社区）对老年人和移动障碍者诸多方面的功能及生活质量的影响（Greenfield，2012；Rosenberg，Huang，Simonovich，et al.，2013）。以下列举一些需由老年医学专家和护理人员解决的问题：

- 环境如何影响老年人的功能水平？
- 环境如何影响老年人的生活质量？
- 老年人的环境舒适吗？
- 环境是干扰老年人功能和健康的风险来源之一吗？如环境是否增加了跌倒的风险？
- 如何利用环境改善老年人的功能？

本书中，功能结局理论提供了一个解决诸如此类问题的框架，这是对特定功能方面进行护理评估

框 3-4　与功能结局理论相关的护理理论中环境的定义

Florence Nightingale：一个健康的环境对治疗是至关重要的，包括特定方面如噪声水平、清洁和有营养的食物。

Madeleine Leininger：一个对人类表达、诠释和社交有意义的事件、情景或特殊经历的集合体，特别是物理的、生态的、社会政治的和文化环境。

Imogene King：人际交往的背景，个人的内部和外部环境。

Margaret Newman：围绕患者的所有内部和外部因素的影响。

Callista Roy：影响人类发展和行为的所有条件、周围环境。

和干预不可分割的部分。

应用理论促进老年人健康

在功能结局理论中，护理照护的目标是解决危险因素、促进老年人的健康结局。这类照护的重点和目标随着环境的改变而发生变化。对于急性期护理，重点是治疗有严重风险的疾病；目标包括帮助脆弱的老年人从疾病中康复，维持或提高他们的功能水平。对于长期护理，重点是解决干扰功能的多个危险因素；目标是改善功能和生活质量。功能结局理论与康复环境密切相关，重点是预防消极的功能结局和促进健康结局（Gouveia，Jardim，& Martins，2011）。对于家庭和社区，重点在于针对年龄相关变化和危险因素进行短期和长期的干预；目标是预防或延缓功能下降和解决生活质量问题。在所有环境中，护士可以促进健康结局以满足老年人对健康的身体、思想和精神的个人期望。这些健康结局的相关实例将在本书所有临床相关章节中进行详细描述。

护士运用护理程序评估年龄相关变化和危险因

一个学生的反思

今天我照顾了 L.C.，她之前发生过两次脑血管意外，第二次导致左侧偏瘫。当我照顾她时，在她房间里我注意到一些可能有助于她肢体功能锻炼的细节。首先，我发现在 L.C. 的床边和浴室里，都有被拴在墙壁上的扶手。这些扶手让 L.C. 在没有他人帮助的情况下更容易站立。我觉得这让她更加独立，并能锻炼她的健侧肢体。L.C. 还有一个有分区的盒子，每个部分放有不同种类的茶叶。我觉得这对她来说很重要，因为当她想喝茶的时候能喝自己喜欢的类型。这让她能每天做出选择，并营造一个舒适的"家"。第三个物品是她睡觉时的枕头，它不是规则的，而是三角形的。因为 L.C. 有慢性阻塞性肺疾病，呼吸比较困难，这种枕头能使她在夜间或每次睡觉时更好地呼吸，这是很重要的。

Kelly Z.

素，确定护理诊断，计划健康结局，实施护理干预措施以实现健康结局，并评估干预措施的有效性。护理主要的焦点是指导老年人和不能独立生活的老年人的照顾者实施消除或减少危险因素影响的措施。当老年人受年龄相关变化的偏见影响时，护理健康教育就显得特别重要。例如，有些老年人认为功能障碍是年龄增加的必然结果。护士则可以向老年人提供相关知识信息，帮助他们区分正常衰老的变化和危险因素，明确使危险因素影响最小化或补偿年龄相关变化的影响的方法。

老年人生活质量的 Register 理论是由护理人员开发的理论，它与功能结局理论中的概念相关。这一理论认为老年人的生活质量与以老年人为中心的社会联系密切相关，指出护理的目标是建立并维持以患者为中心的各种关联和连接，以使老年人能够应对日常活动过程中遇到的问题（Register & Herman，2006，2010）。护理干预措施能改善老年人的生活质量，举例如下（Register & Herman，2006）：

- 超自然的连接性：指导他们塑造意象，如日志记录或增强自尊和乐观的活动。
- 精神连接性：组织老年人去当地的教堂或参加信仰小组。

- 生物连接性：组织聚餐，小组练习音乐。
- 与他人的连接性：促进与他人之间舒适的接触，鼓励参与社会和教育活动。
- 环境连接性：鼓励和促进户外活动，提供交通资源。
- 社会连接性：提供支持资源的信息，帮助老年人制订突发事件应急预案。

尽管人们普遍认为老年护理是徒劳的和令人沮丧的，但实际上，这是具有挑战性和有价值的。老年护理虽常与有限的目标有关，但整体观念关注的是人们通过实现更高水平的心理或精神上的功能以体验健康的潜力。即使老年人患有痴呆和对心理功能结局影响较深的进行性疾病，仍然可能出现不可见或不可测量的潜在精神成长。

功能结局理论帮助护士认识到老年期不仅仅包含积累的年龄相关的生理变化和病理变化。它提供了一个满足老年人的整体需求的框架，解决老年人与自我、他人和环境的关系问题，促进老年人身心健康。它提醒护士不仅要评估生理功能方面的优势和潜力，还要重视老年人心理和精神上的健康。此外，它提示促进健康结局实现的护理干预，如提高老年人生活质量的干预。

本章重点

关注老年人健康的护理理论（图 3-1）

- 功能结局理论解释了在促进老年人健康的过程中，人、环境、健康和护理之间的独特关系。

功能结局理论蕴含的概念（框 3-1 ~ 框 3-4）

- 年龄相关变化和危险因素的组合增加了老年人对消极的功能结局的易感性，消极的功能结局是指人的功能水平和生活质量下降。
- 护士在评估年龄相关变化、危险因素和功能结局时，特别强调识别可以通过护理干预解决的因素。

- 尽管存在年龄相关变化和危险因素，但健康结局使老年人的功能处于最高水平。

应用理论来促进老年人健康

- 护士能通过干预促进健康结局，以满足每个老年人身体、心灵和精神健康的个人期望。
- 护士可以通过指导老年人及照顾者使危险因素及其影响最小化。
- 护理人员提供照护时，应当从整体的角度出发看待老年人在生理、心理和精神方面的功能健康。

评判性思维训练

假如你有一个 80 岁以上的朋友、亲戚或患者，他出现了某一个消极的功能结局（如移动性受损），请以图 3-1 为基础，应用下列问题，讨论你在促进老年人健康的功能结局理论中学到的知识。

1. 什么样的年龄相关的变化和危险因素相互作用会造成这一功能结局？
2. 什么环境条件能改善或干扰受影响的功能？
3. 你如何使用你的护理知识改善与功能相关的健康和生活质量？

（孟静　译）

参考文献

Gouveia, B. R., Jardim, H., & Martins, M. M. (2011). Foundation of gerontological rehabilitation nursing: Applicability of the Functional Consequences Theory. *Referencia [Suppl], 1*(4), 475.

Greenfield, E. A. (2012). Using ecological frameworks to advance a field of research, practice, and policy on aging-in-place initiatives. *The Gerontologist, 52*(1), 1–12.

Herdman, T. H. (Ed.). (2012). *NANDA international nursing diagnoses: Definitions and classification 2012–2014*. Oxford: Wiley-Blackwell.

Institute of Medicine (IOM). (2010). *The future of nursing: Leading change, advancing health.* Washington, DC: National Academies Press.

McMahon, S., & Fleury, J. (2012). Wellness in older adults: A concept analysis. *Nursing Forum, 47*(1), 39–50.

Miller, C. A. (1990). *Nursing care of older adults: Theory and practice.* Glenview, IL: Scott, Foresman/Little, Brown Higher Education.

Register, M. E., & Herman, J. (2006). A middle range theory for generative quality of life for the elderly. *Advances in Nursing Science, 29*, 340–350.

Register, M. E., & Herman, J. (2010). Quality of life revisited: The concept of connectedness in older adults. *Advances in Nursing Science, 33*(1), 53–63.

Rosenberg, D. E., Huang, D. L., Simonovich, S. D., et al. (2013). Outdoor built environment barriers and facilitators to activity among midlife and older adults with mobility disabilities. *The Gerontologist, 53*(2), 268–279.

Strout, K. (2012). Wellness promotion and the Institute of Medicine's Future of Nursing Report. *Holistic Nursing Practice, 26*(3), 129–136.

第4章 关于健康老龄化的理论观点

学习目标

阅读本章后，能够：

1. 阐明衰老、疾病、健康和生活质量之间关系的理论观点。
2. 从衰老的生物理论方面讨论相关概念及其与老年护理的关系。
3. 从衰老的社会文化理论方面讨论相关概念及其与老年护理的关系。
4. 从衰老的心理理论方面讨论相关概念及其与老年护理的关系。

关键术语

活跃的预期寿命	预期寿命
活跃理论	寿命
年龄分层理论	人-环境适宜理论
热量限制学说	基因程控学说
疾病的压缩理论	曲线的矩形化
交联学说	选择、优化和补偿
脱离理论	衰老
自由基学说	社会情感选择理论
超越衰老理论	优势和劣势整合理论
人类需要理论	亚文化理论
免疫功能退化理论	磨损学说

人们一直在寻找一些普遍性问题的答案，比如"我们能活多久？""我们为什么会衰老？""我们如何防止衰老的不良影响？"很久以前，科学家和哲学家已经试图从不同的角度，如运用生物学、社会学和心理学的理论回答这些问题。随着对衰老的独特性和多样性认识的提高，我们发现衰老实际上是多维度的，需要多学科联合来解决的问题。目前，一个主要问题是我们怎样才能活得长久而健康。很多研究都用到了"健康老龄化"这个概念。Fernandez Ballesteros、Molina 和 Schettini 等（2013）分析了研究中与健康老龄化相关的术语，以下是常用定义：

- 健康的老龄化：没有疾病且在日常生活活动中的功能完整性良好。
- 积极的老龄化：高度的躯体和认知功能，积极的情感和控制。
- 有效的老龄化：社会参与。
- 成功的老龄化：是健康老龄化的完整概念。

本章讨论了健康老龄化相关的理论观点以及应用这些知识来护理老年人。

我们怎样才能活得长久而健康？

测量寿命、预期寿命、发病率和死亡率能回答我们可以活多久的问题。更重要的问题是我们怎样才能活得长久而健康，这个问题可以通过探索衰老、健康和疾病之间的关系进行解决，这也是当前老年医学研究的焦点。在过去的几十年里，老年医学研究越来越关注识别延迟衰老以及维持高水平的功能和生活质量的方法。这个方法归因于一大群刚满65岁的人——所谓的婴儿潮一代，他们认为自己的衰老方式比以前或正在衰老的几代的方式更好（Madden & Cloyes, 2012）。老年学家正在探索以下问题的答案，如什么是正常的衰老、用什么区分健康老龄化和病理衰老。他们正集中研究这个复杂的课题。例如，近年来美国国立卫生研究院增加了对健康老龄化的影响因素研究项目的资金投入（Willcox, Suzuki, Donlon, et al., 2013）。

寿命和预期寿命

老年学家用寿命和预期寿命来阐述我们能活多久的问题。**寿命**，指的是一个物种的成员最大的生存潜能。显然，生物的寿命是相对稳定的，在进化的时间尺度上几乎察觉不到延长的痕迹。人类的寿命是 110 ～ 115 岁，在工业化国家，500 万人中只有 1 人能活过 110 岁，这个比例在发展中国家更小（Andersen, Sebastiani, Dworkis, et al., 2012）。Jeanne Calment 是目前世界上最长寿的人，她活了 122 年 165 天。

预期寿命是可预测的时间长度，是一个人在一个特定的时间点，例如出生或 65 岁时，期望可生存的时间。与相对稳定的寿命的时间框架相反，出生时的预期寿命从 1900 年的 47 年增加到 2010 年的 78.7 年，自 1970 年以来增长了 11%，创下了纪录（Kochanek, Arias, & Anderson, 2013）。从另一个

角度来看，在过去的一个世纪里，人类出生时的平均预期寿命比过去 1 万年更长（Caruso, Passarino, Puca, et al., 2012）。出生时预期寿命的大幅增加主要是由于婴儿及儿童死亡率的降低和传染病的控制。1900 年，在西方国家出生的大约 40% 的婴儿预计可活过 65 岁；而今，出生在这些国家的 88% 的婴儿将活过 65 岁（Caruso, Passarino, Puca, et al., 2012）。预期寿命不仅在发达国家和发展中国家之间有差异，在美国，不同性别和种族特征之间的预期寿命也存在着显著差异，见图 4-1。

人出生时的预期寿命和中年期及老年期的预期寿命均有所增加。例如，在 1900 年活到 65 岁和 85 岁的人，他们的预期寿命分别是 11.9 年和 4.0 年。在 2009 年，这些年龄段的人群的预期寿命分别增加到 19.2 年和 6.7 年（Federal Interagency Forum on Aging-Related Statistics, 2012）。现在，美国的百岁老人至少可以再活 2 年零 4 个月（美国人口普查

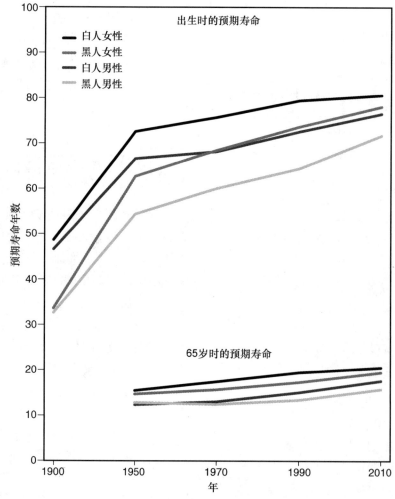

图 4-1 不同种族和性别在出生时和 65 岁时的预期寿命（美国，1900—2010）

来源：美国国家卫生统计中心，国民健康 2012, Hyattsville, MD

局，2012）。据老年学家估计，在 1994—2012 年之间，发达国家的百岁老人的比例从 1/10 000 增加至 1/5000（Sebastiani & Perls，2012）。预期寿命的变化趋势使得世界各地的百岁老人已成为当今增长最快的人口，预测在 2005—2030 年他们的增长人数将超过 5 倍（Willcox，Willcox & Poon，2010）。

曲线的矩形化和疾病的压缩理论

尽管预期寿命的变化显著，但出生时的预期寿命将被限制在 90 年左右，因为死亡的主要原因——以死亡率代表——不能消除（Carnes，Olshansky，& Hayflick，2013）。在生存曲线图上表示死亡率，这说明了死亡率在不同的时间段发生的变化不同。纵轴代表生存者的比例，而横轴代表了生存的年龄。自 20 世纪 80 年代以来，平均寿命增加的速度逐渐上升，但是现在增加的速度已经慢了下来。这种速度的变化导致了人类生存曲线变成了矩形，意味着预期寿命在 75 岁或 80 岁后没有显著的延长。**曲线的矩形化**是由于在不同时间段发生的由各种重要因素引起的生存变化（图 4-2）。

第一个重大变化是在瘟疫和饥荒时代由于房和卫生条件的改善所引起的。第二个重大变化是流行病时代出现了免疫程序和其他公共卫生实践的进步。第三个重大变化发生在 1960—1980 年之间，归因于生物医学领域的突破，如器官移植、体外循环机和癌症治疗。最近，老年医学专家已经发现了第四个阶段——发生退化性疾病的年龄的延迟，该阶段的特点是致残疾病和慢性病所导致死亡的时间间隔延长。虽然预期寿命的增加很明显使得患慢性病时间延长，但目前尚不清楚预期寿命的增加是否使得人们处于残疾状态的时间延长。因此，老年医学研究和实践的焦点从强调疾病过程转移到强调对老年人至关重要的功能损失。

James Fries 是一名内科医生，最先在一篇文章中提出了疾病的压缩理论，他认为重大疾病的开始发病的时间可以推迟，但一个人的寿命不能延长到相同的程度。因此，疾病、残疾和功能下降被"压缩"到死亡前的平均 3 ～ 5 年。Fries 和 Crapo 强调，预防措施的方向必须是通过推迟慢性病的发病以保持健康（Fries & Crapo，1981）。1984—1986 年的人口研究和正在进行的纵向研究结果支持了这一理论，指出与正常人群或高危人群相比，健康促进干预措施，如锻炼和减少风险的行为在慢性病人群中的应用可以将残疾推迟 10 ～ 16 年（Fries，2012）。

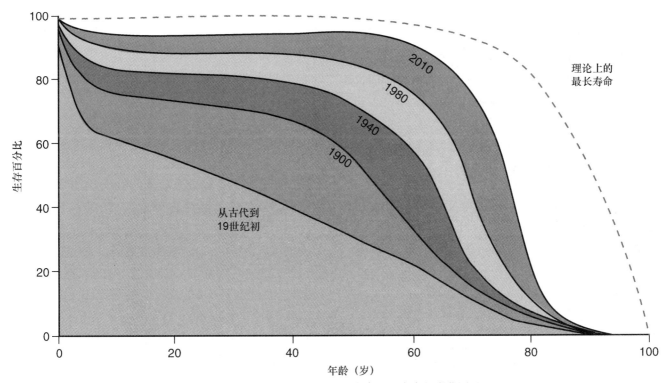

图 4-2　自古代以来理论上最长寿命的生存率的变化图示

活跃的预期寿命

基于部分 Fries 的疾病的压缩理论假说，老年医学专家提出了活跃的预期寿命的概念，用于反映老年期的生活质量。它可以用从"无法进行日常生活活动"到"可以完全独立生活"的连续区间来表示。老年医学专家强调科学、医学和老年医学的目标应该是通过健康促进干预研究使健康的寿命延长，而不是偏向于研究疾病的机制（Carnes & Witten，2013；Rattan，2013）。

功能残疾（例如，各种自我维护功能的损失）是一个衡量健康状况和生活质量的可靠指标。自 20 世纪 80 年代以来，老年医学专家已经分析了美国和其他发达国家中功能残疾的纵向数据。大部分的研究表明，老年人中的较年轻群体（例如，刚满 65 岁的人）活得更长而且残疾更少（Hung，Ross，Boockvar，et al.，2011；Manton，Gu，& Lowrimore，2008）。一项数据分析得出结论，刚步入老年期的人群很可能未来十年都不患残疾，但与脑卒中、关节炎、糖尿病和髋部骨折相关的残疾发生率提高（Taylor & Lynch，2011）。

功能水平的改善归因于很多因素，例如老年人教育水平的提高、周围环境和医疗条件的改善。功能的持续改善取决于个人参与健康行为的程度，如与体重、营养、体力活动及戒烟有关的行为（Wolinsky，Bentler，Hockenberry，et al.，2011）。目前，越来越多的人担忧在晚年生活中功能改善的趋势不会继续，甚至有可能由于肥胖和体力活动减少而发生逆转（Antonucci，Ashton-Miller，Brant，et al.，2012；Lowry，Vallejo，& Studenski，2012）。

衰老、疾病和死亡之间的关系

年龄相关疾病是否不可避免与活得是否长久而健康密切相关。著名的老年学家 Leonard Hayflick 将衰老和疾病之间的复杂关系描述为汽车的"薄弱环

差异性提示
不同种族和民族间的功能障碍的发生率显著不同，美国印第安人的比例最高，其次依次是非裔美国人、西班牙裔美国人、在国外出生的西班牙裔妇女和亚裔美国人（与白种人相比）（Mehta，Sudharsanan，& Elo，2014）。

节"。根据他的类比，人类和特定品牌、型号的汽车的特点都是薄弱环节，可以增加组件损坏的概率。廉价汽车的平均报废时间是 4～5 年；而如今出生的美国人大约是 76 年。发达国家的人的最薄弱环节是血管系统和常发生癌变的细胞。正如 Hayflick（2001—2002）所言，"衰老的过程增加了疾病的易感性，这是死亡的主要原因"（p21）。

关于衰老的理论认为衰老导致死亡概率增加，这解释了衰老和死亡之间的关系。Kohn（1982）基于 200 个 85 岁及以上的人的尸检研究，提出了一个衰老的理论。Kohn 比较了尸检结果与病历上所列的死亡原因，他发现在死因列表上至少有 26% 的受试者没有出现足以致命的疾病过程。Kohn 认为，相同程度的疾病发生在中年人身上是不会致命的。因此，他得出结论，在大部分老年人，衰老本身才是死亡的真正原因（Kohn，1982）。Kohn 进一步建议，当老年人的死亡不能归结于会导致中年人死亡的疾病过程时，死亡证明上的死因应该是衰老。

对活得长久而健康的老年人的研究

在对活得长久而健康的人群进行研究的过程中，研究者们探索了人类最重要的问题：我们如何能不仅活得长久，而且活得功能良好、舒适、满意？这个问题更加关注生命的质量，而不仅是考虑生命的长度。第一个"长寿"的研究是冲绳百岁老人研究，该研究始于 1975 年，此后 10 年或者更长时间，全球有超过 12 个此类的纵向研究（Willcox，Willcox & Poon，2010）。随着研究的进展，研究的对象还增加了"异常幸存者"或"超级百岁老人"，它指的是 110 岁及以上的人群。例如，目前美国新英格兰百岁老人研究有世界上最大的样本人群，2014 年有大约 107 名超级百岁老人和大约 1600 名百岁老人参与研究（新英格兰百岁老人研究，2014）。活到 100 岁及以上的人群在健康及社会经济特征方面差异很大。大多数百岁老人在 90 多岁之前没有患常见的疾病，如脑卒中、癌症和心肌梗死，他们都较为健康，功能也相对良好（Andersen，Sebastiani，Dworkis，et al.，2012；Vacante，D'Agata，Motta，et al.，2012）。新英格兰百岁老人研究（2014）常见的健康特点包括以下几点：

- 偏瘦的或健康的身体质量指数

- 无吸烟史
- 高水平的认知功能
- 处理压力的能力比平均水平高
- 长寿的家族史

通常认为预测健康长寿的变量包括高植物性食物（即水果、蔬菜和坚果）的营养摄入模式、高水平的身体活动和强大的社会网络（Davinelli，Willcox & Scapagnini，2012）。百岁老人的心理社会变量包括保持浓厚的兴趣，对生活感到满意，面对压力时能及时做出调整（Hutnik，Smith，& Koch，2012）。

我们如何解释生物衰老？

衰老的生物理论解决了影响所有生物体衰老的基本过程的问题。这些理论回答了如下问题：细胞如何衰老？什么激发了衰老的过程？生物衰老是从成年到死亡期间发生的渐进的生理功能的下降。必须认识到，每一个关于衰老的生物理论都只是试图从某一特定角度去解释衰老的某一特定方面。因此，每个理论只提供了如何看待生物衰老的狭窄视角，而不是广阔视野。

生物学说的概述和结论

生物学说发现，正常衰老会引发不可避免的后果以及增加老年人对疾病的易感性。此外，这些学说还试图识别可以促进长久健康的因素。在过去几个世纪里，数以百计的有关衰老的生物学说被提出，有些已经被反驳，而其他一些学说则继续为老年医学专家的研究提供理论基础。表 4-1 总结了一些经常被引用的衰老学说，其为衰老的生物研究奠定了基础。

目前关于生物衰老的研究多起源于 20 世纪 90 年代，得益于基因科学的重大发展。对双胞胎及其家庭的研究证实遗传因素约占个人的预期寿命因素的 25%，产前和生命早期的环境因素占 25%，成年期的生活环境因素占其余的 50%（Caruso，Passarino，Puca，et al.，2012；Melzer，Pilling，Fellows，et al.，2013）。目前的研究表明，寿命的长短是许多基因相互作用的结果，有些基因可增加一个人对年龄相关疾病和早期死亡的易感性，有些基因则可减缓衰老并导致长寿（Murabito，Yuan，&

表 4-1　衰老的生物学说	
学说	描述
磨损学说	人体就像一台机器：它在某段时间内运行良好，故障的部分可以修好或替换，但它最终会因累积的磨损而停止工作。寿命的长短受先天基因组成和后天护理的影响。对于人类，有害因素加剧了磨损的程度，如压力、疾病、吸烟、不良的饮食习惯和酗酒
自由基学说	自由基是高度不稳定的电离氧分子，因为它们有一个额外的电子。它们是新陈代谢的废物，会损害细胞。健康机体有可以消除自由基和修复受损细胞的保护机制；然而，当年龄增加和细胞损伤累积时，这种机制变得没那么有效
免疫功能退化学说	免疫衰老是与年龄相关的免疫系统功能的下降，增加老年人患病（诸如癌症和感染）的易感性。免疫系统甚至会攻击健康细胞，导致免疫性疾病，如类风湿关节炎等
交联学说	生化反应通常是分开的结构之间的联系或连接。这导致胶原蛋白类物质堆积而引起组织和器官衰竭
基因程控学说	每个物种的寿命由基因程序预先确定，人类的寿命最多约 110 年。不正常的细胞，如癌细胞不受制于这个预测程序，可以无限增殖
热量限制学说	许多动物研究发现，在不造成营养不良的前提下将热量的摄入量减少 30% ～ 40%，可增强保护细胞的能力，增加抗压性，提高整体寿命和健康。然而，到目前为止，这项研究还没有应用于人类

Lunetta，2012）。

21 世纪初人类基因组计划绘制出每个人基因的位置，为老年医学专家的研究提供了丰富的数据，提高了我们对遗传因素影响衰老的理解。特别是专家应用从人类基因组计划获得的信息来解决健康、疾病和长寿之间的关系问题。例如，Bloss、Pawlikowska 和 Schork（2011）提出以下几点以解释长寿和遗传因素之间的关系：

1. 个体并不拥有疾病倾向的基因变异，因此不会罹患和其他人相同程度的致命性疾病。

2. 个体生活在一个促进健康的环境中并（或）参与健康行为。

3. 个体拥有疾病倾向的基因变异或生活在不健

康的环境中，但也拥有减轻不利影响的"保护"基因变异。

4.个体具有两个或两个以上的组合上述因素。

基因组序列最新研究表明，百岁老人是第三类人：即他们有增加年龄相关疾病（例如，脑卒中、癌症和心脏病）风险相关的基因变异，但他们也有大量与长寿相关的基因变异（Sebastiani，Bae，Sun，et al.，2013；Sebastiani，Riva，Montano，et al.，2012）。

总之，所有关于衰老的生物学说均认为衰老是一个多维度的过程，受到许多相互作用的因素的直接影响。此外，随着年纪的增大，人与人之间的差异也越大，因此没有任何一个单一的学说可以对衰老这一复杂现象进行解释。虽然没有一种理论可以单独解释生物衰老，但这些学说得出以下结论：

- 生物衰老影响所有生命体。
- 生物衰老是自然的、不可避免且不可逆转的，它随着时间的推移进展。
- 衰老的进程因人而异。
- 因同一个体不同器官和组织衰老的速率不同。
- 生物衰老是一个内在的过程，独立于外部因素，但是受非生物因素的影响很大。
- 生物衰老过程不同于病理过程。
- 生物衰老可增加个体对疾病的易感性。

与护士的相关性

护士的主要工作是帮助老年人识别和解决会导致疾病、残疾和死亡的可变因素以及促进健康的因素，使他们更长久、更健康地生活。因此，护士不仅需要了解衰老和疾病之间的关系，还要了解什么原因导致健康老龄化和长寿。衰老的生物理论揭示了年龄相关变化与影响老年人健康和功能的危险因素之间的差异。护士可以运用这些知识来进行干预以促进健康和更高水平的功能。

衰老的生物理论也可应用于卫生保健专业人员关于衰老的态度方面。例如，如果卫生保健提供者的观点是"你还期待什么，你已经老了"，原本可治愈的疾病可能得不到有效治疗。同样，如果卫生保健提供者认为衰老是一种致命的疾病，他们可能在为老年人提供照护时不抱有希望。生物衰老理论指出这种宿命论的观点已经过时了。护士可以从整

一个学生的反思

在我第一周为患者提供护理时，我觉得我有一件事做得很好，那就是将她看作我的患者，而不仅仅是作为需要解决的一组问题。我能理解在提供卫生保健服务时，停下来一分钟真正"看看"患者是多么地不容易。当我照顾 S 太太时，我透过她脸上的皱纹和白发看到了她内心生气蓬勃的精神。也许在你的头脑里很容易。然而，一个将伴随我的职业生涯的非常重要的教训就是你不能将人简单地归类，因为每个人都是如此不同。如果你真的花时间去看看人们真正的面貌，你的发现会令人惊奇。整体护理意味着照顾他们的身体、心理和精神。

Sarah L.

体的角度出发，应用健康和功能良好的长寿老人的研究结论，通过实施促进健康的干预措施来改善老年人的生活质量。有些老年人接受到照护是基于过时的或将衰老与疾病等同的不全面的方法的，此时，护士应为这些老年人充当教育者及权益的倡议者。促进老年人健康的功能结局理论（在第 3 章讨论）为整体分析识别老年人的危险因素和解决可变因素提供了一个框架。本章从这个角度阐述了功能各个方面的问题，指出护士可以通过健康促进干预措施而解决的一些因素。

生物理论强调了采用健康促进干预措施预防疾病和使衰老的负面影响最小化的必要性。然而，这些理论并没有强调护理、医疗及心理社会干预对改善一个人的功能和预期寿命的重要性。从更广泛的角度来看，衰老是细胞持续恶化发展的过程。活到老年是老年人坚强的意志和适应能力的成果。正如本章中强调的，老年期是生命周期中动态的一部分，有可能成为生命周期中最有价值的一部分。在这一时期，个体经历自我成长和自我理解，挖掘自身潜力，提高明确优先事项的能力。关于这几方面的内容将在以下几个描述衰老的社会文化及心理理论的部分进行阐述。

案例学习

想象你已经 72 岁了，你的母亲和父亲已经分别 96 岁和 95 岁了，并且他们生活在一个生活辅助的公寓。你哥哥在去年 70 岁的时候去世，你妹妹已经 69 岁了。你有两个孩子、三个孙子孙女和两个曾孙。你妈妈中度肥胖，患有骨关节炎、高血压、青光眼和 2 型糖尿病。在功能上，她需要使用助步车，进出浴缸需要帮助，阅读有一些困难，但可以看电视和在熟悉的环境中到处走走。你父亲有高血压、关节炎，最近又被诊断为前列腺癌。在功能上，他的日常生活基本活动可自理，但有严重的听力障碍。你的父母都有一些记忆障碍，但是他们居住地的服务解决了他们对进餐及给药的需要和相关活动提醒的问题。

思考题：

- 使用曲线矩形化和疾病的压缩理论中的相关概念，在你的家庭的五代人中，你期望的健康、功能和预期寿命是什么？
- 选择一个你认为适用于你家人的关于衰老的生物理论，用它来向你的曾孙解释为什么他们的曾曾祖父母仍然活着。
- 选择一个关于年龄、疾病和死亡关系的理论或关于积极的预期寿命和功能健康的理论，用它来应对你母亲的陈述——"我已经 96 岁了，还有必要遵循糖尿病饮食吗？到目前为止，糖并不会致命，那每天早上吃两个甜甜圈也不会致命。事实上，是衰老可能要了我的命，而不是我的饮食。"
- 选择一个关于年龄、疾病和死亡关系的理论或关于积极的预期寿命和功能健康的理论，用它来应对你父亲的陈述——"我有前列腺癌理所当然！我都 95 岁了！"
- 你希望你父亲的初级卫生保健提供者在处理你父亲的前列腺癌上持有什么样的衰老观念？

衰老的社会文化观点

衰老的社会文化理论试图解释老年人和他们生活的社会及环境之间的相互关系。早期的社会文化理论在社会问题背景下审视老年人，但是最新的理论指出老年人与个人的、文化的、物理的、政治的及社会经济环境之间存在着复杂的相互关系。一些被广泛认可的关于衰老的社会文化理论列举如下。

脱离理论

脱离理论是第一个关于衰老的社会文化理论，描述了老年人逐渐脱离社会以保持社会平衡的过程（Cumming & Henry，1961）。这个过程的发生是系统化的和不可避免的，由社会需求主导，并覆盖了个人需求。此外，老年人期望这种社会脱离，当它发生时老年人是快乐的。当老年人社会接触的数量、性质和多样性减少时，脱离变成一个循环的过程，进一步限制了与社会互动的机会。这一理论挑战了对人和社会的关系的传统观念，引起了许多讨论和争议，但它已经不被接受了。

活跃理论

在 20 世纪 70 年代早期，社会老年医学专家基于 Havighurst 和 Albrecht（1953）的研究提出了活跃理论。该研究强调成功的衰老与保持活跃的关系的重要性。活跃理论假设，如果老年人坚持积极参与生活，他们将会保持社会和心理上的健康。例如，一个人的自我概念是通过不同角色的相关活动得到确认的，老年时期角色的退化会降低老年人的生活满意度。支持这一理论的许多研究发现，志愿者活动和利他的态度可提高老年人的生活满意度及生活质量，并引发积极的情感反应。（Cattan，Hogg，& Hardill，2011；Kahana，Bhatta，Lovegreen，et al.，2013）。目前许多关于成功老龄化的理论认为，晚年是可以参与贡献和享受健康的时期。活跃理论成为这些成功老龄化的理论的基础。

亚文化理论和年龄分层理论

亚文化理论由 Rose 于 20 世纪 60 年代早期首次提出，该理论认为老年人作为一个团体，有自己的规范、期望、信念和习惯，因此，他们有自己的亚文化（Rose，1965）。这个理论也认为老年人与其他年龄组的人相比，进一步融入社会的能力较差，老

一个学生的反思

过去几周的经历让我明白一个人不论是 90 岁、50 岁还是 5 岁都不重要，重要的是他们有自己的故事、自己的家庭和自己的生活，他们有自己的价值观和朋友以及对于他们来说重要的事情。我认为这是我最需要铭记的经历。在我的护理生涯中，我会试图记得每个患者的故事，无论他们多少岁，我都会与他们保持联系。我想如果我花时间去了解他们的故事，我将会成为一个更好的护士。

Erika B.

年人之间的互动更多。此外，该理论认为老年亚文化的形成主要是对由于年纪大而造成的损失的补偿，这在美国产生的消极影响很大，以至于人们不希望被视为老年人。在老年亚文化中，个人状态的好坏取决于当前的健康与活动，而不是基于过去在职场、教育或经济上的非凡成就。Rose（1965）设想老年亚文化的一个结果是一个衰老群体意识的学生，这一意识的产生将有助于提高老年人的自我形象和改变对衰老消极的文化观念。

因为这个国家的老年亚文化群体有数以百万计的成员，它可以成立一个机构来组织活动及满足公众的需求。例如美国退休人员协会的会员超过 3400 万人，是体现老年群体的社会重要性的证据。当结合活动理论考虑时，亚文化理论支持同龄群体的参与和衰老的调整过程之间有密切关系的观点。

Riley、Johnson 和 Foner（1972）首次提出**年龄分层理论**，解决了作为社会结构的一个元素的年龄与作为一种社会过程的衰老之间的相关性问题。这个理论强调以下概念：

- 社会中的人群会经历社会、生理和心理上的衰老。
- 新的一群人诞生，每个人群都会经历不同的阶段。
- 可以根据一个人的年龄和角色将社会分为不同的阶层。
- 社会本身是不断变化的，正如每个阶层的人们的年龄和角色一样。
- 个体的衰老与社会变迁之间存在一种动态的相互作用。
- 因此，衰老的人和更大的社会团体是不断地

相互影响和改变的。

基于这一理论，尽管年龄歧视是一种让非老年人歧视"未来的自己"的歧视形式，但是老年人总是被视为一个受歧视的"外群体"（Jonson，2013）。

人-环境适宜理论

人-环境适宜理论探索的是个人能力和环境之间的相互关系（Lawton，1982）。根据这一理论，个人能力包括以下几个因素，自我强度、运动技能、生物健康、认知能力和感官知觉能力这几个因素综合在一起，会影响一个人的功能。环境能激发一个人的行为反应的潜力。Lawton 认为每个人的能力水平都应当对应相应的环境需求或环境压力的水平，这对个体的功能是最有利的。能力水平相对较低的人仅能承受较低水平的环境压力，相反地，能力水平相对较高的人仅能承受更高水平的环境压力。一种经常被引用的关系是，人的功能损害越多，环境对人的影响越大。这一理论可以用来指导为老年残疾人创造合适的环境。

新兴的社会文化理论

社会文化理论目前关注的是美国人口多样性增加的相关问题。例如，社会文化理论重点关注文化如何影响照护的各个方面以应对许多国家少数民族逐渐增加的问题（Knight & Losada，2011）。目前另一个重点是如何识别社会文化因素，如社会和经济资源的不平等，以减少影响老年人健康的种族和民族差异（Keith，2014）。目前的理论还解决了教育和其他社会文化因素对不同种族和民族群体的死亡率和寿命的影响差异的问题（Hummer，Melvin，Sheehan，et al.，2014）。第三个发展趋势是女性老年医学的发展，从老年妇女特殊经验的视角探讨衰老。这些理论解决了照顾者的角色、疾病（如心血管疾病）和经济状况等方面的性别不平等（Meyer & Parker，2011）。

衰老的社会文化理论与护士的相关性

衰老的社会文化理论帮助护士了解老年人与社会和环境的关系，有助于更好地理解影响因素，如文化、家庭、教育、社区、角色、群体、生活环境、

个人、政治和经济的作用。这些理论提醒医疗保健从业者，尽管老年人在群体中有类似的反应模式，但必须承认的是，每个人都是独特的。有些老年人可能在亚文化中获得身份认同，有些老年人可能会用活动来定义成功老龄化，而有些人仍然可能会在社会中扮演新的角色。

社会文化的观点鼓励护士不仅要考虑老年人个人的文化需求，也要考虑文化在塑造对衰老的社会态度中的作用。女权主义的理论广泛而全面地分析了老年人以及他们的家庭和护理人员的需求。本章论述了从不同方面影响衰老的信息，如文化或性别的差异。人和环境相互作用的理论使人们有兴趣将宠物饲养及两代人之间的活动纳入到公共机构的环境因素中。

此外，这些理论强调评估影响老年人功能的环境和心理社会因素的重要性。人-环境适宜理论强调护士重视将环境适应作为干预措施以改善功能状态的重要性，尤其是对不能自理的老年人。Lawton 的理论还认为，当老年人有困难时，可以直接针对提高个人能力或减少对环境的需求或同时针对两者施加干预措施。在本章中讨论的一些危险因素确定了干扰老年人的健康和功能的环境因素。同样，在这章中讨论的许多护理干预措施明确了调整环境以改善老年人功能的方法。

案例学习

想象你目前 87 岁，已经退休 10 年了。创造一个你在那个年龄时的形象，确保包含一些随着你年龄的增长可能发生的变化。描述典型的 1 个月里，在你的关系里活跃的一个人。描述在典型的 1 周里，你将参与的与以下几个方面相关的活动：休闲活动、体育活动、启发智力、情感成长、社会互动和净化心灵活动。你在志愿者组织中活跃吗？你的健康和功能将会是怎样的？你将住在哪里？基于你刚刚创造的自己在 87 岁的形象，回答下列问题：

思考题：

- 与你当前年龄的生活相比，你如何将活动理论应用到你的生活中？
- 亚文化理论或年龄分层理论中的哪些概念能解释你的活动和人际关系？
- 人-环境适宜理论如何解释你和你的环境之间的关系？

衰老的心理学观点

衰老的心理理论侧重于研究影响健康、寿命和生活质量的心理因素。这些理论与衰老的社会心理方面是密切相关的，它们解决了如学习、记忆、情绪、智力和动机等变量的问题。以下部分阐述了主要的一些有关衰老的心理理论。此外，认知功能、压力和应对、抑郁相关的心理学理论分别在第 11 章、第 12 章和第 15 章中讨论。

人类需要理论

马斯洛的需要层次框架为**人类需要理论**奠定了基础，老年学家使用这个理论解释动机和人的需求的概念。根据马斯洛（1954）的理论，人的基本需求有五大类，从最低层次到最高层次，分别是生理需要、安全需要、爱与归属的需要、自尊的需要和自我实现的需要。较低层次需求的实现优先于更高层次的需求；只有较低层次的需求得到一定程度的满足时，自我实现才能达到。人们在五个水平之间不断移动，但总是努力迈向更高的水平。马斯洛将自我实现的人描述为完全成熟的人，他们拥有自主性、创造性、独立性和积极的人际关系，因此这个理论特别适用于老年人。

生命历程理论与人格发展理论

与衰老的心理学理论密切相关的两个理论分别是人格发展理论和生命历程理论，其中，人格发展理论将人格类型作为预测衰老与否的因素，生命历程理论则解释了在生命周期环境中老年人的生命历程。Carl Jung（1960）的人格发展理论将人格分为两类，一类是外向的、面向外部世界的，另一类是内向的、面向主观体验的。所有人在一定程度上都有这两种人格，这两方面之间的平衡是心理健康必不可少的。Jung 进一步推论，人们在他们年轻的时候，由于对家庭和社会角色的要求和责任的本性，更倾向于外向。从 40 岁左右开始，这些需求会发生变化和减少，人们会逐渐变得内向。Jung（1954）发现，成熟后的老年期是盘点期。在这段时期里，人是往回看而不是向前看，更加关注自我。根据

Jung 的理论，成功的老龄化取决于接受自己能力的减少和损失数量的增加。

Erik Erikson（1963）关于生命的八个阶段的原始理论已被广泛应用于老年人相关领域。Erik Erikson 把人生的阶段分为信任对不信任、自主对羞怯和怀疑、主动对内疚、勤奋对自卑、角色认同对角色混淆、亲密对孤独、繁殖对停滞、自我完整性对绝望。这个理论指出，在人生的任何一个阶段都有一定的冲突倾向，只有平衡好当前阶段的冲突才能成功地进入下一个阶段。其他生命历程理论也认为，对一个阶段的掌控为下一个成功或不成功的阶段的掌控奠定了基础。Erik Erikson 在 1950—1966 年出版的作品中，强调了从童年到早期成年的成长阶段的重要性；然而在后来的出版物里，他重新思考了这些阶段的意义。1982 年，当他 80 岁的时候，Erik Erikson 描述了老年的任务为探索如何实现自我完整性和整体性与绝望之间的平衡。他认为，这项任务的成功完成主要是通过生命的回顾来实现的，它会带来智慧的启迪。当今的老年医学研究充分肯定了 Erik Erikson 在老年期持续发展的概念化方面所做的贡献（Kivnick & Wells，2013）。

Peck（1968）扩充了 Erik Erikson 的原始理论，将第八个阶段——自我完整性对绝望——列为中老年时期发生的额外阶段。老年期具体的阶段包括自我分化对工作角色关注、身体超越对身体专注、自我超越对自我关注。一些生命历程理论重点关注中老年时期，并列举了晚年生活的任务：

- 适应体力与健康的降低
- 应对与老龄化相关的躯体变化
- 适应退休和收入的减少
- 适应配偶的死亡
- 对新的角色和活动重新分配精力，如退休、丧偶和隔代抚养
- 与相同年龄范围的人建立联系
- 以灵活的方式适应社会角色
- 建立满意的物质生活安排
- 接受自己的生活
- 树立对于死亡的观点

生命历程理论目前关注的重点是"人类潜能阶段"，强调不是因为"尽管已经是老年，但仍有生长潜能"而是因为老年才产生了生长潜能（Agronin，2013）。

成功衰老的心理理论

衰老的心理理论能解决以下问题：在老年期如何保持情感健康？年轻人和老年人的心理健康有不同吗？也许最重要的问题是人们如何定义和实现"成功的衰老"。

许多研究发现"衰老和幸福之间存在着意想不到的积极的关系"——这一现象被称为"幸福的悖论"，因为老年歧视观念刻板地用"时光流逝"和"悲伤"描述老年期（Carstensen，Turan，Scheibe，et al.，2011；Gana，Bailly，Saada，et al.，2013）。四个衰老的心理理论，即选择、优化和补偿理论，社会情感选择理论，超越衰老理论以及优势和劣势整合理论帮助解释这一发现。

基于发展的动态模式，**选择、优化和补偿理论**将成功的衰老定义为一种专长和损失的连续过程（Zarit，2009）。根据这一理论，老年人选择特定的目标和任务而脱离其他目标；他们优化必要的资源以实现这些目标；他们通过建立新的资源补偿替代降低或失去的能力和技巧（Rohr & Lang，2009）。Morley（2009）用以下这些名人的例子来解释这个理论：

- Grandma Moses 在关节炎限制了她做被子的能力之后，成为一位著名的微缩画画家。
- Monet 在他的视力受到白内障影响后创办了现代印象派。
- Renoir 在他患上了关节炎后用紧握的拳头作画。
- Maurice Ravel 在他患上痴呆后创作了著名的波列罗舞曲。

研究人员广泛地利用这一理论解释成功的老龄化的各个方面，如应对压力、管理职业生涯和从脑卒中疾病中康复（Donnellan & O'Neill，2013；Unson & Richardson，2013）。

社会情感选择理论被用来解释老年时期的情感幸福。这一理论提出，不同于认为时间是无限的年轻人，老年人认识到他们的时间是有限的，所以他们专注于情感目标而不是追求知识的目标（Kryla-Lighthall & Mather，2009）。运用这一理论的研究发现，与年轻人相比，更容易发现生命的意义，因为他们有较少的时间实现他们目标（Hicks，Trent，Davis，et al.，2012）。同时支持社会情感选择理论

和选择、优化与补偿理论的另一项研究发现，老年人的目标更多地集中于当前的情感、预防损失，而不是着眼于未来或知识获取（Penningroth & Scott, 2012）。

超越衰老理论于 20 世纪 90 年代初由 Lars Tornstam 提出（1994），已得到瑞典和其他北欧国家的广泛认可。该理论认为人的衰老伴随着个人观念的转变，从起初的理性、唯物主义向更加宇宙化和超越自我转变。这种转变包括以下几个方面：

- 自我中心降低
- 对身体和物质上的东西关注减少
- 对死亡的恐惧降低
- 发现自我隐藏的方面
- 利他增加
- 沉思和独处的时间增加
- 不必要的社会交往的兴趣减少
- 要求放弃角色
- 对道德模糊性的理解增加
- 对世界关联性的感知增加
- 与前辈和后代的亲密感增加
- 重新定义自己对时间、空间和物质的感知

基于这一理论的最新研究表明，超越衰老（如从唯物主义和理性的眼光到更宇宙化和超越自我的转变）可以解释成功老龄化或心理健康，可抵消 90 岁及以上的老年人功能下降的消极影响（Gondo, Nakagawa, & Masui, 2013）。纵向研究发现经历了较多负面生活事件的老年人的超越衰老程度更高（Read, Braam, Lyyra, et al., 2013）。

优势和劣势整合理论认为，老年人会随着年龄的增长有所收获，同时也会经历情感相关过程的损失，但在总体上会保持一个相对积极的情感体验水平（Charles, 2011）。老年人的优势包括以下方面能力的提高：①注意远离消极的情感刺激；②评估情况；③对之前经历的回忆更积极。年龄相关的劣势被定义为应对高水平压力的生理能力的减弱。这个理论相对较新，但一项研究发现，它有助于理解结直肠癌患者年龄相关的情感体验（Hart & Charles, 2013）。

衰老的心理学理论与护士的相关性

在照顾老年人时，护士可以使用衰老的心理学

理论作为解决某些问题的框架，如应对损失和持续的情感发展。马斯洛的需要层次框架有助于构想出机构或家庭环境中的干预本质。例如，如果老年人无法购买食物，他们可能会感到不安全。同样地，如果老年人的住房需求得不到满足，他们可能会产生不信任感。老年人较低层次的需求满足后，可以鼓励他们专注于更高层次的成就，如自我实现。

此外，心理理论指出，花一些时间和精力回顾生活和了解自我对老年人有益。护士可以通过询问敏感的问题并倾听老年人分享他们的过去生活来促进这个过程。回忆是一种积极的体验，对持续的心理发展是必要的，护士可以通过个人或小组的方式促进这种回忆。

生命历程模型可以帮助护士确定那些有可能改变的性格和那些更可能保持稳定的性格。护士已经运用寿命理论开发了一个跨学科的兴盛理论（Haight, Barba, Tesh, & Courts, 2002）。该理论认为，当人、人类环境和非人类环境存在一致性时，即当这三个要素相互配合、支持和协调时，可以实现繁荣发展。相反，当这三个要素之间不一致，导致相互支持、配合失败和不协调时，则不能实现繁荣发

案例学习

再次想象你现在 87 岁。将以下信息加入到你上次在讨论心理社会理论时用到的对你自己的描述中。首先，描述你的个性，包括但不限于以下特征：情绪稳定性、应对损失做出的调整、对生活的满意度、乐观还是悲观、参与活动还是退出活动、自我效能感还是无能为力感。其次，描述你对性别相关角色的看法（如，你所定义的作为一个女性或者一个男性所扮演的角色的特点）。根据你所想象的自己 87 岁的具有以上一些特征的形象，回答下列问题：

思考题：

- 在过去的几十年里，你认为你处于马斯洛或 Erikson 理论的哪个阶段？你会如何在不同的阶段之间移动？
- 超越衰老理论能解释你 87 岁的生活方式的哪些方面？
- 人格发展理论中的哪一概念适用于你？
- 根据你自己的经验，你对老龄化的看法是如何随着时间的变化而变化的？

展（Haight，Barba，Tesh，& Courts，2002）。除此之外，护士还要考虑具体方面的影响，如在衰老的心理理论背景下的认知功能和应对反应（见第 11 章和 12 章）。

关于衰老和健康的整体观念

整体观念与健康促进最密切相关。从整体的角度来看，每个老年人的身体-心理-精神是相互联系的。因此，必须从影响健康和衰老的诸多因素的相互影响的角度出发，回答关于我们如何活得长久而健康的问题。这需要一个综合的视角来看待衰老，明确最直接影响每个独特的老年人的健康和生活质量的积极因素和消极因素，避免刻板观念。目前的理论指出活得长久而健康的决定因素如下：

- 继承优良基因。
- 避免氧化损伤（例如，远离烟草和一些不良环境因素）。
- 用天然来源的抗氧化剂（如水果和蔬菜）避免氧化损伤。
- 保持最佳体重。
- 进行体育锻炼。
- 参与有意义的社会活动。
- 发展密切的个人关系。
- 保持精神上的联系。
- 反对老年歧视的刻板印象。

在第 3 章中提出的功能结局理论为阐述影响老年人健康和功能的因素提供了一个护理框架。虽然解决身体-心理-精神相互联系的各个方面问题超出了护理的范围，但护士可以运用功能结局的观点，联系本章中所讨论的理论观点，帮助老年人回答自身关于衰老的问题。当老年人在"当你老了，你期待什么？"的问题上表示放弃时，护士可以重新措辞并问"那么，因为你老了，你期望的是什么？"或者"当你年龄增加后，你将期待什么？"护士应当挑战老年歧视的刻板印象，承认人的身体、思想与精神之间是相互联系的，从整体的角度处理问题。从这个角度来看，护士可以强调，即使随着年龄的增长，一些退行性改变会影响一个人的身体，但一个人的思想和精神可以继续成长甚至提高。

自我责任是健康的必要组成部分。护士应该引导老年人认识到最影响他们自身健康和功能的因素，并在日常护理中重点关注。同时，护士应避免老年歧视，这需要护士审视自身对衰老的态度，同时确保对老年人采取的护理措施是基于理论知识的。护士可以定期检查他们对自身衰老的态度，并定期询问"当我明天更老时，我对自己的健康期望（或希望）是什么？……1 周后？……1 个月以后？……1 年后？……10 年后？……20 年后？"更重要的是要询问"今天我做的什么会影响我明天成功的衰老？……10 年后呢？"如果我们承认，无论发生什么，我们在生理上是不断衰老的，我们才有可能认真关注影响我们衰老的健康相关行为。同样地，如果我们能够从整体上照护老年人，我们将能够确定促进身体、心理精神健康的干预措施。

本章重点

我们如何能活得长久而健康？（图 4-1 和图 4-2）

- 老年医学专家提出了一些理论，回答了我们为什么衰老以及如何衰老的问题。从整体的角度来看，最重要的问题是"我们如何活得长久而健康"，护士通过促进老年人的健康和功能最佳水平解决这个问题。
- 曲线的矩形化说明了发达国家已经出现生存和预期寿命的变化。
- 疾病的压缩理论描述了在死亡前最后几年才出现残疾的现象。
- 对健康长寿的人的研究提供了健康老龄化的特点的信息。

我们如何解释生物衰老？（表 4-1）

- 衰老的生物学说解释了正常衰老的必然结果的问题。
- 衰老的生物学说的例子是磨损学说、自由基学说、免疫功能退化学说、交联学说、基因程控学说和热量限制学说。
- 护士可以将衰老的生物学说相关信息应用于对老年人的健康促进教育中。

衰老的社会文化观点

- 衰老的社会文化理论试图解释社会如何影响老年人和老年人如何影响他们的社会。

- 社会文化理论包括脱离理论、活跃理论、亚文化理论、年龄分层理论和人-环境适宜理论。
- 护士能应用社会文化理论中的信息从整体上解决老年人多维度的需求。

衰老的心理学观点

- 衰老的心理学理论为解决老年人常见的心理问题（例如，应对损失和持续的情感发展）提供了一个理论框架。
- 马斯洛的人类需要理论以及 Jung、Erikson 和 Peck 的理论是许多衰老的心理学理论的基础。
- 老年医学专家对成功衰老的理论特别感兴趣，如选择、优化和补偿理论，社会情感选择理论，超越衰老理论以及优势和劣势整合理论。
- 衰老的心理学理论从理论上帮助护士解决老年人的心理需求。

关于衰老和健康的整体观点

- 护士可以应用其他学科发展的衰老相关理论，结合功能结局理论（见第 3 章），制订和实施一个全面的护理计划来促进老年人的健康。

评判性思维练习

你正在评估这样一个老年患者：一个 87 岁的女性，独自一人生活，没有任何认知障碍，她在过去 2 年中有三次因为心力衰竭被送往医院。当你问她为什么来医院时，她说："你知道的，我已经 87 岁了，难道这不是一个生病的足够好的理由吗？当你的年龄和我的一样时，你认为你不会在医院吗？"

1. 你该如何回应她？
2. 你需要什么其他的评估信息？
3. 在护理计划中，你会考虑加入什么健康教育内容？

（孟静　译）

参考文献

Agronin, M. E. (2013). From Cicero to Cohen: Developmental theories of aging, from antiquity to the present. *Gerontologist.* doi:10:10.1093/geront/gnt032.

Andersen, S. L., Sebastiani, P., Dworkis, D. A., et al. (2012). Health span approximates life span among many supercentenarians: Compression of morbidity at the approximate limit of life span. *Journals of Gerontology: Biological Sciences and Medical Sciences, 67*(4), 395–405.

Antonucci, T. C., Ashton-Miller, J. A., Brant, J., et al. (2012). The right to move: A multidisciplinary lifespan conceptual framework. *Current Gerontology and Geriatrics Research,* Article ID 873937. doi:10.1155/2012/873937.

Bloss, C. S., Pawlikowska, L., & Schork, N. J. (2011). Contemporary human genetic strategies in aging research. *Ageing Research Review, 10*(2), 191–200.

Carnes, B. A., Olshansky, S. J., & Hayflick, L. (2013). Can human biology allow most of us to become centenarians? *Journals of Gerontology: Biological Sciences and Medical Sciences, 68*(2), 136–142.

Carnes, B. A., & Witten, T. M. (2013). How long must humans live? *Journals of Gerontology: Biological Sciences and Medical Sciences.* doi:10.1093/gerona/glt164.

Carstensen, L. L., Turan, B., Scheibe, S., et al. (2011). Emotional experience improves with age: Evidence based on over 10 years of experience sampling. *Psychology of Aging, 26*(1), 21–33.

Caruso, C., Passarino, G., Puca, A., et al. (2012). "Positive biology": The centenarian lesson. *Causes of Immunity & Ageing, 9*(5). Available at www.immunityageing.com/content/9/1/5.

Cattan, M., Hogg, E., & Hardill, I. (2011). Improving quality of life in ageing populations: What can volunteering do? *Maturitas, 70*(4), 428–432.

Charles, S. T. (2011). Emotional experience and regulation in later life. In K. W. Schaie & S. L. Willis (Eds.), *Handbook of the psychology of aging* (7th ed., pp. 295–310). New York: Elsevier.

Cumming, E., & Henry, W. (1961). *Growing old: The process of disengagement.* New York: Basic Books.

Davinelli, S., Willcox, C., & Scapagnini, G. (2012). Extending healthy ageing: Nutrient sensitive pathway and centenarian population. *Immunity & Ageing, 9*(9). Available at www.immunityageing.com/content/9/1/9.

Donnellan, C., & O'Neill, D. (2013). Baltes' SOC model of successful ageing as a potential framework for stroke rehabilitation. *Disability and Rehabilitation.*

Erikson, E. H. (1963). *Childhood and society* (2nd ed.). New York: W. W. Norton.

Federal Interagency Forum on Aging-Related Statistics. (2012). Indicator 14: Life expectancy. In *Older Americans 2012: Key indicators of well-being.* Washington, DC: Government Printing Office.

Fernandez-Ballesteros, R., Molina, M. A., Schettini, R., et al., (2013). The semantic network of aging well. *Annual Review of Gerontology and Geriatrics, 33,* 79–107.

Fries, J. F. (2012). The theory and practice of active aging. *Current Gerontology and Geriatrics Research,* Article ID 420637. doi:10.1133/2012/420637.

Fries, J. F., & Crapo, L. M. (1981). *Vitality and aging: Implications of the rectangularization of the curve.* San Francisco, CA: W. H. Freeman.

Gana, K., Bailly, N., Saada, Y., et al. (2013). Does life satisfaction change in old age: results from an 8-year longitudinal study. *Journals of Gerontology: Psychological Sciences and Social Sciences, 68*(4), 540–552.

Gondo, Y., Nakagawa, T., & Masui, Y. (2013). A new concept of successful aging in the oldest old. *Annual Review of Gerontology and Geriatrics, 33,* 109–132.

Haight, B. K., Barba B. E., Tesh, A. S., & Courts, N. F. (2002). Thriving: A life span theory. *Journal of Gerontological Nursing, 28*(3), 14–22.

Hart, S. L., & Charles, S. T. (2013). Age-related patterns in negative affect and appraisals about colorectal cancer over time. *Health Psychology, 32*(3), 302–310.

Havighurst, R. J., & Albrecht, R. (1953). *Older people.* New York: Longmans, Green.

Hayflick, L. (2001–2002). Anti-aging medicine hype, hope, and reality. *Generations, 20,* 20–26.

Hicks, J. A., Trent, J., Davis, W. E., et al. (2012). Positive affect, meaning in life, and future time perspective: An application of socioemotional selectivity theory. *Psychology and Aging, 27*(1), 181–189.

Hummer, R. A., Melvin, J. E., Sheehan, C. M., et al. (2014). Race/Ethnicity, morality, and longevity. In K. E. Whitfield & T. A. Baker (Eds.), *Handbook of minority aging* (pp. 11–129). New York: Springer.

Hung, W. W., Ross, J. S., Boockvar, S., et al. (2011). Recent trends in chronic disease, impairment and disability among older adults in the United States. *BMC Geriatrics, 11,* 47. Available at www.biomedcentral.com/1471-2318/11/47.

Hutnik, N., Smith, P., & Koch, T. (2012). What does it feel like to be 100? Socio-emotional aspects of well-being in the stories of 16 centenarians living in the United Kingdom. *Aging & Mental Health, 16*(7), 811–816.

Johnson, K. J., & Mutchler, J. E. (2013). The emergence of a positive gerontology: From disengagement to social involvement. *Gerontologist.* doi:10.1093/geront/gnt099.

Jonson, H. (2013). We will be different? Ageism and the temporal construction of old age. *Gerontologist, 53*(2), 198–204.

Jung, C. G. (1954). Marriage as a psychological relationship. In W. McGuire, H. Reed, M. Fordham, & G. Adler (Eds.) (R. F. C. Hull, trans.), *Collected works: The development of personality* (Vol. 17). New York: Pantheon Books.

Jung, C. G. (1960). The stages of life. In W. McGuire, H. Reed, M. Fordham, & G. Adler (Eds.) (R. F. C. Hull, trans.), *Collected works: The structure and dynamics of the psyche* (Vol. 8, pp. 387–403). New York: Pantheon Books.

Kahana, E., Bhatta, T., Lovegreen, L. D., et al. (2013). Altruism, helping, and volunteering: Pathways to well-being in late life. *Aging & Mental Health, 25*(1), 159–187.

Keith, V. M. (2014). Stress, discrimination, and coping in late life. In K. E. Whitfield & T. A. Baker (Eds.). *Handbook of minority aging* (pp. 65–84). New York: Springer.

Kivnick, H. Q., & Wells, C. K. (2013). Untapped richness in Erik H. Erikson's Rootstock. *Gerontologist.* doi:10.1093/geront/gnt123.

Knight, B. G., & Losada, A. (2011). Family caregiving for cognitively or physically frail older adults: Theory, research, and practice. In K. W. Schaie & S. L. Willis (Eds.) *Handbook of the psychology of aging* (7th ed., pp. 353–365). New York: Elsevier.

Kochanek, K. D., Arias, E., & Anderson, R. N. (2013). How did cause of death contribute to racial differences in life expectancy in the United States in 2010? *National Center for Health Statistics Data Brief, No. 125.* Hyattsville, MD: National Center for Health Statistics.

Kohn, R. R. (1982). Cause of death in very old people. *Journal of the American Medical Association, 247,* 2793–2797.

Kryla-Lighthall, N., & Mather, M. (2009). The role of cognitive control in older adults' emotional well-being. In V. L. Bengston, M. Silverstein, N. M. Putney, & D. Gans (Eds.), *Handbook of theories of aging* (2nd ed., pp. 323–344). New York: Springer Publishing Co.

Lawton, M. P. (1982). Competence, environmental press, and the adaptation of older people. In M. P. Lawton, P. G. Windley, & T. O. Byerts (Eds.), *Aging and the environment: Theoretical approaches* (pp. 33–59). New York: Springer.

Lowry, K. A., Vallejo, A. N., & Studenski, S. A. (2012). Successful aging as a continuum of functional independence: Lessons from physical disability models of aging. *Aging and Disease, 3*(1), 5–15.

Madden, C. L., & Cloyes, K. G. (2012). The discourse of aging. *Advances in Nursing Science, 35*(3), 264–272.

Manton, K. G., Gu, X., & Lowrimore, G. R. (2008). Cohort changes in active life expectancy in the U.S., elderly population: Experience from the 1982–2004 National Long-Term Care Survey. *Journal of Geron-

tology: Social Sciences, 63B(5), S269–S281.

Maslow, A. H. (1954). *Motivation and personality*. New York: Harper & Row.

Mehta, N. K., Sudharsanan, N., & Elo, I. T. (2014). Race/Ethnicity and disability among older Americans. In K. E. Whitfield & T. A. Baker (Eds.), *Handbook of minority aging* (pp. 131–161). New York: Springer.

Melzer, D., Pilling, L. C., Fellows, A. D., et al. (2013). Gene expression biomarkers and longevity. *Annual Review of Gerontology and Geriatrics, 3*, 233–258.

Meyer, M. H., & Parker, W. M. (2011). Gender, aging, and social policy. In L. George (Ed.) *Handbook of aging and the social sciences* (7th ed., pp. 323–335). New York: Elsevier.

Morley, J. E. (2009). Successful aging or aging successfully. *Journal of the American Medical Directors Association, 10*(2), 85–86.

Murabito, J. M., Yuan, R., & Lunetta, K. L. (2012). The search for longevity and healthy aging genes: Insights from epidemiological studies and samples of long-lived individuals. *Journals of Gerontology: Biological Sciences and Medical Sciences, 67*(5), 470–479.

New England Centenarian Study. (2014). *Why Study Centenarians? An Overview.* Available at www.bumc.bu.edu/centenarian/overview.

Peck, R. C. (1968). Psychological developments in the second half of life. In B. L. Neugarten (Ed.), *Middle age and aging* (pp. 88–92). Chicago, IL: University of Chicago Press.

Penningroth, S. L., & Scott, W. D. (2012). Age-related differences in goals: Testing predictions from selection, optimization, and compensation theory and socioemotional selectivity theory. *International Journal of Aging and Human Development, 74*(2), 87–111.

Rattan, S. (2013). Healthy aging, but what is health? *Biogerontology, 14*(6), 673–677.

Read, S., Braam, A. W., Lyyra, T. M., et al. (2013). Do negative life events promote gerotranscendence in the second half of life? *Aging & Mental Health, 18*(1), 117–124.

Riley, M. W., Johnson, M., & Foner, A. (1972). *Aging and society. Vol. 3: A sociology of age stratification.* New York: Russell Sage Foundation.

Rohr, M. K., & Lang, F. R. (2009). Aging well together—A mini review. *Gerontology, 55*, 333–343.

Rose, A. M. (1965). The subculture of the aging: A framework for research in social gerontology. In A. M. Rose & W. Peterson (Eds.), *Older people and their social worlds.* Philadelphia, PA: F. A. Davis.

Sebastiani, P., Bae, H., Sun, F. X., et al. (2013). Meta-analysis of genetic variants associated with human exceptional longevity. *Aging, 5*(9), 653–661.

Sebastiani, P., & Perls, T. (2012). The genetics of extreme longevity: Lessons from the New England Centenarian Study. *Frontiers in Genetics, 30*, Article ID 277. doi:10.3389/fgene.2012.00277.

Sebastiani, P., Riva, A., Montano, M., et al. (2012). Whole genome sequences of a male and female super-centenarian, ages greater than 114 years. *Frontiers in Genetics, 30.* doi:10.3389/fgene.

Taylor, M. G., & Lynch, S. M. (2011). Cohort differences and chronic disease profiles of differential disability trajectories. *Journals of Gerontology: Psychological Sciences and Social Sciences, 66*(6), 729–738.

Tornstam, L. (1994). Gerotranscendence: A theoretical and empirical exploration. In L. E. Thomas & S. A. Eisenhandler (Eds.), *Aging and the religious dimension.* Westport, CT: Greenwood.

Tornstam, L. (1996). Gerotranscendence: A theory about maturing into old age. *Journal of Aging & Identity, 1*, 37–50.

United States Census Bureau. (2012). *Table 107, Expectations of life and expected deaths by race, sex and age: 2008.* Washington, DC: U.S. National Center for Health Statistics.

Unson, C., & Richardson, M. (2013). Insights into the experiences of older workers and change: Through the lens of selection, optimization, and compensation. *Gerontologist, 5*(3), 484–494.

Vacante, M., D'Agata, V., Motta, M., et al. (2012). Centenarians and supercentenarians: A black swan. Emerging social, medical and surgical problems. *BMC Surgery, 12*(Suppl 1), S36. Available at www.biomedcentral.com/1471-2482/12/S1/S36.

Willcox, B. J., Suzuki, M., Donlon, T. A., et al. (2013). Optimizing human health span and life span. *Annual Review of Gerontology and Geriatrics, 3*, 136–170.

Willcox, D. C., Willcox, B. J., & Poon, L. W. (2010). Centenarian studies: Important contributors to our understanding of the aging process and longevity. *Current Gerontology and Geriatrics Research,* Article ID 484529. doi:10.1155/2010/484529.

Wolinsky, F. D., Bentler, S. E., Hockenberry, M. P., et al. (2011). Long-term declines in ADLs, IADLs, and mobility among older Medicare beneficiaries. *BMC Geriatrics, 11*, 43. Available at www.biomedcentral.com/1471-2318/11/43.

Zarit, S. H. (2009). A good old age: Theories of mental health and aging. In V. L. Bengston, M. Silverstein, N. M. Putney, & D. Gans (Eds.), *Handbook of theories of aging* (2nd ed., pp. 675–691). New York: Springer Publishing Co.

第 2 篇
老年人护理的考量

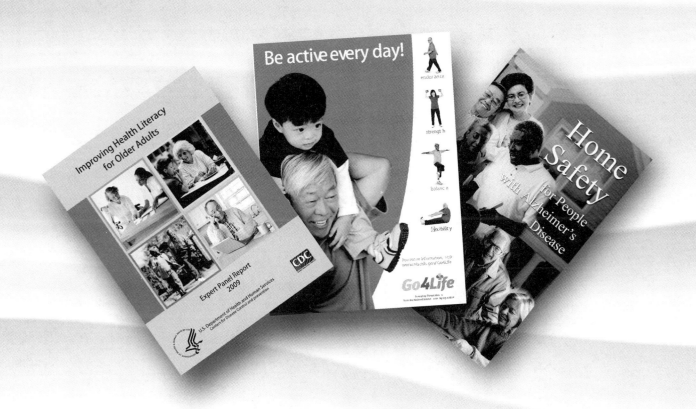

第 5 章　老年护理和健康促进

第 1 篇中的信息显示了老年人作为一个由来自于不同社会文化背景的个体组成的多样性群体的形象，其组成个体是多样性的而非同质性的。显然，即使是在同龄人中，随着年龄的增长，人们也变得越来越不像是同一年龄的人。事实上，年龄增长最普遍的特征是个性化和多样性的增加。

由于向这些人群提供医疗保健和其他服务是非常复杂的，因此多个学科分支已经逐渐发展，以解决与老龄化和老年人有关的独特问题。近年来，人们越来越重视护士提高相关能力的重要性，这样他们就能解决老年人独特的医疗保健需求，并在护理实践中采用循证指导方针。人们还越来越重视健康促进干预措施的重要性，以及护士在促进健康方面所起的作用。

老年医学和老年病学

老年医学是一门研究老龄化和老年人的科学，随着 20 世纪 40 年代中期美国老年学会的成立和第一期 *Journals of Gerontology*（《老年医学杂志》）的出版，老年医学首次得到认可，并成为一门专业。自此，老年医学已经解决了"超越任何一个学科或职业的知识和方法"的问题（Frank，1946，p1）。老年医学仍然涉及多门学科，是护理学、心理学、社会工作和某些联合卫生专业学科内的一个专门领域。尽管老年医学最初的重点主要是老龄化和老年人的问题，但焦点已经转移到了强调健康和成功老龄化上来。

除了关注健康老龄化，老年医学家们正在解决老年人日益多样化和为老年人提供医疗保健变得日益复杂化的问题。因此，出现了老年病学和老年医学护理等保健专业。**老年病学**（也称老年医学）是内科医学或家庭实践的一个亚专业，专注于老年人的医疗问题。美国老年病学学会于 1942 年成立。在 *Geriatrics*（《老年病学》）这本学会第一本专业的出版物中，主编呼吁内科医生应"减轻老龄化过程中内在的不可避免的缺陷和限制"（Touhy，1946，p17）。1953 年，学会将该杂志的名称改为 *Journal of the American Geriatrics Society*（《美国老年病学学会杂志》），并扩大了其关注点，以解决影响老年人整体健康和功能的多维度问题。近几十年来，老年病学的从业者们将注意力从治疗转向了护理。然而，这并不意味着关于干预的决策主要基于生理年龄。

相反，关于干预的决策基于的是对个体的整体评估，重点关注的是生活质量问题、保持最佳功能的干预以及将健康促进作为延迟残疾出现的一种手段。

作为专业和责任的老年护理

尽管护士于 20 世纪初就已经首先认识到了解决老年人独特需求的重要性，但是直到 20 世纪 60 年代，老年病学护理才被认为是一种专业。到了 20 世纪 70 年代中期，美国护士协会倡导使用"老年护理"这一术语，取代"老年病护理"，以便更准确地反映广义护理范围，而非仅仅关注疾病状况本身。半个多世纪以来，美国护士协会强烈支持将老年护理作为一种专业，并在最近修订的《老年护理实践范围和标准》（美国护士协会，2010）中描述了老年医学护士的责任，他们是对所有临床领域老年人 24 小时护理一直负责的医疗保健专业人员。**老年护理**包括以下责任：

- 使用循证信息来解决与老龄化和老年人护理过程相关的独特生理、心理、发展、经济、文化和精神需求。
- 与老年人和其他重要的人一起合作，来促进自主性、健康、舒适、最佳功能以及从健康老龄化到生命终止期间的生活质量。
- 采用整体和以人为本的方法领导专业团队。

（美国护士协会，2010）

美国护士认证中心是另一个认可老年医学护理专业的护理组织，中心为老年医学护士、老年医学护理临床专家或老年医学护理从业者提供认证。此外，数十年来美国护理学院协会还与其他组织展开合作，为学士学位和高级实践护理项目开发、更新和发布推荐能力要求。自 2010 年以来，该组织已经公布了下列与老年医学护理相关的能力要求：老年护理学士学位能力要求；成人与老年人初级护理从业者能力要求；成人与老年人急性护理从业者能力要求；成人与老年人临床护理专家能力要求。

从 2003 年起，医疗保险开始支付护理服务，由此老年病学护理领域高级临床护士的机会开始慢慢增多。高级实践老年医学护士持有比学士学位更高的学位，并在为所有健康和疾病水平的老年人提供护理方面展现出临床专业性。高级临床护士的角色

包括教师、研究员、顾问、管理人员、临床医生专家、独立从业者、护理 / 病例管理人员、个人 / 团体顾问和多学科团队成员 / 领导。自 21 世纪初开始，随着各州对许可证的要求变得多样化，高级临床护士的机会开始增多。2008 年，高级实践注册护士协商小组和国家护理委员会之高级实践注册护士咨询委员会解决了这些担忧，并建议将成人和老年护理合并为高级护理领域中的一个分支。根据这些建议，护理学科研究生院于 2015 年开始提供高级实践成人和老年护理项目。该项目训练高级临床护士，以为所有成年人提供全面护理，包括年轻成人、老年人和体弱老年人。

老年护理能力要求

随着老年护理成为一门专业，越来越多的人开始认识到，所有对成年人进行护理的护士都需要拥有解决老年人独特健康问题的能力。这种认识既来自于第 1 章中讨论的人口学变化，也来自于对老年人护理质量日益增长的关注。2008 年医学研究所关于美国老龄化改革报告的主题为"美国老龄化的改造——建设医疗保健劳动力"，提出需要进行更多的工作，以确保所有的专业人员有能力照顾老年人（医学研究所，2008）。2010 年由美国护理学院协会出版的 *Recommended Baccalaureate Competencies for the Nursing Care of Older Adults*（《老年人护理建议学士学位能力》）中介绍了 19 项能力要求，这对于所有为老年人提供护理的护士而言都是必不可少的。本文涉及的能力要求如下：

- 在为老年人及其家人提供以人为本的关怀方面，加入关于老龄化的专业态度、价值观和期望。
- 对他们的生活环境进行评估，因为这会影响老年人的功能、身体、认知、心理和社会需求。
- 认识和尊重护理的多样化、日益增加的复杂性，以及老年人医疗保健领域固有保健资源使用的增加。
- 促进老年人、家人和护理人员的伦理、非强制性决策。
- 促进各级护理之间安全有效的过渡。
- 实施并监测相关战略，以防风险，促进质量和安全。

改善老年护理能力的倡议和资源

2010 年，医学研究所发表了一篇关于护理学未来的里程碑式报告——《引领变革，促进健康》（医学研究所，2010a）。本报告的一个成果是建立了"行动运动"这项由 AARP、AARP 基金会和罗伯特·伍德·约翰逊基金会发起的国家级倡议，以指导《护理学未来报告》的实施。2013 年 10 月，护理学未来委员会的约翰·罗威博士接受了美国护理学院协会颁发的领导奖，并谈到了"行动运动"正在解决护理学正在面临的机遇和挑战。罗威博士在获奖发言中谈到的第一点是关于人口老龄化和护士在老年人护理领域中所起的作用：

> "正如大家所知，以前在美国无数的人可以活到很老，我们的医疗保健系统，包括护理，不能满足对精细老年护理日益增长的需求。我们需要更多、更好、准备充足的老年护理供应商和新的为解决常见老年综合征而设计的护理模式。护理将受到召唤，提供大部分所需的护理。"

罗威博士强调的与老年人护理保健特别相关的其他要点是：①在老年病学护理教育中需要更多的内容，如老年医学、预防和缓和治疗；②快速开发护理和护理配合方面的新模式；③跨学科团队的重要性；④护士在提高护理质量和降低成本方面的关键作用（例如将再入院率降低 25%）（Rowe，2013）。

"行动运动"是目前所有相关项目的典范，旨在确保在所有成人保健情形下，所有护士都有能力照顾好老年人。自 20 世纪 90 年代初以来，哈特福德老年护理基金会通过资助多个项目，增加护理知识和循证临床实践，表明了对改善老年人护理的重要持续性决心。1999 年，哈特福德老年护理基金会与54 家专业护理组织展开了合作，以提高护理老年人的能力。由于得到了美国护士协会和慈善组织的支持，这一倡议迅速扩展，并继续开发和更新与老年人护理相关的循证资源。这些资源可通过专业护理协会获得，如美国重症护理护士协会和临终关怀和缓和治疗护士协会。

对所有护士和护理学学生而言特别重要的是，哈特福德老年护理基金会支持循证评估工具的开发和与老年护理干预相关信息的发展。此资源中包括的工具和相关材料，可用于一般评估、老年人痴呆，以及如疼痛护理和心血管疾病风险之类的特别护理。定期会对评估工具进行更新，并添加新的评估工具，包括与专业护理组织一起开发的资源。所有资源都可以通过哈特福德老年护理基金会的网站方便获取。

通过北卡罗来纳大学的老年临床模拟中心，可以获得宝贵的资源，用于学习老年护理，该中心已经在联邦卫生服务和资源管理局的资助下，开发了护理案例研究模拟系统。这 26 项经过同行评议的模拟系统，解决了老年人护理的问题，这些老年人可能经历了健康状态的突然改变、慢性病症的恶化或诸如跌倒之类的前兆事件。图 5-1 提供了一份与老年人护理相关的重要事件时间表，此表可为一些护士的专业所用，亦可为所有成人护理护士所用。

健康、保健和健康促进

护士们通常使用"健康"和"保健"这两个可以进行互换的术语，因为从传统的健康疾病历史向全人模式和以人为本的护理观念发展时，出现了范式的改变。这种范式的改变在保健和健康的整体护理定义中表现得很明显。例如，健康的整体护理定义是"由个人定义的状态或过程，其中个体（护士、患者、家人、群体或社区）拥有幸福感、和谐感和团结感，产生了健康、健康信念和价值观的主观体验；是一种意识扩大的过程"（Mariano，2013，p60）。类似地，保健的整体护理定义是：健康是一种"综合、一致的功能，旨在实现最高潜能"（Mariano，2013，p61）。本文中，"健康"被定义为老年人在能力最好时发挥身体功能，不管是否存在与年龄相关的变化和危险因素，而对于老年人而言，"保健"则是一种结果（又名积极的功能结局），可以通过护理干预改善生活质量和提高幸福度。人们越来越重视健康，并认识到健康促进的重要性，并扩大了对自我责任的关注。

老年人的健康促进

健康促进是一系列关注行为变化的计划或干预

老年护理成为一门专业过程中发生的重大事件

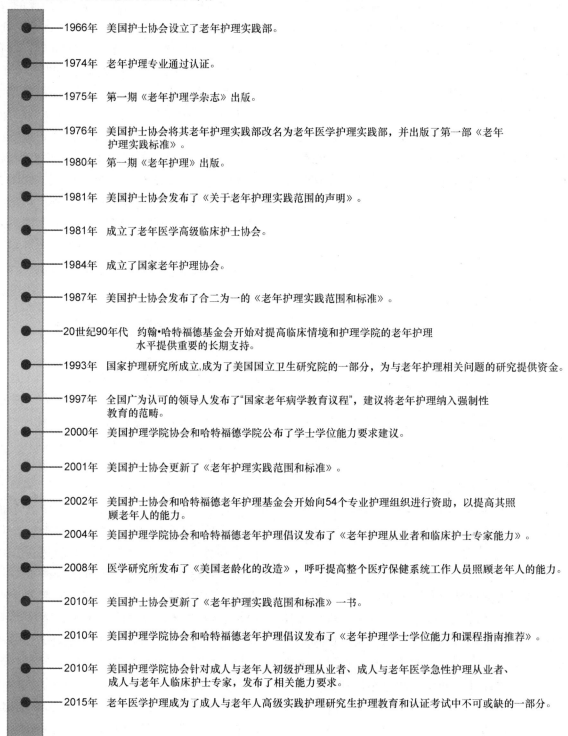

1966年	美国护士协会设立了老年护理实践部。
1974年	老年护理专业通过认证。
1975年	第一期《老年护理学杂志》出版。
1976年	美国护士协会将其老年护理实践部改名为老年医学护理实践部，并出版了第一部《老年护理实践标准》。
1980年	第一期《老年护理》出版。
1981年	美国护士协会发布了《关于老年护理实践范围的声明》。
1981年	成立了老年医学高级临床护士协会。
1984年	成立了国家老年护理协会。
1987年	美国护士协会发布了合二为一的《老年护理实践范围和标准》。
20世纪90年代	约翰·哈特福德基金会开始对提高临床情境和护理学院的老年护理水平提供重要的长期支持。
1993年	国家护理研究所成立,成为了美国国立卫生研究院的一部分，为与老年护理相关问题的研究提供资金。
1997年	全国广为认可的领导人发布了"国家老年病学教育议程"，建议将老年护理纳入强制性教育的范畴。
2000年	美国护理学院协会和哈特福德学院公布了学士学位能力要求建议。
2001年	美国护士协会更新了《老年护理实践范围和标准》。
2002年	美国护士协会和哈特福德老年护理基金会开始向54个专业护理组织进行资助，以提高其照顾老年人的能力。
2004年	美国护理学院协会和哈特福德老年护理倡议发布了《老年护理从业者和临床护士专家能力》。
2008年	医学研究所发布了《美国老龄化的改造》，呼吁提高整个医疗保健系统工作人员照顾老年人的能力。
2010年	美国护士协会更新了《老年护理实践范围和标准》一书。
2010年	美国护理学院协会和哈特福德老年护理倡议发布了《老年护理学士学位能力和课程指南推荐》。
2010年	美国护理学院协会针对成人与老年人初级护理从业者、成人与老年医学急性护理从业者、成人与老年人临床护士专家，发布了相关能力要求。
2015年	老年医学护理成为了成人与老年人高级实践护理研究生护理教育和认证考试中不可或缺的一部分。

图 5-1　老年护理发展中的重要事件

措施，旨在改善个人、群体、社会和国家与其环境相关的健康和福祉。传统上，健康促进计划强调疾病预防（即降低风险）和健康维护（即维持中性的健康状态），但是最近，健康促进开始强调个人对健康和自我保健行动的责任，这样才能实现高水平的健康。基于上述更广泛的方法，要想促进老年人的健康，必然要涉及将健康促进行为纳入他们的日常生活中。老年人健康促进干预措施的范围包括以下几个方面：

- 定期从事几种体育锻炼。
- 保证最佳的营养摄入，避免具有疾病风险的食物。
- 参与推荐的筛查和预防服务，如血压检查和疫苗接种。
- 使用减压的方法，如冥想和放松。
- 与他人形成健康关系。
- 参与自我健康行动（例如保证充分的休息和睡眠，单独或与他人一起进行愉快的活动）。
- 注重精神成长。
- 参与整体健康练习（例如瑜伽、太极）。

此外，促进关于预先护理计划的讨论是目前健康行为改变方面的一个备受关注的主题（疾病控制和预防中心，2014；Fried，Redding，O'Leary 等，2012）。

由于降低医疗保健成本和提高护理质量十分重要，健康促进计划越来越注重循证干预措施，以预防、监测和控制那些导致死亡和残疾的主要原因（例如心血管疾病、癌症、脑卒中）。例如，美国心脏协会发起了"呼吁采取行动"，以在 2020 年实现相关目标：①通过健康的生活方式保持心血管健康；②治疗与饮食、身体活动、热量过量摄入和吸烟有关的不健康行为（Spring，Ockene，Gidding 等，2013）。

老年人健康促进计划的另一个重点是进行有效的管理，包括自我管理，以控制如糖尿病一类的慢性疾病，这些疾病在老年人中更常见，发病后会影响独立功能和生活质量。最近一项针对 2008—2010 年期间医疗保健支出的分析发现，老年人的健康恶化和功能退化的原因包括以下慢性疾病：慢性肾病、糖尿病、骨质疏松症和骨关节炎/类风湿关节炎（Erdem，2014）。这份报告迅速引起了人们的关注，因为患有两种或两种以上慢性病的老年人和各民族群体的百分比越来越高。

除了影响医疗成本外，健康促进计划还可以对生活质量产生积极影响。老年医疗保健护理的常见目标包括延长寿命，这不只是增加年龄，还需要同步改善生活质量。**健康相关的生活质量**的概念由国家慢性疾病和健康促进中心（位于疾病控制和预防中心内）在 1993 年首次提出，并从 2003 年开始被用作衡量医疗保健健康成果的一项标准。健康相关的生活质量通过一组标准问题，即"健康日措施"，关注一个人对身体和心理健康和功能的看法。目前，作为在特定条件下健康促进干预措施的结果，人们越来越重视改善健康相关的生活质量。

尽管健康促进干预措施在预防疾病和残疾以及改善老年人功能和生活质量的各种方法中颇具成本效益，但是与其他群体相比，老年人作为一个群体所接受的预防和筛查服务却更少。这是出于误解，例如：①老年人对健康促进干预的响应较差；②预防服务在慢性疾病发病后效果较差。实际上，健康促进计划对老年人至关重要，因为他们更可能患上慢性疾病，拥有复杂的医疗保健需求，并且比年轻人需要更多的保健服务。此外，纵向研究表明，即

一个学生的反思

第一天，我们便采访了 Teri，她是监督所有临床护理情况的注册护士。她当了约 15 年的护士，对工作非常热情。在她当护士的这些年中，她在医院、ICU、皮肤科医生办公室里工作过，现在负责长期护理。她本来并没有打算负责老年医学护理工作，但是工作开始后她感到高兴和满足。

Teri 谈到了工作人员为促进老年居住者的健康采用的一些不同方式，包括诸如保健和健身计划、特殊郊游和文化活动等，这些活动有助于增强老年人的身心健康。他们的另外一种促进健康的方式真正地吸引了我的注意，护士和其他工作人员努力令居住者保持目前的生活环境。例如，老年人转换到需要辅助的生活前，护士们会尽一切所能确保他们住在独立的生活公寓中。他们努力帮助居住者尽可能长时间地保持独立性，我真的很喜欢他们的这种照顾方法。

Molly D.

使在 75 或 80 岁后，健康促进干预措施对于改善老年人的功能和生活质量以及增加预期寿命也是有 效 的（Gustafsson，Wilhelmson，Eklund，2012；Pascucci，Chu，Leasure，2012；Rizzuto，Orsini，Qui 等，2012）。目前人们关注的是，由于临床预防服务不同，老年人之间存在着明显的健康差距，如图 5-2 所示。

"健康人民"计划是一项著名的计划，该计划始于 20 世纪 90 年代，直至今日依然是健康促进干预措施的主要循证建议来源。该计划作为改善所有美国人健康的一幅路线图，概述了一项全国性的综合议程，以促进健康，预防疾病、残疾和过早死亡。《健康人群 2020》确定了 12 个与促进老年人健康相关的主要目标，如框 5-1 所示。

健康促进干预措施的种类

促进身体和心理健康的干预手段包括筛查方案、减少风险的干预措施、改变环境和健康教育。本节综述了与促进老年人健康有关的干预措施。本书中

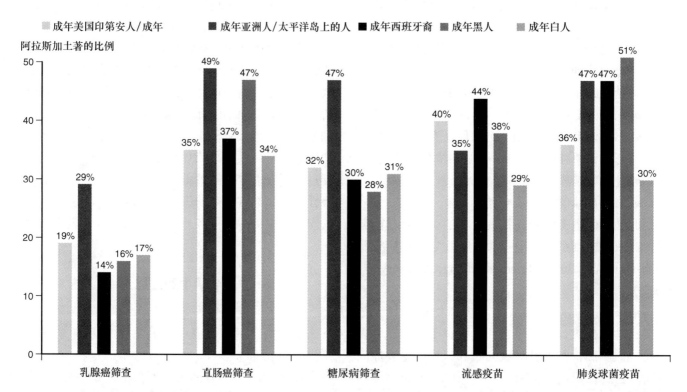

图 5-2　按种族和民族划分的需要临床预防服务成人的百分比（资料来源：疾病控制和预防中心、老龄化管理局、医疗保健研究和质量局以及医疗保险和医疗补助服务中心。《加强老年人的临床预防服务》华盛顿 AARP.2011 年见 www.cdc.gov/aging）

框 5-1　《健康人民 2020》中与老年护理有关的目标	
与健康促进活动相关的目标	● 减少无法满足支持服务需求的无偿护理人员的比例
● 增加下列老年人的比例：	**与老年人护理相关的目标**
● 使用医疗保险预防服务的收益	● 降低压力性溃疡的住院率
● 参与轻度、中度或有益的闲暇活动	● 降低由于跌倒而导致的急诊就医率
● 接受最新的核心临床预防服务（例如结肠直肠癌筛查）	**与虐待老年人相关的目标**
● 在慢性疾病控制方面展露信心	● 改进从各州、哥伦比亚特区和美洲印第安人部落进行数
● 有中度或严重的功能受限	据收集和信息传播的状况，数据和信息是关于受害者、
● 参与糖尿病自我管理计划	施虐者的特征以及虐待、忽视和剥削老人的案例
与老年人资源相关的目标	**与医疗保健工作人员相关的目标**
● 减少长期护理服务和支持需求未得到满足的社区生活型残疾老年人的比例	● 增加通过老年护理注册护士的比例

来源 *Healthy People 2020*，请见 www.healthypeople.gov.

所有的临床导向章节均强调了健康促进,因为这是促进健康功能结局模式的焦点。因此,护理干预措施针对的是改善老年人的健康、功能和生活质量,重点是向老年人及其照护者传授促进健康的活动。

筛查计划

筛查计划是疾病预防的一个重要组成部分,因为它可能会尽早地发现严重的疾病和进行性疾病。国家临床指南中心和许多专业组织发布了大量的循证建议,用于筛查相关疾病,包括青光眼、糖尿病、高血压、高脂血症、骨质疏松、认知缺损和许多类型的癌症。筛查计划的重点是在疾病进展到严重或致命阶段之前,准确地检测相关疾病,并进行有效治疗。筛查试验的成本效益可以根据诸如病症或危险因素检测能力的相关标准来确定早期危险因素,并且没有过多的假阳性或假阴性结果。推荐筛查试验的另一个要求是,早期干预的效果必须优于等待至出现疾病或症状。

近年来,越来越多的人开始关注基于年龄的筛查程序推荐。例如,关于乳腺癌、结肠癌、前列腺癌和子宫颈癌的指南包括了中断筛查的生理年龄。必须将年龄作为做出疾病筛查或治疗决定的唯一标准。最重要的是,决定需要基于个人的健康、功能和生活质量现状及预期。

降低风险的干预措施

基于对病情发展风险的评估,降低风险的干预措施旨在减少病症发生的概率。一些降低风险的干预措施(如疫苗接种)适用于所有老年人,其他干预措施则因具体危险因素和老年人的健康水平而异。如本书中所讨论的,已经针对与老年人相关的各种疾病,如跌倒、焦虑、抑郁、心脏病、压力性溃疡、老年人虐待和忽视,开发了风险评估工具。这些工具通常包括评级量表,以确定最有可能出现特定情况的对象,这样医疗保健专业人员才能够为他们制订和实施预防性干预措施。这些工具还可用于确定可通过预防性干预措施解决的危险因素。

即使没有正式的评估工具,医疗保健专业人员通常还是可以确定那些通过处理可以预防疾病或残疾的危险因素。通常,优先考虑减少那些最主要或可能具有严重负面结果的危险因素。例如,对一个相对健康但有高血压和高胆固醇血症病史以及心脏病发作家族史的老人提供健康促进干预,以降低心脏病的风险。对于处于专业护理单元并且从髋关节骨折中正在恢复的体弱老年人而言,健康促进干预措施将关注跌倒的风险。

许多组织都传播健康促进干预措施的准则,但是这些宣传并不总是一致的,特别是对老年人的建议。例如,对于摄入维生素 D 补充剂用于保健或预防骨折,还是有很多争议的。虽然美国预防服务工作组不推荐维生素 D 补充剂,但是医学研究所(2010b)和国家骨质疏松症基金会(2014)还是建议所有 50 岁以上的成年人日常摄入 800 ~ 1000 IU 的维生素 D。因为通过食物摄入维生素 D 的来源很少,晒太阳对于维生素 D 的合成又是必需的,所以建议老年人每日补充维生素 D(Dore,2013)。

对于所有老年人而言,降低风险的干预措施包括各种生活方式因素,如体重管理、最佳营养、足够的身体活动、充足的睡眠、避免吸二手烟以及适当缓解压力的方法。戒烟可以减少所有吸烟者的风险。用于降低风险的健康促进活动还可包括使用膳食补充剂(例如维生素、矿物质)以及补充和替代疗法(例如瑜伽)。

疫苗接种(又名免疫接种)对于老年人而言是重要的,却也是往往被忽略的风险降低干预措施。除了几十年来常规推荐的流感、肺炎和破伤风接种疫苗,自 2006 年以来,还向 60 岁及以上的人群推荐了带状疱疹疫苗。2012 年,美国老年医学学会和国家成人疫苗接种计划发布了一份关于提高老年人免疫率的战略报告。报告中强调,疫苗接种是预防衰弱、残疾和住院的一种主要策略,也是延长生命的有效方法(McElhaney,2012)。图 5-3 展示了一个易于阅读的教育讲义,护士可以用来教育老年人接种疫苗。

改变环境

改变环境是指在降低风险或提高个人功能水平时进行的健康促进活动。本书很多临床导向章节中关于功能的内容,健康促进功能结局模式都将环境改变当作一种健康促进干预措施。例如,当其实施减少跌倒风险(第 22 章)、改善听力和视力(第 16 和 17 章)以及防止尿失禁(第 19 章)时,改变环境是有效的健康促进干预措施。

老年人们注意了！
疫苗不是只为孩子准备的！

很多人认为只有幼儿需要接种疫苗。然而，成千上万的老年人
死于可用疫苗加以预防的疾病，或因此患上严重的并发症。

我需要什么样的疫苗？

疾病控制和预防中心建议老年人接种以下疫苗：

 带状疱疹病毒疫苗
可一次性地降低60岁及以上成人患
带状疱疹和长期疼痛的风险。

- 带状疱疹引起的疼痛和起疱的皮疹。
- 每5个有带状疱疹的人中，就有一个将在皮疹愈合后忍受长期剧痛。
- 带状疱疹在老年人中更为常见，发病也更严重。

 肺炎球菌疫苗
可一次性降低患肺炎球菌疾病的风险。

- 肺炎球菌疾病可引发严重的感染：肺炎、菌血症和脑膜炎。
- 在美国，肺炎球菌病是疫苗可预防的死亡中最常见的疾病之一，对老年人尤其危险。

 流感疫苗
每年接种流感疫苗，可以避免患流感，避免将其传给亲人。

- 在美国每年平均有24000人死于流感。死亡的大多数人是65岁及以上的成年人。

 破伤风、白喉、百日咳疫苗
可一次性降低获得潜在致命感染的风险，降低将其中一些感染传给他人的风险。

- 父母和祖父母可能因为患有百日咳而数月卧病在床，但是一旦传染给因为年幼而无法接种疫苗的小孩，则相当危险。
- 破伤风是一种严重及痛苦的感染，在因破伤风而死亡的人中，大多数是老年人。

国家免疫和呼吸道疾病中心
免疫服务部门

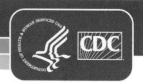

图 5-3 给老年人进行疫苗接种教育的材料示例

摘自国家免疫和呼吸道疾病中心免疫服务部门，请见 http://www.cdc.gov/vaccines/pubs/downloads/f_imz_oldadults_pr.pdf

健康教育

健康教育是健康促进的重要组成部分，因为健康教育专注于教导人们从事自我保健活动，而这些活动都是预防性的，可以促进健康。健康教育干预涉及具体条件以及整体健康和功能。例如，参与定期锻炼是健康教育的一个主要焦点，因为缺乏身体活动被公认为是导致许多不健康状况的危险因素。对于所有成年人而言都很重要的其他健康教育主题是营养、牙齿护理、避免吸烟和二手烟（见第 18 章和第 21 章）。本书的临床导向章节包含很多干预指导专栏，可指导老年人及其照护者关于健康和功能的具体内容（参见本书前面目录结尾处的列表）。如第 2 章中所讨论的，必须将文化因素纳入健康教育和提高健康素养。护士可以使用框 5-2 作为指导，对老年人进行最广为认同的健康促进干预措施的指南教育。

健康促进资源

许多国家非营利和政府组织都提供与预防特定疾病相关的出版物和网络信息，其中包括癌症和心血管疾病。国家组织还提供与慢性病（例如关节炎和糖尿病）自我管理有关的有价值的信息，以促进健康。护士可在框 5-3 中得到与老年人健康促进相关的国家项目资源。

健康护理干预措施之增加身体活动

关于增加身体活动必要性的文章在非专业和专业文献中无处不在，身体活动已经成为当今宣传最广泛的健康促进干预措施。近年来，人们越来越强调中等强度的身体活动可以改善整体健康和生活质量，降低患病风险。大量研究表明身体活动对健康有以下益处：

框 5-2　老年人预防和健康促进干预指南

筛查

针对健康的老年人

- 血压至少每年检查 1 次，如果存在危险（例如糖尿病、非洲裔美国人）则增加检查次数。
- 血清胆固醇每 5 年检查 1 次，对于有风险的人，如带有个人或家族心血管疾病病史的人，则增加检查次数。
- 粪便潜血和直肠检查每年 1 次
- 对于 50 至 75 岁的人乙状结肠镜检查每 5 年检查 1 次
- 视力和青光眼筛查

乳房检查：每月进行自我检查，每年由初级护理从业者进行检查

对于女性而言

巴氏涂片和骨盆检查：

- 每年 1 次直到进行了 3 次连续阴性检查，然后每 2 到 3 年 1 次直到 65 岁
- 对于 50 至 74 岁的人，每 1 ～ 2 年进行 1 次乳房 X 线照

对于男性而言

每年进行数字直肠检查

对于带有风险因素的老年人而言

- 血糖水平
- 甲状腺功能
- 心脏功能（心电图）
- 骨密度
- 心理状态评估

- 筛查痴呆、抑郁症、药物滥用
- 尿失禁评估
- 功能评估
- 筛查不良药物反应和药物相互作用
- 皮肤癌评估
- 跌倒风险评估
- 压疮评估
- 老人虐待或忽视评估
- HIV 筛查
- 腹主动脉瘤

对于男性而言

- 前列腺特异性抗原血液试验

健康促进咨询

对于所有老年人而言（除非禁止）

- 锻炼：每天至少 30 分钟的中等强度身体活动
- 营养：摄入充足的各种维生素和矿物质，特别是钙和抗氧化剂
- 牙科护理和预防　每半年 1 次
- 保护措施：安全带，防晒霜，烟雾探测器，防跌倒风险

如果适用，对老年人而言

- 戒烟
- 严禁药物滥用
- 减肥
- 膳食补充剂

框 5-3　老年人健康促进国家项目
医疗保险预防性健康服务
● 在注册后的前 12 个月内进行初次预防体检
● 年度健康访问
● 筛查和预防服务，详见框 5-2
疾病控制和预防中心，健康老龄化计划
● 健康脑行动：保持认识健康国家公共卫生路线图（2013—2018）
● 加强老年人的临床预防服务：缩小差距
● 预防性健康的机遇来临
● 预先护理计划
● 衰退
● 应急准备
● 口腔卫生
● 带状疱疹疫苗接种
● 戒烟
国家健康和老龄化中心
● 2013 年专辑：用于改变老年人行为的循证计划和资源

- 控制体重
- 降低心血管疾病、糖尿病、代谢综合征和一些癌症的患病风险
- 加强骨骼和肌肉
- 降低跌倒的风险
- 改善精神健康和情绪，包括减轻抑郁
- 改善日常活动的功能
- 延长寿命

（例 如，Fortes，Mastroeni，Sperati et al.，2013；Ip，Church，Marshall et al.，2013；Lee，Lee，Brar et al.，2014；国家健康和老龄化中心，2013）。尽管有丰富证据表明，对于老年人而言身体活动好处多多，但是在美国经常运动的老年人不到 1/3。护士在促进老年人身体活动方面发挥着许多作用，特别是向老年人传授身体活动对健康的益处。护士还评估并强调了老年人参与身体活动产生积极或消极影响的其他因素。护士可以按照图 5-4 向老年人推荐锻炼方法。

健康促进的行为改变模式

用于预防疾病的健康促进干预措施，通常需要改变对健康有害的行为，变为提高健康水平的行为。即使在人们改变行为之后，他们仍需要保持健康行为，防止不健康行为死灰复燃。必须改变的行为越是根深蒂固、有回报或令人愉快，就越难以改变。一些不健康的行为，如吸烟，因为会令人上瘾，所以增加了行为改变的难度。类似地，一个人的不健康行为越舒适（例如不进行身体活动），就越难以改变其行为。

健康行为的启动和维持涉及动机和行动步骤。老年医疗保健专业人员在健康促进干预中的作用是，引导和支持老年人用促进健康的行为取代不健康行为。**改变阶段模式**（又名跨理论模式）已经被医疗保健专业人员广泛用于解释行为变化的阶段。在过去的 30 年中，改变阶段模式已成功应用于压力管理、日晒、戒烟、药物依从性、酒精和药物戒断、饮食和体重控制以及癌症筛查等领域。顾名思义，改变阶段模式描述了一个人在完成行为改变时经历的五个特定阶段（表 5-1）。

表 5-1　将变化阶段模式应用于 H 夫人		
阶段	**护士**	**H 夫人**
第一阶段：预先设想		
评估	"我知道你关心心脏病预防，因为你已经跟我谈了高血压，你很注意不要摄入高脂肪的食物。如果按照从 1 级到 10 级，1 级最低，10 级最高，你认为为了预防心脏病你的身体活动水平是几级？"	"我会给自己评 10 级。我每天早上花五分钟时间遛狗。我朋友说过了 70 岁每天步行的时间不宜超过 10 分钟。"
干预	"你知道有没有很好的例子可以证明每天 30 分钟的身体活动（即使不是一次完成）可以预防心脏病？你愿意阅读美国心脏协会的这本小册子吗？下周再见面时跟我说说你的看法？"	"我之前见过这本书，但是我如果有机会我这周会读一下。"

表 5-1 将变化阶段模式应用于 H 夫人（续）		
阶段	护士	H 夫人

第二阶段：思考

评估	"现在你已经有机会阅读那本小册子了，你认为身体活动在预防心脏问题中起着什么样的作用？"	"我认为心脏协会太倾向运动了，他们一定认为我们都愿意跑马拉松！也许他们认为每天已经至少走 15 分钟的路是有道理的，但是他们可能不明白，大多数 70 多岁的老人是有很多行走问题的？大多数都患有关节炎。我觉得这本小册子更适合二十多岁的人，但是也许他们说的真有道理呢。"
干预	"据我所知，心脏协会的重点是帮助人们通过养成健康的习惯预防心脏病。他们强烈建议每个人每天锻炼 30 分钟，保持心脏健康。对所有年龄人群的研究支持这一建议。" "你每天已经花 5 分钟时间遛狗了，所以你的日常运动有一个良好的开始。但是我觉得你的狗肯定愿意每天走得更远一点。" "你肯定可以每天一点一点地增加散步的时间。"	"好吧，我的狗狗也越来越胖，也许晚上再溜一回对它也有好处。但是如果天气像现在这么冷，我可没法保证每天外出一次。因为有关节炎，我得歇几个月，等到天气暖和些再说。"

第三阶段：准备

评估	"我们已经认识了几个月，你现在对增加散步时间有什么看法？"	"我仔细想了想咱们讨论的内容，现在终于到春天了，我觉得是时候每天增加一点散步时间了。我只是希望走多了路，我的关节炎不会恶化。"
干预	"所以你有没有想过制定一个对你起作用的计划？你知道谁能帮助你坚持锻炼吗？"	"很好，首先，我觉得我可以每天早上散步 10 分钟，我的狗狗肯定喜欢这个。我会每几周增加 5 分钟，直到每天 30 分钟。我已经跟我女儿说了要多散步，她说她周六会过来跟我一起散步遛狗。但是我还是担心关节炎。"

第四阶段：行动

评估	"非常高兴得知你这三个月来已经在延长散步时间了。祝贺你能每天散步 30 分钟。你感觉怎么样？"	"我的狗狗喜欢散步，但是我不确定散步对我是否有效。我猜关注健康肯定会感觉很好，但是我不觉得我的身体有任何好转，至少现在还没有。我女儿前几周还来跟我一起锻炼，这是很好的相聚时间，但是她已经至少三周没来了。"
干预	"要想完成目标，需要给你打打气，有没有给自己一些奖励？听起来你对你女儿不在跟你一起散步感到沮丧，有没有别人可以跟你一起散步？"	"我觉得需要给我打打气，我上周买了一双新的散步鞋。我的一位女邻居跟我聊了聊散步，她说她想跟我一起锻炼，但是我没同意，因为我觉得我女儿会来陪我。也许我应该邀请她，她可以一起锻炼。"

第五阶段：维持

评估	祝贺！7 个月，每天步行 30 分钟，这是一项了不起的成就，也是对你自己和健康的一份好礼物。值得赞赏的是，让你的邻居每周至少有几天来参加你的活动。你是否担心任何减少你步行的诱惑？	谢谢你的鼓励，我的邻居说她很感激我邀请她，而且我喜欢在散步的时候和她聊天。我有点担心在冬天的时候不去散步，下雪的时候我甚至不把狗带出去。
干预	"天气不好的时候，你有没有想过在商场里散步？我不确定你是否可以带着狗走，但是商场在商店开门前一小时开门，这样行人就可以来了。我知道有很多人早晨都在那里散步。"	"这听起来是个好主意，我的邻居提到我们可能会在恶劣的天气去那里。我想我会试试的。如果我去商场的话，我可以让我的女儿周六在那里和我见面。"

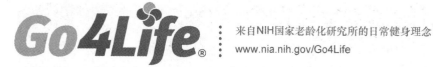

来自NIH国家老龄化研究所的日常健身理念
www.nia.nih.gov/Go4Life

包括所有四种运动类型

运动主要包括四种类型：
耐力、力量、平衡性和柔韧性

    一些活动适用多种类型的锻炼；例如，一些耐力活动有助于加强力量，一些柔韧性练习也可改善平衡性。以创新的方式从四种类型中选择练习，等待益处的出现！

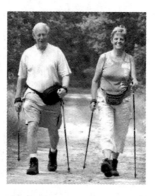

耐力   耐力增加可以提高心率和延长呼吸周期时间的活动，如步行、慢跑、游泳、跳舞、园艺、爬楼梯。
益处：日常活动更容易进行，如园艺或购物。
活动量和频率：在一周的大多数或所有时间内，进行至少30分钟的中等强度耐力活动。

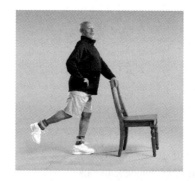

力量   进行可以增加肌肉力量的活动，如使用阻力带或小重量物品（甚至食品罐）来加强肌肉群。
益处：提高进行日常快乐活动的能力，并保持独立。
活动量和频率：每周2～3天每次30分钟的锻炼，锻炼包括所有主要的肌肉群。

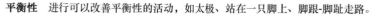

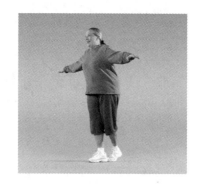

平衡性   进行可以改善平衡性的活动，如太极、站在一只脚上、脚跟-脚趾走路。
益处：在进行脚尖站立或高架取物时，有助于防止跌倒和提高安全性。
活动量和频率：经常进行，随时随地；一定要使用墙壁或坚固的物体来提供安全所需的支撑。

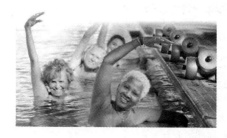

柔韧性   伸展肌肉群、肩部和上臂的活动。
益处：该日常活动自由度较高，如穿衣服。
活动量和频率：将肌肉群进行无痛伸展，保持这种姿势10～30秒，放松，呼吸，然后重复3～5次。

图 5-4   关于老年人锻炼推荐类型教育材料的示例
改编自 NIH 的国家老龄化研究所的日常健身理念，参见 www.nia.nih.gov/Go4Life

第一个阶段是预先设想阶段，人没有意识到这个问题，否认需要改变或抵抗改变。在这个阶段，人们没有打算在未来 6 个月内改变他的行为。这一阶段为人们提供的适当健康促进干预措施包括，提供有关问题行为的信息，并为思考行为改变提供无条件的鼓励。在这个阶段，为老年人工作时，老年医学护士可以提供信息，讨论信念，并帮助该人认识健康促进行为对个人的好处。护士也可以认可个人的角度，并指出当前行为的消极后果。

第二个阶段是思考阶段，其特点是在可预见的未来，基于对当前行为的消极后果和不同行为的积极后果的一些认识，打算改变行为。人们很可能提出问题，并寻求有关各种行为短期和长期风险和益处的信息。他很可能对放弃有意义的活动或参加高难度或不愉快的活动感到矛盾。在这个阶段，老年医学护士可以帮助人们看到，改变行为的优势超过了劣势，尽管人们可能无法立即受益。本阶段的健康促进干预措施包括提供有关风险和收益的额外信息，并与该人一起探讨他是如何开始建立追求更健康的生活方式的个人目标的。干预还包括通过帮助他人看到他的这些新行为来增加这个人的自我效能感。当在这个阶段为老年人工作时，表达对这个人有能力进行健康促进活动的信心是有帮助的。

第三个阶段是准备阶段，其特点是对不健康的行为持矛盾看法，但更倾向于向更健康行为进行改变。这个人承认需要改变，表达了强烈的决心，在 1 个月内采取更健康的行为，并开始为实施确定相关策略。在这个阶段，人们通常受益于家人和朋友的支持，他们可能会表达自己的意图，并寻求他人的帮助来实现自己的目标。老年医学护士可以支持人们改变的意图，并提供积极的强化措施；他们还可以指出该人在制订行动计划方面已经取得的进展。护士的一个重要作用是协助制订计划，确定个人的目标以及实现目标的小步骤策略。虽然讨论行为改变过程中的障碍可能是必要的，但重要的是关注新行为带来的好处。在计划实施的过程中，制订处理预期实施困难的策略也是很有帮助的。

第四个阶段是行动阶段，发生在当事人已经做出行为改变，但实施改变不到 6 个月的时候。在这个阶段，人们通常没有完全体验到新行为的好处，并且容易恢复先前的不良行为或放弃新的健康行为。同时，他们可能具有较高水平的自我效能，并对他们所取得的进步感觉良好。这一阶段的健康促

案例学习

H 夫人 72 岁，每周 3 次光顾当地的老年中心，进行用餐和社交活动。每个月她都会来让你检查她的血压。你最近研究了改变阶段模式，并对将其应用于老年人健康计划中的临床工作非常感兴趣。H 夫人服用抗高血压药物，并担心患上心脏病。当你与 H 夫人讨论心脏病的危险因素时，她说只要关节炎不恶化，她希望在日常生活中加入更多的身体活动。她同意与你定期会面，制订计划。表 5-1 显示了你如何将改变阶段模式用于 H 夫人。

思考题：

预先设想阶段

- 从促进健康的角度来看，你如何评价 H 夫人对锻炼在预防心脏病方面作用的理解？你想澄清什么误解？
- 在这个阶段，你的教育干预的目标是什么？

思考阶段

- 你如何评价 H 夫人对增加运动水平优缺点的看法？
- 在这个阶段，你的教育干预的目标是什么？
- 你目前在健康促进干预中还有哪些额外的教学点？

准备阶段

- 你会向 H 夫人问什么额外的评价性问题？
- 在这个阶段，你的教育干预的目标是什么？
- 你会纳入什么额外的教学点，特别是关于 H 夫人的关节炎？

行动阶段

- 在这个阶段，你对 H 夫人有什么担忧？你还会问什么其他的问题？
- 你还有什么其他的教学点？

维持阶段

- 你会向 H 夫人问什么额外的评价性问题？
- 你还有什么其他的教学点？

进干预措施旨在加强已经取得的进展，以及找出坚持健康行为所面临的障碍。老年医学护士可以帮助老年人识别动机，建立奖励制度，并为克服已识别的障碍制订策略。他们还可以寻求来自朋友和家人的支持，如果必要可帮助该人确定扩展其支持系统的方法。

第五个阶段是维持阶段，发生在人们已经在 6 个月或更长的时间内坚持健康行为。到了这个时候，当事人正在感受更健康行为带来的积极影响，不良行为复发的风险较小。在这个阶段，自我效能的水平通常很高，并且个人有动力保持更健康的生活方式。因为当事人对外部支持的需要较少，老年医学护士的作用慢慢减弱。这一阶段的健康促进干预措施包括对进展进行加强和对健康行为进行积极反馈。此外，护士还可以询问当事人在进展保持方面是否遇到任何困难，并帮助该人确定克服困难的策略。

最近开发的行为改变模式以积极的方法为基础，并建立在个人的力量上。**动机性访谈**是一种积极模式的例子，其中医疗保健专业人员担任"变革教练"的角色，并与他人进行合作。这个模式重点体现在以下几个方面：

- 个人自主和对自己负责
- 具有能力，而不是丧失能力
- 为促进改变而行动，而不是为避免改变而找借口
- 运用肯定、总结、反思倾听、开放式问题等沟通技巧，避免论证或直接说服
- 讨论人们对于问题、主要关注点、改变的意图和改变的信心的认识
- 探索目标和改变与不改变的成本和益处
- 共情，关心，并对别人的视角保持兴趣

尽管充分利用动机性访谈需要大量的培训，但是护士在健康促进干预措施中可采用其简单形式（Noordam，de Vet，van der Weijden，2013；Stawnychy，Creber，Riegel，2014）。

欣赏式问询是另外一种积极模式，最近广泛用于促进医疗保健环境中的行为改变。这种模式用可能性思维取代了欠缺思维，并使用一系列的问题来肯定和评价其中最好之处，设想未来的可能性，讨论并创造。过程分为四个步骤，分别为发现、梦想、设计和完成。Moore 和 Charvat（2007）提出护士采用欣赏式问询的方法来探究。个人对于促进健康的工作或经验，可以参考以下四个步骤，每个步骤包含数个问题：

- 发现：描述一个你的生活方式非常健康的时期，并考虑以下问题：你对这段经历感到欣慰吗？你是如何做到这一点的？什么人或情境因素支持上述积极的经验？
- 梦想：假如你的身体活力十足，你觉得自己非常健康，考虑以下问题：你每天有什么样的感觉？你会做什么？你看上去怎么样？你会做什么运动？你认为它会如何有助于你的心脏？
- 设计：你现在可以做什么来更好地为自己的健康和护理负责？你会去哪里寻求帮助？
- 完成：我们将要做什么来启动这个过程？

通过这种互动，护士可与被护理的老年人进行合作，寻找优势、激情和生活的力量，这样老年人有找到新的生活方式的可能性。

在为老年人服务的时候，护士可以应用这些模式原理，来促进与营养、身体活动、体重管理和其他可能增加患病风险、影响人的健康和功能的生活方式因素相关的健康行为。护士也可应用欣赏式问询的原则，来进行过渡性护理辅导干预。当慢性病患者出院返家时，这种做法可以改善他们的护理情况（Scala & Costa，2014）。尽管大多数护士不是专业的健康导师，但是所有护士都可以结合沟通技巧来鼓励行为改变，例如：自我效能、价值观澄清、意识提高、重组、关注益处、加强社会支持。框 5-4 中简要地介绍了这些干预措施，并提供了可用于帮助老年人增加健康行为或减少危害健康行为的沟通技巧的例子。

框 5-4　鼓励行为改变的沟通技巧

自我效能：增加老年人实现既定目标的信心。

- "减了 5 磅你应该受到奖励。有时候很难减肥，但是你不断地进步，你应该有信心，一磅一磅地减。"
- "想想有没有那个时候，即使你不是特别有信心，但是在挑战面前你还是成功了。"
- "描述一个有助于你实现目标的个人特点。"

价值观澄清：有助于老年人认清价值观，以弥合期望和行为之间的差异。

- "对于改变行为，人们的感受比较复杂。例如，在知道超重会增加健康风险的同时，却享受美食。让我们聊聊健康对我们至关重要的方式。"
- "听起来你对多锻炼就会更健康的方法很有信心，而且你觉得你也有时间锻炼。让我们聊聊你如何利用时间保持健康。"

意识提高：提高老年人的风险意识，这些风险是客观上的而不是急性症状的（即血压升高或脂质的实验室检查值异常）

- "前几周你的血压大概是 156/90 mmHg，你知道理想值是 120/80 mmHg 以下吗？"
- "你的体重在过去的三年间不断上涨，现在你患糖尿病的风险也变大了，特别是你还有高血压。"

重组：利用正面思考去关注克服障碍的方法

- "我知道冬天很难外出，所以让我们在一般运动以外，寻找一些进行更多室内运动的方法。例如，有没有可能在购物中心或房子周围走一下？"
- "为了实现目标，你已经明确了几个障碍。能不能举出一个最容易克服的障碍，我们可以看看能不能找出克服的方法。我知道你的一个长处是面对挑战，所以让我们看看这些挑战，想想有没有有用的策略。"

关注益处（又名加强奖励）：立即且频繁地巩固益处，可以分为有形益处、社会益处和自己产生的益处三类

- "描述一下上次体重处于理想状态时你的感受。"
- "能不能就参加身体活动给自己一个奖励，例如从公园回来后吃点水果？"
- "让我们来聊聊戒烟的好处。例如，一开始戒烟，你就已经减少患心脏病的风险了。能想到其他好处吗？"

增强社会支持：带动家人和朋友形成健康的行为习惯

- "在老年中心用完午餐回家后，跟朋友散步半小时，这是一个好主意。"
- "孙子孙女来了，能不能带他们去公园或游乐场？"

改编自 C.A.Miller. 的 *Fast facts for health promotion in nursing：Promoting wellness in a nutshell*（2013）一书，其使用经过了 Springer 出版公司的许可

本章重点

老年医学和老年病学

- 老年医学和老年病学属于专业职业领域，自 20 世纪 40 年代中期以来一直在发展，以满足老年人的独特需求。
- 专业人员的最初焦点是与老龄化相关的问题，但目前的焦点是生活质量、促进最佳健康和发挥功能。

作为一门专业和一种责任的老年医学护理

- 老年医学护理在 20 世纪 60 年代首次成为一门专业；专业护理组织和慈善基金会为实现这一专业化进程做出了巨大努力（图 5-1）。
- 越来越多的人认识到，成人医疗保健机构中的所有护士都需要拥有解决老年人复杂、独特保健需求的能力。
- 目前医疗保健供应商和政策制订者们认识到对专业老年医学护士和所有成人临床环境中护士的双重需求，以提高老年护理的技能。
- 许多循证资源可用于提高护士和护理学学生的老年护理的能力。

保健、健康和促进健康

- 健康促进计划目前包括传统的对预防疾病和保健的侧重，以及最近关注的以提高健康水平为目的的个人自我护理。
- 健康促进计划可以有效降低医疗保健成本，并改善健康相关的生活质量。
- 与老年白种人相比，少数族裔老年人享受的预防保健服务较少（图 5-2）。

促进老年人的健康

- 护士在健康促进干预中具有重要作用，这对于防止慢性病、降低死亡率和改善老年人的生活质量至关重要。
- 《健康人群 2020》中确定了 12 个与促进老年人健康特别相关的主要目标（框 5-1）。
- 老年人健康促进干预措施的类型包括筛查项目、减少风险干预措施、改变环境和健康教育（框 5-2，图 5-3）。
- 许多国家非营利和政府组织，为促进与特

定条件相关的健康，提供出版物和基于网络的信息（框5-3）。

- 护士在向老年人传授身体活动的益处和加强锻炼方面具有重要的作用（图5-4）。

为促进健康的行为改变模式

- 改变阶段模式已被用于解决那些需要改变健康相关行为的疾病预防和健康促进干预措施中（表5-1）。
- 积极的行为改变模式包括动机性访谈和欣赏式问询。
- 护士可以通过采用沟通技巧，解决下列所有问题：自我效能、价值观澄清、提高意识、重组、注重益处和加强社会支持（框5-4）。

评判性思维练习

1. 描述老年医学护理从20世纪60年代至今的发展。
2. 为护理学入门的学生做一个介绍，向他们推荐选修课"老年健康护理"。你希望在课程中包含哪些主题？为了鼓励学生选修本课程，你需要说明哪些要点？
3. 你正在和你的同学讨论毕业后将选择哪个实践领域。你告诉他们，你打算专攻老年医学护理，他们挑战你的决定，说"照顾老人你会无聊死的。

你为什么不选择一些激动人心的专业，比如创伤护理呢？此外，你并不能改变老年人的状况，照顾那些情况不会好转的人，能有什么挑战呢？"你如何回应这些说法？
4. 确定一个你希望在生活中改变的健康相关行为（例如戒烟、增加锻炼水平、减少饮食脂肪摄入），并使用健康促进的改变阶段模式（如案例学习中的）为自己的行为改变制订护理计划。

（孙颖　译）

参考文献

American Nurses Association. (2010). *Gerontological Nursing: Scope and Standards Practice*. Silver Spring, MD: American Nurses Association.

Centers for Disease Control and Prevention. (2014). *Advance Care Planning: Ensuring your wishes are known and honored if you are unable to speak for yourself*. Available at www.cdc.gov/aging/pdf/advanced-care-planning-critical-issue-brief.pdf.

Dore, R. K. (2013). Should healthy people take calcium and vitamin D to prevent fractures? What the U.S. Preventive Services Task Force and others say. *Cleveland Clinic Journal of Medicine, 80*(6), 341–344.

Erdem E. (2014). Prevalence of chronic conditions among Medicare Part A beneficiaries in 2008 and 2010: Are Medicare beneficiaries getting sicker? *Preventing Chronic Disease, 11*, 131118. doi:10.5888/pcd11.130118.

Fortes, C., Mastroeni, S., Sperati, A., et al. (2013). Walking four times weekly for at least 15 minutes is associated with longevity in a cohort of very elderly people. *Maturitas, 74*, 246–251.

Frank, L. K. (1946). Gerontology. *Journals of Gerontology, 1*(1), 1–11.

Fried, T. R., Redding, C. A., O'Leary, J. et al. (2012). Promoting advance care planning as health behavior change. *Patient Education and Counseling, 86*(1), 25–32.

Gustafsson, S., Wilhelmson, K., Eklund, K., et al. (2012). Health-promoting interventions for persons aged 80 and older are successful in the short term: Results from the randomized and three-armed Elderly Persons in the Risk Zone study. *Journal of the American Geriatrics Society, 60*(3), 447–454.

Institute of Medicine. (2008). *Retooling for an aging America: Building the health care workforce*. Washington, DC: National Academies Press.

Institute of Medicine. (2010a). *The Future of Nursing: Leading Change, Advancing Health*. Washington, DC: National Academies Press.

Institute of Medicine. (2010b). *Dietary reference intakes for calcium and vitamin D*. Washington, DC: National Academies Press.

Ip, E. H., Church, T., Marshall, S. A., et al. (2013). Physical activity increases gains in and prevents loss of physical function: Results from the Lifestyle Interventions and Independence for Elders pilot study. *Journals of Gerontology: Biological Sciences and Medical Sciences, 68*(4), 426–432.

Lee, H., Lee, J-A., Brar, J. S., et al. (2014). Physical activity and depressive symptoms in older adults. *Geriatric Nursing, 35*, 37–41.

Mariano, C. (2013). Holistic nursing: Scope and standards of practice. In B. M. Dossey & L. Keegan (Eds.), *Holistic nursing: A handbook for practice* (6th ed., pp. 59–83). Boston, MA: Jones and Bartlett Publishers.

McElhaney, J. E. (2012). Immunization in older adults. *Public Policy & Aging Report, 22*(4), 6–10.

Moore, S. M., & Charvat, J. (2007). Promoting health behavior change using appreciative inquiry: Moving from deficit models to affirmation models of care. *Family & Community Health Nursing, 30*(15 Suppl 1), S64–S74.

National Center for Health and the Aging. (2013). *Monograph: Evidence-based programs and resources for changing behavior in older adults*. Available at www.healthandtheaging.org.

National Osteoporosis Foundation. (2014). *NOF responds to meta-analysis review of vitamin D supplements and prevention of osteoporosis*. Available at http://nof.org/news/1603.

Noordam, J., de Vet, E., van der Weijden, T., et al. (2013). Motivational interviewing within the different stages of change: An analysis of practice nurse-patient consultations aimed at promoting a healthier lifestyle. *Social Sciences & Medicine, 87,* 60–67.

Pascucci, M. A., Chu, N., & Leasure, A. R. (2012). Health promotion for the oldest of old people. *Nursing Older People, 24*(3), 22–28.

Rizzuto, D., Orsini, N., Qui, C., et al. (2012). Lifestyle, social factors, and survival after age 75: Population based study. *British Medical Journal, 345,* e5568. doi:10.1136/bmj.35568.

Rowe, J. R. (2013). Dr. John Rowe receives John P. McGovern Lectureship Award from AACN. Available at http://campaignforaction.org/news/dr-john-rowe-receives-john-p-mcgovern-lecturship-award.

Scala, E., & Costa, L. (2014). Using appreciative inquiry during care transitions. *Journal of Nursing Care Quality, 29*(1), 44–50.

Spring, B., Ockene, J. K., Gidding, S. S., et al. (2013). Better population health through behavior change in adults. *Circulation, 128,* 2169–2176.

Stawnychy, M., Creber, R. M., & Riegel, B. (2014). Using brief motivational interviewing to address the complex needs of a challenging patient with heart failure. *Journal of Cardiovascular Nursing,* [Epub ahead of print].

Touhy, E. L. (1946). Geriatrics: The general setting. *Geriatrics: Official Journal of the American Geriatrics Society, 1*(1), 17–20.

第6章 老年医疗保健机构

虽然护士一直关心老年人，但从 20 世纪 60 年代后期开始，才开始制订计划来解决老年人独特的医疗保健需求。本章介绍关于满足老年人需求各种服务的信息，首先介绍了社区护理需求，进而介绍了机构护理需求。然而，这种区分不总是明确的，因为老年人通常在几个地方接受护理，而且有的服务社区和机构均提供，例如专业护理和临终关怀。由于医疗保健供应商和决策者目前十分关注与质量和护理配合有关的问题，所以本章将探讨护士在解决这些问题中的作用。

老年人医疗保险于 1965 年建立（本章稍后将会进行讨论）引起了向老年人提供保健服务领域的主要变化，主要是增加了老年人获得保健的机会。在 20 世纪 90 年代，决策者和医疗保健供应商开始担忧医疗保险付款系统，因为它刺激了服务数量的增加，但是对于对护理质量至关重要的服务（例如预防护理、护理配合、患者咨询和团队沟通）很少有或没有报销。这些问题导致了当前人们对"三重目标"的关注，即改善护理、改善健康和降低成本（Ouslander & Maslow，2012）。**老年人医疗保险和医疗补助服务中心**、2010 年《大众健康医疗法案》和国家级组织正在解决这些问题，导致了需要对老年人医疗保健服务进行另一波重大改变。重要的是要认识到接受老年人医疗保险和医疗补助基金的所有项目和机构（包括几乎所有的医疗保健机构和项目）都直接受到老年人医疗保险和医疗补助服务中心政策的影响。即使服务不在保险范围内，如果服务提供机构接受公共资金，其服务就必须符合老年人医疗保险和医疗补助服务中心的规定。因此，本章中涉及的与老年人医疗保险和医疗补助服务中心相关的信息，几乎适用于所有的老年医疗保健服务。

对老年人的社区服务

几十年来，公共和私人机构为老年人提供了各种类型的社区支持资源，近几十年来这些服务的范围一直在扩大（图 6-1）。例如，几十年来，在大多

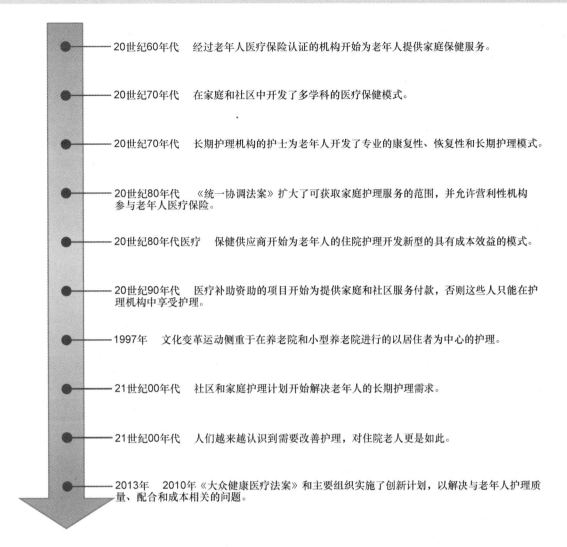

20世纪60年代　经过老年人医疗保险认证的机构开始为老年人提供家庭保健服务。

20世纪70年代　在家庭和社区中开发了多学科的医疗保健模式。

20世纪70年代　长期护理机构的护士为老年人开发了专业的康复性、恢复性和长期护理模式。

20世纪80年代　《统一协调法案》扩大了可获取家庭护理服务的范围，并允许营利性机构参与老年人医疗保险。

20世纪80年代医疗　保健供应商开始为老年人的住院护理开发新型的具有成本效益的模式。

20世纪90年代　医疗补助资助的项目开始为提供家庭和社区服务付款，否则这些人只能在护理机构中享受护理。

1997年　文化变革运动侧重于在养老院和小型养老院进行的以居住者为中心的护理。

21世纪00年代　社区和家庭护理计划开始解决老年人的长期护理需求。

21世纪00年代　人们越来越认识到需要改善护理，对住院老人更是如此。

2013年　2010年《大众健康医疗法案》和主要组织实施了创新计划，以解决与老年人护理质量、配合和成本相关的问题。

图 6-1　推动老年人各种护理模式发展的重要事件

数大都市，送餐到家项目已经存在，并且近几年来，杂货和膳食可在 24 小时内通过互联网网站或免费电话提供。虽然社区服务普遍存在，但是老年人及其照护者通常不知道有能够满足老年人在自己家中的健康需求的各种各样的服务。即使他们知道这些服务，也可能不知道他们获得公共资助服务的资格标准。此外，如果社区服务不具有文化相关性，即使他们知道存在某种服务，老年人及其家人可能也不会接受服务。例如，非裔美国人由于缺乏获得公共服务的意识，不愿意使用公共服务，以及社区中缺乏可负担得起的和可用的服务，他们存在很多未满足的社区服务需求（Padilla-Frausto、Wallace & Benjamin，2014）。

因为使用这些资源可以改善老年人的健康、功能和生活质量，护士需要补充缺少的相关信息。此外，解决其他障碍也至关重要，例如家庭护理人员的负面态度，方法是教授相关服务对老年人和家庭护理人员的积极影响（Phillipson & Jones，2012）。框 6-1 总结了可决老年人需求的广泛存在的社区服务和资源。这些服务对于住在自己家中或其他独立机构中的老年人尤其重要，包括 93% 的 65 岁及以上的成年人（图 6-2）。

健康促进项目

由于人们越来越注重保健和健康，许多针对老年人的社区项目开始包括了健康促进活动。老年中心和其他老年人聚集的地方通常提供定期健康筛查和健康教育活动。相关项目的健康促进活动包括血压检查、安全驾驶课程、戒烟班、健康筛查（例如

框 6-1 老年人的社区资源

国家老年人定位器：根据邮政编码提供美国任何地方关于多种资源的免费信息

老年信息和移交服务：地方计划，又名"信息专线"，提供与解决特殊需求相关机构的信息

地区老龄化局：政府机构提供广泛的范围，包括转诊、病例管理和非医疗家庭护理工作者

老年中心：以社区为中心为老年人提供服务，如饮食、有限的交通和社会教育计划

送餐到家：为待在家里的人提供热餐到家服务的计划，是由当地老年中心、教堂和医院主办的

陪伴和友好访客：提供例如社会家庭访问、协助办事或陪同就诊服务的计划

电话慰藉：服务提供商定期给老年人打电话，提供支持和提醒

个人应急响应系统：应急响应系统涉及"呼叫按钮"（例如项链或手镯）的使用，在需要帮助时（例如跌倒时）给指定联系人打电话

能源援助计划：为低收入人群提供水电费财政援助国家和地方计划

恒温和房屋修缮服务：由政府机构资助的承包商为低收入群体提供家庭维修和维护服务（例如隔音、窗体边缘修缮和安装）

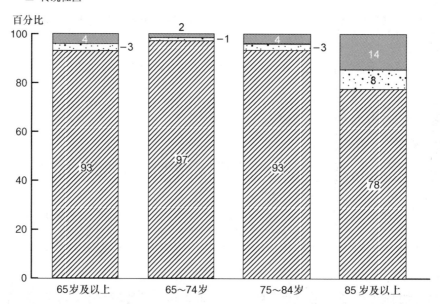

图 6-2 2009 年特定机构中 65 岁及以上医疗保险参保人的百分比（以年龄划分）

改编自《2012 年美国老年人》联邦机构间论坛老龄化相关统计，见 http://www.agingstats.gov/agingstatsdotnet/main_site/；来源：老年人医疗保险和医疗补助服务中心医疗保险现有受益人调查

癌症、视力、听力）、流感疫苗注射和其他免疫接种、药物评估、管理和教育及各种锻炼，如步行、有氧运动、水上运动或太极。健康教育主题包括营养、压力管理、一般医疗保健和季节性健康问题，如体温过低、发热相关疾病、感冒和流感。

有组织的团体活动，如老年保健项目，经常在社区老年中心举办，或由其赞助，几乎每个社区都有老年中心。越来越多的医院和其他医疗保健机构提供范围广泛的健康促进计划，并雇佣了大量的护士，以满足社区内老年人的需求。老年中心和医疗保健机构经常联合发起一些项目，以解决特定的健康问题，如糖尿病、青光眼、胆固醇过高或高血压。例如，老年健康集市为后续服务和查明已经确定了的医疗问题提供了平台。因此，这些项目可以为老年人提供有价值的健康促进服务，并同时为医疗保健供应商建立潜在的患者基础。

教区护理

教区护理于 1998 年被美国护士协会认定为一种

专业实践。美国护士协会教区护理：2005 年首次出版的《实践范围和标准》一书中，将教区护理描述为"一种专业护理的实践形式，在教区背景下，注重精神呵护，也注重促进整体健康，预防疾病或将其最小化"（美国护士协会，2012，p6）。教区护士花费他们 50%～100% 的时间，为老年人提供服务，如健康教育、转诊、健康筛查、个人咨询、精神支持和健康宣传等（King & Pappas-Rogich，2011）。

喘息服务

喘息服务的主要目标是定期减轻照护人员来自身上护理责任的压力。老年医学家在 20 世纪 70 年代末首次使用这一术语，因为他们认识到照护人员非常有可能会遇到社会隔离、临床抑郁、心理困扰和其他与照顾负担直接相关的问题。因此，为住在家中并由家人或其他人进行无偿照顾的人提供喘息服务。喘息服务的目标包括改善照护人员的健康，延迟依赖照护的老年人进入相关机构的时间。喘息服务包括成人日托中心、过夜和短期家庭护理，以及提供驻家陪伴或家庭健康助手。

成人日托中心

成人日托中心始于 20 世纪 70 年代，已成为照顾依赖照护的老年人的一种主要社区资源。日托中心为团体中功能受损的老年人提供有组织的社会和娱乐活动。除了进行团体社交活动外，成人日托中心还提供膳食和以下服务：交通、药物管理、个人护理援助以及其他与健康有关的服务和治疗。成人日托中心一般在工作日提供监督护理服务，每天 8 小时，期间包括大约 5 小时的正式项目以及 3 小时的社交交互和其他非结构化的活动。较为不常见的是，日托中心可提供更长时间的服务，周末和假日均可提供。

成人日托中心的参与者通常是功能受到了损害，几个功能领域需要进行监管或协助。大多数参与者的认知是受损的，但抑郁症患者和残疾人是成人日托中心的常客。参与者通常与家人住在一起，但有些人自己生活或生活在团体中。这些项目的目标是维持或改善老年人的受损功能；延迟或消除他们对机构护理的需求；为不能独立的老年人的照护人员提供帮助；并改善老年人及其照护人员的生活质量。成人日托服务的参与者通过采用康复和治疗，从社会化、刺激和功能改善中获益（Gaugler，2014）。此外，成人日托服务还是减轻痴呆患者家庭护理人员压力的重要干预措施（Zarit, Kim, Femia et al., 2013）。

成人日托中心项目的成本差异很大，付款来源也是如此。一项全国调查显示，2013 年，在成人日托医疗保健中心待一天，需平均花费 65 美元（Genworth Financial，2013）。虽然家庭是成人日托中心护理服务大多数费用的主要支付来源，但是由于人们越来越认识到这种社区服务具有效益和成本效益，所以相关公共基金也越来越多。大多数健康保险计划没有涵盖成人日托中心服务；然而，如"老年人医疗保险支持综合模式"一节中所讨论的内容，2010 年《大众健康医疗法案》资助的创新项目将导致对这一重要资源使用的增加。

老年护理管理人员

随着项目范围不断扩大，合适服务的确定和配合已变得越来越重要。与选择护理供应商有关的决定是复杂的，因为它们必须基于很多变量，包括但不限于成本、可用性和可接受性等因素。老年人及其家人可能没有准备好承担与识别、安排和协调适当服务相关的任务。有两种社会趋势影响了家庭管理老年人护理的能力和可用性，即更多的妇女进入有偿劳动力队伍，以及成年子女从家乡迁往本国其他地方，甚至其他国家成为常态。这些因素连同 85 岁及以上人数显著增加，导致了对独立社区专业老年护理管理服务的需求。

老年护理管理人员担任初级护理协调员，负责根据老年人需求的变化，实施即时和长期计划。护理管理服务涉及综合评估、护理计划、实施、监测和重新评估。护理管理人员通常不仅与老年人，而且与其他专业人员、家人、照护人员和支持资源进行合作。当家人提供护理或协调服务时，护理管理人员可以提供咨询和教育以满足照护人员的需要，照护人员可能是老年人本人，也可能不是。担任医疗护理管理人员的角色，护士是理想的人选，因为他们可以全面评估即时和长期护理服务的需求，然后对服务进行计划、协调和监督。

老年护理管理人员可能是独立承包商，也可能是通过非营利和营利团体和组织。虽然护理管理人员和病例管理人员有时可以进行互换，但是这些角色的区别在于，病例管理服务通常是更广泛机构项目中的一部分。医院和健康保险公司依靠病例管理人员来确保患者获得最合适和成本效益最高的服务。

家庭护理服务

老年人和其他依赖照护的人群一直是在家里进行大部分的医疗保健的，19 世纪美国就有了访视护理服务。然而，家庭护理服务在 1965 年老年人医疗保险开始负担服务费用后发生了剧烈的变化。到了 20 世纪 70 年代末，美国已经有了数千个家庭护理机构，而在接下来的 20 年中，机构的数量呈指数级增长。虽然老年人医疗保险家庭医疗保健服务建立之初，对于需要专业护理的患者而言，是一种急性护理服务的短期补充，但是消费者们认为这些服务对于慢性疾病患者来说，是长期护理的延伸。在 20 世纪 80 年代，两个主要因素影响了家庭护理服务：①取消了医疗保险覆盖家庭护理服务上的限制；②医疗保险预付费系统导致了住院时间缩短，更多患者转而进行家庭护理。到了 20 世纪 90 年代，家庭护理已经成为老年人医疗保险计划中增长速度最快的一部分，其成本大幅增加，结果国会在 1997 年的《平衡预算法案》中加入了成本控制措施。由于立法和其他联邦指令的出现，钟摆又摆了回来，人们越来越难以享受到专业的家庭护理服务了。结果，少数医疗保险受益人得到了照顾，受益人的照顾次数减少，家庭护理机构收到的付款降低。

在联邦政府削减家庭护理资金的同时，州政府通过为家庭和社区服务提供更多的资金，解决了给国家医疗补助计划带来沉重财政负担的养老院护理成本高昂的问题。因此，受成本控制和消费者偏好的驱动，国家长期护理政策开始偏向社区服务。虽然许多国家资助计划仅限于那些住在养老院有资格享受医疗补助的人，但是许多可负担的服务已经通过公共、私人和非营利机构实现了推广。

由于 20 世纪 60 年代中期以来家庭护理的趋势不断变化，两种类型的家庭护理服务，即专业家庭护理和非医疗家庭护理已经出现了分化，以满足不同的需求。**专业家庭护理**服务满足了那些正在从疾病或受伤中康复并有可能恢复到其以前功能水平的人的需要。相比之下，**非医疗家庭护理**服务则满足了那些没有资格享受专业护理的患慢性疾病或身体正在衰退的患者的需求。

专业家庭护理

根据医疗保险和其他健康保险计划，家庭护理服务始终局限于专业的家庭护理，仅适合于符合以下所有标准的人：

- 该人必须回家（即需要付出巨大努力才能离开家的人）。
- 服务必须由初级保健供应商预定。
- 必须有对专业护理或康复服务的需要。
- 该人必须要求间歇性的非全天护理。

对于符合这些标准的人，医疗保险包含以下类型的家庭护理服务：专业护理、物理治疗、职业治疗、营养咨询、言语–语言治疗、医疗社会工作、家庭健康助手、医疗用品和设备。除了进行护理评估和干预，专业护理服务还包括病例管理、药物管理、输液治疗、静脉注射抗生素和精神护理。在执业护士或治疗师的指导下，家庭保健服务可包括帮助洗澡、更换床单、活动以及协助移动和走动。人们在住院或接受专业护理或进行康复时，通常有资格获得专业家庭护理，或者当他们的病症发生变化但不需要在医院或养老院中接受护理时，也有资格享受专业家庭护理。

因为专业家庭护理服务是短期的，所以重点是教老人和照护人员进行自我照顾。典型的专业护理接受者包括：①居家生活，但在某些程度上能够独立进行大部分日常护理的人；②虽然居家生活，并在许多功能领域需要依赖，但能得到家人、朋友、有偿照护人员的帮助作为专业护理服务的补充。如果人们达到独立的水平，而且可以出门，他们则不能再继续享受医疗保险下的专业护理服务了。同样地，人们在实现自我护理后，也不再有资格享受专业护理服务。然而，许多享受专业护理的人，在不再有资格享受医疗保险资助的专业护理和服务停止后，仍然需要某种程度的家庭护理服务。

随着当前人们越来越重视质量改善和成本降低，医疗保健供应商正在开发创新的护理模式，该模式将专业家庭护理作为不可或缺的一部分。Grande（2013）提到的相关示例如下：

- Dartmouth-Hitchcock 医疗中心与协和区域访视护士协会展开合作，向医疗保险受益人提供药物整合服务。第一年的成果包括降低住院率、提高患者口服药物的能力、提高患者的满意度。
- Sutter 家庭护理采用了综合护理模式，提供以人为本的循证护理，产生了以下可喜的变化：住院率降低，护理周转率降低，患者满意度提高。
- 纽约访视护士服务和纽约市西奈山医院之间展开了合作，为心胸外科手术后患者开发了伤口护理教育计划，促进了伤口愈合，提高了被护理人的生活质量。
- 大学骨科学组和阿尔图纳大学的家庭护理机构，提供了一种可在手术后 10 小时内启动的家庭护理服务计划。其显著效果包括改善疼痛控制、无住院或继发感染。

这些计划可能会继续发展成为创新和全面护理模式的重要组成部分。

非医疗家庭护理

对于需要家庭服务但不符合享受专业家庭护理标准的大多数老年人，可以享受范围很广的非医疗家庭护理服务。在家庭护理服务谱系另一端的是同伴、家庭主妇和家庭健康助手提供的非专业服务。最常见的服务是准备膳食、轻型家务、个人护理援助、陪同就医、购买日用品和其他杂项。这些服务通常由社区服务来进行补充，如交通和送餐到家，如框 6-1 中所述。服务频率从每月几小时到每天 24 小时不等。执业护士可以对客户进行评估，对服务进行监督，注册护士则通常在需要时协助进行药物管理。

家庭护理服务的渠道

家庭护理服务分正式渠道（例如代理机构）和非正式渠道（例如独立的护理人员）。自主支付家庭护理服务的人可以从机构或非正式渠道获得服务，但是当家庭护理服务由保险或公共资金支付时，一般需要由合约机构提供。然而，这种情况正在发生变化，一些州现在允许被护理人选择并指导医疗补助支付的独立供应商（包括家庭成员）。

机构通常提供初步评估、服务安排、服务人员指派，并提供连续监督和收取服务费。他们负责服务人员的雇用、培训、指导、安排和解雇。一些机构还提供广泛的服务，包括执业护士和护理管理人员。其他机构仅提供类型有限的非医疗服务，如陪伴或轻型家务。然而，一些所谓的机构只不过是一个注册管理机构或转诊服务机构。当服务从非正式的渠道而非机构获得时，被护理人或代理决策者负责上述机构通常执行的组织任务（例如雇用、解雇和监督照护人员）。在这种情况下，老年护理管理服务（本章稍后讨论）将有助于进行服务安排和监督。寻找独立的照护人员和其他家庭护理资源的常见方式是通过口碑传播，可从朋友、家人、教堂或地方老龄化办公室获得推荐人选。

护士在家庭护理中扮演的角色

提供专业家庭护理服务的护士通常担任主要的协调角色，他们与一个多学科的团队进行合作，团队包括所有或任何以下成员：初级保健提供者，精神科医生，社会工作者，康复治疗师和家庭健康助手。护理责任通常是长期性的，涉及所有以下技能：评估、护理规划、动手护理、健康教育、护理配合和移交接受其他服务。在大多数家庭中，护士利用干预措施不仅对老年人本人进行引导，也引导老年人依赖的照护人员。在这个角色中，护士还提供干预措施教学进行示范，以为老年人提供适当护理。此外，他们还可满足照护人员寻找资源信息和减轻压力方法的相关需求。

在家庭护理机构中工作的护士面临一个重要挑战，那就是跟上技术进步，与时俱进，而这越来越成为了医疗保健服务不可获取的一部分。除了人们越来越多地使用电子健康记录，技术进步已经显著地影响到了家庭护理中常用新型通信系统的使用。**远程医疗**（也称远程医学、远程照护）是当患者和供应商不在同一地点时，使用电子信息和通信技术来提供和支持医疗保健的一种形式。在家庭护理中，远程医疗主要用于收集和传送评估信息，这称为远程监控（或远程医疗监控）。提供专业家庭护理服务的护士们越来越多地将远程监控作为改善糖尿病、高血压、心力衰竭和慢性阻塞性肺疾病患者健康的工具（Chang，Lee，Chou et al.，2013；Fairbrother，Ure，Hanley et al.，2014；Hoban，Fedor，Reeder et al.，2013；Nesbitt，2012）。最近的研究发现，在家庭护理中使用远程监控可以提高老年人的护理管理能力，降低住院率和急诊率（Heeke，Wood，Schuck，2014；Woods & Snow，2013；Zavertnik，2014）。

养老院

养老院（或称护理机构）这一术语是指为某些日常生活活动需要帮助才能进行的人提供住宿的机构。养老院由州或联邦机构颁发许可，并且如果要从医疗保险和医疗补助中获得资金，就必须获得两者的认证。养老院须由注册护士或执业护士持续进行现场监管。除了医疗和护理服务，疗养院必须提供牙科、足病、医疗专业咨询服务和康复治疗（例如物理和职业治疗）。急症护理和养老院提供的医疗保健服务之间存在着一些重叠，但是被护理人之所以被称为居住者而非患者，因为养老院属于住宅。养老院护理可以分为专业护理，通常是短期的，以及长期护理，这在传统上称为中级护理。

要想获得在养老院享受专业护理的资格，必须符合以下医疗保险标准：

- 在过去 30 天内至少连续 3 天住院，其疾病与专业护理需求相关
- 享受医生移交服务，必须由执业专业人士，如护士或治疗师提供
- 需要日常专业护理，可以在医疗保险认证的专业护理机构中获得

对于符合享受护理机构专业护理标准的人，医疗保险和其他保险计划将覆盖全部或部分护理费用，护理时间可长达 100 天，但是只有在受益人继续需要专业服务时。在养老院中与专业护理相关的典型诊断包括脑卒中、髋关节骨折、心力衰竭和急性疾病（例如肺炎和心肌梗死）后的康复。希望患者能够恢复到更高的功能水平，并从急性发作中有所恢复。如果患者的情况恶化，例如患有痴呆，则可继续享受高水平的护理服务，无须满足相对严格的专

业护理标准。在这些情况下，除非家人提供护理，否则患者通常需要开始支付所需护理的费用了。

养老院的长期护理是指为需要日常活动帮助的慢性病患者提供的服务。与住院之后通常享受的专业护理服务相比，在养老院中享受长期护理的患者通常是由于得了慢性病（例如痴呆）而功能逐渐下降。与专业家庭护理不同的是，保险计划很少覆盖养老院长期护理的费用。大多数养老院为长期居住者提供中级护理，为短期居住者提供专业护理。

近几十年来，长期和短期养老院护理对老年人医疗保健服务的变化影响显著。每天，约 5% 的老年人居住在护理机构内；然而，所有 65 岁以上的人中几乎一半可能在养老院中度过一段时间。这些统计数据反映了美国老年人医疗保健领域出现的以下主要趋势：

- 缩短住院时间，增加养老院中专业护理的使用
- 提高社区计划的可用性，以解决长期护理的需求
- 养老院居住者返回社区的比例更高
- 增加专业家庭护理服务

上述趋势的一个结果是，近年来更依赖于辅助日常生活活动的长期居住者的百分比逐渐增加，因为较少依赖的人现在在其他环境（例如辅助生活设施）中接受护理。图 6-3 说明了护理机构、社区协助环境、独立居住环境中，居住老年人功能水平上的差异。

在 20 世纪 90 年代，养老院开始提供痴呆特别护理单元；然而在当时，这些单元的护理与其他单元并无二致。在 21 世纪初期，阿尔茨海默病协会和相关管理机构要求为痴呆特别护理单元计划承担更多的责任。同时，辅助生活和其他居住护理设施日益普及，刺激了居住护理社区中痴呆特别护理单元的发展。2010 年，11% 的居住护理社区配有指定的痴呆特别护理单元，另有额外的 6% 专为痴呆患者居住（Park-Lee，Sengupta & Harris-Kojetin，2013）。

养老院护理的质量

在过去的 20 年中，医疗保健的消费者、供应商和相关组织越来越关注长期护理需求者的护理质

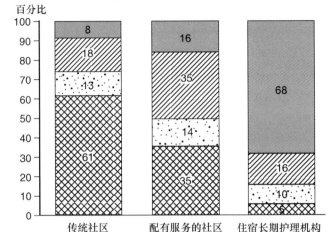

图例：
- 3种及以上的日常生活活动受限
- 1～2种日常生活活动受限
- 只有工具性日常生活活动受限
- 没有功能受限

图 6-3 不同居住环境中年龄在 65 岁及以上的按功能限制分类的医疗保险参保人百分比，2009

改编自《2012 年美国老年人》联邦机构间论坛老龄化相关统计，见 http://www.agingstats.gov/agingstatsdotnet/main_site/；来源：老年人医疗保险和医疗补助服务中心医疗保险现有受益人调查

量和生活质量。这一关注部分源于 20 世纪 70 年代"养老院改革国家公民联盟"造成的消费压力，部分来自于 1987 年的《养老院改革法案》（将在第 9 章中加以讨论）。同时，正在开发多种类型的社区居住护理设施，例如辅助型生活设施和痴呆特别护理居住单元。由于这些的影响，养老院护理的新时代已经来临。

"文化变革"这一术语出现于 1997 年，用来描述对在养老院提供护理进行根本性改革的重大举措（Bakerjian & Zisberg，2013）。文化变革的一个主要目标是将养老院的哲学和实践从过于强调安全、统一性和医疗服务，转变为以消费者为导向的向健康促进、生活质量和个性化护理的关注。**以居住者为中心的护理**是注重个人选择和生活质量的护理，是文化变革运动的核心组成部分。

文化变革运动不仅在私营部门而且在公共部门都取得了进展。例如，老年人医疗保险和医疗补助服务中心发布了一个名为"文化变革工具"的自学工具，以帮助养老院评估他们在改善护理质量方面取得的进展。此外，老年人医疗保险和医疗补助服务中心还在 2006 年启动了一项自愿的公私合作联盟计划，名为"美国养老院的卓越推广"，以解决护理

质量的相关问题。该联盟报告说，在减少居住在使用限制、降低压力性溃疡的风险、改善疼痛管理方面取得了重大进展。2014 年，老年人医疗保险和医疗补助服务中心开始要求所有养老院必须推行"质量保证绩效改进"计划，以评估为居住者提供护理的质量，并进行相应改善。框 6-2 提供了基于文化变革运动的长期护理模式的信息。

护士在养老院中所起的作用

护士一直在养老院和其他长期护理机构中发挥着强有力的领导作用，护理的复杂度越高，就越需要扩展护士的角色。此外，由于重视养老院护理质量的提高，护士有很多机会可以在护理时进行创新。注册护士在长期护理机构中的作用包括团队领导、护理主管、健康护士、护理主任和护理助理主任等。护士在向护理助理传授养老院居住者最佳护理方面，扮演着强大的角色。老年人医疗保险和医疗补助从 20 世纪 90 年代开始便可以支付养老院的护士服务，而 2010 年的《大众健康医疗法案》则鼓励通过高级临床护士来提高护理质量。除了直接照顾居住者外，

框 6-2 以文化变革运动为基础的长期护理机构

先锋网络
- 是一个推动文化变革运动的呈伞形的组织
- 重点关注与个性化和整体护理相关的 13 个核心价值；对身体、组织和心理 / 精神环境的所有方面进行最佳实践；持续上升和持续的质量改进

伊甸园备选计划
- 是 20 世纪 90 年代中期由医学博士威廉·托马斯发展起来的，目的是形成小群的居住者社区
- 是一个全面的计划，以改变组织文化以及一个机构的实体、精神、心理社会和人际环境
- 伊甸园计划将宠物、植物和儿童纳入环境中，营造一种温馨的氛围，提高居住者的生活质量
- 计划还包括涉及员工和向员工授权的策略，以推进环境变化

绿屋计划
- 是医学博士威廉·托马斯于 2003 年开发的一个小型养老院，托马斯博士也是伊甸园备选计划的创始人
- 绿屋通常可以容纳 7 到 12 位居住者，并融入邻里
- 这个小型养老院营造了一种正常的家庭环境，为高度残疾和患有痴呆症的老年人提供全面的执业和经过认证的养老院服务
- 计划强调了与痴呆症相关行为障碍的干预措施中的关系和意义

高级临床护士还可以提供员工教育，协助制订计划，在护理规划和实施方面担任顾问，为居住者和家庭建立支持小组，并为居住者及其家人提供支持。

基于文化变革运动的护理模式对护士提出了挑战，但也带来了机会，因为文化变革涉及影响所有工作人员的哲学和组织变革。例如，绿屋模式将护士和其他专业人员组成临床支持团队这种模式进行了概念化，团队在其专业实践领域内可以指导和监督护理。护士不监督直接护理人员，但他们通常担任管理和顾问的角色。2009 年，"先锋网"执行董事任命了一些拥有照护养老院居住者经验和专业知识的护士，以确定护理文化变革的能力要求。Mueller 等（2013）公布了文化变革养老院中护士的 10 项能力要求，如下所示：

- 模式化、教授和使用有效的沟通技巧，包括积极倾听、提供有意义的反馈和处理情绪化行为。
- 实施以个人为导向的护理实践，或在其中进行角色扮演。
- 确定并解决以个人为导向护理中的障碍。
- 为居住者维持照护人员的连贯性。
- 解决与居住者选择和风险相关的复杂问题
- 让居住者、家庭和所有团队成员参与问题解决、决策和规划

医院

由于与老年人疾病相关的护理十分复杂，医院（又名急性护理环境）是连续护理的重要组成部分（详见第 27 章）。老年人构成了医院的"核心业务"，因为他们在美国住院天数中占了 43%（Fox，Persaud，Maimets，et al.，2012）。对老年人住院独特需求的认识日益增强，导致了需要开发相关计划，满足这些需求。本节提供了有关目前可用的专门计划和资源的信息。因为与护理质量有关的问题是多方面的，所以需要由机构和机构内的每个专业群体在政策和实践中进行解决。本节讨论了目前为解决与医院护理质量相关担忧而进行的工作，特别关注护士的作用。

老年人急性护理单元

自 20 世纪 80 年代初以来，美国的医院已经建立了老年病学全面评估单元，称为**老年人急性护理单元**，其基础是老年人拥有复杂和独特的需求，这些需求可以由经过特殊训练的多学科团队解决，以防止老年人在住院期间发生功能衰退。对研究进行回顾便会发现，老年人急性护理单元的积极成果包括减少功能退化、降低并发症风险和缩短住院时间（Fox，Sidani，Persaud，et al.，2013）。老年人急性护理单元的关键要素包括：以患者为中心的护理，跨学科团队管理，频繁的医疗检查，早期出院规划，特殊适应性的实体环境，以及对常见老年综合征（例如移动、跌倒风险、自我护理、皮肤完整性、节制、意识错乱、抑郁、焦虑）的评估和干预。除了老年医学护士，老年人急性护理单元的医疗保健团队通常还包括老年医学家、药学家、社会工作者和各种康复治疗师（言语、物理或职业治疗师）、心理健康专业人员（例如心理学家或精神病医生），以及支持性治疗手段，如音乐或活动。

如果专门的老年人急性护理单元不可行，所有急性护理机构的护士都应注重：①以患者为中心的护理，包括基于功能评估的个性化的预防护理干预；②每日复查药物、治疗和计划程序；③向康复治疗师进行转诊（Fox，2013）。

提高老年人住院护理的资源

1992 年，哈特福德基金会资助了一项名为"护士改善健康系统老年人护理"的重大举措。"护士改善健康系统老年人护理"计划正在进行，2014 年已经覆盖了全国 500 家医院。"护士改善健康系统老年人护理"计划的一个特点是其强调为护士创设一个积极的实践环境，在做出关于老年人所有等级的决定时，让护士加入（Capezuti，Boltz，Cline，et al.，2012）。"护士改善健康系统老年人护理"的一个重要组成部分是**老年资源护士**，他们将担任其他护士的顾问和榜样。2014 年，将近 6000 名护士完成了老年资源护士在线课程，还有数百名护士在"护士改善健康系统老年人护理"医院中参加了指导者导向的课程。这些护士能够专业识别和解决特定的老年综合征，例如跌倒和意识错乱，并实施阻止其使用限制性设备并提高患者移动性的干预措施。对老年资源护士模式进行的评估确定能在以下所有领域降低成本并实现改善：护理知识、护理质量、制订老年医学照护计划以及与谵妄等病症相关的临床结果（Capezuti，Boltz，& Nigolian，2012）。

2011 年，"护士改善健康系统老年人护理"和联合委员会发布了关于解决老年人住院需求资源的护理和信息标准。框 6-3 描述了在"护士改善健康系统老年人护理"计划或其他老年专项资源还不具备的情况下，护士可以应用的一些标准。

关于护理过渡的担忧

由于近几年关于医院护理质量的担忧与日俱增，老年人医疗保险和医疗补助服务中心支持改善护理质量和降低护理成本的举措，特别是跟老年人相关的。例如，几年前，老年人医疗保险和医疗补助服务中心开始拒绝支付某些医院获得性疾病，这些疾病是可预防的，包括导管相关尿路感染、跌倒相关损伤和三级压力性溃疡，所有这些情况都不同程度地影响到了体弱的老年人，将在本书第 19、22 和 23 章中加以讨论。

医院的一项担忧是，大量老年人生病期间在不同医疗保健机构之间转移，而护理过渡期间缺乏配合。拥有复杂医学问题或同时患有慢性和急性病（例如痴呆和心力衰竭）的老年人特别容易在护理机构之间转移时出现问题。这些问题目前受到高度关注，关注的机构包括老年人医疗保险和医疗补助服务中心、医学研究所、联合委员会等，因为相关问题后果严重，比如出院 30 天内再次住院。影响护理过渡、危及患者安全的因素包括：

- 沟通差距
- 传输信息不全
- 患者教育不足，特别是对于老年人及其照护人员
- 低效的用药协调程序
- 服务配合不当

框 6-3　由联合委员会和"护士改善健康系统老年人护理"建立的老年人住院护理标准中的实例

护理和人力资源
- 建立并对老年资源护士模式进行评估.
- 对老年人住院的特殊需求进行讨论，包括员工导向、跨学科继续教育和对护理人员进行能力培训。
- "护士改善健康系统老年人护理"的协调员和管理人员对员工就老年人住院护理的需求进行评估。

提供护理
- 为住院老年人提供的护理、治疗和服务是跨学科的。
- 跨学科团队利用循证评估实践和个性化的干预措施，来预防和治疗疼痛、跌倒损伤和其他老年综合征。
- 老年患者的独特需求在临床护理和临终服务中进行了整合。

- 解决住院老年人及其家人的学习需要。
- 政策和实践支持代替实体限制。
- 老年人及其家人的过渡性护理需求，通过综合评估、规划和干预得到了解决。

药物管理
- 对老年人药物的管理和处方要求，与循证实践相一致（例如采用美国老年人协会的啤酒标准）。

护理环境
- 实体环境反映了老龄化敏感的原则，以保证基本安全：未打蜡的地板、足够的灯光、扶手、可调节高度的床、适当使用报警器。所有的护理从业者都熟悉他们在护理环境中的角色和职责。

来源：Nurses Improving Care for Healthsystem Elders.（2011）. Crosswalk：Joint Commission Standards & NICHE Resources. Available at www.nicheprogram.org. "护士改善健康系统老年人护理"（2011）. 人行道：联合委员会标准 & "护士改善健康系统老年人护理"资源 www.nicheprogram.org.

- 无法享受基本护理服务
- 患者特点：语言、健康素养、文化差异

（Enderlin，McLeskey，Rooker，et al.，2013；Lim，Foust，& Van Cleave，2012）

护理过渡期间发生的问题出现在机构内部转移期间和从一个环境转移到另一个环境（无论是机构、家庭还是社区环境）期间。

许多组织和政府机构正在处理护理过渡中出现的问题，但大多数举措都处于早期实施阶段。2010年《大众健康医疗法案》中包含了对更好地进行护理协调和改善住院患者情况的激励措施，以实现医疗保险成本的降低。例如，2012 年 10 月，如果某些疾病（例如肺炎和心力衰竭）的再入院率高于预期，老年人医疗保险和医疗补助服务中心就开始减少对医院的医疗保险付费。需要注意这一目标，因为几乎 1/5 的医疗保险受益人在出院后 1 个月内会再次住院，1/5 的患者在出院后头 3 个月内会重新入院，其中 75% 的再入院案例是可预防的（Poston，Dumas，Edlund，2014）。

虽然护理过渡中出现的问题主要与制度的整体实践有关，但是相关机构的所有专业人员都对过渡负有责任。已经开发了许多模式来解决影响因素，护士在干预措施的开发和实施中发挥了主要的作用。成功降低再入院率的方案需要实施以患者为中心的强化出院程序，涉及问题如下：药物整合、与社区服务供应商之间的配合以及有效的患者疾病自我管理（Cloonan，Wood，& Riley，2013）。

对**过渡护理**的支持有很多，美国老年医学协会将过渡护理定义为一系列确保医疗保健协调和持续进行的行动。"过渡护理，包括患者转移的转出和接收，是基于一个全面的护理计划的，包括后勤安排、患者和家庭的教育，以及参与过程中健康专业人员之间的配合"（American Geriatrics Society，2003，p556）。

护士已经开发了一种易于使用的循证筛查工具，即过渡护理模式：高风险老年人出院筛查标准用于确定可能在过渡管理不善中出现问题的老年人。鼓励护士们使用这个工具来确定需要进行特别过渡护理干预关注的老年人（Lim，Foust，& Van Cleave，2012）。重新设计的出院模式是另一种循证方法，可用于改善护理过渡，并降低再入院率（Poston，Dumas，& Edlund，2014）。这是一个多方面的计划，

护士在其中扮演着强大的作用。该模式的三个主要组成部分如下：①护士出院倡议，护士的主要职责是协调出院计划并与患者 / 家人和所有护理供应商进行沟通；②出院后护理计划文件，该文件以患者为中心、文化程度要求低并包含涵盖所有相关信息的图片；③临床药剂师在出院后 3 天内进行电话跟踪以进行患者教育和随访。

与老年人护理相关的更广泛议题

所有医疗保健部门和较大的协会都将质量和安全问题确定为包括护理在内专业学科正在处理的高优先度事项。决策者和护理供应商所关注的另一具有高优先度的事项是满足照护人员的需求。虽然这些担忧不是针对老年人，但它们不成比例地影响到了对老年人的护理。因为这些是老年医学护理中的重要方面，本文中包含了与这些主题相关的材料。

护理质量和安全

如前所述，对老年医疗保健质量的担忧需要在制度层面加以解决，所有相关专业人员都必须提供必要的投入。护士们解决这个问题的一个方法是通过快速增长的护士网络，努力推行一个广泛的名为**护士质量和安全教育**的框架。护士质量和安全教育项目是从罗伯特·伍德·约翰逊基金会一系列补助中发展起来的，以对医学研究所《是人就会犯错》的报告进行回应（Institute of Medicine，2000）。这是一系列解决美国医疗保健系统"质量鸿沟"报告中的第一个。诸如护士质量和安全教育等的举措符合当前与医疗保健有关的国家优先事项，优先事项如下（Schumann，2012）：

- 使医疗保健更安全。
- 确保以人为本和以家庭为中心的护理。
- 促进有效的沟通和护理配合。
- 促进最有效的战略，以预防和治疗主要致死原因，从心血管疾病开始。
- 推广支持健康生活的最佳做法。
- 使高质量的医疗保健成本更低。

护士们已经制订了护士质量和安全教育能力要求，目的是改善以下所有领域医疗保健服务的供

应：以患者为中心的护理、团队合作和协作、循证实践、质量改进、安全和信息学。针对以上六个领域，相关能力都可以通过知识（K）、技巧（S）和态度（A）或知识/技巧/态度加以确定。一些能力可以更直接地用于工作环境，但是所有能力都以某种方式影响着对患者的直接护理。在本书中，与老年人护理最直接相关的护士质量和安全教育能力要求，可用于临床导向相关章节中的案例。表 6-1 中总结了护士质量和安全教育的能力要求和相关的以患者为中心的知识/技巧/态度护理、团队合作和协作、循证实践。虽然其他护士质量和安全教育能力要求在临床实践中同样重要，但在本书中，护士质量和安全教育的应用案例集中在那些护士最能直接用于老年患者护理上的例子。

解决照护人员的需求

照护人员的负担这一术语通常用于描述家人在照顾残疾或患病老年人时遇到的财务、身体和心理社会问题。与照护人员的负担相关的具体功能结局包括抑郁症、睡眠紊乱、社会隔离；家庭冲突、事业中断、财务困难、缺乏自我的时间、身体健康差、心理/情绪/精神压力、愤怒、内疚、悲伤、焦虑、绝望和无助。由于亲属关系或责任感，所以担任照护人员角色的人选有限，这被认为是出现照护人员负担症状的风险因素（Schulz, Beach, Cook, et al., 2012）。

虽然大多数研究注重照护的负担，但是照护人员通常既会出现负面感觉，也会出现正面感觉，这是由照顾他人时出现的负担和不方便，以及照顾他人时的满足感所决定的。与照护经历相关的积极结果包括满意度、个人满足感、社会认同感和发现照顾他人的意义（Lin, Fee, Wu, 2012; Shim, Barroso, Gilliss, et al., 2013）。这些积极影响，特别是能在照顾他人时发现意义，可以抵消照护人员负担的影响，提高生活满意度（Kruithof, Visser-Meily, & Post, 2012; Quinn, Clare, & Woods, 2012）。

对于患有痴呆或其他导致功能退化病症的老年人，照护人员的作用通常会逐渐显现，并可持续数年。即使在老年人功能没有不断退化的情况下，老年人的家人也经常需要处理急需大量医疗护理或康复服务的间歇性和累积性疾病。常见的是，老年人的家人扮演护理管理人员的角色，并发现自己至少为一个，有时为几个家人进行医疗保健服务谈判，接受照顾的家人包括其父母、祖父母、姑姑/姨姨、叔叔/舅舅和其他亲戚或朋友。

表 6-1 护士质量和安全教育能力要求和相关知识、技巧和态度	
护理质量和安全教育能力要求	**知识/技巧/态度**
以患者为中心的护理	（K）整合对以患者为中心护理的多维度理解
	（K）描述多样化的背景如何成为价值的来源
	（K）描述医疗保健过程的所有方面赋予患者权力的策略
	（K）检查让患者积极参与的常见障碍
	（K）讨论有效沟通的原则
	（K）检查护理角色，以确保护理工作的协调、整合和连续性
	（S）询问患者的价值观、偏好和表达出来的需求
	（S）提供以患者为中心的护理服务，具有敏感性，尊重人们经历的多样性
	（S）评估自己在与患者及其家人接触时的沟通技巧水平
	（S）在护理的每个过渡中提供需要的护理
	（A）"通过患者的眼睛"看到医疗保健的价值
团队协作和合作	（K）描述实践范围和医疗保健团队成员的作用
	（K）承认其他人和团体在帮助患者实现健康目标方面做出的贡献
	（K）描述自己的沟通风格对他人的影响
	（S）整合在其他人帮助患者实现健康目标方面发挥作用时的贡献
循证实践	（K）描述现有证据影响干预措施选择的力度和相关性
	（S）在患者价值观、临床专业知识和证据的基础上，制定个性化的护理计划
	（S）阅读与临床实践相关的原始研究和证据报告
	（A）将循证实践作为确定最佳临床实践的一部分

护士在促进**照护人员的健康**方面具有重要作用。例如，研究表明，自我效能感的增加会提高为痴呆和其他慢性疾病患者提供帮助的家庭照护人员的幸福感（Giovannetti，Wolff，Xue，et al.，2012；Henriksson & Arestedt，2013；Semiatin & O'Connor，2012）。因此，相对简单的沟通技巧，如在教导照护人员时提供积极的反馈，可以提高照护人员的自我效能感。护士满足老年人家人、伙伴和其他重要人的健康教育需要，是关于所有医疗保健机构中的患者护理连续性的基本护理责任。与这个责任一致的是，护士遵循护理标准并记录他们提供的关于护理指导的教学，但是这不一定能满足照护人员们更广泛的需要，因为障碍经常存在，例如时间限制和认为这在护理领域属于非必要要求的感觉。然而，当护士照顾依赖照护的老年时，重要的是要认识到，没有强大的支持系统，即使是老年人的基本需求也无法得到满足。因此，护士需要确定相关结果和干预措施，以防止照护人员出现倦怠，并增强家人和其他照护人员提供必要护理的能力，正如第27章中所述。与照顾老年人的所有方面一样，家人、照护人员和被照护人之间存在着巨大的个体差异，因此解决照护人员的问题有许多不同的干预措施。

老年医疗保健服务的支付

医疗保健服务的支付来源包括自付、私人保险和政府支持的计划，如老年人医疗保险、医疗补助和退伍军人管理。2010年的《大众健康医疗法案》刺激了健康保险和医疗保健服务进行改革，这些改革与1965年老年人医疗保险和医疗补助立法所带来的变化是相当的。由于发生了很多变化，许多较新的计划仅适用于某些地方，因此很难保证当今所有老年人的现有选择与时俱进。然而，尽管计划具有复杂性和局限性，护士需要足够了解常见的计划类型，以便他们能够理解和解决实施护理计划和出院计划时面临的一些障碍和挑战。例如，了解关于专业家庭护理服务的医疗保险标准（这一标准几十年来均没有变化），这使得护士能够在合适的时候为这种类型的护理进行移交。本节介绍了直接影响老年人医疗保健服务的各项计划，包括那些在提高老年人居家生活能力方面发挥重要作用的计划。

自付费用

尽管健康保险计划在支付保健服务方面做出了重大贡献，但是自付医疗保健费用近几十年来却不断增长，而这种负担不成比例地落在了穷人的身上。如图6-4所示，较低收入的老年人和85岁及以上老年人的自付费用呈现了不成比例的增长。除了专业养老院护理范围有限外，医疗保险并不涵盖养老院护理和辅助型生活机构护理的成本。因为辅助型生活机构提供住宿，但是医疗保险还是会支付符合这些服务标准的人所需的专业家庭护理服务和临

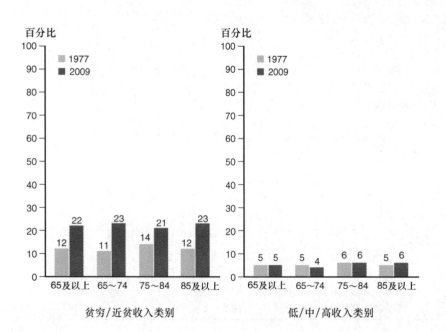

图6-4 1977年和2009年65岁及以上人群自付支出占家庭收入的百分比（按年龄和收入划分）
改编自《2012年美国老年人》联邦机构间论坛老龄化相关统计，参见 http://www.agingstats.gov/agingstatsdotnet/main_site/；来源：老年人医疗保险和医疗补助服务中心医疗保险现有受益人调查

终关怀护理。一项全国性调查发现，2013 年，在辅助型生活机构中，一间私人房间的平均房租为每月 3450 美元，住在养老院中平均每月花费 6996 美元（Genworth Financial，2013）。

老年人医疗保险

老年人医疗保险是针对有资格享受社会保障福利的人提供的一种联邦健康保险计划，主要涵盖医院和医生服务，很少覆盖家庭和养老院中的一些专业护理服务（如本章前面所述）。原始医疗保险计划分为 A 部分和 B 部分，A 部分通过工资税提供资金，B 部分通过个人每月支付的保费和总收入提供资金。因此，老年人医疗保险属于国家预算的一部分，受到影响其他预算项目的政治进程的影响。因此，老年人医疗保险计划已经进行了多次改变，以响应关于成本和护理质量的担忧，响应来自于消费者和医疗保健供应商的压力。框 6-4 总结了 1965 年以来老年人医疗保险覆盖服务的变化情况。

老年人医疗保险支持的综合模式

自 1979 年以来，联邦政府已经为综合的和具有成本效益的慢性病患者长期护理创新模式提供了资金支持。相关计划类型虽然发展缓慢，但已逐渐扩大。2010 年《大众健康医疗法案》为开发新的护理模式提供了激励措施。

安乐老年服务计划始于 1971 年，是旧金山唐人街地区第一批老年健康日托中心之一，是第一个获得老年人医疗保险和医疗补助服务中心支持的综合护理计划。安乐在广东话里是"安乐窝"的意思，安乐老年服务计划继续扩大，形成了一个成功的、以社区为基础的、综合的、具有成本效益的老年护理模式。老年人全面护理计划的成功在 20 世纪 80 年代后期推动了一个类似的计划，即老年人全面护理计划。该计划已逐步扩大，1997 年联邦政府将老年人全面护理计划模式指定为永久的医疗保健和医疗补助供应商。这种模式表明了，对于需求复杂的虚弱老年人，可以同时实现改善健康结局和降低医疗费用的目标（Wieland，Kinosian，Stallard，et al.，2013）。由于 2010 年的《大众健康医疗法案》为老年人全面护理计划的进一步扩展提供了激励措施，因此越来越多的老年人可以享受这些计划。

老年人全面护理计划模式的特点是：①为符合养老院护理资格的客户提供全面的长期社区护理服

框 6-4　1965 年以来老年人医疗保险覆盖服务的演变

原医疗保险 A 部分，又名医院保险
- 自 1965 年起免费提供
- 帮助 65 岁及以上的人和患有一定疾病的 65 岁以下的人支付医疗保险
- 覆盖医院急症护理、执业机构中的专业护理、家庭医疗保健和临终关怀护理
- 要求受益人为大多数的服务一起付费，亦可由其他种类保险覆盖

原医疗保险 B 部分，又名补充保险
- 自 1965 年起与 A 部分一起使用
- 要求受益人每月支付保费和共付额度
- 支付部分门诊护理费用（例如医生和高级临床护士、诊断测试）、救护车服务和耐用医疗设备

医疗保险优势计划，又名医疗保险 C 部分
- 允许受益人注册以下私人保险计划类型中的一种，例如健康维护组织或首选供应商组织
- 涵盖医疗保险 A 部分和 B 部分涵盖的所有福利，以及一些额外的服务，如预防保健和处方药物

医疗保险 D 部分
- 自 2006 年开始提供，为医疗保险受益人涵盖一部分的处方药费用
- 需要每月缴纳保费和费用分摊金额
- 对每年覆盖的金额有限制，并排除某些药物
- 批准的药物计划中，特定药物的覆盖范围各不相同，预计受益人会对现有计划进行比较，以确定哪种药物最能满足其需求

与 2010 年《大众健康医疗法案》相关的医疗保险变化
- 扩大无需自付费用的预防保健服务，包括健康访视、推荐筛查和免疫接种（框 5-2 中已列出）
- 处方药物的额外保险
- 创建老年人医疗保险和医疗补助创新中心，以实施解决安全、有效性、及时性、效率和不公平问题的护理模式
- 增加对护士管理保健中心的资金支持

从 2010 年《大众健康医疗法案》发展出的创新护理模式
- 扩大老年人全面护理计划（PACE）
- 提高患者的参与度
- 负责的护理组织
- 以患者为中心的医疗之家
- 独自居家生活

务；②关注预防服务；③通过成人日托健康中心提供综合的服务；④通过多学科小组进行病例管理；⑤在人数的基础上提供充足的资金（类似于健康维护组织）。老年人全面护理计划的核心组成部分是营养、交通、家庭护理、急性护理、喘息护理、初级护理、社会服务、恢复性治疗、处方药、长期护理、成人日托、医疗专业护理、耐用医疗设备和多学科病例管理。

另一个关于整合急性和长期护理的联邦计划是伊美尔模式，该模式是两个护士从业者在 1987 年作为医疗保险试点计划开展的。2004 年，联邦政府给予伊美尔项目永久地位，到了 2008 年，它已遍布美国大陆 34 个州。伊美尔模式最初仅限于养老院，但已扩展到家庭和社区。这种模式下，医疗服务覆盖所有机构，因为多家医院提供一样的服务，所以其中没有财政诱惑因素。

伊美尔模式由护士和护理管理人员组成，他们在医疗保健系统为患者提供指导。伊美尔模式的核心护理原则如下：

- 开业护士制订并提供护理，关注患者的身体、社会和心理需求。
- 确保不同医疗机构之间的转移最小化。
- 医疗保健供应商侧重于预防，并保证进行定期评估，提早发现疾病。
- 护理团队支持患者，帮助他们从健康保险福利中获得最大收益。
- 鼓励家人积极参与护理。

伊美尔模式解决了复杂老年病症（如慢性病和临终护理）医生护理中的重要缺陷（Wenger, Roth, Martin, et al., 2011）。

指导护理模式是一种护士 / 医生合作模式，可用于促进对慢性病患者进行循证护理和自我管理。初步研究表明，该模式提高了护理的质量和效率，对于医生、患者和家庭照护人员而言，这种模式是可行和可接受的（Boult, Leff, Boyd, et al., 2013）。一个受过专门教育的注册护士与几个初级护理供应商进行合作，开展以下临床流程：评估、监测和指导；提供全面循证干预措施；促进自我管理；协调所有护理，包括过渡护理；教育并支持照护人员；促进社区资源的获取。该模式已被用于有效提高慢性病患者的护理质量（Marsteller, Hsu, Wen, et al., 2013）。

政府医疗补助保险

原来的医疗保险计划有许多限制，这导致了**政府医疗补助保险**政策的产生，医疗保险政策是一种补充政策，试图填补原始医疗保险覆盖服务与自费服务之间的差距。所有由联邦和州法律监管的补充政策覆盖了老年人医疗保险 A 部分和 B 部分所涵盖服务的保费和共付费用，但根据政策不同，收益也有所不同。全国保险委员会制订了 10 个标准计划，保险公司在提供政府医疗补助保险政策时必须遵循这些计划。计划 A 包含基本福利，例如涵盖了共付保险费和医院额外付款。其他计划（计划 B～J）涵盖了 A 部分可扣除的额外服务，如处方药物、预防性医疗护理、专业护理共同保险和国外医疗护理。重要的是，政府医疗补助保险政策专为补充原始医疗保险 A 部分和 B 部分设计，它们不适用于医疗保险优势计划或根据 2010 年《大众健康医疗法案》正在开发的新型模式。由于健康保险的选项变得越来越复杂，护士可以鼓励老年人和他们的照护人员从不直接参与保险销售的组织（如当地老年中心）那里寻求信息。

医疗补助

医疗补助立法与医疗保险同时制订，为贫困人口提供健康保险。医疗补助是一项联邦 / 州合作计划，已发展成为美国最大的健康保险。要符合医疗补助的资格，人们必须满足州和联邦法规制订的医疗和财务标准。各州将流动资产限制定为不超过约 2000 美元，家庭价值通常可以最高限额免除。医疗补助的规定包括严格的政策，以防止在申请医疗补助之前 5 年内将资产从一个家庭成员转移到另一个家庭成员那里；但是，配偶的收入和资产通常不受这些限制的约束。老年人通常会进行流动资产"消费"，并在所需护理费用超过其支付能力时，获得医疗补助的资格。

虽然州政府对医疗补助计划覆盖的服务有一定的自由裁量权，但联邦政府规定，所有符合条件的成年人都能享受某些医疗服务，包括专业的家庭护理和所有等级的养老院护理。最初，医疗补助主要是用于支付机构护理服务，而非社区护理服务；然而，20 世纪 90 年代初，其重心转向了覆盖社区服务，否则一些人将需要家庭护理。医疗补助基金通常可用于家庭护理服务，为那些需要养老院护理的人提供家庭护理服务，但家庭护理的费用必须低于机构护理的费用。用于接收医疗补助支持社区服务的标准，其适用性和标准因州而异，关于这些计划的准确信息可通过当地老龄化机构获得。

《美国老年人法案》

《美国老年人法案》于 1965 年颁布，旨在支持有助于老年人在自己家中和社区中独立生活的计划。《美国老年人法案》在不同程度上为以下几种类型的计划提供资金支持：团体送餐和送餐到家、帮助做家务、个人护理和轻型家务、交通、成人日托、喘息服务和家庭照护人员支持计划。2006 年，《美国老年人法案重新授权法案》包括了改善长期服务和支持的协调和供应的主要规定。这个重新授权法案还资助了老龄化管理局的一项旨在为消费者选择长期护理服务提供信息和支持的名为"选择独立"的倡议。《美国老年人法案》资助的计划在各州和不同地方之间的差别很大，并且需要通过当地老年中心进行管理。护士在促进移交和建议老年人及其家人通过其当地老年中心探索这些资源方面发挥着重要的作用。

长期护理医疗保险

长期护理医疗保险政策旨在覆盖一些健康保险计划未能覆盖的长期护理费用。当长期护理保险政策在 20 世纪 80 年代末首次推广时，是不受监管的，因此许多政策出现了大量漏洞和阻碍福利获取的重大障碍。近年来，许多州根据全国保险委员会的建议颁布规定相关标准的法律。长期护理保险政策的推荐要求包括通货膨胀保护和利率上限。良好的长期护理政策将覆盖一系列的选择，包括家庭护理服务、辅助型生活设施和养老院护理。此外，政策应该足够开放，以便包含将来可能开发的、但在政策启动时还不可用的服务。例如，制订的第一个长期护理政策仅限于养老院护理，因为当时没有其他选择。这种老年人保险的主要缺点是，保险费是根据其最初注册时的年龄确定的。因此，对于大多数老年人而言，政策的成本将超过所能带来的好处。

本章重点

老年社区服务

- 公共和私营机构为老年人提供了许多类型的服务，服务范围不断扩大（图 6-1、框 6-1）。
- 健康促进计划在社区中提供了有组织的筛查和健康教育服务，例如在老年中心。
- 教区护理是一种整体方法，以解决教会成员的身体、情感和精神需要。
- 喘息护理是指一种定期减轻照护人员身上护理责任压力的服务。
- 成人日托中心为集体中的功能障碍老年人提供了结构化的活动。
- 老年护理管理服务包括综合评估、护理规划、实施、监督和重新评估，以满足老年人的即时和长期需求。

家庭服务

- 专业的家庭护理服务，包括护理、治疗和家庭健康助手，为符合老年人医疗保险和医疗补助服务中心标准的居家老年人提供专业护理。
- 在非医疗家庭护理的支持下，提供范围广泛的服务，从家务和陪伴到整日护理。
- 家庭护理服务的来源包括正式来源，例如机构，以及非正式来源，包括独立的照护人员、家人和朋友。
- 在家庭护理机构中工作的护士有许多责任，包括使用远程医疗技术作为评估和护理的一部分。

养老院

- 养老院是为需要在日常活动中得到帮助的人设立的居住机构。
- 养老院的专业护理解决了那些需要护理和（或）康复治疗的人的短期需求，这些人一般患有急性疾病，预期实现更高的功能水平。
- 养老院的长期护理是指为需要日常活动帮助的慢性病患者提供的服务。

- 养老院文化变革运动始于 1997 年，目的是改变养老院的理念和实践，强调以居住者为中心的护理理念（框 6-2）。
- 护士在提高养老院护理质量方面作用颇大。

医院

- 专业老年人急性护理单元通过进行多学科评估和干预，可满足住院老年人的复杂需求。
- "护士改善健康系统老年人护理"计划为保证住院老年人的护理标准提供了许多资源（框 6-3）。
- 过渡护理解决了当患者出院时缺乏协调护理的需求。

与老年人护理相关的更广泛议题

- 护士质量和安全教育能力要求已经得到发展，可帮助护士解决与提高医疗保健服务质量有关的国家优先事项（表 6-1）。
- 老年人护理的一个重要组成部分是满足照护人员的需求。

老年医疗保健服务的支付

- 医疗保健服务的支付来源包括自付（又名自付费）、有资格的人可享受的公共资金，以及有保险的人的保险政策（图 6-4）。

- 老年人医疗保险是一个健康保险计划，涵盖医院和医疗护理，以及一些有资格获得社会保障服务的人可享受的专业护理服务（框 6-4）。
- 自 1979 年以来，联邦政府已经对综合的和具有成本效益的慢性病患者创新护理模式进行了资助。这些模式的可用性不断增大，并将继续扩大与 2010 年《大众健康医疗法案》相关的激励措施（框 6-4）。
- 政府医疗补助保险政策可以从多个来源获得，以对原始医疗保险政策进行补充。
- 医疗补助是一个成立于 1965 年的为穷人提供医疗服务的联邦 / 州合作计划，已成为老年人长期非专业护理的主要支付来源。
- 《美国老年人法案》为那些仍然自己住在家中的老年人支付所需的服务费用；近几年来，已经扩大到包括支持照护人员的计划，并为处于养老院高风险但不符合医疗补助资格的人提供服务。
- 长期护理保险政策可用于覆盖一些长期护理服务的成本，但相关成本往往超过大多数老年人可能获得的收益。

评判性思维练习

1. S 夫人 84 岁。最近被诊断为痴呆。只要有人提醒吃饭、吃药，她就能照顾自己。2 个月前，她开始跟女儿一起生活，她女儿有个全职的工作，参与跟教堂相关的几个活动。女儿带她去成人日托中心，每周 3 次，早上 8:30 去，下午 4:30 离开。S 夫人每周 2 次享受送餐到家服务。寻找框 6-1 中描述服务类型的当地资源，找出 S 夫人的女儿可能需要使用的 4 ～ 5 种其他服务的信息。

2. F 夫人住在你工作养老院的专业护理部。4 周前因髋部骨折住院前，她一直住在家里。她已经恢复了很多，可以在一个助手的帮助下拄着拐杖散步。她希望 2 周之内可以用拐杖独立行走，届时她希望能回家。她问你在家里她能享受什么样的服务。在回答前，你有想知道的额外信息吗？你将告诉她什么？你将提供怎样的建议？

3. 你的姑姥姥已经 84 岁了，进入养老院接受长期护理。她患有痴呆、关节炎和心脏病。她的女儿，也就是你的姑姑，让你提供一些选择养老院方面的建议。请你寻找与养老院文化变革和护理质量相关的信息。

（孙颖　译）

参考文献

American Geriatrics Society. (2003). Improving quality of transitional care for persons with complex care needs. American Geriatrics Society position statement. *Journal of the American Geriatrics Society, 51*(4), 556–557.

American Nurses Association. (2012). *Faith community nursing: Scope and standards of practice.* Silver Spring, MD: American Nurses Association.

Bakerjian, D., & Zisberg, A. (2013). Applying the Advancing Excellence in America's Nursing Homes Circle of Success to improving and sustaining quality. *Geriatric Nursing, 34,* 402–411.

Boult, C., Leff, B., Boyd, C. M., et al. (2013). A matched-pair cluster-randomized trial of guided care for high-risk older patients. *Journal of General Internal Medicine, 28*(5), 612–621.

Capezuti, E., Boltz, M., Cline, D., et al. (2012). Nurses Improving Care for Healthsystem Elders: A model for optimising the geriatric nursing practice environment. *Journal of Clinical Nursing, 21,* 3117–3125.

Capezuti, E., Boltz, M., & Nigolian. (2012). Acute care models. In M. Boltz, E. Capezuti, T. Fulmer, & D. Zwicker (Eds.), *Evidence-based practice protocols for best practice* (4th ed., pp. 670–681). New York, NY: Springer Publishing Co.

Chang, C-P., Lee, T-T., Chou, C-C, et al. (2013). Telecare for diabetes mellitus. *Computers, Informatics, Nursing, 31*(10), 505–511.

Cloonan, P., Wood, J., & Riley, J. B. (2013). Reducing 30-day readmissions. *Journal of Nursing Administration, 43,* 7–8, 382–387.

Enderlin, C. A., McLeskey, N., Rooker, J. L., et al. (2013). Review of current conceptual models and frameworks to guide transitions of care in older adults. *Geriatric Nursing, 34,* 47–52.

Fairbrother, P., Ure, J., Hanley, J., et al. (2014). Telemonitoring for chronic heart failure: The views of patients and healthcare professionals—a qualitative study. *Journal of Clinical Nursing, 23,* 132–144.

Fox, M. (2013). Adapting the Acute Care for Elders (ACE) model to your hospital. *Geriatric Nursing, 34,* 332–334.

Fox, M. T., Persaud, M., Maimets, I., et al. (2012). Effectiveness of acute geriatric unit care using Acute Care for Elders components: A systematic review and meta-analysis. *Journal of the American Geriatrics Society, 60,* 2237–2245.

Fox, M. T., Sidani, S., Persaud, M., et al. (2013). Acute Care for Elders components of acute geriatric unit care: Systematic descriptive review. *Journal of the American Geriatrics Society, 61,* 939–946.

Gaugler, J. E. (2014). The process of adult day service use. *Geriatric Nursing, 35,* 47–54.

Genworth Financial. (2013). *Genworth Financial 2013: Cost of care survey* (10th ed.). Retrieved from http://www.genworthfinancial.com.

Giovannetti, E. R., Wolff, J. L., Xue, Q. L., et al. (2012). Difficulty assisting with health care tasks among caregivers of multimorbid older adults. *Journal of General Internal Medicine, 27*(1), 37–44.

Grande, E. (2013). How home healthcare will become the preferred provider in postacute care. *Home Healthcare Nurse, 31*(10), 591–592.

Heeke, S., Wood, F., & Schuck, J. (2014). Improving care transitions from hospital to home health nursing with remote telemonitoring. *Journal of Nursing Care Quality, 29*(2), E21–E28.

Henriksson, A., & Arestedt, K. (2013). Exploring factors and caregiver outcomes associated with feelings of preparedness for caregiving in family caregivers in palliative care: A correlational, cross-sectional study. *Palliative Medicine, 27*(7), 639–646.

Hoban, M. B., Fedor, M., Reeder, S., et al. (2013). The effect of telemonitoring at home. *Home Healthcare Nurse, 31*(7), 368–378.

Institute of Medicine. (2000). *To Err is Human: Building a Safer Health System.* Available from www.nap.edu.

King, M. A., & Pappas-Rogich, M. (2011). Faith community nurses: Implementing Healthy People standards to promote the health of elderly clients. *Geriatric Nursing, 32,* 459–464.

Kruithof, W. J., Visser-Meily, J. M., & Post, M. W. (2012). Positive caregiving experiences are associated with life satisfaction in spouses of stroke survivors. *Journal of Stroke and Cerebrovascular Disease, 21*(8), 801–807.

Lim, F., Foust, J., & Van Cleave, J. (2012). Transitional Care. In M. Boltz, E. Capezuti, T. Fulmer, & D. Zwicker (Eds.), *Evidence-based practice protocols for best practice* (4th ed., pp. 682–702). New York, NY: Springer Publishing Co.

Lin, I. F., Fee, H. R., & Wu, H. S. (2012). Negative and positive caregiving experiences: A closer look at the intersection of gender and relationships. *Family Relationships, 61*(2), 343–458.

Marsteller, J. A., Hsu, Y. J., Wen, M., et al. (2013). Effects of guided care on providers' satisfaction with care: A three-year matched-pair cluster-randomized trial. *Population Health Management, 16*(5), 317–325.

Mueller, C., Burger, S., Rader, S., et al. (2013). Nurse competencies for person-directed care in nursing homes. *Geriatric Nursing, 34,* 101–104.

Nesbitt, T. S., (2012). The evolution of telehealth: Where have we been and where are we going? *National Academy of Sciences.* Available at www.nap.edu.

Nurses Improving Care for Healthsystem Elders. (2011). *A Crosswalk: Joint Commission Standards & NICHE Resources.* Available at www.nicheprogram.org.

Ouslander, J. G., & Maslow, K. (2012). Geriatrics and the triple aim: Defining preventable hospitalizations in the long-term care population. *Journal of the American Geriatrics Society, 60*(12), 2313–2318.

Padilla-Frausto, D. I., Wallace, S. P., & Benjamin, A. E. (2014). Structural and cultural issues in long-term services and supports for minority populations. In K. E. Whitfield & T. A. Baker (Eds.), *Handbook of minority aging* (pp. 221–236). New York, NY: Springer Publishing.

Park-Lee, E., Sengupta, M., & Harris-Kojetin, L. D. (2013). Dementia special care units in residential care communities: United States, 2010. *National Center for Health Statistics Data Brief, 134.*

Phillipson, L., & Jones, S. C. (2012). Use of day centers for respite by help-seeking caregivers of individuals with dementia. *Journal of Gerontological Nursing, 38*(4), 24–34.

Poston, K. M., Dumas, B. P., & Edlund, B. J. (2014). Outcomes of a quality improvement project implementing stroke discharge advocacy to reduce 30-day readmission rates. *Journal of Nursing Care Quality,* [Epub ahead of print].

Quinn, C., Clare, L., Woods, R. T. (2012). What predicts whether caregivers of people with dementia find meaning in their role? *International Journal of Geriatric Psychiatry, 27*(11), 1195–1202.

Schulz, R., Beach, S. R., Cook, T., et al. (2012). Predictors and consequences of perceived lack of choice in becoming an informal caregiver. *Aging and Mental Health, 16*(6), 712–721.

Schumann, M. J. (2012). Policy implications driving national quality and safety initiatives. In G. Sherwood & J. Barnsiner (Eds.), *Quality and safety in nursing: A competency approach to improving outcomes.* Hoboken, NJ: Wiley-Blackwell.

Semiatin, A. M., & O'Connor, M. K. (2012). The relationship between self-sufficiency and positive aspects of caregiving in Alzheimer's disease caregivers. *Aging and Mental Health, 16*(6), 683–688.

Shim, B., Barroso, J., Gilliss, C. L., et al. (2013). Finding meaning in caring for a spouse with dementia. *Applied Nursing Research, 26*(3), 121–126.

Wenger, N. S., Roth, C. P., Martin, D., et al. (2011). Quality of care provided in a special needs plan using a nurse care manager model. *Journal of the American Geriatrics Society, 59*(10), 1810–1822.

Wieland, D., Kinosian, B., Stallard, E., et al. (2013). Does Medicaid pay more to a program of all-inclusive care for the elderly (PACE) than fee-for-service long-term care? *Journals of Gerontology: Biological Sciences and Medical Sciences, 68*(1), 47–55.

Woods, L. W., & Snow, S. W. (2013). The impact of telehealth monitoring on acute care hospitalization rates and emergency department visit rates for patients using home health skilled nursing care. *Home Healthcare Nurse, 31*(1), 39–45.

Zarit, S. H., Kim, K., Femia, E. E., et al. (2013). The effects of adult day services on family caregivers' daily stress, affect, and health: Outcomes for the Daily Stress and Health (DaSH) Study. *Gerontologist* [Epub ahead of print].

Zavertnik, J. E. (2014). Self-care in older adults with heart failure. *Clinical Nurse Specialist, 28*(1), 19–32.

第7章 健康和功能评估

老年人健康和功能评估是护理中一个重要的和复杂的组成部分。本章将讨论评估老年人健康和功能的方法和工具，以及以功能为重点的照护的演变过程。另外，因为健康和功能显著影响驾驶机动车的能力——这是一个对社会和老年人都有影响的主要安全问题——本章将介绍护士如何评估和处理影响老年人安全驾驶的危险因素。

老年人的健康评估

照顾老年人的一个主要挑战是评估他们健康的复杂性，尤其从全面的整体护理观的角度来看。许多因素促成了**老年人健康评估的复杂性**。

- 除外任何正在被评估的急性健康状况，老年人通常有一种或多种慢性疾病，这些疾病经常相互影响，对老年人的健康造成不可预测的波动。

- 老年人疾病，甚至是急性病的表现趋向于比年轻人更模糊、更不可预测。例如，在老年人中，最常见的疾病表现或药物不良反应之一是行为或精神状态的改变。

- 对老年人疾病的任何一个表现通常都有几种可能的解释，例如，功能的变化可能是由多种因素综合而成的，如急性疾病、心理社会因素、环境状况、与年龄有关的变化、新的慢性病、现有的慢性病、药物或其他治疗的不良影响。

- 疾病的治疗往往针对症状，而问题的根源是模糊且不易解决的，这样的治疗方法可以进一步掩盖潜在的问题，并导致更多的并发症（例如，当药物不良作用没有被确认时，又选择了其他药物治疗）。

- 认知障碍可能使老年人难以准确地报告或描述一个生理问题，而可靠的信息来源可能很稀少或难以获得。

- 在许多情况下，当老年人的疾病被发现和处理时，其潜在的生理障碍可能已处于晚期，并且出现了更多的并发症。

- 误区和误解可能导致卫生保健提供者、家庭成员或老年人错误地将可治疗的疾病归因于衰老。

由于以上这些因素的存在，需要类似侦探的方法来评估老年人。这种方法要求护士对人的身体、思想和精神的各个方面进行评估以寻找线索，这些线索通常是多方面的、复杂的、从细微到明显，是引起健康或功能变化的根本原因。

促进老年人健康的功能结局模型（详见第 3 章）适用于贯穿全书的具体功能方面，护士可以使用这些指南来整体地评估老年人，以计划和实施护理干预措施，达到功能和生活质量的提高（可参考本书前文述及的评估和干预措施清单）。第 27 章提供了关于老年人独特和典型疾病临床表现的信息。本书的临床导向章节还包括护士在评估健康和功能的具体方面时需要考虑的与年龄有关的正常变化的信息。此外，表 7-1 可以作为老年人整体护理评估中年龄相关的实验室指标变化的指南。

护理评估工具

自 20 世纪 80 年代后期以来，哈特福德（Hartford）老年护理研究所一直处于开发、传播和更新循证的和在各种环境中易于使用的**护理评估工具**的前沿。这些评估的指南称作"尝试：老年人护理的最佳实践"，还有免费的基于网络的文章和演示这些评估工具的应用的视频。这些工具并不能取代全面综合评估，但对于确定护理计划中需要处理的特定领域是有用的。此外，考虑到评估工具的目的是筛选某些疾病的指征是重要的，如抑郁症或痴呆症，在这些情况下，它们是进一步评估的前提。

自 1991 年以来被广泛应用的一种易于使用的评估工具，可以确定需要护理干预措施的老年人常见综合征，这个工具就是 Fulmer SPICES，即睡眠障碍（Sleep disorders）、进食或喂养问题（Problems with eating or feeding）、二便失禁（Incontinence）、意识错乱（Confusion）、跌倒的证据（Evidence of falls）和皮肤完整性受损（Skin breakdown）的英文单词首字母的缩写（Fulmer & Wallace，2012）。另一个易于使用的评估工具，可以用来衡量功能水平的变化，被称为"SHOW ME"，

表 7-1　年龄相关的实验室指标变化

正常衰老不影响的实验室指标

- 血细胞比容和血红蛋白
- 电解质（钠、钾、氯化物、碳酸氢钠）
- 钙
- 磷
- 肝功能检查
- 血尿素氮
- 甲状腺检查
- 白细胞计数
- 血小板计数

老年人通常不正常的实验室指标	临床注意事项
红细胞沉降率	老年人升高 10～20 mm 属于正常范围
葡萄糖	急性病血糖升高，当躯体压力解除时血糖恢复正常
白蛋白	随着年龄的增长，平均值略有下降，尤其是在急性疾病，但显著下降表明营养不良
碱性磷酸酶	正常的衰老可能有轻度升高，但严重的疾病可能发生显著升高（例如肝病或佩吉特病）
血清铁，铁结合力，铁蛋白	下降通常表示营养不良和（或）胃肠道出血
尿液分析	血尿需要进一步评估，轻微脓尿或菌尿是常见的，也不一定需要治疗

来源：摘自 Kane，R.L.，Ouslander，J.G.，Abrass，I.B.，& Resnick，B.（2013）. Essentials of clinical geriatrics（7th ed.）. New York：McGraw.

家庭护理机构的护士可以使用这个工具来评估以下方面的功能：衬衫和鞋子（Shirt & shoes）、走到浴室（Hike to bathroom）、组织和使用修饰器具（Organization and use of grooming utensils）、穿行在日常生活活动和工具性日常生活活动功能所需的家中所有区域（Walk through home in all areas needed for ADLs/IADLs）、给药（Medications）、饮食（Eating）和做饭（making meals）（Narayan，Salgado，& VanVoorhis，2009）。

健康机会

在评估老年人时，护士们试图找出疾病问题，这不仅影响到健康状况和功能水平，而且还影响生活质量。

功能评估

功能评估是整体评估的一个组成部分。因为促进老年人健康的一个重要部分是确定功能可以改善的领域。**功能评估**是衡量一个人履行职责和完成自我护理任务的能力。功能评估源于 20 世纪 20 年代，当时工人的补偿计划需要决定工作造成的功能损失的现金值。最初，没有这方面的标准，这一决定完全是基于医生的意见。当第二次世界大战后开始康复服务时，就需要用来测量功能能力变化的工具。功能评估工具测量能满足个人基本需求任务的**日常生活活动**，同时也测量在社区生活环境中必要的更加复杂任务的**工具性日常生活活动**。

近年来，医护人员越来越多地认识到功能评估的价值，特别是在慢性病和老年护理方面。与医疗诊断方法相比，功能评估方法侧重于改善日常生活中的功能，而不论诊断为何。在老年临床情境中，越来越多地强调使用功能评估作为**功能为重点的照护**的核心组成部分，这里的功能护理是一种预防功

能衰退和改善老年人功能水平的康复方法。图 7-1 列出了当今在老年卫生保健中相关的功能评估方法。有关功能评估和功能护理的细节将在后续章节中讨论。

护士可以从多个来源获取功能评估信息。当老年人能够准确地描述入院前的功能水平时，在入院后不久护士就可对老年人 / 住院老年人进行访谈以获得信息。如果老年人不能提供这一信息，则应从家庭成员或其他知情者那里获得有关老年人入院前的功能水平的信息。入院时，护士直接观察老年人在进行日常生活活动时的当前的功能水平，以找出影响独立功能运行的疾病状态，并提供持续的护理。有时从物理治疗师或职业治疗师那里获得关于日常生活活动或工具性日常生活活动的更加全面的评价是合适的。这一点尤其重要，因为老年人有可能从康复机构中受益，不论是立即还是作为出院计划的一部分。

与其问一些开放式的问题，比如"你在哪些方面有困难吗"，不如问任务是如何完成的，比如"描述你如何完成杂货店购物"。同时，需要考虑与老年

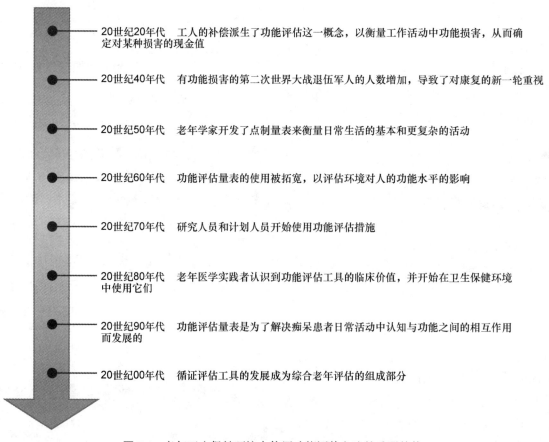

图 7-1　老年卫生保健环境中使用功能评估方法的重要趋势

一个学生的反思

我和 M 先生在一起的第一周，当他吃早饭的时候，我可以和他坐在一起，我用这个时间来发现他身体好的方面和虚弱不足的方面。在研究他与他人的交往时，我发现他在理解问题方面有困难。他竭力表达各种各样的愿望和需要。这似乎导致 M 先生比在其他情况下更加孤立。他的优点之一是能自己进食。最初，我希望在见到他之前先看看他的评估表，然而这种互动使我能够更准确地评估他的能力，而不是看那些在评估表中的记录。

早餐后，我们回到他的房间做口腔护理和刮脸。在这之后，我帮 M 先生上床，他要了一杯饮料，我给了他，这时他开始窒息。我很害怕，但幸运的是，我的高年级同学和我在一起，我们控制住了局面，他恢复了正常。我从这次经历中学到了在评估老年人的需求和愿望之前要评估老年人所处的整个环境。M 先生发生窒息是因为我给了他一杯没有浓缩的水。

Kimberly S.

人支持系统和生活安排相关的工具性日常生活活动。例如，与其他人一起生活的人可能永远不必参加杂货店购物。同样地，能够使用电话或急救反应系统在需要时寻求帮助，对于独居老年人来说是一项基本的技能。

日常生活活动的评估对于确定所需的援助水平是非常重要的，这些日常生活活动包括洗澡、穿衣、口腔护理、头发护理、饮食摄取、转移活动、离床活动、床上活动、膀胱和肠道排泄等。在进行日常生活活动评估时，确定功能受限是否至少部分归因于认知障碍，而非主要是躯体方面的限制，这一点非常重要。例如，由于患有痴呆的老年人普遍存在处理信息困难的问题，所以独立穿衣的能力会受到限制。此外，重要的是要评估认知功能障碍和维持肠道膀胱控制困难之间的关系，因为这些信息与计划有效的干预措施是相关的。

工具性日常生活活动是指购物、洗衣、交通、保洁、备餐、资金管理、药物管理和使用电话。虽

> **健康机会**
>
> 护士通过询问一个问题来确定影响老年人生活质量的因素，比如"你以前做过什么有趣的活动，但由于健康问题现在不能再做了？"

然这些工具性日常生活活动对于机构环境中的居住者或老年人来说不是特别重要，但在评估出院计划时是必不可少的。当老年人不能做这些工具性日常生活活动，而且也没有照顾者提供帮助时，社区资源诸如送餐服务可满足老年人的这些需求。

由于认知状态和心理社会功能可以显著影响一个人的功能水平，因此评估具有认知或心理社会限制（例如痴呆、谵妄、抑郁）的老年人的功能是特别具有挑战性的。一些功能评估量表已被开发出来，专门用来解决在评估日常生活活动时认知和能力之间相互作用的问题。克利夫兰日常生活活动评估量表（图 7-2）是一个可靠和有效的评估认知障碍老年人的工具。

评估适应性和辅助设备的使用或潜在用途

设备的实际或潜在用途，如移动辅助具（如手杖、助行器、轮椅）和适应性设备（如扶手等），应作为影响老年人安全、功能和生活质量的因素进行评估。物理、职业和康复治疗师善于评估这些辅助具的使用情况，但护士需要熟悉一系列的适应性和辅助设备，以便能够提出建议或协助转诊以做进一步的评估。其他的辅助设备在本书的许多章节中进行了说明和讨论（例如，见第 16 章、第 17 章和第 22 章）。

护士还可以识别与辅助设备有关的问题，并要求有资质的治疗师进行进一步的评估。例如，护士可以评估轮椅的舒适性和功能，因为不合适的安装会导致特定的问题，如表 7-2 中所描述的那样。另一项护理责任是确保轮椅被恰当地用于老年人的护理，而不是为了员工的方便，因为这在长期护理机构中有时如此。

> **健康机会**
>
> 当评估认知能力对功能的影响时，护士可以应用简单的措施，如将标签放在抽屉上，这样可以通过促进自主性来提高个人的自尊。

CLEVELAND日常生活活动工具

患者姓名或ID _____   日期 __/__/__   评分者 _____
                                                                  m m d d y y

提供资料者姓名 _____

提供资料者与患者的关系   接触的频率   方式

1 配偶   4 朋友或其他成员   1 每周2天   1 访问
2 子女   5 专业人员 _____   2 每周3～4天   2 电话
3 兄弟姐妹   6 其他 _____   3 每周5天或更多

为了管理这个量表，采集者必须完全熟悉手册，其中包括完整的说明。每个项目编号后，在空白区域进行评分。一些项目有特定的评级指令。特别是，如果这个患者被认为是依赖的(1、2、3)，这些人需要特别地询问。

分值   分值的意义

0   从不依赖，患者能够独立完成此事，不需要任何帮助

1   从不依赖，患者能够独立完成此事，不需要任何帮助

2   经常依赖，患者通常情况下需要帮助，但有时特定情形下可独立完成

3   总是依赖，患者总是需要帮助，从来不能独立完成

9   因没有足够信息不能赋值

沐浴

1. ____   在适当的时候，以适当的频率开始洗澡或淋浴

2. ____   准备沐浴/淋浴(使用适当温度的水，确保肥皂和毛巾等)

3. ____   进出浴缸或淋浴

4. ____   自我清洁

如厕

5. ____   能够控制排尿时间

6. ____   能够控制排便时间

7. ____   能够控制排便时间

8. ____   如厕后，适当地清洁或更衣

个人卫生和修饰

9. ____   在适当的时间和适当的时间内提升个人仪容

10. ____   洗手和洗脸

11. ____   刷牙

12. ____   梳头或剃须 （如果需要）

图 7-2　CLEVELAND 日常生活活动工具。这个功能评估表是专为阿尔茨海默病患者设计和使用

穿着

13.＿＿＿＿＿＿＿＿＿ 适时开始穿衣

14.＿＿＿＿＿＿＿＿＿ 选择衣服

15.＿＿＿＿＿＿＿＿＿ 穿上衣服、鞋等

16.＿＿＿＿＿＿＿＿＿ 系紧衣服的纽扣、鞋带、拉链等

饮食

17.＿＿＿＿＿＿＿＿＿ 在适当的时间以适当频率开始进食

18.＿＿＿＿＿＿＿＿＿ 进行躯体进食行为（包括使用器具）

19.＿＿＿＿＿＿＿＿＿ 以可接受的方式进食，例如以适当的速度、进食时不说话等

20.＿＿＿＿＿＿＿＿＿ 准备我们自己的饭菜（包括在炉子上做饭）。这个条目需要特别提问

活动

21.＿＿＿＿＿＿＿＿＿ 开始积极主动地活动，而不是坐着。

22.＿＿＿＿＿＿＿＿＿ 在周边环境下积极活动（带或不带辅助装置）

22a. 患者有躯体活动障碍吗？（下列代码圈勾）

0 没有躯体活动障碍

1 是的，有躯体活动障碍（圈出下列所有适用的情况）

需要别人帮助行走	上下床有困难	其他活动问题
需要拐杖	坐姿或站立有困难	（描述如下）：
需要助步器	如厕有困难	
需要轮椅	上下楼梯有困难	

用药

23.＿＿＿＿＿＿＿＿＿ 按时并按正确剂量服药。如果受试者在前一年没有服用任何药物，赋值为9。这个条目需要特别提问

购物

24.＿＿＿＿＿＿＿＿＿ 购买必要的食品，购买合适和一定数量的物品。这个条目需要特别提问

25.＿＿＿＿＿＿＿＿＿ 购买必要的衣服，购买合适和一定数量的物品。这个条目需要特别提问

旅行

26.＿＿＿＿＿＿＿＿＿ 在熟悉的环境中找到出路

27.＿＿＿＿＿＿＿＿＿ 在不熟悉的环境中没有困难的行走

28.＿＿＿＿＿＿＿＿＿ 超越步行距离的旅行（即驾驶自己的车辆或使用公共交通工具）

29.＿＿＿＿＿＿＿＿＿ 驾车旅行，这个条目需要特别提问

图 7-2（续）

兴趣、个人爱好和就业

30.＿＿＿＿＿＿ 开始个人兴趣活动（如打牌、木工等）。这个条目需要特别提问

31.＿＿＿＿＿＿ 开展这样的活动。这个条目需要特别提问

32.＿＿＿＿＿＿ 受试者为报酬工作吗？如果受试者因已达到与其职业相匹配的退休年龄而不工作，则赋值为9。这个条目需要特别提问

家务劳动／家务维护（针对个别情况）

33.＿＿＿＿＿＿ 根据需要开始在家工作。这个条目需要特别提问

34.＿＿＿＿＿＿ 有效、干净、准确、高效地执行工作。这个条目需要特别提问

完成工作的类型（不计分，只打钩）

洗碗	用真空吸尘器	清理修剪草坪
打扫	擦地板	园艺
自己洗熨衣服	小家电维修	小轿车护理

其他类型的工作（描述如下）：

电话

35.＿＿＿＿＿＿ 寻找电话号码

36.＿＿＿＿＿＿ 拨打电话号码

37.＿＿＿＿＿＿ 接电话

38.＿＿＿＿＿＿ 传递信息

资金管理

39.＿＿＿＿＿＿ 支付购买（选择适当数量和确定正确的零钱）。这个条目需要特别提问

40.＿＿＿＿＿＿ 管理财务责任超过立即支付购买（例如支付每月账单、管理支票或储蓄账户等）。这个条目需要特别提问

沟通技巧

41.＿＿＿＿＿＿ 自发地向他人表达思想和需求

42.＿＿＿＿＿＿ 准确地回应口头指令和谈话

43.＿＿＿＿＿＿ 阅读和理解单个单词和短句（符号、列表等）

44.＿＿＿＿＿＿ 阅读和理解复杂的材料（书籍、报纸等）

45.＿＿＿＿＿＿ 书写简短的短语（列表、简短的信息）

46.＿＿＿＿＿＿ 书写复杂的材料（信件、日记等）

图 7-2（续）

社会行为

47.＿＿＿＿＿＿＿　　举止得体。社会不当行为包括广泛的行为但不限于粗鲁无礼讲话、嗳气、触摸私处、不尊重个人隐私等。对于这个条目，依赖性指的是其他人必须在多大程度上指导或管理受试者，以确保其在社交中行为举止得体。

其他问题＿＿＿＿＿有没有一种情况下，患者不表现出独立和负责任的方式？（下列代码圈勾）

48.　　　0　　　无其他依赖行为

　　　　　1　　　是的，还有其他的依赖行为（请提供以下细节）

面谈质量（评分者的判断）

采访有效	0
有些关于面谈的问题，但这可能是可以接受的	1
面谈的信息可疑有效	2

评分者应记录可疑或可疑有效的面谈依据

评论：

图 7-2（续）

功能为重点的照护

功能为重点的照护，在以前被称为恢复性护理，是着眼于评估老年人与功能有关的潜在能力、体力活动和实施干预措施以优化和维持功能能力和增加体力活动的一种方法（Resnick，Galik，& Boltz，2013）。功能为重点的照护理念解决直接的护理问题并考虑更广泛的因素，如环境因素和工作人员培训。研究发现，这种方法可以有效地改善患有急性和慢性疾病的老年人的预后，包括创伤和痴呆（Burket，Hippensteel，Penrod，et al.，2013；Galik，Resnick，

Hammersla，et al.，2013）。此外，老年护理的循证实践指南已经涵盖了与身体功能评估和预防急性病护理中功能下降有关的方法（框 7-1）（Boltz，Resnick，& Galik，2012；Kresevic，2012）。

老年综合评估

老年医学专家和卫生保健提供者开始解决老年人护理复杂性的问题，他们意识到需要比专注于健康或功能某一方面更全面的评估模型。**老年综合评估**包括医疗、心理、认知和功能组成部分，正如

表 7-2　不合适的轮椅装置的负面影响

具体问题	身体方面的结果	潜在的影响
轮椅太高	脚接触不到地面 不能自我控制轮椅 骨盆向前移动	腿部水肿和循环减少 活动减少 不良坐姿
轮椅靠背不能有效支撑	躯干、胸部和腹部压缩 滑出轮椅 增加骨盆倾斜	背部和骶骨皮肤完整性受损 胃肠和呼吸功能受损
轮椅太重	移动轮椅困难	活动减少
轮椅太宽	骨盆向侧位转移 身体前倾 使用扶手困难	皮肤剪切力 姿势不良，循环不良 活动减少
座椅不结实（弹弓效应）	脊柱侧凸 滑出轮椅	姿势不良，循环不良 皮肤剪切力
脚踏太高	大腿支撑减弱 压力分布不均匀 坐骨结节增加	不良坐姿 皮肤完整性受损

来源：Rader，J.，Jones，D.，& Miller，L.（2000）. The importance of individualized wheelchair seating for frail older adults. Journal of Gerontological Nursing，26（11），24-31.

框 7-1　循证实践：功能为重点的照护与身体功能评估

问题陈述

- 老年人在住院期间常常会出现功能下降，这会导致长期预后不良，包括死亡率增加、功能恢复下降、出院至护理机构的可能性增加。
- 一些住院期间发生的功能下降是渐进的、不可逆的，但有些是可以预防或通过积极的护理干预措施（例如离床活动、如厕计划、有效沟通、利用适应性设备和适当的药物治疗方案）改善的。
- 住院期间功能减退的危险因素包括疼痛、抑郁、营养不良、活动减少、认知障碍和药物不良反应。
- 卧床休息和缺乏体力活动导致肌肉力量和肌肉质量损失、感官意识改变、食欲和口渴的感觉下降、有氧代谢和肺通气功能下降。
- 在进行功能评估、评价限制身体活动的状态和实施渐进活动干预措施时，跨学科护理计划是必不可少的。

身体功能评估的建议

- 功能评估是护理的一个重要组成部分，包括评估和记录：①一个人进行日常生活活动和工具性日常生活活动的能力，特别要注意移动和社会活动；②所需的援助水平；③感觉功能；④认知功能。
- 记录基线功能状态和最近或渐进变化的信息。
- 以适当的时间间隔评估功能，以验证能力、衰退或进步。
- 评估老年人的长处和能力以及局限性。

改善功能状态的护理策略建议

- 通过身体活动和社交活动尽可能地保持老年人的日常活动。
- 尽量减少卧床休息，鼓励身体活动（运动，步行，活动范围）。
- 避免限制。
- 审慎地和以合适的剂量用药。
- 评估和管理疼痛。
- 促进康复治疗、营养咨询和辅导。
- 允许灵活探视，包括养宠物。
- 教会老年人、家人和照料者关于独立功能的价值和防止功能衰退的策略。

来源：Boltz，M.，Resnick，B.，& Galik，E.（2012）. Interventions to prevent functional decline in acute care settings. In M.Boltz, E.Capezuti, T.Fulmer, & D.Zwicker（Eds.）Evidence-based practice protocols for best practice（4th ed.，pp.89-121）. New York：Springer Publishing Co.；Kresevic，D.（2012）.Assessment of physical function. In M.Boltz, E.Capezuti, T.Fulmer, & D.Zwicker（Eds.）Evidence-based practice protocols forbest practice（4th ed.，pp.89-103）. New York：Springer Publishing Co.

Wells 和 Wade 的文章中述及（2013）。

　　1987 年颁布的《综合预算协调法案》规定所有医疗补助和老年人医疗保险资助的养老院都开始使用一种标准化的评估表，称为**居民评估和护理筛查的最小数据集**。自 20 世纪 90 年代以来，所有接受老年人医疗保险或医疗补助资金的家庭护理和家庭照护机构都已使用最小数据集。最小数据集的价值已得到国际认可，在加拿大、澳大利亚、亚洲和欧

● 健康机会

请谨记正规的评估工具满足了文件记录的要求，但其主要目的是改善老年人的护理和生活质量。

洲许多国家，家庭护理和家庭照护版本都已被翻译、验证和实施。框 7-2 总结了最小数据集表的组成，附有与每个主题相关的条目实例。图 7-3 显示评估日常生活活动中功能状态的部分。

框 7-2　最小数据集分类和评估项目举例

听觉、语言和视觉
- 听力，使用助听器的能力。
- 语言清晰，能自我理解和理解他人。
- 有足够的光线看清和使用矫正镜片的能力。

认知模式
- 重复和回忆三个单词。
- 年、月、日的定时。
- 短期和长期记忆。
- 能决定日常生活的任务的能力。
- 谵妄的症状和体征。

情绪（面试或自我评估）
- 过去 2 周的抑郁症状。
- 抑郁症的证据。

行为
- 幻觉或错觉。
- 针对他人的身体或言语行为上的症状。
- 排斥反应的护理。
- 神志恍惚、精神错乱。
- 行为改变。

习惯常规、活动和社区设置的偏好
- 日常活动常规（例如个人护理、通信、社会和宗教活动）。
- 重返社区的潜力。

功能状态（图 7-3）

膀胱和肠道功能
- 保持排尿和肠道控制能力。
- 如厕排尿程序（例如，如厕时间、促使排尿、膀胱或肠道功能训练）。
- 排便。

活动性疾病诊断（即目前列出的诊断）
- 癌症。
- 下列系统的相关疾病：温度调节、循环系统、消化系统、泌尿生殖系统、骨骼、肺、神经系统、代谢。
- 营养状况。
- 感染。
- 精神疾病或心境障碍。

健康状况
- 疼痛管理与评估。

- 咳嗽或气短（呼吸困难）。
- 胸痛或心绞痛。
- 目前烟草的使用。
- 慢性疾病相关的预后可能导致预期寿命缩短。
- 跌倒的评估和病史。

吞咽 / 营养状况
- 吞咽障碍。
- 身高和体重。
- 上个月体重下降 5% 或更多，或过去 6 个月体重下降 10% 或更多。
- 营养方法（如鼻饲、机械改变饮食、食疗）。

口腔 / 牙齿状况
- 牙齿和牙龈的状况。
- 牙齿缺损。
- 口腔或面部疼痛。

皮肤状况
- 在过去 5 天里有压力性溃疡的存在。
- 压力性溃疡阶段。
- 压力性溃疡愈合。
- 其他皮肤问题（如静脉或动脉溃疡、外科伤口、烧伤、开放性损伤）。
- 皮肤治疗（例如减压装置、重新定位程序、敷料、营养或水化干预措施来处理皮肤问题）。

药物
- 注射
- 下列药物在近 5 天内使用过：抗精神病药、抗焦虑药、抗抑郁药、催眠药、抗凝剂

特殊治疗和程序
- 癌症治疗。
- 呼吸系统治疗。
- 透析。
- 临终关怀。
- 疫苗接种情况（流感、肺炎球菌）。
- 治疗（例如言语-语言、职业、躯体、呼吸、心理、工娱）。
- 护理康复与恢复健康照护。
- 过去 5 年的体格检查和医嘱。

限制 / 约束
- 限制运动自由或正常进入身体的自己不能轻易去除的方法。

Source：Recommended MDS 3.0，available at www.cms.gov

Section G 部分功能状态

G1. 日常生活活动（ADL）援助

最近5天最依赖集代码

代码：

0. 独立——居民无需帮助或监督就完成活动

1. 设置帮助

2. 监督——负责、鼓励或在活动中提供线索

3. 有限的援助——四肢导引或者其他非承重的援助提供至少一次

4. 广泛的援助，1人协助——居民进行部分活动，一个工作人员提供负重支持或至少一次完成部分活动

5. 广泛的援助，2人协助——居民进行部分活动，而2个或以上的工作人员提供负重支持或至少一次完成部分活动

6. 完全依赖，1人协助——全部工作人员至少一次活动（只需要1人协助）。居民必须不能或不愿履行的任何部分活动

7. 完全依赖，2人以上协助——全部工作人员至少一次活动（需要2个或更多的人帮助）。居民必须不能或不愿履行的任何部分活动

8. 在整个过程中，活动没有发生

在框中输入代码

Enter □ Code	**a.** 床上卧位移动，侧转，卧床时身体定位
Enter □ Code	**b.** 在床面、椅子、轮椅、站立位置（不包括浴缸/卫生间）之间来回移动
Enter □ Code	**c.** 居民如何进出卫生间或使用马桶
Enter □ Code	**d.** 如厕的厕所（或马桶、便盆、便池），如厕后做好清洁或者尿失禁发作管理好造口或导管，调整衣服（不包括卫生间转移）
Enter □ Code	**e.** 在房间里走动走动
Enter □ Code	**f.** 在走廊里或借助其他设施步行
Enter □ Code	**g.** 如果使用轮椅移动
Enter □ Code	**h.** 穿脱腰部以上的上半身衣服，包括假肢、矫形器、紧固件、套头衫
Enter □ Code	**i.** 修整下半身穿衣和从腰部以下脱衣，包括假肢、矫形器、紧固件、套头衫
Enter □ Code	**j.** 饮食，包括吃、喝或通过其他方式摄入营养（例如管饲、全胃肠外营养液、静脉输液）
Enter □ Code	**k.** 美容/个人卫生包括梳理头发、刷牙、刮胡子、化妆、洗/烘干脸和手（不包括浴缸洗浴和淋浴）
Enter □ Code	**l.** 沐浴：沐浴者如何全身沐浴/淋浴，海绵浴和进出浴缸/淋浴（不包括背部和头发的洗涤）

G2. 入院前的活动性，只在入院前完成评估

Enter □ Code	**a.** 住院患者在入院前30天内有髋关节骨折、髋关节置换或膝关节置换吗？ 　　3 不跳转到G3，在搬运和行走时保持平衡 　　1 是的完成G2b 　　9 无法确定跳转到G3，在搬运和行走时保持平衡

b. 如果是，检查骨折置换术前独立完成的任务

Check all that apply.

□	1. 转运
□	2. 步行穿过房间
□	3. 在一个水平面上走过一个街区
□	4. 居民在这些活动中都不是独立的
□	9. 不能决定

图 7-3　MDS 3.0 的功能状态部分

可从 www.cms.gov 获得

Section G Functional Status

G3. 搬运和行走时的平衡

在过去的5天里，在观察居民后，为大多数依赖者编码下列搬运和行走条目

编码：

0. 时刻保持稳定
1. 不稳定，但能在没有人帮助的情况下稳定
2. 不稳定，只有在人帮助才才能稳定
3. 活动没有发生

在框中输入代码

Enter □ Code	a.	从座位上站起来
Enter □ Code	b.	步行（带辅助装置）
Enter □ Code	c.	走路时转身面对相反的方向
Enter □ Code	d.	去卫生间和离开卫生间
Enter □ Code	e.	从表面到表面的转移（从轮椅到床或床到轮椅）

G4. 在运动范围内的功能限制

为过去5天妨碍日常生活或使居民受到伤害的危险的功能限制编码

编码：

0. 无障碍
1. 单侧损伤
2. 双侧损伤

在框中输入代码

| Enter □ Code | a. | 下肢（髋、膝、踝、足） |
| Enter □ Code | b. | 上肢（肩、肘、腕、手） |

G5. 步态和运动

检查过去5天内正常使用的所有物品：

检查所有用过的

□ a. 手杖/拐杖
□ b. 助步车
□ c. 轮椅（手动或电动）
□ d. 假肢
□ e. 以上均未使用

G6. 卧床不起

Enter □ Code　在过去5天中至少有3天，在房间里的床上或躺椅上至少22个小时
　　　　0. 不是
　　　　1. 是的

G7. 功能康复潜能，只有在入院评估时完成

Enter □ Code　a. 居民相信他/她至少在日常生活中能够增强独立性
　　　　0. 不是
　　　　1. 是的
　　　　9. 无法确定

Enter □ Code　b. 直接护理人员认为，居民至少在日常生活中能够增强独立性
　　　　0. 不是
　　　　1. 是的

图 7-3 （续）

家庭环境的安全评估

除了评估老年人的健康和功能外，护士还需要了解影响人的安全、功能和生活质量的环境因素。研究人员和从业人员越来越多地处理人与环境之间的相互关系，这与老年人的护理尤其相关。20世纪90年代，**日常能力**一词被用来描述文化、身体、认知、情感、社会和环境因素对一个人日常生活的影响。这在评估老年人时尤其重要，因为这些因素可以明显阻碍或改善功能能力。例如第16、17和22章分别讨论了影响听力、视力和移动的环境因素。

家庭评估为评估老年人与其环境之间的关系提供了极好的基础。这些评估不仅有助于确定跌倒风险（如第 22 章所讨论的），而且也有助于确定对安全、功能和生活质量产生积极或消极影响的环境条件。例如，适当的灯光对于开展愉悦的活动，如阅读、打牌、从事业余爱好是必不可少的。同样，调节体温的能力不仅是预防体温过低和体温过高的一个安全考虑，而且对舒适感也很重要。家庭访视时，护士尊重自主权、隐私和不带偏见是特别重要的，同时也可以识别判断出影响人的功能和生活质量的各种因素。护士可以使用框 7-3 作为指南来评估家庭环境的安全和优化功能。

健康机会

除了评估影响功能的疾病外，护士还要关注影响生活质量的环境因素。

框 7-3 环境安全性评估指南

照明与色彩对比
- 照明是否充足但不产生眩光？
- 电灯开关容易触及和操纵吗？
- 进入房间前能打开灯吗？
- 夜灯是否在适当的地方使用？
- 物体之间，比如椅子和地板的对比度是否足够？

危害
- 有高度抛光的地板、地毯、地板或其他危险吗？
- 如果使用地毯，它们有防滑垫吗？边缘是钉在地板上吗？
- 通道中有绳索、杂物或其他障碍物吗？
- 有宠物可能在脚下奔跑吗？

家具
- 椅子的高度和深度合适吗？
- 椅子有扶手吗？桌子是否稳定和有合适的高度？
- 小家具是否放置在远离通道处？

楼梯
- 光线充足吗？
- 楼梯的顶部和底部有电灯开关吗？
- 楼梯两侧是否有牢固的扶手？
- 所有的台阶都平坦吗？
- 有防滑履带吗？
- 用彩色胶带标记台阶的边缘，特别是顶部和底部的台阶了吗？

浴室
- 浴缸和马桶是否有合适的扶手？
- 浴缸底部有防滑条或橡胶垫吗？
- 有人考虑使用浴缸或淋浴座椅吗？
- 马桶座的高度合适吗？
- 有人考虑使用高架马桶吗？
- 马桶座圈的颜色与周围的颜色形成对比了吗？
- 厕纸容易拿到吗？

卧室
- 床的高度合适吗？
- 床垫的边缘处有足够的支撑吗？
- 如果床有滑轮，它们被安全上锁了吗？
- 全部或部分的侧轨是一种帮助还是一种危险？
- 当侧轨处于下降位置时，它们完全脱离轨道了吗？

- 卧室和浴室之间的通道是否清晰、光线充足，尤其是夜间？
- 床头柜是有用的吗，尤其在晚上？
- 床旁有灯吗？老年人是否有足够的身体和认知能力在起床之前开灯？
- 家具是否可以安全地使用辅助装置进行移动？
- 电话放置在床附近吗？

厨房
- 存储区域被发挥最好的功能了吗（例如，物品经常放在最容易拿到的地方吗）？
- 电器的电线是否被避开？
- 防滑垫是用在水槽前面吗？
- 老年人知道如何安全使用烤箱、炉子或微波炉吗？

辅助器具
- 呼叫灯是否可用，并且老年人知道如何使用它吗？
- 使用什么辅助设备？
- 老年人会从没有被使用的任何辅助设备中获益吗？
- 辅助设备是否安全使用？是否有额外的危险？

温度
- 房间的温度是否舒适？
- 老年人能读懂恒温器上的标记并适当地调整吗？
- 在寒冷的季节，房间温度是否足够高以防止体温过低？
- 炎热的天气，房间的温度是否足够凉爽以预防高温？

整体安全
- 老年人是如何从难以到达的地方获取物品的？
- 老年人是怎样改变头顶的灯泡的？
- 门洞宽到可以容纳辅助设备吗？
- 门槛会造成危险吗？
- 电话是否可使用，特别是紧急电话？使用无线便携式电话有用吗？
- 紧急呼叫系统有用吗？
- 老年人穿结实的带有防滑鞋底的鞋子吗？
- 老年人保存急救电话了吗？
- 如果发生火灾，是否有紧急逃生计划？
- 烟雾报警器是否存在和运行？
- 房间在适当的地方是否有一氧化碳探测器（如果房间里有煤气用具、烧木柴的炉子，或者其他产生一氧化碳的物体）？

驾驶安全

护士是负责处理复杂驾驶问题的卫生保健专业人员，驾驶问题不仅关乎老年人的人身安全问题，也是保护社会的伦理问题。**安全驾驶**是一种工具性日常生活活动，使人们关注的焦点从卫生保健专业人员以及所有社会成员到下列人员：

- 老年病专家和职业治疗师讨论评估老年人的驾驶能力标准。
- 家庭和卫生保健专业人员讨论强迫老年人停止驾驶的伦理问题，尤其是患有痴呆症的老年司机要停止驾驶。
- 立法者和保险公司质疑司机在 70 岁或更大年龄时进行强制性驾驶测试的必要性。
- 老年医学文献越来越多地指出，有必要为家庭、立法者和专业人员提供循证评估工具和指南，以解决与老年人驾驶有关的许多问题。

护士与其他照护提供者从广泛的角度密切合作处理这一复杂问题，具有重要的作用。关于停止驾驶的心理因素讨论在第 12 章，本章中将把安全驾驶作为一种工具性日常生活活动来进行讨论。

不安全驾驶的风险

当根据行驶里程调整机动车辆的事故率时，70 岁以上司机的故障事故发生率与 25 岁以下司机事故发生率相当，75 岁或 80 岁以后伤亡率呈指数级增长（Young & Bunce，2011）。年龄相关的视力变化、肌肉骨骼功能和中枢及自主神经系统可影响驾驶能力，即使是对健康的老年人。此外，老年人往往有增加不安全驾驶风险的其他情况，如医疗条件、认知功能障碍、身体功能限制、药物使用和过度饮酒。两个常见的与驾驶有关的问题是夜间驾驶和安全更换车道的困难（Fortin-McCue，Saleheen，McQuay，et al.，2013）。

不安全驾驶的风险由包括以下所有组成部分的综合评估确定（Classen，Wang，Winter，et al.，

健康机会

护士可以慎重地解决驾驶问题，不仅为老年人个体，而且为他人的安全表达同情和关心。

2013；Flanagan，2011）。

- 完整的视觉检查，包括视力和对比敏感度。
- 认知测试，包括相关的注意力、执行功能和视觉知觉加工能力。
- 运动表现，包括步态、平衡、姿势控制和行走速度。
- 药物治疗回顾。
- 自我报告的问题。
- 家庭成员和照顾者的问题。

虽然已经确定了这些特定的组成部分，但还缺乏关于驾驶停止标准的循证建议，即使是在司机康复专家中也是如此（Bowers，Anastasio，Sheldon，et al.，2013；Dickerson，2013；Martin，Marottoli，& O'Neill，2013）。

驾驶的护理评估

关于老年人对其驾驶的看法或关注的问题可以被用来开始讨论这个重要但有时又敏感的话题。研究表明，大多数老年人，包括轻度认知障碍和轻度痴呆的老年人，都能通过避免复杂和危险的驾驶情况了解自己的驾驶能力和适当的自我调节能力（O'Connor，Edwards，Bannon，2013；O'Connor，Edwards，Small，et al.，2011）。一些老年人没有或有很少的洞察力并坚决坚持驾驶，尽管有证据表明他们的驾驶严重威胁自己和他人（Wood，Lacherez，Anstey，2013）。护士可以通过将驾驶有关的问题纳入评估中进行讨论，从而使任何确定的安全问题能够主动解决。以下问题可用于评估这一部分：

- 你对自己安全驾驶的能力有什么担心吗？
- 你是否已经调整了你的驾驶模式以避免某些情况，例如夜间行车、高速公路行车或路口左转？
- 你家里有人对你的驾驶表示担心吗？
- 你在熟悉的地方开车时迷路过吗？
- 在过去的几年里你有过什么意外吗？（如果是的话，询问一下情况）
- 你是否有任何与不安全驾驶或醉酒驾驶有关的记录？

在适当的时候，护士可以使用这类问题从可能进行了观察和关注的家庭成员中得到评估信息。

如果对其中任何一个问题的回答引起人们对驾

驶安全的关注，就需要进行更全面的评估，正如下一节所讨论的那样。此外，如果老年人有任何与驾驶风险有关的情况（例如痴呆、功能障碍、显著的视力障碍），应当安排由专业康复专家进行适当的评估。

关于安全驾驶的护理干预

解决影响驾驶能力的危险因素是一项重要的健康促进活动，应纳入老年人的常规护理中，最好是在出现重大安全问题之前。老年医学专家建议将"预设驾驶指示"作为开端，以促进卫生保健专业人员与老年司机之间的讨论，使之作为日常护理的一部分（Betz，Jones，Petroff，et al.，2013；Betz，Lowenstein，Schwartz，2013）。老年医学专家也为痴呆患者推荐了"终止驾驶阶段"的综合方法，其中包括最佳时机的个体化干预措施、解决悲伤的问题、提供照顾者支持、维持重要的关系、探索可替代的交通工具（Liddle，Bennett，Allen，et al.，2013）。

不安全驾驶的一些风险可以通过解决影响因素的干预措施来减少，例如视力障碍、听力损伤和药物相关问题（分别在第 17、第 16 和第 8 章中讨论）。当病理状况影响神经肌肉功能时，护士可以建议进行物理或职业治疗，以改善影响驾驶的特定功能。例如，一位患有关节炎或帕金森病的老年人可能会受益于接受了治疗师的额外驾驶康复训练。即使治疗师没有经过特殊的训练，老年人也可以把注意力集中在提高安全性和驾驶技能功能的目标上，把它作为治疗方案的一部分。如果老年人看到治疗与保持安全和独立功能之间的关系，他们可能会更

积极地参加物理或职业治疗师指定的运动。

驾驶评价与建议的转诊

家庭可能会寻求护士和其他医护专业人员的指导，以解决他们对老年人驾驶能力的安全担忧。解决照顾者对驾驶安全的担忧的一种方法是提供有关家庭可用来处理这一问题的资源的信息。驾驶评价项目通常由职业治疗部门管理，为那些能够从教育和康复中获益的人提供与驾驶有关的建议和适当的后续行动。当转诊在医学上是必要的时，老年人医疗保险和其他健康保险计划可以涵盖此费用。在建议这种转诊时，重要的是要强调其目的不是要剥夺此人的驾驶权利，而是要确定干预措施以改善老年人和其他人的安全性。

驾驶评价项目的建议处在很广的范围内，可能包括改装车辆以补偿物理限制的损失、参与推动康复治疗或拒绝或限制驾驶。适应性设备包括踏板扩展器、距离传感器、左脚加速器、方向盘适应装置、触摸垫操作辅助控制装置和反光镜，以补偿视觉和运动范围的缺陷。与驾驶限制相关的建议例子包括没有高速公路、短距离或只有熟悉的地区、白天或晴天驾驶、需要导航的存在。

驾驶教育项目是帮助老年人认识驾驶问题和提高安全性的另一种类型的资源。这些项目都可以通过美国退休人员协会（成熟驾驶项目）和美国汽车协会（成熟驾驶员的安全驾驶）等组织获得。

除了建议直接解决安全驾驶的项目外，护士还可以建议为老年人提供交通工具。例如，老龄化区域机构下属的每个地区都有老年中心，他们通常提供交通服务和当地资源的信息。

本章重点

老年人的健康评估

- 老年人的健康和功能评估具有挑战性，因为有许多导致老年人健康评估复杂性的因素（如存在多个相互作用的疾病、疾病独特的临床表现、掩盖了潜在的问题的治疗措施和对老龄化的误解）。
- 在评估老年人时考虑某些年龄相关的实验室指标的变化（表 7-1）。

护理评估工具

- 易于使用的和循证的护理评估工具及相关资源可通过本书临床导向章节的在线学习活动获得。

功能评估

- 自 20 世纪 20 年代以来，功能评估的方法逐渐发展起来，目前的重点是注重功能护理和老年综合评估（图 7-1）。
- 功能评估工具提供了一个评估老年人执行日常生活活动和工具性日常生活活动能力的框架结构。
- 克利夫兰日常生活活动量表可用于认知障碍的老年人（图 7-2）。
- 评估适应性和辅助设备的使用对于确定影响安全、舒适和功能的因素是很重要的。

功能为重点的照护

- 功能为重点的照护侧重于评估一个人在功能状态和体力活动方面的潜在能力，以及实施干预措施以优化和维持功能及增加体力活动的能力（框 7-1）。

老年综合评估

- 老年综合评估，如居民评估和护理筛查的最小数据集，可用于提供关于功能所有方面的信息（框 7-2，图 7-3）。

家庭环境的安全评估

- 评估家庭环境对于确定影响安全、舒适、功能和生活质量的因素是非常重要的（框 7-3）。

驾驶安全

- 护士在确定老年人安全驾驶的危险因素方面具有重要作用。
- 常见的危险因素包括影响视力、认知、运动反应和反应时间的疾病。
- 护士将驾驶问题纳入其中，以确定是否需要进行更全面的评估。
- 不安全驾驶的风险可以通过干预影响因素（例如视力和听力障碍、与药物有关的问题）来最小化。
- 护士在促进转诊以进一步评估或与驾驶安全、教育和康复有关的项目方面具有重要作用。

评判性思维练习

1. 回顾评估老年人健康状况复杂性的因素，并将其应用于老年人临床环境中或你个人所知道的情境中。
2. 选择在临床情境中易于使用的护理评估工具，将信息应用到被护理的老年人中。
3. 阅读框 7-1 中的循证信息，并确定该信息适用于住院或养老院老年人的方式。
4. 确定有一定功能损害和认知障碍的老年人（在临床环境或你个人所知道的情境中），并对他或她用图 7-2 进行功能评估。
5. 确定影响他或她驾驶安全风险因素的老年人（在临床环境或你个人所知道的情境中），寻找适用于解决此人安全驾驶问题的信息。

（王惠峰　译）

参考文献

Betz, M. E., Jones, J., Petroff, E., et al. (2013). "I wish we could normalize driving health": A qualitative study of clinician discussions with older drivers. *Journal of General Internal Medicine, 28*(12), 1573–1580.

Betz, M. E., Lowenstein, S. R., & Schwartz, R. (2013). Older adult opinions of "advance driving directives." *Journal of Primary Care and Community Health, 4*(1), 14–27.

Boltz, M., Resnick, B., & Galik, E. (2012). Interventions to prevent functional decline in acute care settings. In M. Boltz, E. Capezuti, T. Fulmer, & D. Zwicker (Eds.) *Evidence-based practice protocols for best practice* (4th ed., pp. 104–121). New York: Springer Publishing Co.

Bowers, A. R., Anastasio, R. J., Sheldon, S. S., et al. (2013). Can we improve clinical prediction of at-risk older drivers? *Accident Analysis & Prevention, 59*, 537–547.

Burket, T. L., Hippensteel, D., Penrod, J., et al. (2013). Pilot testing of the function focused care intervention on an acute care trauma unit. *Geriatric Nursing, 34*, 241–246.

Classen, S., Wang, Y., Winter, S. M., et al. (2013). Concurrent criterion validity of the safe driving behavior measure: A predictor of on-road driving outcomes. *American Journal of Occupational Therapy, 67*(1), 108–116.

Dickerson, A. E. (2013). Driving assessment tools used by driver rehabilitation specialists: Survey of use and implications for practice. *American Journal of Occupational Therapy, 67*(5), 564–573.

Flanagan, N. M. (2011). Driving and dementia: What nurses need to know. *Journal of Gerontological Nursing, 37*(8), 10–13.

Fortin-McCue, L. A., Saleheen, H., McQuay, J., et al. (2013). Implementation of a community-based mature driver screening and referral program. *Accident Analysis & Prevention, 50*, 751–757.

Fulmer, T., & Wallace, M. (2012). Fulmer SPICES: An overall assessment tool for older adults. *Try this: Best practices in nursing care to older adults.* Hartford Institute for Geriatric Nursing. Available at www.consultgerirn.org, accessed November 23, 2013.

Galik, E., Resnick, B., Hammersla, M., et al. (2013). Optimizing function and physical activity among nursing home residents with dementia: Testing the impact of function-focused care. *The Gerontologist,* published online October 3. doi:10.1093/geront/gnt108.

Kresevic, D. (2012). Assessment of physical function. In M. Boltz, E. Capezuti, T. Fulmer, & D. Zwicker (Eds.) *Evidence-based practice protocols for best practice* (4th ed., pp. 89–103). New York: Springer Publishing Co.

Liddle, J., Bennett, S., Allen, S., et al. (2013). The stages of driving cessation for people with dementia: Needs and challenges. *International Psychogeriatrics,* September 2, 1–14. [Epub ahead of print].

Martin, A. J., Marottoli, R., & O'Neill, D. (2013). Driving assessment for maintaining mobility and safety in drivers with dementia. *Cochrane Database, Systematic Reviews, 8,* CDC006222. doi:10.1002/14651858/CD006222.

Narayan, M. C., Salgado, J., & VanVoorhis, A. (2009). SHOW Me: Enhancing OASIS functional assessment. *Home Healthcare Nurse, 27*(1), 19–23.

O'Connor, M. L., Edwards, J. D., & Bannon, Y. (2013). Self-rated driving habits among older adults with clinically-defined mild cognitive impairment, clinically-defined mild cognitive impairment, clinically-defined dementia, and normal cognition. *Accident Analysis & Prevention, 61*, 197–202.

O'Connor, M. L., Edwards, J. D., Small, B. J., et al. (2011). Patterns of level and change in self-reported driving behaviors among older adults: Who self-regulates? *Journals of Gerontology: Psychological Sciences and Social Sciences, 67*(4), 437–446.

Resnick, B., Galik, E., & Boltz, M. (2013). Function focused care approaches: Literature review of progress and future possibilities. *Journal of the American Medical Directors Association, 14*, 313–318.

Wells, M., & Wade, M. (2013). Physical performance measures: An important component of the comprehensive geriatric assessment. *Nurse Practitioner, 38*(6), 49–53.

Wood, J. M., Lacherez, P. F., & Anstey, K. J. (2013). Not all older adults have insight into their driving abilities: Evidence from an on-road assessment and implications for policy. *Journals of Gerontology: Medical Sciences, 68*(5), 559–566.

Young, M. S., & Bunce, D. (2011). Driving into the sunset: Supporting cognitive functioning in older drivers. *Journal of Aging Research,* Article ID 918782, 6. doi:10.4061/2011/918782.

第8章 用药和其他生物活性物质

虽然药物和老年人的主题与生理和心理社会方面的功能（如视觉和认知）一样，并不是一个确切的功能范畴，但可以从类似的角度加以解决。本章介绍的内容是在功能性结局理论背景下，促进健康以解决与药物和老年人有关的问题，特别值得关注的是护士在其中发挥的作用。

生物活性物质简介

本章除了讨论与老年人有关的处方和非处方药（OTC），还讨论了用于治疗目的的其他生物活性物质（如中草药和顺势疗法）。影响药物作用的生物活性物质也在药物相互作用部分述及。护士需要特别注意常用类型的生物活性物质，以便能够促进老年人安全、有效地用药。

关于药物的注意事项

药物在体内的作用通常被认为与**药动学**（比如药物是如何被吸收、分布、代谢和排泄）和**药效学**（比如机体在细胞水平和靶器官作用上如何受药物的影响）有关。吸收是指药物从其导入部位进入全身循环，导入部位通常是肠道。口服药物的吸收可能受到胃酸减少、胃 pH 升高、胃排空延迟以及其他物质（如食物、营养素、药物添加剂）的影响。因为大多数口服药物都是通过小肠被动扩散吸收的，这是一个不依赖 pH 的过程，通常不受胃酸改变的影响。每种药物的独特化学性质决定了它对任何胃肠道变化的敏感程度，与年龄无关。例如，青霉素、硫酸亚铁等 pH 敏感的药物更容易受到胃酸水平改变或由于胃排空延迟而长期暴露于胃酸的影响。

清除半衰期和清除率是衡量药物新陈代谢和消除效率的两项措施。**清除半衰期**（也称为血清半衰期）是将药物浓度降低一半所需的时间。药物启动后或在药物停用后完全消除体内的药物，需要 5 倍半衰期的时间才能达到稳态浓度。**清除率**测量每单

促进老年人安全、有效地用药

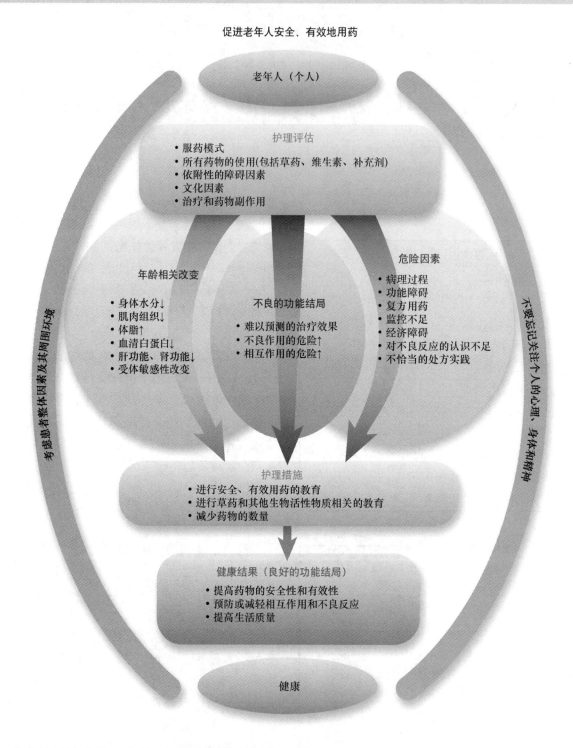

位时间内药物被清除的血容量。血清半衰期增加或清除率下降可能导致药物蓄积。其结果是治疗效果可能会改变，不良反应的危险可能会增加。

关于中草药和顺势疗法的注意事项

近年来，人们越来越关注中草药和中草药产品的使用，特别是潜在的中草药与药物的相互作用。至少 40% 的美国成年人在治疗中使用中草药，14% ～ 16% 的美国成年人用中草药搭配处方药（Fasinu，Bouic，& Rosenkranz，2012）。更令人担忧的是，大约 58% 的使用中草药补充剂的美国人没有通知健康护理医生（Gray & Rutledge，2013）。这有重要的护理影响，因为护士负责评估和指导医疗产品的安全性、有效性和潜在的相互作用。此外，健康护理医生必须做好准备，解答患者关于替代做法的问题，正如本章的护理干预部分所讨论的那样。

中草药

中草药可能是最原始的非处方药产品，由发现这些中草药在自然环境中有药物治疗功能的人来使用。**中草药**（也被称为植物学或植物疗法）是被用作药用性能的植物产品。中草药的作用与常用的植物性药物类似（表8-1）。由于相同的药动学和药效学因素影响草药产品和药物，中草药产品可以通过在肝、肾、肠和靶器官的相互作用来影响药物的循环水平。同样的，即使是单独服用，中草药的疗效也会和药物疗效相同，受老年人年龄相关改变和危险因素的影响。重要的是要认识到中草药被认为是膳食补充剂，因此不需要对它们进行安全性和有效性的测试。此外，虽然制造商必须确保配料表的准确性，但标签不一定包括有关附加成分、潜在有害效果、活性成分数量或人体使用形式的准确信息。尽管缺乏严格的要求，但仍有一些保护消费者免受虚假声明困扰的保障措施。美国食品和药品管理局（FDA）负责处理产品标签上的虚假声明，联邦贸易委员会负责监控媒体上的广告声明。

解决中草药产品和其他膳食补充剂安全性问题的安全措施也已到位。美国药典（USP）在2001年设立了膳食补充剂验证计划，以确保消费者购买的是一种严格的标准产品。这个计划确保膳食补充剂的所有成分在生产和制造过程中都符合质量标准。符合这些严格标准的产品会在标签上显示USP认证标志（图8-1）。在2006年12月立法的《膳食补充剂和非处方药消费者保护法》提供了更多的保护措施。这项法律要求膳食补充剂和非处方药制造商继续记录不良事件，并把其中严重的一件报告给美国食品和药品管理局。

虽然大多数从可靠来源获得的膳食补充剂是安全的，但对于诸如脑卒中、青光眼、糖尿病、高血压、心脏病以及任何需要抗凝治疗的疾病的患者来说，不良反应的危险会增加。另外，某些草药的效果会使外科护理复杂化，例如影响凝血功能或电解质平衡，或延长麻醉效果的草药。因此，外科医生一般建议，至少在手术前2周停用所有草药和补充剂。

另一个问题是中草药和其他膳食补充剂有可能与其他药物相互作用，特别是那些治疗范围较窄的药物（如地高辛和茶碱）。有些中草药更为危险的效果（表8-2）包括肝功能改变、电解质紊乱、血压升高、凝血机制减弱以及心脏速率和节律的改变。较不严重的不良反应包括恶心、呕吐和其他口服制剂引起的胃肠道症状，尤其是和有类似副作用的药物共同服用时。

顺势疗法

顺势疗法由德国医生Samuel Hahnemann于2个世纪前提出，理解它需要抓住三个关键概念。第一，

表 8-1　具有相似生物活性的药物和草药

药物	草药
阿司匹林	桦树皮 柳树皮 鹿蹄草 绣线菊
抗凝剂	当归 白菊花 大蒜 银杏 鹿蹄草
咖啡因	瓜拉那 可乐果
麻黄碱	麻黄
雌激素	黑升麻 茴香 红三叶草 荨麻
锂	百里香 马齿苋
单胺氧化酶抑制剂	人参 圣约翰草 育亨宾树
尼古丁	半边莲
钙通道阻滞药	当归

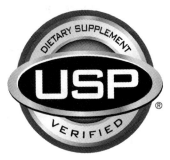

图 8-1　美国药典（USP）印章，是膳食补充剂通过质量标准的标志

表 8-2　一些中草药的潜在副作用	
中草药	**潜在副作用**
黑升麻	心动过缓、低血压、关节疼痛
血根草	心动过缓、心律失常、头晕、视力受损、口渴
兰草	肝毒性、精神变化、呼吸问题
款冬	发热、肝毒性
蒲公英	与利尿剂的相互作用，增加锂或钾的浓度
麻黄碱	焦虑、头晕、失眠、心动过速、高血压
小白菊	干扰凝血机制
大蒜	低血压、抑制凝血、增强降糖药的作用
人参	焦虑、失眠、高血压、心动过速、哮喘发作、绝经后出血
银杏	抗凝作用增强
白毛茛	血管收缩
果阿胶	低血糖症
山楂	低血压
啤酒花、黄芩、缬草	嗜睡，增强抗焦虑或镇静药物的作用
卡瓦胡椒	长期使用会损伤眼睛、皮肤、肝和脊髓
甘草	低钾血症、高钠血症
半边莲	听力和视力问题
益母草	抗凝作用增强
荨麻	低钾血症
番泻叶	增强地高辛的作用
育亨宾	焦虑、心动过速、高血压、精神变化

根据相似定律或"以毒攻毒"，顺势疗法可以通过使用少量类似于导致疾病的物质来刺激人体的自我愈合能力。例如，奎宁可以在健康人身上产生疟疾症状，并且可以在小剂量下治疗疟疾。第二，基于一种物质越稀释效力就越高的概念，顺势疗法的物质每次用力摇晃并被反复稀释。第三，基于治疗必须个体化以匹配疾病发作每个阶段的概念，顺势疗法的医生注重治疗患者，而不是疾病。顺势疗法被广泛应用于印度、俄罗斯、墨西哥和欧洲国家，并在美国作为传统药物的安全替代品而逐渐被接受。

虽然现在大多数顺势疗法都可以通过自我治疗获得，但有少数只能通过保健医生获得。与中草药不同，顺势疗法是由美国食品和药品管理局作为非处方药的产品来管理的。治疗措施有多种单一物质或组合形式，包括粉末、薄片、小片和酒精液体。由于非处方顺势疗法产品作用太弱，不会产生不良影响，所以这些产品很少得到关注。

影响老年人用药的年龄相关改变

本节讨论了影响老年人用药的年龄相关改变，涉及影响药物治疗效果的因素和影响服用药物技能的因素。对老年人用药效果有最重要影响的不是年龄相关改变，而是危险因素，这将在危险因素章节中阐述。

影响药物在体内作用的变化

肾小球滤过率随着年龄增长而开始下降，从成年早期开始，以每年 1%～2% 的速度下降，这能导致肾清除率降低和血清药物水平提高。这对应用水溶性高和治疗范围窄的药物特别成问题（框 8-1）。

肝血流量从 40 岁开始逐渐下降，这种年龄相关的改变可以增加血清药物水平，引起肝更广泛的代谢。此外，诸如饮食、咖啡因、吸烟、酒精、基因的变异和病理状况等因素也会影响肝的物质代谢。近年来，人们越来越关注酶系统在肝中的作用，这些酶系统负责包括药物、中草药、营养素和尼古丁等生物活性物质的代谢。细胞色素 P-450 系统的作用尤其重要，因为在酶切位点的竞争会造成不利的影响和相互作用，正如在药物相互作用章节中所讨论的那样。框 8-1 列出了受年龄相关肝功能变化影响的药物。

年龄相关的身体成分变化（例如身体水分和无脂肪组织减少、体内脂肪增加）可以通过脂肪含量和水溶解度来影响物质。因此，主要分布在体内水分或无脂肪组织中的药物可能在老年人中达到更高的血清浓度，其作用可能更为强烈。同样，高脂溶性物质的血清浓度也会增加，直接治疗效果会减弱，但总体效果会延长或不稳定。

药物的蛋白结合容量（即其分子与血清白蛋白和其他蛋白质结合的程度）是治疗和副作用的重要

框 8-1 老化对药物疗效的影响	
肾病变引起清除减少的药物	地高辛
金刚烷胺	乙醇（酒精）
阿替洛尔	庆大霉素
头孢曲松钠	吗啡
头孢氨苄	普萘洛尔
氯磺丙脲	奎宁
西咪替丁	华法林
环丙沙星	**由于身体成分的变化引起药**
秋水仙碱	**物浓度降低**
地高辛	苯巴比妥
卡托普利	哌唑嗪
呋喃苯胺酸	硫喷妥钠
庆大霉素	甲苯磺丁脲
格列本脲	**因受体敏感性增加而增强药**
氢氯噻嗪	**效的药物**
左氧氟沙星	血管紧张素转换酶抑制剂
赖诺普利	（ACEI）
二甲双胍	地西泮
青霉素	地高辛
雷尼替丁	地尔硫䓬
肝病变引起清除率降低的药物	卡托普利
对乙酰氨基酚	非洛地平
阿米替林	左旋多巴
巴比妥酸盐	锂
苯二氮䓬类药物	咪达唑仑
可待因	吗啡
拉贝洛尔	替马西泮
利多卡因	维拉帕米
哌替啶	华法林
吗啡	**药物的毒性可能会因受体敏**
苯妥英	**感性降低而延迟**
普萘洛尔	β 受体阻断剂
奎尼丁	布美他尼
水杨酸盐	多巴胺
茶碱	呋塞米
华法林	异丙肾上腺素
由于身体成分的变化引起药	普萘洛尔
物浓度增加	甲苯磺丁脲
西咪替丁	

决定因素。老年人普遍存在的低血清白蛋白水平导致蛋白结合物质活性部分增加。此外，当两个或更多的蛋白结合物争夺相同的结合位点时，副作用更可能发生。在一起服用或血清白蛋白水平低时，最可能产生不良反应的药物包括阿司匹林、地高辛、呋塞米、非甾体类抗炎药、降糖药、苯妥英、舍曲林和磺胺类药物。

此外，药动学的变化和年龄相关的受体敏感性的变化会影响药效，导致老年人对特定物质更敏感或更不敏感（框 8-1）。例如，老年人对中枢作用的精神药物的敏感性增加，可能会增强这些药物的治疗效果和不良反应。这是特别符合抗胆碱能药物，正如关于不适当处方的章节所讨论的那样。稳态机制的年龄相关变化，如体温调节、体液调节和血压压力感受器控制也会影响药效。例如，无效的体液调节可能改变药物的作用，比如锂对体液和电解质平衡特别敏感。

影响服药行为的变化

对任何成年人来说，以下所有因素都会影响药物的合理使用：

- 动机
- 关于药物用途的知识
- 文化和心理社会影响
- 获得正确用量的能力（受成本和易于获得等因素的影响）
- 辨别正确容器的能力
- 阅读和理解说明书的能力
- 聆听和记忆口头医嘱的能力
- 关于正确服药时间的知识
- 遵照正确剂量服药的能力
- 从容器中取出药物和服药的身体能力
- 吞咽口服制剂的能力
- 其他诸如协调的能力，手的灵活性，经鼻、经皮、经皮下或通过其他途径给药的视觉敏感度

即使对健康的老年人来说，年龄相关改变和功能障碍也会影响这些技能。例如，听觉和视觉的变化会影响理解医嘱、阅读说明书和药瓶上标签的能力。手部精细动作的任何限制都可能干扰取下容器盖子的能力，尤其是当盖子被盖紧的时候。虽然年龄相关改变可以影响服用药物的相关技能，但是在老年人存在的危险因素会产生更大的影响。

影响服药行为的危险因素

影响老年人服药行为的危险因素可能来自于患者自身的态度、知识水平和社会经济情况，也可能归因于外部因素（例如健康护理提供者）。一种以上

生物活性物质的消耗大大增加了潜在的副作用，并且改变了治疗效果。因为老年人经常服用几种或多种药物，他们更容易经历药物的相互影响和不良反应。额外的危险来自影响老年人用药消费模式的困惑和误解。最后，某些与年龄无关的因素，如体重、性别和吸烟习惯，结合年龄相关的改变和危险因素，进一步增加了产生不良反应和改变治疗效果的危险。

病理过程与功能损害

因为任何药物的目的都是为了缓解或控制症状，人们可以假设服用药物的人至少有一种潜在的病理过程。老年人慢性病患病率的升高使最安全和最适当的处方用药方案更加复杂。例如，许多患有关节炎和高血压的老年人的疼痛管理很复杂，因为服用非甾体抗炎药会产生血压升高的副作用。

药物-疾病的相互作用以下列任何一种方式表现出来：

- 年龄相关改变原本对药物几乎没有或根本没有影响，病理过程可能加重这种影响。例如，营养不良会进一步降低血清白蛋白，从而增强高蛋白结合药物的治疗效果和副作用。
- 病理过程可以改变物质的治疗和副作用。例如，心力衰竭会减少大多数药物的代谢和排泄。
- 药物可对有病理状况的人造成严重的不良反应。例如，抗胆碱能药物可能导致男性前列腺增生合并尿潴留。

病理状况不仅影响药物在体内的作用，也会导致依从性差，特别是在功能受限时。例如，痴呆能显著影响老年人理解医嘱、记住使用说明和自我管理用药方案的能力。吞咽困难是一个躯体受限的例子，它妨碍了口服药物的能力。

基于困惑和误解的行为

困惑和误解影响了老年人以及他们的照顾者对药物使用的态度。一种可能对老年人有害的观点是，药物会为成年人以后出现的问题提供"快速修复"。例如，促进膀胱过度活动的药物可以增强对尿失禁的错误认识，并导致在没有适当评估的情况下不恰当地使用药物（如第19章所讨论的）。虽然任何年龄的成年人都会受到这些态度的影响，但老年人比年轻人更容易经历不良反应和药物相互作用。

另一个潜在有害的观点是非处方药疗法总是安全的，即使是超高剂量。尽管非处方制剂对健康的年轻成年人来说可能比较安全，但它们可能会给老年人带来问题，特别是当与其他药物结合时。例如，感冒和失眠非处方制剂通常含有的抗胆碱成分，与老年人谵妄等严重不良反应密切相关。在这种情况下，将一种看似无害的非处方产品添加到一个已经很复杂的处方药方案中，可能是影响安全性的一个因素，并导致谵妄等严重后果。非甾体抗炎药是另一类非处方药，老年人单独使用或与其他药物（如抗凝药、泼尼松）合用时，通常有严重的副作用。对乙酰氨基酚也是一种常用的非处方药，在使用高剂量时可能会产生肝衰竭和死亡等严重的副作用。

认为药物是快速治疗补救措施的态度和期望可以影响初级保健医生的处方用药模式。例如，一种非药物疗法可能比处方药物更安全，或与处方药物效果相同，但这些治疗方案通常需要花费医生更多的时间和一定程度来自患者的动力。睡眠和焦虑倾诉是循证医学非药物治疗的例子，但是由于患者或初级保健医生的态度，通常会用处方药解决这些疾病。

沟通障碍

另一个可能增加老年人使用处方药的因素是他们不愿意挑战或质疑初级保健医生，他们认为医生是"无所不知"的。尽管一贯正确的医生的形象正在衰退，但老年人仍然倾向于毫无疑问地接受医生开具处方的建议。另外的沟通障碍包括在沟通中缺乏信心和害怕被忽视。听力和视力障碍也可能干扰患者的治疗计划讨论。医护人员不耐烦的态度也可能阻碍讨论。此外，老年人或保健医生任何一方的语言障碍和差异都会干扰对健康问题的讨论，并导致误解。

信息缺乏

尽管老年人是处方药和非处方药的主要消费者，但我们对老年人用药效果的了解还不够，还处于早期阶段。在 20 世纪 80 年代之前，关于年龄对药物效果的影响的研究几乎不存在，很少的代表性研究证实了年龄差异对药效的影响，而不是年龄相关的改变。在 1982 年，规定了美国药品官方标准的美国药典委员会成立了一个老年病咨询小组来研究年龄对药物作用的影响。此外，自 1997 以来，要求制药公司在药物标签中列入单独的老年人使用标志。虽然在这方面已经取得了进展，目前值得关注的是，以证据为基础的老年人多种疾病处方用药的信息仍然缺乏，这是因为大多数药物都是处方药（美国老年协会，2012a；Le Couteur，McLachlan，& de Cabo，2012）。

另一个担忧是一些不良反应和药物与药物的相互作用只有在药物上市几年之后才能被确认。这对老年人尤其重要，因为他们最有可能发生不良反应和相互作用。因此，最近批准的药物在老年人中应该谨慎使用，因为不良反应和不可预知的相互作用的危险在增加。

不适当的处方行为

20 世纪 80 年代后期，老年医学专家开始着手解决老年人用药相关的问题，因为这一人群的处方药的数量和种类受到广泛关注。**潜在的不恰当用药**指的是给老年人带来的危险比益处更多的药物，特别是有更安全的替代品存在的情况下。1991 年，一个国际专家小组采用协商一致的标准来确定不适合年老体弱的人使用的药物（Beers，Oslander，Rollingher，et al.，1991）。根据这些明确的标准，被称为"**啤酒标准**"，如果药物无效或者缺乏安全性，或者可使用更好的药物，则药物就被认为是不合适的（Beers，Oslander，Rollingher，et al.，1991）。自 20 世纪 90 年代以来，啤酒标准已经更新了好几次。它们广泛应用于美国和世界范围内，以指导研究和临床实践。

2012 年，美国老年医学协会出版了由一个专家小组应用循证方法更新的啤酒标准清单。更新后的啤酒标准（完整标题为 2012 年 AGS 关于老年人潜在的不恰当用药的啤酒标准）总结为以下三类推荐评级（美国老年医学协会，2012b）：

1. 按器官系统或治疗划分的老年人潜在的不恰当药物（如抗胆碱能药物、抗凝药、抗感染药、心血管药、中枢神经系统药物、内分泌药、消化道药物和止痛药物）。

2. 某些老年人潜在的不恰当药物可能导致疾病或症状恶化（如心力衰竭，晕厥，慢性发作，谵妄，痴呆，跌倒／骨折，失眠，帕金森病，慢性便秘，胃或十二指肠溃疡，慢性肾病，尿失禁，良性前列腺增生）。

3. 老年人应谨慎使用的潜在的不恰当药物（如阿司匹林对老年人心脏事件的一级预防，某些抗精神病药物和血管扩张剂）。

啤酒标准和其他指南的一个重要主题是药物被确定为适当或不适当与患者的病情有关。例如，一项对重症监护病房出院的老年人的研究发现，许多药物在入院时是合适的，但出院后不适合使用（Morandi，Vasilevskis，Pandharipande，et al.，2013）。

哈特福德老年护理研究所指出，2012 版修订后的啤酒标准应该用于临床实践、评估、教育、研究和政策，以提高老年人用药的安全性和质量（Molony & Greenberg，2013，p.1）。《2012 版修订啤酒标准》的护理支持发表在《老年护理杂志》上（Resnick & Fick，2012）。

最近开发的 **STOPP/START 标准**（STOPP/START criteria）是另一个循证医学的筛选工具，它被广泛应用于欧洲国家。STOPP（老年人的处方筛选工具）用于识别潜在的不恰当的药物，最近的研究表明它比早期版本的啤酒标准在预测不良事件方面更好（Hill-Taylor，Sketris，Hayden，et al.，2013；Petrarca，Lengel，Mangan，2012；Yayla，Bilge，Binen，et al.，2013）。到目前为止，还没有发表过比较 STOPP 工具与 2012 版修订的啤酒标准的研究。START（提醒医生对正确治疗的筛选工具）是一个基于循证医学的筛查工具，与 STOPP 工具联用。START 工具的一个主要特点是，它列出了

65 岁及 65 岁以上、没有禁忌证的老年人在一定条件下应考虑的药物。研究发现，当二者结合在一起使用时，该 STOPP/START 标准在改进处方实践和促进用药决策是停止还是启动方面是有效的、可靠的（Corsonello，Onder，Abbatecola，et al.，2012；Gallagher，O'Connor，& O'Mahony，2011）。

复方用药和药物监管不足

复方用药没有固定的概念，但它通常是指比临床适应证更多的药物。重要的是要认识到它更适用于药物的适当性，而不是药物的数量，这是通过确定药物不会产生不良影响和益处大于危险来评估的（Riker & Setter，2012）。复方用药在老年人中是常见的，特别是在长期照护机构，有近一半的老年人服用一种或一种以上的医疗上不是必需的药物（Maher，Hanlon，& Hajjar，2013）。虽然对有几种疾病的老年人来说，使用多种药物是必要的，但是复方用药可导致药物相互作用和药物不良反应。

随着药物数量和来源的增加，从最初的开具处方到治疗结束，用药监控的需求变得更加重要。下列危险因素可能干扰老年人的药物监测：

- 与多个医生会诊，他们通常不互相交流患者的照护方案。
- 医疗从业人员缺乏对从各种来源获得的药物的信息（例如，从朋友或亲戚处获得的处方药，或中草药、营养补充剂和非处方药物等非处方产品）。
- 医疗从业人员缺乏有关患者对治疗依从性差的信息。
- 患者害怕透露有关处方医生以外的其他来源获得的偏方或药物的信息。
- 患者不愿透露关于药物治疗中自我导向改变的信息。
- 患者或保健医生假定大多数药物一旦开始，就应该无限期延长。
- 患者或保健医生假设一旦建立了适当的药物剂量，就不需要改变了。

- 患者或保健医生认为，在疾病早期的治疗中没发生不良反应，就表示不良反应将永远不会发生。
- 患者体重的变化，特别是体重减轻，可能影响药动学过程。
- 患者的日常习惯引起的改变（如吸烟、活动水平、营养和液体摄入）可能会影响药动学过程。
- 患者精神、情绪状态的变化可能会影响药物的代谢模式。
- 患者健康状况的改变可能影响药物的作用，增加副作用的可能。

用药依从性差

用药依从性差指服药的模式不同于处方模式，包括用量不足、漏服、在不恰当的时间或过频服用药物等。回顾性研究表明，用药依从性差发生在大约一半的老年人身上，一半的新药物使用者在治疗的第一年至少没有消耗 80% 的处方药物剂量（Blackburn，Swidrovich，& Lemstra，2013；Marcum & Gellad，2012）。用药依从性差同多个相互作用的因素有关，包括如下几个已经经研究确定了的因素：认知障碍、社会隔离、抑郁、无症状的疾病、健康水平低、药物的副作用、治疗时间长、药物多或每日剂量高、患者和医生之间缺乏沟通以及对药物或疾病的误解等（Hugtenburg，Timmers，Elders，et al.，2013；Lee，2013）。

与处方药有关的经济问题

虽然到 21 世纪初处方药的花销已经显著增加，但最近的研究表明这些成本已经总体下降，尽管这些继续是低收入群体关注的问题（Gellad，Donohue，Zhao，et al.，2012）。消费下降的趋势导致非专利药的可获得性增加，而且 20% 所有年龄段的成年人都要求医生用低成本药物（Cohen，Kirzinger，& Gindi，2013）。

对老年人而言，自《联邦医疗保险现代化法案》中的**医疗保险 D 部分**于 2006 年 1 月生效以来，处方药的自费费用一直在逐步减少。现在，所有的医疗保险受益人都可以选择处方药保险计划，而那些收入较低的人可以享受医疗补助计划下的全额保险，也可以享受每月没有保费的巨额补贴。医疗保险 D 部分计划由私人保险公司提供，它们根据所涵盖的特定药物而有所不同。没有资格获得低收入补贴的参保人与获得补贴的参保人有一定差距，当参保人达到自费的支付阈值的时候，覆盖的范围重新开始。2010 版的患者保护与负担医疗法案逐步缩小这一差距——被称作"甜甜圈洞"。

对药物不良反应的认识不足

针对老年人的另一个问题是，不良反应很可能被误解或辨认不出，因为它们与年龄相关改变或常见的病理情况相似。当老年人经历不良药物反应，除了药物外通常可以发现两种或三种潜在的病因，而药物是一个常见的原因。例如，对老年患者尿失禁护理的一项研究发现，60.5% 的患者正在使用导

致他们症状的药物，复方用药是一个主要的危险因素（Kashyap，Tu，& Tannenbaum，2013）。虽然不良反应对老年人来说不是独有的，但随着年龄的增长，不良反应更容易发生，而且更容易被错误地归因于病理状况或年龄相关改变。

处方级联一词已应用于以下常见的情景：一种药物不良反应被误解为一种新的医疗状况，一种处方药物被用于这种状况，接着另一种不良反应发生时，患者再次接受了额外的治疗，导致新的不良反应持续不断出现。表 8-3 总结了一些药物的不良反应，因为它们在老年人中由于与年龄相关改变相似，这些不良反应很可能无法识别。

表 8-3　一些可能在老年人中无法识别的不良药物作用		
不良反应的表现	**药物的种类**	**具体的例子**
认知障碍	抗抑郁药、抗精神病药、抗焦虑药、抗胆碱能药物、降糖药，治疗感冒、咳嗽、失眠的非处方药	奋乃静、阿米替林、氯丙嗪、地西泮、氯氮䓬、苯托品、苯海索、西咪替丁、地高辛、巴比妥酸盐、妥拉磺脲、甲苯磺丁脲、氯苯那敏、苯海拉明
抑郁	降压药、抗关节炎药、抗焦虑药、抗精神病药	利血平、可乐定、普奈洛尔、吲哚美辛、氟哌啶醇、巴比妥酸盐
尿失禁	利尿药、抗胆碱能药物	呋塞米、多塞平、硫利达嗪、劳拉西泮
便秘	麻醉药、抗酸剂、抗精神病药、抗抑郁药	可待因、氯丙嗪、碳酸钙、氢氧化铝、阿莫沙平
视力障碍	洋地黄类药物、抗关节炎药、吩噻嗪类药物	地高辛、吲哚美辛、布洛芬、氯丙嗪
听力障碍	抗真菌抗生素、水杨酸盐、袢利尿剂	庆大霉素、阿司匹林、呋塞米、布美他尼
直立性低血压	降压药、利尿药、抗精神病药、抗抑郁药	胍乙啶、呋塞米、普萘洛尔、氯丙嗪、丙米嗪、可乐定
体温过低	抗精神病药物、酒精、水杨酸	氟哌啶醇、阿司匹林、酒精、氟奋乃静
性功能障碍	降压药、抗精神病药、抗抑郁药、酒精	噻吗洛尔、可乐定、噻嗪类利尿药、氟哌啶醇、阿米替林、酒精、西咪替丁、普萘洛尔、甲基多巴
活动障碍	镇静催眠药、抗焦虑药、抗精神病药、耳毒性药物	水合氯醛、地西泮、呋塞米、庆大霉素
口干	抗胆碱能药、糖皮质激素、支气管扩张剂、降压药	氯丙嗪、氟哌啶醇、泼尼松、呋塞米、舍曲林、茶碱
厌食症	洋地黄、支气管扩张剂、抗组胺药	地高辛、茶碱、苯海拉明
嗜睡	抗抑郁药、抗精神病药、非处方感冒制剂、酒精、巴比妥类药物	阿米替林、氟哌啶醇、氯苯那敏、司可巴比妥
水肿	抗关节炎药、糖皮质激素、降压药	布洛芬、吲哚美辛、泼尼松、利血平、甲基多巴
震颤	抗精神病药	氟哌啶醇、氯丙嗪、硫利达嗪

药物相互作用

药物可以与其他生物活性物质相互作用，包括其他药物、中草药、营养素、酒精、咖啡因和尼古丁。这些相互作用不仅发生于处方药，也发生于常用的非处方产品，包括抗酸剂、镇痛药以及解决咳嗽、感冒和睡眠问题的药物。药物的相互作用会导致治疗效果改变，潜在的不良反应增加。

药物和药物相互作用

两种或多种药物相互作用产生的不良反应的风险会随着服用药物的增多成倍增长。因为老年人经常服用两种或两种以上的药物，他们发生药物和药物相互作用的风险更高。药物和药物相互作用通常是由结合位点的竞争反应引起的，但它们可能是由影响药物吸收、分布、代谢或消除的任何机制引起。药物和药物相互作用的结果包括增加或降低其中一种药物或两种药物的血清水平，从而改变治疗效果，增加不良反应或毒性作用的风险。药物和药物相互作用可能导致严重的功能性结局，这也是不必要住院的一个主要原因（Obreli-Neto, Nobili, de Oliveira, et al., 2012）。

虽然知道所有潜在的药物和药物相互作用的细节是不可能的，但护士可以注意与老年人发生的相互作用相关的具体机制，如表 8-4 列出的每种类型的实例。需要特别注意的是，某些特定药物会频繁地发生严重的药物和药物相互作用。例如，华法林（香豆素）需要密切监测，因为在与其他药物、食物或中草药相互作用时，它的血清水平很容易改变。

药物和中草药

近年来，由于中草药的使用增多以及对相互作用日益重视，许多药物与中草药的相互作用已被确认。虽然更广泛认可的药物和中草药相互作用有时被列在药理学文献中，但 FDA 并不要求确定或出版这些相互作用的信息，因为这些产品被列为膳食补充剂。可能受中草药影响的药物包括华法林、胰岛素、阿司匹林、地高辛、环孢素、噻氯匹定等（Tsai, Lin, Simon, et al., 2012; Vieira & Huang, 2012）。大多数中草药与药物的相互作用是温和的，但一些中草药可能严重危害人的健康，如圣约翰草（Izzo, 2012）。

表 8-4　药物和药物相互作用的类型和例子

相互作用的类型	相互作用举例	结果
结合作用（例如口服药物减少了另一种药物在胃内的吸收）	含镁或含铝的抗酸剂可能与胃中的四环素结合	四环素作用减弱
代谢干扰效应（如一种药物干扰另一种药物的肝代谢）	环丙沙星和抗惊厥药抑制华法林的代谢	华法林作用增强
代谢增强效应（例如一种药物激活肝中的药物代谢酶）	苯巴比妥增加华法林的代谢	华法林作用减弱
消除干扰效应（例如一种药物干扰另一种药物的肾清除）	呋塞米干扰水杨酸盐的消除	水杨酸盐作用增强
消除增强效应（例如由于尿 pH 改变，肾重吸收受阻）	碳酸氢钠能促进锂、四环素、水杨酸盐的排泄	锂、四环素或水杨酸盐的作用减弱
竞争或替代效应（例如两种药物在受体部位竞争）	苯海拉明可能会干扰胆碱能药物的效果（如他克林、多奈哌齐）	他克林、多奈哌齐的作用减弱
增效作用（例如两种药物在一起产生更大的效应，即使它们有不同的作用）	对乙酰氨基酚与可待因合用比单独用药产生更大的镇痛作用	镇痛作用增强
相加效应（例如两种药物由于作用相似而产生更大的作用）	服用 β 受体阻滞剂时，维拉帕米或地尔硫草可能产生相加效应	增加对血压的影响

药物和营养素

文中提及的药物和营养素相互作用，营养素包括食物、饮料、肠内配方和膳食补充剂。老年人由于年龄相关的变化和其他危险因素相结合，更容易经历药物和营养素的相互作用。例如，胃肠道的变化可以延缓或减少药物的吸收。另一个被广泛认可的例子是葡萄柚汁会增加某些药物的生物利用度，如他汀类药物、苯二氮䓬类药物和钙通道阻滞剂（Hanley, Cancalon, Widmer, et al., 2011）。如果下列药物与食物同时服用，临床上显著的营养素和药物相互作用就会发生，如双膦酸盐、卡比多巴/左旋多巴、环丙沙星、地高辛、呋塞米、格列吡嗪、左甲状腺素、二甲双胍、美托洛尔、华法林（Anderson & Fox, 2012）。表 8-5 列出了营养和药物相互作用的例子。

药物和酒精

酒精与药物相互作用的方式和其他中枢神经系统抑制剂一样，但医护人员并不总是询问患者的酒精使用情况，甚至在被询问时，他们也不能准确地了解酒精的用量。饮酒不仅在饮料中消耗，也在漱口水、维生素、矿物质补品以及镇咳药和感冒药等非处方药物中消耗。当服用药物时，酒精会改变药物的治疗作用并增加潜在的副作用。老年人可能更容易受到药物和酒精的相互作用，因为受体敏感性和身体成分的年龄相关改变导致血液酒精浓度升高。表 8-6 列出了一些发生在老年人中的药物和酒精相互作用。

药物和尼古丁

药物和尼古丁的相互作用与吸烟、无烟烟草和越来越多地被用来代替吸烟的尼古丁为基础的产品有关。因为尼古丁会干扰药物的治疗作用，吸烟者可能需要更高剂量的药物，而当吸烟模式自觉或不自觉地发生改变时（例如住院期间），可能需要调整用药剂量。此外，当开始或停止使用尼古丁产品时，用药剂量可能需要调整。表 8-7 列出了一些常见的药物和尼古丁的相互作用。

表 8-6　药物和酒精相互作用

作用的类型	相互作用结果举例
苯二氮䓬类化合物与酒精结合时的代谢改变	精神运动障碍和不良反应增加
巴比妥类药和地西泮与酒精合用时的代谢改变	中枢神经系统抑制
酒精与氯丙嗪合用时的代谢改变	酒精和乙醛的血清水平增加；精神运动障碍增加
由于酒精和硝酸盐的结合而增强血管扩张	严重低血压和头痛，增强硝酸甘油的吸收
口服降糖药的肝代谢改变	酒精增强口服降糖药效果

表 8-5　药物和营养素相互作用

对药物的作用	相互作用实例
延迟吸收率，对吸收量无影响	摄入食物可能会延迟西咪替丁、地高辛和布洛芬的吸收
降低吸收率和吸收量	钙降低四环素的吸收。高蛋白或高纤维膳食减少左旋多巴的吸收。葡萄柚汁可以减少抗真菌药和抗组胺药的吸收
由于非营养成分导致吸收减少	含咖啡因的茶和纤维的摄入干扰铁的吸收
吸收增加	高脂肪食物增加灰黄霉素的血清水平
降低治疗效果	维生素 K 降低华法林的效果。木炭烤的食物减少氨茶碱或茶碱的有效性
增加代谢率	高蛋白饮食增加茶碱的代谢
浓度和生物利用度增加	葡萄柚汁和胺碘酮、阿托伐他汀、丁螺环酮、钙通道阻滞剂、卡马西平、地西泮、洛伐他汀、辛伐他汀和三唑仑的潜在作用

表 8-7　药物和尼古丁的相互作用

尼古丁的作用	相互作用结果举例
改变代谢	镇痛剂、劳拉西泮、茶碱、氨茶碱、β 受体阻滞剂和钙通道阻滞剂的效果减弱
收缩血管	β 受体阻滞剂的外周缺血效应增强
刺激中枢神经系统	减少苯二氮䓬类和吩噻嗪类药物导致的嗜睡
刺激抗利尿激素分泌	液体潴留，利尿剂效用减弱
激活神经内分泌通路	与胰岛素相互作用，加剧胰岛素抵抗，干扰 α 受体阻滞剂
血小板活性增加	降低抗凝效果（肝素、华法林）；与雌激素使用，增加血栓形成的风险
胃酸分泌增加	减少或抵消 H_2 受体阻滞剂的作用（西咪替丁、法莫替丁、尼扎替丁、雷尼替丁）

老年人用药的功能结局

正如本节所述，年龄相关的变化可以改变药物的治疗效果，并增加潜在的不良反应，即使在健康的老年人中。正如在危险因素部分已经讨论过的那样，当老年人没有认识到不良反应时，会导致更严重的后果。本节讨论与老年人用药相关的更独特的功能性结局，以及对护士产生的影响。

治疗效果的改变

年龄相关的变化可以改变一些物质的治疗作用，但是大多数发生在老年人中的疗效改变是由危险因素造成的，譬如复方用药。因此，即使在健康的老年人中，药物的治疗效果也不易预测。主要的言外之意是老年人需要更加密切地监测药物，特别是最初阶段，以及在患者的医疗状况或治疗方案发生变化时。因此，公认的老年人药物处方原则是"起始低剂量，缓慢用药"。

潜在的不良反应增加

药物不良事件（也称为药物不良反应或不良药物效应）是指通常使用于患者的剂量的药物产生的意外和不希望的结果。不良药物事件的后果包括功能下降、跌倒和骨折风险增加、就诊次数增加、入院或延长住院时间以及死亡。13% 服用 2 种药物的患者以及 82% 服用 6 种药物的患者发生了不良药物事件（Little & Morley，2013）。大多数人认为不良用药事件普遍发生，有严重后果，而且经常是可以避免的。框 8-2 列出了一些可以增加药物不良事件的危险因素。

近年来，越来越多的人关注住院老人可预防的药物不良事件。最常被称为引起紧急住院的药物是华法林、抗血小板药物、包括胰岛素和口服降糖药等 的 降 糖 药 物（Budnitz，Lovegrove，Shehab，et al.，2011）。注意力也集中在住院期间发生的药物不良事件。住院期间药物不良事件的风险增加与一些条件有关，包括肾衰竭、药物用量增多、不适当的药物治疗、年龄在 75 岁及以上、使用中枢神经系统药物和抗感染药物（Dupouy，Moulis，Tubery，

| 框 8-2 | 增加药物不良事件的危险因素 |

1. 药物数量增加
2. 身体虚弱
3. 营养不良或脱水
4. 多种疾病
5. 干扰心脏、肾或肝功能的疾病
6. 认知障碍
7. 药物过敏史或不良反应史
8. 可以改变某些药物作用的发热
9. 最近健康或功能状态的变化
10. 以下任何一类药物：抗凝 / 抗血小板制剂、抗糖尿病药物、非甾体类抗炎药，中枢神经系统药物

et al.，2013；O'Connor，Gallagher，Byrne，et al.，2012）。

药物不良反应的几个方面对老年人的护理尤为重要。正如在危险因素章节中所讨论的那样，不良反应有可能不能被确认为是因为它们与病理状态的表现相似，或者它们被错误地归因于年龄增长。三个特别重要的问题是抗胆碱能不良反应、精神状态的变化和迟发性运动障碍。

抗胆碱能不良反应

近年来，老年医学专家已经越来越认识到，老年人特别容易发生药物的**抗胆碱能不良反应**，包括一些在体内未被广泛认可为具有抗胆碱能作用的药物。许多常用于咳嗽、感冒和睡眠问题的非处方药物都含有抗胆碱能药物成分。抗胆碱能不良反应也可以由常用的局部药物或眼科药物（如散瞳药和睫状肌麻痹剂）的全身吸收引起。常见的抗胆碱能药物包括抗抑郁药、抗组胺药、抗震颤麻痹药、抗精神病药物、心血管药物、胃肠道药物及尿路解痉药（框 8-3）。

在美国和其他国家的纵向研究一致发现抗胆碱能药物是老年人重要和长期认知功能损害的诱发因素，包括谵妄和轻度认知障碍（如 Cai，Campbell，Khan，et al.，2013；Pasina，Djade，Lucca，et al.，2013；Puustinen，Nurminen，Vahlberg，et al.，2012；Uusvaara，Pitkala，Kautianen，et al.，2013）。另外，与抗胆碱能药物相关的值得关注的是其药理作用可以抵消胆碱酯酶抑制剂的作用，这些抑制剂被认为是治疗痴呆的主要药物。啤酒标准和准则强

框 8-3 抗胆碱能作用的药物举例	
抗抑郁药 阿米替林、地昔帕明、丙米嗪、米氮平、去甲替林、帕罗西汀、曲唑酮	**心血管药物** 卡托普利、地高辛、双嘧达莫、硝酸异山梨酯、硝苯地平
抗组胺药 氯苯那敏、苯海拉明、盐酸羟嗪、氯雷他定、氯环利嗪、异丙嗪	**胃肠道药物** 颠茄、西咪替丁、双环维林、莨菪碱、洛派丁胺、雷尼替丁
抗帕金森病药 苯托品、苯海索	**尿路解痉药** 奥昔布宁、托特罗定
抗精神病药 氯丙嗪、氯氮平、氟奋乃静、氟哌啶醇、普鲁氯嗪、异丙嗪、喹硫平、利培酮	**其他** 金刚烷胺、阿托品、氯环利嗪、茶碱、华法林

表 8-8 药物不良反应引起精神变化的作用机制	
作用机制	**举例**
抗胆碱能作用	阿托品、东莨菪碱、抗组胺药、抗精神病药、抗抑郁药、解痉药、抗震颤麻痹剂
脑血流量减少	降压药、抗精神病药
呼吸中枢抑制	中枢神经系统抑制剂
体液和电解质改变	利尿剂、酒精、通便剂
改变体温调节	酒精、拟精神药物、麻醉品
酸中毒	利尿剂、酒精、烟酸
低血糖	降糖药、酒精、普萘洛尔
激素紊乱	甲状腺提取物、皮质类固醇
抑郁症的诱发作用	甲基多巴、吲哚美辛、巴比妥类、氟奋乃静、氟哌啶醇、糖皮质激素

调避免使用抗胆碱能药物的重要性，因为它们不适合老年人使用，而且可以选择更安全的替代品。

精神状态改变

虽然药物可以引起任何人的心理变化，但老年人发生药物相关精神状态改变的风险在增加。此外，当老年人的精神状态发生变化时，这些变化很可能归因于痴呆或其他病理状况，而不是被认为是药物不良作用。护士要警惕引起老年人精神改变的可能性，即使是苯海拉明这样简单的非处方产品。

谵妄是一种急性精神错乱状态，可以由某些药物或药物相互作用引起（详见第 14 章关于谵妄的讨论）。由于脑内神经化学活动的变化，老年人特别容易受到药物引起的谵妄的影响。此外，某些病理状况（如痴呆、脱水、营养不良、头部损伤或中枢神经系统感染）会增加药物引起谵妄的风险。即使在无毒的血清水平或在正常剂量，药物也能导致老年人的精神变化。重要的是要记住药物引起的精神变化并不总是在药物停止后立即消退。在某些情况下，减少或停止用药后重返用药前的心理功能可能需要花费数周甚至数月时间。一些药物可能导致老年人心理变化以及这些不良行为的机制在表 8-8 列出。

痴呆患者抗精神病药物

自 1987 以来，长期照护机构中使用精神药物一直是人们特别关注的问题，《养老院改革法案》授权医疗保健融资管理部门解决这个问题。虽然已经取得了一些进展，但抗精神病药物仍然在不必要时使用，一些研究继续确定与痴呆患者抗精神病药物有关的严重后果（Allen，2012；Colloca，Tosato，Vetrano，et al.，2012；Senft，2012）。严重的不良反应和第一代抗精神病药（如氟哌啶醇、硫利达嗪）之间的强关联导致了第二代（也称非典型）抗精神病药物的发展，包括利培酮、奥氮平、喹硫平、阿立哌唑和齐拉西酮。

在过去的 20 年中，相关研究聚焦于使用非典型抗精神病药物的治疗效果和不良反应的风险方面。最近的研究认为非典型抗精神病药物与严重的不良反应有关，包括死亡、脑卒中、跌倒、谵妄、髋部骨折、认知能力下降、运动障碍，这些不良反应发生在居住于社区以及养老院里的老年人（Brandt & Pyhtila，2013；Seitz，Gill Hernmann，et al.，2013；Steinberg & Lyketsos，2012）。由于对不良反应的重点关注，人们越来越重视痴呆患者神经精神症状的非药物治疗管理，详见第 14 章相关讨论。

研究还证实了护理人员需要接受教育以提高对养老院居民使用抗精神病药物的知识、态度和信念（Lemay，Mazor，Field，et al.，2013）。2012 年，医疗保险和医疗补助中心发起了全国联盟以改善痴呆症的护理，减少不必要的抗精神病药物在疗养院的使用以解决这些问题。

迟发性运动障碍和药物引起的帕金森综合征

迟发性运动障碍是指躯干、四肢、下颌、嘴唇、口或舌头的一系列节律性和不自主的运动。最早的症状通常还可忍受，舌像蠕虫般运动。其他早期症状包括咀嚼、扮鬼脸、咂嘴、牙关紧闭、眨眼和对侧的下颌运动。临床表现可以早在开始服用抗精神病药 3 ~ 6 个月后出现，即使在致病因素停止后，它们也会持续存在。它被认为是多巴胺受体阻断剂和 5- 羟色胺去甲肾上腺素再摄取抑制剂的副作用（例如某些抗精神病药和抗抑郁药）（Lee，Lin，Chang，et al.，2013；Waln & Jankovic，2013）。老年人的迟发性运动障碍是值得特别关注的，因为年龄升高与早期发病和迟发性运动障碍的严重程度的增加有关。此外，结合年龄相关改变和危险因素，迟发性运动障碍可严重损害老年人的日常生活活动。

药物引起的帕金森综合征是药物副作用导致的帕金森样表现。如果停用不合适的药物，临床表现可以逆转，但很多时候这种状况被误诊为帕金森病，并用抗帕金森药物给予不适当治疗。研究中发现的主要致病药物包括抗精神病药、神经松弛剂、钙通道阻滞剂、丙戊酸以及抗癫痫药物（Bohlega & Al-Foghom，2013；Silver & Factor，2013）。尽管经常发生，但这种情况往往不能被正确诊断，并且不恰当地使用药物而不是停用致病药物这种更有效的方法（Lopez-Sendon，Mena，& de Yebenes，2013）。

药物应用和效果的护理评估

护士通过评估老年人的用药方案和服药行为来完成以下工作：

- 确定药物治疗方案的有效性
- 找出影响正确治疗方案的因素
- 确定不良反应或改变治疗措施的风险（特别注意老年人的风险增加）
- 监测药物不良反应
- 确定用药方面的健康教育需要

在药物评估过程中，护士应明确处方药的用药方案，并确定实际服药行为，以便能够评估治疗方案的依从性。

获取准确信息的交流技巧

获取药物和服药行为准确信息的障碍包括时间限制、复杂的药物方案和缺乏信任关系。因为药物评估可能耗费时间，而且由于老年人可能在第一次面谈中没有想到所有信息，或者最初可能不愿意透露准确的信息，因此可能有必要在两次或多次访问期间进行用药评估。许多老年人学会了不要问他们的健康护理问题，因为他们不知道该问什么，或者他们错误地认为他们没有资格获得医疗信息。不愿意公开讨论药物可能是因为害怕被评判，特别是如果没有严格遵循处方治疗方案，或者患者使用偏方、替代疗法或非处方药。当人们不按处方服药时，他们很可能会叙述医嘱，而不是描述他们实际服用药物的行为。造成这种不情愿的另一个因素是担心讨论不遵循治疗方案的深层原因。例如，那些负担不起药品的老年人在讨论他们有限的经济状况时感到尴尬。

护士可以通过实事求是地提问开放式问题，以及在用药访问期间传达一种非批判的态度来解决障碍。请记住引出中草药、偏方、非处方制剂、补充剂和替代护理实践信息的重要性。例如，"你做什么来帮助你睡眠？"比"你服用安眠药了吗？"更开放，因为后者只能与处方药有关。

另一种采访技巧是使用与潜在危险因素有关的诱导性问题，这些危险因素会影响老年人遵从处方治疗方案的能力。例如，如果药物的成本是一个问题，可以问这样的问题："我知道有些药物是相当昂贵的，你买这些药有困难吗？"同样地，问一个问题，比如"我知道你不开车，有人帮你从药房拿到药吗？"可能会引出有关交通障碍的信息。

护士应该根据对患者的具体观察，询问患者关于服用药物能力的其他问题。例如，如果老年人的手部力量有限，一个恰当的评估问题是"你觉得把瓶盖从你的药瓶上拿开是否有困难？"另一种获取信息的技巧是询问患者组织药物的方法。例如，服用药物的人通常有一种方法，通过使用不同的药物盒、书面表格或时间表来组织他们的治疗方案。他们通常愿意向护士展示这种组织体系，事实上，他

健康机会

护士可以与老年人建立信任关系，鼓励公开讨论影响药物治疗依从性的因素。

们在用药评估中会与护士骄傲地讨论他们的方法。

用药评估的范围

用药评估包括以下所有信息：

- 处方药和非处方药，口服和所有其他途径用药（如经鼻、经耳、外用、经眼、注射、真皮方法）
- 只偶尔或在需要时使用的药物
- 维生素、矿物质和膳食补充剂（包括服用剂量和频次）
- 酒精和咖啡因
- 吸烟和尼古丁产品的使用（包括最近变化的信息）
- 偏方和补充替代的方式，包括所有中草药产品和顺势疗法

关于维生素和矿物质的剂量信息很重要，因为大剂量维生素是有害的，甚至低剂量都可引起相互作用或产生不良影响（例如，铁或碳酸钙可导致便秘）。关于非处方药物品牌名称的信息可以帮助确定可能导致问题或改变药物作用增加风险的添加剂（例如，含咖啡因的止痛药，含乳糖的抗酸剂，或含亚硫酸盐的支气管扩张剂）。关于偏方和补充替代性护理实践的信息有助于确定影响依从性和服药行为其他方面的健康信念。

护士还需要评估患者对药物治疗目的的理解，这样做可以提供他或她对健康状况和医疗状况了解的信息。在用药评估的其他部分，以开放式提问和客观的方式来陈述问题非常重要。问"你服用这个药是为了什么？"带着好奇的口吻，可能会比问一些诸如"你吃了什么关于心脏的药？"或者"你为什么服用呋塞米？"之类的问题更有可能得到更多的信息。

获得有关过敏和不良反应的信息是必要的，因为任何有药物相关病史的患者都需要密切监测，特别是如果给予的药物与引起反应的药物相似。有时人们说他们对药物过敏，但是当被问到症状时，他们描述的是不良反应，而不是过敏反应。因此，护士不应该简单地记录患者对某种药物过敏，而是记录发生的特定反应。护士可以使用框 8-4 作为指南

框 8-4　用药评估指南

关于治疗药物的信息
- 处方药片、液体、注射剂、滴眼液、滴耳液、喷鼻剂、经皮方法和外用制剂
- 定期或偶尔使用的非处方制剂
- 维生素、矿物质和营养补充品
- 酒精、咖啡因或烟草的使用模式
- 中草药和中草药制剂
- 顺势疗法
- 家用偏方
- 健康保健来源，包括补充和替代医疗人员

评估服药行为的问题
- 当你起床时，你会如何描述你每天服用药物和接受治疗的日常行程？
- 你还做了什么或用了什么其他的方法来治疗疾病或保持健康吗？例如使用中草药、药膏、偏方或营养补充剂。
- 你还吃别人的药吗？
- 如果你漏服了一剂药，你会怎么办？
- 你便秘时会做什么？你会做些什么来帮助你睡眠（或缓解任何其他确定的问题）？
- 你的处方是怎么填的？（你在哪里得到治疗方案？）
- 你吃药有困难吗？
- 你用什么方法来坚持你的用药和治疗方法？
- 你有什么可以帮助你记住在适当的时候服用药物或进行治疗的方法吗？

评估患者对药物和其他治疗方法目的理解的问题
- 这药（或中草药等）是做什么用的？
- 按需使用的药物（或治疗方案）：你觉得应何时服药（接受治疗）？
- 关于这个药（或中草药等），你的保健医生告诉你了什么？
- 当保健医生开这种药（或建议你使用这种治疗方案）时，你有什么问题？

引出更多信息的问题
- 有没有使用过一次但不再使用的药物或治疗方案？
- 你对药物或治疗方案有过过敏反应或其他不良反应吗？（如果是的话，描述发生了什么）
- 你在哪里储存你的药物和治疗方案？

基于处方标签阅读的问题与观察
- 谁是开处方的保健医生？
- 如果有一个以上的保健医生，是否每个医生都知道你正在使用的所有药物？
- 是否有由不同的保健医生开具但相同或相似的药物？
- 如果不同处方上的日期不一样，那么后来的药物是否应该被添加到药物治疗中，或者是否打算用它们取代以前的处方药？
- 最后一次补充日期和瓶子里的药丸数量是否符合处方治疗方案？

来评估药物治疗方案和用药行为。

护士还应获取和记录有关个人对各种药物的看法和偏好的信息，因为这项信息会影响处方决定，特别是当有几个选择都有相同的效果时。同样，护士应该确定任何可能影响服药行为的文化因素。例如，根据一些亚洲传统，疾病被认为是热和冷的不平衡。如果疾病使身体发热，那么治疗应该冷却它。框8-5列出了对药物的评估相关的一些文化因素。

综合药物评估的另一方面是识别影响药物代谢的文化差异。这些差异对药物的剂量、治疗和不良反应的评估都有重要意义。护士可以通过框8-5的信息了解某些人群对某些药物可能产生的不同反应。记住这些仅仅是已在一些研究中被证实的文化差异的例子。正如文化差异的所有方面一样，必须意识到基于生物学差异的可能影响，同时避免笼统概化。

综合药物评估的另一个组成部分是获得关于各种保健来源的信息。当有人从一个以上的保健医生那里得到治疗时，这一信息尤为重要。护士可以客观地询问患者是否接受过非西医人员的治疗，比如中草药医生、精神治疗师、自然疗法的医生或阿育吠陀医生。框8-6总结了一些老年人可能使用的保健和治疗方式的文化来源。

观察用药模式

除了使用良好的沟通技巧外，护士还可以通过检查患者的药物来获得重要的评估信息。当护士在家中进行药物评估时，他们可以要求查看老年人使

> **● 健康机会**
>
> 护士通过鼓励讨论保健的各种来源来促进个人对健康的责任。

框8-5　文化的思考：关于文化的用药评估和干预

概述

- 关于药物的教学应该在基于文化的关于健康、疾病和治疗的信念背景下进行。
- 不易获得的药物或仅在美国可获得的处方药可能在墨西哥、加拿大和拉丁美洲等其他国家作为非处方药来使用。
- 年纪较大的西班牙人可能把葡萄酒和其他形式的酒精作为主食，而不是作为一种社会药物，因为它们可以作为一种健康的替代品来替代本国潜在的受污染的水。
- 越南和其他文化团体的人可能认为注射比药片更有效，而且药片比滴剂更有效。
- 亚洲、拉丁美洲和中东地区的人们认为服药时搭配适当的食物或饮料（如茶或温水，而不是冷水）来提供必要的平衡是很重要的。
- 一些中国人和其他亚洲人可能有以下偏好：
  - 局部止痛时，使用香脂和药膏而不是药片
  - 消化不良时，使用茶和汤而不是抗酸剂
  - 用中草药而不是处方药

药物代谢的生物文化的变化

- 生物文化的变化可能会影响以下几组药物的代谢：

非洲裔美国人

- 精神科药物不良反应的风险增加（例如锂毒性、三环类抗抑郁药导致的谵妄、氯氮平导致的粒细胞缺乏症）
- 血管紧张素转换酶（ACE）抑制剂导致的血管性水肿的风险增加
- 普萘洛尔和血管紧张素转换酶抑制剂的治疗反应减弱

- 利尿剂、钙通道阻滞剂和α受体阻滞剂对高血压的治疗效果最好
- 噻嗪类利尿剂的不良反应发生率增加，如抑郁
- 减少对止痛药的治疗反应，增加胃肠道不良反应的风险，特别是对乙酰氨基酚
- 减少眼睛对散瞳药的扩张反应

阿拉伯裔美国人

- 需要低剂量的抗心律失常药物、抗高血压药、神经松弛剂和精神科药物
- 可能需要更高剂量的阿片类药物以获得足够的镇痛效果

亚洲／太平洋岛民

- 普萘洛尔和其他β受体阻滞剂的敏感性表现为血药浓度下降，伴随着更为复杂的反应
- 钙通道阻滞剂对高血压的反应最佳
- 需要低剂量的抗抑郁药和神经松弛剂（如地西泮、氟哌啶醇）
- 与止痛药相关的胃肠道副作用增加
- 阿片类药物疗效降低
- 可能需要对脂溶性维生素和其他药物进行剂量调节
- 对酒精的敏感性增加

菲律宾人

- 对中枢神经系统抑制剂（如氟哌啶醇）的敏感性增加

西班牙人

- 需要更低剂量的抗抑郁药，并产生更多的不良反应

来源：Andrews，M.M.（2012）.Cultural competence in the health history and physical examination. In M.M.Andrews & J.S.Boyle. Transcultural concepts in nursingcare（6th ed.）. Philadelphia, PA: Lippincott Williams & Wilkins；Purnell, L.D.（2013）. Transcultural health care：A culturally competent approach（4th ed.）. Philadelphia, PA: F.A.Davis Company.

	框 8-6　文化思考：保健的文化来源和实践	
文化团体	**保健来源**	**健康实践**
非洲裔美国人	家庭治疗法、信仰、根治者（中草药医生）	民间疗法（如茶、中草药）；魔法或巫毒（尤其是在农村地区）
阿米什人	民间治疗师	理疗、按摩、中草药、茶、反射疗法
中国人	中草药医生、针灸师	中草药、食物、饮料和其他平衡阴阳的方法
菲律宾人	民间治疗师（土法）	祈祷、驱邪、冷／热平衡
印度人	传统治疗师	阿育吠陀医学（中草药和根）
日本人	中草药医生	中草药，在寺庙、教堂或在家里的小神龛祈祷
墨西哥人	民间治疗师、巫师	中草药、茶、汤、仪式、物理方法（按摩、推拿）、祈祷、蜡烛
波多黎各人	治疗师（巫师和祭司）	茶、中草药、民间疗法、液体收敛剂
俄罗斯人	民间疗法	中草药茶、甜白酒类、物理方法（油、软膏、灌肠剂、泥浆浴）
越南人	亚洲医师、民间治疗师、精神治疗师、巫师（施法者）	中草药、针灸、拔罐、捏皮

用的所有药物。在家以外的地方，护士可以提前让老年人带上所有的药物。在社区中，护士可能组织一个"棕色袋子"的用药检查会议。让项目参与者把所有的药物带到教育会议上，在会议上，护士提供集体教育、个人评估及用药咨询。因为老年人与同伴讨论药物时通常感到很舒服，所以这种方法既没有威胁又十分有效。

直接观察药物容器能提供有用信息，包括依从性、原处方的日期、相似药物的重复和病理条件下的药物治疗。例如，如果在不同时间开了三种降压药，应该询问第二种或第三种药物是否应该取代或补充原来的药物。同时，也要评估药瓶是否包含原药物，当内容物与期望不一致时，需要询问更多的问题。例如，如果标签显示原处方为 30 颗药丸，但药瓶里的药却不够 1 年使用，护士需要询问原因。患者可能会解释说他们支付不起处方药或不能控制儿童破坏盖子。检查药物容器的另一个目的是发现关于保健来源和药物重复的信息。患者从一个以上的保健医生那里得到处方药并不少见，有些相同或相似的药物来自不同来源或存在不同名称（如通用名称和商品名称）。

将药物评估与整体评估联系起来

对护士使用药物访问的信息进行整体健康评估的方式有很多。第一，过去和现在的用药模式可以为发现的问题或抱怨提供线索。例如，如果患者抱怨早晨嗜睡或出现精神变化，护士可以询问抗胆碱能药物的使用，包括非处方药产品（如苯海拉明）。健康行为的改变也能揭示当前的问题，如曾经被药物控制的症状再一次发生。例如，如果一个胰岛素依赖型糖尿病患者停止吸烟，考虑是否需要降低胰岛素的剂量很重要。近期服用药物的行为也可能导致残留或潜在药物不良反应的健康问题。残留不良反应的一个常见例子是使用抗生素后出现腹泻。

第二，护士使用整体健康评估作为信息的基础以确定药物的预期和实际结果。这些结果通过主观和客观信息来评估。例如，根据疼痛缓解的程度报告来衡量镇痛效果，根据降压读数判断降压药物的有效性。

第三，包括功能方面的整体评估，有助于回答"患者或护理人员能安全有效地管理药物吗？"这一问题。这个复杂的问题涉及对服药行为各方面的评估，正如年龄性改变和危险因素章节中所述。某些情况的环境也应该进行评估，如水的获取和冰箱的可用性（如果药物储存所必需的话）可以影响服药行为。整体评估还可能提供关于妨碍获得药物的财政限制、移动性或运输问题的信息。

第四，如果在整体评估时可以观察到家庭环境，则可以揭示健康问题和服药行为的重要线索。例如，观察到硝酸甘油储存在阳光充足的窗台上，就可以解释为什么这种药不能有效地缓解心绞痛。对家庭环境的评估可能会导致更多的相关信息。例如，当护士在家中观察到非处方制剂和偏方时，她或他有机会询问这些药物的使用情况。

第五，整体健康评估可以作为了解提高非依从性风险、改变治疗作用和药物副作用因素的基础。例如，对老年人认知能力和执行日常活动能力的护理评估提供了显著影响药物服用行为因素的宝贵信息。同样，对抑郁和其他心理社会功能方面的护理评估可以提供关于影响服药行为的动机和行为因素的重要信息。

确定药物不良反应

减轻药物不良反应的第一步，有时也是最困难的一步是认识到它们的存在。由于许多不良反应是微小的，叠加在一个或多个疾病的症状上，它们通常会导致病理状况，而不是对疾病产生治疗作用。护士通常是第一个认识到药物不良反应的人，因为他们与患者相处的时间通常比初级保健医生更多。与医生对急性疾病的关注相反，护士更注重对日常功能变化的长期监测。特别是在长期护理和家庭环境中，护士是最有可能注意到功能微小变化的保健专业人员，这些功能变化可能是由于药物不良反应导致的。

卫生保健从业者在与患者讨论不良反应时可能会犹豫，主要原因如下：①他们可能不确定处方药潜在的不良反应，尤其是当处方药是新药的时候；②他们可能认定潜在的不良反应将成为实现的预言；③他们可能担心患者会选择不服药。护士可以充当处方医生和患者之间的"解释者"，强调药的益处，以及指出最可能出现的问题。护士还可以提供避免不良反应的健康教育。例如，如果一种药物很可能引起胃部不适，可以饭后服用或与牛奶同服此药，以预防这种不良反应。护士不会自主地讨论药物的所有潜在不良反应，但是当健康状况的改变可能与药物不良反应相关时，护士会提高这种可能性。

精神状态的改变是一种常常被忽视的潜在的毁灭性药物不良反应，尤其是当同时存在痴呆症时。药物引起的精神状态改变（例如困惑、嗜睡、抑郁或焦虑）可能是突然的、明显的，也可能是微小的、渐进的。例如，谵妄或幻觉通常是显而易见的，但它们可能被错误地归因于病理过程，而不是药物作用。因此，每当老年人的精神状态发生变化时，必须仔细评估摄入的药物。除了考虑所有处方药，酒精和非处方药（尤其是具有抗胆碱能性质的药物）必须被视为潜在的影响因素。当药物是精神状态改变的潜在原因时，必须考虑停用药物或降低用药剂量。精神状态的改变会影响适当用药剂量，通过评估可以发现这种可能性（例如，记忆障碍会导致用药过量或用药不足）。评估精神变化和药物之间关系的另一个方面是要认识到，在精神状态回到原本水平之前，可能需要停药数天甚至数月。恢复的时间取决于所涉及的特定药物、消耗的时间长短和患者的一般健康状况。

护理诊断

当护理评价确定了影响安全和准确自我服药的因素（例如，影响服药能力的认知或功能障碍）时，可制订的护理诊断为"自我健康管理无效"。这个诊断被定义为"调节和融入到日常生活中的治疗疾病及其并发症的治疗方案不能满足特定的健康目标"（Herdman，2012，p.161）。可能被确定的相关因素包括复杂的药物治疗方案、社会支持不足、药物不良反应、缺乏资金或交通工具以及缺乏对用药说明的理解。

如果护理评价确定了药物的不良反应，特别是那些影响患者安全或生活质量的不良反应，护士可以通过针对特定不良反应的护理诊断来解决这些问题。这些护理诊断的例子包括：困惑、便秘、尿失

健康机会

护士在照顾对解决潜在不良反应感兴趣的老年人时，可以使用健康护理诊断方法来加强自我健康管理。

禁、营养失调、记忆力减退和有跌倒的风险。

健康结局计划

以下护理结局分类术语可用于护理计划中，以确定与药物和老年人相关的健康结局：依从行为、健康促进行为、知识：药物、用药反应、危险监测、自我护理：非静脉用药和自我管理：慢性病。

促进安全、有效用药管理的护理干预

促进老年人安全、有效的用药模式是多方面的，并取决于若干保健提供者包括护士、药剂师和处方医生的协调努力。在社区机构中，护士在教授老年人用药和确定支持治疗方案的干预措施方面起着重要作用。在所有机构中，护士在预防和识别不良反应方面都起重要作用。框 8-7 总结了由 Zwicker 和 Fulmer 提出的减少药物不良事件的协议（2012）。

用药调节

用药调节是一种广泛应用于健康保健机构的循

证干预，并于 2006 年 1 月起在医院中强制实施。用药调节是指在过度护理期间发现患者用药错误的过程，如遗漏、重复、剂量误差或药物相互作用。在这个过程中涉及以下三个步骤：①通过收集准确的清单来核实；②澄清有关药物、剂量、频率和其他相关信息的问题；③通过与处方医生沟通来解决任何不一致的问题。这个过程是必要的，因为研究证实药物的不一致经常发生在过渡护理期间，包括从急诊护理和长期照护机构的住院和出院（Harris，Sridharan，Landis，et al.，2013；Sinvani，Beizer，Akerman，et al.，2013）。虽然用药调节的最初重点是入院和出院，但这一过程必须在任何过渡过程中进行，即使在同一机构内也是如此。Pincus 将成功的用药调节所必需的重要护理干预（2013）总结如下：

- 决定谁管理药物。
- 查看所有药物。
- 要知道不同药物具有密切联系（例如，需要药物治疗、住院期间预防性应用药物）。
- 解决填写处方药的能力。
- 处理影响依从性的问题（例如管理困难）。

框 8-7 循证实践：减少药物不良事件

问题陈述

- 大约 35% 的老年人经历了药物不良事件，其中近一半的不良事件是可以预防的。
- 药物相关问题的原因：改变了药动学和药效学、复方用药、不正确的药物剂量、不适当的处方行为（例如，使用药物治疗非特定疾病的症状）、药物不良反应和相互作用、依从性差和用药错误的年龄性生理变化。

护理评价建议

- 综合的用药评价包括：全部吸毒史、关注尼古丁问题、酒精、维生素、中草药、民间偏方和所有的非处方产品。
- 使用的评价工具：①评估自我管理药物的能力；②确定潜在的不适当药物和药物与药物或药物与疾病之间的相互作用；③评估肾功能。
- 考虑药动学和药效学的年龄性改变：吸收、分布、代谢、清除。
- 评价策略：布朗袋法、药物调节法。

- 用啤酒标准确定药物不良反应高风险的药物。
- 确定与潜在的药物不良反应相关的患者特征，如老年痴呆症、复方用药、肾功能不全、多种慢性疾病。
- 确定与其他处方药和所有非处方产品潜在的相互作用。

减少住院期间及出院后药物不良事件的护理干预

- 通过提供信息和让患者参与决策来增强患者的权利。
- 与跨学科团队合作以实施以下干预：停止不必要的药物、使用更安全的药物、优化治疗方案、避免使用处方级联、避免不适当的药物和采用非药物的方法。
- 要考虑到任何新的症状都可能是药物不良反应。
- 遵循"低剂量开始缓慢维持"的处方用药原则。

减少出院不良事件的护理干预

- 在过渡护理期间使用药物调节。
- 评价患者关于自我用药管理的能力和局限性。
- 解决可能发生的依从性问题。
- 教患者和护理人员安全有效管理药物的方法。

来源：Zwicker，D.E.，& Fulmer T.（2012）.Reducing adverse drug events.In E.Capezuti，D.Zwicker，M.Mezey，& T.Fulmer（Eds.），Evidence-based geriatric nursing protocols forbest practice（4th ed.，pp.324-362）.New York：Springer Publishing Co.

- 允许患者提出问题。

关于药物和中草药的教学

当被作为处方以及当治疗方案被定期重新评估以获得最大效果和最小的不良反应风险时，药物是最安全和最有效的治疗方法。对药物进行健康教育的一个有效方法是让患者写一张所有药物和非处方药的清单，包括药物过敏史和不良反应史。强调这些信息需要在所有的沟通互动过程中都提供给医护人员，因为所有医生了解患者的用药情况是非常重要的。当涉及多个保健医生时，这份清单尤其重要。护士应该解释药物清单有助于沟通，并提醒医护人员定期重新评估用药方案。

必须讨论清单上的每一种药物，并根据患者知识和理解能力的评价提供适当的信息。Morrow 和 Conner-Garcia（2013）总结了以下与老年人讨论用药时的建议：

- 使用具体的、积极的、直接的语言强调药物如何对患者产生帮助。
- 教育患者时使用具体的、符合患者需要的并配以有说服力的图例的材料。
- 用移情倾听探索患者的忧虑。

健康机会

护士找机会教老年人与保健人员有效交流的方法，以便他们可以明确地观察治疗效果及药物不良反应。

- 使用"回馈"技术来验证患者的理解程度，比如要求老年人用自己的话陈述信息或者让他们示范如何组织药物。

因为老年人可能不愿意询问他们的保健医生，护士可以在与开处方的医生讨论的相关问题方面提一些建议。此外，护士可以教老年人和他们的护理人员从药剂师等知识来源处获取与药物有关的信息。人们需要知道开处方的医生擅长诊断的疾病和决定最适当的干预措施，药剂师是对药物的具体作用和相互作用最了解的保健医生。护士可以使用框 8-8 教老年人哪些问题最适合由处方医生回答、哪些问题最适合由药剂师解决。

因为良好的沟通技巧对于获得框 8-8 中的问题答案是至关重要的，护士可以提出与药剂师和其他卫生保健医生有效沟通的方法。例如，护士可以制订一系列有关特定药物的问题，以便老年人与药剂师或保健医生讨论。在家庭中，护士可以作为老年人或护理人员的榜样，通过给药剂师或处方医生打

框 8-8　安全有效用药小贴士

护士在教患者如何确保安全有效的服药方法方面发挥关键作用。如下是对患者的一些建议：

携带你所有药物的最新清单，包括中草药和非处方制剂，并将清单展示给你的保健医生。当你的保健医生建议使用药物时，询问是否有办法在没有药物治疗的情况下处理这个问题。向你的保健医生咨询以下关于每一个新的、常规定期用药的问题：

- 服用药物的原因是什么？
- 我怎么知道它是不是在发挥它预计的疗效呢？
- 我多久能感觉到有益的效果？
- 如果我没有服药会怎么样？
- 我应该多长时间吃一次药？
- 我要继续服药多久？
- 如果我漏服了该怎么办？
- 你什么时候想再见到我？你想让我告诉你什么才能确定这种药物是否有效？

在后期随访中向你的保健医生询问下列问题：

- 我还需要服用这种药物吗？
- 剂量可以减少吗？

向你的保健医生咨询下列关于每种"必要时"使用药物的问题：

- 服用药物的原因是什么？我应该如何决定是否需要药物？
- 我多久能服一次药？有频率范围吗？
- 我能在 24 小时内服用的最大剂量是多少？
- 如果药物不能缓解症状（例如，如果服用几次硝酸甘油片后胸痛继续），我该怎么办？

向你的药剂师咨询下列问题：

- 这种药的通用名称和商品名称是什么？
- 它可能与我服用的其他药物相互作用吗？
- 它是否可能与中草药、香烟、酒精或任何营养物相互作用？
- 一天中最好的服药时间是什么时候？
- 我在饭前还是饭后服药有关系吗？
- 有什么我应该注意的副作用吗？
- 我能做些什么来减少副作用的风险（例如，服用牛奶或餐中用药来减轻胃刺激）？
- 当我服用这种药物时，有什么需要避免的吗（如牛奶、某些食物、驾驶）？
- 有没有关于储存这种药的特殊说明？

电话讨论药物来实现恰当的沟通。

正如护理评价部分所讨论的，护士需要询问中草药和其他生物活性物质的使用情况，以便在适当情况下观察和讲授药物的相互作用和不良反应。虽然评价中需要包括补充和替代疗法的使用的信息，但护士不能了解这些产品的所有细节。然而，至少他们需要知道如何教授这些治疗方法，就像他们教授药理学和医学干预措施一样。护士可以使用框 8-9 作为一种工具，教患者使用中草药和顺势疗法的一般预防措施，如意识到潜在的相互作用和不良反应，并确保所有保健医生都知道使用的所有非处方产品。

另一个重要的护理角色和一种促进个人责任的方法是教患者和护理人员做基础决策的可靠信息来源。美国国立卫生研究院设立了国家补充和替代医学中心，资助研究并提供有关中草药的循证信息。

影响依从性的因素

当老年人难以坚持他们的用药方案时，护士可以与患者和他们的护理人员合作，找出改善依从性的方法。例如，单位剂量的药物系统已被广泛用于公共机构中，也越来越多地在家庭中使用，并可能有助于提高药物的依从性，特别是当药物治疗方案

框 8-9　中草药使用小贴士

- 在非处方药治疗任何症状之前，确保你没有忽略需要医疗关注的疾病状况。
- 与你的初级保健医生讨论各非处方药物的使用。
- 谨慎使用代替处方药物的中草药或处方产品。
- 从客观来源寻求信息，并检查标签或包装上的警告标识。
- 谨记膳食补充剂不完全由美国食品和药品管理局控制。
- 在购买中草药或其他膳食补充剂之前，在标签上寻找合格的质量检验标志。
- 观察有益和有害的作用（可能需要几个月才能发现）。
- 向你的初级保健医生报告任何可能的不良反应以便进行评估。
- 中草药可以与以下所有的物质相互作用：其他中草药、食物、饮料、营养素、处方药和非处方药。
- 有些中草药在下列情况中是禁忌使用的：脑卒中、青光眼、糖尿病、高血压、心脏病、甲状腺疾病、出血性疾病或任何条件需要抗凝治疗者。
- 中草药的常见副作用包括胃病、皮疹或过敏反应。
- 用于焦虑或失眠的中草药不应在开车前服用。
- 对夸大的声明持怀疑态度；如果某药物听起来太好而不像是真的，那可能事实就是如此！

来源：美国食品和药品管理局

健康机会

护士通过处理影响依从性的因素，同时支持独立性来促进自我责任感。

复杂时。各种简单的药物容器（即供一周用药设计的带分离隔间的容器，每天使用一个或多个隔间）在商店中都可以买到。此外，可以使用更先进的设备以加强独立性、提高依从性，对于认知或功能障碍的人来说非常有帮助。例如，人类的声音录音、电话-计算机服务和能发出响声的手表或钥匙链可以在指定的时间提醒人服药。可以按月填补并在特定时间分发药物的配药系统也是可用的。护士可以鼓励老年人和他们的护理人员调查可以提高药物依从性的不同类型的设备和系统。

即使处方药物的医疗保险增加了，老年人和患有慢性疾病的人也因处方药的高花销而负担不起。因此，护士通常需要解决影响药物治疗依从性的金融壁垒，因为即使是有足够收入的人也可能认为药物不值得花费高昂的费用，尤其是在持续进行的基础上。护士可以鼓励老年人坦率地与他们的医疗保健医生交流，并询问低成本但同样安全有效的药物。应对高成本的一种方法是使用**非专利药物**，这是受美国食品和药品管理局控制的，需要与其品牌名称对应的剂型、安全性、纯度、强度、质量、用途、性能特点、用药途径、生物等价（即相同）。

降低药物成本的其他途径包括从处方医生那里获得免费的药物样本，也可以参加**处方援助计划**，这些计划提供给消费者花销很少或不需花销的药物。直到最近，很难获得有关这些项目的信息；然而，在 2005 年 4 月，建立了处方援助伙伴关系以增强意识和提高准入门槛。这种伙伴关系为大约 500 个组织（包括制药公司）提供了一个单一的切入点，为那些收入不到联邦贫困水平 200% 的人提供免费或低价药品。

减少药物的数量

由于药物不良反应的机会与药物消耗的数量成比例增加，关键的干预措施是尽量减少药物的数量。护士通过协调处方医生停止重复的药物或不适合的药物、教老年人辩证地不必要的药物使用来完成。在家庭和社区中，护士可以在每次访问时让老年人

和保健医生一起检查他们的药物。

当老年人被送往医院时，他们通常受到初级保健医生的照顾，这些保健医生不是那些在入院前开处方药的人。护士通常会获得用药史，开处方的医生可能自动开具在入院评估中列出的药物。因为入院是重新评估药物的安全性、有效性和必要性的理想时间，护士应该询问老年人或他们的护理人员关于每种药物的作用和潜在的不良反应。这项评估应该在药物调节过程中进行，这可能为导致或直接引起患者住院问题的药物或相互作用提供重要线索。

当处方药是出于行为原因而不是疾病情况开出的时候，护士可以教老年人和他们的护理人员对这些药物和非药物治疗进行选择。例如，老年痴呆症患者的护理人员可能使用药物来解决某些行为，这些行为使用没有不良反应风险的非药物干预措施解决时也有同样的效果。一旦开具了这些药物，它们很可能被长期使用而不会被重新评价。护士需要认识到效果可能会降低（例如用安眠药），根本原因可能被解决或改变（例如情境性焦虑），不良反应可能逐渐发展并不被发现（如抗胆碱能药物）。因此，定

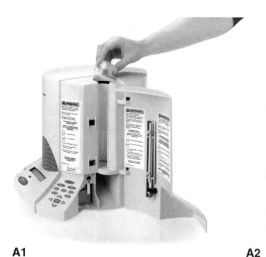

A1

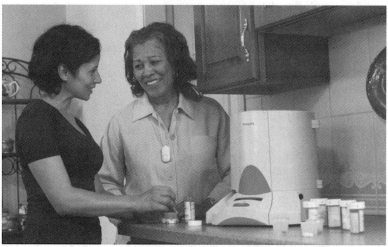

A2

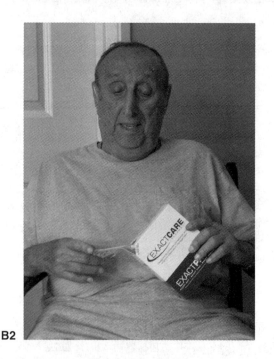

B2

JOE SAMPLE   1/1
Take April 16, 2009 @09:00 AM

Colace   100MG   Qty 1
red oval capsule n 512

Glucophage   500MG   Qty 1
white round tablet BMS 6060

Motrin   600MG   Qty 1
white oblong tablet 600

Norvasc   5MG   Qty 1
white octagonal tab NOR

Prilosec   20MG   Qty 1
purple oblong capsule 742

B1

图 8-2 用于提高药物依从性和独立性的设备和系统实例

（A）一种自动药片分发器，带有防篡改锁系统和可听到的警报，有 28 个隔间，最多可以设定为每天服药 4 次。（B）一种个人化的处方药和非处方药剂量系统，用于家庭和机构，每个分开的隔间印着患者姓名、日期和用药时间、药物名称和剂量，以及药片描述（图 A 的使用已获 Philips healthcare.com 的许可。图 B 的使用已获 ExactCarepharmacy.com 的许可）

期审查所有的药物和考虑非药物方法是否可以解决
症状或行为是必要的。行为问题是症状类型的一个
例子，这些症状可以用药物治疗处理得很好，而通
过非药物干预也能产生同样的效果并能获得更少的
风险。可以使用非药物治疗的其他类型的问题通常
与睡眠、舒适、焦虑和慢性疾病有关。

在社区中，重要的是要确保老年人和护理人员
理解所需药物的适当使用（即必要时使用）。例如，
一个痴呆患者的护理人员可能会被要求在患者躁动
时给予行为矫正药物。虽然躁动的发作可能是由环
境因素（如噪声或过度刺激）促发，但护理人员可
能不会意识到没有不良反应风险的非药物干预可能

同样有效。与此相反，护理人员可能会因为老年
人的误解或缺乏适当用药的信息而拒绝给老年人能够
提高生活质量的药物。护士可以教护理人员非药物
干预的措施，以及合理使用药物的行为管理，特别
是护理患有痴呆症的患者时（详见第 14 章讨论）。

评估护理干预的有效性

根据老年人遵循安全和有效用药方案的程度，
护士评估与药物管理有关的干预措施。这一过程包
括对服药行为的评估以及对药物治疗效果的评估。
另一种评估标准是预防、缓解或控制有害功能性结
局（如相互作用和不良反应）的程度。在家庭中，
护士可以通过观察老年人服药方式来评估干预措施
的有效性。在任何情况下，护士都可以评估安全、
有效使用处方药和非处方药的知识。有效性的另一
个衡量标准是消除或解决阻碍依从性的程度。

案例学习

M 太太，76 岁，在一次脑卒中后留在疗养院，康复后出院回家。脑卒中后遗症问题包括左侧肢体无
力及视觉感知困难。除了脑卒中，M 太太的诊断还包括青光眼、抑郁症和心力衰竭。她服用的药物包括：
多种维生素，每日一片；呋塞米（速尿），20 毫克，每日两片；阿司匹林，每日 81 毫克；氯吡格雷（波
立维），每天 75 毫克；地尔硫䓬（硫氮草酮），60 毫克，每日三次；美托洛尔（酒石酸美托洛尔），50 毫
克，每日两次；斯伐他汀，40 毫克，睡前服用；舍曲林，50 毫克，睡前服用；噻吗洛尔（青眼露），0.25%，
每日两次。疗养院的药物管理方案如下：

7:30 am：硫氮草酮 60 毫克；速尿 20 毫克，2 片；阿司匹林 81 毫克；青眼露，每眼 0.25%。

9:00 am：酒石酸美托洛尔 50 毫克。

1:00 pm：多种维生素，1 片；硫氮草酮 60 毫克。

3:30 pm：呋塞米 20 毫克，2 片。

7:30 pm：青眼露，每眼 0.25%；硫氮草酮 60 毫克；波立维 75 mg。

9:00 pm：酒石酸美托洛尔 50 毫克；舍曲林 50 毫克；斯伐他汀每日 40 毫克。

护理评估

你的评估显示，在她住院前和在疗养院时，M 太太独立地管理药物，但是她只服用了滴眼液、呋塞
米（每天 20 毫克）和地高辛，就不再服用其他药物了。功能评价表明 M 太太的左臂和手乏力、活动受
限，导致执行精细运动困难。她充分利用右上肢，右手占主导地位。她可以使用助行器独立行走，但行走
缓慢。心理状态评价显示 M 太太警觉，没有记忆缺陷，然而她的抽象思维和时间知觉受到脑卒中的损害。
她有一些表达失语症，但她似乎理解指令，特别是如果用具体的例子和演示来表达指令时。

M 太太表达了服用药物的动机，但她承认自己对治疗方案的复杂性感到不知所措。说在疗养院时，医
护人员让她在六个不同的时间服用药物。她还担心自己使用滴眼液，因为她习惯用左手来打开眼睑。关于

呋塞米，她说她不喜欢一天服用两次，因为会让她去太多次卫生间。在养老院时，她不担心失禁问题，但她担心在家里应该怎么办，因为一楼没有卫生间。她问是否可以在晚上服用全部剂量的呋塞米，这样她只需要在晚上起床去卧室附近的卫生间。

关于你提出的脑卒中前用药管理的问题，M 太太回复说会使用分隔开的药物容器，并在早餐后，大约在上午 9∶30 时服用两种药和使用滴眼液。她会在睡前，晚上 9∶30 左右使用第二剂滴眼液。她在记住服药方面没有困难，因为她把药物容器和一瓶滴眼液放在烤箱附近，把另一瓶眼药水放在她的床头柜。然而，她表示如果现在的治疗方案与在疗养院时相同的话，她会为服药次数感到担心，她认为她需要六个药物容器，但不确定应该把它们放在哪里。M 太太还告诉你，她担心支付这么多药物的费用，因为当她签署了医疗保险 D 部分，她只能使用两种一般药物和眼药水。既然她服用了这么多新药，她知道有些药很贵，所以她需要重新检查她的处方药计划，也许会改变治疗方案。

M 太太和她的丈夫生活在一起，他身体健康，但患有早期阿尔茨海默病。他们的女儿住在附近，每周回家 2～3 次，帮助他们买东西、洗衣服和做家务，还为他们去商店和出门提供交通工具。

护理诊断

你提出"遵守治疗方案无效"的护理诊断，因为 M 太太表示愿意服药，但有几个因素阻碍坚持现行治疗方案。相关因素包括功能损害、复杂的药物治疗、呋塞米的副作用以及担心药物花销。

M 太太的护理计划

预期结果	护理措施	护理评价
简化 M 太太的常规用药	1. 与药剂师和处方医生合作，简化用药方案。 2. 与 M 太太的处方医生讨论治疗方案的复杂性和药物的成本问题。问 M 太太的处方医生，她能否服用地尔硫䓬 CD，每日 180 毫克，替代地尔硫䓬，每日三次，每次 60 毫克（这样会比较便宜，而且每天可以减少两剂药量）。 3. 向药剂师咨询联合用药，允许每日两次给药。 4. 帮助 M 夫人建立常规药物自我管理策略，以配合她的日常活动。 5. 至少在从疗养院出院前 3 天，安排 M 太太用自己填充的药物容器，负责自己的药物管理。	M 夫人将能够遵循每日两次的药物治疗计划。
解决 M 太太对呋塞米的担忧	1. 说明按要求服用呋塞米对有效控制心力衰竭的重要性。 2. 建议 M 太太白天在楼下时使用便携式马桶。	M 太太将按要求服用呋塞米，不会经历尿失禁方面的困难。
解决 M 太太对药物费用的担忧	1. 鼓励 M 太太和她的初级保健医生谈谈她对处方药费用的担忧。 2. 建议 M 太太和她的药剂师谈谈她目前的处方药方案，询问是否有对她来说更好的方案。	M 夫人将支付得起为她开的处方药。

M 太太的护理计划（续）

预期结果	护理措施	护理评价
将确立一套滴眼液自我管理体系	1. 让一位职业治疗师评估 M 太太自我管理滴眼液的能力，并找出任何能提高她执行此项任务的独立性和可靠性的辅助器具。 2. 在 M 太太离开疗养院之前，让她自己练习使用滴眼液，员工在必要时提供帮助。 3. 如果 M 夫人不能独立做这件事的话，可以和她谈谈是否能让她的丈夫帮助她使用滴眼液。 4. 问 M 太太的眼科医生滴眼治疗是否可以简化为每日一次的缓释滴眼液配方。	M 太太会自己管理滴眼液，或者由她的丈夫帮助她使用滴眼液。

思考题

1. 影响 M 太太独立管理药物能力的因素有哪些？
2. 对于建立 M 太太独立管理药物的计划，你认为什么评价信息将有帮助？
3. 你将提供什么健康教育来解决 M 太太对她的药物费用的担忧？
4. 在 M 太太回到自己的家后，你会采取什么措施来确保实现预期结果？

本章重点

生物活性物质介绍

- 药动学、药效学和消除半衰期
- 中草药和顺势疗法
- 具有相似的生物活性的中草药和药物（表 8-1）
- 中药的潜在不良反应（表 8-2）

影响老年人用药的年龄改变

- 影响体内药物的年龄性改变（框 8-1）
- 影响服药行为的变化

影响服药行为的危险因素

- 病理过程和功能损害
- 基于迷信和误解的行为（例如对药物期望的态度）
- 老年人与处方医生之间的沟通障碍
- 信息的缺乏
- 处方不当（啤酒标准，停止/启动标准）
- 复方用药和监测不力
- 用药依从性差
- 担心处方药的消费
- 对不良反应认识不足（表 8-3）

药物相互作用

- 药物和药物之间的相互作用（表 8-4）

- 药物和中草药之间的相互作用
- 药物和营养素（表 8-5）
- 药物和酒精（表 8-6）
- 药物和尼古丁（表 8-7）

老年人用药相关的功能性结局

- 改变治疗效果
- 增加药品潜在不良事件（框 8-2）
- 抗胆碱能副作用（框 8-3）
- 增加潜在的精神状态改变（表 8-8）
- 痴呆患者抗精神病药物
- 迟发性运动障碍和药物导致的帕金森综合征

药物使用与效果的护理评价

- 获取准确信息的沟通技巧
- 药物评价范围（所有的生物活性物质，老年人对治疗方案的理解、偏好）（框 8-4）
- 文化因素（影响服药行为的因素，文化的特定保健来源和实践）（框 8-5、8-6）
- 药物使用模式
- 与整体评价有关的药物评价
- 确定药物不良反应

护理诊断

- 自我健康管理无效
- 不良反应：困惑、有跌倒的危险、自我护理缺陷
- 加强自我健康管理的准备

健康结果计划

- 与药物相关的知识
- 自我护理：非肠道用药

促进安全、有效用药管理的护理措施

- 实施循证护理措施（框 8-7）

- 用药调节
- 关于药物和中草药的教学（框 8-8 和 8-9 患者教学工具）
- 解决影响依从性因素（图 8-2）
- 减少药物的数量

护理措施效果评价

- 安全有效的服药行为
- 预防、减轻或控制有害的功能性结局（例如相互作用、不良反应）

评判性思维练习

1. 要求你给当地的老年人小组做半小时的题为"药物和老化"的讲解。描述如下：
   - 为了便于老年人理解，你会涉及关于年龄性改变的哪些方面？
   - 你将如何处理影响药物作用和服药行为的危险因素？
   - 你对服用药物有什么建议？
   - 你会使用什么样的教育材料？
   - 你会如何促进小组参与讨论？

2. 仔细阅读框 8-4 提出的访问问题并决定你将要问哪些问题，遇到如下情况时，你如何用自己的话以短语的形式提问：

- 你在对一位 78 岁的独居老人进行入院调查，这是 18 个月以来他第三次因为心力衰竭入院。
- 你在城市的一个老年健康项目中工作，这里有很多在墨西哥出生的老年人。你正准备与同意参加一个教育会议的老年人进行 15 分钟的面谈，他们必须把所有的药片都放进袋子里，并向护士咨询关于这些药物的问题。

3. 仔细阅读框 8-8 和 8-9 的信息，描述在下列情况下你最有可能使用哪些信息：
- 练习 2 中描述的 78 岁男子的出院计划。
- 练习 2 中描述的老年健康项目中老年人的健康教育。

（王惠峰 译）

参考文献

Allen, J. (2012). Avoiding overuse of antipsychotic medications. *Geriatric Nursing, 33*(4), 327–328.

American Geriatrics Society (2012a). Guiding principles for the care of older adults with multimorbidity. *Journal of the American Geriatrics Society.* doi:10.1111/j.1532-5415.2012.04188.x.

American Geriatrics Society (2012b). American Geriatrics Society updated Beers Criteria for potentially inappropriate medication use in older adults. *Journal of the American Geriatrics Society,* doi:10.1111/j.1532-5415.2012.03923.x.

Anderson, J. K., & Fox, J. R. (2012). Potential food-drug interactions in long-term care. *Journal of Gerontological Nursing, 38*(4), 38–46.

Andrews, M. M. (2012). Cultural competence in the health history and physical examination. In M. M. Andrews & J. S. Boyle. *Transcultural concepts in nursing care* (6th ed., pp. 38–72). Philadelphia, PA: Lippincott Williams & Wilkins.

Beers, M. H., Oslander, J. G., Rollingher, J., et al. (1991). Explicit criteria for determining potentially inappropriate medication s by the elderly. *Archives of Internal Medicine, 151*, 1825–1832.

Blackburn, D. F., Swidrovich, J., & Lemstra, M. (2013). Non-adherence in type 2 diabetes: Practical considerations for interpreting the literature. *Patient Preference and Adherence, 7*, 183–189.

Bohlega, S. A., & Al_Foghom. N. B. (2013). Drug-induced Parkinson's disease: A clinical review. *Neuroscience, 18*(3), 215–221.

Brandt, N. J., & Pyhtila, J. (2013). Psychopharmacological medication use among older adults with dementia in nursing homes. *Journal of Gerontological Nursing, 39*(4), 8–14.

Budnitz, D. S., Lovegrove, M. C., Shehab, N., & Chesley, C. L. (2011). Emergency hospitalizations for adverse drug events in older Americans. *The New England Journal of Medicine, 365*, 2002–1012.

Cai, X., Campbell, N., Khan, B., et al. (2013). Long-term anticholinergic use and the aging brain. *Alzheimers Dementia, 9*(4), 377–385.

Chen, X. W., Sneed, K. B., Pan, S. Y., et al. (2012). Herb-drug interactions and mechanistic and clinical considerations. *Current Drug Metabolism, 13*(5), 640–651.

Cohen, R. A., Kirzinger, W. K., & Gindi, R. (2013). *Strategies used by adults to reduce their prescription drug costs*. National Center for Health Statistics Data Brief No. 119, April 2013. Available at www.cdc.nih.gov. Accessed October 11, 2013.

Colloca, G., Tosato, M., Vetrano, D. L., et al. (2012). Inappropriate drugs in elderly patients with severe cognitive impairment: Results from the SHELTER Study. *PLoS One, 7*(1), e46669. Available at www.plosone.org. Accessed October 11, 2013.

Corsonello, A., Onder, G., Abbatecola, A. M., et al. (2012). Explicit criteria for potentially inappropriate medications to reduce the risk of adverse drug reactions in elderly people: From Beers to STOPP/START criteria. *Drug Safety, 35*(Suppl 1), 21–28.

Dupouy, J., Moulis, G., Tubery, M., et al. (2013). Which adverse events are related to health care during hospitalization in elderly inpatients? *International Journal of Medical Sciences, 10*(9), 1224–1230.

Fasinu, P. S., Bouic, P. J., & Rosenkranz, B. (2012). An overview of the evidence and mechanisms of herb-drug interactions. *Frontiers in Pharmacology, 3*, article 69. Available at www.frontiersin.org. Accessed on October 11, 2013. doi:10.3389/fphar.2012.00069.

Gallagher, P. F., O'Connor, M. N., & O'Mahony, D. (2011). Prevention of potentially inappropriate prescribing for elderly patients: A randomized controlled trial using STOPP/START criteria. *Clinical Pharmacology and Therapeutics, 89*(6), 845–854.

Gellad, W. F., Donohue, J. M., Zhao, X., et al. (2012). The financial burden from prescription drugs has declined recently for the nonelderly, although it's still high for many. *Health Affairs (Millwood), 31*(2), 408–416.

Gray, D. C., & Rutledge, C. M. (2013). Herbal supplements in primary care. *Holistic Nursing Practice, 27*(1), 6–12.

Hanley, M. J., Cancalon, P., Widmer, W., et al. (2011). The effect of grapefruit juice on drug disposition. *Expert Opinion in Drug Metabolism & Toxicology, 7*(3), 267–286.

Harris, C., Sridharan, A., Landis, R., et al. (2013). What happens to the medication regimens of older adults during and after an acute hospitalization? *Patient Safety, 9*(3), 150–153.

Herdman, T. H. (Ed.) (2012). *NANDA International Nursing Diagnoses: Definitions and classification 2012–2014*. Oxford: Wiley-Blackwell.

Hill-Taylor, B., Sketris, I., Hayden, J., et al. (2013). Application of the STOPP/START criteria: A systematic review of the prevalence of potentially inappropriate prescribing in older adults, and evidence of clinical, humanistic, and economic impact. *Journal of Clinical Pharmacology and Therapeutics, 38*(5), 360–372.

Hugtenburg, J. G., Timmers, L., Elders, P., et al. (2013). Definitions, variants, and causes of nonadherence with medication: A challenge for tailored interventions. *Patient Preference and Adherence, 13*(7), 675–682.

Izzo, A. A. (2012). Interactions between herbs and conventional drugs: Overview of the clinical data. *Medical Principles and Practice, 21*, 404–428.

Kashyap, M., Tu, M., & Tannenbaum, C. (2013). Prevalence of commonly prescribed medications potentially contributing to urinary symptoms in a cohort of older patients seeking care for incontinence. *BMC Geriatrics, 13*(1), 57. [Epub ahead of print].

Le Couteur, D. G., McLachlan, A. J., & de Cabo, R. (2012). Aging, drugs, and drug metabolism. *Journals of Gerontology: Biological Sciences, 67*(2), 137–139.

Lee, W. K. T. (2013). Formulating medication adherence strategies using the PASSAction framework. *Canadian Pharmaceutical Journal, 146*(1), 30–32. doi:10.1177/1715163512472320.

Lee, Y., Lin, P. Y., Chang, Y. Y., et al. (2013). Antidepressant-induced tardive syndrome: A retrospective epidemiological study. *Pharmacopsychiatry, 46*(7), 281–285.

Lemay, C. A., Mazor, K. M., Field, T. S., et al. (2013). Knowledge of and perceived need for evidence-based education about antipsychotic

medications among nursing home leadership and staff. *Journal of the American Medical Directors Association, 14*(12), 895–900.

Little, M. O., & Morley, A. (2013). Reducing polypharmacy: Evidence from a simple quality improvement initiative. *Journal of the American Medical Directors Association, 14*, 152–156.

Lopez-Sendon, J., Mena M. A., & de Yebenes, J. G. (2013). Drug-induced parkinsonism. *Expert Opinion in Drug Safety, 12*(4), 487–496.

Maher, R. L., Hanlon, J., & Hajjar, E. R. (2013). Clinical consequences of polypharmacy in elderly. *Expert Opinion in Drug Safety, 13*(1), 57–65.

Marcum, Z. A., & Gellad, W. F. (2012). Medication adherence to multidrug regimens. *Clinical Geriatric Medicine, 28*(2), 287–300.

Molony, S., & Greenberg, S. A. (2013). The American Geriatrics Society updated Beers Criteria for potentially inappropriate medication use in older adults. *Try this: Best practices in nursing care to older adults, Issue 16 (Revised 2013)*. Available at www.consultgeriRN.org. Accessed on October 11, 2013.

Morandi, A., Vasilevskis, E., Pandharipande, P. P., et al. (2013). Inappropriate medication prescriptions in elderly adults surviving and intensive care unit admission. *Journal of the American Geriatrics Society, 61*(7), 1128–1134.

Morrow, D. G., & Conner-Garcia, T. (2013). Improving comprehension of medication information. *Journal of Gerontological Nursing, 39*(4), 22–29.

Obreli-Neto, P. R., Nobili, A., de Oliveira, B. A., et al. (2012). Adverse drug reactions caused by drug-drug interactions in elderly outpatients: A prospective study. *European Journal of Pharmacology, 68*(12), 1667–1676.

O'Connor, M. N., Gallagher, P., Byrne, S., et al. (2012). Adverse drug reactions in older patients during hospitalisation: Are they predictable? *Age and Ageing, 41*(6), 771–776.

Pasina, L., Djade, C. D., Lucca, U., et al. (2013). Association of anticholinergic burden with cognitive and functional status in a cohort of hospitalized elderly. *Drugs & Aging, 30*(2), 103–112.

Petrarca, A. M., Lengel, A. J., & Mangan, M. N. (2012). Inappropriate medication use in the elderly. *Consult Pharmacology, 27*(8), 583–586.

Pincus, K. (2013). Transitional care management services. *Journal of Gerontological Nursing, 39*(10), 10–15.

Purnell, L. D. (2013). *Transcultural health care: A culturally competent approach* (4th ed.). Philadelphia, PA: F. A. Davis Company.

Puustinen, J., Nurminen, J., Vahlberg, T., et al. (2012). CNS medications as predictors of precipitous cognitive decline in the cognitively disabled aged: A longitudinal population-based study. *Dementia & Geriatric Cognitive Disorders, 2*, 57–68.

Resnick, B., & Fick, D. M., (2012). 2012 Beers Criteria update: How should practicing nurses use the criteria? *Geriatric Nursing, 33*(4), 253–255.

Riker, G. I., & Setter, S. M. (2012). Polypharmacy in older adults at home: What it is and what to do about it: Implications for Home Healthcare and Hospice. *Home Healthcare Nurse, 30*(8), 474–485.

Seitz, D. P., Gill, S. P., Herrmann, N., et al. (2013). Pharmacological treatment for neuropsychiatric symptoms of dementia in long-term care: A systematic review. *International Psychogeriatrics, 25*(2), 185–203.

Senft, D. J. (2012). Antipsychotic drug use: Understanding the recent attention and response to the increased scrutiny. *Geriatric Nursing, 33*(5), 387–390.

Silver, M., & Factor, S. A. (2013). Valproic acid-induced parkinsonism: Levodopa responsiveness with dyskinesia. *Parkinsonism & Related Disorders, 19*(8), 758–760.

Sinvani, L. D., Beizer, J., Akerman, M., et al. (2013). Medication reconciliation in continuum of care transitions: A moving target. *Journal of the American Medical Directors Association. 14*(9), 668–672.

Steinberg, M., & Lyketsos, C. G. (2012). Atypical antipsychotic use in patients with dementia: Managing safety concerns. *American Journal of Psychiatry, 169*(9), 900–906.

Tsai, H. H., Lin, H. W., Simon, P. A., et al. (2012). Evaluation of documented drug interactions and contraindications associated with herbs and dietary supplements: A systematic literature review. *International Journal of Clinical Practice, 66*(11), 1056–1078.

Uusvaara, J., Pitkala, K. H., Kautianen, H., et al. (2013). Detailed cognitive function and use of drugs with anticholinergic properties in older people: A community-based cross-sectional study. *Drugs & Aging, 30*(3), 177–182.

Vieira, M., & Huang, S.-M. (2012). Botanical-drug interactions: A scientific perspective. *Planta Medica, 78,* 1400–1415.

Waln, O., & Jankovic, J. (2013). An update on tardive dyskinesia: From phenomenology to treatment. *Tremor and other hyperkinetic movements.* Available at http://tremorjournal.org/article/view/161.

Yayla, M. E., Bilge, U., Binen, E., et al. (2013). The use of START/STOPP Criteria for elderly patients in primary care. *The Scientific World Journal,* Article ID 165873, 4p. doi:10.1155/2013/165873.

Zwicker, D., & Fulmer, T. (2012). Reducing adverse drug events. In M. Boltz, E. Capezuti, T. Fulmer, & D. Zwicker (Eds.), *Evidence-based practice protocols for best practice* (4th ed., pp. 324–362). New York: Springer Publishing Co.

第9章 法律及伦理问题

20世纪80年代初期以来，立法机构从与脆弱老年人有关的议题着手，开始努力解决老年人的权利问题。到20世纪80年代后期，立法机构将焦点转移到临终决策、患者及养老院居民权利以及由老年人医疗保险和医疗救助制度资助的项目的照护质量等问题上。目前，老年人的自主性及决策更受重视，尤其是关于维持生命的医疗干预问题。很多立法及政策举措都会给老年卫生保健执业者带来伦理问题。例如，护士通常处理的问题是老年人能够对自身卫生保健做出选择的程度。尽管法律法规能够提供指引，但法律无法解决伦理困境，这种伦理困境会在没有预设医疗指示或在如何解释或执行预设医疗指示发生分歧时出现。下一节将回顾与老年人护理相关的一些法律及伦理问题。此外，关于脆弱或受虐待老年人的法律及伦理问题将在第10章中介绍。

自主性和权利

自主性是指在不侵害他人权利的前提下，个体所拥有的对自己生活进行安排的人身自由。有自主性的个体能够进行理性思考并把握解决问题的时机。除此之外，有自主性的个体还能够识别问题所在，寻找替代方案并选择能够使其继续保持人身自由的解决办法。如果个体所做出的决策或其缺乏决策的能力使其危害到自身安全或他人的权利、安全或财产，那么，个体的自主性权利将被剥夺。对于老年人来说，失去自主性，进而失去独立性，是非常恐怖的。此外，在照顾患有痴呆或其他影响决策能力的疾病的老年人时，家庭成员及医疗专业人员经常要面对由于老年人自主性丧失而带来的挑战，且这种挑战将贯穿整个病程并可能持续多年。

由于在欧洲及北美文化中，非常重视自主性，且难以评价频繁波动的决策能力，所以经常出现医疗干预及健康照护决策等问题。因此，护士需要对胜任力及决策能力相关的法律及伦理指南非常熟悉。当涉及个体自主性的问题出现时，作为公正的调解人员，护士有责任帮助老年人及其家庭成员。然而，如果因为老年人决策能力受损出现危险行为，进而使老年人的安全受到威胁，护士则必须将老年人转诊到合适的社区机构（如成人保护性服务）接受进一步评估，这部分内容将在第 10 章中阐述。

胜任力

胜任力是法律术语，指以负责任的态度完成自己的角色功能或处理自己事务的能力。所有成年人都被假定为是有胜任力的各州法律通常会指定一个可以开始参与做出具有法律约束力决定的年龄，一般为 18 岁，由于具有胜任力的人被美国宪法及各州法律赋予所有权利，所以只要没有被法官认定为**无胜任能力**，就都有自行选择医疗治疗及健康照护的合法权利。然而，现实并非如此，家庭成员及健康照护提供者经常对老年人做出合理决策的能力产生疑问，尤其当老年人认知功能受损时。

当对个体参与健康照护决策的能力产生怀疑时，法律认可的代理决策者（如果事先已指定人选）将承担起决策的责任（具体内容可参照"预设医疗指示"部分对健康照护代理的介绍）。当没有指定代理决策者或参与制订及实施决策者之间发生冲突时，可以通过向遗嘱检验法庭提出认定个体是否具有胜任能力的请求。通常情况下，之所以提出能力认定请求，是因为健康照护提供者（通常是医师）很关注当前无法独立做出安全合理的医疗决策的个体能够在帮助下做出合适的决策。通常由家庭成员提出请求，但如果家庭成员都没有资格，或家庭成员之间对提出请求有分歧，那么可以由律师或他人提出。如果法庭认定个体无胜任能力（例如，不能代表自己做出决策），法官将为其指定部分或完全监护（亦称托管）。

当个体被部分监管时，他还可以做一些有限的决策；当被完全监管时，个体将失去所有决策权。尽管一些附加的法律行为可以废除或扭转已经被认定的监护权，但直到个体死亡，监护权都是有效的。通常，当找不到其他合法干预时，才在万不得已情况下发起监护权申请，因为这是一项废除个人权利并将其移交给法律程序及持续法律监管的重大举措。一般来说，如果个体以考虑周全且具有法律约束力的方式做出决定，包括在个体出现任何精神方面胜

任力问题之前，即指定好代理决策者等，监护权申请是可以避免的。然而，当上述文件缺失，或当被指定者的能力与尊重个体意愿发生冲突时，法律及伦理问题将通过遗嘱检验法律程序来解决，如监护权认定。

决策能力

决策能力是对个体在面对自身健康照护某一特定方面时，能够做出明智的合理决策的能力的衡量，它是一个描述个体理解、做出并能够承担健康照护决策后果的能力的临床术语。胜任力是由法律进行认定的，相比之下，决策能力是由健康照护执业者认定的，而且与单个决策相关，与成功解决个人问题能力的总体决策无关。决策能力要求个体应该具有以下所有能力：

- 能够理解并处理与诊断、预后及治疗方案选择有关的信息。
- 能够衡量与个体实际处境相关的决策的相对风险、利益、风险、后果。
- 能够在事件处境中体现个人价值观。
- 能够做出无论何时都始终如一的决策。
- 能够就决策与他人沟通。

在评估个体所做出决定的合理性以及决策能力时，能够准确地将宗教信仰和以文化为基础的信仰所造成的影响区分开来，是非常重要的。例如，从文化角度看，对于一些居民或患者来说，相信奇迹是合理的，但对于一位接受西式培训的照护提供者来说，会认为这是妄想。在选择治疗方案时，老年人可能更喜欢选择基于宗教或文化信仰的治疗方案，而无法给出合理理由（Chettih，2012）。

与老年人有关的另一个需考虑因素是决策能力的测定不应基于实际年龄或某一特定诊断。对于那些患有痴呆的老年人来说，这一点尤为重要，因为在疾病的早期阶段，他们可能有能力做出安全、充分的决定。此外，患痴呆的人有一种强烈的愿望，想尽可能长时间地参与到他们的照护决策中，同时也意识到了随着其病情进展，这一能力会逐渐丧失（Fetherstonhaugh，Tarzia，& Nay，2013）。在痴呆的轻至中度阶段，决策能力的评估是基于个人描述对于自身未来健康的选择的重要性或意义的能力（Mitty & Post，2012）。随着痴呆从早期进展到晚期，

日常的决策过程通常从支持性决策（包括痴呆患者本人及家庭照护者共同做出的决策）转变成替代性决策（由家庭照护者完成）（Samsi & Manthorpe，2013）。

医疗保健专业人员不是根据一个人的年龄或诊断得出结论，而是关注某个具体情况，来评估个人理解所涉及问题的能力、权衡选择利弊并对此进行沟通的能力。例如，一个患有痴呆的人可能能够做出指定替代决策者的决策，但可能无法参与对癌症医疗方案选择的复杂决定。在这种情况下，指定家庭成员做出治疗决定可能是合理的。

重要的是要认识到，决策不是一个"全或无"的过程，而是尤其要将个体、其家人以及个体所尊重的其他人的意见等考虑进去。通常情况下，决策是一个复杂的过程，在这个过程中，患者与临床医生之间、家庭成员与其他受治疗结局影响的人之间进行信息共享。此外需要考虑的是，决策不是主要基于逻辑和深思熟虑，而是深受需求、价值观、习惯、情绪以及文化因素（将在"法律与伦理问题的文化方面"部分进行讨论）的影响。因为评估能力是独立于认知能力的，因此，即使有明显认知功能损害的人（如轻到中度的痴呆患者），也能说出自己的喜好并参与到决策中（Smebye，Kirkevold，& Engedal，2012）。

在帮助替代决策者在决策过程中尽可能多地将老年人包括进来，并同时支持共享或替代决策者承担其所做出决定的责任过程中，护士是扮演双重角色的。当决策涉及老年人和照护者之间需求以及价值观冲突时，护士的这一角色将显得尤为复杂。例如，痴呆患者的配偶和其他家庭成员之间，可能会在到底是在家里照护老人（此照护方式需要照护者做出牺牲，但对老人有利）还是将老人送到辅助生活机构或护理机构进行照护这两种照护方式的选择上出现冲突。此外，护士还承担着将个体的具体能力以及局限性记录到护理计划中，并确保定期评估决策能力的职责。

同时，意识到决策能力是可能每天，甚至每小时都在进行波动，同时可能明显受到如谵妄、抑郁、用药以及睡眠剥夺等因素的影响，这一点是非常重要的。因此，护士的一个重要角色即是通过识别和解决影响认知功能的因素，来提升最佳的决策能力。例如，确保听障人士使用助听器，即使是这样一个相对简单的措施，也可以改善沟通效果，从而对决策能力产生积极影响。同样，如果一个患有痴呆的人在早上或休息时认知能力更好，那么可以在这些时间段内讨论医疗保健决策，而不是选择在患者意识错乱的时候。

"决策自主权"和"执行自主权"这两个词有时会被用在描述决策能力中。决策自主权是指不受外界影响而做出决策的能力和自由，而执行自主权是指执行决策的能力。这些概念唤起了人们对评估决策能力的复杂性及评价一个人能力的重要性的认识，这种能力不仅指做出合理的决定，还有执行所有必要行动。这一点对于**执行控制功能**受损的人尤为重要，执行控制功能是指成功规划并实施以目标为导向的行为的认知技能，如自我保健任务。可能会导致执行控制功能受损的情况包括脑卒中、痴呆、重度抑郁症、帕金森病、创伤性脑损伤，以及任何影响额叶功能的疾病。这些情况尤其难评价，因为个体可以保持理解和做出决策的能力（决策自主权），但可能没有能力去执行（执行自主权）。第 13 章中，重点介绍执行控制功能的护理评估指南。

预设医疗指示

预设医疗指示是具有法律约束力的文件，让目前尚有能力的人来记录当他们没有能力进行决策并表达愿望时，他们愿意以及不愿意接受哪些医疗照护。通过预设医疗指示，也可以使一个人指定**医疗保健代理人**，其主要任务是在个体无法沟通时，负责代理其沟通意愿。

患者自主权法案（Patient Self-Determination Act，PSDA）于 1991 年 12 月 1 日生效，为预设医疗指示提供法律授权。这项立法通过要求医疗照护提供者全部做到以下几点，对医疗保健消费者加以保护：

- 告知患者拒绝治疗和做出医疗决策的权利。
- 提供所在州有关执行预设医疗指示规定的书面信息。
- 询问每个人是否已经完成预设医疗指示。
- 将患者预设医疗指示的内容记录在病历中。
- 为员工及社区提供预设医疗指示相关的教育。

PSDA 适用于所有获得联邦资金支持的临终护理机构、医院、家庭保健机构、延续护理机构，以及健康维护组织。由于这项立法，在这些机构工作的护士，都要常规询问预设医疗指示，并促进对于患者愿望的沟通。

预设医疗指示必须在个体能够理解自身意愿时制订好，而只有当个体缺乏做出某个具体的健康相关的决策能力时，才能生效。因此，在出现任何可以影响功能和认知能力的情况（比如痴呆）之前进行预设医疗指示的制订是非常必要的。痴呆的诊断一旦做出，应尽早对决策能力进行评估并记录，特别是执行与预设医疗指示任务相关的能力时，这一点显得尤为必要。这一综合评估往往需要跨学科团队来完成，团队成员包括精神卫生专业人员如老年心理学家或老年精神学家。护理人员的一项重要任务是为复杂的评估提供参考便利，特别是当家庭成员或决策者之间已经出现或未来可能出现冲突时。请记住，随着老人状况的变化，对决策能力进行定期重新评估可能是明智之举。

尽管联邦和州法律中并没有要求人们必须设立预设医疗指示，但这些法律却鼓励关于卫生保健决策的讨论，并建议人们设立预设医疗指示。研究表明，总人口中，18% ～ 36% 的美国成年人已经完成了预设医疗指示（Goodridge，2013；Wenger，Asakura，Fink，et al.，2012）。一项关于接受长期照护服务的老年人的研究发现，有两个因素可以预测设立预设医疗指示，分别是接受超过 12 年的教育和在过去 6 个月中经历过重大的健康状况变化（Hirschman，Abbott，Hanlon，et al.，2012）。

有关预设医疗指示的细节（例如，范围、文件类型、预设医疗指示的应用条件、更新要求），各州法律的规定不尽相同，而且并不是所有州都承认其他州的预设医疗指示。这一政策对于在一个州以上旅行或居住的老年人尤其成问题。在下面的章节中将讨论常见类型的预设医疗指示。

医疗照护永久授权书

医疗照护永久授权书是一种预设医疗指示，无论出于任何原因，当个体无法提供医疗保健治疗决策的知情同意时生效。医疗照护永久授权书通常被认为是最重要的预设医疗指示，因为它使得代理保健决策者，也被称为医疗保健代理（如前所述）在个体出现失能的任何时候代表个体做出决策，与其他授权书一样，医疗照护永久授权书需要在个体有

能力时拟好，在个体丧失行为能力时才生效。当与其他预设医疗指示共同应用时，本授权书提供书面指引，说明个人意愿等问题，如终止生命支持措施。至关重要的是，卫生保健代理要有所有预设医疗指示的副本，并定期讨论个体有关于治疗及临终问题的意愿。由于预设医疗指示文件中的语言有时是模糊的，因此护士应该鼓励老年人在危急情况发生前，与其初级保健提供者、其他卫生保健工作者以及指定代理人讨论其意愿。

不实施心肺复苏意愿

不复苏（do not resuscitate，DNR）命令是一种特殊的预设医疗指示，当个体没有呼吸、心搏时，强制卫生保健提供者终止心肺复苏术。有时候，家庭成员，甚至医疗保健专业人士，错误地将 DNR 命令与其他医学治疗指示联系在一起。例如，仅仅因为一个 DNR 命令，而出现不送人去医院或不寻求一定的诊断或治疗程序等。有时候，DNR 命令被忽视，特别是在紧急情况下或当医疗照护授权书无法立即获得时。护士有义务就文件内容与患者及卫生保健代理进行讨论，以便准备好额外的、适当的预设医疗指示或与 DNR 类似的文件，可以有效应对最可能出现的危急情况。教会老年人及所有的服务提供者及医疗照护授权书中备有 DNR 命令的副本并随时可查阅，是非常必要的。

2000 年，Reverend Chuck Meyers，一位全国公认的伦理及临终问题方面的专家，提出了**允许自然死亡（allow a natural death，AND）**的概念，意欲以积极的表达方式取代负面的词汇（即"do not"）。患者、家属和卫生保健专业人士纷纷表示，与 DNR 命令等术语相比，他们更喜欢这样的词汇，同时，宣传团体也正在致力于改变立法，使其包含这类概念（Whitcomb & Ewing，2012；Wittmann-Price & Celia，2010）。这种改变的支持者提出三个准则：①全面支持；②中级支持（即短期内继续医疗程序）；③舒适的支持，允许自然死亡（Hospice Patients Alliance，2013）。尽管 AND 的概念并不被州法律所认可，许多州和医疗机构却允许甚至鼓励 DNR 意愿提法的改变，如"舒适护理不复苏"（也称不复苏-舒适护理，CC/DNR，或舒适护理-仅 DNR）。如果一个人出现完全呼吸或心搏骤停，或接近这种情况时，

这些法律干预将会指导卫生保健专业人员（包括急救护理工作者和现场急救员）提供指定的舒适护理措施，但不是复苏疗法（例如，电复律、胸外按压、人工气道、复苏药物、纠正心律药物等）。文件中所定义的舒适护理措施包括氧气疗法、摆体位、吸痰、疼痛的药物治疗、控制出血以及患者和家属的情感支持。各州规定实施这些文件的程序通常是，首先要求初级保健医生签署文件，并鼓励人们确保这些指令在需要时随时可用。一些州还实施了通过使用官方认可的手环、钱包卡或其他物品来完成对文件的识别。

生前遗嘱

生前遗嘱（living wills）是预设医疗指示的一种，其目的是，通常在生命结束或被认为是绝症的情况下，为给予或终止照护提供决策指导。生前遗嘱是第一条安乐死法令的组成部分，该法令于1976年在加利福尼亚颁布。人们必须在有能力时拟定生前遗嘱，并且只要他们还有能力，就可以随时撤销或改变它。生前遗嘱和所有的预设医疗指示一样，都必须反映个人的价值观和目标。生前遗嘱的一个主要目标是确保一个人接受或拒绝治疗的权利；生前遗嘱的不足是它无法囊括所有可预见的情况。

生前遗嘱与DNR意愿不同，因为生前遗嘱所提出的是，在某些情况下，个体希望或不希望接受的更广阔范围的医学治疗。例如，生前遗嘱的指令可以提供具体的干预措施的指引，如抗生素、饮食与营养及住院等。这些文件给那些担心在他们生病或无法表达意愿时，无法提供治疗或疼痛控制及舒适性措施的人以保证。虽然预设医疗指示不能保证在任何情况下实施医疗，但这些指示可以从法律层面提供保证，使得个体的意愿被考虑进去。由于无法预测可能接受的治疗措施，并且个人的健康状况可能随时发生变化，因此，预设医疗指示应定期修订、更新。

需要特别注意的是，生前遗嘱通常只适用于该人被认为是绝症晚期的情况下，而其他预设医疗指示可能适用于更广泛的情况下，如不可逆的脑损伤或暂时失能。另一个局限是，对晚期疾病的定义并不总是明确的，并且对个人是否身患绝症可能存在分歧。一般来说，当医生认为他的预期寿命为6个月或以下时，该人被认为到了疾病末期。有些法律或政策要求同时有两位医生签署文件认可患者病危。

大多数州和哥伦比亚特区承认生前遗嘱的有效性，但生前遗嘱的范围和细节却各不相同。例如，一些州要求生前遗嘱用来具体处理某些程序，如人工喂养的停止或撤销。宣传团体和医疗保健专业人士正在鼓励所有成年人制订生前遗嘱，并确保他们所有的卫生保健提供者都有这些文件的副本。

维持生命治疗的医嘱

维持生命治疗的医嘱（physician orders for life-sustaining treatment，POLST）是近期才出现的，在俄勒冈州经过4年的试验，于1995年开始广泛应用。到2013年，只有7个州和华盛顿特区未实施POLST，而许多州甚至提供多语言版本的POLST。几个州用MOLST（medical orders for life-sustaining treatment）或MOST（medical orders for scope of treatment）等词，与POLST意思同样。这些医疗指示能够有效确保患者的意愿在任何场合及情况下被熟知和尊重，包括紧急情况和长期照护等（Araw，Araw，Pekmezaris，et al.，2014；Hammes，Rooney，Gundrum，et al.，2012；Wenger，Citko，O'Malley，et al.，2012）。然而，近年来，随着这些文件的使用增加，保健专业人士和宗教组织，如天主教医院协会（在本节结束讨论）已经提出了伦理问题。

POLST指示适用于患有慢性进展性疾病和（或）虚弱的人、那些第二年可能死亡或失去决策能力的人，以及有强烈欲望想进一步明确照护意愿的老年人（Muller，2012）。POLST解决以下临终治疗问题：①通过治疗会有不同结局吗？②治疗负担是否超过其所带来的益处？③是否有康复的希望？如果有，日后的生活会怎样？④患者的价值观及患者接受照护的目标是什么（Bomba，Kemp，& Black，2012）？

与由个人拟定并完成，进而指导其未来照护决策的预设医疗指示相反，POLST文件由卫生保健专业人员完成，并作为任何情况下提供或不给予医疗措施的医疗命令。制订该文件的主要目的是将预设医疗指示转化为医生的命令，当患者无法表达自己意愿时，所有临床医生都要遵循这些命令。因此，这些命令适用于所有的医疗服务直接提供者，范围从紧急医疗机构到长期护理机构，即使这些医疗保健专业人士并未参与文件的制订。POLST 文件通常以明亮颜色表格的形式加以印刷，并在不同机构间传送。

虽然 POLST 和类似文件的应用越来越频繁，但仍然出现了很多有关于这类指示的伦理问题（Brugger，Pavela，Toffler，et al.，2012；Minnesota Catholic Conference，2013）：

- 指示有可能实施在没有身患绝症的人身上。
- 不是所有的州都要求患者或医疗保健代理人对指示的执行进行签名确认。
- 并不是所有的州都要求主治医师对指示的执行进行签名确认。
- POLST 在患者就诊的所有医疗保健机构均有效。
- POLST 立即生效，不需要与初级保健医生或根据保健授权书进行协商。
- 文件可以由受过训练的非医生"辅助者"制订，包括护士、社会工作者、办理入院协调员和护理院管理者。
- 文件采用的是简单的复选框格式，这种格式并不适用于做出复杂的决策。

相反，支持 POLST 的伦理争论却强调，如果这些指示是基于需要个人和医生参与的复杂的决策制订过程的话，那么，这些指示也仅仅是用来沟通关于维持生命的干预措施的工具而已，而不是用于简单地终止各种干预措施的一项指示（Tuohey & Hodges，2011）。至关重要的是，所有护士都应知道关于所有类型预设医疗指示的法律和伦理方面的问题。

五个愿望

宣传团体鼓励所有成年人都制订预设医疗指示，并让家人及卫生保健提供者知晓其关于医疗照护的决定，特别是临终关怀问题方面的意愿和想法。例如，"有尊严衰老"这一组织正积极推进将**五个愿望**文件作为预设医疗指示进行使用。五个愿望文件具体内容如下：

- 当你无法做出照护决策时，你想要谁来替你做出决策。
- 你想要或不想要什么样的治疗。

- 你想要的舒适水平。
- 你希望别人如何对待你。
- 你想让你的爱人知道什么。

这份文件是在 Robert Wood Johnson 基金会的支持下，于 1997 年被提出的。到目前为止，其在美国被广泛接受，并被翻译成盲文及 27 种语言。它符合 42 个州有关预设医疗指示的法律要求，在其他州，它可以附在州颁布的相关文件中（Aging with Dignity，2013）。

E- 计划网站

最近，科技的进步正在帮助人们通过在交互式 E- 计划网站上自学以及持续跟进，不断参与到预设照护计划中。*Making Your Wishes Known* 就是这样一个综合性网站的例子，它包括多媒体材料、量身定制的教育实例，以及互动式决策支持工具，可以帮助个人：①将复杂的决策分解为更易管理的几个部分；②识别与既定的价值观和目标不一致的和（或）矛盾的内容；③将个人的目标和价值观应用到潜在的临床情境中；④将信息转化成可理解和操作的指示，以指导代理人进行决策（Green & Levi，2012）。在整个"使您的愿望被知晓"过程中，提供了教育材料和发人深省的问题，以帮助参与者了解有关医疗照护的复杂问题，并制订预设计划文件，用以将他们关于照护的意愿传达给医疗保健提供者。此外，研究发现，通过这种电子规划工具所指定的预设医疗指示，能够可靠地反映人的价值观和目标（Schubart，Levi，Camacho，et al.，2012）。

长期照护机构的相关法律问题

在美国，作为老年人医疗保险和医疗救助计划的监管者，国会需要负责确保花费在医疗保健上的钱是值得的。20 世纪 60 年代，为回应公众对养老院照护质量的担忧，国会委托医学研究所进行了名为"提高养老院照护质量"的研究，该研究结果于 1986 出版。这项研究建议增加注册护士的使用，使用标准化的居民评估，并对护士助手实施培训和认证。随后，养老院改革法案被列入 1987 年的**综合预算调整法案（Omnibus Budget Reconciliation Act，**

OBRA）。这项立法产生了深远的影响，包括加强对居民的权利和生活质量，以及提高照护质量主要举措的重视（如第 6 章所述）。OBRA 中适用于养老院的条款，是通过卫生保健财政管理局、养老院改革全国公民联盟、美国退休人员协会、长期照护行业代表，以及卫生保健专业人员的共同努力完成的。

OBRA 指出，在长期照护机构中的每一位居民都要达到其身体、精神以及社会心理完整性方面的最高水平，因此长期照护机构将在重视居民权利的环境中努力完成这一目标。为协助机构完成这一目标，OBRA 要求所有的由老年人医疗救助和老年人医疗保险资助的机构使用标准化工具——**最小数据集（MDS）**，进行居民评估和照护计划的制订。这一评估工具包括居民评估工具（RAI），这是一个结构化的、多维的居民评估和问题识别系统。

到 1991 年 10 月，所有医疗救助和老年人医疗保险资助的养老院都已应用 MDS；1995 年，开发出第二版 MDS，取代第一版。经过几年的实施，出现了一些对第二版 MDS 的担忧，包括繁重的数据收集，缺乏居民的参与，识别疼痛、跌倒、抑郁症、尿失禁、预设医疗指示、压力性溃疡以及泌尿系统感染时效度较差等问题。由于出现了这样或那样的担忧，所以在 2010 年开始使用第三版 MDS。实施的第一年，第三版 MDS 就已成功达到世界卫生组织、国际老年学协会和老年群体共识组织制订的指南要求，并被认为是提高养老院居民照护质量的有效工具，前提是将从 MDS 中获取的信息应用于照护计划中（Morley，2013）。

OBRA 要求老人入住后的 14 天内，以及日后至少每年一次，护理机构的工作人员要对每一位居民进行全面的、跨学科的评估。此外，要依据评估结果，为每位居民制订照护计划，目的是对居民的最高功能水平进行持续性评价，并预防任何功能退化，除非这种功能退化被评估，并明确记录为不可避免的退化。护士的一项主要职责就是确保在适当的时候进行全面的评估。此外，护士必须确保评估工具作为制订用以解决居民不断变化的需求的照护计划的基础。

除了解决养老院照护计划的改进以及记录问题，OBRA 还加强了政府对养老院的监管，并解决了很多与照护质量有关的问题，这些问题一直是消费者权益保护团体自 20 世纪 70 年代就开始关注的焦点。

OBRA 的颁布对养老院照护质量的提升做出了很大贡献，包括留置导尿管使用率的下降、脱水和压力性溃疡的患病率降低、老年病学家和开业护士出勤率的增加以及身体约束工具和精神药物使用的减少。

养老院居民权利法案是对养老院职工和居民造成深远影响的 OBRA 的一个组成部分。根据这项规定，联邦法律要求所有长期照护机构的居民都要知晓他们的权利，而当居民认为他们的权利受到侵害时，机构必须有适当的解决投诉的机制。此外，机构必须将居民的权利法案以及调查投诉和不满的渠道张贴在明显的地方。根据本法，"居民有权有尊严地生活、进行自我决策，并与机构内部和外部的人及服务进行接触和沟通"（美国联邦法规，标题 42，第 483.10 节）。框 9-1 中列出了一些这项法案明确规定的权利。美国长期照护专员（National Long-Term Care Ombudsman）计划是在《美国老年法案》（Older American Act）的基础上建立的，其宗旨是要求养老院、辅助生活机构和膳食及生活照料机构倡导并尊重居民的权利。该计划还调查了投诉，并提供有关长期照护机构护理质量的信息。美国各地的老龄化办事处都会尽力协助居民获得这些服务。

老年护理的常见伦理问题

尽管伦理问题往往与已经讨论过的主要问题联系在一起，但许多日常护理问题，诸如患者的价值观、喜好和生活质量等都陷入伦理两难的境地。这些问题在卫生保健机构中无所不在，且范围甚广，从看似无关紧要的诸如对送餐时间的选择，到决定如何对存在误吸风险者提供营养和水。与所有伦理问题一样，答案更多的是在"灰色区域"，而不是"黑与白"的明确答案。这一部分将首先概述解决这些问题的护理方法，然后讨论在照护老年人过程中经常遇到的问题。

整体护理伦理

以整体护理伦理为基础的原则，在不可能治愈的情况下，更加强调照护过程，在进行与老年护理相关的工作时尤为重要。下面的问题可以指导护士在面对伦理问题时做出整体决策（Burkhardt &

框 9-1　养老院居民的一些权利

知情同意权

- 用母语进行日常沟通的权利
- 如果出现感知觉障碍，有使用辅助设备的权利
- 在计划为居民更换房间或室友时，应提前通知他们
- 居民有权知晓所有可以获得的服务以及每项服务的收费情况

参与自我照护的权利

- 获得足够及适当照护的权利
- 参与规划他们的治疗、照护及出院的权利
- 拒绝使用药物、治疗以及物理和化学约束的权利
- 查看自己健康记录的权利

自主选择权

- 进行个人选择的权利，如穿什么和怎样消磨时间
- 对需求和喜好进行合理范围内调节的权利
- 参加养老院内部和外部活动的权利
- 组织和参加居民委员会的权利

隐私权和保密权

- 与任何人进行私人及不受限制的沟通的权利
- 在治疗及个人照护活动方面的隐私权
- 对医疗、个人或财务相关事务的保密权

尊严、尊重和自由的权利

- 享有经过充分考虑、尊重而加以对待的权利
- 免于心理和身体上受虐待的权利
- 自决权

财产安全权

- 管理自己的财务事务的权利
- 免于支付被医疗救助或医疗保险服务覆盖的费用的权利

办理转移和出院期间的权利

- 除非转移或出院是必要的、适当的，或被要求的，否则居民享有一直居住在养老院中的权利
- 享有提前 30 天获悉需要转移或出院的通知的权利

申诉权

- 不用惧怕报复地提出不满的权利
- 激励养老院努力解决不满的权利

探望权

- 享有亲属可以随时访问的权利
- 享有被提供健康、社会、法律及其他服务的组织或个人合理探望的权利。

摘自美国联邦法规法典，标题 42，第 483.10 节。

Keegan，2013）：

- 在感知和尊重他人的差异，并像我尊重自己的信仰一样尊重他们方面，我是否足够明智和有足够的勇气？
- 患者想要什么？
- 患者了解他自己的选择吗？

- 患者是被裹挟的吗？
- 生活质量对患者来说意味着什么？
- 其他人对患者对于自身生活质量的认知反应如何？
- 有技术就一定要用吗？

虽然这些问题的答案可能并不明确，但对患者进行价值观澄清却可以帮助护士进行伦理决策。**价值观澄清**是一个持续的过程，在此过程中，个体将越来越意识到什么是重要的以及为何会这样（Burkhardt & Keegan，2013）。Burkhardt 和 Keegan（2013）建议护士可以采取以下方式来帮助患者：①认真倾听并反馈，这样可以使患者更明确对他来说什么是重要的；②列出一些健康的行为或价值观，如健康、幸福、独立、良好的人际关系，让患者对其进行分级或让患者说出他们是如何将其纳入他们的生活的。

约束使用的决策

自 20 世纪 90 年代后期以来，政府和卫生保健机构提出身体约束装置的使用是一个重大的伦理问题，该问题与急症和长期照护机构中的老年人息息相关。**身体约束**是指用来固定或降低患者自由移动胳膊、腿、身体或头部的能力的任何装置、方法或设备。身体约束装置的例子包括带子、手套、柔软的手腕或腿约束带、某些类型的椅子以及某些情况下的全床档。近年来，身体约束装置的使用成为衡量机构照护质量的一个指标，同时，卫生保健组织正在启动重大举措，以限制或消除使用任何侵犯患者权利的限制性装置。

虽然约束装置已使用了几十年以保护患者免受伤害，但研究发现，这些所谓的保护措施却与严重的伤害有关，包括增加骨折、谵妄、软组织损伤甚至死亡的风险（Bradas，Sandhu，& Mion，2012）。越来越多的身体约束被看作有关自主性和尊严的保持与患者安全和保护之间的伦理问题。一项关于护士在老年患者急性期照护阶段使用身体约束装置决策过程的研究显示，护士应当掌握患者的整体情况、保持持续关注，并反复评估患者情况（Goethals，de Casterle，& Gastmans，2013）。若想减少给老年人使用约束装置，需要多方位干预，包括制度政策的改变、工作人员的教育、咨询以及提供可替代的干预方案（Gulpers，Bleijlevens，Ambergen，et al.，

2013）。身体约束装置的替代品将在第 14 章谵妄一节和第 22 章预防跌倒一节讲到。

人工营养和补水的伦理问题

在照护营养摄入量不足或咀嚼和吞咽能力有限的老年人时，护士经常会遇到有关人工营养和补水的伦理问题。**人工营养和补水（artificial nutrition and hydration，ANH）** 是指通过上消化道运送营养物质的方法。经皮内镜下胃造瘘（PEG）管（有时称为"鼻饲管"）是一种通过外科手术植入的管道，用来将营养素直接运送至胃。除了 PEG 管，进行 ANH 的方法还包括空肠造口管、鼻饲管、经皮下组织灌注，以及通过中心静脉或外周静脉进行全胃肠外营养。

近年来，ANH 已在维持生命治疗中广泛应用，主要应用对象是那些经口无法满足营养需要的患者，或由于疾病的原因使患者的咀嚼和吞咽能力逐渐受到影响者。由于 PEG 管应用于许多情况下，因

此，很多研究提出与此常用干预措施相关的安全性、疗效和治疗结局等问题。特别值得关注的是，大约有 1/3 的养老院晚期痴呆老人置有 PEG 管，尽管目前尚缺乏证据来支持这一做法（American Geriatrics Society，2013）。另一个需要关注的问题是给因急病住院的养老院晚期认知障碍老人在住院期间置入鼻饲管，而这一做法并不能提高生存率（Cai, Gozalo, Mitchell，et al.，2013）。

关于 ANH 的讨论很多，因为患者体重不断下降或需要相当耗时的喂养。另一个原因是，家庭成员和照顾者可能对管道喂养的益处抱有不切实际的乐观的预期。同时，家庭成员有时会收到有关 ANH 潜在益处但无证据支持的信息。在这种情况下，护士要负责提供针对 ANH 优缺点的最新的循证信息。幸运的是，目前已经可以在主要组织的声明中获得强有力的循证信息的基础，这些组织包括美国护士协会、临终关怀和姑息护理协会以及美国老年医学协会。框 9-2 中提供的信息可以作为选择 ANH 和满足营养需要替代方法时的循证指南。

框 9-2　循证实践：ANH 要点

ANH 应用相关的循证建议

- 证据不支持 ANH 在中晚期痴呆或其他严重的进行性疾病患者中应用的有效性。
- ANH 可能对存在潜在可逆情况的患者或上消化道机械性梗阻的患者是有益的。
- 众多研究表明，对有严重进行性疾病的患者进行管饲饮食并不能延长生命，相反，还会增加死亡、医学并发症（包括感染风险增加）、体液潴留以及管道周围皮肤剥落的风险。
- ANH 并不能有效避免误吸，相反，在某些患病人群中，还可能会增加发生误吸及其并发症的风险。
- 与共识相反，ANH 与增加新发压力性溃疡风险，并使现有压疮愈合速度变慢有关。
- 如果不能提高个体的总体健康，患者的治疗结局，如体重增加、热量摄入增加或实验室检查结果变好等，都不足以成为应用 ANH 的原因。
- 疾病晚期的患者往往对饮食失去兴趣，有些会出现吞咽困难；在某些情况下甚至会拒绝饮食。
- 家庭成员和照顾者担心营养不良的患者会挨饿或出现其他不适症状；然而，研究表明，垂死之人尽管吸收不好，但也不会出现挨饿的情况。
- 疾病末期患者会出现口渴或口干，但这些症状与液体摄入无关，所以 ANH 不太可能缓解。

与 ANH 决策相关的问题

- ANH 是一种医学治疗方法，可以通过患者的代理决策者根据预设医疗指示或患者的其他意愿来决定拒绝或接受 ANH。
- 启动、保留或撤掉 ANH 的决策是由患者以及家庭在医疗团队准确、客观的指导和参与下做出的。
- 只有当 ANH 与患者意愿契合且一致时，才会成为患者计划的一部分。
- 卫生保健提供者负责推进患者做出选择，支持共享以及知情同意的决策，并尊重患者的选择。
- 患者、家庭和代理决策者的观点应该由跨学科团队进行文化敏感性的评估。

与照护相关的循证建议

- 护士和所有的医疗照护小组成员有责任了解并实施护理计划，该计划应与患者先前表达的意愿一致。
- 护士的首要职责包括教给患者有关 ANH 的循证信息，支持代理决策者，促进使用预设医疗指示，推进尽早进行照护目标和治疗选择的讨论。
- 对中晚期痴呆患者的日常照护应包括努力改变环境、建立以患者为中心的喂养方法，以提高经口喂养效果。
- 经口提供给患者的食物和水是为患者提供营养和水分常用的方式。
- 做好口腔护理、冰屑、滋润口腔等方法有可能是缓解口渴的有效干预措施。

来源：美国老年病学会（2013）；美国护士协会（2011）；临终关怀和姑息护理协会（2011）；Teno, Gozalo, Mitchell, et al.（2012）。

尽管目前可获得大量有用的信息，然而，对于家庭成员、照顾者和专业人士而言，做出有关 ANH 的决策是复杂且掺杂情感的。一篇营养与饮食研究院（Academy of Nutrition and Dietetics）发出的意见书中着重强调这些决策的复杂性，并肯定自我决策一般优于卫生保健提供者的建议。建议书进一步提到："每个人都用不同的文化、宗教、哲学和个人态度和价值观，来处理临终事宜。对于一些人来说，生命的每一刻，无论多么痛苦和有限，都有着不可估量的价值"（Academy of Nutrition and Dietetics, 2013, p828）。解决这个问题复杂性的方法之一是鼓励家庭成员使用一个交互式的且具有教育功能的"决策助手"，这种决策助手可以有效促进痴呆患者对喂养方式的选择（Snyder, Caprio, Wessell, et al., 2013）。"使您的愿望被知晓"的互动工具包括 ANH 的决策相关信息。

护理人员一项重要的职责是，让其他团队成员参与到决策和护理计划中，以满足经口进食困难者对营养的需求。言语 - 语言治疗师在评价和建议经口提供营养最安全、有效的方法方面是主要力量。他们还是处理诸如经口喂养的安全性受到威胁等问题的极好的资源，这些问题在 Grober 和 Grober（2012）的文章中被提到。注册营养师是另一种资源，因为他们会根据个人情况，对提供、撤掉或保留提出建议，同时，他们也是机构伦理委员会的活跃成员。

与长期照护机构相关的问题

近年来，对长期照护机构照护品质的关注，使得人们越来越重视居民的自主性、个人权利及生活品质（如第 6 章所述）。伦理问题往往与此接近，因为要平衡个体居民与其他居民以及机构本身的需求并不容易。伦理问题还与"安全与自由"的问题有关。例如，当有跌倒史的居民想在机构周围自由走动时，工作人员则想限制该人的活动，冲突就会出现。护士在长期照护机构中经常遇到的伦理决策的例子还有：

- 使用限制性措施以解决潜在的安全风险（已讨论过）
- 限制吸烟
- 允许居民拒绝治疗、社会活动、食物或液体

- 提供更多照护协助，但其不一定必要，只是因为这对工作人员来说更省时
- 安排居民的照护实践，以方便工作人员，而不是根据居民个人的喜好
- 当居民希望表达对性的兴趣和活动时，要顺从他们的意思

长期照护机构通过建立基于最佳实践的政策和程序，来解决这些伦理问题。护士的一项重要职责是让居民和他们的代理决策者参与到制订计划中，该计划必须是安全的、个性化的、尊重个人喜好的，并适用于解决日常伦理问题。

伦理问题的文化考虑

宗教的教义以及其他文化因素对伦理问题有着很大的影响，特别是涉及预设医疗指示以及 ANH 决策和临终关怀时。由于文化因素对卫生保健提供者以及他们的患者 / 客户都有影响，因此，在解决伦理问题时，检查自身是否存在偏倚，并确保有能力进行文化方面的照护（如第 2 章讨论）是特别重要的。主要问题是，有关预设医疗指示的法律要求与强调个人自主性的以盎格鲁为中心的文化存在很大的偏差。这与重视以家庭为中心的决策或其他医疗保健决策方法的文化群体形成了鲜明的对比。例如，一些家庭可能相信，保护老年人免于承受由于接收其健康状况的信息所带来的负担，或免于做出有关医疗干预和长期照护计划的决策，是对老年人尊重的象征。这种态度可能与那些认为所有有能力的成年人都有权了解自己的健康信息的医护人员相冲突。因此，当个人和家庭在讨论预设医疗指示以及照护决策其他方面内容时，护士需要确认以及接受其决策喜好。

此外，需要关注的是，非裔美国人和少数民族的人不太可能参与预设医疗照护计划制订，也不会将 DNR 命令视为终结性的价值观表述（Mitty, 2012）。对非裔美国人的研究发现，这些差异是基于多方面的因素，包括精神信仰、缺乏接触服务信息的渠道以及知识，以及历史遗留下来的对医疗保健系统的不信任（Waite, Federman, McCarthy, et al., 2013; Wicher & Meeker, 2012）。较低的收入和教育水平是两个始终与预设医疗指示无法完成有

关的条件（Carr，2012；Ko & Lee，2014）。最近，对美国其他种族/族裔群体的研究也确定了在选择生命支持治疗措施上的偏好的确存在显著的文化差异。例如，韩裔美国人心中固有的对于"孝"的价值观，以及认为孩子们有责任照顾他们的父母以及拯救其生命的观点，可能对临终照护的相关决策产生强烈的影响（Ko，Cho，& Bonilla，2012）。

另一个在美国备受关注的领域是需要考虑那些不讲英语的人。语言障碍可能会显著增加理解预设治疗指示以及参与有关治疗和照护其他方面的复杂决策的难度。即使预设医疗指示有当事人母语版本，但是当有关照护选择的决策存在文化冲突时，就这些文件的意图进行沟通仍然是很困难的。第 2 章中就语言障碍的干预措施进行了讨论。护士还可以使用"五个愿望"文件（有 27 个语言的版本）作为讨论预设医疗指示的基础。

将文化能力的原则应用于所有护理照顾的法律和伦理方面的重要性无论怎样强调都不为过，而且这也不是一个简单的过程。框 9-3 描述了可能潜移默化影响美国老年人照护相关的法律和伦理问题的

框 9-3　文化考量：照护的法律及伦理层面

影响伦理决策的文化因素

- 预设医疗指示的意图是基于个体自主性的西方价值观制订的，但在许多文化中，却认为人的命运是自己无法控制的。
- 在亚洲传统文化中，对于长辈权威的孝顺和尊重这样的价值观——不是个人自主决定的模式——指导着照护决策。
- 在集体主义文化（例如，南非科萨族部落）中，部落长老会基于人力和物质资源的分配情况为其成员做出照护决策。
- 中国传统文化和许多其他文化都是依靠家庭成员和他们的医生做出决定的，而不是期望获得信息并亲自参与决策。
- 民族宗教群体，包括犹太教、穆斯林和印度教，都有可能基于他们对生命神圣性的信仰来做出临终决策。
- 宗教信仰地位可能高于科学推理（如，耶和华见证人反对将输血作为一项救命措施）。
- 与科学的医学实践（例如，基督教科学家）相比，一些群体可能更喜欢自己的以宗教和精神为基础的治疗实践。

具体群体对伦理与法律问题的文化考量

- **非裔美国人**：在决策和健康信息传播过程中包括女性和大家族成员是至关重要的。
- **阿米什人**：祖父母和其他家族成员会参与医疗决策，这些决策是基于所出现的健康问题的类型、医疗服务的可及性以及照护成本的考虑。
- **阿巴拉契亚人**：个人可能放弃决策的自我责任，而更希望医生全权负责决策。
- **阿拉伯人**：年长的男性承担决策功能；大多数患者希望医生来替他们选择治疗方法。
- **中国人**：每个家庭都有一个公认的男性负责人，他具有极大的权威性并承担主要责任。
- **古巴人**：传统的父权制家庭结构是最重要的社会单元，主要发言人需要参与决策。
- **欧裔美国人**：家庭之间存在很大的差异，但普遍认为平等的人际关系和决策很重要；预设医疗指示允许患者详细说明他们的意愿并指定决策者。
- **菲律宾人**：因为对一个人的死亡进行规划是禁忌，因此许多人反对讨论预设医疗指示或生前遗嘱。
- **德国人**：大家族应参与到决策中。
- **希腊人**：老年人享有受尊重的重要地位；大家族中的核心成员应参与到决策中。
- **海地人**：由有影响力的家庭成员组成的家庭委员会是参与决策的一个重要部分。
- **印度人**：基于男性优于女性的原则，由族长统治的数代同住的大家庭是决策的主要权威。
- **老挝赫蒙族**：传统的决策要求家庭或氏族中的男性负责人为其他家庭成员做出决策；个人无权对医疗照护做出自己的决定。
- **伊朗人**：父亲和（或）年长的男性兄弟有权为家庭做出决策。
- **爱尔兰人**：家庭成员做出临终决策，通常受下列因素影响——他们对非凡方法的定义、经济条件、生活质量以及对家庭的影响。
- **意大利人**：传统的家庭承认父亲的绝对权威，接受并将他的决策视为法。
- **日本人**：讨论严重疾病和死亡是禁忌，因此很难获得信息。
- **犹太人**：拉比（犹太对有学识的人的尊称）可能会参与医疗决策（例如，器官捐献和移植）。
- **韩国人**：在重要的家庭事务方面，可能会向年长者请教，作为对他们以往经验的尊重。
- **墨西哥人**：家庭成员未必都要听从家长的，但大家往往都期待男性出来作为家庭代言人，所以询问谁来做什么决策是很重要的。
- **波多黎各人**：成年人，尤其是女性，可能更倾向于在做出医疗决策前与关系密切的家庭成员进行磋商。
- **俄罗斯人**：询问患者希望谁参与医疗决策很重要，因为大家族非常重要。
- **索马里人**：讨论预设医疗指示和临终照护是禁忌，因为虔诚的穆斯林教徒相信真主会决定一个人能活多久，因此，这些问题应该间接地提出。
- **土耳其人**：传统家庭是家长制的，但相对来说不那么传统的家庭更注重平等，所以识别家庭代言人并不加任何主观评判地接受决策模式是很重要的。
- **越南人**：经常由女性对家庭健康护理做出决策。

一个学生的反思

在为 G 女士，一个 82 岁的中国女人工作的过程中，我学到了很多关于她背景的知识。她和她的三个兄弟、两个姐妹以及父母都出生在中国。为了让孩子得到更好的教育，她的父母带着他们搬到雅加达，这是印度尼西亚的一个城市，曾是荷兰的殖民地。中国文化强调对长辈的尊敬，尤其是对作为家庭负责人的父亲。G 女士笑着说："父亲让我们吃什么我们就吃什么，不管我们喜不喜欢。"作为一个成年人，她曾在美国大使馆的前厅担任过一段时间的翻译工作。她的工作使她有机会到世界各地旅行，在俄罗斯、德国、法国并最终到美国工作。G 女士直到 70 岁才结婚，她嫁给了一个美国人。她现在和丈夫住在一个安静的街区。

了解关于 G 女士和她对医疗保健文化认知的一个难题是她对自身疾病的接受过程。她的文化背景让她听从权威人士（如医生）的观点，且带着难以置信的尊重。直到我对她的文化背景有了更多的了解，我还不能确定她是否明白我在说什么，因为她会低着头坐着，只点头，或简单地说"是的"。我现在意识到这些行为是她尊重权威人士的方式。她很少看你的眼睛，这是另一种表现尊重的形式。她也不愿意问问题，以免显得无礼。G 女士会多次看她的丈夫，让其为她做决定。

Deborah L.

一些文化群体的特征。这些信息不是为了加深人们的刻板印象，而是作为一个简短的指南，用以对制订照护计划时需要考虑的以文化为基础的信仰的指导。在所有情况下，运用卓越的沟通技巧，不带任何评价色彩地去评估和讨论卫生保健决策的相关问题都是非常必要的（如何指导进行保持文化敏感性的沟通内容见第 2 章）。

护士在法律和伦理相关问题中的角色

在实施预设医疗指示及协助患者做出照护决策方面，护士具有重要的作用。虽然这些问题往往是在多学科综合治疗团队背景下提出，且往往是与初级保健医生一起提出，但护士仍然有无可取代且重要的责任，这些将在以下几节中论述。

推进预期护理计划

预期护理计划是一个复杂的过程，要比在患者入住医院或照护机构时只是简单地将某些文件放进患者的资料夹的行为更加广泛。相反，预期护理计划描述的是包括思考和沟通有关未来护理偏好的一系列活动。预期护理计划在以下情况下是最有效的：

- 它是一个持续的过程，在个人尚且健康时就拟定，作为日常护理常规的一部分，不受其他事情的干扰。
- 它包括了解患者可能会发生的医疗状况及治疗方案，并考虑与治疗抉择相关的目标、信仰及价值观。
- 它包括与那些可能参与到个人照护决策中的人一起制订并沟通有关照护偏好的事情（如，家庭成员、医疗照护授权代理人、初级保健医生、专业人士等）。
- 所有相关的文件都按照法律要求准备。
- 所有适用的法律文件副本，如医疗照护授权书、生前遗嘱、五个愿望文件，以及 DNR 或经修正的 DNR 文件，对所有参与该个体照护决策的人来说，应该唾手可得。
- 所有文件应定期翻看并在必要时更新。

（Aw, Hayhoe, Smajdor, et al., 2012；Green & Levi, 2012）。

除此之外，再推荐一些制订预期护理计划的步骤：①利用过去的经验来澄清价值观；②对代理决策者进行确认，以确保其了解自己的角色；③决定留给代理决策者的余地的程度（如果有的话）；④将患者的愿望告诉其他家庭成员及朋友。（McMahan, Knight, Fried, et al., 2012）。有效的预期护理计划结局包括自主性感觉增强，保持控制感，患者满意度增强，护理质量提升，家庭成员压力、焦虑、抑郁情绪减少（Poppe, Burleigh & Banerjee, 2013）。与临终照护有关的预期护理计划结局包括临终关怀服务的使用率增加、在院死亡率下降、死亡前一年中住院时间减少、患者-家庭满意度更好、家庭-

服务提供者之间沟通更好（Abel，Pring，Rich，et al.，2012；Bischoff，Sudore，Miao，et al.，2013；Waldrop & Meeker，2012）。

当人们开始接受临终关怀照护或被诊断患有严重疾病或绝症时，虽然预期护理计划已经普遍被纳入常规护理中，但在人们健康时就启动讨论的重要性无论怎样强调都不为过。例如，护士可以用一个假设性的问题来引入这个话题，如："如果你被带到急诊室，且无法自己做决定，你是否已经指定了某人来为你做决定？"这种方法与任何诊断无关，但有助于将话题转移到预设医疗指示的其他问题。

执行预设医疗指示

循证指南强调护士在与老年人沟通及教会老年人如何进行预设医疗指示并消除对这些文件错误认知方面的重要作用（Mitty，2012）。法律和卫生保健专业人士强调，预设医疗指示的实施是一个持续的过程，包括教、聆听，并结合个人价值观和护理目标进行讨论。护士可以通过帮助老年人和他们的卫生保健代理人就生活质量对患者意味着什么、维持生命的重要性以及患者患病和死亡对其他人的影响等方面展开话题（Mitty，2012）。

当提供照护很长一段时间后，需要定期翻看和适当更新文件和意愿倾向，并保证当前的文件要始终包括在患者资料中。此外，护士鼓励人们向他们的家庭成员、指定代理者以及任何可能参与他们医疗保健决策的人提供预设医疗指示的复印件。如果书面预设医疗指示尚未完成，那么开始相关的医疗照护和临终治疗偏好的讨论，且记录下任何表达患者意愿的陈述都是非常重要的。框 9-4 和框 9-5 可以作为讨论复杂预设医疗指示和照护目标时所用到沟通技巧的指导文件。

框 9-4 照护者健康：卫生保健决策信息

预期护理计划

预期护理计划是一个持续的过程，包括学习有关医疗保健的决策类型、与家庭成员和医疗保健提供者讨论这些决策，以及将你的意愿体现在称为预设医疗指示的法律文件中。

如果你是家庭照护者，你应该采取以下行动：

- 要意识到，在个体出现任何影响其表达卫生保健决策相关意愿的问题之前，参与到预期护理计划制订中是非常必要的。
- 尽量利用下面列出的资源来获取信息，并参与到预期护理计划有关的互动教育活动中。
- 启动有关预设医疗指示的讨论。
- 协助准备舒适的文件，并确保已选定一个医疗照护授权书。

预设医疗指示是什么？

- 预设医疗指示是指导提供或终止医疗照护决策的法律文件。
- 常见的预设医疗指示类型包括生前遗嘱、不复苏命令以及医疗照护永久授权书。
- 医疗照护授权书（又称为代理决策者）是非常重要的，因为它将进行所有卫生保健决策的权利给了可信的代理者；只有当一个人不能够表达自己的意愿时才使用。
- 生前遗嘱、不复苏命令以及其他预设医疗指示文件都会为代理人采用医疗照护永久授权书进行治疗决策时提供依据。
- 预设医疗指示中提到的医疗照护的例子包括心肺复苏、呼吸机的使用、人工营养和补水以及舒适护理。

如何准备预设医疗指示？

- 预设医疗指示必须在人有能力做出决策时准备好。
- 最好在实际需要预设医疗指示前就将它们准备好。

- 由于预设医疗指示的要求由每个州决定，所以必须从每个人所居住的州获得法律认可的文件。
- 从下一节所列举出的网站上以及任何医疗机构中，都可以即时获得预设医疗指示的表格及如何准备这些表格的信息。
- 虽然预设医疗指示不需要公证或由律师起草，但如果家庭成员之间可能发生冲突，建议还是寻求法律咨询。

准备好预设医疗指示后应该做什么？

- 确保卫生保健提供者和所有将参与决策的人（即医疗照护授权书中的代理人）都能即时获得预设医疗指示的副本。
- 要定期翻看预设医疗指示，并在健康状况发生重大变化时及时更新。
- 从一开始即与参与医疗决策的人一起讨论，并定期在一起进行讨论。

卫生保健决策及预期护理计划相关信息资源

- AARP，www.aarp.org
- American Bar Association Commission on Law and Aging，www.americanbar.org
- Caring Connection，www.caringinfo.org
- Coalition to Transform Advanced Care，http://advancedcare-coalition.org
- Compassion and Support at the End of Life，www.compassionandsupport.org/index.php
- Family Caregiver Alliance，http://caregiver.org
- Health in Aging，www.healthinaging.org
- Helpguide，www.helpguide.org/elder/advance_directive_end_of_life_care.htm
- U.S.Living Will Registry，http://uslivingwill.com/

框 9-5　讨论照护目标时需要用到的沟通技巧举例

评估个体对诊断和预后理解情况的问题

- 你对所发生的事情如何理解？
- 关于你的病情，医生都告诉了你什么？
- 目前来看，哪些信息会对你有帮助？

探索性问题

- 能解释一下你是什么意思吗？
- 关于你的担忧，能多说一点吗？
- 你说你担心……能告诉我更多吗？
- 我如何能帮到你？

评估个体的支持系统及应对机制的问题

- 过去你是如何应对压力的？
- 你可以依靠谁以获得支持？
- 什么或谁对你的帮助最大？
- 你的家人互相之间怎样沟通？
- 你的家人潜在的担忧是什么？
- 是否有你可依靠的人来帮助你做重要的决定？

识别个体目标的问题

- 在接下来的几个月里，你最盼望什么？
- 目前，什么对你是重要的？
- 你有害怕的事情吗？

当个体无法独立做出决策时，家庭成员需要回答的问题

- 给我讲讲有关于_____的事情，这样我就可以更了解他 / 她。
- 做_____事很重要。
- 从生活质量的角度来看，有关于他 / 她的临终意愿，你都知道什么？

来　源：Peereboom, K., & Coyle, N.（2012）. Facilitating goals-of-care discussions for patients with life-limiting disease：Used with permission, Wolters Kluwer Health Communication strategies for nurses. *Journal of Hospice and Palliative Nursing*, 14（4），251-258.

推进照护决策

护士不仅在执行预设医疗指示方面发挥关键作用，而且在与参与照护和治疗相关决策的家庭成员和其他照顾者一起工作中发挥重要作用。预设医疗指示会指定代理决策者，但代理决策者并不总是能充分理解个人的意愿，因此这可能成为适当实施预设医疗指示的一个障碍。研究发现，当需要家庭成员做出代理决策时，他们感觉负担很重，而当他们对患者偏好不确定时，这种负担的感觉就变得更加复杂（Majesko，Hong，Weissfeld，et al.，2012）。护士可为这些讨论提供权利和法律的准确信息、解决

照护选择问题、倾听各方的需求和关注、关注治疗方案的选择和临终关怀照护，并在必要的时候作为联络人与初级保健提供者联系。

如前所述，当为有认知障碍的老年人工作时，要做出照护决策尤其复杂。为护士制订的循证指南总结出了以下卫生保健决策的护理策略（Mitty & Post，2012）：

1. 与患者、家属和代理决策者沟通，以增强他们对治疗方案的理解。

2. 在涉及照护决策、信息披露和临终计划等问题时，要对种族、民族宗教和文化的影响保持敏感。

3. 了解解决冲突的可用资源。

4. 观察、记录并报告患者陈述偏好、遵循指示、做出简单选择，以及传达始终如一的照护愿望的能力。

5. 观察并记录患者精神状态的波动情况及其影响因素。

6. 评估患者的理解能力，特别是在做某个特定决策时（例如，询问患者对干预的风险和利益的理解情况）。

7. 使用适当的决策辅助工具。

8. 帮助患者表达其对临床情况和潜在治疗结果的理解。

9. 帮助患者确定谁应该参与讨论和决定。

护士的另一个重要作用是，在需要做出复杂的决定或决策者寻求额外帮助时，设法让其他专业人员和支持资源参与进来。在某些情况下，由社会工作者、宗教领袖、治疗师、护士和初级保健提供者组成的跨学科团队可以为代理决策者提供信息和支持。来自专业人士的决策援助可能会减轻家庭成员和代理决策者的一些内疚感，这种内疚感可能在他们做出以及执行决策，特别是困难的临终决策时经历。经过联合委员会（原名：医疗机构认证联合委员会）认证的医院和长期照护机构，都被要求设立伦理委员会，来提供处理机构内部医学伦理困境的正式机制。

由护士主导的干预模式已经成功地改善了代理决策的做出，它包括急性照护环境下床边护士的以下角色：

1. 通过对家庭成员实施代理责任的教育，让他们准备好成为决策者。

2. 定期组织包括家庭成员和临床医生参与的跨

学科会议。

3.通过帮助家庭成员提出问题和理解当前情况的方式，来为参加会议做好准备。

4.在开会前，与跨学科团队的其他成员分享来自家庭的信息。

5.确保提出所有相关的议题，并在会议期间为家庭提供支持和鼓励。

6.为家庭提供会后家庭支持和说明。

（Erickson，2013；White，2011）

当这个模型应用到临终决策或对患者治疗结局不确定的情况下时，护士还要通过鼓励家属思考一下"抱最好的希望，做最坏的准备"将意味着什么，来提供预感性哀伤支持（White，Cua，Walk，et al.，2012）。

在支持和协助慢性疾病的照护和临终关怀决策方面，护士也发挥了强有力的作用。特别是，护士会提供有关最佳类型的服务（例如，临终关怀项目、姑息治疗）或照护场所（例如，当出现医疗问题时会接收养老院居民入住医院）的信息。框 9-6 对长期照护机构痴呆人群决策的护理模式做了总结。

促进照护者的健康

如前所述，关于医疗照护的决策通常都是充满压力且复杂的，不仅对老年人，也对家庭和照护者而言。在老年人很少或完全无法参与的情况下，照护者还要负责做出决策（包括减少预期寿命的决策），压力就会被放大。例如，当老年人出现认知障碍，且替代决策者之前没有讨论过照护选择方案时，照护者会产生内疚感和不确定感掺杂在一起的压力。同样，当家庭决策者（例如，兄弟姐妹、配偶、姻亲）对治疗持有不同观点或价值观有冲突时，压力亦会被放大。任何情况下，护士都是要通过教育和倡导，来保证照护者作为关键支持角色的保健专业人士。除了应用本章中已经讨论过的信息（例如，框 9-2 中的学习活动、沟通策略），框 9-4 中的信息也可以用来教育卫生保健决策者做出保健决策，它包括一系列有用的资源，可以用来鼓励照护者探索获取更多信息。

框 9-6   协助痴呆人群照护决策的模式

步骤一：评估决策情况
- 痴呆患者的决策能力如何？
- 家庭中典型的决策模式是什么？
- 谁直接或间接地影响决策？
- 家庭关系是如何帮助或阻碍决策过程的？
- 是否存在被动不决策模式或积极决策模式？
- 每个人对当前状况的认知如何？
- 各类决策者在认知方面的客观性如何？
- 在做出各种决策时，每个人在决策过程中需要获得或失去什么？

步骤二：获得关于问题和需求的共识
- 让每个参与照护的人，从他们的角度描述问题和需求。
- 为痴呆的人提供其需求的额外的评估信息。
- 满足照顾者以及痴呆老年人的需求。
- 总结出老年人和照护者的需求。

步骤三：讨论潜在资源
- 让照护者提出可能的解决方案和资源。
- 识别照护者以及痴呆老年人需要的资源。
- 为家庭补充资源和潜在的解决方案的知识。
- 讨论为痴呆患者和照护者做出的每个选择的正面和负面影响。
- 在家庭成员讨论解决方案时，要注意评估他们应用各种服

务以及支出家庭资源购买服务的态度。
- 为照护者提供他们可能没有察觉到的有长远益处的信息。
- 将重要的信息点总结起来，写在纸或黑板上，以便所有参与者参考。

步骤四：确定行动计划
- 就所要采取的最适当的行动达成一致。
- 要强调这样一个事实，任何行动计划都有一个试验期，且不应该被视为永久的决定。
- 提出评价行动计划的时间表和标准。
- 确定一个或两个人来评价计划并做出相应的改变。

步骤五：将痴呆者包括在内
- 就痴呆患者理解所做决策的能力进行讨论。
- 确认痴呆患者最实际的参与水平。
- 确认可以让痴呆患者参与进来的最好的方法。
- 识别帮助痴呆患者理解决策的照护者和专业人士的作用。

步骤六：总结计划并阐明角色
- 回顾和总结行动计划。
- 让照护者用非常具体的词汇描述他们的角色。
- 阐明护士和其他专业人员的角色。
- 确定你在日后进行进一步讨论和解决问题时可以咨询的照护者，或提供可以承担这一角色的人的名字。

本章重点

自主性与权利

- 自主性是指个人有自由去支配自己的生活，只要不侵犯别人的权利。
- 成年人一般被认为是有自主能力的，且有权做出相关决策，除非他们已经被法官宣布为无胜任力。
  - 决策能力描述的是一个人理解和处理信息、权衡利弊做出选择、践行个人价值观、做出决定，并将决定传达给他人的能力。
- 如果一个成年人的决策能力受到质疑或有所欠缺，那么，他或她的权利可以通过诸如预设医疗指示这样的法律文件加以保护。

预设医疗指示

- 预设医疗指示（例如，医疗照护永久授权书、不实施心肺复苏意愿生前遗嘱）是一种法律文件，它让医疗保健提供者和替代决策者知晓一个人关于医疗照护的意愿。
  - 预设医疗指示的法律要求在各州法律中有明确规定。
  - 预设医疗指示必须在一个人有能力做决定时拟定，在有关个人意愿的问题产生时，可以有据可循。
- 护士在教会老年人和他们的照顾者有关预设医疗指示知识方面，以及尊重每个人在涉及卫生保健决策上的价值观方面，都起着重要作用。

与长期照护机构相关的法律问题

- 20 世纪 80 年代制订的联邦法律要求养老院要符合一定的照护标准、执行且记录评估内容、实施跨学科的护理计划，这些计划要能够全面考虑居民的需求。
- 养老院照护质量提升主要归因于联邦法律的实施，这些进步包括留置导尿管使用率下降、物理和化学约束装置使用减少、脱水和压力性溃疡的病例减少，以及老年病学家和开业护士的使用增加。
- 养老院居民权利法案规定，居民享有尊严、自主决策，以及交流机会的权利（框 9-1）。

老年护理中经常出现的伦理问题

- 价值观澄清是一个过程，可以应用在解决老年人日常照护的伦理问题方面。
- 有关于约束装置使用的决策是复杂的，且必须基于循证指南。
  - ANH 是一种广泛认可的维持生命的治疗手段，但涉及复杂的伦理问题，如框 9-2 中所述。

法律和伦理问题的文化层面

- 在讨论预设医疗指示时，语言障碍和文化的影响是重点要考虑的方面。
- 护士在与患者以及家人讨论预设医疗指示和临终照护方案时，应确认其决策的文化影响模式（框 9-3）。

护士在处理法律和伦理问题中的角色

- 预期护理计划是一个复杂的过程，需要对卫生保健决策进行持续的沟通，因为这些决策真实地反映个人在治疗方面的价值观和偏好。
  - 护士在与老年人及其家人、卫生保健代理，以及所有卫生保健专业人士一起工作去实施预设医疗指示过程中，发挥着重要的作用。
- 护士通过提供有关预设医疗指示的信息，以及为老年人及其代理决策者提供照护选择，来促进决策的制订（框 9-4）。
- 护士通过使用框 9-6 中的模式来协助痴呆患者照护决策的制订。

评判性思维练习

1. 你被分配去照顾 M 夫人，一位 85 岁的白人丧偶女性，她因心力衰竭住院。她的儿子和女儿告诉你，他们想安排她出院，去养老院居住，因为他们不认为她能够正确服药，且厌倦了她入院后每隔几个月就要被"赶走"。儿子和女儿住在另一个州，只是当他们的妈妈住院后才来看过她。M 夫人告诉你，她认为她的儿子和女儿要将她"储存在某个养老院里"，但她坚决反对离开她的家。她还告诉你，他们认为她是"高龄老人"，她应该停止开车，但她认为她完全有能力独自生活、开车，并照顾自己。你通过观察发现，她需要很多服药方面、自理方面的指导，而且她在一天中的晚些时候，似乎看起来有点糊涂。你会采取哪些步骤来解决她的胜任力和决策能力问题？

2. 一位 78 岁的墨西哥裔美国女性因脑卒中后偏瘫被送往医院。她的资料中没有预设医疗指示。在你拿着生前遗嘱以及医疗照护授权书去找她之前，你想知道关于她的哪些信息？你怎么给她解释这些文件？

3. S 先生今年 78 岁，因跌倒骨折而住院接受髋部手术。他患痴呆已经 5 年，由他的家人在家里照顾他。他的儿子是他的医疗照护永久授权人，但除非他的三个姐妹同意，否则他不会做出任何决策。S 先生没有任何其他的预设医疗指示，他的家人说，他从来没有谈论过他想接受什么样的医疗保健服务。他总是告诉他的家人，他们可以做任何对他最好的决定。医生曾建议其家人考虑放置一个 PEG 管，因为 S 先生的食物和液体摄入量不足以满足他的需要，且在他臀部已经开始出现溃疡。S 先生的儿子和其中一个女儿认为，在这种情况下，他们的父亲会想进行任何有用的干预措施，他们认为 PEG 管会提高他的舒适度，并防止压力性溃疡的产生。而另外两个女儿坚称，她们的父亲永远不会同意这样的侵入性操作，且她们不确定这样做会不会让他更舒服，她们还担心插管并发症的发生。你是一个跨学科小组的成员，正在与家人见面，帮助他们做出关于 PEG 管的决策。在这个家庭会议上，你想发表什么见解？

（王黎　译）

参考文献

Abel, J., Pring, A., Rich, A., et al. (2012). The impact of advance care planning of place of death, a hospice retrospective study. *BMJ Supportive & Palliative Care, 3*, 168–173.

Academy of Nutrition and Dietetics. (2013). Position of the Academy of Nutrition and Dietetics: Ethical and legal issues in feeding and hydration. *Journal of the Academy of Nutrition and Dietetics, 113*(6), 828–833. Available at www.eatright.org/positions. doi:10.1016/j.jand.2013.03.020. Accessed on August 2, 2013.

Aging with Dignity. (2013). *Five wishes resources.* Available at http://agingwithdignity.org/five-wishes.php. Accessed August 12, 2013.

American Geriatrics Society. (2013). *Feeding tubes in advanced dementia position statement.* Available at www.ags.org. Accessed August 2, 2013.

American Nurses Association. (2011). *Position statement on forgoing nutrition and hydration.* Available at www.ana.org. Accessed August 2, 2013.

Araw, A. C., Araw, A. M., Pekmezaris, R., et al. (2014). Medical orders for life-sustaining treatment: Is it time yet? *Palliative & Supportive Care,* May *12*(2), 101–105.

Aw, D., Hayhoe, B., Smajdor, A., et al. (2012). Advance care planning and the older patient. *Quarterly Journal of Medicine, 105*, 225–230.

Bischoff, K. E., Sudore, R., Miao, Y., et al. (2013). Advance care planning and the quality of end-of-life care in older adults. *Journal of the American Geriatrics Society, 61*(2), 209–214.

Bomba, P. A., Kemp, M., & Black, J. S. (2012). POLST: An improvement over traditional advance directives. *Cleveland Clinic Journal of Medicine, 79*(7), 457–464.

Bradas, C. M., Sandhu, S. K., & Mion, L. C. (2012). Physical restraints and side rails in acute and critical care settings. In M. Boltz, E. Capezuti, T. Fulmer, & D. Zwicker (Eds.), *Evidence-based practice protocols for best practice* (4th ed., pp. 229–245). New York: Springer Publishing Co.

Brugger, E. C., Pavela, S., Toffler, W., et al. (2012). POLST and Catholic Health Care. *Ethics & Medics, 37*(1), 1–4.

Burkhardt, M. A., & Keegan, L. (2013). Holistic ethics. In B. M. Dossey & L. Keegan (Eds.), *Holistic nursing: A handbook for practice* (6th ed., pp. 129–141). Boston, MA: Jones & Bartlett Publishers.

Cai, S., Gozalo, P. L., Mitchell, S. L., et al. (2013). Do patients with advanced cognitive impairment admitted to hospitals with higher rates of feeding tube insertion have improved survival? *Journal of Pain and Symptom Management, 45*(3), 524–533.

Carr, D. (2012). Racial and ethnic differences in advance care planning: Identifying subgroup patterns and obstacles. *Journal of Aging and Health, 24*(6), 923–947.

Chettih, M. (2012). Turning the lens inward: Cultural competence and providers' values in health care decision making. *The Gerontologist, 52*(6), 739–747.

Erickson, J. (2013). Bedside nurse involvement in end-of-life decision making. *Dimensions of Critical Care Nursing, 32*(2), 65–68.

Fetherstonhaugh, D., Tarzia, L., & Nay, R. (2013). Being central to decision making means I am still here!: The essence of decision making for people with dementia. *Journal of Aging Studies, 27*, 143–150.

Goethals, S., de Casterle, B. D., & Gastmans, C. (2013). Nurses' decision-making process in cases of physical restraint in acute elderly care: A qualitative study. *International Journal of Nursing Studies, 50*, 603–612.

Goodridge, D. (2013). Planning for serious illness amongst community-dwelling older adults. *Nursing Research and Practice,* Article ID 427917, 7p. doi:10.1155/2013/427917.

Green, M. J., & Levi, B. H. (2012). The era of "e": The use of new technologies in advance care planning. *Nursing Outlook, 60*, 376–381.

Grober, M. E., & Grober, T. P. (2012). When safe oral feeding is threatened: End-of-life options and decisions. *Topics in Lung Disease, 32*(2), 149–167.

Gulpers, M. J., Bleijlevens, M. H., Ambergen, T., et al. (2013). Reduction of belt restraint use: Long-term effects of EXBELT intervention. *Journal of the American Geriatrics Society, 61*(1), 107–112.

Hammes, B. J., Rooney, B. L., Gundrum, J. D., et al. (2012). The POLST program: A retrospective review of the demographics of use and outcomes in one community where advance directives are prevalent. *Journal of Palliative Medicine, 15*(1), 77–85.

Hirschman, K. B., Abbott, K. M., Hanlon, A. L., et al. (2012). What factors are associated with having an advance directive among older adults who are new to long term care services? *American Journal of Medical Directors Association, 13*(1), 82.e7–e11.

Hospice and Palliative Nurses Association. (2011). *HPNA position statement: Artificial nutrition and hydration in advanced illness.* Available at www.hpna.org. Accessed June 18, 2013.

Hospice Patients Alliance. (2013). *New designation for Allowing a Natural Death ("A.N.D.") would eliminate confusion and suffering when patients are resuscitated against their wishes.* Available at www.hospicepatients.org/and.html. Accessed October 29, 2013.

Ko, E., Cho, S., & Bonilla, M. (2012). Attitudes toward life-sustaining treatment: The role of race/ethnicity. *Geriatric Nursing, 33*(5), 341–348.

Ko, E., & Lee, J. (2014). Completion of advance directives among low-income older adults: Does race/ethnicity matter? *The American Journal of Hospice & Palliative Care,* April *31*(3), 247–253.

Majesko, A., Hong, S. Y., Weissfeld, L., et al. (2012). Identifying family members who may struggle in the role of surrogate decision maker. *Critical Care Medicine, 40*(8), 2281–2286.

McMahan, R. D., Knight, S. J., Fried, T. R., et al. (2012). Advance care planning beyond advance directives: Perspectives from patients and surrogates. *Journal of Pain and Symptom Management, 46*(3), 355–365. doi:10.1016/j.jpainsymman.2012.09.006.

Minnesota Catholic Conference. (2013). *Stewards of the gift of life: A Pastoral Statement on Physician Orders for Life-Sustaining Treatment (POLST) from the Catholic Bishops of Minnesota.* Available at www.mncc.org. January 16, 2013. Accessed on July 5, 2013.

Mitty, E. L. (2012). Advance directives. In M. Boltz, E. Capezuti, T. Fulmer, & D. Zwicker (Eds.), *Evidence-based practice protocols for best practice* (4th ed., pp. 579–599). New York: Springer Publishing Co.

Mitty, E. L., & Post, L. F. (2012). Health care decision making. In M. Boltz, E. Capezuti, T. Fulmer, & D. Zwicker (Eds.), *Evidence-based practice protocols for best practice* (4th ed., pp. 562–578). New York: Springer Publishing Co.

Morley, J. E. (2013). Minimum Data Set 3.0: A giant step forward. *Journal of the American Medical Directors Association, 14*, 1–3. doi:10.1016.jamda.2012.10.014.

Muller, L. S. (2012). Legal & Regulatory Issues: POLST: Something new has been added. *Professional Case Management, 17*(2), 90–93.

Peereboom, K., & Coyle, N. (2012). Facilitating goals-of-care discussions for patients with life-limiting disease: Communication strategies for nurses. *Journal of Hospice and Palliative Nursing, 14*(4), 251–258.

Poppe, J., Burleigh, S., & Banerjee, S. (2013). Qualitative evaluation of advanced care planning in early dementia. *PLoS One, 8*(4), e6–e412. Available at www.plosone.org. Accessed on July 5, 2013.

Purnell, L. D. (2013). *Transcultural health care: A culturally competent approach.* Philadelphia, PA: F. A. Davis.

Samsi, K., & Manthorpe, J. (2013). Everyday decision-making in dementia: Findings from a longitudinal interview study of people with dementia and family carers. *International Psychogeriatrics, 25*(6), 949–961.

Schubart, J. R., Levi, B. H., Camacho, F., et al. (2012). Reliability of an interactive computer program for advance care planning. *Journal of Palliative Medicine, 15*(6), 637–642.

Smebye, K. L., Kirkevold, M., & Engedal, K. (2012). How do persons with dementia participate in decision making related to health and daily care? A multi-case study. *BMC Health Services Research, 12*, 241. Available at www.biomedcentral.com/1472-6963/12/241. Accessed on July 5, 2013.

Snyder, E. A., Caprio, A. J., Wessell, K., et al. (2013). Impact of a decision aid on surrogate decision-makers' perceptions of feeding options for patients with dementia. *Journal of the American Medical Directors Association, 14*, 114–118.

Teno, J. M., Gozalo, P., Mitchell, S. L., et al. (2012). Feeding tubes and the prevention or healing of pressure ulcers. *Archives of Internal Medicine, 172*(9), 697–701.

Tuohey, J., & Hodges, M. O. (2011). POLST reflects patient wishes, clinical reality. *Health Progress,* 60–64.

Waite, K. R., Federman, A. D., McCarthy, D. M., et al. (2013). Literacy and race as risk factors for low rates of advance directives in older adults. *Journal of the American Geriatrics Society, 61*(3), 403–406.

Waldrop, D. P., & Meeker, M. A. (2012). Communication and advanced care planning in palliative and end-of-life care. *Nursing Outlook, 60*, 365–369.

Wenger, B., Asakura, Y., Fink, R. M., et al. (2012). Dissemination of Five Wishes advance directive at work. *Journal of Hospice and Palliative Nursing, 14*(8), 551–558.

Wenger, N. S., Citko, J., O'Malley, K., et al. (2012). Implementation of Physician Orders for Life Sustaining Treatment in Nursing Homes in California: Evaluation of a novel statewide dissemination mechanism. *Nursing Research and Practice, 28*(1), 51–57.

Whitcomb, J. J., & Ewing, N. (2012). A closing word: Do Not Resuscitate versus Allow Natural Death and should we change our approach. *Dimensions of Critical Care Nursing, 31*(4), 265–266.

White, D. B. (2011). Rethinking interventions to improve surrogate decision making in intensive care units. *American Journal of Critical Care, 20*(3), 252–257.

White, D. B., Cua, S., Walk, R., et al. (2012). Nurse-led intervention to improve surrogate decision making for patients with advanced critical illness. *American Journal of Critical Care, 21*(6), 396–409.

Wicher, C. P., & Meeker, M. A. (2012). What influences African American end-of-life preferences? *Journal of Health Care for Poor and Underserved, 23*(1), 28–58.

Wittmann-Price, R., & Celia, L. M. (2010). Exploring perceptions of "Do Not Resuscitate" and "Allowing Natural Death" among physicians and nurses. *Holistic Nursing Practice, 24*(6), 333–337.

第10章　老年人虐待和忽视

学习目标
阅读本章后，能够：
1. 说出各种类型老年人虐待的定义。
2. 识别导致老年人虐待和忽视的危险因素。
3. 描述识别老年人虐待和忽视及其危险因素的护理评估。
4. 描述不同实践情境下护士对老年人虐待进行干预的机会。
5. 讨论预防和减轻老年人虐待的护理及法律干预的范围。

关键术语	
遗弃	剥削
成人保护服务法	忽视
精神（心理）虐待	躯体虐待
自我忽视	性虐待

老年人虐待和忽视概述

　　老年人虐待和忽视是影响脆弱的老年人最复杂和严重的功能结局之一，也是老年护理中最具挑战性的一方面。出现老年人虐待和忽视的情况下，需要跨学科团队参与，其中护士承担观察、评估和干预的重要角色。本章将着重介绍护士在解决这个复杂的问题中所起的关键作用。

　　任何群体中都会有一些成员由于生理或心理社会功能受损或抑制，而容易受到虐待和忽视。在现代的工业化社会中，通过立法要求和社会项目，弱势群体受到保护和照顾。例如，在美国和许多其他国家，有发育方面残疾的儿童和成年人已被保护了几十年。近几十年来，更多的群体被认为需要保护——家庭暴力的受害者和受虐待或忽视的老年人。虽然老年人虐待或忽视不是新出现的，但作为一个社会问题、犯罪和健康关注，虐待老年人已得到越来越多的关注。

老年人虐待的定义和特征

　　随着政治环境、公众情绪、可用资金的变化，以及对知识和职业兴趣的增加，老年人虐待的定义也随着时间的推移不断发生变化。本节将讨论老年人虐待的定义和特点，下一节将从历史视角剖析老年人虐待问题。重要的是要认识到，在英语中，*elder abuse* 和 *elder mistreatment* 往往交替使用，医疗保健专业人士多用 elder mistreatment，而 elder abuse 多用于法律和机构情境中。哈特福德老年护理研究院用 elder mistreatment 来表达老年人虐待，包括自我忽视、照护者忽视、几种类型的虐待，以及财务虐待/剥夺（Caceres & Fulmer，2012）。这与在同一情境中使用两个术语的惯用手法一致，且包括有施虐者（例如，家庭、照护者、熟人、陌生人）和没有犯罪行为人的自我忽视等不同类型。

　　国家研究委员会（2003，p1）将老年人虐待定义为"（a）由照护者或与老年人之间有互相信任关系的其他人，对弱势老年人造成伤害或导致产生伤害的严重风险的故意行为（无论是否有意），或（b）照护者无法满足老年人的基本需要或保护老年人免受伤害"。这一定义的提出是为了解决对老年人虐待构成成分的歧义，以及促进利用比较研究设计来进行这一主题的实证研究。虽然这是一个极好的目标，但定义并没有强调临床工作人员所识别到的问题以及州成文法中的明文规定（Pillemer, Breckman, Sweeney, et al., 2011）。考虑到这些问题，Anetzberger（2012）提出将老年人虐待进行定义的分类。它建立在 Margaret Hudson（1991）的经典著作的基础上，反映了当时将老年人虐待作为一个概念的普遍理解。同样地，Anetzberger 还意识到，目前的研究也应该对老年人虐待的形式、情境和受害者/施虐者关系进行显著改变。因此，每个变化都应分别研究，以充分揭示其病因和动力学。进行分类，首先要确定虐待老年人的施虐者（即受害者自己/自己、信任的其他人、陌生人或熟人），然后设置老年人虐待的场景（即家中或机构）。其中老年人虐待主要表现为虐待或忽视（故意或无意的动机）的形式，伤害的点为身体、心理、社会、财务或性方面。

国家老年人虐待中心（2013a）承认老年人虐待的三个基本类别（即家庭虐待、机构虐待和自我忽视或自虐）和七大主要类型或形式（即躯体虐待、性虐待、情感或心理虐待、忽视、抛弃、财务或物质剥削，以及自我忽视）。这一分类中的自我忽视包括老年人的威胁自身健康或安全的行为（National Center on Elder Abuse，2013a）。

目前，正在努力提供老年人虐待更加清晰的意义和范畴。例如，Conrad 等（2011a，2011b）就运用先进的研究方法，如概念图，对心理虐待和财务剥削进行了研究。在国家和地方的老年人虐待研究专家组确定了概念的相关说明后，随即将说明进行分类、评估，并描述为概念图。然后，从业者焦点小组和老年人服务消费者们审查这些项目，并且在这些项目进行信度和效度测试之前，老年人虐待受害者要对其进行完善。由此产生的老年人心理虐待和财务剥削措施，其目的是通过临床医生和研究人员来帮助进行该问题的评估。

对社会问题的历史认识

自20世纪50年代和60年代开始，由于 Gemeva Mathiasen 和 Gertrude Hall 在著作中介绍了保护脆弱成年人的概念，公众才开始意识到虐待老年人是一种社会问题。一些研究中心，如俄亥俄州克利夫兰的 Benjamin Rose 研究所，就在20世纪70年代初，通过最初的示范项目（通常是明确与自我忽视

相关的）发展了这一概念。然而，直到20世纪70年代末，才意识到躯体虐待这一概念的存在，而后其他类型的虐待开始接连出现。到20世纪80年代末，老年人虐待的犯罪日益增长，且持续至今。随之而来的是，消费者欺诈将目标锁定为老年人，包括一些诡计和骗局，这些都被归为老年人虐待。在这之后，将家庭暴力认定为老年人虐待的一种形式，这将实践范式转换为赋予受害者权利且施虐者负有责任。到20世纪90年代，老年人虐待变得医疗化，医生越来越多地参与支配对所出现问题的干预，有时甚至带有刑事司法的扭曲，此时法医中心和虐待老年人的相关指标正在建立。在这种情况下，虐待老年人被看作一个公共健康问题，且从预防的视角加以干预。

最后，虐待老年人已成为全球关注的问题。美国、英国和加拿大率先承认老年人虐待的存在，随着1997年预防虐待老年人国际网络的成立，而受到国际关注。自2000年以来，联合国世界大会都将焦点集中在虐待老年人上，并将其视为主要的国际问题，在此老年人虐待几乎包括任何可能对老年人造成的伤害或困扰，范围从直接侵犯到忽视老年人的尊严（United Nations Economic and Social Affairs, 2008）。作为一个全球性的问题，虐待老年人尤其被看作对人权的侵犯或一种压迫行为，因此，干预措施通常都旨在改革国家公共政策，来阐明和保护老年人的权利（Dow & Joosten，2012）。

对于老年人虐待的认识不断深入，到目前被视为重大的社会和健康问题，且为家庭暴力的一个重要方面。世界范围内对虐待老年人日益关注的一个标志就是世界虐老关注日（World Elder Abuse Awareness Day），从2006年以来每年的6月15日在全球范围内加以纪念。这种日益增多的关注可以归因于以下几点：

- 老年人口迅速增加，且其中老年人中最脆弱的群体（即85岁及以上者）增速最快。
- 成年子女不断地被号召来照顾年老的父母；然而，一些子女缺乏能力、技巧、资源、可及性，或因身体原因无法成功地承担起这个责任。
- 研究人员和临床医生对影响最脆弱的老年人的问题越来越关注，导致产生更多的信息和出版物。

- 教育层面的努力使得专业人士和公众对报道出来的法律和成人保护服务更加了解。
- 国会听证会和教育项目激发了公众和专业人士对该问题的兴趣。
- 一些组织，如预防老年人虐待全国委员会（National Committee for the Prevention of Elder Abuse）和全国成人保护服务协会（National Adult Protective Services Association），促进了专业上的交流并提倡出台公共政策来解决老年人虐待问题。

在老年人虐待方面，老年学护士一直走在研究、出版以及实践创新的前沿。自 20 世纪 70 年代开始，护理期刊就开始刊发虐待老年人的专题文章。20 世纪 80 年代开始，护士开始合著关于老年人虐待的以临床为导向的护理文章。自 20 世纪 80 年代中期以来，在老年人虐待领域，Terry Fulmer、Linda Phillips、Elizabeth Podnieks 和 Jeanette Daly 等护理学者的研究已经很有代表性。护士还开发了重要的临床工具和协议，特别是在筛选和评估领域。同时，有迹象显示，在跨文化护士群体中，对老年人虐待有类似的反应，建议从全球人道主义和护理视角考虑虐待问题（Erlingsson，Ono，Sasaki，& Saveman，2012；Sandmoe，Kirkevold，& Ballantyne，2011）。

发生率和原因

老年人虐待既不是一种罕见的也不是孤立的现象，所有的指标表明虐待易受伤害的老年人是普遍的，发生在所有亚群体中。虽然在全球范围内，虐待老人的发生率估计值为 4%～47%，但因为显著的低估和不同的定义，使得估计值有所不同（Sooryanarayana，Choo，& Hairi，2013）。在美国，大规模的以人口为基础的研究表明老年人虐待发生率很高且以特殊的形式发生。例如，Acierno 等（2010）调查了 5777 名居住在社区的认知功能正常的 60 岁及以上的成年人最近经历老年人虐待的情况。超过 1/7 的参与者报告称，在过去的一年中，曾遭受忽视、财务剥削，或情感、身体或性虐待。在各种形式的虐待中，财务剥削和情感虐待是最常见的，性虐待最少。Lachs 和 Berman（2011）曾对 4156 名 60 岁以上的社区居住的纽约人或其代理人做过一项研究，发现有 7.6% 的老年人曾在过去的一

年中自行报告遭受过老年人虐待。财务剥削发生率大约是其他虐待形式的 2 倍。除了老年人虐待的重大漏报，这些情况很少被移交机构以获服务。总体而言，有证据表明，只有 1/25 的老年人虐待案例被报告到社会服务机构（Dong，2012）。

在全球范围内，53 个国家代表世界卫生组织的所有 6 个地区，完成了一项问卷调查，并承认虐待老人已成为当地的一大关注焦点（Podnieks，Anetzberger，Wilson，et al.，2010）。虽然在发达国家和发展中国家虐待老人的研究正在进行，但大多数国家均报告称需要更多的研究，特别是针对发生率的研究。一些国家所做的针对老年人虐待发生率和类型的研究如下：

- 爱尔兰：2.2%，财务虐待最频繁（Naughton，Drennan，Lyons，et al.，2012）
- 英国：2.6%，忽视最常见（Biggs，Manthorpe，Tinker，et al.，2009）
- 以色列：18.4%，其中以言语虐待和财务剥削为主（Lowenstein，Eisikovits，Band-Winterstein，et al.，2009）
- 欧洲的芬兰、奥地利、比利时、立陶宛、葡萄牙 5 个国家的老年女性：18.1%（DeDonder，Lang，Luoma，et al.，2011）
- 中国农村社区：36.2%，照护者忽视、躯体虐待最常见（Wu，Chen，Hu，et al.，2012）

还有其他国家，如加拿大和印度，正在为改进老年人虐待的发生率研究奠定基础（Podnieks，Rietschlin，& Walsh，2012；Shankardass，2013）。

虽然老年人虐待问题可以影响任何老年人，但报道的老年人虐待的典型受害者却是与社会隔离的、有身体或认知障碍的、独居或与施虐者同居且依赖施虐者照顾的高龄女性。研究已通过虐待类型，确定受虐待老年人的特征。例如，自我忽视的受害者可能有以下几个特点：老年人；慢性病；功能受限；独居；社会隔离；缺乏经济资源；痴呆，精神疾病，药物滥用，或囤积行为（Day，Leahy-Warren，& McCarthy，2013；Ernst & Smith，2011；Mosqueda & Dong，2011）。最后，虐待类型和施虐者性别之间可能存在一定的关联，男性施虐者更可能在剥夺或在躯体上虐待长者，女性施虐者更可能在躯体上忽视或心理上虐待长者。

针对特定类型虐待的研究表明，老年人虐待是

由多个相互关联的变量造成的。Anetzberger（2013）总结了与施虐者、受害者及施虐者 / 受虐者环境有关的危险因素（框 10-1），并强调与受害者相关危险因素相比，施虐者相关危险因素是虐待发生更有力的预测变量。针对老年人虐待危险因素的研究指出以下几点：

- 危险因素随着虐待形式不同有所不同。
- 任何形式虐待的原因都是几个关联变量的组合。
- 受虐者、施虐者以及两者之间的关系都是老年人虐待的起源。
- 对于其他受虐人群来说，老年人虐待的原因可能与目前所提出的原因并不同（例如，老年人虐待与老年歧视唯一相关）。

文化考虑

作为一个世界性的问题，老年人虐待正在维护基本人权的背景下被解决，以免受家庭暴力。文化因素强烈影响着如何定义和看待老年人虐待问题，且影响着老年人虐待更多方面。例如，家庭主义的价值观强调家庭的需要高于个人，这可能会阻碍对老年人虐待情况进行报告，以及依赖家人照顾的拉丁美洲移民对支持服务的使用（DeLiema, Gassoumis, Homeier, et al., 2012）。其至对财务剥削的定义也可以因文化预期而有所不同。例如，移民到美国或加拿大的韩国老年人可能对家庭经济支持持有传统的价值观，而这种观念可能被视为剥削或虐待（Lee, Lee, Eaton, 2012）。此外，对自主性和决策的观念上的文化差异（如第 9 章所述）可

能对老年人虐待和忽视的法律和道德方面产生影响。

对老年人的虐待和忽视文化方面的研究有限，且文化多元化群体不足以代表老年人虐待的研究。特别是，很少有针对因为社会隔绝而容易受到自我忽视伤害的老年人方面的研究，如那些住在农村或偏远地区或不讲英语的移民。同样，经历耻辱的老年人，如女同性恋、男同性恋、双性恋和变性（LGBT）的老年人，可能会非常看重独立性，并避免与高级服务提供者接触。例如，研究表明，65% 的 LGBT 老年人因性取向而受害，8.3% 的 LGBT 老年人说他们曾因高级服务提供者对同性恋的憎恶而遭受其虐待，还有 8.9% 的 LGBT 老年人曾遭受勒索或财务剥削（National Center on Elder Abuse, 2013b）。

2011 年，国家老年人虐待中心面向弱势群体，如 LGBT、美国印第安人、阿拉斯加原住民及亚太岛民的老年人虐待问题，开始出版研究摘要和温馨提示。其他政府和非营利机构正着力解决某些特定群体虐待的文化方面的问题。框 10-2 列出了一些致力于解决老年人虐待文化层面问题的最新研究成

框 10-1　老年人虐待的危险因素

施虐者危险因素
- 精神疾病
- 酗酒
- 敌意
- 经济上依赖受虐者

受虐者危险因素
- 痴呆
- 问题行为
- 残疾

施虐者 / 受虐者环境危险因素
- 共享居住环境
- 社会隔离或缺乏社会支持

框 10-2　文化考量：老年人虐待文化层面的相关研究

- 与拉美裔女性和高收入白人女性相比，黑人和工人阶级的白人老年女性更可能遭受财务虐待（Daykin & Pearlmutter, 2009）。
- 一项针对巴拿马阿勒格尼县 903 位老年人的调查发现，过了 60 岁后，在过去的 6 个月中，财务虐待和财务剥削在非裔美国人中的发生率显著高于非非裔美国人（Beach, Schulz, Castle, et al., 2010）。
- 传统文化价值观似乎阻碍了韩裔美国人寻求财务剥削的法律救济（Lee & Eaton, 2009）。
- 非裔美国人中有一些老年人虐待的危险因素，是在其他美国人中不常见的，如过度确认照护者角色、对机构的不信任，以及紧张的家庭关系（Hersford, Parra-Cardona, Post, et al., 2011）。
- 在一项针对居住在加拿大 7 个城市中、55 岁及以上的 2272 例老年人样本的调查中发现，心理虐待是最常见的老年人虐待形式，包括被训斥、被嘲笑、被吼以及被威胁（Lai, 2011）。
- 一项针对芝加哥四街区 4627 例老年人的研究发现，与白人男性（2.4%）和女性（2.6%）相比，黑人男性（13.2%）和女性（10.9%）的自我忽视的发生率更高，且较低的收入和教育水平是明显的危险因素（Dong, Simon, & Evans, 2012）。
- 对加拿大老年女同性恋进行焦点访谈后发现，如果她们搬进养老机构，就会出现失去性取向及遭受歧视和极端被隔绝的担忧（Walsh, Olson, Ploeg, et al., 2011）。

果。就文化能力的各个方面来说，考虑个体差异并避免泛化是非常必要的，因为并不是所有的文化、宗教或少数群体的成员的行为都会按照所报告的趋势进行。

老年人虐待和忽视的危险因素

由于老年人的虐待和忽视的风险与受害者和施虐者的特征、环境等很多因素有关，因此对危险因素的识别是非常复杂的。通常情况下，一些危险因素存在，且是经过很长一段时间发展的。最常见的老年人虐待的危险因素包括无视问题、老年人的脆弱性，以及心理社会和照护者的危险因素。

不可见性和脆弱性

与大多数影响老年人的问题相反，老年人虐待的主要危险因素之一是它的不可见性。尽管越来越关注对老年人的虐待，但绝大多数的案例并没有报告，即使在有良好的报告和干预模式的州也是如此。造成这种不可见性和漏报的因素包括以下几点：

- 与其他年龄段的人群相比，老年人一般与社区接触更少。
- 老年人是不愿意承认被虐待或被忽视的，因为他们害怕报复或相信其他情境可能比虐待更糟糕。
- 与年老相关的许多讹传和成见造成对老化的一种强烈否定，甚至否定与弱势老年人相关的社会问题。

脆弱性与社会、个人、情境和环境因素相关联。例如，由于痴呆症、抑郁症和精神疾病等情况，使得老年人可能有显著的心理社会限制。这些情况可能使他们更容易受到自我忽视或虐待，或被他人剥削；也可能影响老年人寻求他人帮助的能力。导致脆弱性的另一个因素是没有能够及愿意提供充分和适当援助的亲密的亲属或其他支持的人在身边。

健康机会

通过选择性地沟通照护和关注问题，护士可以鼓励弱势老年人提出可能有助于防止虐待或忽视问题发生的条件。

痴呆与社会心理因素

由于认知功能受损是受虐待的老年人的一个共同特征，因此相当大的精力一直投入到痴呆上，将其视为自我忽视和其他类型虐待的危险因素。判断力受损、缺乏洞察力、无法做出安全的决定，以及失去与现实的接触是可能导致虐待和自我忽视的明确的损伤。国家老年人虐待中心（2012）报告了有关虐待类型的以下统计数据，这些数据是由痴呆患者的照护者提供的：60% 口头辱骂，14% 忽视，5% ～ 10% 的躯体虐待。一项研究发现，在一个 129 位痴呆患者的样本中，有 47.3% 的患者被检测出受到虐待，且发现了以下与虐待的发生率增加相关的变量：痴呆症患者有攻击行为及照护者焦虑情绪、抑郁、受教育程度较低及可感知的负担较重（Wiglesworth, Mosqueda, Mulnard, et al., 2010）。除了痴呆，抑郁症和谵妄是可能增加老年人被虐待和忽视的危险因素。导致抑郁症在自我忽视中起作用的特征包括社会隔离、消极的前景，以及缺乏自我保健的兴趣。

当老年人否认出现认知障碍或拒绝帮助或评价时，老年人虐待的风险就会增加。独居的老年人可能害怕承认出现了障碍，因为他们担心会被要求接受服务或搬到长期照护机构去。这种恐惧可能导致社会隔离、忽视可治疗或可逆的损伤原因，或功能的进一步但却可以避免的退化。

长期的精神疾病也可能导致老年人更容易被虐待或忽视，特别是与其他因素相结合时，如痴呆或失去了重要的社会支持。其他危险因素主要来自社会和环境方面。支持系统的缺乏是导致自我忽视和心理虐待最常见的一种推动因素（Melchiorre, Chiatti, Lamura, et al., 2013）。例如，八九十岁或更老的老年人可能都比曾经为其提供支持和切实服务的人活得久。这对于那些终身隐居或没有孩子或家庭的人是个大问题。

照护者因素

照顾本身并不会导致虐待的发生；然而，当承担照顾角色的人因为生活压力、病理特征、人格特征、资源不足，或缺乏对老年人状况理解而无法履行照顾义务时，就会导致虐待的发生。实施虐待的照护者通常都表现出与受虐长者相同的危险因素，特别是如果照护者自己也是老年人。与老年人虐待有关的照护者因素包括健康状况不佳、认知障碍、物质虐待、社会隔离、依赖和同住，以及与老人间的个人关系不好。当一对年长的夫妇出现刚刚提到的几个社会心理危险因素，并有社会隔离的情况时，出现相互忽视或虐待的情况就很常见了。例如，一对患有痴呆症的夫妇可能无意间互相虐待而忽视自己。

养老院的老年人虐待和忽视

虽然大多数老年人虐待都发生在家里，但也会发生在长期照护机构。养老院老年人虐待问题是在20世纪70年代初，由于几个关于养老院照护质量差的文章被发表而首次引起大众关注的。在同一时期，国会召开了关于养老院安全问题的听证会，并发表了一系列国会报告，强调美国公共政策的失败。到20世纪70年代末，养老院的整体照护质量有所改善，但忽视和躯体虐待问题却持续受到关注。

最新的研究表明，在养老院以及其他机构虐待老人是一种普遍存在且隐匿的问题（Hirshel & Anetzberger，2012；McDonald，Beaulieu，Harbison，et al.，2012）。以下是一些有关养老院和其他长期照护机构中老年人虐待发生率及类型的研究举例：

- 在长期护理专员调查项目中发现，虐待、严

展开式案例学习

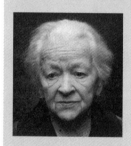

第一部分：B夫人，82岁

B夫人82岁，离异，丧偶，且有4个孩子。她住在一座大城市市中心的老年公寓里。该大楼定期提供到杂货店和商场的交通服务，并在地下有一个营养中心。B夫人的大儿子12年前死于车祸。她的女儿住在65英里外，但每周会来探望一次，购买杂货和做其他差事。两个儿子住在距离他们母亲公寓4英里以内的地方。B夫人住在一个儿子家里，直到1年前他们发生争吵才离开。另一个儿子独自住在一个小公寓里，每周去看望母亲2～3次，并经常带她去吃午饭或晚饭。自从大儿子去世以来，B夫人已经8次因抑郁症住院了。她还被诊断患有高血压、类风湿关节炎和2型糖尿病。

B夫人在她最后一次住院后被转介到一家家庭健康机构进行随访，因为她接受了6年的药物治疗在住院期间发生了变化。出院时，医生为B夫人开了30天的药品，并装在日剂量的小盒子里。她要服用格列本脲，2.5 mg，1次/日；普萘洛尔，40 mg，2次/日；帕罗西汀，25 mg，1次/日；叶酸，1 mg，1次/日；甲氨蝶呤，2.5 mg的片剂，每周三服用4片。预定服药时间是早8点和晚8点。家庭健康护士要依据用药方案指导B夫人服药，包括服用什么药、如何服药、每种药物的作用，以及可能产生的副作用。护士还要评估B夫人遵循指示和坚持用药方案的能力。

B夫人因糖尿病而视力受损，所以她很难管理复杂的药物治疗方案。来访的护士为B夫人的处方设定了单位剂量包装，每天上门2次，持续2天，来观察B夫人正确服用药物的能力。在第三天的早晨，是个周一，护士上午8：15打电话给B夫人，问她是否有任何服药方面的问题。B夫人高兴地报告说，她已经服了所有的药，包括4片甲氨蝶呤片，没有任何困难。护士随后安排每周3次访问B夫人，连续几周进行评估。

思考题

- 导致B夫人被虐待或忽视的因素是什么？
- 保护B夫人免受被虐待或忽视的因素是什么？

- 作为访视护士，当你允许B夫人接受家庭照顾时，你会担心什么？如何解决这些问题呢？

重忽视以及剥夺在所有投诉中占比超过 7%，其中躯体虐待最为常见，其次是心理虐待和居民间虐待（Miller，2012）。

- 对有老年亲属住在养老院的家庭成员进行随机抽样调查发现，24.3% 的人表示他们的老年亲属被虐待，大约 21% 的人报告在过去的 1 年中至少有 1 次忽视发生（Schiamberg，Oehmke，Zhang，et al.，2012；Zhang，Schiamberg，Oehmke，et al.，2011）。
- 养老院居民的家人确认忽视和照护虐待是两种最常见的虐待类型（Griffore，Barboza，Oehmke，& Post，2009）。
- 养老院的护士助手确认心理虐待是最常见的虐待类型，并举了争吵行为和恐吓的例子加以说明（Castle，2012a）。
- 密歇根的一项研究通过比较养老院、辅助生活机构以及付费的家庭护理机构中老年人虐待发生率后发现，即使将老年人的不同健康状况考虑在内，转到养老院后老人受忽视的可能性是在付费的家庭护理机构时的 3 倍多（Page，Conner，Prokhorov，et al.，2009）。

尽管研究刚刚开始揭开养老院老年人虐待的危险因素，但许多因素都是来自于机构内部的管理问题，如虐待预防政策缺乏、负责检查的工作人员不足、员工教育和培训不足，以及员工短缺和流失。由直接护理人员确定的防止老年人虐待的员工能力包括，在获得沟通、建立关系和应对技巧的同时了解老人虐待的危险因素（DeHart，Webb，& Cornman，2009）。养老院中常见的另一个起作用的因素是处理居民对工作人员伤害的挑战。例如，一项对 1552 例居住在大城市养老院中居民的 2 周发生率的研究发现，在此期间有 15.6% 的居民对工作人员有攻击行为，其中辱骂（12.4%）和身体攻击（7.6%）是最常见的类型（Lachs，Rosen，Teresi，et al.，2013）。Hirschel 和 anetzberger（2012）对长期照护机构中老年人虐待的危险因素进行文献回顾后发现，危险因素可分为员工特征（例如，过着有压力的生活以及对居民消极的态度）、机构特征（例如，监管不足和苛刻的管理措施）和居民特征（包括社会隔离和表现出的困难行为）。最终，解决长期照护机构中老年人虐待有效的策略，必须集中在以上三个有风险的领域及其它们之间的相互关系。

随着社区老年人虐待的出现，机构中老年人虐待就很少报道了，尽管许多州和联邦法律的存在是为了保护居民免受虐待（Ulsperger & Knottnerus，2011）。对亚利桑那州持续 3 年的报告的回顾发现，辅助生活机构中老年人虐待存在严重识别不足的问题，即便是由州检查员进行的识别（Phillips，Guo，& Kim，2013）。针对养老院员工的研究发现，当老年人虐待没有被报告时，这通常是由于下列原因之一造成的：员工的工作压力和职业倦怠；员工接受老年人虐待方面的教育或训练不足；对是否应该报告的情况存在决定困难；制作报告障碍；或者认为一些虐待老人情况的发生是因为员工超负荷工作、经验不足，或在处理难缠的居民时非常沮丧（McCool，Jogerst，Daly，et al.，2009；Shinan-Altman & Cohen，2009）。

常住居民之间的伤害是老年人虐待的一种类型，这种情况发生在养老院中，并在一定的范围内有可能对许多居民的安全和生活质量产生严重影响（Castle，2012b；Teresi，Ramirez，Ellis，et al.，2013）。常住居民之间的伤害定义为"居民之间消极且带有攻击性的身体、性或口头攻击，在社区环境中可能会被视为不受欢迎的且具有造成接受者生理或心理很大困扰的潜力"（Pillemer，Chen，Van Haitsma，et al.，2011，p25）。

除了适用于所有情境中老年人虐待的联邦和各州的法律以外，养老机构中老年人虐待还受联邦医疗保险 / 医疗补助认证法律、州许可证法、联邦和州卫生保健欺诈和虐待法，以及长期护理申诉专员法律的保护。虽然各州的报告法律各不相同，但当地成人保护服务机构和养老院监察项目会调查这些报告。当一份虐待报告属实时，负责执照和资格认证的州机构就会进行进一步的调查，而当专业人员实施虐待时，州专业注册权威机构也会介入调查。

老年人虐待和忽视相关的功能结局

存在几种危险因素的老年人很可能成为老年人虐待的受害者，如下面的案例说明：

1. 一个中年酒鬼在争论中袭击了他年迈的父亲。反过来，却都被他们想要钱买毒品的儿子 / 孙子殴打。

2. 一位上了年纪的妇女从来没有离开过家，因为她担心她的短暂失忆会让她找不到回家的路。当她冒险出去时，她倒在门廊处，并给当地的老年人办公室打电话。外联工作人员发现她家里没有食物，且营养不良。

3. 一对失业的夫妇将他们机体功能受损的祖父母关在家里，拒绝别人来探望他们，几天不给他们足够的食物，并拒绝了他们的求助，因为害怕失去他们的社会安全保障金。

4. 一个儿子去养老院探望他的母亲，当工作人员不在场时，对她进行性侵犯。

5. 一位抑郁的老妇人拒绝服用必要的药物，结果她的腿肿胀，以至于无法离开椅子。

6. 一位80多岁的老妇人，脆弱、二便失禁、高血压，在急诊被抛弃，并留下一张字条，上面写着"完全依赖！小心照护。"

这些情况阐明了各种形式的虐待，其定义如下（国家老年人虐待中心，2013b）：

- **躯体虐待**：对脆弱的老年人造成或通过威胁造成伤害、身体上的痛苦或伤害，或剥夺他们的基本需要。
- **性虐待**：任何形式的非自愿的性接触，强迫老年人目击性行为。
- **情感（心理）虐待**：造成精神痛苦、苦恼，或通过言语或非言语行为造成老年人悲痛。
- **剥夺**：非法占有、误用或隐瞒脆弱老年人的现金、财产或资产。
- **忽视**：遭到负责提供食物，住所及医疗照护的人的拒绝，或对脆弱老年人保护不足。
- **遗弃**：任何曾对脆弱的老年人承担照护或监护责任者对该老年人的遗弃。
- **自我忽视**：老年人的威胁到自身健康或安全的行为，如未能为自己提供充足的食物和营养或未能按时服下重要药物。

在州虐待法中定义的具体行为包括不当的影响、不合理的限制、侵犯权利，并否定隐私或拒绝访客。

自我忽视和自我虐待是不同于其他类型的老年人虐待的形式，因为除了老年人自己，没有施虐者。在自我虐待的案例中，老年人造成自己受伤或痛苦，包括肢体残缺。在自我忽视的案例中，老年人不能满足自身基本需要，以至于其健康和安全受到威胁，

通常是由于严重的功能障碍或想死的欲望等因素（Day，McCarthy，& Leahy-Warren，2012）。研究表明，自我忽视的发生率介于10%～15%（Dong，Simon，& Evans，2012）。自我忽视逐渐发展，往往与食物、金钱和住房等资源的缺乏联系在一起；或与其他情况下资源足够且可用，但老年人没有获得适当的资源联系在一起。许多自我忽视的老年人有潜在的问题，如痴呆、抑郁症、精神病，或药物滥用疾病，这会影响他们寻求援助和接受帮助的能力（Bond & Butler，2013）。其他时间，该人可能因为渴望隐私或害怕被迫搬家或接受不想要的服务而拒绝服务。

虽然老年人虐待的文献没有将注意力集中在相互虐待或忽视上，但在家庭环境中工作的护士一直以来都遇到两个人——常常是一对夫妻——虐待对方或两者都被忽视的情况。这些情况可能植根于长期的、相互虐待的关系，但通常会因为两人的功能逐渐下降而发生演变。这些情况也可能与面临越来越多的需求且很少或根本没有外部帮助的配偶或照护者较差的应对技能有关。许多这些情况现在被归类为家庭暴力（Roberto，McCann，& Brossoie，2013）。

自20世纪80年代后期以来，老年生活中的家庭暴力被公认为老年人虐待的另一个方面，其中大部分集中在老年妇女经历的亲密伴侣暴力方面。虽然这是公认且独特的老年人虐待的一个方面，但对这个话题的关注和研究仍然有限。Weeks和LeBlanc（2011）对32个研究进行回顾后发现：

- 女性受伙伴/伴侣虐待是一个跨越所有年龄、种族、宗教和社会阶层的问题。
- 15%～26.5%的中年和老年女性报告称亲密伴侣对其实施暴力行为，一项研究发现，3.5%的65岁及以上的女性曾在过去的5年里遭受过这种暴力行为。
- 48%～72%的受虐待老年妇女不会报告遭受虐待。
- 由伴侣对老年女性实施的虐待发生在几种情况下，包括长期存在的关系、新建立的关系或几种关系交叉，以施虐者是配偶（62%）、现任男友（26%）和前任配偶（12%）最常见。
- 当老年生活中出现亲密伴侣暴力时，这可能与健康状况或其他与年龄有关的事件变

化相关（例如，一些男人退休后控制欲越来越强）。

- 当暴力贯穿于长期存在关系的双方之间时，随着时间的推移，可能会从躯体虐待转变成情感和财务虐待。
- 7.9%～9% 的遭受亲密伴侣暴力的女性报告称，枪支和轻武器的存在极大地影响了他们之间的关系动力。

将家庭暴力作为老年人虐待一个方面加以解决的项目很罕见，特别是在农村地区。阻碍对提供的服务加以使用的情况包括无法获悉项目、自我责备和羞辱的感觉、缺乏信息、老年受害者不愿意离开长期关系，以及缺乏来自家庭和朋友的支持（Weeks & LeBlanc，2011）。文化期望和规范也对虐待的报告和求助造成了阻碍，特别是考虑到对女性传统角色和婚姻永恒的信念。至关重要的是，家庭暴力服务适用于解决个体老年受害者的需要、信念、价值观及人口学和情境特征的问题（Newman，Seff，Beaulaurier，et al.，2013）。

虽然在 20 世纪 70 年代后期，针对老年人的强奸和其他性暴力行为引起了一些关注，但当时的焦点是陌生人实施的性侵犯。到 20 世纪 90 年代，由家庭成员和有偿照护者实施的性侵犯成为被广泛认可的老年人虐待的一个方面。一项针对照护机构中性虐待的里程碑式的研究发现，典型的施虐者为 56 岁（范围为 19～96 岁）的男性（78.4%），几乎是居住在同一家养老院的另一个居民（41%）或机构的工作人员（43%）。受害者有认知障碍或身体功能受损，其中近一半的受害者需要日常生活活动（ADL）方面的协助。性虐待通常以性骚扰为代表，且发生率是排名第二的阴道强奸的 4 倍（Ramsey-Klawsnik，Teaster，Mendiondo，et al.，2008）。痴呆增加了老年人遭受性攻击的风险，无论是在长期照护机构还是社区（Connolly，Breckman，Callahan，et al.，2012）。在有效预防和应对老年性虐待（特别是对认知功能障碍的受害者）的众多障碍中，事实是许多案例并没有被报告，也很少被投诉（Payne，2010）。

老年人虐待和忽视的护理评估

老年人虐待并没有像它被检测到那样被评估，所以护士往往必须像侦探一样，将各种线索拼凑在一起。由于虐待老人本质上是一个隐匿的问题，因此评估就要以怀疑其存在而开始。信息可能被故意隐瞒，而且很少自愿说出，除非在老年人或照护者迫切需要帮助的情况下。当一位年长的人出现在急诊室或住进医院时，虐待老人的线索才有可能首次被注意到。大多数情况下，家访是评估过程中的一个重要组成部分，而获得进入家庭通常是第一次评估的挑战。很多时候，情况逐渐恶化，以至于很难确定虐待的发生。在可疑的情况下，怀疑老年人虐待正在发生的人可能忽略了线索，希望情况能自行解决。

案例学习

自从 P 先生的妻子去世后，他变得很脆弱，因此在邻居的家中寻求照护，邻居为他提供膳食和护理，以换取他的每月社会安全保障金。实际上，邻居什么都没有提供，只是把 P 先生锁在地下室，给他很少的食物。如果 P 先生抱怨照护得不好或拒绝签收收入或财产，照护者就会殴打或踢他。4 年后，这个情况被发现并报到县级保护服务机构。P 先生后来坐在社工办公室，悲伤地说："这就是一个保护案例。"

思考题

- 这一案例代表的是什么类型的虐待？
- 在过去的 4 年中，P 先生可能遭受的社会心理影响有哪些？
- 导致这一情况持续 4 年的因素有哪些？

差异性提示

农村文化对家庭暴力求助行为可能有影响。例如，受害者可能停留在虐待的关系中，因为他们与附近的家庭生活在小而隔绝的社区里，有强大的社交网络，特别是接受暴力且将其视为生活中的一部分时。

健康机会

护士需特别注意老年人与他人的关系，以便能发现虐待老人的线索。

老年人虐待评估的特别方面

老年人虐待的评估不同于通常的护理评估，表现在几个方面。第一，老年人虐待评估的一个主要目标是决定法律干预是否适当或是否有必要来保护老年人，相反，护理评估主要目标集中在具体的健康需求上。在怀疑虐待的情况下，评估最初侧重于老年人的安全。这种方法类似于重症监护护理，基本支持生命需要应立即解决，其他需要稍后考虑。

第二，老年人虐待评估的现实目标往往是相当有限的。例如，在许多情况下，基本安全是唯一的目标，特别是当老人和照护者坚持选择不符合卫生保健工作者推荐的选择时。因此，对安全风险的评估至关重要，因为对法律干预的选择受风险程度的影响。由于对安全的测定往往是基于医疗和护理信息，所以护士的作用尤为重要。特别是在家里，护士可能是唯一进行直接评估的医疗保健专业人士，且护理评估可能是法律干预建议的主要决定因素。

第三，老年人虐待的案件通常包括了一些来自老年人或照护者的阻力因素。只有在罕见的情况下，被虐待的老人或他们的照护者才会寻求医疗保健专业人士的援助。虽然建立信任关系是不太可能的，但护士至少必须尝试建立一种接受关系。因此，最初评估的目的是确定接近的方式，至少让其被动接受。

第四，与大多数医疗保健情况相反，护士可能被视为威胁而非帮助。因此，可能很难获得接近机会或获得足够的评估信息。在这种情况下，重要的是尽量减少感知上的威胁，甚至在最初接触之前。这可以通过识别那些承认存在问题并愿意促进评估过程的人来实现。下列的人可能有助于获得接近机会和接受：

- 邻居或朋友
- 亲属（尤其是没有生活在有问题的家庭环境中的家庭成员）
- 来自老年中心、老龄化办事处、保健机构或社区的员工
- 医生或其他健康专业人士
- 教会的人（例如，牧师、教区护士）

第五，当考虑进行法律干预时，老人和照护者的合法权益必须得到解决，即使这超出平常护理的范围。在机构中，法律和伦理决策是由医疗信息和机构政策所引导的，且医生的作用通常是最重要的。然而，在家里，可能很少或根本没有医生参与，因此护士往往是最重要的。

最后，护士的人身安全是评估老年人虐待时需要考虑的一个情况，特别是当访视需要与已知或可疑施虐者进行接触时。任何将护士置于危险境地的情况下，确保适当的保护和预防措施到位都是非常必要的。例如，护士可以将访视安排到和保护服务工作人员的访视一起进行，或如果有必要，与执法人员一起。一些社区有执法人员，专门处理虐待老人的情况。此外，当务之急是护士警惕潜在的风险并留意逃生路线。

身体健康

躯体虐待和忽视的护理评估主要集中在以下内容：营养、水分、挫伤和损伤、脆弱程度，以及存在的病理疾病。以下各节将分别讨论与老人虐待和忽视有关的这些方面。

营养和水分

营养和水分不仅在测定身体忽视存在方面，而且在测定忽视的严重性和紧迫性方面都很重要。在社区，营养和水分状态往往是决定是否需要立即进行干预的关键因素。营养和水分状态的护理评估将在第18章中讨论（见"利用身体评估和实验室信息"部分，表18-1和框18-5）。

当营养不良或脱水的指标被确定后，下一步就要测定在不离开现有环境的情况下，水分或营养状况是否可以得到充分改善。护士的作用尤为重要，不仅体现在评估营养和水分状态，还体现在评估减轻这些风险所需要立即采取的措施方面。有时，在忽视的情况下，水和食物的供应是最重要的干预措施。此外，这种干预措施是廉价的、现成的，且可以非常有效地建立与饥饿或口渴的人的关系。

外伤、挫伤以及其他身体伤害

身体伤害指标的评估是忽视或躯体虐待检测的一个重要方面。下列任何一种情况都可能是虐待或

健康机会

在家访时，护士要特别注意自我保护，免受风险。

自我忽视的指标：腿部溃疡；压力性溃疡；依赖性水肿；伤口愈合不良；炉灶、香烟或热水烧伤；挫伤、肿胀或跌伤，尤其是反复跌倒。这些指标中的一个以上同时出现，或在很短的时间段内出现，应高度怀疑忽视。当这些指标中的任何一项被确定时，药物滥用的可能性也应被考虑到，特别是如果此人也有抑郁或社会隔离。为了检测躯体虐待，应该去寻找由他人所造成的伤害的证据，如割伤、咬伤、烧伤或刺伤的表现；挫伤或外伤，特别是面部、头部或躯干；双侧上手臂挫伤，主要由于被抓或粗暴地摇动造成；反映物品如皮带或梳子形状的击痕。当有证据表明是跌伤的时候，要考虑该人被推挤或由其他人造成跌倒的可能性。

通常通过对挫伤特点的评估来获取关于发病和进展的信息。例如，瘀伤的颜色通常是从蓝色 / 黑色到绿色，然后黄色，红色可能出现在任何时候。虽然一些有关虐待儿童的研究中提到了跌打损伤，但对老年人虐待的研究是 2005 年左右，以一项对老年人生命周期中受伤的里程碑式的研究才开始的（Mosqueda, Burnright, & Liao, 2005）。在最初 14 天的检测期间，经过训练的研究助理每天都对 101 例老年人进行从头到脚的检查，以确定新伤的出现。研究人员每天对 73 名参与者进行检查，并记录了 108 处瘀伤，一共持续 6 周。对受试者进行筛选，排除虐待的可能性，且在该研究中，还考虑到诸如药物、跌倒史以及医疗条件等变量。以下是从本研究中摘取的结果，与老年人受伤的护理评估相关（Mosqueda, Burnright, & Liao, 2005）：

- 在老年人群中，意外挫伤是以可预测的模式发生的，其中 89% 发生在四肢，76% 在手臂背侧，而颈部、耳、生殖器、臀部或脚底未发现。
- 挫伤的持续时间为 4 ～ 41 天不等，其中 81% 的挫伤是在第 11 天才确定的。
- 受伤处皮肤的颜色不是评价其发展阶段的很好的指标。
- 最常见的受伤原因是撞到了东西。
- 功能受损的以及服用影响凝血功能药物的受试者更可能存在多处瘀伤。

第二个针对瘀伤的研究（Wiglesworth, Austin, Corona, et al., 2009）调查了遭受躯体虐待的老年人所承受的挫伤的特点，如图 10-1 所示。一项对 9

个研究（其中包括 Wiglesworth 等的研究）共 839 例损伤的综述确定了以下与老年人躯体虐待有关的受伤部位的解剖分布情况：上肢，44%；头、颈部、颅骨、脑、口腔、颌面部，35%；下肢，11%；躯干，10%（Murphy, Waa, Jaffer, et al., 2013）。

近年来，对瘀伤和受伤模式（作为躯体虐待的一项指标）的评估和记录的关注越来越多。特别是，研究人员正在试图找出由施虐者造成的伤害的特点，与那些偶然造成的伤害形成对照。这与确认法医鉴定的老年人虐待的标记关系重大，因为需要这些标记来帮助对施虐者进行控诉。研究人员也在调查受虐待老年人所遭受的与瘀伤位置相关的受伤原因，从对 67 个老年人躯体虐待的案例中进行分析所得到的数据证实了下面的关系（Ziminski, Wiglesworth, Austin, et al., 2013）：

- 报告被呛者：腰部，头部和颈部，左前上臂
- 报告被打或击者：头部和颈部，右上臂外侧
- 报告被抓者：外侧臂或前臂，包括左前上、下臂
- 报告被打者：头部和颈部
- 报告撞墙者：腰部

护士也会评估由于酒精或药物过量摄入，特别是精神药物引起的虐待的指标。有时滥用药物或酒精的照护者会把这些药物或酒精给他们所照顾的人，特别是当被照护者不能或不愿意拒绝时。虐待的另一个迹象是过度使用精神药物，而这仅仅是为照护者自己的利益，因为这样可以使长者更容易管理。护士可能观察到下列出现在老年人身上的任何过度用药的指标：共济失调、嗜睡、阴云密布的心理状态，言语不清，步态蹒跚，或锥体外系症状。

身体忽视可能包括保留治疗药物或干扰医疗保健等方面。例如，照护者可能决定不购买处方药或提供护理、医疗设备或安慰的物品，因为他们不想花钱，即使这种照顾是必要的。如果老年人没有自由选择放弃治疗、药物治疗或协助，那么这可能构成忽视。如果照护者可能继承老年人的存款，这可能也会被定性为财务剥削。

虚弱程度

老年人的虚弱程度是评估实际或潜在的虐待或忽视的另一个考虑因素。例如，身体健康、活动灵活的老年人与只有 78 磅重、用助行器还走不稳的老

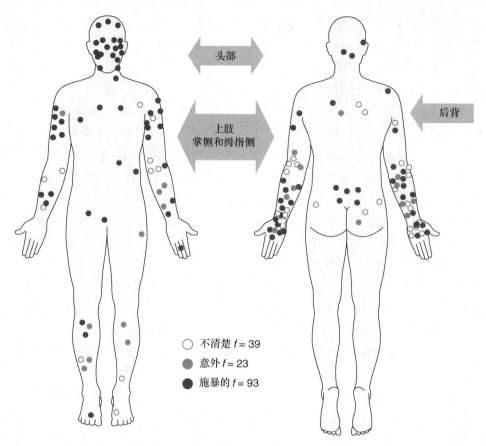

图 10-1 受虐待老年人所报告的受伤解剖位置

授权自：Wiglesworth, A., Austin, R., Conona, M.Schneider, D., Liao, S., Gibbs, L., & Mosqueda, L.（2009）. *Journal of the American Geriatrics Society*，57（7），1191-1196. Copyright. 2009，John Wiley & Sons.

年人，在跌倒相关损伤方面的危险程度是不同的。同样，如果一位酗酒男子的 75 岁妻子能够在丈夫变得暴力时很容易地逃到安全环境，但她却选择留在这种情境下，那么她不一定被视为保护案件。相反，如果这位妻子有认知功能受损、身体虚弱或无法快速行动，且在她丈夫醉醺醺的时候会成为暴力攻击目标的话，这种情况可以被定义为虐待。

病理状况

在某些医疗条件下，评估遵循医疗方案和不服从医疗方案所带来的后果的能力是很关键的。例如，当糖尿病患者或心力衰竭患者没有正确服用药物时，后果会相当严重。当药物治疗方案非常复杂时，重要的是要确定是否可以简化方案，以提高服药依从性且为个人保持独立能力提供支持。例如，在机构中，24 小时内可能给药 4 次甚至更多。然而，即使这可能是理想的，但在家里的人可能无法遵循这一方案，特别是如果老年人独居，并需要药物援助时。

进行彻底的护理评估可以导致采取一定的干预措施，如使用药物组织者（第 8 章中描述），以取得足够的依从性。

日常活动活动能力

在老年人虐待情况下进行评估的一个主要焦点是确定进行法律干预的必要性。因此，对个人能够进行安全的日常活动活动潜力的护理评估是非常重要的。当评估自我忽视时，这一点尤为重要，因为工具性日常生活活动障碍与这种类型的虐待密切相关。

对于生活在社区的老年人，评估家庭环境和老人在该环境中的功能水平是必不可少的。此外，护士往往需要从照护者那里获得信息。家庭护理工作者提供有价值的信息，且他们会提供不同于家庭成员的观点。在某些情况下，使职业或物理治疗师参与到家庭评估中可能更合适。当存在不同意见，或难以确定环境安全时，举行团队会议可能会有所帮助，所有人都要参加会议，包括在评估或照护能力方面起作用者，以及有某种程度的客观性者。在怀疑老人虐待的情况下，评估小组通常需要许多非正式的帮助，如家人和邻居，以及正式的帮助，如护士、家庭护理工作者和社会工作者。

个人着装、卫生和仪容仪表是评价日常功能最常见和最受人重视的方面。当人们不符合社会定义的清洁标准，特别是当身上散发出令人不愉快的气味时，通常认为他们是被忽视的。在自我忽视的情况下，不良的卫生状况和仪容仪表是反映潜在问题的重要指标，但它们并不一定影响人的安全。虽然健康保健人员可能会倾向于注重提供洗浴和美容等初步服务，但老人可能认为这是对他们自尊心和独立性的威胁。因此，护士不仅要评估卫生不良对健康的影响，而且要评估对不愿意接受帮助或承认存在卫生问题的人施加援助的后果。护士可能会判定，努力处理个人卫生问题会干扰建立关系的短期目标，以及协助其他方面日常功能的长期目标。因此，以解决营养、水分和安全问题开始是恰当的，同时推迟关注阻力最大的个人护理问题。

充足的营养、水分以及在紧急情况下获得帮助的能力是人类最基本的需要，也是在老年人虐待情况下最常见的问题。其他基本需求也可能会受到损害，通常是与特定的功能障碍和环境情况有关的。例如，对于那些只能躺在床上或坐在椅子上的人来说，解决肠道和膀胱排泄问题是必需的。对于有移动限制或严重视力障碍的人来说，安全的步行能力和避免跌倒的能力是重要的考虑因素。表 10-1 总结了一些对基本需要的满足构成风险的具体的功能和环境条件。

心理社会功能

第 13 章（心理社会评估）、14 章（谵妄和痴呆）和 15 章（抑郁症）的内容是与老年人虐待的心理社会功能评估相关的。此外，虐待情况下心理社会功能的一个重要方面是评估老人对自我保健做出合理判断的能力。这很困难，因为判断某人做出适当判断的能力是受主观标准和意见影响的。当人们的判断力受损到使自身处于严重风险程度时，尤其是如果他们不承认风险，这些人通常被认为是无能力或欠缺行为能力的。因此，对老年人虐待案例进行心理社会评估的关键因素是确定**风险**（即对个人的危害），而不是别人是否会判断该决定是**好的**或**合适的**。当老年人做出有关自我照护的安全决策的能力受到质疑时，护士一定会从法律方面做报告或考虑其他法律干预措施。在确定虐待或被忽视的老年人精神能力方面没有联邦指南，而法律标准也是各州不同。有关老年人虐待的道德和法律方面的考量将会在本章后面章节进行介绍，且在第 9 章中更广泛地加以讨论。

支持资源

支持资源包括影响一个人的身体和心理功能的照护者和朋友。部分或所有提供支持的人可能会直接导致虐待的发生，或主动或被动地起推动作用。因此，护士要根据有益和有害影响来评估支持资源。此外，目前未使用的支持资源被认为是获取潜在帮助的来源。

当实施虐待的照护者也是支持资源时，护士要评估与他们合作来减轻其负面后果的可能性。虽然与施虐照护者相处并不总是容易的，但要消除他们对年长者的影响则更难。例如，酗酒的儿子或女儿与父母生活在一起并提供情感支持，但同时忽略了父母的需要并进行财务剥削的情况是很常见的。因此，在评估过程中，护士需要确定照护者的优势及

表 10-1　与功能限制有关的安全风险	
功能限制	**安全风险**
任何精神或身体障碍，特别是在合并社会隔离及缺乏支持系统时	营养和水分
行走困难或严重的视力受损，尤其在合并判断力差时	跌倒
非卧床者认知障碍	徘徊，走失
行走受限	压力性溃疡
认知障碍，特别是判断力差	无力获得帮助
判断力差，尤其当居住在不安全的街区时	基本安全保障

健康机会

护士通过尊重老年人进行照护决策的权利来提高老年人的自我决策能力，只要他们的行为不危及自己或他人的安全。

自愿改变情况的意愿。如果照护者非常紧张，那么暂时休息加上个人或团体的支持和辅导，可能会是有效的干预措施。在相互虐待的情况下，即指定的照护者（往往是配偶）也被虐待或忽视，护士要试图找出任何尚未被发现的外部支持来源。例如，在一对存在社会隔离的已婚夫妇相互虐待的情况下，护士可能会为其确定愿意提供适当援助的亲戚、朋友或有偿照护者。

由于照护者知识缺乏可能是虐待老年人的一个潜在因素，所以护士要评估照护者对老年人需要的理解程度。例如，当照护者使用成人内裤来控制尿失禁且不经常更换时，他们的意图可能是好的，但他们可能不了解这可能存在皮肤皲裂的可能性。照护者可能会给老人服用过量的精神兴奋药物，因为他们不明白正确的给药时间表或潜在的副作用。当医嘱开具的是按需服用药物，且未对照护者进行明确指导，以确定何时需要药物，或最有效的剂量是多少时，上面这种情况就会很常见。在这些情况下，对照护者的知识进行护理评估是特别重要的，因为教育干预措施、角色示范或提供额外的服务都可能会减轻虐待。

在忽视的情况下，通常很少有支持服务来帮助评估，主要的护理任务是确定潜在的援助来源以及干扰使用这些资源的障碍。对资源利用障碍的评估将在第 13 章中进行讨论并在框 13-11 中有所总结。识别这些障碍是特别重要的，因为像提供信息或协助转运这样简单的干预措施可能是有效的消除障碍的方法。涉及支持资源利用时，还必须要评估文化影响，已在第 2 章中讨论过。

环境影响

与虐待老人的其他方面一样，评估环境的主要目的是找出造成风险的因素，并确定哪些因素可以通过干预来减轻。对于目前的生活条件，要评估是否能够维持最低限度的安全及清洁标准。当家庭环境非常凌乱时，重要的是要评估凌乱的意义和后果。例如，大量且长期积累下来的囤积可能表明存在潜在的混乱，但也可能是或可能不是需要立即关注的安全风险。由于囤积的后果可以从社会不接受的表现，到严重的健康和安全风险，因此，重要的是要评估人在日常环境中以及紧急情况下（如火灾）进

行安全机动的能力。当护士和其他工作人员最初接触到大量的凌乱物品时，他们首先会倾向于想办法清除一些。如果他们将这种反应传达给杂乱家庭的居民，那么可能就无法建立接受关系，且老年人可能拒绝任何进一步的干预措施。因此，应用非主观的方法进行沟通势在必行，同时还要解决需要立即采取行动的风险。

对社区老年人评估的另一方面是识别附近环境的安全风险。当老年人生活在一个高犯罪率或极端隔离地区，且由于判断力受损、身体虚弱或合并身体和心理障碍而导致脆弱时，进行环境安全风险评估就显得尤为重要。例如，只存在重度健忘症状的人住在公寓或郊区的社区里是安全的，因为邻居会注意他们。然而，在高犯罪率的社区，忘记锁门或采取其他防护措施可能会使人遭受身体伤害、财务剥削或其他严重虐待的风险增加。同样地，在农村中，社会隔离可能会增加脆弱老年人的风险。

最后，季节因素也可以使认知障碍者及住在极热或极寒气候中的人出现自我忽视的风险程度。例如，只要天气不冷，不支付物业费的人就不会有任何危险，但当天气变冷时，他们就有体温降低的危险。偶尔外出衣着不合适的人也是如此。只要社区是安全的，且气温温和，他们可能是相对安全的；但是，在非常寒冷或炎热的月份，他们的风险可能会增加，特别是如果他们衣着不合适。第 25 章中将讨论低温或热相关疾病危险因素的护理评估。

生命威胁

在决定是否需要法律干预时最需要考虑的是识别危及生命的情况或严重的医疗风险。当情况首次被发现且被认为很严重时，发现该情况的人的第一反应可能是从该环境中逃离。然而，很多时候，这个人可能并不想离开，或可能没有更好的机构可以让其立即接受照护。在这些情况下，可能会要求护士去评估情况的紧迫性和严重性，来提供进行法律干预是否合理的意见。此外，护士往往是可以说服老人接受帮助或说服照护者和社会工作者目前情况是可以容忍的人。例如，当护士确定情况并不危及生命时，他们会让老人安心，并让老人看到他们正在努力改善情况，并为老人提供支持以尽可能确保其安全和独立。在老年人虐待的情况下，护士通常

评估的威胁的例子如下：

- 照护者所表现出的躯体暴力史，尤其是当老年人无法逃脱或被保护时
- 未被处理的创伤或感染
- 不能正确使用胰岛素
- 持续恶化的坏疽或溃疡的情况
- 无法坚持治疗方案
- 在不安全的地区或在很冷的天气中一直徘徊
- 误用（通常是无意的）医疗必需药物，如治疗糖尿病或心脏疾病的药物
- 自我诱导或由照护者诱导的对药物或酒精的过度使用

在照护者是施虐者的情况下，当务之急是评估照护者对老年人生命的威胁到了何种程度。

当护士被告知存在严重状况，但他们没有受虐待或忽视老年人的第一手资料时，他们首先要考虑的是这是否属于客观紧急情况或仅仅是发现此情况者所认为的"危机"情况。看起来最可怕的情况可能实际上代表的是几个月或几年间的逐渐恶化。因此，初步评估的目的是确定任何会直接威胁受虐待老人生活的因素，如营养不良、脱水、严重的伤害、未经处理的医疗情况或他人的伤害。最后，评估自杀的可能性，特别是对自我忽视的老人，因为他们也会感到沮丧并表达出绝望的感觉。在第 15 章中讨论的自杀评估的所有原则均适用于虐待老人的情况。

文化方面

对老年人虐待和忽视的定义和观念在很大程度上受到文化规范的影响。例如，亚裔印第安人可能认为不拜访年长的家庭成员是一种心理上的忽视，但英裔美国人可能认为这是尊重隐私和自主权的一种表现。文化因素对照护者的角色和责任也有很大的影响。大多数家庭对哪些家庭成员应为家里的老年人提供照顾，以及是否可以接受聘用有偿照护者提供照护这两方面有着受文化影响的期望。在一些家庭中，对这些期望可能会有冲突，尤其是在年长和年轻两代人之间。有时，在解决老年人虐待或忽视问题之前，可能需要首先识别并解决这些冲突。

护士要识别影响照护老年人的文化因素，无论这种照护是否提供给老年人。当评估家庭照护者的关系时，对文化差异保持敏感很重要，这种文化差异包括对家庭照护和尊重差异的观点以及对解决虐待问题的观点。框 10-3 列出了一些与识别文化影响有关的评估问题。此外，对下列主题的文化评估信息应当进行考虑：沟通和心理社会评估（见第 13 章），营养（见第 18 章），痴呆（见第 14 章），抑郁症（见第 15 章）。

框 10-3　文化考量：评估老年人虐待和忽视

- 对家庭照护者家庭和文化期望是什么？（例如，是否可以接受聘用有偿照护者，或期待家庭成员提供所有的照顾？）
- 家庭成员是否对照顾责任持不同看法？
- 对自主权和独立性的家族及文化观念是什么？
- 家庭成员是否对自主权及独立性持不同看法？
- 有关老年人照护的决策是如何做出的？（例如，是父系还是母系家庭？）
- 社会支持和个人援助的可接受的来源是谁？
- 卫生保健可接受的来源是谁（例如，药剂师、精神治疗师还是美国本土的医生）？
- 可接受的医疗实践有哪些（例如，草药、顺势疗法、针灸、信仰疗法还是民间偏方）？
- 是否存在影响提供照护的，或限制照护提供者数量的语言障碍？
- 皮肤颜色如何影响对瘀伤、压疮以及其他皮肤变化的评估？

案例学习

K 夫人今年 80 岁，在养老院已经住了 1 年，直到最近她要求出院，但"拒绝医疗建议"，没有处方药，也没有家庭护理的医疗转介。她的健康状况很复杂，包括骨关节炎、冠状动脉疾病、心力衰竭、慢性阻塞性肺疾病、抑郁症和胰岛素依赖型糖尿病。虽然很警觉且有定向性，但 K 夫人在执行日常生活任务时仍然存在重大缺陷。她还要依赖助行器行走且有跌倒史，包括一次导致髋骨骨折的跌倒，并导致让她住进了护理机构。

K 夫人的支持系统是有限的。她的儿子住在另一个州，但会起到法律授权并提供电话确认的作用。她的女儿和 K 夫人关系疏远，且在上一次见面时，女儿辱骂了她。K 夫人的哥哥每周会去探望她几次，并帮助备餐、购物、交通和整理药物；然而，他自己的健康问题导致他无法提供更多的帮助。

回家后不久，K 夫人岌岌可危的健康状况迅

速恶化。她有严重的呼吸急促，需要持续吸氧。她开始在晚上出现幻觉，认为只有她有责任抚养所有邻居的孩子。随着她的恐惧增加，给她哥哥打电话的次数也随之增加。最终，她每天晚上要打几个电话，这让她的哥哥感觉筋疲力尽。

思考题

- 这个案例体现了什么形式的虐待？
- 作为一名护士，你能识别哪些虐待的迹象或指标？
- 哪些因素导致 K 夫人面临当前的风险？
- 你将如何对 K 夫人进行护理评估？
- 在评估过程中，你可能遇到什么障碍？你将如何克服它们？

护理诊断

由于老年人虐待和忽视问题是如此广泛和复杂，因此各种护理诊断应视情况进行选择。有一种被称为"妥协的家庭应对"的护理诊断，适用于许多家庭成员作为照护者的老年人虐待的情况，定义为"通常起支持作用的主要的人（家庭成员、其他重要的人，或亲密的朋友）提供不足、无效或妥协的支持、安慰、帮助或鼓励，而这些可能正是老人所需要的用来管理或完成关系到其健康挑战任务的"（Herdman，2012，p352）。在更严重的虐待老人的情况下，"有缺陷的家庭应对"的护理诊断可能是适用的。这种护理诊断被定义为"一个人（家庭成员、其他重要的人，或亲密的朋友）的行为使其能力以及老年人的能力无法有效地完成任务，而这种任务对于个人或老年人适应健康挑战都非常重要"（Herdman，2012，p354）。

如果压力是与家庭照顾有关的影响因素，那么"照护者角色紧张"或"有照护者角色紧张的风险"的护理诊断可能是适用的。照护者相关因素包括无效的应对方式、功能或认知障碍以及资源不足（例如，喘息、金融资产、照护援助）。涉及老年人的相关因素包括依赖性增加以及存在困难或不安全的行为（例如，偏执、徘徊、尿失禁）。

当老年人处于自我忽视的情况下，特别是独居，

且存在功能和认知障碍时，"有受伤的风险"的护理诊断是适用的。"决策冲突"的护理诊断可能适用于这一类被虐待或忽视的老年人，他们生活在一种将其置于伤害风险的环境中，因为他们无法选择环境。相关因素包括恐惧、缺乏选择信息和决策能力受损。

健康结局计划

护士对受虐待或忽视的老年人照护进行指导，是为了解决老年人和家庭照护者的复杂需求。一些可能适合受虐待老年人的护理结局分类的术语包括虐待停止、虐待保护、虐待恢复（情绪的、财务的、躯体的、性的）、忽视停止、忽视恢复、自我照顾状态、社会支持。与施虐的照护者或家庭成员相关的结局包括虐待行为自我约束、照护者的情绪健康、照护者-患者关系、照护者压力源、照护者健康、家庭应对、家庭社会环境、知识（卫生资源、角色表现及压力水平）。

老年人虐待和忽视的护理干预

从卫生保健的角度来看，受虐待老人可以被形容为社区的重症监护患者，因为他们需要各种专业人士最高水平的技能。然而，与医院的重症监护患者不同的是，并不是所有的团队成员都是专门的医疗保健专业人员，许多是以社区为基础的工作人员和提供非正式支持的人。在进行干预的过程中，护士经常承担协调者或团队领导者的角色，来为老年人、照护者和环境解决固有的复杂和具有挑战性的情况。

由于老年人虐待的范围广泛，因此有许多护理

干预分类术语，可以用于受虐待或忽视的老人和照护者。在大多数情况下都适用的一些术语包括虐待保护支持：老年人、危机干预、转介以及老年人风险识别；照护者支持、应对强化、转介、角色强化和教育照护者。

当老年人的决策能力受损或无法通过询问可靠和称职的照护者来维护老年人最大利益时，老年人虐待的干预措施往往会涉及法律行为。因此，许多老年人虐待的案例都涉及有关老年人和照护者胜任能力的法律和道德问题。护士往往在倡导老年人方面起到关键作用，而且可能在做出或参与做出影响他人权利的决策时感到措手不及或不舒服。同样，护士可能会在个人有权拒绝治疗和护士有义务报告虐待及忽视情况之间感觉到左右为难，这一内容将在本章后面讨论。

老年人虐待的干预措施有很长一段时间是在社区中，由一组正式和非正式的照护提供者来实施。在家庭和社区中工作的护士有预防和干预老年人虐待的最直接的机会。家庭提供的膳食、护理和医疗策略通常是容易被接受并能够有效解决社区老年人虐待问题的干预措施。在机构中，常用的护理干预措施包括照护者的教育和支持、转介到适当的社区机构的便利。由于机构中的干预机会是完全不同于社区的，因此在接下来的章节将分别进行讨论。

机构干预

在急性和长期照护机构中，面对老年人虐待的案例，当护士能够与经常向其征求照护意见的照护者进行互动时，就可以起到干预作用。例如，护士可以鼓励照护者使用机构化管理一段时间，来重新评估需求的情况，并考虑支持和援助资源。家人可能会表达出在家里照顾老人的矛盾情绪，或他们可能对自己能够提供适当照顾或应对压力情况的能力感到不确定或抱有不切实际的想法。在某些情况下，照护者可能寻求别人赞成不在家里提供照顾的意见。在这种情况下，护士可以促进所有决策者之间的沟通，包括初级保健提供者、老年人（若适当）以及各种负责照护的家庭成员。有时，比较合适的做法是推荐个人咨询或支持团体，或推荐社会服务，特别是当照护者对照护有关的决策感到压力重重时。

当老年人虐待的根源在于照护者的信息缺乏时，

护士可以教给他们适当的护理措施，在某些情况下也可以作为行为榜样。当照护者需要额外的健康教育或支持服务时，转介到家庭保健机构进行跟进就可以启动了。一个重要的护理作用是识别对专业护理或康复治疗的需求，因为医疗保险通常覆盖这些服务。如果出院计划的妥善性存在严重问题，那么推荐社区服务或保护服务机构进行进一步的评估和持续的服务应被启动。

社区干预

在家庭环境中，管理痴呆老年人困难行为的专业建议是预防老年人虐待的重要干预措施。社区护士有许多机会通过角色示范以及口头和书面说明来教会照护者足够的照顾知识。例如，护士会推荐一些满足不进食老年人营养需求的创新方法。

当老年人虐待的根源在于照护者的压力时，护士可以推荐一些服务，并帮助找到提供护理的方式，可以使照护者利用这些资源进行自我保健。以下是一些旨在减少照护者压力或处理照护者问题的服务的例子：

- 阿尔茨海默病协会支持教育组
- 学习应对技能的个人咨询
- 为酗酒照护者介绍匿名戒酒互助社
- 介绍上门或日间照料服务，使照护者得以短暂休息

家庭健康助理和付费伴侣是最有可能照顾家庭环境中受虐待老人的服务提供者，但他们往往是不准备觉察或解决虐待老人问题的。因此，提供家庭服务的护士有帮助家庭护理工作者认识并干预虐待老人情况的重大责任。例如，护士可以教会他们识别虐待老人线索的方法，这样他们就可以处理对可疑情况的担忧了。如果护士不能在家访时公开讨论这些情况，他们可能会安排与家庭护理人员的电话交谈。在老年人需要很大程度身体照护或监督的情况下，家庭护理工作者的服务可能是解决实际或潜在的虐待老人问题的有效方法。然而，通常情况下，

家庭护理工作者在具有挑战性的情况下是否愿意留职，在很大程度上取决于专业护士提供的支持和指导的程度。

其他社区护士，如诊所或高级中心的护士，有机会干预老年人虐待问题。例如，教区护士可能是唯一能够接触到忽视自己或照顾依赖性配偶，但并没有意识到可以满足其自身需求的许多资源的人。护士可以通过利用推荐适当的社区资源，如成人日托或团体或送餐到家，来预防或减轻老人虐待问题。即使护士不熟悉具体的社区服务，他们也可以讨论各种服务的优势，并鼓励老年人打电话给他们的地方老龄化办事处进行咨询。至少，护士需要熟悉地方老龄化机构的电话号码，这类机构是当地资源的信息中心，在美国每个地理区域都有。关于地方老龄化机构的信息也可以通过拨打（800）677-1116老年照护定位器（Eldercare Locator）或登陆 www.eldercare.gov 获得。

跨学科团队干预

护士是负责初始和持续的评估及实施计划以解决复杂的虐待老人问题的跨学科团队（也称为多学科小组）中的重要成员。老年人虐待的跨学科团队通常包括提供法律、护理、医学、精神病学、社会工作和康复治疗观点的专业人士，必要时还包括其他团队成员。当考虑进行法律干预时，跨学科团队会进行综合评估，包括个人功能、决策能力的所有方面、满足基本需要的家人及其他重要的人的参与，以及老年人参与制订安全、切实可行的行动计划的能力。

如果护士不能获得跨学科团队的资源，他们就需要创造性地找到其他可以与其一起工作的专业人士。例如，当服务对象是刚回家的老人时，护士可能需要确定资源进行初始的和持续的医疗评价和照护。在许多地区，初级保健提供者正在恢复家访。此外，随着对家庭健康服务的需求不断增加，在家里进行的诊断测试（例如，放射摄影术、血液测试和心电图）的数量也在不断增加。在许多情况下，

这些诊断测试是必不可少的，以确定是否非自愿护理措施是合理的。例如，如果老年人拒绝出门，在家里做的血液测试或放射摄影术可能提供所需的证据以确定是否需要住院治疗。

跨学科团队提供了一个整体看问题的视角，这对彻底评估问题并确定适当的解决方案是必不可少的。此外，团队成员合作处理复杂、困难案例，并且可以建立有效的预防和治疗虐待老人的方法（Anetzberger，2011；Wilson，Ratajewicz，Els，et al.，2011）。近年来，专业化的团队已经发展到解决特定形式或情境虐待老人的问题，如老年人囤积（Koenig，Leiste，Spano，et al.，2013）及老年人的财务剥削问题（Navarro，Gassoumis，& Wilber，2012）。

转介

护理的一个重要作用是启动和促进能够提高老年人功能并减少照顾责任负担的转介服务。例如，语言治疗、物理和职业疗法可能有助于改善老年人的沟通、移动并进行日常活动的能力。转介专业家庭照护服务通常是从机构出院时；但是，老年人或家庭可能拒绝当时的服务。不住进医疗保健机构的老年人可能不知道他们有资格获得专业的家庭照护服务，进行家访的护士可能是第一个推荐这些资源的健康专业人士。虽然老年人或他们的家人可能不知道或已经拒绝了这样的服务，但护士需要在情况发生变化时对其接受帮助的意愿进行评估。

护士还要评估老年人最近的变化是否让其有资格享受专业的家庭照护服务。例如，服药的改变可能使一个人获得专业的护理服务，而跌倒则可能使一个人获得专业的物理治疗。家庭护理机构的工作人员通常都非常乐意与任何需要信息的人讨论医疗保健服务。护士也可以就获得医疗保险覆盖的服务的可能性提出建议，并且他们可以从初级保健提供者处预订医疗保险或其他健康保险计划所涵盖的服务。

护士的另一个重要作用是推荐医疗设备、一次性用品和辅助设备的型号，以改善老年人功能和安全性并减轻照护者负担。例如，照护者可能会积极响应护士提出的获得或使用安全抓杆来防止老年人在浴室跌倒的建议。一些耐用的医疗设备费用是由健康保险覆盖的，并且医疗供应公司通常在建议人

健康机会

护士通过识别与护理需求相关的缓解压力的方式来帮助照护者维护其自身健康。

们使用特定设备方面非常有帮助。

预防及治疗干预

受虐待老人及其照护者或施虐者通常需要广泛的干预，可以根据基本功能进行分类。

- 核心的或本质的、综合的服务。
- 急救服务，在危机发生时或虐待/忽视发生之前或之后。
- 管理问题及改善情况的支持服务。
- 解决受害者或施虐者问题的康复服务。
- 预防服务，包括通过减少可能的虐待或自我忽视来改变社会为导向的项目。

图 10-2 列出了一些具体的按照功能划分的服务

类型，可能是老年人虐待的情况下所需的。护士是最容易被接受并有资格为照护者和受虐待或忽视的老年人实施或安排服务的卫生保健专业人士。

财务剥削是老年人虐待的一个方面，可以通过相对简单和容易获得的保护财产的措施来加以预防。例如，护士可以建议值得信赖的家庭成员与老年人建立一个共同账户并跟踪所有交易。郊区家庭可以通过网上银行监督金融交易。

法律干预及伦理问题

大多数虐待老年人的情况需要考虑自愿或非自愿的法律干预。只要可行，尽量不要使用非自愿的

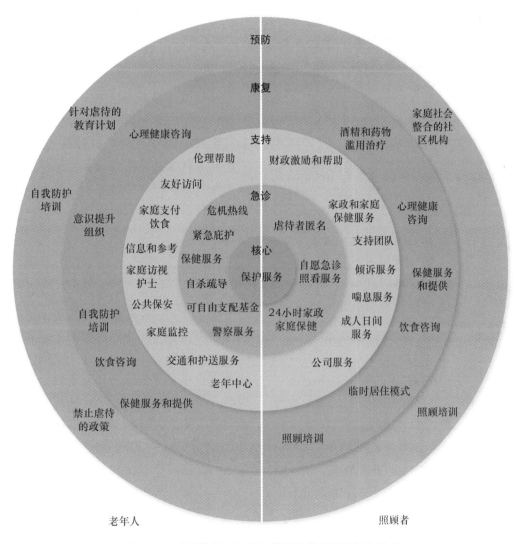

图 10-2 受虐待的老年人及其照护者所需的服务类型

经 Anetzberger G.J.（2010）许可后使用。*Report of the elder abuse project：Recommendations for addressing the problem of elder abuse in Cuyahoga County.* Cleveland，OH：Federation for Community Planning. Originally published in 1982.

案例学习

G先生和夫人已经结婚50多年了，有6个孩子，其中4个和他们住在同一地区。由于近年来G夫人的记忆丧失，G先生就允许家庭护理人员上门协助日常生活活动，并在晚上提供护理，因为G夫人睡不着觉。工作人员报告说，当G夫人忘记事情时，G先生对妻子大喊大叫。不止一次，当她没有吃完饭时，他们目睹了G先生试图强行喂她的场景。当这对夫妇在卧室里时，工作人员报告称听到尖叫声、哭泣声和来自封闭门后面的拍打声。早上，发现G夫人的身上有瘀伤，头部有磕碰。当被问及时，G先生否认打了妻子。在被质问时，G夫人哭了起来，从来没有为她的伤害解释过。

G先生不愿意考虑增值服务，例如成人日托，担心他们夫妇的储蓄会用完。最近几年，他几次给夫人换医生，因为"他们什么也没有帮到她"。住在附近的孩子们说，他们不想参与父母的事情。他们描述他们的父亲多年以来在身体和口头上虐待母亲，并担心如果现在采取任何行动的话，可能会发生什么。

思考题

- 在这种情况下，什么干预措施可能有助于解决老年人虐待问题？
- 家庭照护护士在介绍和实施这些干预措施方面的作用是什么？
- 接受干预措施可能遇到什么障碍？
- 在这种情况下，作为家庭照护护士，你将如何帮助克服这些障碍？

法律干预来纠正问题。因为自愿的法律干预需要老年人的同意，但如果该人智力上不健全，则无法启动干预。有能力的成年人可以随时撤销自愿的法律干预。财务管理、授权书和各种类型的银行账户，如联合或直接存款，都属于这类干预措施。第9章中讨论了对智力健全的老年人有用的其他法律干预措施。

一些法律干预措施，例如监护或民事拘禁，是自愿的或非自愿的，但是当老年人的安全或财产受到威胁时，这些干预措施最常用的形式却是非自愿的。因为这些法律干预措施比自愿的干预措施牵涉更广泛的人身自由的丧失，所以在使用时应该非常慎重。选择法律干预措施的一个重要考虑因素是确定该人做出决策的能力，正如第9章和第13章所讨论的。一些措施，如监护，启动起来可能比停止更容易。其他措施，如民事拘禁，可能伴随着长期的烙印，即使干预已经终止。

当精神障碍（例如洞察力、判断力、记忆力或认知能力受限）影响老年人功能的安全运转及其基本人类需求满足的能力时，就会使用非自愿的法律干预措施。一般而言，当评估揭示存在以下所有情况时，就表明需要使用非自愿的法律干预。

- 必须对老年人的健康、生活安排、金钱或财产做出决策。
- 老年人没有能力做出合理的决定。
- 老年人有健康、安全、金钱或财产方面的风险。
- 如果其他人被授权代替老年人做出并实施决策，风险将被降低或消除。

针对虐待者的法律干预措施包括家庭暴力法和刑法。当相当大的财产需要保护，虐待非常严重且反复出现，老年人的精神障碍是实质性和永久性的，或者目标是预防虐待而不是解决虐待时，成人保护服务法就显得特别有限。在这些情形下，其他法律干预措施应与成人保护服务法一起加以考虑或替代它。

成人保护服务

在哲学上，**成人保护服务法**保护受虐待者及提供援助者，并为社会提供保护，使其免受人为造成的可能的危险。由于缺乏联邦指南或专门的资金，50个州之间的老年人虐待报告规定和成人保护服务法都有所不同。尽管各州在处理虐待老年人这一复杂问题上的方式有所不同，但各州保护易受伤害的老年人的法律目的都包括：

- 促进虐待或忽视的识别和举报。
- 传达公共和中央权威以处理保护事宜。

健康机会

护士通过识别侵入性最小的法律干预措施，同时确保伤害最小，来支持老年人的自主权。

- 建立防护服务体系，以预防、纠正或停止虐待或忽视。
- 在某些情况下，为了达到调查和服务目的，允许非自愿接触可疑的虐待受害者。

通常，地方社会服务部门接收虐待报告，但在某些州，是老年部门或检察机关接收这些报告。

报告范围包括忽视，剥削，躯体、性和心理虐待；在几个州的法律中还包括抛弃和残酷的惩罚。在大多数州，报告可疑虐待，对健康、社会服务以及安全专业人员和辅助专业人员是强制要求。大多数州法律保护报告的机密性以及所有参与形成报告的人的身份。对不报告的典型处罚是轻罪，有或没有罚款。然而，在某些州，不报告可能会导致监禁、负损害赔偿的民事责任或遭到国家许可委员会的通报。

负责实施的公共权力机构必须迅速展开调查；有时，法律要求在 24～72 小时内做出回应。调查一般包括对受害者进行家访并咨询知情人士一些情况。对高危老年人的干预措施可以包括医疗保健、支持服务、保护性安置、急救护理或财务管理。大多数法律强调程序正当、自决、最小限度的限制性干预措施以及智力健全成年人自愿接受服务。虽然保护服务工作者对实施老年人虐待法负有主要责任，但护士在报告及合作、评估、会诊、出庭作证以及提供照顾方面起着关键作用。在随后的章节中将讨论与每个角色相关的护理职责。

报告及合作

在成人虐待和保护服务法中，护士是最常被认定为强制报告者的健康保健人员。这是合适的，因为护士承担的岗位职责将他们置于一个关键的位置，可以目睹虐待和忽视的后果。此外，护士的一个主要作用是促进保健专业人士之间的合作，如虐待报告者和成人保护服务执法官员，以及虐待调查员或服务提供者。

强制报告法不要求报告者**知道**是否有虐待或忽视发生，仅仅在他们**怀疑**虐待或忽视发生时报告就可以了。问题核实的责任在于被控告进行法律执行的公共机构，而不在于报告者或举报源。怀疑老人虐待意味着要检测暴力的标志，如挫伤、划痕或骨折。这也意味着识别与忽视或剥夺有关的条件，如冻伤、营养不良、脱水、过度镇静、精神改变，或

不受控制的医疗状况。

由于大多数的报告法为强制报告者提供豁免权，因此秉诚行事且无恶意的护士可以报告可疑案例，而不必担心责任问题。有些法律对工作场所提供豁免权，在这种情况下，护士不能因为报告而被解雇、转岗或降职。在所有州中，报告的责任取决于个别护士，所以护士不能将报告的工作委托给其他人。只有护士需要对报告及其不报告的后果（法律和道德层面上的）进行负责。即使个别护士负责报告，但大多数机构和医院已建立协议，来澄清角色、提高报告的可信性。优秀的老人虐待的检测协议例子是可用的，并且所有医疗保健机构（包括多行业及多层次权威机构）的护士都应该考虑使用。框 10-4 所示为一个典型的医院或机构护士的协议模板。

评估

保护服务工作者经常要求护士评估他们照护的老年人，尤其是对忽视或虐待影响的危害或问题存在担忧时。护士通常参与对新转入的或刚刚经历健康状况变化的老年人进行评估。因为护士采用整体护理方法、通过护理机构获得了授权、愿意家访以及老年人相对容易接受等，因此护士是进行这类评估的首选的医疗保健工作者。

因为本章前面已经讨论了评估，所以只有一个方面需要在此进行进一步讨论。正式的老年人虐待

框 10-4　关于老年人虐待的护士协议模板

评估

- 使用常用的评估表，观察老年人虐待的线索。
- 如果有怀疑的理由，请使用正式的老年人虐待评估工具。
- 观察照护者及照护者和老年人之间的互动情况，并与照护者进行面谈。
- 分析引起虐待、忽视或剥削嫌疑的数据。
- 考虑客观发现是否能解释得通。

如果怀疑存在虐待和（或）忽视，与虐待检测团队进行会诊

- 尽快向团队领导和初级保健人员报告相关调查结果。
- 在进度说明中，总结从评估指南中获取的结果。
- 确定是否有必要向当局报告虐待或忽视。
- 在进度说明中，记录附加事实以及是否提交报告。
- 记录与老人和照护者进行讨论的内容。

接下来的行动

- 总结团队所采取的和推荐的行动步骤。
- 执行安保措施来保护老年人。
- 实施适当的干预措施。

评估工具用于收集和组织所有相关的信息；总结观察到的内容，并为规划转介、服务或法律行为提供基础。这些工具评估和记录所有以下内容：

- 背景资料（例如，老人的姓名和住址）
- 依据虐待或自我忽视类型，找出症状表现（例如，怀疑躯体虐待的案例中要找出瘀伤或挫伤）
- 症状的严重程度（例如，即刻的生命威胁）
- 蓄意虐待的指征（例如，照护者不允许护士与老年人独处）
- 急性或慢性疾病／损伤的症状（例如失禁）
- 功能丧失（例如，没有协助无法穿衣或如厕）
- 加重的社会不良条件（例如，独居生活和社会隔离的老年人）
- 信息来源（例如代理机构介绍）
- 建议采取的行动（例如，将案件转交给家庭医疗服务提供者）

会诊

除了提供直接评估外，当出现有关老年人健康状况的问题时，护士还经常提供会诊服务。典型的问题涉及药物、控制能力、营养和水分以及疾病征兆。通常会诊服务是某社区中服务提供商网络的一部分；有时，他们通过作为保护服务联盟中的临床会诊小组来正式组织。护士的另一个作用是对保护服务工作人员进行诸如健康评估、危险识别及疾病预防和检测等方面进行职业教育。

出庭作证

尽管极少数虐待老年人的案件涉及法庭诉讼，但成人保护服务人员也许需要法律援助来获得许可、提供服务或进行综合评估。在这些情况下，老年人通常是精神障碍者，无法做出减轻或消除忽视或虐待的决策。当处于危及生命境地的老年人拒绝帮助时，采取法律干预措施也可能是适当的。在允许采取法律干预措施之前，保护服务工作者必须向法官或仲裁员提供以下所有证据：

- 虐待或忽视
- 需要保护服务
- 无法获得自愿合作
- 没有其他方法来缓解问题

大多数证据是由医师、精神保健提供者及保护服务人员提供的；然而，护士有时被要求出庭作证或提交有关其评估或服务的报告。

证词包括两种类型的证据：直接观察和专家意见。护士可能被要求提供有关直接观察的证词，因为他们可以对老年人的健康状况或功能进行专业评估。此外，关于评估和护理计划的护理文件可用作法庭诉讼中的证据。因此，护士需要仔细、准确、客观地记录所有相关信息，并认识到他们的文件可能用于法律诉讼程序中。

提供照护

如本章护理干预部分所述，护士为被虐待和忽视的老年人提供基本的护理和治疗。他们帮助纠正由虐待和自我忽视造成的情况，并通过治疗损伤、监测药物、教育照护者、获得辅助器具的协助以及促进服务转诊等行为，防止再次发生。在这个角色中，像其他人一样，护士与其他专业人员和专业辅助人员合作，利用他们的知识和专长来帮助老年人虐待的受害者。

伦理问题

与被虐待和忽视的老年人有关的伦理问题与医药等领域的伦理问题相似。根据所采取的行动方式，通常有不同的观点和不同的含义，而不是明确的答案和绝对的对与错。法律、来自社会的压力和个人对专业的观念导致错误的假设，即诸如虐待或自我忽视等问题可以很容易或简单地解决。涉及老年人的保护情况很少能非常容易地解决。

围绕成人保护服务中的道德伦理问题的是这样一个事实，即美国社会中所有成年人都拥有权利——包括免于侵犯的自由，公平待遇权，免于不必要的约束权和自决权——但可以通过使用法律措施将这些权利免除。当专业人员需要采取剥夺其他成年人权利的法律措施时，他们往往面临两难境地。例如，除非法庭判定老年人无法胜任，否则他就有权受到保护而免于被侵犯，即使是善意的专业人士也不行。在成人保护服务的情况下，这项权利受到威胁，并且可以对不愿意同意援助的老年人施加服务。

另一个困境是保护性情况的特征，有时使尊重个人权利变得如此困难。以下是在尊重个人权利方面出现伦理困境的情况的例子：

- 在紧急或危险的情况下，即使老年人要求离开，也很难走开。
- 在做事时，无论什么样的公众压力都会对试图解决问题同时又尊重老年人权利的照护提供者施加压力。
- 矛盾的社会价值观可能会使个人权利与其他价值观之间发生冲突，如家长式作风和保护主义。
- 由于护理是为了帮助他人，因此很难处理那些不接受帮助的脆弱的老年人，特别是在缺乏帮助会导致严重不良后果时。
- 由于老年人可能存在认知功能受损，所处的现状可能需要立即采取行动，或老年人或照护者可能会隐瞒相关信息等原因，导致可能需要根据极少量的信息做出重大决定。
- 许多被虐待或忽视老年人可疑的精神状况将做出决策的责任置于其他人手中。非自愿的法律干预措施可能会不必要地剥夺个人的某些权利，但无所作为可能意味着人类的基本需要没有得到充分的满足或完全无法满足。
- 法律干预的侵入性质，包括强制性报告，可能会剥夺人们的基本权利。

护士可以应用框 10-5 中总结的原则等级，来解决有关特定情况的道德困境问题。成人保护服务的这些原则是在对被虐待或忽视老年人采取干预措施时，从最重要到最不重要进行排序的。

成人保护服务充满了道德上的困境。其中一些困境是与专业人员所应承担的报告者、调查员、服务提供者、管理人员和规划者五个基本角色有关的。在解决老年人虐待和忽视问题时，每个角色都有特定的责任范围。报告者负责检测情况，并将其描述给法律授权的人员处理。调查员是评估情况并决定是否需要保护服务的法定代理人。服务提供者提供纠正或停止虐待或自我忽视的干预措施。管理人员负责管理保护服务程序。最后，规划者制订政策和方案，以及旨在预防或处理问题的社区教育举措。

扮演每个角色的专业工作者都面临不同的伦理问题。报告者角色的问题包括提交报告以及这样做的后果。调查员的角色涉及有关隐私权、公开性和保密性的对立问题。服务提供者处理老年人权利、照护者权利以及老年人的风险程度等问题。项目规

框 10-5　成人保护服务的原则等级

Ⅰ. 超越安全的自由。 老年人有权选择生活在有危害风险的环境中，只要他有能力做出选择，不会对任何人造成伤害，也不犯罪。

Ⅱ. 自我决定。 老年人有权做出个人选择和决定，直到他将权利委托给或法院授予其他人为止。

Ⅲ. 参与决策。 老年人有权获得信息以做出明智的选择，并在他有能力的情况下有权参与影响他的情况的所有决定。

Ⅳ. 限制性最小的代替选择。 老年人有权利选择能够将选择性最大化并将生活方式的破坏最小化的服务替代品。

Ⅴ. 成人优先。 开业者的主要职责是服务老年人，而不是任何其他人（例如，关心形象的社区人士或关心财务的家庭成员）。

Ⅵ. 保密。 老年人有隐私权和保密权。

Ⅶ. 无罪推定。 如果有证据表明老年人正在做出合理的选择，那么从业者有责任确保无罪推定是对他是有利的。

Ⅷ. 不要伤害。 开业者有责任不采取任何将老年人置于更大伤害风险境地的行为。

Ⅸ. 避免责怪。 开业者有责任了解任何虐待的根源，且不采取任何导致施虐者对抗的行为，从而减小终止虐待的机会。

Ⅹ. 家庭维护。 如果施虐者是家庭成员，开业者有责任将虐待作为家庭问题进行处理，并设法找到适当的服务来解决问题。

划人员和管理人员面临着服务重点和资金、员工以及其他关键资源的困境问题。护士最常处理作为报告者、调查员和服务提供者的职业道德问题。表 10-2 列出了护士在成人保护服务中可能遇到的一些道德问题以及相关解决方案。

评价护理干预措施的效果

对被虐待或忽视老年人的护理照护是通过实现护理目标的程度来进行评价的。如果护理目标是减轻对不必要依赖的影响因素，则要通过老年人是否有较高水平的独立性来评价。如果护理目标是解决照护者的压力，那么可以通过照护者接受护理帮助、加入照护者支持小组，并对他的照顾责任表达较少的压力来进行评价。当护理目标是保护无能力的老年人免受伤害时，可以通过实施最少的限制性法律干预措施来进行评价。在这种情况下，护理照护是依据保护老年人免受伤害的同时也保护他的权利来进行评价的。

表 10-2　　有关受虐待老年人的伦理问题及建议解决办法	
伦理问题／推断	建议解决办法
我什么时候报告老年人虐待问题？（如果过早报告，我可能会不必要地侵犯某人的隐私。如果等待，情况可能会恶化）	当你相信如果没有干预，情况会恶化或危及长者时，应报告老年人虐待问题
如果我的报告使老人处于更危险的境地，或者给某人贴上不准确的标签，该怎么办？如果导致老人回避我和我的机构该怎么办？	如果你认为保护服务系统可以比目前的干预措施能更好地降低风险，那么就要报告老年人虐待问题
如何决定该优先考虑老年人还是照护者？（如果优先考虑老年人，我可能会疏远其家庭成员，而他们又是主要的照护资源。如果我优先考虑家庭，那么护理计划可能违背了老人的意愿，且不会充分尊重他的权利）	除了某些例外情况，老人应该被优先考虑。这些例外情况仅限于老年人被法院判定为无能力或他的行为危害到了他人的情况
维持保密性标准是否比遵守报告法更重要？	州法律优先于专业标准
老人拒绝服务的权利是否会扩大到完全的自我忽视和故意自杀？我如何知道处于危险境地的老年人清楚地了解自我忽视的后果？我该如何接受完全背离这种情况的现实？	诸如框 10-5 中所总结的这些道德困境，往往可以通过使用价值观或原则等级来解决
可以将紧急服务强加到一般情况下会拒绝的老年人身上吗？如果老人的生命受到威胁，那么不管老人选择什么，应用我的护理技能来拯救生命不是我的主要责任吗？即使老年人过去可能拒绝过服务，这是否意味着他们现在绝对会拒绝呢？	如果老年人不能决定是否接受或拒绝紧急服务，那么在受到保护服务法律制约的情况下，就应提供这些服务。这为老年人提供了基本保护，但承认他在紧急情况消除后有权拒绝持续服务，并且他有能力做出对自己有利的决定

展开式案例学习

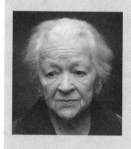

第二部分：B 夫人，82 岁

回忆一下，B 夫人是一位 82 岁、住在老年公寓里的老人。在接受了 2 个月的专业上门护理服务后，B 夫人从家庭护理机构出院了，因为她已能够成功地管理她的用药和其他方面的功能。出院几个月后，老年公寓健康诊所的护士注意到她的仪态发生了变化，伴有言语不清和步态失衡。B 夫人胳膊、膝盖和额头上有瘀伤，但她坚称没有跌倒。经过进一步调查，护士发现，她的血压为 210/104 mmHg，用诊所的血糖仪为她测的血糖为 410 mg/L。服药数据显示，B 夫人有两天半没有服用药物。在与她的初级保健人员协商后，B 夫人被送进了医院。检查显示她脑卒中，造成左侧肢体乏力和短期记忆丧失。

B 夫人反对医疗建议，离开了医院，返回她的公寓，最初拒绝家庭保健护士的访问。她坚称她的孩子来过并管理她的服药，为她准备饭菜，因为她无法自己做饭。B 夫人推理说，年轻时她照顾孩子，所以当她需要时，他们应该会来照顾她。孩子们试图帮助 B 夫人 4 天，但既无法满足她的要求，也无法满足他们的工作和家庭的需求。B 夫人勉强同意前来访视过的家庭护士的访视。她期待着只会看到护士一次，并且护士会"让我的孩子做对了"。

B 夫人的孩子参加了初步评估。B 夫人无法在没有帮助的情况下站立或如厕。她不能使用她的图表和彩色框来服药。B 夫人断然拒绝考虑入住护理机构接受治疗以恢复其体力，也不考虑和她的女儿或儿子一起生活。家人告诉护士，他们已经疲惫不堪，并且处于"崩溃边缘"，不能继续提供 B 夫人所需的照顾。护士向 B 夫人解释说，没有别人的协助，她住在公寓里是不安全的。她建议她聘请助手，直到可以做出其他安排，因为她的孩子没有义务丢掉工作或牺牲家庭关系来照顾她。B 夫人指责她的孩子贪婪，只关心他们自己。她说，孩子们有义务照顾他们的父母，她不会"让陌生人来做应该由孩子做的事情"。她向护士说出了她的论断："还有，我也不需要你再来了，因为所有你想做的都是支持我的孩子。"

思考题

- 你会用什么策略与 B 夫人建立关系？
- 你想要获得哪些额外的评估信息？以及如何获取？
- 你在处理 B 夫人的事情上下一步要做什么？

- 你和家人如何合作？
- 你还会动用哪些其他资源来规划和为 B 夫人提供照顾？
- 你在推荐成人保护服务时会使用什么标准？

本章重点

老年人虐待和忽视回顾

- 国家老年人虐待中心所界定的虐待老年人的主要形式是躯体虐待、性虐待、精神或心理虐待、忽视、遗弃、财务或物质剥削及自我忽视。
- 老年人虐待被广泛认为是对老年人造成严重后果的重大社会和公共卫生问题。
- 虐待老年人原因的研究表明它与其他形式的虐待有所不同，并且很复杂（框 10-1）。
- 家庭和照护者角色的文化差异影响了对老年人虐待的定义（框 10-2）。

老年人虐待和忽视的危险因素

- 老年人虐待通常与长期发展的多种危险因素有关。
- 不可见性和脆弱性是在发生大多数虐待或忽视情况的两个危险因素。
- 常见的心理社会危险因素：认知障碍、长期精神疾病、社会隔离和抑郁。
- 照护者因素：压力、健康认知障碍、药物滥用、个性特征。

养老院老年人虐待和忽视问题

- 20 世纪 70 年代以来，虐待老年人已被认为是养老院的一个问题，研究表明，在所有类型的长期护理机构中，虐待问题都普遍存在且报告偏少。

与老年人虐待和忽视有关的功能结局

- 忽视、躯体虐待、性虐待、精神或心理虐待、遗弃和自我忽视的定义和例子。

- 家庭暴力和性虐待是具有典型特征的老年人虐待类型。

受虐待或忽视老年人的护理评估

- 老年人虐待评估的独特方面：安全、有限的目标、抵抗、被护士视为威胁的情况、法律和伦理考量以及护士的安全。
- 身体健康评估：营养、水分、身体伤害标志（图 10-1）、虚弱程度和病理状况。
- 与安全、基本需求和脆弱性相关的功能能力评估（表 10-1）。
- 心理社会功能：认知障碍，对个人安全和自我保健做出安全决策的能力。
- 支持资源：同时作为施虐者的照护者、现存和潜在的资源，以及使用服务的障碍。
- 环境影响：家庭、社区和季节因素。
- 生命威胁：危害程度和降低风险的能力。
- 文化方面：家庭和文化期望、对照顾的看法以及评估障碍（框 10-3）。

护理诊断

- 受损的（或有缺陷的）家庭应对
- 照护者角色紧张（或有照护者角色紧张的风险）
- 受伤风险
- 决策冲突

健康结局计划

- 生活质量
- 虐待停止、保护、恢复
- 忽视停止

- 照护者压力源、精神健康
- 家庭应对
- 社会支持

解决老年人虐待和忽视问题的护理干预措施
- 护士在机构中的作用：教育照护者、出院规划、解决照护者的压力
- 护士在社区中的作用：教学、监督、提供直接护理、与家庭健康助手合作、促进转诊
- 护士在跨学科团队中的作用
- 促进转诊（为老年人和照护者、医疗设备提供的服务）
- 预防和治疗干预措施（核心服务类型，预防财务剥夺的方案；图 10-2）

法律干预和伦理问题
- 自愿和非自愿的法律干预类型
- 成人保护服务中护士的角色：报告和协调、评估、会诊、出庭作证、提供护理（框 10-4）
- 伦理问题：成人保护服务原则（框 10-5）
- 伦理问题和建议的解决方案（表 10-2）

评价护理干预措施的效果
- 老年人更高水平的功能
- 减轻照护者压力
- 使用最少限制性的法律干预措施
- 保护老年人

评判性思维练习

1. 确定目前在美国导致虐待和忽视老年人的以下类别中的每一个因素：
   - 人口统计学信息
   - 家庭变故
   - 保健系统
   - 老年人虐待的健康状况和其他特点
   - 社会意识
2. 与其他老年人的护理评估相比，被虐待或忽视的老年人的护理评估有什么不同？
3. 你对家庭照顾责任有什么看法？当某个家庭的护理价值观与你的显著不同时，你如何处理与他们的关系？
4. 你对体弱的老年人可以承担的风险程度有什么看法？
5. 在何种情况下，老年人应该被剥夺继续留在自己家中的权利？

（王黎　译）

参考文献

Acierno, R., Hernandez, M., Amstadter, A., et al. (2010). Prevalence and correlates of emotional, physical, sexual, and financial abuse and potential neglect in the United States: The National Elder Mistreatment Study. *American Journal of Public Health, 100*(2), 292–297.

Anetzberger, G. J. (2011). The evolution of an interdisciplinary response to elder abuse. *Marquette Elder's Advisor, 13*(1), 107–128.

Anetzberger, G. J. (2012). An update on the nature and scope of elder abuse. *Generations, 36*(3), 12–30.

Anetzberger, G. J. (2013). Elder abuse: Risk. In A. Jamieson & A. A. Moenseens (Eds.), *Wiley encyclopedia of forensic science.* Chichester: John Wiley & Sons.

Beach, S. R., Schulz, R., Castle, N. G., & Rosen, J. (2010). Financial exploitation and psychological mistreatment among older adults: Differences between African Americans and non-African Americans in a population-based survey. *The Gerontologist, 50*(6), 744–757.

Biggs, S., Manthorpe, J., Tinker, A., Doyle, M., & Erens, B. (2009). Mistreatment of older people in the United Kingdom: Findings from the first national prevalence study. *Journal of Elder Abuse & Neglect, 21*(1), 1–14.

Bond, M. C., & Butler, K. H. (2013). Elder abuse and neglect: Definitions, epidemiology, and approaches to emergency department screening. *Clinical Geriatric Medicine, 29,* 257–273.

Caceres, B., & Fulmer, T. (2012). Mistreatment detection. In M. Boltz, E. Capezuti, T. Fulmer, & D. Zwicker (Eds.), *Evidence-based practice protocols for best practice* (4th ed., pp. 544–561). New York: Springer Publishing Co.

Castle, N. (2012a). Nurse aides' reports of resident abuse in nursing homes. *Journal of Applied Gerontology, 31*(3), 402–422.

Castle, N. (2012b). Resident-to-resident abuse in nursing homes as reported by nurses aides. *Journal of Elder Abuse & Neglect, 24*(4), 340–356.

Connolly, M.-T., Breckman, R., Callahan, J., et al. (2012). The sexual revolution's last frontier: How silence about sex undermines health, well-being, and safety in old age. *Generations, 36*(3), 43–52.

Conrad, K. J., Iris, M., Ridings, J. W., Rosen, A., Fairman, K., &

Anetzberger, G. J. (2011a). Conceptual model and map of psychological abuse of older adults. *Journal of Elder Abuse & Neglect, 23*(2), 147–168.

Conrad, K. J., Ridings, J. W., Iris, M., Fairman, K. P., Rosen, A., & Wilber, K. H. (2011b). Conceptual model and map of financial exploitation of older adults. *Journal of Elder Abuse & Neglect, 23*(4), 304–325.

Day, M. R., Leahy-Warren, P., & McCarthy, G. (2013). Perceptions and views of self-neglect: A older adult-centered perspective. *Journal of Elder Abuse & Neglect, 25*(1), 76–94.

Day, M. R., McCarthy, G., & Leahy-Warren, P. (2012). Professional social workers' views on self-neglect: An exploratory study. *British Journal of Social Work, 42*(4), 725–743.

Daykin, E., & Pearlmutter, S. (2009). Older women's perceptions of elder mistreatment and ethical dilemmas in adult protective services: A cross-cultural, exploratory study. *Journal of Elder Abuse & Neglect, 21*, 15–57.

DeDonder, L., Lang, G., Luoma, M.-L., et al. (2011). Perpetrators of abuse against older women: A multi-national study in Europe. *Journal of Adult Protection, 13*(6), 302–314.

DeHart, D., Webb, J., & Cornman, C. (2009). Prevention of elder mistreatment in nursing homes: Competencies for direct-care staff. *Journal of Elder Abuse & Neglect, 21*(4), 360–378.

DeLiema, M., Gassoumis, Z., Homeier, D., et al. (2012). Determining prevalence and correlates of elder abuse using *Promotores:* Low income immigrant Latinos report high rates of abuse and neglect. *Journal of the American Geriatrics Society, 60*(7), 1333–1339.

Dong, X. (2012). Advancing the field of elder abuse: Future directions and policy implications. *Journal of the American Geriatrics Society, 60*(11), 2151–2156.

Dong, X., Simon, M., & Evans, D. (2012). Elder self-neglect and hospitalization: Findings from the Chicago Health and Aging Project, *Journal of the American Geriatrics Society, 60*(2), 202–209.

Dow, B., & Joosten M. (2012). Understanding elder abuse: A social rights perspective. *International Psychogeriatrics, 24*(6), 853–855.

Erlingsson, C., Ono, M., Sasaki, A., & Saveman, B. I. (2012). An international collaborative study comparing Swedish and Japanese nurses' reactions to elder abuse. *Journal of Advanced Nursing, 68*(1), 56–68.

Ernst, J. S., & Smith, C. A. (2011). Adult protective services older adults confirmed for self-neglect: Characteristics and service use. *Journal of Elder Abuse & Neglect, 23*(4), 289–303.

Griffore, R. J., Barboza, G. E., Oehmke, L. B., & Post, L. A. (2009). Family members' reports of abuse in Michigan nursing homes. *Journal of Elder Abuse and Neglect, 21*, 105–114.

Herdman, T. H. (Ed.). (2012). *NANDA International Nursing Diagnoses: Definitions and classification 2012–2014.* Oxford: Wiley-Blackwell.

Hersford, S. R., Parra-Cardona, J. R., Post, L. A., & Schiamberg, L. (2011). Elder abuse and neglect in African-American families: Informing practice based on ecological and cultural frameworks. *Journal of Elder Abuse & Neglect, 23*(1), 75–88.

Hirschel, A., & Anetzberger, G. J. (2012). Evaluating and enhancing federal responses to abuse and neglect in long-term care facilities. *Public Policy & Aging Report, 22*(1), 22–27.

Hudson, M. F. (1991). Elder mistreatment: A taxonomy with definitions by Delphi. *Journal of Elder Abuse & Neglect, 3*(2), 1–20.

Koenig, T. L., Leiste, M. R., Spano, R., & Chapin, R. K. (2013). Interdisciplinary team perspectives on older adult hoarding and mental illness. *Journal of Elder Abuse & Neglect, 25*(1), 56–75.

Lachs, M., & Berman, J. (2011). *Under the radar: New York State elder abuse prevalence study, final report.* Rochester, NY: Lifespan of Greater Rochester, Inc., Weill Cornell Medical Center of Cornell University, and New York City Department for the Aging.

Lachs, M. S., Rosen, T., Teresi, J. A., Eimicke, J. P., Ramirez, M., Silver, S., & Pillemer, K. (2013). Verbal and physical aggression directed at nursing home staff by residents. *Journal of General Internal Medicine, 28*(5), 660–667.

Lai, D. W. L. (2011). Abuse and neglect experienced by aging Chinese in Canada. *Journal of Elder Abuse & Neglect, 23*(4), 326–347.

Lee, H. Y., & Eaton, C. K. (2009). Financial abuse in elderly Korean immigrants: Mixed analysis of the role of culture on perception and help-seeking intention. *Journal of Gerontological Social Work, 52*, 463–488.

Lee, H. Y., Lee, S. E., & Eaton, C. K. (2012). Exploring definitions of financial abuse in Korean immigrants: The contribution of traditional cultural values. *Journal of Elder Abuse & Neglect, 24*(4), 293–311.

Lowenstein, A., Eisikovits, A., Band-Winterstein, T., et al. (2009). Is elder abuse and neglect a social phenomenon? Data from the first national prevalence survey in Israel. *Journal of Elder Abuse & Neglect, 21*(3), 253–277.

McCool, J. J., Jogerst, G. J., Daly, J. M., & Xu, Y. (2009). Interdisciplinary reports of nursing home mistreatment. *American Medical Directors Association, 10*(3), 174–180.

McDonald, L., Beaulieu, M., Harbison, J., Hirst, S., Lowenstein, A., Podnieks, E., & Wahl, J. (2012). Institutional abuse of older adults: What we know, what we need to know. *Journal of Elder Abuse & Neglect, 24*(2), 138–160.

Melchiorre, M. G., Chiatti, C., Lamura, G., et al. (2013). Social support, socio-economic status, health and abuse among older people in seven European countries. *PLoS One, 8*(1), e54856. [Epub 2013 Jan 30]. doi:10.1371/journal.pone.0054856.

Miller M. (2012). Ombudsmen on the front line: Improving quality of care and preventing abuse in nursing homes. *Generations, 36*(3), 60–63.

Mosqueda, L., Burnright, K., & Liao, S. (2005). The life cycle of bruises in older adults. *Journal of the American Geriatrics Society, 53*, 1339–1343.

Mosqueda, L., & Dong, X. (2011). Elder abuse and self-neglect: "I don't care anything about going to the doctor, to be honest…." *Journal of the American Medical Association, 306*(5), 532–540.

Murphy, K., Waa, S., Jaffer, H., et al. (2013). A literature review of findings in physical elder abuse. *Canadian Association of Radiology Journal, 64*(1), 10–14.

National Center on Elder Abuse. (2012). *Research Brief: How at risk for abuse are people with dementia?* Retrieved August 26, 2013 from www.ncea.aoa.gov.

National Center on Elder Abuse. (2013a). *What is elder abuse?* Retrieved May 26, 2013, from www.ncea.aoa.gov/faq/index.aspx.

National Center on Elder Abuse. (2013b). *Research brief, mistreatment of Lesbian, Gay, Bisexual, and Transgender (LBGT) elders.* Retrieved August 26, 2013 from www.ncea.aoa.gov/Library/Review/Brief/Index.aspx.

National Research Council. (2003). *Elder mistreatment: Abuse, neglect, and exploitation in an aging America.* Washington, DC: The National Academies Press.

Naughton, C., Drennan, J., Lyons, I, Lafferty, A, Treacy, M., Phelan, A., & Delany, L. (2012). Elder abuse and neglect in Ireland: Results from a national prevalence survey. *Age & Ageing, 41*(1), 98–103.

Navarro, A. E., Gassoumis, A. D., & Wilber, K. H. (2012). Holding abusers accountable: An elder abuse forensic center increases criminal prosecution of financial exploitation. *The Gerontologist, 53*(2), 303–312.

Newman, F. I., Seff, L. R., Beaulaurier, R. L., & Palmer, R. C. (2013). Domestic abuse against elder women and perceived barriers to help-seeking. *Journal of Elder Abuse & Neglect, 25*(3), 205–229.

Page, C., Conner, T., Prokhorov, A., Post, L., & Fang, Y. (2009). The effect of care setting on elder abuse: Results from a Michigan survey. *Journal of Elder Abuse & Neglect, 23*(3), 239–252.

Payne, B. K. (2010). Understanding elder sexual abuse and the criminal justice system's response: Comparisons to elder physical abuse. *Justice Quarterly, 27*, 206–224.

Phillips, L. R., Guo, G., & Kim, H. (2013). Elder mistreatment in U. S. residential care facilities: The scope of the problem. *Journal of Elder Abuse & Neglect, 25*(1), 19–39.

Pillemer, K., Breckman, R., Sweeney, C. D., Brownell, P., Fulmer, T., Berman, J., & Lachs, M. S. (2011). Practitioners' views on elder mistreatment research priorities: Recommendations from a research-to-practice consensus conference. *Journal of Elder Abuse & Neglect, 23*(2), 115–126.

Pillemer, K., Chen, E. K., Van Haitsma, K. S., et al. (2011). Resident-to-resident aggression in nursing homes: Results from a qualitative event reconstruction study. *The Gerontologist, 52*(1), 24–33.

Podnieks, E., Anetzberger, G. J., Wilson, S. J., Teaster, P. B., & Wangmo, T. (2010). Worldview environmental scan on elder abuse. *Journal of Elder Abuse & Neglect, 22*(1–2), 164–179.

Podnieks, E., Rietschlin, J., & Walsh, C. A. (2012). Introduction: Elder abuse in Canada–Reports from a national roundtable discussion. *Journal of Elder Abuse & Neglect, 24*(2), 85–87.

Ramsey-Klawsnik, H., Teaster, P. B., Mendiondo, M. S., Marcum, J. L., & Abner, E. L. (2008). Sexual predators who target elders: Findings from the first national study of sexual abuse in care facilities. *Journal of Elder Abuse & Neglect, 20*, 353–376.

Roberto, K. A., McCann, B. R., & Brossoie, N. (2013). Intimate partner violence in late life: An analysis of national news reports. *Journal of Elder Abuse & Neglect, 25*(3), 230–241.

Sandmoe, A., Kirkevold, M., & Ballantyne, A. (2011). Challenges in handling elder abuse in community care: An exploratory study among nurses and care coordinators. *Journal of Clinical Nursing, 20*(23–24), 3351–3363.

Schiamberg, L. B., Oehmke, J., Zhang, Z., Barboza, G. E., Griffore, R. J., VonHeydrich, L., …Weatherill, R. P. (2012). Physical abuse of older adults in nursing homes: A random sample of adults with an elder family member in a nursing home. *Journal of Elder Abuse & Neglect, 24*(1), 65–83.

Shankardass, M. K. (2013). Addressing elder abuse: Review of societal responses in India and selected Asian countries. *International Psychogeriatrics, 25*(8), 1229–1234.

Shinan-Altman, S., & Cohen, M. (2009). Nursing aides' attitudes to elder abuse in nursing homes: The effect of work stressors and burnout. *The Gerontologist, 49*, 674–684.

Sooryanarayana, R., Choo, W. H., & Hairi, N. N. (2013). A review of prevalence and measurement of elder abuse in the community. *Trauma Violence & Abuse, 14*(4), 316–325.

Teresi, J. A., Ramirez, M., Ellis, J., et al. (2013). A staff intervention targeting resident-to-resident elder mistreatment in long-term care increased staff knowledge, recognition and reporting: Results from a cluster randomized trial. *International Journal of Nursing Studies,* *50*(5), 644–656.

Ulsperger, J. S., & Knottnerus, J. D. (2011). *Elder care catastrophe: Rituals of abuse in nursing homes and what you can do about it.* Boulder, CO: Paradigm Publishers.

United Nations Economic and Social Affairs. (2008). *Guide to the national implementation of the Madrid International Plan of Action on Aging.* New York: United Nations Headquarters.

Walsh, C. A., Olson, J., Ploeg, J., et al. (2011). Elder abuse and oppression: Voices of marginalized elders. *Journal of Elder Abuse and Neglect, 23*(1), 17–42.

Weeks, L. E., & LeBlanc, K. (2011). An Ecological synthesis of research on older women's experiences of intimate partner violence. *Journal of Women & Aging, 23*, 283–304.

Wiglesworth, A., Austin, R., Corona, M., et al. (2009). Bruising as a marker of physical elder abuse. *Journal of the American Geriatrics Society, 57*(7), 1191–1196.

Wiglesworth, A., Mosqueda, L., Mulnard, R., Liao, S., Gibbs, L., & Fitzgerald, W. (2010). Screening for abuse and neglect of people with dementia. *Journal of the American Geriatrics Society, 58*, 493–500.

Wilson, D. M., Ratajewicz, S. E., Els, C., et al. (2011). Evidence-based approaches to remedy and also to prevent abuse of community-dwelling older persons. *Nursing Research and Practice,* Article ID 861484, 5p. doi:10.1155/2011/861484.

Wu, L., Chen, H., Hu, Y., et al. (2012). Prevalence and associated factors of elder mistreatment in a rural community in People's Republic of China: A cross-sectional study. *PLoS One,* e33857. doi:10.1371/journal.pone.0033857.

Zhang, Z., Schiamberg, L. B., Oehmke, J., Barboza, G. E., Griffore, R. J., Post, L. A., & Mastin, T. (2011). Neglect of older adults in Michigan nursing homes. *Journal of Elder Abuse & Neglect, 23*(1), 58–74.

Ziminski, C. E., Wiglesworth, A., Austin, R., et al. (2013). Injury patterns and causal mechanisms of bruising in physical elder abuse. *Journal of Forensic Nursing, 9*(2), 84–91.

第 3 篇
促进心理社会功能健康

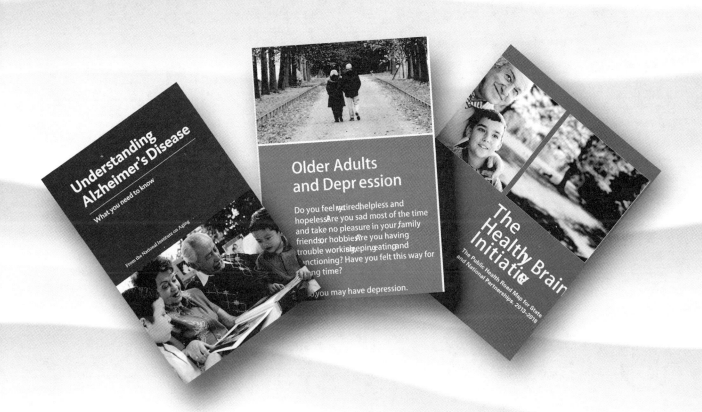

第 11 章 认知功能

学习目标

阅读本章后，能够：

1. 说明影响认知能力的年龄相关变化。
2. 列举影像老年人认知功能的危险因素。
3. 讨论与老年人认知相关的功能结局。
4. 确定护理措施，以帮助老年人保持或提高认知能力。

关键术语

自动和努力处理理论	记忆
认知储备	元记忆
语境理论	轻度认知缺损
处理连续体	神经可塑性
晶态智力	幸福悖论
发展智力	老化与认知的脚手架理论
赋权模式	社会情感选择性
日常问题解决	阶段理论
执行功能	智慧
液态智力	

然许多问题仍然没有答案，但我们正在朝着更好地和更积极地理解而努力，促使老年人保持最佳的认知功能。最近一个令人兴奋并以显著证据为基础的研究发现：老年人的认知能力可以通过健康促进干预来整体提高。本章将介绍有关认知老化多层面上的最新信息，并强调护理人员将如何应用这些信息来促进老年人的认知健康。

影响认知功能的年龄相关改变

在 20 世纪 60 年代，提出了关于老龄化和认知的第一个理论，是基于一个用于预测儿童上学表现测试设计的横断面研究。这些理论认为，全球范围内认知能力的衰退是正常老化和预期的一部分。到了 20 世纪 80 年代中期，纵向研究通过对青年期认知功能稳步线性下降具体过程的研究，指出了峰值认知发展在下降。目前的研究强调脑成熟和与之相关的认知能力在整个成年期继续发展，并且甚至可以在老年期得到提高（Aine, Sanfratello, Adair, et

认知涉及许多过程，包括那些与思考、学习和记忆相关的过程。存在这样的误区，正如一句格言所说"你不能教会老狗新把戏"，这句谚语普遍地、长期地对老年人不利。幸运的是，许多误区和误解可以通过近几十年的循证信息来驱散。自 1990 年以来，时任总统乔治·H·W·布什宣布"大脑的十年"开始，对大脑各方面的研究蓬勃发展。2013 年，美国总统贝拉克·奥巴马宣布了"脑图倡议"为主要资金资助对象，重点在寻找影响认知条件的原因和治疗方法，包括阿尔茨海默病和其他痴呆症。虽

一个学生的反思

在养老院的居民们不断地用他们的故事给我带来惊喜。有如此多的人可以仅仅通过倾听学习，居民们想和大家分享他们的故事，并十分重视我们的陪伴——至少这给我留下了深刻的印象。他们都是友好的、开放的，与我们没有什么不同，但他们随着年龄的增加都累积了大量的知识，其中很多知识是身为学生的我们所不具备的。

Megan S.

al.，2011）。近几十年来，研究人员都集中在观察认知能力与相关因素，如健康、个性、生活经历以及社会经济条件之间的相互作用。老年学家在确定提高认知能力或防止认知能力下降的干预方面投入了极大的兴趣，因为众所周知，在整个生命过程中大脑始终保持着积极的变化能力。

正如在老年人功能等诸多方面，老年医学家正在努力区分健康老年人与患有认知功能障碍的老年人（如痴呆患者）之间的认知功能改变（在第 14 章中详细讨论）。影响认知功能的年龄相关改变可以被理解成中枢神经系统的生理改变，以及在智力、记忆和心理发育等方面的改变。

中枢神经系统

关于大脑衰老的知识是从多种类型的数据，包括临床、神经心理、神经病理学、神经化学、神经影像学收集得来的。最初，大脑老化的研究依靠尸检结果，但不断发展的神经影像学技术（例如，功能性磁共振成像、脑磁图描记术）已显著扩大了我们的知识基础。

老年人脑成像研究表明脑体积下降和脑白质损失与认知功能在某些方面的下降有关（Farias，Mungas，Reed，et al.，2012）。然而，这些变化可以通过病理过程（例如，高血压或糖尿病）来表现，这往往在研究参与者中未被发现，而不是由年龄相关的变化单独引起的（Aine，Sanfratello，Adair，et al.，2011；Geldmacher，Levin，& Wright，2012）。一些研究还发现随着年龄增大，脑血流量减少，皮质体积损失，特别是额叶体积损失，但老年人的大脑可能能够补偿这些变化（Willis & Hakim，2013）。在有潜在影响认知能力的大脑和中枢神经系统的因素里，年龄相关改变包括脑重量减少、脑室扩大与脑沟加宽、神经元凋亡或皱缩、神经递质或其结合位点减少以及脂褐素在神经细胞体中大量堆积。最近的研究还集中在脑连接性的年龄相关改变，这影响了大脑各区域之间的交流沟通（Chou，Chen，& Madden，2013；Goh，2011）。

老年医学专家强调，由于大脑和神经系统在成年期持续发展，大脑结构变化并不一定决定认知能力。研究人员已经提出**老化和认知的脚手架理论**（scaffolding theory of aging and cognition），说明大脑对衰退的神经结构和功能做出的适应性反应。根据这一理论，"脚手架"是一个正常的过程，涉及开发和使用互补和替代神经回路来实现认知目标。尽管存在与年龄相关的变化，但这个过程是保护认知能力的（Park & Bischof，2011）。

神经可塑性（neuroplasticity）是指大脑和神经回路应对环境刺激产生的变化与发展的生理功能。**认知储备**（cognitive reserve）是与其密切相关的概念，指有能力继续在足够的认知水平上发挥作用，尽管与年龄或病理过程相关的因素会影响神经结构（Steffener & Stern，2012）。当可以促进神经元的连接、增加认知储备时，神经可塑性是积极的；而当抑制神经元的连接和降低认知储备时，神经可塑性则是消极的（Vance，Kaur，Fazeli，et al.，2012）。老年学家越来越强调认知能力的发展发生在人类发展的每一个阶段。然而，老年人有更多的挑战要应对。认知储备模型表明，创造性和智力活动可以通过刺激而达到改善认知能力的作用，如艺术、讲故事、阅读、写作、小组讨论、演奏乐器等。认知储备理论也可以解释教育水平较高和阿尔茨海默病延迟发作之间的关系（Stern，2012）。

液态智力与晶态智力

Cattell 和 Horn 的液态智力与晶态智力理论是于 20 世纪 60 年代末期提出的，这是最早试图解释与年龄相关的某些认知能力改变的理论之一。液态智力（fluid intelligence）主要取决于中枢神经系统的功能与一个人的内在能力，如记忆和模式识别。**液态智力**与整合认知能力、归纳推理、抽象思维、灵活和适应性的思维有关。这种认知特点使人们能够识别并得出复杂关系的结论。**晶态智力**（crystallized intelligence）是指认知技能，如词汇、信息和言语理解，人们通过文化、教育、非正式学习和其他生活经验而获得。这种认知的特点与智慧、判断力和生活经历密切相关。

根据这一理论，液态智力与晶态智力在婴儿期与儿童期同时发展，并随着中枢神经系统日趋完善而无法区分。在神经结构中与年龄相关的变化可引起液态智力的下降。然而，最近的一项研究发现，液态智力的变化与循环系统和神经系统病理状况的关系比单纯的年龄变化更加紧密（Bergman &

Almkvist，2013）。由于经验和学习的积累，晶态智力得以在成年期持续发展。除了那些依赖于反应速度的过程，晶态智力是不会随着年龄的增长而下降的，甚至可能因为经验提升智慧而增加。虽然液态智力被认为会随着年龄增长而下降，但是有研究发现，通过认知训练活动，还可以改善一些包括记忆力的认知功能的液态智力。

记忆

记忆通常被理解为类似计算机的信息处理系统，其中信息首先被感知，然后存储，最后需要时被检索。基本的记忆具有较短的持续时间和非常小的容量，并且它仅发生于立即过去的几秒钟的活动内，而不是作为一个真正的存储系统能长久地储存。初级记忆中的信息既可以在短时间内被回忆起，又可以转换为长期存储。次级记忆具有较长的持续时间，因此，检索及储存信息更重要。从存储的信息中进行检索，称为远程的、三级的或是长期记忆处理，所涉及的能力分为回忆与再认。与这些概念相关的理论认为，老年人的远期记忆要优于近期记忆；然而，研究表明，这两种类型的记忆其实都在下降，但老年人对远期记忆有较大存储能力（Botwinick，1984）。

最近，老年学家认为信息处理模型过于简化，因为它忽略了其中的存储操作环境。因此，新的**语境理论**列出了可以影响记忆的变量，包括健康、动机、期望、经历、教育、个性、任务要求、学习习惯、社会文化背景和处理信息的方式。该理论认为，在某些情况下老年人的记忆和认知能力比年轻人要好。例如，当信息是非常有趣的、情绪积极的或与个人相关的，老年人的记忆力就更好（Stine-Morrow & Basak，2011）。

另一种理论方法强调编码和分析，而不是存储和记忆检索。根据这种观点，记忆是从浅到深的**处理连续体**；信息存储得越深，其储存的时间就越长。以下任何变量都可以影响存储的深度（Botwinick，1984）：

- 从用于感觉信息的最浅水平到用于高度抽象信息的最深水平的技术加工过程。
- 在任意深度加工过程的阐述或质量。
- 取决于应该被如何学习的信息特殊性。

- 检索过程的深度与阐释过程。

该框架表明，老年人记忆力功能下降与处理机制失误有关。

另一种认为记忆是连续体的理论观点是**自动和努力处理理论**，该理论的提出者是 Hasher 和 Zacks（1979）。在连续过程的一端是自动处理，或是那些不需要注意力或认识和不会因练习而提高的任务。在另一端是付出努力的处理，或那些需要高水平的注意力和认知能量的任务。通过练习、付出努力的任务，需要更少的关注而变得更加自动化。根据这一理论，老年人维持有关程序记忆任务，这需要很少或不需要认知能量技能。然而，这种需要付出努力处理的能力（例如，选择性注意、心理意象、言语流畅性和语言生产）在老年人中呈下降趋势（Hayes，Kelly，& Smith，2013）。

元记忆是指自我认识和与记忆有关的看法、认知功能和发展记忆。在日常活动中元记忆十分重要，因为如果人们知道他们可以记住和怎样记住某些东西，他们就可以计划高效和有效的策略来进行记忆。因为老年人往往认为自己的认知能力不及年轻人，或在认知任务的某些方面他们的认知能力不及其实际情况。老年学家强调解决年龄歧视态度问题的重要性，因为这会导致关于认知能力的负面的自我固化认识（Hummert，2011）。

成人心理发展

关于心理发展的理论假设，老年人的思想变得越来越复杂并显示出知识技能进展的重组（Labouvie-Vief & Blanchard-Fields，1982）。例如，最近的这些理论的焦点是，认知能力与**日常问题解决**和决策能力相关。以下是决策能力的相关结论（Peters，Dieckmann，& Weller，2011）：

- 老年人更加依赖情感信息做出决策和判断。
- 老年人需要更多的时间做出决策，尤其是在遇到新信息或复杂信息的时候。
- 老年人的生活经验可以提供有助于决策过程的专业知识，并可能胜于与年龄相关变化相

> **健康机会**
>
> 护士可以通过传播有关老年人认知能力的积极理念来影响态度，从而改善老年人的认知能力。

关的认知缺陷。

- 老年人的决策过程中个人因素与动机因素更为重要。

成人认知发展**阶段理论**（stage theories）是20世纪70年代作为皮亚杰的儿童和青少年智力发展理论的扩展而被第一次提出的。该理论的一个假设认为，在以下阶段，儿童和青少年关注的焦点是获取知识，而成人关注的焦点是应用知识（Schaie，1977—1978）：

- 完成阶段（成年早期）：成年人运用获得的知识去满足需要与责任，例如职业生涯与家庭；他们运用他们的智力能力建立他们的独立性并发展目标导向的行为。
- 应答阶段（30岁后期到60岁早期）：成年人制订远期目标并加入到他们家庭与社会的需求中。
- 处理阶段（应答阶段的亚类）：适用于高水平社会责任的人。
- 重新整合阶段（成年期以后）：智力任务在生活中得以简化，只选择那些有意义和目标的责任；老年人会问"为什么我应该知道？"而不是"我应该知道什么？"

最近，科恩（Cohen，2005）根据一项对超过3000名成年人的研究，开发了**赋权模型**（empowering model）。这个模型描述了成熟老龄化的四个阶段：

- 中年再评估（40岁早期到50岁晚期）：人们遭遇必死命运的感觉；计划和行动是由探索或危机塑造的；大脑的变化刺激智力发展。
- 解放阶段（50岁晚期到70岁早期）：人们有一种新的内心解放感；大脑信息处理部分的发展增加了对新奇事物的渴望；计划和行动是由个人自由塑造的；退休可以带来新的体验。
- 总结阶段（60岁早期到80岁）：人们主动分享经验智慧；计划与行动取决于发现意义的渴望；大脑的发展提高了自传表达的能力；人们会在此时觉得被裹挟入一些未完成的事情或未解决的矛盾。
- 再演阶段（70岁晚期到生命的终结）：计划和行动是通过重申主要主题和探索这些主题的新变化而形成的。大脑的变化促进积极的情绪和士气；想要生活得更好，最后的愿望

是对他人有积极的影响。

老年学家们也关注着**幸福悖论**（paradox of well-being），它描述了老年人体验健康、认识和社会功能显著损失的现象，但同时却报告了高水平的健康情况和积极的情绪（Labouvie-Vief，2009）。**社会情感选择性**（socioemotionalselectivity）理论在动机方面解决了这个问题。根据这一理论，老年人认识到时间是有限的，因此他们积极追求情感上的满足。所以，他们把注意力从追求知识和信息收集转到关注更亲密的关系上（Labouvie-Vief，2009）。

另一个关注点是认知功能中的**智慧**，它被视为"一个由认知能力、洞察力、反应力、平静心态及关心他人的同情心等多个复杂元素组成的"（Ardelt，2011）。作为成人发展不可或缺的整体，智慧的科学含义包括以下几个方面（Knight & Laidlaw，2009，p684）。

- 不仅是"知道"，还"知道怎样"。
- 具有整合与平衡情绪与推理的能力。
- 对于生命以及其随时间改变的意识。
- 对于生命中不确定因素的接受以及如何处理的理解。
- 对个人价值观相对主义的理解以及对个体差异的包容度。

一个类似的概念是**发展智力**，被定义为"成熟的认知、情绪智能、判断力、社交技巧、生活经验、意识及其内容的整合"（Cohen，2005，p35）。科恩对于认知年龄的认识是积极并且有研究基础的。他强调，很多老年人显示出与年龄发展相关的智慧，是因为他们可以整合所有与智力发展相关的因素。

影响认知健康的危险因素

一系列复杂的因素均可影响老年人的认知能力，但是老年人对某些特别的因素尤其敏感。与老年护理的其他方面一样，识别可以通过一系列健康促进措施对其进行干预的危险因素尤为重要。

健康机会

护士可以通过问诸如"您能用几个智慧的词语分享一下您的宝贵经验吗？"的问题，来确认老年人的智慧。

个人、社会和态度的影响

多数个人、社会和态度因素影响着任何年龄阶段人的认知能力，研究人员试图发现那些最能影响老年人的因素。接受教育的时间与质量被认为是影响老年人认知能力最重要的因素，且时间越长、质量越高，老年人的认知能力表现得越好（Stine-Morrow & Chui，2011）。其他影响认知能力的因素还包括职业、社会关系、社会经济地位、视听能力、娱乐与休闲活动以及生活方式（例如，营养和身体活动）。

现代社会对老年人的年龄歧视与对其认知能力的贬低具有消极的作用。研究表明，老年人将记忆能力下降内化为不可避免的且与年龄因素相关的刻板印象，这同时会在他们记忆与认知能力测试中相应地表现出来（Levy，Zonderman，Slade，et al.，2011）。新近的研究说明，老年人的认知表现可以通过给予积极的印象而得以提高（Swift，Abrams，& Marques，2013）。

健康因素与健康行为

许多慢性疾病影响着老年人的认知能力，以至于老年学专家强调，在研究认知老化中，研究人员应将健康状况作为一个重要的解释变量（MacDonald，DeCarlo，& Dixon，2011；Spiro & Brady，2011）。增加导致痴呆的严重认知缺损风险的病理因素将在第 14 章进行详细讨论；而这一章，将讨论与轻度认知缺损相关的健康因素。与认知功能缺损有关的慢性疾病包括卒中、糖尿病以及心血管疾病。例如，纵向研究证明，在衰老前心血管总体功能健康的老人，其具有良好的口语记忆能力、**执行功能**（解决问题技能、自制力及灵活性）以及精神运动速度（Reis，Loria，Launer，et al.，2013）。

当前研究的主要热点在于，对于影响免疫、神经以及心血管系统的炎性疾病，如何将这些病理过程制订为干预目标（Barrientos，Frank，Watkins，et al.，2012；Rosano，Marsland，& Gianaros，2012；

Sartori，Vance，Slater，et al.，2012）。值得注意的是，一项研究发现，较高的感染负担（例如，幽门螺杆菌和单纯疱疹病毒等病原体的累积作用）是导致认知功能缺损的独立危险因素之一（Katan，Moon，Paik，et al.，2013）。研究也发现，在与脑小血管相关的腔隙性卒中后，常会发生认知功能缺损（Kloppenborg，Nederkoorn，Grool，et al.，2012；Makin，Turpin，Dennis，et al.，2013）。

营养情况被广泛地认为是影响与年龄相关认知功能的健康因素。例如，低水平的 β 胡萝卜素，维生素 B、C、D 都与认知功能下降有关。研究人员在影响认知的营养因素上也投入了大量的精力，因为这些都可以通过相对简单的干预措施加以解决。下面的结论均基于最新的研究。

- 老年人中低血红素水平（例如贫血）与认知下降有关（Shah，Schneider，Leurgans，et al.，2012）。
- 研究发现，血清维生素水平降低与认知功能低下有关，并是诱发阿尔茨海默病的危险因素（Annweiler，Rolland，Schott，et al.，2012；Balion，Griffth，Strifer，et al.，2012；Peterson，Mattek，Clemons，et al.，2012；Slinin，Paudel，Taylor，et al.，2012）。
- 基于 549 名社区老年居民的弗雷明汉心脏病研究纵向分析发现，维生素 B_{12} 水平降低与认知下降有关（Morris，Selhub，& Jacques，2012）。
- 俄勒冈州大脑衰老研究中心基于 104 名受试者的血液检测分析发现，血液中高水平的维生素 B、C、D 和 E 与较好的认知功能相关；血浆脂肪转运水平越高，认知功能下降情况就越严重（Bowman，Silbert，Howieson，et al.，2012）。
- 铁缺乏与认知功能缺损有关，它同时也是贫血发病的独立危险因素之一（Yavuz，Cankurtaran，Haznedaroglu，et al.，2012）。
- 饮食中的叶黄素与玉米黄质可影响老年人的认知功能（Johnson，2012）。

感觉障碍是影响认知过程的健康方面的另一因素，因为视听损伤限制了从环境中获取信息的质量与数量。例如，研究证实听力丧失作为独立因素与社区老年人认知缺损有关，并可加速认知水平的下降（Lin，Yaffe，Xia，et al.，2013）。因为感觉输入可明显影响学习和其他认知过程。当与老年人交流时，护士应确保其处于最佳的视听状态（这部分内容将在第 16 章与 17 章中详细讨论）。

研究者还关注影响认知功能的心理健康因素。与压力和认知相关的文献综述发现的有力证据显示，老年人中压力与认知功能呈负相关（Almeida，Piazza，Stawski，et al.，2011）。研究发现，通过增加糖皮质激素水平，慢性压力与认知缺损相关（Kremen，Lachman，Pruessner，et al.，2012）。抑郁以及亚临床变异的抑郁症状同样与认知功能缺损（尤其是记忆损伤，将在第 15 章中详细讨论）密切相关。

还有一些研究关注与健康相关的组合因素，强调健康的行为可以促使形成良好的认知功能状态。根据一项基于 5100 名 42 ～ 63 岁男性与女性的 17 年的研究数据发现，不健康行为的积分越高，老年后认知功能的缺损就越严重（Sabia，Singh-Manoux，Hagger-Johnson，et al.，2012）。吸烟是导致认知功能下降的危险因素（Sabia，Elbaz，Dugravot，et al.，2012）。很多研究都发现，健康的生活方式（诸如体育活动与社交活动）都与维持良好的认知功能有关（e.g.，Gow，Bastin，Munoz，et al.，2012；Lovden，Xu，& Wang，2013；Miller，Siddarth，Gaines，et al.，2012；Suzuki，Shimada，Makizako，et al.，2012；Wang，Jin，Hendrie，et al.，2013）。

药物作用

处方药和非处方药可通过许多途径影响记忆和其他认知功能。例如，很多处方药和非处方药中所含有的抗胆碱成分可严重影响老年人的记忆和认知功能，并且也是导致老年人心理问题的常见原因（Pasina，Djade，Lucca，et al.，2013）。因为很多药物具有抗胆碱能作用，研究者与临床医生近年在这些药物的累积效用研究中花费了大量精力，因为乙酰胆碱作为神经递质可直接影响认知功能。第 8 章中详述了抗胆碱药物及其他影响认知功能的药物。

健康机会

从整体角度来看，护士帮助老年人识别例如营养及非处方药等危险因素，可以通过自我保健行为加以处理。

具体而言，请参见表 8-8 中列举的影响认知功能的药物及其作用机制。

环境因素

研究者还验证了长期暴露于毒素环境是影响认知功能的危险因素之一。研究表明，暴露于二手烟环境是导致认知功能下降的危险因素之一（Orsitto，Turi，Venezia，et al.，2012）。工作或日常生活中接触铅可以增加认知缺损的风险，其可对神经处理速度产生不利影响（Grashow，Spiro，Taylor，et al.，2013）。

影响认知的功能结局

健康的老年人不会经历任何影响日常生活的认知障碍，但是他们会注意到认知在某些方面小的障碍，并在其他方面有所提高。将这些改变罗列如下（Stine-Morrow & Chui，2011；Thinggaard，McGue，& Christensen，2013）。

- 与年龄相关的认知功能下降始于 40 岁左右，但是这些改变存在大量的个体差异。
- 早期的认知改变是由于感知速度下降导致的。
  - 依赖于经验与知识积累，以及很好的练习的任务的认知能力（例如，词汇）在健康老年人中不会下降，反而还会提升。
- 与年龄相关的认知功能改变通常是以缓慢的线性速度发生改变的，任何重大或快速的变化都是由病理过程导致的。
- 很多研究都发现，较高的受教育水平可以保护认知功能，这与认知储备的发展有关。
- 很多研究表明，认知功能会在老年人群体中连续增加，这种倾向如果持续不断，就可能促成老年人达到更好的认知功能状态。
- 与炎症或心血管疾病相关的病理进程会导致认知功能的缺损加重。
- 健康促进干预能够保护甚至改善老年人的认知功能，这些干预包括社会交往活动、认知刺激活动以及一切有益于健康的活动（例如良好的营养、体育锻炼、压力管理、不吸烟、健康体重等）。

尽管这些有关改变模式的结论来源于精心设计的研究，老年学家强调，在某些老年人中仍有大量关于认知功能下降或改善的个体化差异。其还强调，这些研究仅仅关注与年龄相关的改变，并没有说明与认知功能相关的其他因素的相互作用。另外，许多在健康老年人中未被诊断的病理改变成为新兴的干扰问题。

另一个重要的考虑因素是这些与年龄有关的结论并未说明与其有关的文化因素。因此，在框 11-1 中提到了很多限制其的因素：

总之，老年人的认知功能必须考虑相关的社会因素、情感因素、其他因素以及当前研究的局限性。支持这个观点的研究表明："健康老年人的大脑往往比年轻人的大脑在各种各样的任务中表现得相当，甚至更好"（Cohen，2005，p.4）。Cohen 引用了以下循证研究发现来支持这种积极的认知老龄化观点：

- 新的脑细胞将终生生成。
- 经验与学习可以使大脑重塑。
- 成年期后大脑回路将更加成熟并日趋平衡。
- 老年人大脑左右半球的功能将整合得更加完美。

框 11-2 中总结了一些有关老年人认知的研究结论，这些结论可以更加有效地识别和贯彻于老年人的健康教育中。

影响认知功能的病理过程：轻度认知缺损

轻度认知缺损（mild cognitive impairment，MCI）是公认的异构综合征，表现为认知功能缺损超出了正常老化的范围，但又尚未达到轻度痴呆的标准。MCI 有两种不同的亚型：遗忘型 MCI（记忆缺失相关）和非遗忘型 MCI（这种类型并不常见）。在

框 11-1　文化考虑：文化因素与认知功能

- 意识到美国智力表现的标准已被开发用于讲英语的美国白人。
- 健康、教育和社会经济地位以及与文化相关的因素均可影响认知能力。
- 文化与语言因素可能会影响老年人对记忆问题的感知与描述。

框 11-2　影响老年人认知能力的功能结局

健康老年人的认知能力

- 保持不变或提高的技能：智慧、创造力、常识、现实与理想的协调能力、知识和经验的广度。
- 轻微或逐步下降的技能：概括能力、计算能力、语言流畅度、词语理解力、空间方向感、归纳推理能力与情景记忆能力。
- 找词将变得困难（例如"话到嘴边说不出"现象），但是总的词汇量在增加。
- 远期记忆依然完好无损，可以畅谈过去。
- 导致认知缺损的因素：焦虑、抑郁、感觉输入减少、健康水平下降、消极的态度、年龄歧视态度、病理过程（例如痴呆）。
- 改善认知能力的因素：营养均衡、体育锻炼、情绪调动、具有挑战性的休闲活动、强有力的社会网络以及一些能够提供掌控力的活动。

学习能力

- 老年人同年轻人一样有能力学习新事物，只是他们处理信息的速度较慢。
- 老年人在反应过程中更加谨慎，并更容易犯遗漏的错误。
- 老年人存在潜在的学习障碍，包括精力不集中、感觉障碍、缺乏相关性、教师-学习者之间的年龄差距以及与新知识相悖的价值观。

● **健康机会**

护士应该通过鼓励老年人发现那些能改善他们认知能力的方法（例如依据经验而来的智慧），来促进老年人的健康。

---

20 世纪 60 年代初期，现在被归为 MCI 的症状被认为是良性的衰老型健忘。20 世纪 80—90 年代，与年龄相关的记忆损伤、轻度神经认知下降或者非痴呆型认知损伤，这些标签都被用来定义这种症状。直到 21 世纪早期，MCI 才被认为是阿尔茨海默病的前兆，但是目前其则被认为是一种可以维持稳定、解决及进展的独特的综合征（Patel & Holland，2012）。目前，MCI 被认为可增加发展成痴呆的风险，虽然其并非一定会发展成为痴呆。研究表明，有 15% ~ 40% 的 MCI 患者可明显改善或者将其认知功能恢复至基线水平（Patel & Holland，2012）。与那些恢复或改善的患者相反，伴随 MCI 的患者将以每年 10% ~ 15% 的速率发展至阿尔茨海默病，而对照组的进展速率则是每年 1% ~ 2%（Freitas，Simoes，Alves，et al.，2013；Lopez，2013）。

由于 MCI 最近才被定义为一种独特的综合征，因此其诊断标准尚不明确，当前指南强调需要结合

临床判断、功能评估以及神经心理检查做出诊断（Healey，2012）。MCI 的诊断有赖于确定一个或多个认知领域的衰退（例如记忆、注意力、视觉空间能力以及执行功能），而不包括对全面认知功能及日常功能同时造成的主要影响。表 11-1 列出了与正常老化及 MCI 相关的认知功能改变。此外，对于认知特征，包括焦虑、抑郁以及易怒等的行为情绪症状，已被发现发生于 13% 的 MCI 患者，发生于 39% 的阿尔茨海默病患者，发生于 3% 的对照组（Van Der Mussele，Le Bastard，Vermeiren，et al.，2013）。由于最近在医疗保险计划中发生的改变，初级保健从业人员可以提供用于认知筛查和转诊的更全面的神经心理检查。护士可以鼓励有显著认知缺陷的老年人获得恰当的评价，且重点应放在通过实施干预来延缓其发展成为痴呆。

认知功能的护理评估

对智力表现的正式评估涉及神经心理测试，但护士可以通过使用循证工具来评估认知技能。此外，重要的是评估可能干扰认知功能的危险因素。因为认知的护理评估是心理社会评估整体中的一个部分，所以在第 13 章（心理社会评估）而不是本章中全面阐述。受损的认知功能的护理评估在第 14 章（谵妄和痴呆）中讨论。

护理诊断

健康的老年人经历认知功能的一些变化，但是，在没有病理状况和其他危险因素时，这些变化不会显著影响其整体功能。"增强知识的准备"的护理诊断适合于解决正常的认知衰老，因为重点在于健康促进干预以维持最佳认知功能。"受损的记忆"的护理诊断可能适合于具有遗忘型 MCI 或影响日常功能的记忆限制的老年人。与痴呆、意识错乱和其他严重认知障碍相关的护理诊断在第 14 章中讨论。

健康结局计划

与认知功能相关的基于健康结局标准是老年人负责解决危险因素和补偿与年龄相关的认知变化。以下是解决危险因素的结局的例子：改善感觉功能，控制心血管疾病，戒烟，健康的生活方式实施以及社会和知识的接触。护士可以使用以下与认知健康相关的护理结局分类（NOC）术语：认知，

健康机会

认识到偏见和负面态度对认知衰老的不利影响，并通过使用"增强知识的准备"的诊断来解决这些不利影响。

表 11-1　正常认知老龄化与轻度认知缺损的明显特征

特征	正常认知老化	轻度认知缺损（MCI）	轻度痴呆
短期记忆变化	保存	在遗忘型 MCI 中受损，在非遗忘型 MCI 中保留	明显受损
意识到记忆丧失	再认和记住记忆限制的详细信息	很少或没有再认和记忆限制的细节	有限或没有意识
心理状态	与基线相比没有显著变化	轻微或无显著损害	可测量的基线下降
社交技能	无明显变化	通常无显著变化	受损
日常生活活动	保存	保存	受损
工具性日常生活活动	与基线相比没有显著变化	有限的变化，在复杂的任务中显而易见（例如，管理财务和使用依从性）	受损

资料来源：Patel，B.B.，& Holland，N.W.（2012）. Mild cognitive impairment：Hope for stability，plan for progression. *Cleveland Clinic Journal of Medicine*，79（12），857-864.

一个学生的反思

在友谊村 5 周的开始，我不知道有什么可期待的。我以为我们只是测量生命体征，并与几个客户进行短小的谈话。我没有意识到，我会通过只听着 96 岁的人的生活故事学到这么多。我意识到，许多人都有相当惊人的生活经历，有很多的智慧和知识传递下来。

不用说，我的期望发生了巨大的变化！从仅仅 5 周的时间开始，而却不想在 5 周后离开。许多居民仍然"带着它"，可以记得很多关于他们的童年和过去的经验。这是我获得的最好的信息。他们是如何生活 96 岁，回顾他们的生活，并为他们的成就感到自豪。这就是我想要的生活！

Kim V.

● 健康机会

解决偏见和对认知衰老的负面态度的不利影响，并通过使用健康信念的护理结果分类术语来解决"增强知识准备"的护理诊断问题。

集中，运动参与，信息处理，知识（健康促进，压力水平，参与休闲活动，听力补偿行为和视觉补偿行为）。

护理干预促进认知健康

护士在教授老年人关于以下循证的认知健康和活力策略中的关键作用（Gow，Bastin，Munoz，et al.，2012；Guiney & Machado，2013；Miller，Siddarth，Gaines，et al.，2012；Stine-Morrow & Chui，2011）：

- 吃高抗氧化剂（例如水果和蔬菜）和 ω-3 脂肪酸（例如富含脂肪的鱼）的食物；限制盐、胆固醇和饱和脂肪。
  - 保持健康的体重。
- 参与定期体育活动，包括有氧活动、力量锻炼、灵活性和平衡锻炼。
  - 参与有吸引力的和挑战性的新学习体验。
- 练习身心活动，如太极和正念冥想。
- 参加休闲活动，如跳舞、玩棋盘游戏、演奏乐器、拼图和阅读。
- 选择具有控制和掌握感的活动，如玩电脑游戏或学习新技能。
- 与家人和朋友保持强烈和频繁的社交关系。

本文中讨论的许多健康促进干预措施提供了这些类型活动的具体实例。例如，心血管健康的干预（见第 20 章）与促进最佳认知功能非常相关。此外，因为视力和听力障碍可能干扰认知能力，任何针对改善感觉功能的干预（在第 16 和 17 章讨论）也可能有效改善认知功能。

以下护理干预分类术语确认与认知健康相关的干预：认知刺激，交流增强（听力缺失），交流增强（视觉缺陷），运动促进，健康教育，学习促进，学习准备增强，冥想促进，进行性肌肉放松，角色增强，自我意识增强，自我责任增强和风险识别。

关于记忆和认知的教学

教授老年人关于保持或改善认知技能的技术是我们的护理责任，与教导关于保持和改善身体功能的方式相同。元认知的概念表明，理解自己的认知过程会影响认知功能。例如，想要记住名字列表的人需要记住的意图和关于记住技术的知识。研究发现记忆训练可以有效地改善老年人的记忆和其他认知能力（Tullis & Benjamin，2012）。

除了解决记忆训练技术，更重要的是解决关于认知和老化的信念，因为这些可以显著影响一个人的学习能力。因此，健康教育需要包括以下所有方面。

- 纠正偏见和错误信息
- 提供有关年龄相关的变化的准确信息
- 传达积极的期望
- 确定自学目标
- 提供关于增强认知能力的技术的信息
- 识别对个人最有效的技术

在社区和长期护理机构中，小组会议可以有效地和高效地解决老龄化的许多心理社会方面，包括

● 健康机会

护士通过帮助老年人将"大脑健康"活动纳入他们日常生活的方法，促进个人的健康责任。

认知功能。密歇根大学的 Turner 老年人服务机构开发的模型（Fogler & Stern，2005）可用于教育老年人记忆增强技术（参见框 11-3）。

框 11-3　老年人的记忆训练

介绍

- 遗忘是所有人的生活的正常部分，但记忆技能可以学习。这个过程的目的是寻找人们忘记东西的某些原因，并讨论提高记忆技能的方法。
- 当老年人健忘时，他们可能会归咎于老化，而不是将其视为每个人都会发生的事情，不论年龄大小。
- 记忆问题可以看作一个挑战。任何人都可以提高他的记忆，但正如任何其他技能，必须做出努力。

记忆阶段

- 感觉记忆只持续几秒钟。它涉及通过视觉、听觉、嗅觉、味觉和触摸获得信息的意识。
- 短期记忆是你的工作记忆，或者是你有意识的想法。这也很简单，并且包含少量信息。例如，此类型的记忆允许你在拨打电话号码时调用该电话号码。
- 长期记忆是记忆库，或者你需要检索信息时依赖的记忆。这个记忆库几乎是无限的，包含你刚刚学到的信息，以及很久以前的信息。

记忆的变化和老化

- 老化归因于大量的记忆问题，但是由于老化而发生的变化很少。
- 在成年以前，学习新信息和回忆旧信息的过程有所放缓。然而，健康老年人的总体学习能力和记忆能力并没有受到显著影响。

干扰记忆的因素

随着人们变老，越来越多的因素可能干扰他们的记忆能力，包括以下因素：

- 不注意情况。这可能是因为情况与个人无关等。
- 分心可能会干扰集中精力。
- 感到压力、担心或焦虑。
- 身体疾病或疲劳。
- 具有妨碍获取信息能力的视觉、听觉或其他功能障碍。
- 感到悲伤或抑郁，或应付失去或悲伤。
- 不受智力刺激（"使用它或失去它"的原则）。
- 没有提示促进记忆。
- 不组织信息便于保留；不在日常生活中组织。
- 服用会干扰心理能力的药物或酒精。
- 身体不适（例如，由于营养不良或缺乏运动）。

提高记忆技能的方法

- 将事物写下来（例如，使用列表、日历和笔记本）。
- 使用与纸面提示组合的听觉线索（例如，计时器和闹钟）。

- 使用环境提示。例如，从常见的地方移除某物，然后在它达到其目的之后将其放回到其正常位置。
- 为特定物品指定特定地点，并将物品保留在适当位置（例如，将钥匙放在靠近门的钩子上）。
- 在适当的地方放置提醒（例如，在门附近放置需要修理的鞋子）。
- 使用可视图像。（"一张图片等价于一千字。"）当你想记住某事时，在你的头脑中创建一张图片；图片越不寻常，你就越有可能记住。
- 使用主动观察：注意周围发生的事情的细节，并警惕环境。
- 在名称和心理图像之间建立关联（例如，Carol 和圣诞颂歌）。
- 通过大声重复它们或将信息写在纸上来排练您想要记住的项目。
- 使用自我指令（例如，"我把钥匙放在柜台上，所以我记得在我离开之前关闭炉子。"）。
- 将信息划分为可以轻松记住的小部件［例如，要记住地址或邮政编码，将其分成（765，55）几组。］
- 将信息组织成逻辑类别（例如洗发水和发胶，牙膏和漱口剂，肥皂和除臭剂）。
- 使用韵律提示（例如，"在 1492 年，哥伦布航行在蓝色海洋。"）
- 使用第一个字母提示并建立关联（例如，要记住购买汤、茶、橙子、大米和鸡蛋，则记住"STORE"）。
- 建立单词关联（例如，记住你的车牌的字母，用字母 CML 制作一个单词，例如骆驼）。
- 搜索字母表，同时专注于你要尝试重新录入的内容（例如，记住某人的名字是 Martin，以 A 开头的名字开始，并继续通过字母表命名，直到你的记忆被正确拼接）。
- 撰写故事以链接你想要记住的事情（例如，如果你必须去清洗店和邮局，创建一个关于邮寄一条裤子的故事）。

结论

- 不要试图记住所有这些技术，而是选择一些你喜欢的技术，并在适当或需要时使用这些技术。
- 尽量减少分心；一次只注意一件事。
- 给自己时间记住；健忘最可能发生在你匆忙时。
- 设计系统以组织日常任务，例如服用药物。
- 携带记事本或日历，不完全依赖心理线索。
- 放松和保持幽默感。如果你对你的记忆感到焦虑，并相信你记不住，那么你将创造一个自我实现的预言。

资料来源：Fogler，J.，& Stern，L.（2005）. Improving your memory: How to remember what you're starting to forget. Baltimore，MD Johns Hopkins University Press.

提高集中力和注意力

当一个人参与环境和集中在视觉和听觉线索的能力受限时，学习和记忆的能力也受到损害。因此，提高注意力和集中力的技术，如放松、意象和冥想，也可以改善记忆和学习。同样，任何减少环境分散注意力的方法也可以改善一个人的认知能力。正念（也称为正念冥想），这是一个集中在对环境的知觉和一个人对其反应的做法，是一种自我保健实践，可以提高注意力和其他认知能力。许多自助书都描述了冥想、正念和放松的技巧，作为维持或改善认知功能的方法，并将思维开放给新的学习。护士可以给老年人讲授第 24 章概述的放松技术，用于各种用途，包括提高心理技能。

鼓励参与精神刺激活动

越来越多的证据表明，参与精神刺激活动是有效促进认知功能的方法之一。因此，护士应该积极鼓励老年人参与成人学习活动。在某些机构，护士可以通过小组健康教育项目向老年人说明健康相关的知识，这些都将为其提供有益的社会支持。这个由护士主导的小组健康教育将在第 12 章中详细描述。

护士还可以通过向老年人推广使用计算机来对其进行心理刺激，例如增加与他人的交流和沟通、收集有关健康和日常生活的信息。焦点小组发现，老年人对使用计算机和其他技术来维持和改善精神和身体能力均感兴趣（Heinz，Martin，Margrett，et al.，2013）。研究还表明，认知训练干预，如基于计算机的脑部练习，可有效提高老年人的认知能力

健康机会

护士通过帮助老年人根据他们的生活经验和当前兴趣来确定满足他们独特学习需求的活动，从而促进个人责任。

（Shatil，2013）。越来越多的认知刺激和愉快的脑游戏及脑练习可在互联网上获得。

另一个护理干预是鼓励老年人参与当地社区的终身学习计划。一些大学和学院（特别是社区大学）为 60 岁及以上的学生提供减价或免费课程。一些课程还提供副学士学位、证书课程或一般等同文凭。退休学习机构是一个以退休年龄学习者为基础的社区组织，其开发和实施大学或与大学有联系的教育计划项目。这些会议通常包括家庭作业，每周举行几个小时，为期几个月。通常通过当地老年人中心和当地学区附属的成人教育计划提供较不正规的教育计划项目。老年人可以联系当地学院获得信息，以找到根据此计划提供的课程。

路德学者是一个非营利组织，成立于 1975 年（以前称为 Elderhostel），通过以合理的成本结合旅行和教育，为终身学习提供机会。这个项目在全世界范围内提供了一系列不同寻常的话题和模版。护士可以鼓励老年人获得更多关于这个和其他项目的信息。

适应健康教育的材料

许多关于认知老龄化的研究集中在影响老年人学习的因素。由于许多护理干预措施包括患者教学或健康教育，关于认知老化的信息可用于使教育方法和材料适应老年人，如框 11-4 中所概述。本文中

框 11-4　老年人健康教育指南

促进学习的环境条件
- 建立温暖、友好的环境。
- 消除干扰（例如，噪声和过度的视觉刺激）。
- 尽可能提供良好的照明和消除眩光源。
- 确保老年人适当地使用助听器和眼镜。
- 使用放大设备，如麦克风。

促进学习的教学策略
- 强调知识和经验的应用，而不是获取不相关的信息。
- 使用赞美和正面反馈。
- 一次呈现一个想法或少量信息。
- 允许足够的时间处理信息。

使用具体而不是所有形式（口头，书面，视听）的抽象教材。
- 确保信息与个人相关。
- 将信息与个人的过去经历相关联。
- 尽可能多地调整演示文稿的个性化处理速度。
- 安排后续活动以加强教学点。

增强学习的教学辅助
- 使用与老年人相关的音频和视觉辅助工具。
- 确保用实例说明健康老龄化，不强化偏见或刻板印象。
- 提供预先组织者如大纲和摘要。
- 解释如何使用组织辅助工具。

提出的与老年人沟通并补偿听力和视力缺陷的建议（见第 13、16 和 17 章）可适用于健康教育。

健康教育资料应当适应老年人，这也可能是很必要的，以确保适宜他们的文化水平和习惯。例如，许多联邦政府网站提供西班牙语和其他语言的健康教育材料。由于越来越强调满足文化多样性人群的需求，因此定期检查互联网资源并探索特定群体教学材料的可用性非常重要。此外，地方社区中心和老年中心通常在其服务区提供与文化多样的人口相关的文化特定的健康教育材料。例如，组织和州政府已经制订了预先医疗指示的表格和教学工具，以满足特定文化群体的学习需求，如第 9 章所讨论的。本文第 2 章进一步阐述了文化敏感性的健康教育。

评价护理干预的有效性

护理干预的有效性通过具有轻度记忆障碍的老年人能够使用其认知能力来满足其日常需要的程度来评估。例如，想要聚会的老年人可能会学习使用日历或其他组织化辅助工具来记住聚会时间。在这些情况下，干预措施的有效性是根据这些人记得赴约的情况来衡量的。护理干预的有效性也可以根据老年人表达对他们的认知能力和对干预措施（包括自我照顾行动）的满意度来主观测量。

案例学习

C 夫人 71 岁，独自住在自己的家里。她参加了一家当地高级健康诊所，此诊所负责她的血压监测、健康体检（例如胆固醇水平）和年度流感疫苗接种。在每月血压监测期间，她表示她对上周忘了预约见自己的医生感到苦恼。她说她一直在面临记忆力下降的问题，她的一个朋友告诉她，她可能有阿尔茨海默病。她问是否有地方可以让她进行阿尔茨海默病的检测。

护理评估

你的护理评估表明 C 夫人在过去一年里错过了几次医疗保健预约。她说她在 6 个月前错过了一次牙科诊所预约，她当时非常担心她的女儿，她正在接受乳房肿块的诊断测试。上周，她错过了医生的预约，她当时一直忙于为她的孙子的婚礼购物。当你问起额外的记忆问题时，C 夫人承认她比以前更难记住人们的名字。你没有发现任何可能影响 C 夫人的认知能力的危险因素（例如抑郁、药物作用、营养不良）。C 夫人从来没有使用过日历，她说她记得她的医生的预约，将预约卡与她的账单和支票簿都放在她的书桌抽屉里。她说她每个月都会检查预约卡，但她没有注意到她错过了两次预约。

护理诊断

你可以使用"健康寻求行为"的护理诊断，因为 C 夫人有兴趣学习记忆训练技能，以帮助她记住约会。C 夫人对年龄相关的认知变化的理解很差，她表示她有兴趣学习如何改善她的记忆。

C 夫人的护理计划

预期结果	护理措施	护理评估
C 夫人将表示有兴趣提高她的记忆能力	• 使用框 11-2 教导 C 夫人与年龄相关的影响认知能力的改变因素 • 讨论正常老化、轻度认知缺损及痴呆的认知特点 • 强调记忆能力可以通过进行记忆训练而得以加强	C 夫人将同意参加改善记忆能力的训练讨论

C 夫人的护理计划（续）

预期结果	护理措施	护理评估
C 夫人将使用记忆训练技术来改善其认知功能	• 给 C 夫人框 11-3 的副本并复习其中的信息 • 帮助 C 夫人确定一个或两个记住约会的策略（例如，开始使用日历） • 帮助 C 夫人确定一个或两个策略以记住她遇到的人的姓名（例如，使用视觉图像）	C 夫人将报告成功使用记住人名的方法
如果记忆不能改善，C 夫人将意识到用于评估的资源	• 提供当地老年人评估计划有关认知评估的信息	C 夫人将根据需要跟进，获得认知功能的综合评估

思考题

- 什么因素会导致 C 夫人忘记她的预约？
- 框 11-1 和框 11-2 中的信息哪一条对 C 夫人的改善最有效？
- 你是否还有针对改善 C 夫人症状的其他方法？

QSEN 应用能力

QSEN 能力	知识（K）、技能（S）、态度（A）	应用于 C 夫人的措施
以患者为中心	（K）整合对以患者为中心的护理的多维度的理解 （K）描述在医疗保健过程的所有方面赋予患者权力的策略 （S）评估与患者和家庭接触的自身沟通技术水平 （A）通过患者的眼睛看到保健情况的价值	赋权 C 夫人通过教授她关于正常的认知老龄化和干预来改善记忆能力 使用良好的沟通能力表达对 C 夫人关注的理解，同时消除关于认知老化的任何偏见
团队协作	（S）整合在帮助患者实现健康目标方面发挥作用的其他人的贡献	提供有关获得认知功能综合老年评估的信息
循证实践	（S）基于患者价值观、临床专业知识和证据制订个性化护理计划 （S）阅读与临床实践相关的原始研究	运用框 11-1 中的循证信息教授 C 夫人正常认知老化、轻度认知缺损及痴呆的特征

本章重点

影响认知的年龄相关变化

- 中枢神经系统：脑的退化性变化，反应时间较慢
- 液态智力（诱导推理，抽象思维）下降，但晶态智力（智慧和判断）得到改善
- 一些但不是所有的记忆功能在健康的老年人中下降
- 成人心理发展模式描述成熟老龄化的阶段

影响 认知健康的危险因素

- 个人和社会影响：教育，社会经济因素，年龄歧视
- 身体健康和功能：慢性病症，营养状况，

感觉障碍

- 心理健康因素：压力，抑郁
- 健康相关行为：身体活动，社会参与
- 不良的药物作用，特别是抗胆碱能药物
- 暴露于有害的环境

影响认知功能的功能结局（框 11-2）

- 随年龄下降的认知技能：感知速度，数字能力，情景记忆，言语能力，诱导推理，执行功能
- 随着年龄增长的认知技能：词汇，一般知识
- 快速或显著的下降是由于病理过程（例如脑卒中、痴呆）
- 文化因素和认知功能（框 11-1）

病理状况影响认知：轻度认知缺损

- MCI 是一种异质综合征，其特征为具有超越"正常老化"的功能受损，但不符合轻度痴呆的标准。
- MCI 的症状可以改善或恢复到先前的水平，但更常见的是进展为阿尔茨海默病。

认知功能护理评估

- 参见第 13 章

护理诊断

- 增强知识的准备
- 健康寻求行为

健康结局计划

- 认知
- 集中
- 健康信念
- 健康寻求行为
- 信息处理
- 知识：健康促进
- 休闲活动参与

护理干预促进认知健康

- 循证的认知健康策略：营养，精神运动，体育锻炼，挑战性休闲活动，强大的社交网络，促进控制和掌握感的活动
- 个人和群体的记忆和认知教学（框 11-3）
- 提高注意力（注意力，意象，放松）
- 鼓励参与精神刺激活动（计算机，课堂）
- 适应健康教育的材料（框 11-4）

评价护理干预的有效性

- 对提高认知能力表示满意
- 能够在日常活动中使用认知技能

评判性思维练习

1. 确定你自己生活中干扰认知功能的因素。
2. 你在生活中使用什么记忆辅助工具？它们有效吗？你想开发额外的记忆辅助工具吗？
3. 你在一个老年中心工作，并建议中心主办一系列关于老年人记忆问题的课程。这个建议是基于你的观察，许多老年人已经向你询问关于记忆的问题，有一些还关注阿尔茨海默病。解决以下每个问题：

- 中心主任是一个"你不能教老狗新的技巧"坚定的信仰者，你将如何说服主任你想要提供的

课程是值得的？

- 您将如何构建会议（会议的数量和长度，参与者数量等）？
- 描述你将涵盖的内容和你将用于每个主题的方法。包括关于正常认知老龄化的信息、认知功能缺损的危险因素、改善记忆的技术和认知的其他方面。
- 你会使用什么视听辅助工具，包括书面材料？
- 你将如何提供适应小组的教学方法和材料？
- 你将如何评价会议？

（姜婧 译）

参考文献

Aine, C. J., Sanfratello, L., Adair, J. C., et al. (2011). Development and decline of memory function in normal, pathological and healthy successful aging. *Brain Topography, 24*(3–4), 323–339.

Almeida, D. M., Piazza, J. R., Stawski, R. S., & Klein, L. C. (2011). The speedometer of life: Stress, health and aging. In K. W. Schaie & S. L. Willis. *Handbook of the psychology of aging* (7th ed., pp. 191–206). New York: Elsevier.

Annweiler, C., Rolland, Y., Schott, A. M., et al. (2012). Higher vitamin D dietary intake is associated with lower risk of Alzheimer's disease. *Journal of Gerontology: Medical Sciences, 67*(11), 1205–1211.

Ardelt, M. (2011). Wisdom, age, and well-being. In K. W. Schaie & S. L. Willis. *Handbook of the psychology of aging* (7th ed., pp. 279–291). New York: Elsevier.

Balion, C., Griffith, L. E., Strifler, L., et al. (2012). Vitamin D, cognition, and dementia. *Neurology, 79*, 1397.

Barrientos, R. M., Frank, M. G., Watkins, L. R., et al. (2012). Aging-related changes in neuroimmune-endocrine function: Implications for hippocampal-dependent cognition. *Hormones and Behavior, 62*, 219–227.

Bergman, I., & Almkvist, O. (2013). The effect of age on fluid intelligence is fully mediated by physical health. *Archives of Gerontology and Geriatrics, 57*(1), 100–109.

Botwinick, J. (1984). *Aging and behavior* (3rd ed.). New York: Springer.

Bowman, G. L., Silbert, L. C., Howieson, D., et al. (2012). Nutrient bio-marker patterns, cognitive function, and MRI measures of brain aging. *Neurology, 78*, 242.

Chou, Y., Chen, N., & Madden, D. J. (2013). Functional brain connectivity and cognition: Effects of adult age and task demands. *Neurobiology of Aging, 34*(8), 1925–1934.

Cohen, G. D. (2005). *The mature mind: The positive power of the aging brain.* New York: Basic Books.

Farias, S. T., Mungas, D., Reed, B., et al. (2012). Maximal brain size remains and important predictor of cognition in old age, independent of current brain pathology. *Neurobiology of Aging, 22*(8), 1758–1768.

Freitas, S., Simoes, M. R., Alves, L., et al. (2013). Montreal cognitive assessment. *Alzheimer's Disease & Associated Disorders, 27*, 38–43.

Fogler, J., & Stern, L. (2005). *Improving your memory: How to remember what you're starting to forget* (3rd ed.). Baltimore, MD: Johns Hopkins University Press.

Geldmacher, D. S., Levin, B. E., & Wright, C. B. (2012). Characterizing healthy samples for studies of human cognitive aging. *Frontiers in Aging Neuroscience.* doi:10.3389/fnagi.2012.00023.

Goh, J. O. S. (2011). Functional dedifferentiation and altered connectivity in older adults. *Aging and Disease, 2*(1), 30–48.

Gow, A. J., Bastin, M. E., Munoz, M., et al. (2012). Neuroprotective lifestyles and the aging brain: Activity, atrophy, and white matter integrity. *Neurology, 79*(17), 1802–1808.

Grashow, R., Spiro, A., Taylor, K. M., et al. (2013). Cumulative lead exposure in community-dwelling adults and fine motor function. *Neurotoxicology, 35*, 154–161.

Gross, A. L., Rebok, G. W., Brandt, J., et al. (2013). Modeling learning and memory using verbal learning tests. *Journals of Gerontology: Psychological Sciences and Social Sciences, 68*(2), 153–167.

Guiney, H., & Machado, L. (2013). Benefits of regular aerobic exercise for executive functioning in healthy populations. *Psychonomic Bulletin & Review, 20*(1), 73–86.

Hasher, L., & Zacks, R. T. (1979). Autonomic and effortful processes in memory. *Journal of Experimental Psychology: General, 108*, 356–388.

Hayes, M. G., Kelly, A., J., & Smith, A. D. (2013). Working memory and the strategic control of attention in older and younger adults. *Journals of Gerontology: Psychological Sciences and Social Sciences, 68*(2), 176–183.

Healey, W. E. (2012). Mild cognitive impairment and aging. *Topics in Geriatric Rehabilitation, 28*(3), 157–162.

Heinz, M., Martin, P., Margrett, J. A., et al. (2013). Perceptions of technology among older adults. *Journal of Gerontological Nursing, 39*(1), 42–51.

Hummert, M. L. (2011). Age stereotypes and aging. In K. W. Schaie & S. L. Willis (Eds.), *Handbook of the psychology of aging* (7th ed., pp. 249–277). New York: Elsevier.

Johnson, E. J. (2012). A possible role for lutein and zeaxanthin in cognitive function in the elderly. *American Journal of Clinical Nutrition, 96*(5), 1161S–1165S.

Katan, M., Moon, Y. P., Paik, M. C., et al. (2013). Infectious burden and cognitive function: The Northern Manhattan study. *Neurology, 80*(13), 1209–1215.

Kloppenborg, R. P., Nederkoorn, P. J., Grool, A. M., et al. (2012). Cerebral small-vessel disease and progression of brain atrophy. *Neurology, 79*(20), 2029–2036.

Knight, B. G., & Laidlaw, K. (2009). Translations theory: A wisdom-based model for psychological interventions to enhance well-being in later life. In V. L. Bengston, M. Silverstein, N. M. Putnery, & D. Gans (Eds.), *Handbook of theories of aging* (2nd ed., pp. 693–705). New York: Springer.

Kremen, W. S., Lachman, M. E., Pruessner, J. C., et al. (2012). Mechanisms of age-related cognitive change and targets for intervention. *Journals of Gerontology: Medical Sciences, 67*(7), 760–765.

Labouvie-Vief, G. (2009). Dynamic integration theory: Emotion, cognition, and equilibrium in later life. In V. L. Bengston, M. Silverstein, N. M. Putney, & D. Gans (Eds.), *Handbook of theories of aging* (2nd ed., pp. 277–293). New York: Springer.

Labouvie-Vief, G., & Blanchard-Fields, F. (1982). Cognitive aging and psychological growth. *Ageing and Society, 2*, 183–209.

Levy, B. R., Zonderman, A. B., Slade, M. D., et al. (2011). Memory shaped by age stereotypes over time. *Journals of Gerontology: Psychological Sciences and Social Sciences, 67*(4), 432–436.

Lin, F. R., Yaffe, K., Xia, J., et al. (2013). Hearing loss and cognitive decline in older adults. *JAMA Internal Medicine: 173*(4), 293–299.

Lopez, O. L. (2013). Mild cognitive impairment. *Continuum, 19*(2), 411–424.

Lovden, M., Xu, W., & Wang, H. X. (2013). Lifestyle change and the prevention of cognitive decline and dementia: What is the evidence? *Current Opinions in Psychiatry, 26*(3), 239–243.

MacDonald, S., DeCarlo, C. A., & Dixon, R. A. (2011). Linking biological and cognitive aging. *Journals of Gerontology: Psychological Sciences and Social Sciences, 66B*(S1), i59–i70.

Makin, S., Turpin, S., Dennis, M. S., et al. (2013). Cognitive impairment after lacunar stroke: Systematic review and meta-analysis of incidence, prevalence and comparison with other stroke subtypes. *Journal of Neurology, Neurosurgery, and Psychiatry.* doi:10.1136/jnnp.2012.303645.

Miller, K. J., Siddarth, P., Gaines, J. M., et al. (2012). The memory fitness program: Cognitive effects of a healthy aging intervention. *American Journal of Geriatric Psychiatry, 20*, 514–523.

Morris, M. S., Selhub, J., & Jacques, P. F. (2012). Vitamin B-12 and folate status in relation to decline in scores in the mini-mental state examination in the Framingham heart study. *Journal of the American Geriatrics Society, 60*(8), 1457–1464.

Orsitto, G., Turi, V., Venezia, A., et al. (2012). Relation of secondhand smoking to mild cognitive impairment in older inpatients. *Scientific World Journal.* doi:10.1100/2012/726948.

Park, D. C., & Bischof, G. N. (2011). Neuroplasticity, aging, and cognitive function. In K. W. Schaie & S. L. Willis (Eds.), *Handbook of the psychology of aging* (7th ed., pp. 109–119). New York: Elsevier.

Pasina, L., Djade, C. D., Lucca, U., et al. (2013). Association of anticholinergic burden with cognitive and functional status in a cohort of hospitalized elderly. *Drugs & Aging, 30*(2), 103–112.

Patel, B. B., & Holland, N. W. (2012). Mild cognitive impairment: Hope for stability, plan for progression. *Cleveland Clinic Journal of Medicine, 79*(12), 857–864.

Peters, E., Dieckmann, N. F., & Weller, J. (2011). Age differences in complex decision making. In K. W. Schaie & S. L. Willis (Eds.), *Handbook of the psychology of aging* (7th ed., pp. 133–151). New York: Elsevier.

Peterson, A., Mattek, N., Clemons, A., et al. (2012). Serum vitamin D concentrations are associated with falling and cognitive function in older adults. *Journal of Nutrition, Health & Aging, 16*(10), 898–901.

Reis, J. P., Loria, C. M., Launer, L. J., et al. (2013). Cardiovascular health through young adulthood and cognitive functioning in midlife. *Annals of Neurology, 73*(2), 170–179.

Rosano, C., Marsland, A. L., & Gianaros, P. J. (2012). Maintaining brain health by monitoring inflammatory processes. *Aging and Disease, 3*(1), 16–33.

Sabia, S., Elbaz, A., Dugravot, A., et al. (2012). Impact of smoking on cognitive decline in early old age. *Archives of General Psychiatry, 69*(6), 627–635.

Sabia, S., Singh-Manoux, A., Hagger-Johnson, G., et al. (2012), Influence of individual and combined healthy behaviours on successful aging. *Canadian Medical Association Journal, 184*(18), 1985–1992.

Sartori, A. C., Vance, D. E., Slater, L. Z., et al. (2012). The impact of inflammation on cognitive function in older adults. *Journal of Neuroscience Nursing, 44*(4), 206–216.

Schaie, K. W. (1977–1978). Toward a stage theory of adult cognitive development. *International Journal of Aging & Human Development, 8*, 129–138.

Shah, R. C., Schneider, J. A., Leurgans, S., et al. (2012). Association of lower hemoglobin level and neuropathology in community-dwelling older persons. *Journal of Alzheimers Disease, 32*(3), 579–586.

Shatil, E. (2013). Does combined cognitive training and physical activity training enhance cognitive abilities more than either alone? *Frontiers in Aging Neuroscience, 5.* doi:10.3389/fnagi.2013.00008.

Slinin, Y., Paudel, M., Taylor, B. C., et al. (2012). Association between serum 25(OH) vitamin D and the risk of cognitive decline in older women. *Journals of Gerontology: Biological Sciences and Medical Sciences, 67*(10), 1092–1098.

Spiro, A., & Brady, C. B. (2011). Integrating health into cognitive aging. *Journals of Gerontology: Psychological Sciences and Social Sciences, 66*(S1), i17–i25.

Steffener, J., & Stern, Y. (2012). Exploring the neural basis of cognitive reserve in aging. *Biochimica et Biophysica Acta, 1882*(3), 467–473.

Stern, Y. (2012). Cognitive reserve in ageing and Alzheimer's disease. *Lancet Neurology, 11*(11), 1006–1012.

Stine-Morrow, E., & Basak, C. (2011). Cognitive interventions. *Handbook of the psychology of aging* (7th ed., pp. 153–171). New York: Elsevier.

Stine-Morrow, E., & Chui, H. (2011). Cognitive resilience in adulthood. *Annual Review of Gerontology and Geriatrics, 32*, 93–114.

Suzuki, T., Shimada, H., Makizako, H., et al. (2012). Effects of multicomponent exercise on cognitive function in older adults with amnesic mild cognitive impairment. *BMC Neurology, 12*, 128. www.biomedcentral.com/1471-2377/12/128.

Swift, H. J., Abrams, D., & Marques, S. (2013). Threat or boost: Social comparison affects older people's performance differently depending on task domain. *Journals of Gerontology: Psychological Sciences and Social Sciences, 68*(1), 23–30.

Thinggaard, M., McGue, M., & Christensen, K. (2013). Age trajectory of high cognitive functioning among the oldest old. *Annual Review of Gerontology and Geriatrics, 33*, 35–59.

Tullis, J. G., & Benjamin, A. S. (2012). The effectiveness of updating metacognitive knowledge in the elderly. *Psychology and Aging, 27*(3), 683–690.

Vance, D. E., Kaur, J., Fazeli, P. L., et al. (2012), Neuroplasticity and successful cognitive aging: A brief overview for nursing. *Journal of Neuroscience Nursing, 44*(4), 218–226.

Van Der Mussele, Le Bastard, N., Vermeiren, Y., et al. (2013). Behavioral symptoms in mild cognitive impairment as compared with Alzheimer's disease and healthy older adults. *International Journal of Geriatric Psychiatry, 28*(3), 265–275.

Wang, H., Jin, Y., Hendrie, H. C., et al. (2013). Late life leisure activities and risk of cognitive decline. *Journals of Gerontology: Medical Sciences, 68*(2), 205–213.

Willis, K. J., & Hakim, A. M. (2013). Stroke preventions and cognitive reserve. *Frontiers in Neurology*. doi:10.3389/fneur.2013.00013.

Yavuz, B. B., Cankurtaran, M., Haznedaroglu, I. C., et al. (2012). Iron deficiency can cause cognitive impairment in geriatric patients. *Journal of Nutrition, Health & Aging, 16*(3), 220–224.

第12章　心理社会功能

关键术语	
焦虑	孤独
与文化密切相关的综合征	宗教信仰
交流退化	怀旧
幼儿化	弹性
晚年焦虑性障碍	自尊
习得性无助感	灵性
生活事件	应激
生命回顾	应激源

虽然与年龄相关的生理变化和慢性疾病可能影响一个人的功能活动，但心理社会变化在应对能量方面通常是最有挑战性和最苛求的。当然，许多心理社会挑战与受损的健康和功能密切相关，但有些可归因于角色、关系和生活环境的变化。因为许多心理社会变化是不可避免的并且有些是可预测的，老年人可以通过发展和使用有效的应对策略来准备和应对心理社会挑战。护士通过支持有效的应对机制和协助制订新的应对策略来促进老年人的心理社会健康。

生活事件：影响心理功能的年龄相关变化

生活事件是在生命周期的各个时间发生的主要变化，并且明显影响着日常生活。某些事件通常与一个人的生活中的不同时期相关联。例如，年轻人可能经历以下生活事件：创立事业，远离核心家庭，托付给同伴，组建家庭和开始家庭生活。通过个人经验或朋友分享的经验，我们比较熟悉年轻时期的主要生活事件。人们通常认为这些事件是积极的，并且是有目的的选择。相反，老年期的生活事件可能是未知的、不可预测的、不可避免的，事实上有可能还是不想要的甚至恐惧的。因此，老年人可能经历更大的失去控制或害怕失去对他们生活的控制。此外，在老年人身上发生的生活事件可能包括失去重要的人或物，而这些已经在几十年中成为了生活中重要的一部分。这些事件的发生倾向于时间离得很近，而有较少的时间可用于调整每个事件，一些生活事件甚至会演变成慢性压力。处理他人的年龄歧视态度和行为是老年人特定的生活事件。

最可能发生在较年长成年人的生活事件包括退休、搬迁、慢性疾病和功能障碍、有关驾驶车辆的决定、丧偶、朋友和家庭成员的死亡，以及面对年轻人的态度。图 12-1 说明了成年后可能发生的一些主要生活事件，以及相关的后果。虽然大多数后果是消极的，但一些后果也可能是积极的。例如，由于这些生活事件，老年人可能专注于实现生活中的完整性和意义，他们可能接受更多的无法控制的事情。此图显示了老年人的生活事件之间的内在相互关系。

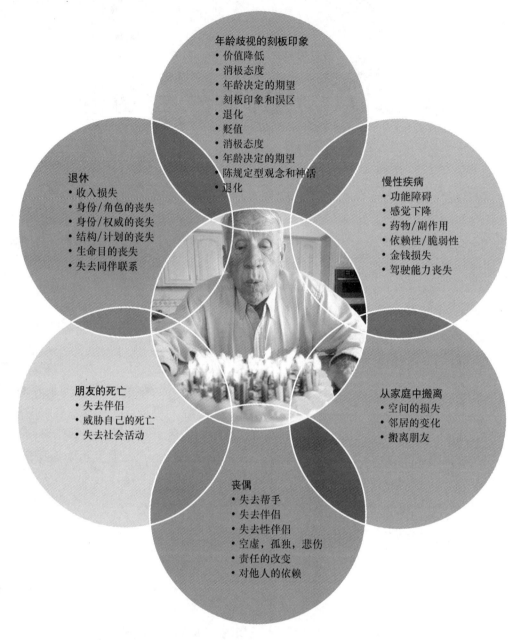

年龄歧视的刻板印象
- 价值降低
- 消极态度
- 年龄决定的期望
- 刻板印象和误区
- 退化
- 贬值
- 消极态度
- 年龄决定的期望
- 陈规定型观念和神话
- 退化

退休
- 收入损失
- 身份/角色的丧失
- 身份/权威的丧失
- 结构/计划的丧失
- 生命目的丧失
- 失去同伴联系

慢性疾病
- 功能障碍
- 感觉下降
- 药物/副作用
- 依赖性/脆弱性
- 金钱损失
- 驾驶能力丧失

朋友的死亡
- 失去伴侣
- 威胁自己的死亡
- 失去社会活动

从家庭中搬离
- 空间的损失
- 邻居的变化
- 搬离朋友

丧偶
- 失去帮手
- 失去伴侣
- 失去性伴侣
- 空虚，孤独，悲伤
- 责任的改变
- 对他人的依赖

图 12-1　老年人的心理社会挑战

健康机会

护士通过让老年人谈论他们经历的生活事件的意义来促进其健康。

退休

退休往往被视为一个里程碑，标志着进入老年。65岁是传统的退休年龄；然而，越来越多的"过渡就业"在出现，老年人全面退休之前逐渐从全职工作转变为兼职工作。目前的趋势表明，许多老年人进入自谋职业阶段，或改变其职业，或在他们逐步完全退休时成为顾问（Bowen, Noack, & Staudinger, 2011；Rix, 2011）。延迟完全退休可能是有益的，因为研究表明，维持工作责任与改善身体和心理功能有关（Wickrama, O'Neal, Kwag, et al., 2013）。

社会态度可以影响一个人对退休后的适应能力，特别是在有强烈工作伦理的社会中。在这些社会中，劳动人民的地位高于失业人口，在劳动人民中，地位取决于他们所拥有的工作和工资。因此，当人们退休时，他们不可避免地应对社会地位的变化，心理社会的挑战可能是对**自尊**（某人对自我的感觉）和自我概念基于工作地位的人的最大的挑战。以下因素通常会影响退休决定：健康，财务资产，工作条件，养老金供应，家庭环境（例如照顾责任），继续就业机会以及持续履行工作职责的能力。对于已婚夫妇，本人和配偶都必须适应退休。有时，对于没有受雇的人来说，这样的适应过程显得更加困难。

退休的积极和消极结果在老年人中有显著的差异，并受许多因素的影响，例如健康、家庭和友情关系，以及社会和经济资源。退休经历为消极或积极的程度的主要决定因素是它是强迫的还是自愿的。研究表明，非自愿退休与抑郁、负面健康影响和有害健康相关行为（包括吸烟，身体活动减少，以及非饮酒者的饮酒消耗增加）的风险增加有关（Hershey & Henkens，2013）。

搬迁

老年人的另一种常见的心理社会调整是由于诸如配偶丧失、缺乏可用的辅助服务、缺乏亲属关系网络或照护者、慢性病症和功能性能力下降以及认知障碍或精神疾病等因素而决定从家庭中搬迁。由于健康问题而增加对他人的依赖是老年人搬迁到他们可以获得支持服务的机构的常见原因。迁移到另一个地理位置的另一个原因包括更接近年轻的家庭成员、更喜欢更暖的气候，或期望更低的生活成本。

除了家庭和个人因素，许多环境条件也影响了搬迁的决定。例如，城市地区的老年人可能会发现他们是不安全的或与社会隔离的，因为他们周围的邻居已经逐渐改变，他们不再被他们熟悉的或容易联系到的人包围。在农村地区，地理距离和缺乏支持服务可能对功能受损的老年人产生严重后果，尤其在他们几乎没有社会支持的情况下后果更是严重。对于那些发现在物质和财务上维持自己的家庭并支付公用事业费用困难的老年人来说，也会出现问题。

移居到长期护理机构是一些老年人的重要生活事件，这些决定可以带来严重的情绪和经济后果。因为自 20 世纪 90 年代以来，老年人可选择的长期护理机构显著增加（在第 6 章讨论），故而这些决策是复杂的。当老年人的健康状况发生突然或重大变化时，重要的是将这些决定视为短期而非永久性的。护士们在全面地解决这些决定上处于关键地位，当

然要确保心理社会问题和医疗问题一起被考虑进去。此外，护士可以确保老年人尽可能多地参与到决策中，而且会定期回顾审查这些决定，因为老年人的需求会发生变化。

慢性疾病和功能障碍

许多老年人的另一个主要生活调整是慢性疾病和功能限制，特别是限制了他们的独立性。虽然大多数老年人有一个或多个影响其日常功能的慢性病症，但 79% 的 65 ～ 74 岁的人和 67% 的 85 岁及以上的人认为他们的健康状况是良好的，甚至是优秀的（Federal Interagency Forum on Aging-Related Statistics，2012）。大多数功能限制只需要在日常生活中进行微小的调整，但有些功能，例如相当程度的认知、移动能力或视觉障碍，均与结局有关，如：

- 对其他人的依赖性增强
- 自尊和改变自我概念的威胁
- 生活方式的变化
- 一个人做自己想做的事的能力的不可预测性
- 用于辅助工具、药物和医疗的支出
- 频繁前往医疗保健机构
- 药物副作用，有时会导致进一步的功能障碍
- 增加了对个人犯罪和对犯罪恐惧的敏感性

有关驾驶车辆的决定

有关驾驶车辆的决定往往是老年人、他们的家庭和医疗保健专业人员面临的最富有情感的问题之一。在美国，获得汽车和拥有有效的驾驶执照不仅可以用于交通，而且还作为自主性的重要标志。事实上，对于许多老年人来说，驾驶的能力是独立性的代名词，拥有驾驶执照，即使其未被使用，也是一个人的能力并保证自己不依赖他人的象征。停止驾驶被认为是向老年时期的正常过渡，老年男性和老年女性分别期望的驾驶年龄是比他们的安全驾驶年龄延长 7 年和 10 年（Curl, Stowe, Cooney, et al.,

2013）。研究结果表明，停止驾驶与严重的负面结局直接相关，包括抑郁症、社会参与减少、个人身份和角色的丧失、死亡率增加，以及认知功能和整体健康加速下降（Boot，Stothart，& Charness，2013；Choi，Lohman，& Mezuk，2014；Liddle，Haynes，Pachana，et al，2013）。除了年龄增加，与停止驾驶相关的病症是功能限制、认知损伤、疾病（例如脑卒中、髋骨骨折）和感觉损伤（特别是视觉和听力损伤的组合）等（Dugan & Lee，2013；Green，McGwin，& Owsley，2013）。

独立驾驶交通工具能力的丧失影响了老年人生活的各个方面，从获得食物和药物到获得社会互动的机会。由于这种深远的影响，家庭和老年人可能避免处理与驾驶有关的问题。家庭成员因为许多原因而可能不愿意建议老年人放弃开车。例如，家庭成员可能不想承担权威角色，或者他们可能缺乏可接受的交通替代方案。因此，老年人及其家庭避免或抵制停止驾驶的决定并不奇怪。当老年人放弃或大幅减少他们的驾驶能力时，他们面临心理社会困难的挑战，这可以被视为一个主要的生活事件。与安全驾驶相关的护理评估和干预在第 7 章作为功能评估的一个方面进行讨论。

丧偶

丧偶的例子作为老年人的生活事件说明了前面讨论的所有特征。对大多数老年夫妇来说，丧偶是不可避免的，而且女性比男性丧偶的可能性更大。当丧偶发生时，会有其他后果。常见的其他后果包括：

- 失去伴侣和亲密朋友
- 丧失性伴侣
- 悲伤、孤独和空虚的感觉
- 责任增加
- 增加对他人的依赖
- 收入损失和财务管理效率低
- 与子女、已婚的朋友和其他家庭成员关系的改变

对 70 多岁和 80 多岁的人们来说，一段持续了几十年的婚姻或亲密关系是很常见的，其带来的损失影响巨大，表现出的悲伤、孤独和空虚的感觉可能是极大的。回顾性研究强调，丧偶的心理存在巨大的差异，并且受到诸如婚姻质量和生存的伴侣是

否是死者照顾者等因素的影响（Schaan，2013）。研究还强调，丧偶期间的丧亲应激模式在范围上均有所不同，包括常见的悲伤、慢性悲伤、慢性抑郁、丧亲期改善和弹性（Whitbourne & Meeks，2011）。

老年丧偶的另一个特点是再婚的机会随着年龄的增长而减少。这对于女性来说尤其如此，因为女性的寿命更长，老年男性与老年女性的比例在不断减小。老年人不再婚的其他原因包括家庭问题、财务因素（例如，社会保障福利减少），以及对他们新独立生活方式的偏好。即使再婚，他们也需要与新的伴侣适应完全不同的角色。如果已婚夫妇明确分担角色（这在今天老年群体中很常见），失去伴侣意味着在重要的日常任务中的重大调整。例如，老年夫妇经常划分任务，使得只有一个人管理钱、驾驶车辆、清洁房子、去商店购买杂货，并且进行家庭维修和维护。当负责任务的人不再履行职责时，另一人可能不能、不愿意或无准备承担这一角色。在丧偶期间，两种性别特异性的差异是女性的经济困难和男性家务管理的困难（Schaan，2013）。

朋友和家人的去世

像其他成年人的生活事件一样，随着年龄的增长，朋友和家人的去世变得不可避免。许多 90 多岁的人已经比他们的朋友和许多亲戚（即使不是全部）活得更长。事实上，90 多岁的人可能甚至不认识比他们年长的人。此外，由于人们面临着年龄比他们年轻或相似的其他人的去世，他们越来越意识到自己死亡的临近。老年人可能将阅读报纸上的讣告和死亡通知作为日常活动。虽然家庭成员可能认为这种活动是一种病态的关注，但事实上，这可能是老

健康机会

在适当的时候，护士鼓励老年人谈论他们的丧偶经历，可通过打开针对一个问题的对话，例如"因为你的伴侣去世，你的生活有了什么不同？"

差异性提示

悲伤体验以文化为基础，西方国家强调内化表达，而集体主义性质国家更多强调的是公共或礼仪表达。一项跨文化研究发现，中国丧偶老人的恢复速度快于美国人（Bonanno，Westphal 和 Mancini，2012）。

年人了解他们的朋友或熟人发生的事情的有效方式。因为有意义的社会关系是老年人健康的重要预测因素，失去家人和朋友可能对心理社会健康产生负面的影响。

年龄歧视态度

根据生活调整的性质，其是老年人独有的，它抵抗了在西方社会普遍存在的消极的年龄歧视和态度。尽管对老年人的刻板印象可以是积极的（例如聪明的、尊重的、完成的）和消极的（例如缓慢、困惑、无能），研究一致发现西方社会的负面影响远远超过积极的（Hummert，2011）。最近对成年人在 20 多岁时在 Facebook 上发布的老年人的画像进行的内容分析发现，老年人的描述符号出现"责难"（74%）或"幼儿化"（27%），甚至主张禁止他们购物和其他公共活动（37%）（Levy，Chung，Bedford，et al.，2014）。虽然这些画像可能被认为无害，有关老龄化的负面新闻可能对老年人的健康和功能也有微妙改变，但却是严重、有害的影响。例如，研究表明，关于衰老的负面刻板印象会导致老年人更差的记忆表现（Kotter-Gruhn & Hess，2012；Levy，Zonderman，Slade，et al.，2011；Mazerolle，Regner，Morisset，et al.，2012）。此外，一项综述研究得出结论，年龄刻板印象会导致对老年人的负面态度和偏见行为，即使在老年人自己也是如此（Hummert，2011）。其他研究发现，积极的年龄刻板印象可能对老年人有益。例如，1998—2008 年每18 个月进行的家庭评估的纵向数据发现，具有积极的年龄刻板印象的老年人（即 70 岁及以上）比那些具有负面年龄刻板印象的人有 44% 的可能性从严重的障碍中完全康复（Levy，Slade，Murphy，et al.，2012）。

差异性提示
许多研究将儒家的孝道价值观和对亚洲文化祖先的尊重联系起来，增强了老年人的自尊心，改善了社会对老龄化的态度（Bonanno，Westphal，& Mancini，2012）。

健康机会
护士可以通过谈论积极老龄化的例子来促进对老龄化的积极态度。

关于老年人压力和应对的理论

关于压力和应对的理论试图回答诸如生活事件如何影响老年人、做什么能应对老年期改变，以及压力和应对模式如何影响健康和功能这样的问题。根据本文的观点，这些理论被用于对心理社会功能的积极或消极功能结局的讨论中。第 4 章讨论了与老年人相关的其他心理学理论。

关于压力的理论

Hans Selye 提出了关于 20 世纪 50 年代中期压力的第一个主要理论，将**压力**定义为作用于身体的所有影响因素的总和（Selye，1956）。根据 Selye 的理论，**压力源**包括正常活动和疾病状态；所有因素都同样重要，无论是愉快还是不愉快的。此外，人们分三个阶段应对压力：报警、抵抗和疲劳。这种理论的局限性包括压力的广义概念、在愉快和不愉快的压力源之间缺乏区分，以及未能为人们表明事件的意义。

Holmes 和 Rahe（1967）提出，一个人的正常生活模式的中断引发的压力会导致身体和心理持续的伤害和影响。他们开发了社会调整评级量表，其作为一种评价工具，用于测量 43 个常见的生活事件的持续时间和强度，根据每个事件所需要的自适应的工作量来分配相应的权重。这个评级量表受到批评，因为它表明生活事件对所有人都有负面影响。自 20世纪 70 年代以来，研究人员已经开发了压力量表以解释生活事件对个人的意义，或者测量特定年龄组的生活事件的影响。

除了解决主要生活事件（例如，急性压力）的影响之外，研究还解决了慢性压力因素的影响，包括从主要生活事件演变而来的影响。Scott 等（2013）将慢性压力的类型描述为：①工作、家庭、人际关系、照料和照顾等问题的角色压力；②生活领域的环境压力：健康，财务，孤独，邻里。日常琐事（即日常生活中发生的相对较小的事件）是另一个可能对心理健康造成负面影响的压力，特别是对心理健康的影响（Stawski，Mogle & Sliwinski，2013）。

当慢性压力和日常琐事一起发生时（通常是这种情况），影响是消极的，导致老年人身体和认知功能下降（Almeida，Piazza，Stawski，et al.，2011）。正如 Werner 等（2012）所总结的那样："个人经历的压力水平部分地取决于他们目前经历的所有压力因素和他们对任何特定情况的评价"。

当前老年医学家的一个突出主题是扩大"压力体系"，以开发一种更全面的方法来识别影响老年人经历和应对压力的方式的众多因素（George，2011）。特别值得一提的是，研究人员和临床医生将注意力集中在慢性压力和健康之间的关系上。目前，研究发现慢性压力增加了以下所有的风险（Blume，Douglas，& Evans，2011；Gouin & Kiecolt-Glaser，2011；Lyon，2012）：

- 重大疾病发病（例如癌症、心血管疾病）
- 慢性疾病（例如糖尿病、多发性硬化、呼吸系统疾病、炎症性肠病）的恶化
- 各种症状（例如疼痛、疲劳、失眠、头痛、胃肠道不适）
- 延迟愈合的伤口
- 抑郁症

关于应对的理论

关于应对方式的年龄相关差异的理论分析了人们用来应对压力的内在机制：寻求信息；重构情景；保持有希望的前景；使用减压技术；将能量引入身体活动；创造关于各种结果的幻想；寻求安慰和情感支持；确定有限和现实的目标；识别所述事件的积极目的；参与其他活动，如工作和家庭；以创造性方式表达自己，例如通过音乐、艺术或写作。这些应对方式被分类为问题聚焦型（即针对改变压力源）或情感聚焦型（即针对调节一个人的反应）。研究表明，老年人更可能使用涉及思想和感觉管理的应对机制，而年轻成年人可能采取直接方法来修改他们生活中的事件或挑战性情况（Brennan，Holland，Schutte，2012；Mather，2012）。例如，促进成功老龄化的应对机制是老年人通过调整他们的个人期望来补偿减少控制感的能力（Hayward & Krause，2013a）。

近年来，老年医学家关注的焦点是事件对个人的意义和个人可用的应对资源。研究一致认为：确定的并强有力的社会支持，特别是宗教支持，是促进老年人应对的一种方式（George，2011；Underwood，2012）。社会资源包括设备支持（例如，膳食、交通、个人护理）、信息支持（例如，关于资源和服务的信息）和情感支持（例如，沟通以提供舒适性、陪伴和其他一个人被爱、重视、尊重和关心证据）。

与护士的相关性

护士可以使用关于压力和应对的理论来确定干预措施，帮助老年人在面临老龄化的许多挑战时保持最佳功能和生活质量。最近的一项护理研究表明了可使有长期共病情况的老年人安全地在家中，并达到最佳的健康和心理社会状态的策略（Westra，Paitich，Ekstrom，et al.，2013）。该研究确定了与应对功能限制有关的两个主题：在家里四处转转，扩大并超越自我和家庭的生活。图 12-2 提供了用于老年人"继续生活"的策略的概述。许多重大压力，如视力和听力减退，可以通过护理干预来提高功能性能力，在本书第 4 篇的所有章节中讨论。其他重要压力，例如关系的损失或变化，可以通过本章中关于护理干预部分讨论的心理社会干预来解决。

影响老年人心理社会功能的因素

心理社会功能受许多因素影响，包括人格、经验、身体和情绪健康，以及社会经济和环境条件。由于许多因素超出了护理的通常范围，本节重点讨论与老年人的常规护理特别相关的两个方面：宗教和灵性以及文化因素。有关这些主题的其他信息在第 13 章（关于评估宗教和灵性的部分）和第 2 章（解决老年人的多样性）中讨论。

宗教和灵性

宗教和灵性被广泛认为是在许多方面对老年人心理社会功能产生积极影响的主要来源。宗教和灵性是密切相关的，但它们是截然不同的两个概念。**宗教**和宗教性具有较多的社会成分，是指一个有组织的信仰和行为系统，由一群与定义的信仰共同体

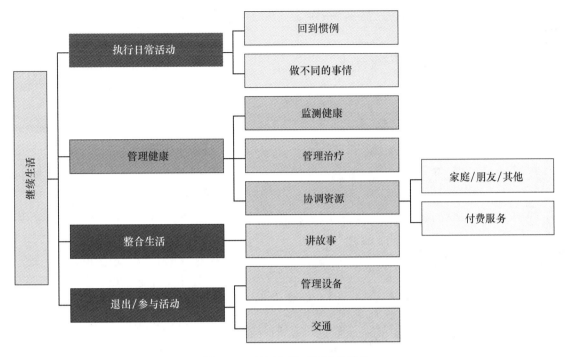

图 12-2　老年人用于生活的策略

摘自并得到授权：Westra，B.L.，Paitich，N.，Ekstrom，D.，et al.（2013）. Getting on with living life：Experiences of older adults after home care. Home Healthcare Nurse，31（9），493-501.

相关联的人共同分享的。宗教仪式的例子有宗教仪式、祈祷、冥想、礼拜仪式、做礼拜和遵守某些饮食习惯及穿衣风格。宗教实践促进灵性发展。然而，灵性是更广泛，相对缺少结构化，并不一定包括正式宗教团体的成员。老年医学家一致认为，宗教随着年龄的增长变得更加重要，参与宗教服务与许多有益的结果相关，包括更佳的健康状态和更长的预期寿命（Fitchett，Benjamins，Skarupski，et al.，2013；Hayward & Krause，2013b；Pynnonen，Tormakangas，Heikkinen，et al.，2012）。

佛罗伦萨·南丁格尔认为**灵性**是人类本性固有的，并强调这是一个人最深的和最有力的治疗资源。灵性的定义通常包括以下概念：治愈；整体；社会正义；个人成长；人际关系；对生活的意义和目标的感受；与更高层的超越关系；与崇敬、神秘和灵感的关联；与自然、其他人和宇宙的连接；以及爱、信念、希望、信任和宽恕所产生的感觉和行为。当前的护理参考文献（例如，Burkhardt & Nagai-Jacobson，2013；Herdman，2012）描述了灵性的以下组成部分：

- 与自我的联系：快乐，爱，放弃，宁静，自我宽恕以及生活中的意义和目的

- 与他人的联系：服务，同情，爱的性行为，饶恕别人，共享的真实存在，与重要的人有意义的互动，相互的给予和接受
- 与大于自我的权力的联系：敬畏，祷告，仪式，尊敬，冥想，和解与神秘经验

一个学生的反思

当我采访了一位居民 E 先生后，我觉得我对他生活中最珍视的事情和令人兴奋的经历有很好的印象。我认为对我最重要的部分是我们谈论的宗教。当我问 E 先生他是否有宗教信仰时，他非常礼貌地回答说，他的父母试图让他信奉天主教，但他从来不认为那是真的。然后我问他是否认为自己是具有灵性的，他说他是非常信奉灵性的，他坚信死后会有"更多"的东西。他说，他不觉得他需要为做一个好人而去教堂。我真的应该和他保持联系，因为我能看到我们有共同之处。虽然我并没有任何宗教信仰，但我也感到精神世界很好。

Erika B.

健康机会

护士通过向老年人询问在他们的生活中提供有意义的关系来促进健康。

- 参与创意活动：艺术，音乐，自然，诗歌，写作，歌唱和精神文学

老年医学家将这些"日常灵性经验"描述为提高老年人健康的有效应对资源（Whitehead & Bergeman，2011）。老年医学家还强调宗教信仰和灵性在帮助老年人理解老龄化固有的挑战方面具有积极的作用（Harris，Allen，Dunn，et al.，2013；Manning，Leek，Radina，2012）。

文化方面的考虑

文化因素是强烈影响一个人定义和感知心理社会功能各个方面的方式。例如，在评估老年人心理社会功能时，必须认识到每个社会都有确定行为是健康还是不健康的指南（框 12-1）。然而，许多社会并没有在西方文化中存在的健康与疾病之间的严格区分，而在许多非西方社会中，诸如心理健康等概念几乎没有什么意义（Ehrmin，2012）。文化观念决定了心理社会功能的以下各个方面：

- 精神健康和精神疾病的定义
- 关于精神健康和疾病的原因的信念
- 表达精神健康和疾病的症状或临床表现
- 标记或诊断某人为精神病患者的标准
- 关于适当治疗的决定
- 选择精神疾病的治疗
- 确定疾病发作后精神健康得到恢复
- 社会其他成员对异常行为的相对容忍程度

在某些情况下，来自不同文化的人可能会以一种对不具有相同文化背景的专业人员不熟悉的方式感知或解释身体症状及其相关的心理或情感因素。这可能发生了**与文化密切相关的综合征**，这是特定文化群体所独有的具体表现（Ehrmin，2012）。近几十年来，已经确定了超过 200 种与文化密切相关的综合征，其中许多被列入官方诊断手册，并定期更新。老年护理机构护士可能遇到的与文化密切相关的综合征的例子包括：

- Dhat，Jiryan，印度人：头晕，疲劳，虚弱，食欲不振，性功能障碍和内疚感
- 鬼病，美国那伐鹤原住民：虚弱，待决的感觉，食欲不振，昏厥，头晕，幻觉和窒息感
- Nervios，拉丁美洲人：易怒，恐惧，睡眠障碍，注意力集中困难，以及对紧张的生活经历的脆弱感和情绪困扰
- 神经，中国人：抑郁，焦虑，头晕，头痛，

框 12-1　文化因素：文化对心理社会功能的影响

文化对精神障碍病因的信念的影响

- 在中国传统文化中，将许多疾病归因于阴阳的不平衡。
- 许多美国原住民团体拥有一种信仰系统，其中平衡和谐是精神和身体健康所必需的。
- 对于一些西班牙裔美国人，精神疾病可能被视为对过去犯罪的最高惩罚。
- 一些非洲裔美国人，特别是环加勒比血统的非裔美国人，可能将精神疾病归因于巫术、蛊术或其他精神力量。

文化对精神疾病表现的影响

- 文化规范决定了行为是否正常或异常，例如：做梦，昏厥，视觉，转移，巫术，妄想，幻觉，中毒，自言自语，与精神和使用某些物质（例如，酒精、烟草、大麻和其他药物）有关。
- 创伤后应激障碍在移民和难民中比较常见。
- 西班牙裔老年人将精神健康问题定义为酒精和其他药物滥用。
- 菲律宾裔美国人认为健忘和愤怒是精神健康问题。

- 西班牙裔人、中国人和其他群体可能通过身体症状表达心理困扰。
  - 抑郁症可有身体症状表现，如疼痛、头痛或胃肠道症状。
- 虽然每个社会都发生精神失常（即失去与现实的接触），并且其特征包括类似的主要症状（例如失眠、妄想、幻觉、情感贫乏、社会或情绪退缩），但其次要特征（例如内容和焦点）受文化因素的高度影响。
- 在某些群体中，内疚和自杀意念不伴有抑郁症。对于一些人来说，自杀是一个可以避免的问题。

文化对压力和应对的影响

- 文化因素经常会阻碍少数民族老年人使用正式的支持服务，而这些障碍可能会增加照护者的负担感。
- 非裔美国家庭倾向于使用宗教和灵性来帮助他们应对照顾压力，宗教组织是他们的主要社会支持来源。
- 在中国家庭中，促进孝道、家庭关系、尊重老年家庭成员和接受家庭照顾角色的文化理念可能影响家庭成员体验和处理他们作为照顾者的角色相关压力的应对方式。

资料来源：Andrews，M.M.，& Boyle，J.S.（2012）. Transcultural concepts in nursing care. Philadelphia，PA：Wolters Kluwer/Lippincott Williams & Wilkins.

睡眠和胃肠道紊乱

具有相同文化背景的专业人士和民间或本地治疗师通常对于与文化密切相关的综合征的干预有所了解。老年人可能不愿意与医疗保健专业人员讨论与文化有关的综合征或民间治疗，特别是如果护理提供者具有不同的文化背景。导致这些情况发生的原因很复杂，包括可能会担心护士或其他保健提供者可能不赞成、嘲笑或不能理解他们的民间或本地治疗系统。由于这些因素，护士可能会考虑按照老年人的要求，允许将民间或土著治疗者纳入健康相关问题的讨论中。这些治疗师经常对人类行为的文化和心理社会方面有相当大的洞察力，他们可能在治疗与文化密切相关的综合征和其他具有心理和情绪因素的疾病方面非常成功。因为有时用于治疗与文化密切相关的综合征的草药可能与处方药或非处方药产生相互作用，所以护士需要尽一切努力在评估过程中获得有关这些补充替代治疗措施的信息（见第 8 章）。

影响心理社会功能的危险因素

关于压力和应对与老年人精神健康受损原因相关研究的理论提供了可能影响心理社会功能的风险

一个学生的反思

在我照顾我的患者时，她问是否能告诉我一个故事。她告诉我，几天前，她由于各种健康问题躺在床上不能睡觉。突然间，她听到一种平静而强烈的吟唱声向下移动到大厅里。一位患者是美洲原住民，他最近收到消息，说他的侄子已经去世了。他用传统咏叹调在哀悼逝去的亲人。我的患者说，当她躺在床上醒着时，声音平静而舒缓。她希望她能记录下来，每天晚上欣赏。她觉得很特别的是，这个人能够在远离家乡的地方保持他的文化，人们尊重他的这种表达自己的需要。她很感动。当她告诉我这个故事时，我也是。我认为维持自己的文化是治愈过程的一部分，应该得到尊重和维护。

Eliza T.

案例学习

Y 夫人是一位 79 岁的菲律宾人。她搬到与她的四个孩子邻近的加利福尼亚州的一个城市，他们住在同一个州。她整个成年都住在菲律宾的同一个城镇，并留在那里照顾她的丈夫和姐姐，他们都患有需要照顾的慢性疾病。虽然她在菲律宾是一个非常被需要和高度被尊重的家庭成员，但和许多其他移民一样，移民后，Y 夫人在家庭中失去了曾经的主导地位，她经历了角色转变，并在经济上依赖于她的成年子女。

也和许多来自菲律宾的老年移民一样，Y 夫人在移民前有一个更活跃的社交网络。正如许多同行一样，Y 夫人讲一种菲律宾年轻人并没有在使用的语言——Tagalog 方言。在她搬到美国后，她与其他人的沟通和互动被仅限于和她的家庭成员，因为她没有信心使用她有限的英语，并找不到同她讲一样方言的人。为了缓解她因搬迁而感到的不平衡，Y 夫人通过祷告和定期参加当地罗马天主教会来寻求安慰。她也开始经常关心她两个女儿的孩子。

你是当地医院的护士，在 Y 夫人的手腕骨折后，你在急诊科遇到接受治疗的 Y 夫人。在你的评估中，你注意到 Y 夫人的病情会给家庭带来压力，因为她的子女暂时找不到别人帮他们照顾小孩。

思考题

- 你如何让家庭成员参与 Y 夫人的出院计划，以确保她的康复，使她不会失去尊重，并且直到她的伤病愈合，她不会为没有负担家庭责任而自责？
- 在急诊室与 Y 夫人沟通时，你会预料到什么问题？你将如何处理这些问题？Y 夫人搬到美国有什么心理社会影响？
- 她能有效地应对这些问题吗？你有什么其他建议帮助她应对？
- Y 夫人的文化如何影响她的应对机制？

案例获 McKenna M.A.（2012）许可。Transcultural perspectives in the nursing care of older adults.In M.M. Andrews & J.S. Boyle.Transcultural concepts in nursing care（6th ed., pp.182-207）. Philadelphia，PA：Lippincott，Williams & Wilkins.（案例后面的问题由 Carol A.Miller 撰写）

的信息。以下因素会导致高水平的压力和老年人的应对不良：

- 身体健康不佳
- 功能障碍
- 社会支持薄弱
- 缺乏经济资源
- 不成熟的发展水平
- 应对技能范围狭窄
- 发生意外事件
- 同一时间发生了几个日常事件
- 在短时间内发生几个主要的生活事件

另外，因为决定变化潜力的能力会影响一个人对压力的反应，不能实际地评价某种情况的人可能更难以有效地应对。这在健康和功能方面是特别重要的，因为年龄歧视态度和陈旧观念可能导致错误地认为健康变化和功能下降是老龄化不可避免的后果。因此，护士给老年人讲授危险因素和潜在的健康问题干预方面的知识显得十分重要。例如，经历尿失禁或性功能障碍的老年人可能认为这些变化是年龄带来的必然后果。基于这一评价，他们可能使用灾难性的、以情感为重点的应对机制，试图简单地接受这种情况。此外，他们更可能经历了不必要和不幸的功能障碍和生活质量下降。相比之下，如果这种情况被更准确地评估为可治疗的状况，老年人更可能会采取积极的、以问题为中心的应对机制。即使老年人准确地将健康问题评价为可改变的，卫生保健专业人员也必须了解问题并试图找到解决办法。因此，老年人和卫生保健专业人员都必须准确地评价这种情况，以便他们能够实施干预并实现良好的健康结局。

习得性无助感是无法控制的事件的经历，导致人们预期未来的事件也将是无法控制的。因此，增加对老年人的依赖或剥夺的行为（例如：提供帮助，因为这是更有时间效率的，而不是让老年人独立运作，或者仅是少量地帮助）都是降低自尊和无力感的危险因素。此外，习得性无助感可能导致抑郁症，如第 15 章所述。研究表明，控制意识降低的老年人可能面临许多负面结果的风险增加，如压力、焦虑、抑郁、较少参与促进健康的行为（例如，运动），以及更差的健康状况与记忆功能（Lachman, Neupert, & Agrigoroaei, 2011）。

与老年人心理社会功能相关的功能结局

虽然负性功能结局通常与老年人的心理社会功能相关，但正性功能结局也会发生在老年人身上。本节回顾护士能解决的两个负性功能结局——焦虑和孤独。此外，认知障碍和抑郁症是严重的负性功能结局，分别在第 14 章和第 15 章中讨论。晚年生活中的弹性是目前在老年病学文献中受到很多关注的话题，在本节中作为积极的功能结局进行讨论。

焦虑是一种痛苦的感觉，主观上体验为恐惧或担忧，并通过自主神经和中枢神经系统的反应进行客观的表达。社区生活老年人焦虑症状的发病率为 15% ～ 52%（Yochim, Mueller, June, et al., 2011）。轻度和中度焦虑是有益的，因为它激发保护行为，但过度焦虑是有害的，因为它将个人能量引导到防御行为。目前的研究越来越关注**晚年焦虑性障碍**，这是一种过度焦虑的持续症状，其特征表现为不可控的担心，干扰日常生活并导致严重的身体和精神不适（Blay & Marinho, 2012）。晚年焦虑性障碍的严重后果包括睡眠障碍、生活质量下降和发病率增加（Brenes, Miller, Williamson, et al., 2012; Shrestha, Robertson, & Stanley, 2011）。焦虑障碍在老年人中常见，并且通常未被识别和治疗（Lenze & Wetherell, 2011; Schuurmans & van Balkom, 2011）。关于焦虑的护理评估的信息在第 13 章中讨论。护士的重要作用是针对具有焦虑症的老年人进行专业干预（例如药物治疗或认知行为治疗），及时促进转诊。

老年人常常经历感情孤独，研究一致发现其发病率可达 40%（Bekhet & Zauszniewski, 2012）。**孤独**被定义为空虚的感觉或缺乏令人满意的人际关系，而不能通过周围其他人减轻。由于有许多与老龄化相关的损失，包括健康丧失、丧偶、朋友和社会地位缺失（Smith, 2012; Stessman, Rottenberg,

Shimshilashvili, et al., 2013 ），老年人特别容易经历孤独。除了丧偶，老年人的各种生活事件也增加了孤独的风险，这些生活事件包括退休、朋友的死亡、迁移到新的环境和健康相关问题（例如，严重疾病、显著视力或听力障碍）。研究综述显示，孤独增加了以下的风险：疼痛，焦虑，抑郁，认知衰退，功能衰退，睡眠障碍，身体健康不良和死亡率（Park, Jang, Lee, et al., 2013；Rote, Hill, & Ellison, 2012；Smith, 2012 ）。

弹性

在 21 世纪初期，老年医学家开始研究老年人的**弹性**的概念，目前对这个有关心理社会健康的话题有很大的兴趣。弹性老年人可以被描述为"尽管某些人在他们的生活中遇到各种各样的逆境，但他们通过保持积极和开放的心态启发我们前进，依然学习和奉献，依然成长，而不仅仅是变老"（Randall, 2013，p9）。最近对 42 篇文章的系统综述认为，老年人的弹性被定义为在面对逆境时反弹以及恢复身体和心理健康的能力（van Kessel, 2013）。在这篇综述中确定的两个关键组成是：①逆境，这与正在进行的生活经验（例如，老龄化、健康不佳）相关，而非不同的事件；②能力，其中包括内部和外部因素。弹性的基本组成部分包括接受、有意义、灵性、关爱自我以及社会支持和连通性（van Kessel, 2013）。

除了将弹性视为应对逆境的过程之外，还用在更广泛的学习、成长和逆境积极转变的背景下进行讨论（Manning, 2013）。因此，它被看作在后来的生活中可能增加智慧的结果。老年人对慢性疾病反映出弹性的例子包括他们使用应对机制，如幽默、接受、正念、积极重构、智力、好奇心和现实识别情境中的积极方面的能力（Rybarczyk, Emery, Guequierre, et al., 2012）。弹性也与灵性、希望感、找到生活和损失中的意义密切相关（Ramsey, 2012）。这些概念均与老年人有关，因为护士可通过本章中讨论的促进心理健康的干预措施来帮助老年人。

心理社会功能的护理评估

由于心理社会功能包括交织在一起的广泛的社会、认知和情感方面的功能，将在一个单独的章节全面地讨论心理社会功能的评估。读者请参阅第 13 章全面浏览心理社会功能的护理评估。

护理诊断

"情境性低自尊"（或"有情境性低自尊的风险"）的护理诊断适用于一些老年人的心理社会调整问题。情境性低自尊被定义为"对当前情况发展出自我价值的负面认知"（Herdman, 2012，p287）。相关因素可能是年龄歧视态度的内化、角色或财产安全的丧失、需要改变更依赖的生活安排以及影响个人能力和角色身份的慢性疾病。

如果护理评估确认了对老年人的控制意识的威胁，那么适当的护理诊断是"无力感"（或"有无力感的风险"）。这被定义为"对一种情况缺乏控制的生活经验，包括对某人的行为不会显著影响结果的感知"（Herdman, 2012，p370）。老年人的常见相关因素是强迫退休、丧失驾驶车辆的能力、缺席参与决策、导致进行性功能衰退的慢性病症（例如痴呆）和机构限制，例如缺乏隐私以及需要遵守不能满足个人需求的时间表等。

"社会隔离"被定义为"个体所经历的孤独感，被他人强迫的感觉，消极的或威胁的状态"（Herdman, 2012，p480）。与其密切相关的护理诊断是"受损的社会互动"，其被定义为"社会交换的数量不足或过多或质量无效"（Herdman, 2012, p320）。这些护理诊断可用于转介社区资源以改善老年人的社会支持。

另一种可能适用于老年人心理社会需求的护理诊断是"无效应对"，其被定义为"不能形成对压力源的有效评价，对实践响应的选择不足和（或）不能使用可用资源"（Herdman, 2012，p348）。其他可能适用于心理社会功能特定方面的护理诊断包括焦虑、慢性悲伤、悲伤、重新定位应激综合征、精神痛苦和压力过载等。"提高精神幸福的准备"这一诊断适用于解决老年人对生活的意义和目的的认识。这种健康诊断被定义为"通过与自我、他人、艺术、音乐、文学、自然和（或）比自己更强大的力量的联系来体验和整合生命的意义和目的的一种模式"（Herdman, 2012，p394）。

健康结局计划

与心理社会功能相关的健康计划聚焦于减轻压力、增强应对能力和提高生活质量。当计划与"情境性低自尊"（或"有情境性低自尊的风险"）或"增强自我概念的准备"相关的健康结果时，护士可以应用以下任何护理结局分类（NOC）术语：心理社会调整-生活变化，自尊，适应身体残疾，身体形象，解决悲伤，个人自主，抑郁水平，生活质量。

体验"无力感"的老年人的结果包括希望、个人自主和参与保健决定。与"社会隔离"的护理诊断相关的结果包括孤独性、严重性、社会支持、社会参与、休闲活动参与和个人幸福。

当护士为护理诊断为障碍调整、无效应对或加强应对的准备的老年人计划照顾时，以下任何的NOC术语都可能是相关的：心理社会调整-生活改变；接受：健康状况；适应残疾；应对；决策；知识：卫生资源；个人幸福；压力水平。

促进健康的心理社会功能的护理干预

护士有很多机会在平常照顾老年人的过程中促进健康的心理社会功能。例如，他们可以纳入沟通技巧和其他干预措施，以提高自尊、提高控制感、满足精神需求。他们还可以使用生命回顾和回忆干预，特别是在家庭和长期护理机构。除了将干预措施纳入常规护理之外，护士还可通过转介社会支持来促进心理社会健康。在某些情况下，护士可以实施小组干预，例如健康老年班，以帮助老年人有效地应对老年后的生活事件。

以下护理干预分类术语涉及本章中讨论的干预措施：主动聆听；焦虑减少；应对增强；决策支持；情感支持；促进悲伤疏导；希望灵感；存在；宗教仪式增强；回忆治疗；促进弹性；角色增强；自尊增强；社会化进程；精神成长促进；灵性支持，支持系统增强；教育：小组。

除了本章所概述的干预措施外，由于健康和功能的生理和心理社会方面的密切关系，提高功能性能力的干预措施也促进了心理社会健康。最近的一项研究强调，改善长期护理机构中老年人的"自主日常生活活动"的干预措施是整体护理的重要组成部分（Candela，Zucchetti，& Magistro，2013）。护士可以应用本书第4篇所有章节中讨论的信息，以促进老年人的独立功能，反过来，干预可改善心理社会功能的许多方面。

增强自尊

增强自尊是老年人护理的一个重要组成部分，因为自尊是一种重要的应对资源和影响幸福的因素。自尊是自我概念的情感组成部分，是基于其他人对自己观点的看法。具备良好自尊的人与自尊较低的人相比，具有更快乐、更健康、更少焦虑、更独立、更自信、更有效地满足环境需求的特征。第13章包括评估自尊的信息，而本章重点介绍增强自尊的护理干预，强调解决威胁它的因素（例如依赖、贬值、去人格化和无力感）。

许多威胁自尊的因素与环境相关，护理机构的工作人员可以通过相对简单的护理干预来解决。这在某些环境（例如长期护理环境）中特别重要，其中护理环境几乎影响居民的日常生活的每一个方面。例如，在机构环境中，重要的是确定环境因素或其他可以修正的因素，以促进控制感，最大限度地减少或消除对自尊的威胁，如下面的例子所示：

- 确保常规辅助装置（步行器，眼镜，助听器）容易获取
- 提供尽可能多的隐私
- 询问食物偏好并确保尽可能多的选择
- 要求开放式问题，例如"我们可以做什么来帮助您在这里更好地管理自我？"
- 询问："你担心什么？我可以帮您吗？"
- 确保工作人员按照其喜欢的名称来称呼他们

● 尽可能让老年人参与影响他们的决策

当护理人员为了自己的方便而增加不必要的依赖时，也会出现自尊的威胁。例如，在床上使用尿失禁产品，并告诉一个依赖者在床上排尿，因为更换一次性尿垫比协助如厕更容易，但这对人的自尊是一个巨大的打击。

因为自尊在某种程度上取决于重要的其他人的感知评价，所以重要的是避免传达甚至可能被认为更年轻的微妙信息。例如，"你看起来好像才 85 岁"，虽然有良好的意图，可以加强老年人的态度。但这样的语句可以微妙地传达消息——当你老了，你一般看起来不好。相反，诸如以下的陈述可能会提高老年人的自尊心："85 岁的你一定有很多的智慧。你能与我分享一点智慧吗？"非语言交流也可以影响人对自我价值的看法。例如，步行穿过坐在走廊中的老年人而不承认他的存在，这个简单的动作可以被感知为护士不重视老年人的信号。即使护士没有打算传达这个消极的信息，这个行动也可能对老年人的自尊有负面影响。因此，护士必须记住，他们行动的感知往往比他们的意图更重要，他们必须使用语言和非语言的信息，尽可能传达积极态度的感觉。

对于依赖的老年人来说，残疾和功能障碍对自尊的负面影响被他人传达出的**幼稚化**的态度（即以类似对待婴儿的方式对待成年人）所强化。例如，"他的行为就像一个孩子"或"现在，现在，亲爱的，让我们成为一个好女孩"的话，传达了幼稚化思想。"交流退化"一词也被称为"老小孩谈话"，

健康机会

护士可以通过在日常护理活动中指出老年人的积极特质来提高其自尊。

是年轻成年人在与老人谈话时常用的言语。老年人谈话的特点是短句、简化的词汇、夸张的语调、高亢的和多变的音高和音量，以及亲和或缩略的词汇。这种类型的交流是贬低和傲慢的，并且它可以具有严重的负面后果，例如对护理的抵抗和负面的发声（例如，哭泣、尖叫、吼叫）（Williams，Herman，Gajewsi，& Wilson，2009）。此外，它可以反映年龄歧视态度或消极和不准确的刻板印象。因此，护士需要监测他们与老年人的沟通，以确保他们避免不合适的术语。框 12-2 总结了用于增强老年人自尊的护理干预。

促进控制感

具有控制感是影响心理社会健康的一个因素，因为许多研究表明，更高水平的感知掌控力与诸如更好的身体、认知和心理健康等益处相关（Mallers，Claver，& Lares，2013）。因此，护士应解决老年人的心理社会需要，用干预措施促进控制感，并让老年人参与决策。实施护理干预以促进老年人的控制感，包括尽可能地让他们组织自己的护理活动、提供关于他们的护理计划的信息。

许多研究已经证实了改变人们感知和解释事件的方式的重要性，将注意力转移到可以改变或控制

框 12-2　促进自尊的护理干预

沟通技术

● 通过使用其喜欢的名称或称呼来确认身份。
● 与老年人交谈时，请使用对同事使用的相同语气。
● 即使在需要努力的日常自理任务中，也为个人成就提供积极的反馈。
● 将对话集中在人的优势和积极方面，而不是他们的局限性（例如，对于具有身体损伤的人，关注其非生理特征，诸如个性特征或人际关系）。
● 当负面功能结局归因于老年时，提供其他解释并确定适合改变的贡献因素（例如，当老年人将衰弱归因于"简单的"老龄化时，提醒他们正在从髋关节手术中恢复，并且期望通过治疗来改善）。
● 即使在无意中、在谈话中，也要谨慎对待年龄歧视的态度。

口头沟通中的需观察和禁忌之处

● 即使在玩笑中，也不要使用反映年龄歧视态度的名称或短语（例如，"小老太太""肮脏的老人"）。
● 不要提高音量，除非在必要时方便与有听力障碍的人沟通。
● 不要使用与婴儿相关的术语（例如，尿布、婴儿食品）。
● 不要使用我或我们，除非术语是准确的（例如，不要说"让我们现在服用我们的药"）。
● 不要使用老年人术语。

非语言沟通技巧和其他护理行为

● 标记衣服时，将人名放在不显眼的地方。
● 有意识地使用行动来传达积极的意见（例如，当你走过时，意识到某人的存在）。

的因素。在 Rodin 和 Langer（1980）的经典研究中，只要护理机构的患者将问题归咎于老龄化，工作人员就提供另外的解释，并确定适合改变的因果关系。例如，当患者将疲劳感觉归结为年老时，他们会被提醒，其原因是他们在上午 5∶30 醒来（Rodin & Langer，1980）。Rodin 和 Langer 的研究为当前照顾老年人的基础工作提供了富有同情心、人性化和赋权的方法（Mallers，Claver，& Lares，2013）。护士可以找到机会来挑战老年人所认为的缺乏控制，并在赋予权力的背景下改变形势。例如，他们可以帮助老年人开发面向问题的应对机制，而不是被动地、有时不准确地接受老化的负面功能结局。

护理干预还涉及可能威胁感知控制感的因素，例如缺乏隐私和个性丧失，这通常发生在护理机构中。护士可以敲卧室门并在进入之前征得许可，在需要隐私时关闭门窗，在拉动床帘打开之前询问是否允许以及在未经老年人许可的情况下禁止移动其个人财物，以此来尊重隐私。鼓励个人拥有个人财物并以任何期望安排这些财产也表现出对个性的关注。

让老年人参与决策

老年人经常被排除在决策过程之外，即使是那些最深刻地影响他们生活的决策，例如搬迁到长期护理机构。这种缺乏参与的原因有多种，涉及老年人和决策者。老年人中的一些障碍因素可能是痴呆、抑郁、对决定的长期被动性、听力障碍或其他沟通障碍。决策者中可能妨碍决策过程的一些障碍因素包括对老年人的陈旧刻板的观念，认为老年人不感兴趣或无能力做出决定，以及不愿意处理老年人对期望结果的预期阻力。

从决策过程中排除老年人的许多原因都与家庭和专业护理人员的态度有关，因此这项护理干预是挑战这些态度的。例如，在短期护理机构中，护士促进老年人和初级保健提供者之间的沟通，以确保老年人在所有关于医疗和出院计划的决定中都参与在内。在长期护理机构中，护士有很多机会让老年人参与到他们的日常护理、医疗干预和出院计划的

决策中。在家庭环境中，护士可以与家庭成员和老年人一起工作，以确保后者参与到他们护理的决策中，并尊重他们的权利。在任何机构中，护士都必须提醒医疗保健专业人员以及家庭成员和其他护理人员，老年人在任何年龄都不应放弃参与决策的权利。关于护士在痴呆症患者长期护理决策制订中的作用的更多讨论请参阅第 9 章。

在护理干预中制订决策的其他方面是人的语言和术语的选择。关于言语交流，医疗保健专业人员经常在老年人面前谈论，而不是参与他们的沟通，并将对话集中在老年人身上。特别常见的是，当家庭成员或其他护理人员与护士或其他专业人员讨论病情时，通常是没有直接在老年人的面前进行谈话。当主题与他们直接相关时，只要适当，谈话应该将老年人纳入其中。但是，如果老年人不能直接参与，应确保对话在听力范围之外进行。另一个策略是要求老年人允许与家庭成员或照顾者讨论他的情况，然后以语言能够理解的方式向老年人报告有关发生的任何讨论或做出的决定。

关于术语，短语"养老院安置"通常用于指老年人进入养老院。这个术语表示老年人参与的部分是消极性的，它更接近于当物体放置在架子上时使用的术语，而不是通常用于人类的字眼。传达更大控制感的另一种方法是指"进入养老院"。这种方法表明已经达到某些标准，并且已经做出积极决定以确定该人是否满足这些标准。同样重要的是，护士必须确保老年人事实上积极参与决策过程，而不是被动地"被安置"。护士可以帮助老年人及其家庭做出有关长期护理的决定，帮助他们评估并纠正错误信息，提供关于具体资源和可用服务范围的准确信息（如第 6 章所述）。

解决角色损失

有意义的角色（例如配偶、照顾者、志愿者）是感知价值、意义和自尊感的重要决定因素。参与志愿者工作是提供社会互动和使命感的绝佳方式。将志愿者工作延伸到与工作相关的角色特别有价值，并可得到心理上的提升，因为它提供了新的目标的实现、生活意义和生活方向（Cook，2013）。回顾性研究确定了与志愿服务相关的以下积极健康效应：改善功能，延长预期寿命，增加社会交往，

减少疼痛和抑郁，增加生活满意度和自我评价健康（Jenkinson，Dickens，Jones，et al.，2013；Li，Chen，& Chen，2013；Okun，Yeung，& Brown，2013）。除了帮助老年人发展新角色外，护士还可以把注意力放在过去和现在的成就上，作为增强自尊的一种干预手段。这对于那些依赖他人的老年人来说尤其重要，因为他们可在有限的时间里去感受他们自己的成就。

鼓励生命回顾和回忆

生命回顾和回忆是两个密切相关的过程，用于促进老年人的心理社会健康。Butler（2001）将**生命回顾**描述为"逐渐恢复过去经验的意识，特别是未解决的冲突，用于重新审查和重新融入社会"。如果重返社会过程成功，该过程将会给生活新的重要性和意义，并为即将死亡的人减轻恐惧和焦虑（Butler，2001）。生命回顾的积极影响包括接受一个人的死亡，纠正旧的错误，为成就感到自豪，获得宁静感，以及感觉自己做得最好（Butler，2001）。护士已经使用了一个生命故事回顾小组以改善社区生活老年人的轻至中度抑郁症（Chan，Leong，Heng，et al.，2014）。

回忆基于与生命回顾相同的理论框架。然而，它可以在生命回顾的过程之外完成，是非正式和较不强烈的。与生命回顾的另一个区别是，生命回顾解决了过去的愉快和不愉快的问题，而回忆主要集中于愉快和积极的经历。回忆治疗作为一种护理干预，与过去事件中舒适、愉悦和愉快的经历相关。作为一种群体疗法，回忆小组是对老年人最广泛使用的干预措施之一，包括轻度认知障碍和轻至中度痴呆的那些老年人。护士有很多机会在平时的护理过程中纳入回忆的原则，例如询问节日的愉快回忆。

强化社会支持

护士有很多机会促进老年人社会网络的发展，这是一种有效的干预社会隔离的方法。社会隔离可

一个学生的反思

对自己以外的人进行生命回顾是一个有趣的经历。与 B 女士坐下来，我发现这是一个难得的机会，她打开了一个 20 岁女孩的故事。在最初几分钟，她谈到了她的丈夫，我听着潸然泪下。这成为我们访谈中最重要的部分，因为我能够理解她是如何让自己感同身受的。这也使我意识到老年人如何能够回忆自己的生活，以及这个主题对他们的分享有多重要。令我兴奋的是，只不过是刚刚开始的与老年人的谈话，就可以在同一时间带来这么多的情感和快乐。

与 B 女士的访谈影响了我在临床实践中对老年人的看法。我相信，在与患者合作的同时，可以每天进行生命回顾。这样，你可以在个人层面上了解每个人，以提供个性化的护理。每次你看到一位患者，你可以继续谈话，发展一种关系，这不仅有利于患者，而且也有利于自己。我了解到，通过对一个人的生活表现出兴趣，你可以允许他们讨论对他们很重要的那些事，这些并不是他们每天都能够做的事情。

Jillian B.

能容易发生在老年人身上，由以下因素导致：

- 听力障碍和其他沟通障碍
- 限制活动或能量的慢性疾病
- 由于照顾责任而缺乏社会机会
- 移动性限制，包括无法驾驶车辆
- 干扰人际关系的精神或心理社会障碍
- 由于死亡、疾病或物理距离而导致的丧失配偶、朋友或家人

因此，解决这些危险因素（例如，改善移动功能或感觉功能）的护理干预也可能具有改善社会支持的积极结果。

在长期照护机构中，护士可以在团体环境中促进积极的社交互动，例如餐饮和活动室。有时，一个非常简单的干预，如放置好椅子（包括轮椅），就可以使人们互相交流，可以显著影响社会接触。只要有可能，长期护理机构中的房间分配应该促进积极的社会交往。此外，护士可以在长期护理机构中

施在框 12-3 中描述。

健康机会

护士可以与老年人谈论支持团体的好处，并提供满足老年人及其照护者的特定需求的当地资源列表。

促进转介到社会和治疗活动。

在家庭环境中，护士可以识别社区资源，如志愿者友好的访客和膳食计划，以减少社会隔离。支持和教育小组主要关注慢性疾病（例如，卒中俱乐部或更好地呼吸团体），也为社会接触和与处于类似情况的人发展友谊提供了良好的机会。对于由于照顾责任而在社会上孤立的人，照顾者支持团体可以增强应对能力并提供社会支持。

在任何环境中，护士都可以鼓励老年人参加结构化团体活动，以提高他们的幸福感。随机对照试验发现，参与每周心理社会团体 3 个月，可使经历孤独的老年人表现出显著的健康改善，包括认知功能的改善，（Pitkala，Routasalo，Kautiainen，et al.，2011）。可供选择的促进心理社会健康的护理干预措

满足精神需求

在护理的范围内解决患者的精神需求，通常包括以下护理措施：

- 有意识地传递关爱与同情
- 帮助回忆
- 尊重人的整体性
- 提供主动和被动的倾听
- 提供精神照顾
- 关心感到无望的人
- 安排参与宗教服务
- 鼓励或促进参与诸如祷告和冥想等活动

满足老年人精神需求的护理干预需要个性化，只有当他们接受干预措施时才给予提供。此外，护士对宗教和精神勿要妄加判断，并避免强加他们的个人信念。此外，因为文化因素显著影响一个人的灵性和宗教信仰，因此干预必须是文化敏感性的。

框 12-3　促进心理社会健康的护理干预措施

促进最大独立性
- 确保人员可以方便使用所有必要的辅助设备和个人配件（例如假发、手杖、义齿、助行器和助听器）。
- 允许有足够的时间让老年人以自己的速度执行任务，并避免过分强调时间效率导致的不必要的依赖。
- 确保环境已尽可能地调整，以补偿感觉损失和其他功能障碍。

促进控制感
- 有意识地努力让老年人参与关于他们护理的决定，无论是在日常事务中还是在主要的医疗保健方面。
- 询问老年人的喜好，并尝试解决个人偏好。
- 尽可能允许人们在两个选项之间进行选择，即使选项范围非常窄（例如，"你今天喜欢穿黄色毛衣还是粉红色的呢？"）。
- 确保尽可能多的隐私或感知的隐私。
- 在进入卧室之前敲门以征得许可，即使在机构中。
- 在个人环境中尽可能多地表达个性（例如，在可能的情况下使用个人家具，并在全视野中显示家庭照片）。
- 确保被约束的人可以接触到呼叫灯。
- 不要在人在场的情况下谈论某人，如同他不存在一样。
- 避免提及养老院安置，用进入养老院替代，并将该人纳入到决策过程中。

解决角色缺失
- 确定人们的新角色，并承认积极看待的过去和现在的角色。

- 鼓励参与回忆团体和其他团体治疗。
- 通过老年人参与有用的任务，如叠衣服，找到创造有意义的角色的机会，例如作为助手或帮手。
- 当老年人志愿帮助他人时，承认他们的贡献，并说："当你帮助史密斯太太坐轮椅到餐厅时，你当然是在帮助我们。"
- 承认老年人的非物质资产属性，如家庭关系或幽默感。
- 通过承认或询问收到花、贺卡和其他人关注的可见迹象来关注积极的关系。
- 向老年人询问他们作为父母、祖父母或室友的责任，并指出他们的积极贡献。
- 向老年人询问家庭照片，发起对他们积极的关系的讨论，并提醒其家人在关心着他们（例如，鼓励他们谈论他们的孙子孙女）。
- 向老年人询问在工作、家庭、爱好和志愿者活动等领域取得的成就。
- 回应诸如"你必须为孩子感到自豪"或"你肯定已经取得了很多成就"等评论。

促进社会支持
- 使用干预措施来解决听力障碍和其他沟通障碍（见第16章）。
- 鼓励参与小组活动。
- 对于坐轮椅的人，特别是那些不能独立移动的人，将椅子放置在促进社交互动的方式。
- 对于养老院的居民，以促进社会关系的方式规划时间表和房间安排。

作为心理社会护理的常规部分，满足精神需要是必需的，护士经常在患者精神痛苦的时期满足其精神需要。例如，老年人在遭遇类似丧偶等重大关系变化或处理关于严重或终末期疾病时，可能表达精神需求。作为照护者的老年人，特别是配偶的照护者，可能表达关于照顾他人的决定的精神需要。例如，他们可能会因无法满足受照顾的亲人的需要或失智的亲人"戏弄上帝"而有内疚的感觉。在这些情况下，护士须提供专业经验来支持处理这些问题的决定。有时，来自初级保健提供者的信息可能有助于减轻与临终决定或长期照护决定有关的精神痛苦。在这些情况下，护士能够促进初级保健提供者和家庭之间的沟通，以减轻精神痛苦。一些满足老年人精神需求的护理干预措施见框 12-4。

框 12-4　解决精神需要的护理干预措施

治疗性沟通干预

- 使用语言和非语言沟通来建立信任和传达共情的关怀。
- 使用主动倾听。
- 传达无偏见的态度。
- 沟通尊重个性。
- 提供一个支持性的存在。
- 对恐惧、愤怒、孤独和无能的感觉的表达开放。
- 尊重个人的整体性。
- 支持老年人感受他人的爱和更高的力量。
- 鼓励表达对疾病意义的感受。
- 提供关于信念、勇气、幽默感和其他感觉及体验的积极反馈。
- 鼓励讨论提供精神支持的事件和关系。

促进宗教和精神活动的行动

- 方便转介来自宗教护理提供者和灵性护理人员（神职人员，拉比，教会成员，精神导师）的访问。
- 促进参与宗教服务或活动（例如录音带、阅读材料、录像）。
- 帮助获得所需的宗教用品（书籍，音乐，雕像）。
- 为个人精神或宗教活动（例如祷告、反思、冥想、意像）提供安静和私人的时间。
- 为宗教仪式提供必要的支持（例如，点燃蜡烛、接受圣餐、念经祈祷）。
- 鼓励参与放松和愉快的活动（艺术，音乐，自然）。

特定情况的干预

- 在痛苦的时候提供支持和照顾。
- 帮助死亡的过程。
- 帮助害怕未来的人。
- 为那些感到无望的人提供照顾。
- 促进家庭成员之间的和解。
- 鼓励参与支持小组。

教导管理日常生活中的压力

作为促进心理社会健康的干预措施，护士在教导老年人关于在日常生活中管理压力方面具有重要作用。虽然压力管理经常被忽视，但它是所有年龄段的人健康促进的一个重要方面。在照顾老年人和与照护者谈话的日常过程中，护士可以鼓励使用简单的放松技术，如深呼吸等帮助老年人管理压力。护士也可以鼓励老年人参与有效减少压力的个人和团体活动，如瑜伽、冥想和太极拳。框 12-5 是关于管理日常生活中的压力的提示，可以给老年人和照护者作为教学工具。

通过健康老龄化课程促进健康

当老年人需要帮助应对特定的功能结局时，或当他们需要教育并澄清年龄相关改变的偏见和误解时，个人咨询可能是最好的干预措施。然而，当老年人需要关于心理社会调整的咨询时，教育小组可能更有效。护士通常参与建立和领导照护者的支持和教育小组。护士在分组中可解决的常见主题包括使用资源、应对损失和促进最佳功能。

允许在同龄人中分享经验的护士主导的团体干预的一个例子是健康老龄化课程。由笔者开发，并在 20 年间成功地在各种功能水平的老年机构中使用。这种模式基于这样的信念：开始识别年龄相关的身体和心理社会变化的老年人或已经在处理这种变化的老年人可以从与他们的同伴经验分享中受益。护士可以使用这个模式（以下详细描述）以增强正在适应老年期的任何挑战的老年人的应对能力。

目标

参与健康老龄化课程的老年人的目标如下：

- 认识与年龄相关的身体和心理社会变化的影响。
- 支持和鼓励已经使用的任何有效的应对机制。
- 培养可以有效应对当前压力的新技能。
- 获取信息，以便针对那些适应变化的压力情境采取问题聚焦的应对机制。
- 提供与同伴分享类似经验的机会。

框 12-5　管理日常生活中的压力的提示

认识不同类型的压力源

- 根据产生情感影响的程度，事件是有压力的，并被认为是可期望的和可控的。
- 即使是令人向往的事情，例如假期、出生和孙子的婚礼，也可能会产生压力。
- 当压力无法缓解时，重要的是管理你对情境的感知和情绪反应。
- 使用问题聚焦的策略来应对可能发生变化的情况。

应对不能改变的情况的策略

- 培养接受的态度，重塑你的观点，并专注于你可以从中学到什么。
- 承认和表达感觉，即使是那些不愉快的感觉，例如不愉快、愤怒和悲伤。
- 与某人谈话，接受他们的关怀和理解；告诉他们，你不期望改变局面，但很感激表达感情的机会。
- 促进社会、情感和精神丰富的支持（例如，朋友、家庭、宠物、爱好、社团小组等）。
- 确定和使用健康的方式释放紧张和表达情绪（例如身体活动、导致成就感的行为）。
- 参与分散注意力的活动，特别是那些愉快的、健康的、精神丰富的活动。
- 使用放松方法，如冥想、瑜伽、渐进松弛。
- 通过活动表达感受和发展洞察力，例如日记和自我谈话。
- 寻求咨询者或医疗保健专业人员的指导。

问题聚焦的应对策略

- 时间压力：评估需求，确定优先级，并为最重要的事情制订计划；包括缓解压力的活动的时间。
- 设置现实的限制，并告诉他人什么是限制。
- 向朋友、家人或专业人士寻求建议和可靠的信息，以帮助制订解决问题的计划。
- 适应环境，以便最有利于你当前的需求。

应避免的策略

- 吸烟
- 过量饮食或饮酒（包括酒精或咖啡因）
- 不适当使用药物或休闲性药物
- 不准确或不当地将愤怒或情绪导向他人
- 对人体、动物或环境有害的行为

摘自并取得 Miller C.A.（2013）的许可。Wellness activity tool for stress management. In C.A.Miller（Ed.），Fast facts for health promotion in nursing：Promoting wellness in a nutshell（pp.61-62）. New York：Springer.

机构

任何环境中的护士都可以开展健康老龄化课程，但长期护理机构可能是最有利的环境，原因如下：

- 护士有很多机会建立和领导团体。
- 长期护理机构的居民作为易组织的受众，可

以从中挑选小组成员。

- 长期护理机构的居民通常没有严重的疾病，他们正在处理容易识别的心理社会调整。
- 长期护理机构的服务对象至少有一个主要的生活事件，即临时或永久性地转移到更依赖的环境。

社区也有助于开展成功健康老龄化课程，但是护士可能需要更有创造性地招募小组成员。为老年中心或辅助生活机构中的老年人提供保健服务或教育计划的护士，能够持续开展健康老龄化课程并作为其职责的一部分。在这些环境中，健康老龄化课程可能是一种有效的、高效的、使用具有增强应对机制的提供健康教育的方式。

在短期护理机构中，护士通常不计划实施分组治疗，但在康复机构中，护士可能有机会启动健康老龄化课程。在精神病单元中，患者群体中通常有足够的老年人，可以保证采用群体治疗的形式实施健康老龄化课程。

成员标准

成员的主要标准是，人员愿意承认年龄相关的变化，并能够获得他对这些变化的调整的洞察力。从社区中高度自主的老年人到医院的精神病单元中严重受损的老年人，小组成员可能正在应对类似的心理社会压力，但这不一定是纳入的标准。例如，健康老龄化课程可以包括所有具有一定程度的沮丧或正在应对特定压力事件（例如丧偶）的老年人。理想的群体包括应对通常与老年期有关的各种生活事件并且有动机学习有效应对方式的成员。

如果成员资格稳定和封闭，该小组的工作效果最好，但这并不总是一定的。开放小组的一个缺点是很难发展凝聚力，如果成员身份是开放和变化的，领导者必须更有指导性，而整个小组将无法建立讨论主题的持续性和优先等级。此外，随着成员身份的改变，在每次会议开始时，领导者必须更加注重小组成员的信息交流。

小组的规模与会议的长度、持续时间和频率

小组规模可以是 5 ～ 12 个成员，最理想的大约是 8 个成员。小组可以是持续的或是有时间限制的。当成员变化时，例如在急性或康复机构中，会议可以是正在进行的治疗模式。在长期护理机构或

社区中，最好在预定时间段（例如 8～10 周）安排小组会议，并允许在每个周期结束时更改成员资格。每周 1 次 1 小时的会议，在一致的时间和地点举行。在社区中，结合膳食计划召集小组是有益的，因为参与者已经具有社会关系。在机构中，社区中心提供从中选择小组成员的受众。其他潜在的基于社区的地点包括辅助生活机构和团体机构，例如老人护理院（也称为寄宿护理院）。

小组领导者的标准和责任

一个护士可以领导小组会议，但应有一个经过了社会服务培训的共同领导者。一个做过积极心理社会调整并且可以作为榜样的老年人也可以是一个好的共同领导者。护士必须能够澄清有关年龄相关变化的偏见和误解，并熟练掌握群体的动态变化。与回忆小组一样，健康老龄化课程不是一个深度的心理治疗课，因此，小组领导者无需接受精神卫生方面的专门培训。然而，为了领导健康老龄化课程，有必要加强对老龄化的生理和心理社会方面的良好理解。

小组领导者的主要职责是协助讨论老年人的心理社会调整，并向成员提供反馈和澄清。与其他小组一样，领导者必须确保所有成员都有机会参与，成员关注确定的主题。领导者还必须确保该小组在每次会议结束之前得出一些结论，以使成员离开时具有成就感，后者至少涉及对老年人的一个心理社会挑战。

方式

和所有教育小组一样，领导者从解释小组的目的以及领导者、成员的介绍开始。领导者还须审查会议的细节，例如其长度、小组持续时间、领导者的作用和成员的期望。在解决问题和介绍性材料后，领导者介绍生活事件的概念和调整对老年人的挑战。领导者可以使用类似以下的语句："在整个生活中，某些事件可能发生，并影响我们的情绪。这些事件可能涉及我们的健康、我们的个人关系、我们居住的地方、我们的工作或职业责任和机会，或需要我们调整的其他事件。这些被称为主要生活事件，并且它们经常发生在某些生命节点。为了开始我们今天的讨论，让我们看看一些可能发生在 20～30 岁年轻人身上的主要生活事件。"然后该组确定了各种生活事件，如找工作、从家庭生活中迁出、找到一

个伴侣并建立一个家庭。领导者然后要求成员确定可能发生在 30～50 岁的生活调整。

在成员确定了这些生活事件之后，领导者强调，健康老龄化阶段的一个目的是确定解决老年人生活事件中固有挑战的有效方法。"挑战"一词用来表达一种积极的解决问题的方式。领导者可能会想讨论"老年期的挑战"这个短语，并允许小组成员对他们所认为的生活中的挑战发表评论。当成员识别老年期的生活事件时，领导者将事件写在板或纸上，以便所有成员可以看到列表。然后领导者可以询问成员他们认为在未来几年内可能会经历的生活事件。在确定事件时，还要求成员确定需要调整的事件的后果。这些生活事件和后果的例子已经在本章前面讨论过了，总结在图 12-1 中。如果小组成员没有识别出所有的生活事件，领导者可以询问某个事件，例如应对自己或配偶的退休。这个讨论应该继续，直到识别出表 12-1 中的所有事件和后果。

如果小组正在进行并且有稳定的成员，领导者可以将第一次会议的大部分用于这个讨论。领导者应强调，其余会议将专门讨论已确定的问题，第一次会议将为今后会议确定阶段。如果该组是开放的并且有变化的成员，则领导者可能需要在第一阶段更有指导性，以限制花在该主题上的时间。随着成员的变化，这些问题的初步确定将限于前 20～30 分钟。然后，小组可以在会议后半段讨论一个具体问题的应对机制。

在确定问题之后，领导者总结讨论，查看成员写的挑战列表以做参考指导。然后，成员们共享关于应对策略的想法，他们发现这些策略有助于调整这些变化。领导者可以从这一部分开始说明，例如"现在我们已经确定了老年人的挑战，让我们看看什么东西有助于应对这些挑战。我希望你们每个人都与大家分享你做的帮助自己面对困难的挑战的一件事。"在成员确定了一般应对机制之后，领导者可以建议小组选择一个老年人的特定生活事件，并讨论应对机制，有助于解决这一挑战。表 12-1 总结了可能与特定生活事件相关的应对策略示例。由于这些应对策略已被确定，应该将它们写在纸面上供所有人看到，并且应鼓励成员介绍他们的个人经验。

随着成员之间的凝聚力和信任水平的提高，特别是在封闭的群体中，经验的共享可能变得非常开放和显而易见。因此，领导者的任务是将讨论重点

表 12-1　老年期心理社会挑战的应对策略	
心理社会调整	**应对策略**
老年人刻板印象	发展坚定的自我认同，挑战偏见，质疑基于年龄决定的期望的任何行为
退休	发展新技能，利用好爱好和个人追求的时间，参与有意义的志愿活动
减少收入	利用针对老年人的折扣
身体状况下降	保持良好的健康行为（营养，健康运动，休息）
功能限制	适应环境以确保安全和最佳功能状态，利用辅助设备和设施，在必要时接受帮助
认知技能的变化	利用教育机会，报名参加课程，保持精神刺激，加入讨论组，使用图书馆，避免停留在你不能做的事情上并专注于你的能力。利用增加的智慧和创造力的潜力
配偶、朋友和家人的死亡	让自己适当地悲伤，利用小组或个人咨询和支持的机会，建立新的关系，重建旧友谊，珍惜过去的幸福回忆，实现新的自由
从家里搬迁出去	调查住房的广泛选择，感激从家庭所有权责任中的解放，利用新的服务和社会化的机会
对心理健康的其他挑战	保持幽默感，使用压力减轻技巧，学习自信技巧，参与支持小组

放在适当的应对机制上。在具有高度功能性成员的凝聚力团体中，领导者可能有机会讨论情感聚焦和问题聚焦的机制之间的差异。讨论的深度、成员的功能水平以及领导者处理已确定问题的舒适度和意愿将取决于团体凝聚力和信任程度。

在每次会议的最后 10 分钟，领导者应试图使讨论至少在一个问题上结束。这可以通过总结所确定的问题和应对机制来实现。在开放的小组中，领导者将通过鼓励那些不再返回小组的成员自己或与朋友或知己一起来看自己的具体问题的应对机制。对于正在进行的小组，领导人将通过促进就下一次会议期间将讨论的问题达成协议，结束会议。领导者还可以鼓励成员在休会期间考虑已确定的问题。

评价护理干预的效果

护士通过确定老年人表达自己的积极意见的程度来评价干预对"自我概念障碍"的老年人的效果。另一个护理效果的评价措施是，老年人不再描述年龄歧视态度。对表现出"无力感"的老年人的护理由他们参与影响他们的决定的程度以及他们表达对他们生活的控制感的程度来评价。护士通过观察反映使用各种应对策略的行为来评价对"无效的个人应对"的老年人的护理（表 12-1）。例如，一个老年人可能会学习应用问题聚焦的策略来应对他曾经认为是绝望的或不可能改变的情况。

案例学习

P 先生 86 岁，最近被安置到护理机构中进行长期照护。他的医疗诊断是糖尿病、青光眼、视网膜病变和阿尔茨海默病。P 先生在入住前的 6 个月，他的妻子在经历短暂的疾病后去世。妻子去世后，他所有的日常生活活动都需要帮助，他的女儿安排每天 6 小时的家庭护理。大约 1 个月前，他起床后直到晚上一直在外面徘徊。一次，他在凌晨 3:00 散步，警察不得不带他回家。在这一次事件后，他害怕孤独，同意去长期护理机构，因为他不能支付 24 小时的家庭陪护费用。

在护理机构的第 1 周，P 先生与工作人员合作，与其他居民交往。他不愿意早晨 6:00 起床、7:30 在餐厅吃早饭的作息，但他只好不情愿地坚持，因工作人员坚定地要求他。他的女儿每天看望他，并陪同他与其他居民进行社交和娱乐活动。P 先生已经在护理机构中住了 10 天，他变得非常抵触工作人员让他为早餐着装的努力。当他参加团体活动时，他经常搞破坏，大喊着在修道院中成为人质。P 先生告诉其他居民，他被骗到这个地方，他必须留下的唯一原因是他的女儿已经住到他的家，并与她的家人住在那里。他经常在走廊上走来走去，说他必须找到他的女儿带他回家，因为他的妻子病了，他需要照顾她。你在走廊里和他一起走，他说："我不知道他们为什么把我关在这里。我不能做我喜欢在家做的事情。这就像一个修道院，你必须在半夜起床，让你洗漱，即使在吃早餐时，天仍然很黑。"

护理评估

你的护理评估表明，因为 P 先生的视力和记忆力障碍，他需要被监控所有的日常生活活动。他需要一些个人护理的帮助，他可以自己穿衣服。当 P 先生被收入到护理机构时，他被分配到"夜班唤醒"组，这意味着夜班负责唤醒他，让他在早上 7:30 准备吃早餐。夜班护士助理帮助他洗澡、剃须和更衣。

在接受访谈时，P 先生的女儿 Jane 说，他在家里通常是早上 8:30 左右起床，独立穿上家庭健康助手给他准备的衣服。他在上午 9:30 左右吃早餐，然后花一天工夫在他的"文件工作"上。住在城外的 Jane 每周都会打电话给她的父亲 4 次。当 Jane 在电话里和他谈话时，他总是告诉她，他在他的文件上工作有多忙。虽然 Jane 从一个联合银行账户支付所有的账单，但 P 先生会在账单存根、旧的银行对账单和一个无效的支票账户上花费几个小时，以为自己在支付他的账单。

Jane 在他父亲住进护理机构前 2 周和之后 1 周住在她父亲的房子。她计划每隔一个月回到城里几天，并在那个时候看望她的父亲。附近唯一的亲戚是一个嫂子，每 2 周来看望一次 P 先生。

护理诊断

你使用与搬迁到护理机构和对日常生活活动的控制不足相关的"无力感"的护理诊断。你选择此诊断，而不是"受损的调整"或"无效的个人应对"，因为 P 先生的问题主要在失去控制的主题。你的评估确定了导致他无能感的几个因素，你将在护理计划中解决这些因素。

P 先生的护理计划

护理目标	护理措施	护理评价
P 先生会感觉到他对他的早晨时间有更大的控制	• 将 P 先生从"夜班唤醒"名单删去，让他睡到早上 8 点 • 让 P 先生穿上睡衣和长袍早餐，早餐后淋浴和打扮	• P 先生将不再描述被锁定在一个修道院或一个监狱中的感觉
P 先生将尽可能独立地工作	• 工作人员将准备好 P 先生的衣服，让他穿衣服 • 工作人员将对 P 先生自己着装给予正面反馈	• P 先生将在最小的监督下打扮自己 • P 先生将以一个舒适的步调进行他的个人护理活动
P 先生将从事一项能给他有意义的目标的熟悉的活动	• 让 Jane 发送一组账单存根、旧的银行对账单和无效的支票簿，以便 P 先生可以做他的"工作" • 鼓励 P 先生在活动室"从事他的文件工作"，在那里他可以与其他居民交流 • 在与其他居民交流时给予 P 先生积极反馈 • 赞美 P 先生做的文件工作	• P 先生将恢复他以前例行的文件工作，并将与其他居民互动

本章重点

生活事件：影响心理社会功能的年龄相关变化（图12-1）

- 生命事件是生命周期中发生的主要变化，并且显著影响日常生活。
- 老年人通常经历的生活事件包括退休、搬迁、慢性疾病和功能障碍、关于驾驶车辆的决定、丧偶、家庭成员和朋友的死亡以及年龄歧视的态度。

关于老年人压力和应对的理论

- 老年人的压力来源主要是生活事件、日常琐事和慢性压力。
- 老年人更可能使用涉及思想和感觉管理的情感聚焦的应对方法。
- 社会支持是老年人应对压力的重要资源。
- 护士通过干预改善老年人的功能和能力，促进老年人的有效应对。

影响老年人心理社会功能的因素

- 对于老年人来说，宗教和灵性是越来越重要的资源。
- 文化因素影响心理社会功能各个方面的定义和看法（框12-1）。
- 与文化密切相关的综合征是与特定群体的心理社会特征相关的文化特异性障碍。

影响心理社会功能的危险因素

- 身体、功能和心理社会健康显著影响应对技能。
- 准确的评价能力影响心理社会功能。
- 当不可控事件加强了未来事件也将无法控制的想法时，会出现习得性无助感的结果。

与老年人心理社会功能相关的功能结局

- 负面功能结局包括焦虑、孤独、抑郁和认知障碍。
- 老年人也经历情绪健康（例如，快乐、幸福、满意、生活目的和控制感）。
- 老年医学家目前正在调查老年人心理弹性的概念，这被定义为在面对逆境时弹回和恢复身体和心理健康的能力。

心理社会功能护理评估

- 参见第13章。

护理诊断

- 情境性低自尊（或有情境性低自尊的风险）
- 无力感
- 社会隔离
- 无效应对
- 增强应对的准备
- 增强弹性的准备

健康结局计划

- 心理社会调整：生活改变
- 适应身体残疾
- 个人自主性
- 自尊
- 生活质量

护理干预促进健康的心理社会功能

- 提高自尊：改善功能，使用语言和非语言交流，避免幼稚化和交流退化
- 促进控制感：提供信息，复述事件，解决诸如缺乏隐私和个性丧失等威胁
- 让老年人参与决策：挑战态度，促进沟通，使用语言和非语言沟通技巧
- 解决角色损失：识别有意义的角色
- 鼓励生命回顾和回忆
- 促进社会支持
- 解决精神需要：传达关怀和同情，灌输希望，指导精神照顾，鼓励参与宗教活动
- 引领健康老龄化课程

评估护理干预的效果

- 积极的自我感知
- 参与决策
- 有效的应对策略

评判性思维练习

1. 拿一张纸，画两条垂直线，使成三个相等的列。想想你在你的个人生活或专业实践中认识的谁是 80 岁或以上的人。在左栏中，列出这个人在晚年经历的三个或更多的生活事件。在中间一列，描述生活事件对此人的日常生活的影响。在右列中，列出此人用来处理生活事件的应对机制。你可以根据需要猜测信息，以完成中间和右侧列中的信息。

2. 想想你自己生活中最近的生活事件，并回答以下问题：生命事件与生活中其他压力事件的时间有多接近？生活事件有什么影响，以及你生活中压力的表现是什么（例如，你的工作、你的健康、你的个人生活、你与他人的关系）？你使用什么应对机制？应对机制有效吗？你想开发什么应对机制为自己的老年期做准备？

3. 你被要求在一个老年中心为一个 10 人小组引导一次题为"心理健康和老龄化"的 1 小时讨论。描述你对此主题的方法。你的目标是什么？你将如何纳入参与者？你将使用什么视觉辅助？

（姜婧 译）

参考文献

Almeida, D. M., Piazza, J. R., Stawski, R. S., et al. (2011). The speedometer of life: Stress, health and aging. In K. W. Schaie & S. L. Willis (Eds.), *Handbook of the psychology of aging* (7th ed., pp. 191–206). New York: Elsevier.

Andrews, M. M., & Boyle, J. S., (2012). *Transcultural concepts in nursing care*. Philadelphia, PA: Wolters Kluwer/Lippincott Williams & Wilkins.

Bekhet, A. K., & Zauszniewski, J. A. (2012). Mental health of elders in retirement communities: Is loneliness a key factor? *Archives of Psychiatric Nursing, 26*(3), 214–224.

Blay, S. L., & Marinho, V. (2012). Anxiety disorders in old age. *Current Opinion in Psychiatry, 25*(6), 462–467.

Blume, J., Douglas, S. D., & Evans, D. L., (2011). Immune suppression and immune activation in depression. *Brain, Behavior and Immunology, 25*(2), 221–229.

Bonanno, G. A., Westphal, M., & Mancini, A. D. (2012). Loss, trauma, and resilience in adulthood. *Annual Review of Gerontology and Geriatrics, 32*, 189–210.

Boot, W. R., Stothart, C., & Charness, N. (2013). Improving the safety of aging road users: A mini-review. *Gerontology.* doi:10.1159/000354212.

Bowen, C. E., Noack, M. G., & Staudinger, U. M. (2011). Aging in the work context. In K. W. Schaie & S. L. Willis (Eds.), *Handbook of the psychology of aging* (7th ed., pp. 263–277). New York: Elsevier.

Brenes, G. A., Miller, M. E., Williamson, J. D., et al. (2012). A randomized controlled trial of telephone-delivered cognitive-behavioral therapy for late-life anxiety disorders. *American Journal of Geriatric Psychiatry, 20*(8), 707–716.

Brennan, P. L., Holland, J. M., Schutte, K. K., et al. (2012). Coping trajectories in later life: A 20-year predictive study. *Aging & Mental Health, 16*(3), 305–316.

Burkhardt, M. A., & Nagai-Jacobson, M. G. (2013). Spirituality and health. In B. M. Dossey & L. Keegan (Eds.), *Holistic nursing: A handbook for practice* (5th ed., pp. 617–645). Boston, MA: Jones & Bartlett.

Butler, R. N. (2001). Life review. In M. D. Mezey (Ed.), *The encyclopedia of elder care* (pp. 401–402). New York: Springer Publishing Co.

Candela, F., Zucchetti, G., & Magistro, D. (2013). Individual correlates of autonomy in activities of daily living in institutionalized elderly individuals. *Holistic Nursing Practice, 27*(5), 284–291.

Chan, M. F., Leong, K. S., Heng, B. L., et al. (2014). Reducing depression among community-dwelling older adults using life-story review: A pilot study. *Geriatric Nursing, 35*(2), 105–110.

Choi, M., Lohman, M. C., & Mezuk, B. (2014). Trajectories of cognitive decline by driving mobility: Evidence from Health and Retirement Study. *International Journal of Geriatric Psychiatry, 29*(5), 447–453.

Cook, S. L. (2013). Redirection: An extension of career during retirement. *The Gerontologist.* doi:10.1093/geront/gnt105.

Curl, A. L., Stowe, J. D., Cooney, T. M., et al. (2013). Giving up the keys: How driving cessation affects engagement in later life. *The Gerontologist.* doi:10.1093/geront/gnt037.

Dugan, E., & Lee, C. M. (2013). Biopsychosocial risk factors for driving cessation: Findings from the Health and Retirement Study. *Journal of Aging and Health, 25*(8), 1313–1328.

Ehrmin, J. T. (2012). Transcultural perspectives in mental health nursing. In M. M. Andrews & J. S. Boyle (Eds.), *Transcultural concepts in nursing care* (6th ed., pp. 243–276). Philadelphia, PA: Lippincott Williams & Wilkins.

Federal Interagency Forum on Aging-Related Statistics. (2012). Indicator 18: Respondent-Assessed Health Status. *Older Americans 2012: Key indicators of well-being.* Washington, DC: Government Printing Office.

Fitchett, G., Benjamins, M. R., Skarupski, K. A., et al. (2013). Worship attendance and the disability process in community-dwelling older adults. *Journals of Gerontology: Psychological Sciences and Social Sciences, 68*(2), 235–245.

George, L. K. (2011). Social factors, depression, and aging. In R. H. Binstock & L. K. George (Eds.), *Handbook of aging and the social sciences* (7th ed., pp. 149–162). New York: Elsevier.

Gouin, J.-P., & Kiecolt-Glaser, J. K. (2011). The impact of psychological stress on wound healing: Methods and mechanisms. *Immunology and Allergy Clinics of North America, 31*(1), 81–93.

Green, K. A., McGwin, F., & Owsley, C. (2013). Associations between visual, hearing, and dual sensory impairments and history of motor vehicle collision involvement of older drivers. *Journal of the American Geriatrics Society, 61*(2), 252–257.

Harris, G. M., Allen, R. S., Dunn, L., et al. (2013). "Trouble won't last always": Religious coping and meaning in the stress process. *Qualitative Health Research, 23*(6), 773–781.

Hayward, R. D., & Krause, N. (2013a). Trajectories of late-life change in God-mediated control. *Journals of Gerontology: Psychological and Social Sciences, 68*(1), 49–58.

Hayward, R. D., & Krause, N. (2013b). Changes in church-based social support relationships during older adulthood. *Journals of Gerontology: Psychological and Social Sciences, 68*(1), 85–96.

Herdman, T. H. (Ed.). (2012). *NANDA International nursing diagnoses: Definitions and classification 2012–2014.* Oxford: Wiley-Blackwell.

Hershey, D. A., & Henkens, K. (2013). Impact of different types of retirement transitions on perceived satisfaction with life. *The Gerontologist.* doi:10.1093/geront/gnt006.

Holmes, T. H., & Rahe, R. H. (1967). The social readjustment rating scale. *Journal of Psychosomatic Research, 11,* 213–218.

Hummert, M. L. (2011). Age stereotypes and aging. In K. W. Schaie & S. L. Willis (Eds.) *Handbook of the psychology of aging* (7th ed., pp. 249–262). New York: Elsevier.

Jenkinson, C. E., Dickens, A. P., Jones, K., et al. (2013). Is volunteering a public health intervention? A systematic review and meta-analysis of the health and survival of volunteers. *BioMed Central, 13,* 773. Available at www.biomedcentral.com/1471-2458/13/773.

Kotter-Gruhn, D., & Hess, T. M. (2012). The impact of age stereotypes on self-perceptions of aging across the adult lifespan. *Journals of Gerontology: Psychological Sciences and Social Sciences, 67*(5), 563–571.

Lachman, M. E., Neupert, S. D., & Agrigoroaei, S. (2011). The relevance of control beliefs for health and aging. In K. W. Schaie & S. L. Willis (Eds.) *Handbook of the psychology of aging* (7th ed., pp. 175–190). New York: Elsevier.

Lenze, E. J., & Wetherell, L. (2011). A lifespan view of anxiety disorders. *Dialogues in Clinical Neuroscience, 13*(4), 381–399.

Levy, B. R., Chung, P. H., Bedford, T., et al. (2014). Facebook as a site for negative age stereotypes. *The Gerontologist, 54*(2), 172–176.

Levy, B. R., Slade, M. D., Murphy, T. E., et al. (2012). Association between positive age stereotypes and recovery from disability in older persons. *Journal of the American Medical Association, 308*(19), 1972–1973.

Levy, B. R., Zonderman, A. B., Slade, M. D., et al. (2011). Memory shaped by age stereotypes over time. *Journals of Gerontology: Psychological Sciences and Social Sciences, 67*(4), 432–436.

Li, Y.-P., Chen, Y.-M., & Chen, C.-H. (2013). Volunteer transitions and physical and psychological health among older adults in Taiwan. *Journals of Gerontology: Psychological Sciences and Social Sciences, 68*(6), 997–1008.

Liddle, J., Haynes, M., Pachana, N. A., et al. (2013). Effect of a group intervention to promote older adults' adjustment to driving cessation on community mobility: A randomized controlled trial. *The Gerontologist.* doi:10.1093/geront/gnt019.

Lyon, B. L. (2012). Stress, coping, and health. In V. H. Rice (Ed.), *Handbook of stress, coping, and health* (2nd ed., pp. 2–20). Thousand Oaks, CA: SAGE Publications.

Mallers, M. H., Claver, M., & Lares, L. A. (2013). Perceived control in the lives of older adults: The influence of Langer and Rodin's work on gerontological theory, policy, and practice. *The Gerontologist.* doi:10.1093/geront/gnt051.

Manning, L. K. (2013). Navigating hardships in old age: Exploring the relationship between spirituality and resilience in later life. *Qualitative Health Research, 23*(4), 568–575.

Manning, L. K., Leek, J. A., & Radina, M. E. (2012). Making sense of extreme longevity: Explorations into spiritual lives of centenarians. *Journal of Religion, Spirituality, & Aging, 24*(4), 345–359.

Mather, M. (2012). The emotion paradox in the aging brain. *Annals of the New York Academy of Sciences, 1251*(1), 33–49.

Mazerolle, M., Regner, I., Morisset, P., et al. (2012). Stereotype threat strengthens automatic recall and undermines controlled processes in older adults. *Psychological Science, 23*(7), 723–727.

McKenna, M. A. (2012). Transcultural perspectives in the nursing care of older adults. In M. M. Andrews & J. S. Boyle (Eds.), *Transcultural concepts in nursing care* (6th ed., pp. 182–207). Philadelphia, PA: Lippincott Williams & Wilkins.

Miller, C. A. (2013). Wellness activity tool for stress management. In C.

A. Miller (Ed.), *Fast facts for health promotion in nursing: Promoting wellness in a nutshell* (pp. 61–62). New York: Springer.

Okun, M. A., Yeung, E. W., & Brown, S. (2013). Volunteering by older adults and risk of mortality: A meta-analysis. *Psychology and Aging, 28*(2), 564–577.

Park, N. S., Jang, Y., Lee, B. S., et al. (2013). The mediating role of loneliness in the relation between social engagement and depressive symptoms among older Korean Americans: Do men and women differ? *Journals of Gerontology: Psychological Sciences and Social Sciences, 68*(2), 193–201.

Pitkala, K. H., Routasalo, P., Kautiainen, H., et al. (2011). Effects of socially stimulating group intervention on lonely, older people's cognition: A randomized, controlled trial. *American Journal of Geriatric Psychiatry, 19*(7), 654–663.

Pynnonen, K., Tormakangas, T., Heikkinen, R.-L., et al. (2012). Does social activity decrease risk for institutionalization and mortality in older people? *Journals of Gerontology, Psychological Sciences and Social Sciences, 67*(6), 765–774.

Ramsey, J. L. (2012). Spirituality and aging. *Annual Review of Gerontology and Geriatrics, 32,* 131–151.

Randall, W. L. (2013). The importance of being ironic: Narrative openness and personal resilience in later life. *The Gerontologist, 53*(1), 9–16.

Rix, S. E. (2011). Employment and aging. In R. H. Binstock & L. K. George (Eds.), *Handbook of aging and the social sciences* (7th ed., pp. 193–206). New York: Elsevier.

Rodin, J., & Langer, E. (1980). Aging labels: The decline of control and the fall of self-esteem. *Journal of Social Issues, 36*(2), 12–29.

Rote, S., Hill, T. D., & Ellison, C. G. (2012). Religious attendance and loneliness in later life. *The Gerontologist, 53*(1), 39–50.

Rybarczyk, B., Emery, E. E., Guequierre, L. L., et al. (2012). The role of resilience in chronic illness and disability in older adults. *Annual Review of Gerontology and Geriatrics, 32,* 173–188.

Schaan, B. (2013). Widowhood and depression among older Europeans: The role of gender, caregiving, marital quality, and regional context. *Journals of Gerontology: Psychological Sciences and Social Sciences, 68*(3), 431–442.

Schuurmans, J., & van Balkom, A. (2011). Late-life anxiety disorders: A review. *Current Psychiatric Reports, 13*(4), 267–273.

Scott, S. B., Whitehead, B. R., Bergeman, C. S., et al. (2013). Combinations of stressors in midlife: Examining role and domain stressors using regression trees and random forests. *Journals of Gerontology; Psychological Sciences and Social Sciences, 68*(3), 464–475.

Selye, H. (1956). *The stress of life.* New York: McGraw-Hill.

Shrestha, S., Robertson, S., & Stanley, M. A. (2011). Innovations in research for treatment of late-life anxiety. *Aging & Mental Health, 15*(7), 811–821.

Smith, J. M. (2012). Loneliness in older adults: An embodied experience. *Journal of Gerontological Nursing, 38*(8), 45–53.

Stawski, R. S., Mogle, J. A., & Sliwinski, M. J. (2013). Daily stressors and self-reported changes in memory in old age: The mediating effects of daily negative affect and cognitive interference. *Aging & Mental Health, 17*(2), 168–172.

Stessman, J., Rottenberg, Y., Shimshilashvili, I., et al. (2013). Loneliness, health, and longevity. *Journals of Gerontology: Biological Sciences and Medical Sciences.* doi:10.1093/gerona/glt147.

Underwood, P. W. (2012). Social support. In V. H. Rice (Ed.), *Handbook of stress, coping, and health,* (2nd ed., pp. 355–380). Thousand Oaks, CA: SAGE Publications.

Van Kessel, G. (2013). The ability of older people to overcome adversity: A review of the resilience concept. *Geriatric Nursing, 34,* 122–127.

Werner, J. S., Frost, M. H., Macnee, C. L., et al. (2012). Major and minor life stressors, measures, and health outcomes. In V. H. Rice (Ed.), *Handbook of stress, coping, and health* (2nd ed., pp. 126–154). Thousand Oaks, CA: SAGE Publications.

Westra, B. L., Paitich, N., Ekstrom, D., et al. (2013). Getting on with living life: Experiences of older adults after home care. *Home Healthcare Nurse, 31*(9), 493–501.

Whitbourne, S. K., & Meeks, S. (2011). Psychopathology, bereavement, and aging. In K. W. Schaie & S. L. Willis (Eds.), *Handbook of the psychology of aging* (7th ed., pp. 311–324). New York: Elsevier.

Whitehead, B. R., & Bergeman, C. S. (2011). Coping with daily stress: Differential role of spiritual experience on daily positive and negative affect. *Journals of Gerontology: Psychological Sciences and Social Sciences, 67*(4), 456–459.

Wickrama, K., O'Neal, C. W., Kwag, K. H., et al. (2013). Is working later in life good or bad for health? An investigation of multiple health outcomes. *Journals of Gerontology: Psychological Sciences and Social Sciences, 68*(5), 807–815.

Williams, K. N., Herman, R., Gajewsi, B., & Wilson, K. (2009). Elderspeak communication: Impact on dementia care. *American Journal of Alzheimer's Disease & Other Dementias', 24*, 11–20.

Yochim, B. P., Mueller, A. E., June, A., et al. (2011). Psychometric properties of the Geriatric Anxiety Scale: Comparison to the Beck Anxiety Inventory and Geriatric Anxiety Inventory. *Clinical Gerontologist, 34*, 21–33.

第 13 章　心理社会评估

学习目标

阅读本章后，能够：

1. 描述老年人心理社会评估的目的、范围和程序。

2. 描述有利于实施心理社会评估的沟通技巧。

3. 描述如何评估以下几个具体的精神状态组成部分：外貌、运动功能、社会交往能力、对访谈的反应、定向力、警觉性、记忆力、言语和语言特征。

4. 解释如何对老年人的决策能力和执行功能进行护理评估。

5. 描述如何评估以下情感功能的组成部分：心境、焦虑、自尊、抑郁、快乐和幸福。

6. 讨论错觉、幻觉、妄想这三个词在与老年人普遍存在的潜在状况相关时的区别与特点。

7. 解释如何执行关于社会支持以下几个方面的护理评估：社交网络、服务障碍和经济来源。

8. 解释如何执行老年人关于精神困扰和促进精神健康的精神需求的护理评估。

关键术语

抽象思维	失语症
情感	注意力
警觉性	病理性赘述
虚构症	错觉
决策力	自知力
错觉	记忆力
执行功能	精神状态评估
老年焦虑量表	定向力
幻觉	社会支持

心理社会评估是一项复杂而富有挑战的工作，但实质上是老年护理工作的一个必要方面。虽然心理社会损害往往归因于正常老龄化或者未治愈的身体状况，但一次细致的心理社会评估可以识别心理变化的潜在原因，其中许多心理状况通过干预可以得到扭转或解决。因此护士可以通过使用一定的评估技能，确保心理社会问题得以解决，并识别潜在的导致心理状态变化的原因，以此提高老年人的生活质量。这一章提供了关于认知和心理社会功能（见第 11 和 12 章）的护理评估的具体步骤及其组成部分。除此之外，还在本书其他章节提供了评估信息，尤其是老年人虐待（见第 10 章）、谵妄和痴呆（见第 14 章）以及抑郁（见第 15 章）。

老年人心理社会评估概述

相比于那些被视为常规的用于识别疾病症状的身体和功能评估步骤来说，心理社会评估倾向于作为正式的用来分析人格特质或精神病治疗需求的心理测验。因此，健康护理专业人士们可能会忽视心理社会评估的组成部分或把此项工作委托给心理健康领域的专家去做。然而，心理社会功能评估是整体护理的一个必备的组成部分，是一项可以识别老年人身体、心理、精神需求的工作。

这一章从健康的视角聚焦于心理社会功能中那些与老年护理相关的方面。从综合的角度来看，比如在每个医院的科室里都能见到急诊用推车，推车随时待命并配备有任何有关急救的物品。当一系列的医疗问题出现时，健康护理专业人士们迅速推出推车到老年人床旁并选择需要的物品。相似地，护士必须具备大量的心理社会功能评估的技能以备不时之需。在一些情况下，他们的技能需要完全展示出来，但大多数时候，只有一部分评估工具是必需的。护士可以用这一章的知识来填满"他们的心理状态评估推车"，以便于他们在任何情况下都能使用恰当的工具。

本章的第一部分涵盖适用于所有老年人的心理社会评估的目的、范围和程序。第二个主要部分回顾了关于心理社会评估的沟通和文化考量的多个方面内容，如精神状态、决策能力、执行力、情感功能、与现实的联系、社会支持。护士应依据个体情况进行选择，对以上各独立部分进行探讨。

心理社会评估的目的

从健康的角度来说，心理社会评估的目的包括以下几点。

- 在早期阶段检测一些无症状的或未确认的健康问题
- 识别一些心理功能紊乱的信号或临床症状（如焦虑、抑郁、记忆力衰退、精神异常等）
- 识别一些影响认知、情感和社会功能的压力或其他危险因素
- 获取关于个人的个性、应对机制和认知能力的信息
- 识别可以从中获取支持或加强的社会支持系统和其他的应对资源
- 识别老年人关于心理健康的个人目标

当使用其他类型的评估方法时，护士应当以现实为依据使用这些信息执行干预措施。

有心理问题的老年人需要一个多学科团队进行综合的评估，以确保能够识别和确认潜在的问题。一个常见的错误就是把老年人的心理变化贴上"这个年龄阶段的正常现象"的标签。这对于老年人来说不仅是不公平的，而且是有害的。尤其是当一个本可以被治愈的潜在状况被忽视时，或者可以促进功能恢复的干预措施未被有效利用时。如在第 11 章中探讨的认知功能，随年龄增长带来的认知能力的改变很少能够引起健康护理专业人士的重视。例如，一个老年人不大可能抱怨说"我知道我可以学习新知识，但我似乎不能像以前理解得那样快"。如果老年人发生了精神心理的问题，应该尽力去识别潜在的原因，而不是仅仅把问题归结于年龄改变。

心理社会评估的范围

心理社会评估的一个重要部分就是识别生活事件的独特意义，尤其是对健康造成影响的生活事件。最初的问题可以聚焦在几年前发生的事情，例如"你以前是做什么工作的"可以提示促成对退休的感觉的讨论。因为在生活安排上的改变可以促成失落感的产生，例如一个不具威胁性的问题"你觉得你搬到这里的环境怎么样"，很可能会引导他对于生活意义的探讨。有失去宠物经历的人可能不愿意承认他们感情陷入的深度，并且要确保自己不会被人持有偏见。因为宠物对于老年人来说可能具有特别的意义，所以在对老年人的心理社会评估中至少有一个涉及宠物的问题是合适的。

评估身体状况和功能限制的意义是心理社会评估的必备组成部分，因为应对健康的改变是老年人面临的一项普遍的并且有挑战性的任务。护士也可以尝试去识别由于疾病或失能导致的功能结局。例如，有糖尿病的老年人对于胰腺功能的兴趣就可能远远不及伴随而来的视力减退和越来越严重的对他人的依赖感。因此与其把评估聚焦在医疗诊断，不如问一个广泛性的问题，例如"如果在 0 ～ 100% 之间衡量你的健康水平的话，今天你给的比例是多少？"这一题做出回答后，问下面的问题，例如"你认为需要做哪些改变能够使你体会到 100% 的健康水平？"或者"一年前你的健康比例是多少呢？"回答这些问题可以帮助建立现实的和以老年人为中心的干预目标。

在心理社会评估过程中，护士可能会得到一些与其价值观或文化期望相反的信息，例如：

- 种族歧视的表达，使用一些贬损的标签
- 对于老年人照护决策持极端消极的态度
- 老年人被朋友、家人或其他人虐待或剥削的情况
- 对女性或其他群体的偏见态度，或不符合护士的信仰

当遇到这些情况时，意识到个人内心的感受并相应正确处理是有帮助的。虽然在与老年人和来访者的交流中保持非批判性的态度是必要的，但知道他们的内心感受也很重要。例如，如果有人描述了一段极端剥削的情节并表达了愤怒的情绪，护士可以做出显示同理心和理解的陈述，例如："如果身处

其中的话，听起来是很可怕的。"护士还要考虑到他们获取的信息涉及法律和种族问题，需要采取进一步的行动。例如，涉及最近的或正在发生的虐待或剥削时，为获取更进一步的调查而进行转诊可能成为必需，如在第10章中探讨的那样。

心理社会评估的程序

护士通过访谈老年人本人或照顾者或者观察他们的生活环境来获取心理社会评估的信息。开展心理社会评估的时机在不同的健康照护机构是不同的，相当一部分的信息通过非正式的方式，来源于照护过程中。在急性护理机构中，护士往往在被允许建立基础护理照护计划时开展评估。虽然首次评估应该聚焦在老年人紧急的生理需求上，但心理社会评估也是不容忽视的，因为它通常可以为现存的生理问题的原因提供线索。因此，只要老年人的身体状况平稳下来，护士的心理社会评估问题就成为整体护理和照护计划的重要组成部分。在长期照护机构中，心理社会评估通常在跨学科护理讨论会上探讨。在家庭中，护士拥有独一无二的机会可以在老年人个体环境中观察获得有价值的心理社会评估信息。

除了访谈和观察老年人之外，还有其他一些适宜的获取信息的渠道。例如，当老年人的认知功能出现问题时，从家庭成员或可以提供其可靠的精神变化病史的人员那里获取信息是必要的。在长期照护机构中，与老年人相处时间最长的健康照护工作人员——护理助理是重要的心理社会信息来源。虽然护理助理不会参加常规的团队讨论，但当出现精神心理问题时，护士可以从他们那里获得信息，并把这些信息添加到护理计划中去。

有效的心理社会评估工具是值得信赖的关系、愿意倾听的耳朵、直觉、敏感的心和良好的沟通交流技巧。因为心理问题往往涉及一些隐私的话题，老年人可能会觉得被心理社会评估的问题所困扰，尤其是当他们想掩饰认知缺陷的时候。护士在评估的过程中可能也会觉得不舒适，所以仔细思考个人的态度和让人感到不舒适的地方是非常重要的。具体描述见框13-1。

心理社会评估从解释护理目标的意图开始，可以选择以下的陈述：

● 我想要问您几个问题，以便于我们制订您在

一个学生的反思

我访谈M先生的经历是令人惊异的。我学习了很多关于老年人和访谈技巧的知识，我认为我的一些技术可以让M先生感到舒适和放松。我告诉他如果在回答某些问题时感到不舒服，他可以不回答这个问题，然而在访谈的过程中并没有发生。我开始问他一些和工作等相关的简单问题，接着我开始询问他关于童年经历以及对其看法的较为个性化的问题。我以为他可能会记不清楚那个时候的那么多事情了，但是他给我讲了很多年轻时候的故事，他很骄傲在中年的时候成为工厂的工头。

我使用的另一项技术是允许他偏离我问题的轨道，因为我不想让他感觉只是在回答一些特定的问题，通过这项技术，我了解到他的信息远比我初始问题的范围要广，这也给了他足够的时间按照自己的步调给我讲述，我也可以分辨哪些信息是他认为弥足珍贵的，哪些是他的隐私。

Erin H.

框 13-1　关于老年心理社会各方面态度的自我评估

在与老年人探讨心理社会问题时我的舒适水平是怎样的？

● 在探讨情感的、文化的、精神的、心理社会问题时，我的舒适感怎样？
● 有哪些特定的让我感到不舒适的话题？（死亡、自杀、酗酒、性欲、灵性、末期疾病、虐待关系）
● 一个人的年龄会影响我的舒适感吗？（在谈论特定话题时，同30岁的人谈会比同90岁的人谈更舒服吗？）
● 一个人的性别会影响我的舒适感吗？
● 什么样群体的老年人会让我觉得容易或难以相处？
● 在非传统关系中生活的老年人让我感觉怎么样？

当我成长时……

● 我的家庭是如何对待老年人的？
● 我观察到社会对待老年人的态度是什么？
● 有精神或情感问题的人是如何看待的？
● 用什么语言描述老龄化、高龄和有心理功能障碍的老年人？
● 在我的家庭中用什么样的词来形容老年人？这些词的隐含意义是什么？是正面的、负面的还是中性的？

我与老年人的相处经历有哪些？

● 从不同的种族、人种、宗教和社会经济背景中？
● 同功能损害，精神、心理或者情感失调的老年人相处

照护机构的护理计划。

- 我想要问您几个问题,以便于为您离开医院后制订后续的最佳照护计划。
- 我想要问您几个问题,是关于您在家里如何处理事务的,以便于我们识别哪些社区服务对您是有帮助的。

有效的方法是问一些社会问题,例如他是在哪里出生和长大的。虽然健康护理专业人士认为自己在谈论这个话题时不太专业,但是提供给对方一点例如关于自己的家庭或宠物的信息,也许对于建立彼此感兴趣的框架有一定的帮助。分享有关种族背景的信息也是有效的、无威胁的获取可能的文化影响信息的方式。

如果使用正式的精神心理测评工具,可以在老年人讨论心理社会问题感觉更舒适的时候被引入。因为一些关于记忆力的问题可能会让人感到有压力,话题可以这样开始:"我注意到您记忆日期有一定的困难,您觉得在记忆方面还有哪些其他的问题吗?我问您一些关于记忆方面的问题可以吗?"如果没有明显的认知缺损的证据,但其他人表达对被评估者记忆力的关注,可以做如下的陈述:"您的女儿提及您不记得按时去赴约,你注意过自己的记忆力方面有任何问题吗?我询问您几个关于记忆力方面的问题可以吗?"

心理社会评估的沟通技巧

就像护士用听诊器和其他工具来评估身体状况一样,护士使用沟通交流技术作为基本的工具来建立信任关系并获取心理社会功能的相关信息。护士经常需要解决来自以下几个方面的沟通障碍——老年人、状况本身、正在沟通的对象,详见框 13-2。除此之外,文化差异造成的沟通障碍是非常具有挑战性的,例如,国外出生的具有认知缺损的人可能回复的是他们的本土语言,即使从前他的英语讲得很好,在这种情况下,家人可以帮助沟通,或者适当的时候也可以聘请翻译,详见第 2 章。

当探讨心理社会问题时,建立一个私密的、舒适的环境,并且使用一些干预手段提高听觉和视觉是非常重要的。框 13-3 详细描述了在心理社会评估中促进与老年人沟通的策略。

框 13-2 同老年人有效沟通的障碍

情景障碍

- 说者和听者的第一语言不同
- 同一时间交换了太多信息
- 同一时间不止一个人在沟通
- 环境噪声,尤其是对于有听力障碍或使用助听器的老年人

和老年人有关的障碍

- 视力或听力障碍
- 神经疾病影响注意力、语言、信息处理、语言技能等(焦虑、失语症、痴呆、轻度认知功能障碍)
- 身体不适(疼痛、口渴、饥饿、疲劳、膀胱充盈或体温造成的不舒适)

与正在沟通者有关的障碍

- 说话过快或口齿不清
- 阻碍性言谈举止(捂嘴或转头等动作)
- 弱化受访者的感觉
- 给予错误的保证
- 给予老套的反馈(为什么为溢出来的牛奶而哭?)
- 为避开敏感问题而转移话题
- 直接跳到结论
- 使用不适宜的称呼(如亲爱的、甜心等)

一个学生的反思

当我实施一项功能评估时,我发现一些沟通技巧是有治疗价值的,然而另一些则不然。我遇到的一个障碍就是对于理解老年人产生了困难,因为他没有牙齿,所以发音很困难。而且私密性受到了限制,老年人似乎在房间中被其他人干扰而心烦意乱。另一个障碍是我发现自己一直向下看着纸以避免和他眼神的接触。为克服这些障碍,提供更为私密的环境来减少注意力的分散是非常重要的。而且因为老年人很难被理解,对不清楚的问题加以澄清也是非常必要的。除此之外,牢记缺乏眼神交流是没有任何治疗意义的。为了提高交流技巧,意识到障碍所在,找到方法克服,并努力在下一阶段有所改进是非常重要的。克服障碍的一个有效方法是记住促进沟通的 SOLER 模型:和老年人面对面就座(sit)、保持一个开放的姿势以观察(observe)、身体朝老年人倾斜(lean)、建立和维持相互的眼神接触(establish)、放松(relax)。

Brittany D.

框 13-3　促进与老年人沟通的策略

总体策略

- 安排一个面对面的位置
- 尽可能保持私密性
- 提供好的光线，避免刺眼
- 尽可能限制背景噪声
- 给视觉或听觉损害尽可能的补偿（保证老年人在恰当的时候使用眼镜或者助听器）
- 识别身体需求并关注舒适感
- 开始接触时交换名字，合适的情况下握手
- 使用文化适宜的尊称，如女士、太太、先生、博士、牧师、主教等
- 名字的发音要准确，如果不确定，让老年人自己说出名字
- 避免传递偏见或不平等的语言信息
  ◆ 避免使用俚语表达，禁止使用轻蔑的或贬损的语言去提及种族、民族、宗教或其他群体
- 使用有目的的身体接触并考虑个人喜好问题
- 知道影响语言和非语言沟通的知觉和表达的文化差异

心理社会评估的特殊策略

- 根据护理的目标解释心理社会评估的目的，然后以不相干的、非威胁性的话题开始提问
- 保持良好的眼神接触
- 使用沉默保持舒适感
- 使用聚精会神的倾听技术
- 使用开放式问题
- 用陈述的方式鼓励老年人对信息做尽可能详尽的描述。例如"然后发生了什么？"
- 询问老年人对一种状况的感觉和反馈是怎样的
- 定期澄清信息
- 保持无偏见的回应，但表达适当的同理心
- 在访谈的最后询问正式的精神状态问题，或最具威胁性的问题
- 在询问关于记忆力和其他认知能力等正式的评估问题前征得老年人的同意

护士有很多机会去识别心理社会问题，可以通过倾听相关的内容或询问合适的问题获得更有意义的信息。例如，思考正在接受访谈的 P 夫人的案例。她对于她的居住地的问题给出如下的回应：

> 在我最近一次脑卒中后，我搬进了 Sunnybrook 退休村庄，我没法待在自己家里，因为我的卧室在二楼。医生告诉我要住在随时能获得帮助的地方，我的女儿不希望我和她住在一起。现在我摔倒了并弄伤了我的手腕，我不确定医生会对我说什么，我的女儿不希望被我打扰。

这一回应给出了几个潜在问题的线索，以下的哪些问题护士可以选择：

- 自从搬到这里来，您最想念什么？
- 您提到您的女儿不愿意和您一起住，你希望自己能做点什么吗？
- 您担心医生会建议您去专门的照护机构吗？
- 您想见到女儿的时候就能见到她吗？

这些问题的答案可能会揭示一些需要被确定的作为出院计划一部分的心理社会问题。

当交谈心理社会问题时，定期地澄清信息是非常重要的，一种澄清技术就是在问及更深层次问题时重复一下先前问题的回答。例如，对 P 太太说："您提到您的女儿不愿意您和她住在一起……"对护士听到的信息给予反馈，并引入更深的关于内心潜在感受的问题。当语言沟通和非语言沟通的差异显而易见时，反馈也是有帮助的。例如，P 太太在说话时开始哭泣并握紧拳头，"我女儿有她自己需要考虑的生活，我可以照顾我自己，不能和她住在一起对我来说一点关系都没有。""您看上去非常悲伤，您确定一点关系都没有吗？"这样可能会引导老年人承认愤怒、拒绝、孤独等心理感受。

一个学生的反思

　　我与老年人的沟通是我一直以来都害怕的事情，我每周都会学习到一些知识。在一场对话中沉默会让我觉得很不舒服。上周我与老年人聊天时，我试图更好地理解他的家庭支持水平，我开始问他有没有孩子，他表示他有两个女儿，住在佛罗里达。通常我会以下面的问题做出回应，但我决定给他一些时间观察他是否能详述最初的回应。这是很尴尬的几分钟，好吧，也许只有几秒钟，但像几分钟一样，但是他的确开始敞开心扉。他向我解释从他们的母亲过世之后，他们就开始抛弃他。当他说到他只能在圣诞贺卡上看到孙子、孙女的照片时，他开始哭泣。我能够和他谈论他的感受并给他一些鼓励，我从没有得到过这样的主导谈话的机会，我持续遭遇这样不舒适沟通的情况，以便于我能够克服并更好地培养我和老年人之间的治疗性沟通。

Amade A.

另一个重要的方面是考虑非语言沟通的作用，这一点受文化因素的影响非常大。例如，触摸、握手、眼神交流、面部表情都可以有效地促进沟通，但是如果被错误解读的话，非语言沟通也会造成障碍。除此之外，考虑每个人的"舒适范围"也非常重要，也就是在与别人沟通时每个人所要求的能使自己感觉舒适的身体距离。分类如下：亲密距离（0 ~ 18 英寸），个人距离（1.5 ~ 4 英尺），社交距离（4 ~ 12 英尺）。文化因素会影响非语言沟通的所有方面，详见框 13-4。

精神状态评估

精神状态评估是一种收集老年人心理社会功能数据的方法。精神状态评估非常宽泛，所以在这里我们主要聚焦在认知功能，心理社会功能的其他方面（情感功能、联系现实能力和社会支持）将在后面的部分讲到。精神状态评估中的心理社会功能指标包括身体状态、精神运动性活动、社交技巧、定向力、警觉性、记忆力和语言特点。不同的健康护理专业人士在做精神状态评估时在各个不同的部分都有自己的学科专长。例如，精神病学家擅长评估情感和认知部分，然而社会工作者擅长评估家庭关系部分。在本书的框架中，护理评估包括最直接影响老年人每天日常活动的心理社会功能的各个部分。

精神状态筛查工具

评估工具在临床是用来识别进一步评估的需求。简易精神状态量表（mini-mental state examination, MMSE）共 30 个条目，在 20 世纪 70 年代就被健康

框 13-4　文化考虑：影响沟通的文化因素

触摸
- 对于身体接触感到舒适的文化群体包括犹太人、法国人、西班牙人、印度人、印尼人、拉丁美洲人
- 对于身体接触感到不舒适的文化群体包括英国人、中国人、德国人、印度教徒和北美洲人
- 亚洲人认为摸头是一种不尊重的表现，因为头部被认为是力量的源泉
- 越南人把头视作生命的所在地，并具有高度的个体化，如果碰他们的头或者肩膀，他们会觉得很紧张，如果头上的某些部位被侵犯，他们会害怕这些程序会使生命的本质流失
- 墨西哥裔美国人和美国原住民把触摸看作治愈的、躲避伤害的、移除邪恶咒语的意义

男女之间的触摸
- 在家庭之外禁止男女之间互碰身体的文化群体包括波斯尼亚人、墨西哥人、中东人和索马里人
- 在许多西班牙和中东的文化中，禁止男性健康照护提供者触摸或检查女性的身体
- 在一些亚洲文化中，同性别之间（非异性之间）身体接触是普遍和可接受的

握手
- 用微笑和握手来欢迎孟诺教派的老年人是合适的
- 中东的女人不和男人握手
- 亚洲女人不和彼此以及男人握手
- 美国原住民会把有力的握手解读为一种有侵略性的行为，并用有力的长时间的握手回应

眼神接触
- 亚洲人、西班牙人、中国苗族人、印度支那人、阿巴拉契亚山脉、中东、非裔美国人的文化认为直接的眼神接触是不礼貌的、不谦虚的、有侵略性的，在与健康护理专业人士交谈，或者女人和男人交谈时，他们会尽量避免眼神的直接接触
- 美国原住民在交谈时用眼神直接看着地板来表示密切关注说话者
- 西班牙文化依据对方的年龄、性别、社会地位、经济状况和职位（老年人希望得到年轻人的尊重），以俯视的目光表示谦恭的行为
- 在交流中保持持续的目光接触的文化群体包括阿拉伯人、欧美人、希腊人和土耳其人
- 一些文化群体（如波斯尼亚人）在女人间保持目光接触，但在男女之间则不然

面部表情
- 意大利人、犹太人、西班牙人和非裔美国人保持轻松的笑容并且用话语、动作伴随很多面部表情来表达痛苦、快乐和不开心

个人空间知觉
- 喜欢保持较近空间距离的文化群体包括阿拉伯人、西班牙人、希腊人、日本人、伊朗人、东印度群岛人、拉丁美洲人和中东人
- 英国人、加拿大人、爱尔兰人、北欧美国人要求的个人空间距离最大
- 男人所需的空间距离往往比女人大

来源：Andrews，M.M，& Boyle，J.S.（2012）. Transcultural concepts in nursing care（6th ed.）. Philadelphia，PA；Lippincott Williams & Wilkins；Purnell，L.D.（2013）. Transcultural heath care；A culturally competent approach（4th ed.）. Philadelphia，PA：F.A.Davis.

照护开业护士广泛使用。在近几年，一些更简便的工具被开发并应用于认知缺损的筛查，详见表 13-1。现如今在老年机构使用蒙特利尔认知评估量表成为一种新的趋势，因为它对于轻微认知缺损和痴呆的筛查能力有所提高（Freitas, Simoes, Alves, et al., 2013）。请记住，这些工具的目的仅仅是简单的精神状态改变的指标，但是它们没法提供广泛且深入的心理社会功能评估，正如在表格中呈现的那样。除此之外，第 14 章和 15 章提供了关于谵妄和抑郁的筛查工具。

外貌

外貌很容易被观察，而且能够显示心理社会功能的很多个方面，着装、装饰、化妆、卫生情况为心理社会功能提供了很多线索，但它们仅仅是线索，在下结论之前必须要提问。例如，身上散发着难闻的气味、卫生条件很差、衣衫褴褛可能和以下情况有关：抑郁、自制力差、认知功能缺损、经济条件差、家庭照料不当、视力或嗅觉障碍或者缺乏使用洗浴清洁设施的能力。

运动功能、身体语言和精神运动行为

运动功能的评估，包括姿势、运动和身体语言等的评估，可以为心理社会功能提供更多的线索。例如，慢慢移动的、蹒跚的或者不协调的步态提示了继发于疾病过程的神经病学缺陷或酒精、药物的不良反应。步态障碍和其他不正常的动作，可能是迟发型运动障碍或锥体外系症状。步态障碍可能是过去或目前正在使用治疗精神病药物的证据（详见第 8 章），或提示有精神病史。

身体语言可以提供一些情感疾病的线索。没精打采或者低垂着脑袋通常是戒断症状和抑郁症的表现。悲伤的眼神接触，尤其是眼睛看着地板，可能是抑郁症状。在评估的所有方面，适当地考虑文化因素对于眼神接触方式和时间的影响是很重要的（参考框 13-4）。

精神运动性活动是精神状态评估的一部分，因为有目的地进行简单运动的能力受认知状态的影响非常大。例如，观察某人在环境中如何导航并避开障碍物提供了关于这个人环境的判断力和警觉性的线索。护士可以通过让老年人做一个日常生活中的简单行为（例如梳头发），观察老年人理解和执行命令的能力，评估他的精神运动行为。

另一项评估组成部分是观察老年人反常的精神运动功能，例如极其迟缓或激动。抑郁通常和缓慢的精神运动功能相联系，但过激行为通常是激越型抑郁症的表现。激越也可以是药物副作用、生理失调（例如脱水、电解质紊乱）或病理状况（例如肺炎、尿路感染）的症状，尤其是对痴呆老年人。

社交能力

社交能力评估可以为心理社会功能提供很多信息。例如，友好的、合作的并有很好的交流能力的人会使用社交技能来掩饰他们的认知缺陷，尤其是他们有动力去这样做时。相反，长期存在敌意、社交孤立、缺乏社交能力、缺乏志向的人可能会缺乏这样做的动力。除此之外，人们有时会使用以下的社交技能来掩饰认知缺陷：幽默、逃避、主导谈话、编造问题的答案等。一些痴呆的老年人能够维持很

表 13-1 认知缺损的常用筛查工具	
工具	**特点**
简易精神状态量表（MMSE）	评估定向力、记忆力、注意力、命名能力、复述和听写能力、写句子的流畅度、画复杂多边形，最多 30 个条目
微型钟表画测试	评估认知功能、记忆力、语言理解能力、视动能力和执行能力
AD8：华盛顿大学痴呆筛查量表	用 8 个条目评估记忆力、定向力、判断力、功能，与之前的水平进行对比
蒙特利尔认知评估量表（MoCA）	包括 30 个条目，评估短期记忆能力、视觉空间能力、三维立方体复画能力和执行能力
动物 1 分钟语言流畅性	测试 1 分钟内对尽可能多的动物的命名能力
幸福记忆测试	测试对 5 项名字和地址的回忆能力

好的社交能力，甚至是一些其他方面能力都已经有很明显下降的晚期痴呆老人。护士仍然需要注意文化因素对社交能力的影响，并且要充分考虑在访问者和受访者之间关系的文化背景。

对于访谈的回应

老年人对于访谈最初的回应和在过程中发生的改变，可以提示重要的评估信息。例如，一位老年人可能开始的时候特别配合地回答问题，但如果其对一连串的问题觉得不舒服，便会变得有防御性和尖酸刻薄。此外，护士评估在回答问题上的时间和花费的精力，对于区分痴呆和抑郁非常重要，因为认知缺损的人通常会非常努力地回答问题，而抑郁老年人会缺乏精力和动力去正确回答问题。因此，两类人可能会在正式的精神状态评估量表中得分相同，但是一类人可能会因为痴呆忘记回答问题，而另一类可能会因为抑郁忘记回答问题。当护士怀疑由于缺乏动力而误答或忘记回答时，他们可以这样问："你不知道问题答案还是不愿意回答问题呢？"

护士可能会遇到各种各样的阻力和对抗的态度。抑郁的人也许是冷漠的，并且不愿意花费精力去回答问题。认知缺损的老年人可能是愤怒的、敌对的或者有防御性的，尤其是其试图去掩饰或否认认知缺陷时。一直以来隐居或多疑的人可能不愿意回答问题，或者会让人感觉非常有防御性。评估老年人潜在的态度和评估他对问题精确的反应同样重要。

评估**虚构症**（编造信息的过程）在护士不知道正确信息时是非常困难的。例如，关于老年人出生地和童年经历的问题，在准确的答案被确认之前对评估认知功能是无效的。有轻微认知缺损的老年人会利用闲谈来隐瞒记忆力的缺失。**病理性赘述**包含对问题过分详细的和迂回的答案。

最后，护士需评估与老年人日常个性特征相关的所有信息。例如，善于社交的人经常会使用幽默，而健谈的人会自然而然事无巨细地详细陈述。平时安静和严肃的人使用幽默或详述，可能暗示了其正试图掩饰认知缺陷。另外，安静和沉默寡言的人可能被误解为抑郁。护士可以问这样的问题："您能描述一下您 40 岁的时候是个什么样的人吗？"以此来获取关于老年人个性的信息。家庭成员或长期照顾者是获取关于老年人终身个性特征的良好信息来源。

在框 13-5 中总结了关于老年人心理社会功能评估的外貌、运动功能、社交能力、对访谈的反应的指导。

定向力

对人物、地点、时间的**定向力**是对精神状态评估和记录的最常用指征。通常情况下，定向力被视作认知功能首要的指征，而不是一幅大图上的一小部分。例如，以下问题是评估定向力的金标准："你叫什么名字？""你在哪里？""现在几点了？"基于每一个回答的精确性，老年人被归类为"定向力一级""定向力二级""定向力三级"。使用定向力问题的表面用途和接下来给老年人贴上定向力一级、二级、三级的标签忽略了一些重要的方面，例如：

- 存在引导老年人对时间或地点的定向力的环境线索吗？
- 老年人在一个地方待的时间足够他了解地名吗？

框 13-5　评估外貌、运动功能、社交能力、对访谈的反应的指导

外貌和运动功能的观察

- 老年人的表面年龄和实际年龄的关系
- 以下的因素是如何反应心理社会功能的：卫生、修饰、衣着、化妆？
- 老年人的外貌提供了痴呆或抑郁的线索或者提示其他心理社会功能的损害吗？
- 老年人的步态、动作、身体语言暗示了他的心理社会功能是什么样的？
- 有证据显示是迟发性运动障碍或药物副作用吗？
- 老年人在环境中的表现是怎样的？这一反应和判断力、视觉还有其他技能有关系吗？

对社交能力和访谈反应的观察

- 老年人长期的社交技能模式是什么样的，是怎样影响评估过程的？
- 老年人的社交能力影响了访谈者对其心理社会功能其他方面的解释吗？
- 老年人有精神回答问题吗？
- 老年人对于访谈的态度是什么样的？
- 如果老年人不回答问题或给出错误的答案，是因为能力缺失、文化因素还是缺乏动力？
- 老年人是否有如下可能隐藏认知缺陷的情况：幽默、讽刺、回避、逃避、闲谈、详述或主导谈话。
- 老年人是否表现出以下的特征：愤怒、敌意、拒绝、防御性或怀疑？
- 老年人的潜在态度反映了他或她的个性特征了吗？或表现出认知或情感失调？

- 如果老年人不能准确地说出设施的名字，他能够说出设施的类型或大体的位置吗？
- 存在影响老年人对这些问题的反应的社会文化因素吗？
- 老年人能说出熟悉的人的名字吗？例如配偶或子女，或者他连自己的名字都说不出吗？
- 如果老年人不能说出其他人详细的名字，他能正确地描述他们的角色吗？
- 如果老年人不能说出准确的时间，他能够给出一天中大体的时间吗？
- 老年人存在影响认知的身体原因吗？
- 老年人正在服用影响精神的药物吗？

一个好的评估延伸超过 3 个经典问题，并在特定的情境描述对老年人有意义的定向力等级。例如，以下描述比简单地说老年人"定向力一级"有用得多：

> S 太太能说出自己的名字，但是不记得医院的名称。她不能叫出女儿的名字，但是可以把女儿介绍给我。因为看到了房间里面光明节的装饰，她认为现在是 12 月。因为没有随身携带手表，她不能说出现在的时间，但认为是下午，因为刚刚吃过午饭。

如果护士只是问一些标准化的问题，如"你叫什么名字？""你在哪里？""现在几点了？"S 太太可能会被判定为定向力一级。大部分的健康照护提供者在看了评估结果后，会假定她有严重的认知缺损，尤其是她到了 85 岁高龄或更老。然而，认知能力的反应包括组织信息、使之联结并运用判断力。更多详细的信息显示 S 太太是一个记不住医院名称但是有逻辑的人，由于焦虑、药物影响和暂时的身体原因而出现短暂的记忆力损害。

警觉性和注意力

除了定向力之外，**警觉性**水平是健康照护提供者最常评估和记录的一项关于精神状态的指标。警觉性水平的测量可遵照一系列的标准，包括昏迷、睡意、困倦、间歇性警觉或睡意、过度警觉。对于老年人警觉性水平评估的一个重要方面是识别出可以提高或降低警觉性的因素，特别要注意那些可以

解决的因素。例如，白天睡眠过多可能和以下因素相关：医疗问题、电解质失衡、药物副作用等（如麻醉药、抗胆碱能类药、精神病药物）、抑郁、痴呆、饮酒过量，或由于各种原因（如照顾者责任）导致的夜间睡眠缺乏。

作为精神状态评价指标，**注意力**描述了对一项任务的专注度、抗干扰能力和为完成任务专注的持久性。这是基本的但经常被忽视的关于精神状态改变尤其是精神错乱的指标（Steis & Fick，2012）。Kolanowski 等（2012）描述了以下几项护士可以在临床应用的关于注意力的"日常测量"指标：

- 拍手或响铃并且让老年人数次数
- 说出彩虹的颜色
- 重复正向和逆向的一系列数字
- 说出过去一周的天数或者一年的月数
- 读一列词语，当特定的词或字被读时给老年人一个信号

和心理社会评估的其他方面一样，注意能力是巨大难题中的一部分，这些难题被拼凑在一起提供了一幅广阔的精神状态图画。

记忆力

正式的记忆力测试可用来评估老年人的**记忆力**，包括回忆遥远的事件、近期发生的事件和刚刚发生的记忆，进一步被分为保存、回忆和再认。护士可以在常规的谈话过程中评估记忆力，因为所有的语言沟通都要在一定程度上依赖记忆功能。护士要尤其注意评估那些与日常生活中重要活动相关的记忆，例如记得付账单、吃药、买生活用品。这项评估要在符合老年人日常生活环境的期望和要求中进行。例如，老年人独自生活，并独立负担日常生活开支，那么付账单的能力就非常重要。相反，如果老年人和女儿或家人共同生活，记住孙子孙女们的生日可能是一项重要的任务。

记忆力评估是一项挑战，因为老年人经常会抱怨记忆力的问题，但他们通常并没有发生实质性的记忆力缺陷。例如，沮丧的人通常会察觉他们的记忆力发生了不同程度的损害，甚至会放大这种损害。与这种情况相反的是，痴呆老年人往往很难察觉到自己的记忆力缺陷，或者他们可能会否认有记忆问题以作为一种保护性防御机制。因此，"你有记忆力

方面的问题吗？"这个问题可能会引出一个积极的回应，但是这个回应可能更多告诉你的是他察觉到的记忆力问题，而不是实质性的记忆力功能。因此这个问题更适用于识别老年人关心的问题，而在记忆力功能评估中不是特别有用。

评估老年人是否使用辅助记忆的方法也很重要，可以这样提问："你使用什么方法来帮助你记住聚会或其他事情？"评估老年人使用辅助记忆方法的程度在设定改进记忆功能目标和计划方面非常有用。例如，如果老年人记忆力很差，很大程度上依赖辅助记忆方法，那么改善记忆力的潜力就很小。相反，如果老年人有一些记忆缺陷，但是没有使用任何辅助记忆方法，那么改进的空间就大得多。对于辅助记忆方法使用的观察也为否认记忆力缺陷提供了线索。例如，如果老年人否认记忆力的问题，但在访谈过程中不停地记备忘录，那么他可能是在补偿记忆力缺陷。在这种情况下，老年人非常需要辅助记忆的方法，但不愿意承认自己的这种需要。框 13-6 中提供了护士评估定向力、警觉性、记忆力的指导，并附了适当的评估不同类型记忆力损害的问题的例子。

言语和语言特点

言语和语言特点提供了心理社会功能诸多方面的重要信息，例如组织和表达思想的能力。除此之外，对语言能力好的评估能够帮助护士识别在与老年人交流时什么样的语言特点是最合适的。因为言语和语言能力受文化、教育背景、经济社会因素的影响非常大，考虑这些影响是非常重要的，尤其是在评估国外出生的老年人时。

在任何的语言互动过程中，护士可以评估下面言语和语言特点的所有方面：速度、音调、音量、清晰度、组织和表达思想的能力以及任何反常的言语和语言特点。下面的例子描述了一些常见的言语变化和相关情况：

- 语速过快：焦虑、激越或精神疾病
- 语速过慢或过于简短的语言沟通：抑郁、认知缺损或单纯的谨慎
- 语调：间接地表达情感，例如生气、敌意或厌恶
- 发音过弱（即低于正常的音量）：抑郁、身

框 13-6　评估定向力、警觉性和记忆力的指导

评估定向力的问题

说明：直接提问的例子用引号标注，以便和那些通过观察可以间接回答的问题区分开来。

- 人物："你叫什么名字？""你妻子叫什么名字？"如果不能说出名字，能描述这几个角色吗？
- 地点："你的地址是哪里？""这个地方叫什么名字？""这是什么地方？""这座城市叫什么名字？""这个国家叫什么名字？"
- 时间："现在几点了？""今天是星期几？""今天是几月几号？""现在是什么季节？"

关于警觉性评估的观察

- 在下面的一系列等级中，老年人的警觉性水平处于哪一级：超警觉、警觉、昏昏欲睡、睡眠状态、昏迷。
- 老年人的警觉状态有波动吗？如果有，类型是什么样的？
- 存在影响老年人警觉性的生理因素吗？例如身体状况、化学制剂或药物副作用。
- 存在影响老年人警觉性的心理因素吗？例如焦虑、抑郁、夜间照顾责任或者其他影响夜间睡眠的因素。

评估记忆力的问题

- 远期事件："你的出生地是哪里？""你在哪里上的小学？""你的第一份工作是什么？""你什么时间结的婚？"
- 近期事件："你和谁一起住？""你有孙子孙女吗？""你孙子孙女叫什么名字？""你上一次去看医生是什么时候？"
- 瞬时记忆，保持：给出三个不相关的词，让老年人重复信息，包括立即重复以及 5 分钟后再重复一次。
- 瞬时记忆，总体把握和回忆：让老年人读一个小故事，然后总结故事呈现的信息。
- 瞬时记忆，再认：问一个多重选择问题，让老年人选择正确的答案。

体疾病、自尊低下或是长期的说话习惯

- 异常的音量过大：听觉障碍或长期和有听觉障碍的人沟通
- 发音不清晰或口齿不清：听力障碍、义齿不合格、牙齿或义齿缺失、神经系统紊乱、酒精或药物影响
- 音位错误（即发音不正确）：听觉障碍、认知缺陷、教育或文化背景影响
- 语义错误（即误解词语意思）：听觉障碍、认知缺陷
- 语词新作（即自创的没有意义的词）：痴呆、精神障碍（如精神分裂症）、重复一个没有听清楚的词
- 语无伦次：痴呆、失语症、精神障碍、酒精或药物副作用

- 持续言语（即语言或字面沟通不断地重复或结巴）和失认症（即对找出正确的词有困难或不能正确地命名，尤其是在不熟悉的情况下）：痴呆

失语症是和神经病学症状，例如脑卒中或血管性痴呆相关的沟通障碍。表达性失语症通常发生在语言理解能力没有受影响，但检索和找寻词语能力障碍时。感觉性失语症发生在口语和理解能力损害但一些语言能力仍然保留的情况下。完全性失语症是表达性失语症和感觉性失语症的结合，通常是大面积神经损伤的结果，并且已经表现出了前后不一致的和难以控制的语言功能情况。

计算及较高级的语言表达能力

阅读、书写、拼写和算术归为计算及较高级的语言表达能力，也是评估认知能力的指标。与其他指标的评估一样，也必须考虑被评估者的学历、职业和其他影响因素。护士可以通过老年人在日常重要活动中的表现大致评估这些技能。例如一个独居的老年人，对于他付物业账单和购买生活用品能力的评估，比通过心理计量测验对数学能力的评估更有价值。同样地，被评估者阅读日报或标记恒温器的能力，也许是比正式阅读测验的分数更有效的能力测量标准。

护士可以运用书面的健康教育材料来大致评估阅读和理解能力，并且这种方法有实际用途。例如，收集尿样时，护士可以把指令清单交给老年人并让他大声读出指令。观察老年人对指令的理解程度可以提供日常生活中重要的阅读能力的评估。另一个评估阅读理解能力的机会，也许是在护士观察到老年人身边有报纸时出现。一个无意的问题比如"今天的报纸里有什么新闻吗"，可以反映老年人对外界事件的兴趣，以及他对书面信息的理解记忆能力。

护士可以在照顾老年人的互动交流中进行观察，评估书写以及其他较高级的语言能力。例如，护士可以观察老年人在文件中签署他名字的方式，就像在同意表上签名。护士也可以在老年人做更复杂的任务时观察他们，比如整理书面的药物清单或讨论一系列初级保健提供者的问题。书写技能出现困难是早期痴呆的一般迹象。在所有较高级的语言表达能力中，拼写在日常功能中是最不重要的，但它是

心理能力转变的良好指征。

在传统心理计量测验中，通过"7s"测验衡量计算能力：老年人被要求从 100 中减去 7，并连续减去 7。因为这个测验与教育水平高度相关，它未必是最适于老年人的测验。也许让老年人计算 3 加上 3，并连续加上 3 更好一些。抑郁的老年人也许无法回答正确，因为他们不想为连续计算数字 7 而花费精力。患有痴呆的老年人，如果通过努力，或他们之前有较高的数学计算能力，也可能会在这个测验中表现良好。框 13-7 概述了评估言语和语言特点、计算与较高级的语言表达能力的重要考虑方面。

决策力与执行能力

决策力——最重要和复杂的认知能力之一，是心理社会功能的一个重要方面，因为它适用于所有具有法定能力的老年人，包括痴呆老年人，他们有权利参与到有关他们护理的决策之中。能力的确定是一个复杂的问题，不仅对于老年人、他们的家庭和护理人员有影响，而且对健康护理人员也有影响。作为心理社会护理的一个重要组成部分，护士评估认知技能——包括自知力、学习、记忆、推理、判断、问题解决和抽象思考——与决策力有关。尽管没有针对决策力的评估工具，但护士可以通过观察

框 13-7 评估言语和语言特点、计算与较高级的语言表达能力的指导

评估言语和语言特点的观察方法
- 语速是正常、慢还是快？
- 语调是否带有潜在的感情，比如愤怒、敌意或愤恨？
- 音量是反常、柔和还是响亮？
- 句子条理是否连贯流畅？
- 是否有证据表明将语音融入语言中存在任何问题？（如语词新作、音位或语义错误）
- 下列因素对老年人的言语造成影响吗：口干，不适的义齿，没有牙或义齿，酒精或药物影响，神经病学的或其他病理改变？
- 老年人有展现出以下几点吗：失认，持续言语，或有表现力，善于接受，或完全性失语？

观察评估计算和更高级的语言技能
- 老年人在日常活动过程中理解书面材料的能力如何？比如每天的报纸或药物使用说明书。
- 老年人的书写笔迹质量如何？（如他的签名）
- 老年人可以展现出日常活动所必需的数学计算能力吗？

老年人在日常活动中解决问题的能力，以及询问相关的问题来评估心理社会功能的这一方面。

抽象思维被定义为受到教育、人格和情感状态等其他因素的强烈影响。那些非常焦虑或沮丧的老年人，可能对用于评估抽象思维模式的问题缺乏响应的注意力或积极性。比如"苹果和橘子是什么样的？"或者"桌子和椅子是什么样的？"类似的问题会被用来评估一个人的抽象思维能力。

在一次访谈中，可能会出现评估抽象思维的机会，护士听取老年人的抽象与具体想法的线索。下面的沟通是在一个偶然的机会，笔者需要评估一个老年人的具体思维模式的例子：

护士：如果你不得不从德克萨斯州搬家，和你的女儿家人住到俄亥俄州，你会觉得怎么样？

L 先生：我不知道，你会有什么感觉？

护士：我不确定我会感觉如何，毕竟这从未在我身上发生过。我不在你的立场上。

L 先生：哦，这里，把它们穿上（一边着重强调一边脱鞋递给护士）。

一种对于 L 先生的回答的解释是，他的思维模式是非常具体的，而不是抽象的。

护士通过观察老年人在特定情况下如何满足他们的需求来评估他们解决问题的能力。例如，护士观察老年人被限制在床上时使用呼叫灯来满足自身需求的方式或他们处理复杂的关于出院计划的决定。同样，对于一个独自生活的老年人来说，满足基本的安全需求可能是一个非常重要的解决问题式的任务。因此，诸如"如果你在家里跌倒了不能起来，你会怎么做？"或者"如果你醒来闻到烟味，你会怎么做？"的问题可能是一种与安全相关的评估判断能力的恰当方式。对于一个住在养老院的老人来说，一个非常重要但很困难的解决问题式的任务可能包括和一个人格分裂的室友打交道。在这种情况下，关于问题"如果你的室友开始拿走你的东西，你会怎么做？"的答案可能为解决问题技能的评估提供最恰当的信息。

自知力是一种理解当前处境意义所在的能力。这个技能是解决问题过程中的重要组成部分，因为它为护理计划奠定了基础。自知力的水平受大脑的病理改变和心理因素的影响，如感觉、人格和应对机制。缺乏自知力有时被贴上"拒绝"的标签，这是一种防御机制，通常用来在不愉快的现实中保护自己。然而，当自知力因痴呆等病症而受限时，将其定义为拒绝是不恰当且不准确的；更恰当的方法是评估并记录老年人的自知力水平。

自知力的护理评估集中体现在那些与护理计划相关的功能领域。例如，在评估一位因营养不良和不受控制的高血压被送进医院的老年人的自知力时，护士可以提出如下问题：

- 你的女儿为什么带你去医院？
- 你是如何完成在杂货店的购物和进餐的呢？
- 你服用任何药物吗？
- 你服用的药物是治疗什么的？
- 你的女儿为你做了什么？
- 当你离开医院时，你认为你需要什么样的帮助？

这些问题的答案有助于制订护理计划，因为它们有助于护士评估老年人对当前情况的理解。

当老年人对其健康状况不甚了解时，护士可以试着找出影响自知力的因素。在刚刚描述的示例中，由于一个或多个以下的条件，自知力可能是不存在或被限制：痴呆，抑郁症，轻度认知缺损，缺乏药物治疗信息，无法记住信息，或害怕失去独立性。出院计划的一个重要组成部分是确定自知力的水平和影响自知力的因素。此外，护士还可以尝试找出可能改善老年人自知力的因素。如果自知力的缺乏是由夸大的恐惧而产生的，那么减轻恐惧可能会提高自知力。

近年来，健康护理专业人员已认识到评估执行功能的重要性，结合其为老年人制订安全而可靠的计划并开展日常活动。**执行功能**是多方面的，并涉及一系列相互关联的能力，包括认知能力、概念形成能力和自我监控能力，但这并不一定涉及记忆障碍（Kenndey，2012）。执行功能不足，被称为执行功能障碍，在痴呆症的最早期阶段就已开始，甚至在记忆出现问题之前就会出现，尤其是当病理过程影响到大脑额叶的时候。执行功能不足的指标包括心智能力下降、抽象思维能力受限、解决问题困难、概念化的能力下降、适应新环境的能力减弱，以及从一个想法转变到另一个想法的过程困难。患有执行认知功能障碍的人可能在 MMSE 检查上表现良好，但仍不能安全独立地完成必要的日常活动。

因为评估与之前的功能水平相关的执行技能很重要，所以可能有必要询问家庭成员或被评估者近几年他们是否注意到这些能力的变化。当家庭或健康护理服务人员认为一个老年人的决策力有严重的问题时，或者当需要做出重大决定却有不同意见时，可能需要使用一个更全面的测试——神经心理测试来进行，这是一项更全面的评估手段。例如，如果一个认知缺损的老人表达了强烈的想要独自生活的意愿，但是家庭成员不放心这个人的安全能力，一项全面的、着重于决策力和执行功能能力的老年评估将提供有效信息。

情感功能

一个人的**情感**指的是其心境、情绪及其表达。幸福和悲伤是通常与情感状态相关的感情，而下列被认定为初级情感（也被称为非连续情绪）：快乐、敬畏、希望、恐惧、痛苦、愤怒、骄傲、内疚、羞愧、气愤、悔恨、解脱、憎恨、惊奇、兴趣、无聊、喜悦、困惑、嫉妒、沮丧、怀疑、挫折、焦虑、迷乱、情爱和缺乏感情。

这一节中概览的情感状态组成部分有一般心境、焦虑、自尊、抑郁和快乐。这5个方面是出于以下原因选择的。

- 一般心境的评估可以帮助护士根据老年人的通常情感状态来确定适当的目标。
- 焦虑是老年人的一个常见情绪因素，一般通过护理干预可以减轻或最小化。
- 自尊是情绪的主要决定因素，尤其是沮丧感和幸福感。
- 自尊尤其重要，因为老年人会面临许多威胁他们自尊的情形。
- 抑郁和快乐是两种初级情感，它们是老年人情感状态的主要研究对象。

护理干预针对所有这些情感成分，以提高老年人的生活质量。

评估情感功能的指南

对情感功能的定量和定性评估都是与可接受的情绪表达的期望有关的。例如，人们在谈论悲伤的事情时，会被期望表现出一些悲伤的表情。当人表达的情感与外在事件不一致时，那么，其情感就会被认为是不适当的。情感的评估也与个人的意义和与事件发生时间的接近度有关。人们被期望对悲剧消息的反应会比对中性事件表现出更强烈的悲哀。同样地，人们被期望在刚刚经历了一场悲伤的事件之后，会比他们在事件发生几年后表现出更深切的情感反应。

情感的深度和持续时间也是区别老年人痴呆症和抑郁症的重要考量因素，也是需要评估的。抑郁老年人的情感通常是悲伤和消极的，并且不会受外界环境的影响。相比之下，患有痴呆症的人的情感波动会更多，并会因注意力分散而改变。情绪易变（即情绪不稳定或波动）发生于脑卒中、血管性痴呆、血管性抑郁症和其他影响大脑某些区域的病理情况。

非语言行为，如那些表达焦虑、悲伤和幸福的行为，提供了更重要的老年人情感状态信息，而老年人可能不会口头表达这种情感。例如，尽管一个人否认自己感到悲伤，但他可能会表现出以下的非语言暗示：哭泣、无精打采、看着地面、表现出悲伤的面部表情。护士把这些信息作为主要评论的基础，比如"你看起来很悲伤"。

情绪的表达强烈地受文化规范和人格特征的影响。在大多数西方社会，女人和孩子的哭泣比男人和大男孩的哭泣更容易被接受，男人表现出愤怒相比于女人更容易被接受。文化的期望也会影响一个人在某些情况下表达感情的方式。例如，一个人可能被期望在葬礼上哭泣，并大声地表达悲伤情绪，但可能被禁止在陌生人面前或医院等公共场所表达任何情感。由于一些情绪（比如愤怒或沮丧）被认为比其他情绪（比如幸福）更难以接受，人们学着去否认并隐藏那些被认为是不可接受的情感。特别是年长的人，他们可能已经知道某些情感不应该直接表达或口头表达。因此，观察任何间接或非言语的愤怒、沮丧和其他社会难以接受的感情的暗示非常重要。

在评估老年人的情感状态时，确定最容易被接受的术语是很重要的。许多人不会承认自己感到焦虑或抑郁，因为他们将这些术语与严重的精神疾病或社会不接受的状态联系在一起。因此，护士将注意力放在积极或中性的感觉上，以此开始对情绪状态进行评估。如果这个人提出了焦虑或抑郁的话题，护士就会对这些感情做出回应，并继续做一系列相关的询问。然而，在大多数情况下，最好从开放式问题开始。一个简单的问题，比如当带有诚意地提问"你今天感觉怎么样？"时，这是一种亲切而又舒适的获取信息的方式。

心境

心境与情感密切相关，但与情感的不同之处在于它更普遍、更不强烈、更持久。人们通常会很自然地把自己的情绪描述成是坏的或好的，并且更可能提供关于他们的心境，而非情感的信息。因此，在一次精神状态检查中，一个诸如"你如何形容你平常的心境？"的问题可能被认为比问题"大多数时候你感觉如何？"更不具威胁性。非言语行为提供了许多关于一个人心境的线索，而且作为情感状态的指征，可能比语言反应更准确。快乐、愤怒、焦虑、悲伤、快乐和沮丧都是大多数人的心境在日常生活中以非语言的形式表现出来的例子。

焦虑

在评估焦虑时，护士必须找出最能让老年人接受的术语。像"担心"和"关心"这样的词容易被理解，通常会引起人们对焦虑来源的反应。老年人可能会谈论"我的神经问题"，这指的是焦虑。**老年焦虑量表**（geriatric anxiety inventory，GAI）是一种基于证据的筛查工具，在研究和临床中被广泛用于测量老年人焦虑程度（Pachana & Byrne，2012）。这个工具已经被翻译成 20 多种语言，且特别注意到文化和语言的细微差别。针对在美国的英语使用者的版本如图 13-1 所示。尽管 GAI 是为自我管理而开发的，但是护士可以向老年人询问这 20 个条目中的每一个，并应用这个工具评分。如果对 9 个或更多条目的反馈积极，则表明需要进行进一步的评估。

护士观察非言语表达的焦虑，以补充语言交流中获得的信息。对于任何成年人，焦虑都可能以下列非语言方式表现出来：踱步、颤抖、不安、易怒、烦躁、发汗、心搏过速、换气过度、口干、声音变化、吸烟习惯、尿频、肌肉紧张、眼神交流不佳、注意力不集中、无法静坐、饮食习惯改变、快速或不连贯的讲话、面部肌肉或任何肢体的重复性动作。尽管这些指标中的任何一项都可以在老年人中观察

到，但移动受限或病理疾病的存在都可能会影响其中一些因素。例如，被限制在床上的老年人无法踱步，但由于焦虑，他们可能会经历饮食或睡眠习惯的微小变化。老年人可能不愿意表明他们的担心或焦虑；反之，他们可能会关注生理症状（例如疼痛，疲劳，厌食，失眠，或胃部不适）。

由于焦虑通常是对现实或感知到的威胁的反应，护士要努力找出焦虑的来源，尽管它们可能并不明显。潜在的焦虑来源（即现实或感知到的威胁）包括健康、资产、价值观、环境、自我概念、角色功能、需求满足、目标成就、人际关系和安全感。人们并不总能认清他们焦虑的根源，因为它可能来自于无意识的冲突、莫名的恐惧、成熟的危机或发展的挑战。即使当人们认清焦虑的来源时，他们也可能不愿意讨论，或者只是间接地提到这些威胁。例如，一个老年人可能会有这样一种感觉，即其他人有权力"把他收到"养老院里，仅仅是因为有轻微的记忆损伤。如果这个人知道其他老年人是在不愿意的情况下去的养老院，这种恐惧可能会加剧。人们对这个话题的讨论可能会引发这个人进一步的焦虑，因为他认为，发起这个话题可能会促成送入养老院的行为。这个人可能会表现出模糊的线索，比如"当 Mildred 的儿子把她放在养老院时，我为她感到很难过"，而不是直接表达恐惧。

护士必须尽可能用最不具威胁性的方式来为那些旨在确定焦虑来源的问题措辞。当老年人表达对其他老年人的担忧时，提出一些确定他们是否对自己有同样的担忧的问题可能是恰当的。例如，在对这一陈述的回应中说"我对 Mildred 感到很遗憾"，护士可以提问"你是否担心你必须去养老院？"护士们使用有广泛范围答案的开放式问题，来确定可能不会被揭示的焦虑来源。例如，在机构中的护士可以问"你回家最担心的事情是什么？"或者"离开这里后，你对如何处理家庭事务有什么担心吗？"在家庭中，护士可能会问一个更宽泛的问题，比如"你对未来有什么担心吗？"或者"你担心什么类型的事情？"这些问题的答案通常都包含找到焦虑来源的线索，并可引出更多的问题。

由于疾病过程或生物活性物质的不良反应，其在生理条件下可以引起或加重焦虑，如以下例子：

- 草药、咖啡因、尼古丁和药物（包括处方药和非处方药）都会引起焦虑反应。

请根据你上周的感觉来回答这些问题。

如果你同意这个描述的大部分，那么你可以在同意这一栏打勾；
如果你认为这一项所描述的内容和你不一致，那就在不同意这一栏打勾。

	同意	不同意
*我很担心。	［］	［］
我发现很难做出决定。	［］	［］
我经常觉得神经质。	［］	［］
我发现很难放松。	［］	［］
因为我的担心，我经常难以享受生活。	［］	［］
*小事情非常困扰我。	［］	［］
我经常觉得我的胃里不舒服。	［］	［］
*我认为自己是一个忧虑者。	［］	［］
我甚至情不自禁地担心那些不重要的事情。	［］	［］
*我经常感到紧张。	［］	［］
*我自己的想法常常使我焦虑。	［］	［］
因为我的担心，我胃不舒服。	［］	［］
我认为自己是一个易紧张的人。	［］	［］
我总是预料到最坏的情况会发生。	［］	［］
我的内心常常感到不安。	［］	［］
我认为我的忧虑影响了我的生活。	［］	［］
我的担心常常把我压垮。	［］	［］
我有时觉得胃里有个大疙瘩。	［］	［］
因为太担心，我错过了很多东西。	［］	［］
我经常感到沮丧。	［］	［］

在同意的一栏中，有9个或更多的勾表明需要进行进一步的评估。
前面带有*的项目是与老年人的焦虑最强烈相关的。

图 13-1　老年焦虑量表

改编并得到授权：UniQuestPty 公司 Nancy Pachana 和 Nancy Pachana 教授。原始 GAI 文献：Pachana，N.A.，Byrne，G.J.，Siddle，H.，Koloski，N.，Harley，E.，& Arnold，E.（2007）. Development and validation of the Geriatric Anxiety Inventory. International Psychogeriatrics，19，103-114.昆士兰大学享有老年焦虑量表的版权。所有内容均受澳大利亚版权法以及根据国际条约的其他国家的同等版权法的保护。如果没有 UniQuestPty 公司的书面许可，老年焦虑量表不得被重制或复制

- 焦虑可能与戒断尼古丁或戒酒有关。
- 脑氧量减少的病理过程，如肺或心血管疾病，会引起焦虑反应。
- 内分泌紊乱，如甲状腺功能亢进症，可能主要表现为焦虑或其他心理社会症状。
- 痴呆症老年人在经历疼痛或身体不适时，可能表现出过度焦虑的迹象，尤其是当他们的语言沟通能力受损时。
- 在患有痴呆症的能走动的老年人中，踱步是一种常见的焦虑表现。

因此，关于医疗疾病和老年人对草药、咖啡因和药物的使用的信息是焦虑评估的一个重要部分。

影响中枢神经系统或自主神经系统的药物可能会导致或加剧焦虑。静坐不能是一种经常被报道的某些抗精神病药的锥体外系效应，它可能主观或客观地被理解为焦虑。静坐不能被定义为一种内在的不安感，这种不安因缺乏运动而恶化，并表现为坐立不安。它在妇女和老年人中更为常见，而且在使

用精神药物治疗的过程中也会随时发生。因此，如果一个正在服用抗精神病药的老年人抱怨某些感觉，比如"体内在晃动"，那么药物不良反应的可能性就必须被考虑为一个原因。

除了确定焦虑的来源和表现外，找出适当的减少焦虑的方法是关键。即使焦虑的来源没有被发现或无法改变，焦虑的体验也可以通过自我护理的干预来改善。为了达到这个目的，护士可以问及一些常见的应对方法，诸如"当你的神经出现问题时，你会怎么做？"或者"当你的神经不好时，你发现做什么会有帮助？"这些问题可以为讨论如何应对焦虑铺平道路。如果这个人不能确定有效的应对机制，护士可以一种无偏见的方式提供建议，并评估这个人对建议的反应。例如，护士可以问以下任何问题：

- "和别人谈论你的烦恼对你有帮助吗？"
- "在紧张时你有没有尝试过任何放松的方法？"
- "当你的神经不好时，散步能帮助你改善吗？"

框13-8总结了由爱荷华大学护理学院发表的关于晚年焦虑的检测和评估的指南。

自尊

自尊不能用数字来衡量，但是护士可以观察其语言和非语言的指标。举个例子，如"你在我身上浪费时间；你有更重要的事情要做"这样的陈述是低自尊的一种暗示。关于自尊的非语言指标包括人们的穿着打扮、对自己的关心，以及向他人展示自己。尽管解释行为与自尊的关系必须谨慎，但以下行为可能与低自尊有关：刻板，拖延，不必要的道歉，缺乏自信，预期失败，对不足的夸大，对自我的失望，自残行为，不断的追求，过分强调弱点，无法接受称赞，个人能力最小化，忽视自己的意见，无法建立亲密关系，不能接受他人的帮助，无法在适当的时候说"不"。然而，提一些问题或许是可以接受的，特别是关于这个人对积极品质的看法。

除了观察自尊的指标之外，护士还可以提出一些让我们可以了解老年人的自我认知的问题。一个诸如"别人最欣赏你的品质是什么？"的问题是没有威胁的。此外，这类问题有助于确定能够支持这个人的力量，并提供了关于自尊的线索。护理评估也被用来确定对自尊的实际和潜在威胁，所以可以通过干预来处理，正如第12章所讨论的。

因为自尊是被一个人对他人持有的观点看法所影响的，所以重要的是确定谁是对一个特定的人有意义的人（如同伴，配偶或伴侣，权威人物以及同事、教会和社会环境中的人）。文化通常定义谁扮演了重要的角色。例如，一些美籍华裔老年人期望他们的长子继承他们的事业，并就他们的健康和幸福做出关键决定。在一些中东和非洲的文化中，寡妇们希望他们的丈夫的一个兄弟能照顾好她们，这一安排可以为失去配偶的妇女带来社会和经济上的保障。被一个家庭成员（而不是陌生人）照顾，会增强来自所有文化背景的老年人的自尊心，并提高他们在年老时需求被满足的可能性。

框13-8 循证实践：对晚年焦虑的检测和评估

问题陈述

- 焦虑，被定义为忧虑的期望和过度的担心，从正常的反应到日常的压力，甚至到能力丧失的水平，这些都被归类为焦虑症。
- 超过一半居住在社区的老年人表现出焦虑症状。
- 准确的评估、转诊和治疗是必要的，因为焦虑与功能障碍、生活质量下降、较低的生活满意度、身体和社交能力受损、无价值感有关。
- 下列因素会干扰老年人对焦虑的认识：①与精神疾病有关的耻辱感；②老年人可能关注躯体症状和主诉；③临床表现可能被认为是正常老化的结果；④在老年人中，对问题的少报和否认是很普遍的；⑤无法确定忧虑与现实问题的相关程度。
- 晚年焦虑风险的提高相关因素包括身体疾病、心理社会压力、抑郁、认知缺损和个性特征（如女性性别、高龄、社会经济地位低、外部心理控制源、焦虑家族病史、酒精或药物的使用、拉丁裔种族）。

对护理评估的建议

- 护士应该评估任何表达出担心或恐惧以及由于身体疾病而有患病风险老年人的焦虑状况。近期的心理社会压力、抑郁、认知缺损或躯体化主诉都与可识别的潜在原因无关。
- 护士可以使用筛查工具，如老年焦虑量表、短期焦虑筛查测试、医院焦虑和抑郁量表，或痴呆量表的焦虑评分。

来源：Smith, M., Ingram, T., & Brighton, V.（2008）. Evidence-based practice guideline: Detection and assessment of late-life anxiety. University of Iowa Gerontological Nursing Interventions Research Center. 可见于国立指南库 www.guideline.gov

抑郁

在本章中，我们讨论抑郁症作为心理社会评估的一般组成部分，在第 15 章它作为心理社会功能受损的一个方面得到了更全面的阐述。护士可以在评估所有老年人时应用这一章的信息，并把第 15 章提供的信息作为评估和照顾抑郁症老年人的指南。同样，由于文化因素强烈影响情感表达的方式，在第 15 章（框 15-4）中所描述的与抑郁症评估相关的文化考虑与评估情绪表达有关。

护士通过识别语言和非语言线索来评估抑郁症。例如"你抑郁吗？"的直接问题在获取信息的过程中通常不会有效，因为人们可能会把"抑郁"这个词与极度悲伤的状态联系在一起。老年人在回答关于他们是否感到"悲伤""忧郁"或"沮丧"的问题时，可能会更舒服一些。因此，除非老年人使用"抑郁"一词来描述其感受，其他术语更有可能引出准确的反应。就像精神状态评估的其他方面一样，最好先从开放式问题入手，比如"你现在感觉怎么样？"或者"你这周感觉如何？"

评估抑郁的目的之一是辨识出老年人应对失落的惯用方式。因此，护士可以鼓励老年人表达对自己生命中的重大变故的感受。比如，当老人讲述他人生中经历的令他失落的变故时，护士可以委婉地发问，以引发与老人的情感交流，比如："在结婚 50 年之后独自生活是怎样的经历呢？""在朋友搬走后您的生活有着怎样的改变呢？""退休之后，您有什么特别想念的人吗？""自从不再驾车开始，您错过什么活动吗？"如果这种问题并没有激起老人对自己情感的阐述，那么护士可以谈一些自己对于这位老人可能经历过的心境的理解。举个例子，如果护士说"在婚后第 55 年孑然一身似乎很令人伤感孤独"，那么这句话可能引发老年人的同意或反对，或让老年人表达出真正的感受。

快乐和幸福

与年龄增长相关的快乐往往等同于好的精神面貌、健康、满足、幸福、生活满意、健康老龄化、生活质量和"优质生活"。一则文献综述指出，卫生保健工作者能为老年人幸福做出的贡献分为以下几个方面（Kiefer，2008）。

（使老人）

- 保持活力
- 与同龄人交往互动
- 感觉经济方面富足
- 有个人自主意识
- 能设立个人目标，迎接挑战
- 积极地进行社会交往
- 培养出有效应对事情的能力
- 参与体育运动
- 通过有偿劳动或志愿劳动为社会积极贡献

护士虽然不能在一项心理社会评估中确定以上所有方面的问题，但他们可以问老年人一些关于快乐和幸福的问题来确定促进老年人健康的护理干预方法。心理社会学家有时用这样的提问来评估快乐："总的来说，你觉得今天怎么样——是觉得自己非常开心、较开心还是不大开心呢？"相似地，护士可以问老年人"如果您以 0 ～ 100% 给自己现在的快乐指数打分，您会给出怎样的分数呢？"在老年人回答的基础上，护士可以继续问"有什么可以让您打分高 10% 的事吗？""什么事情影响着您的快乐指数呢？""如果您可以把一件事变得更让您开心，那会是哪件事呢？"老人一般会如实回答这些问题，他们的答案将为护士制订合适的目标提供信息。框 13-9 总结了评估老年人情感功能的考量。

与现实的联系

虽然人们每日的思考中加入一定的幻想是可以理解的，人们还是应该与周身的现实保持联系，并对他人同样感知到的现实做出合适的回应。人们脱离现实的原因有很多——痴呆，谵妄，偏执性精神障碍，暂时否认现实威胁。这些潜在的状况是可以治疗的，然而当老人脱离现实，很有可能被认为"年迈昏聩"。因此，由于对老人的成见以及一大堆使得老人脱离现实的潜在诱因，对于老人与现实联系的评估变得十分艰难。

从一些简单无害的错觉到顽固的妄想和令人震惊的幻觉，脱离现实的表现可谓多种多样。比如，痴呆初期的老年人可能主动隐瞒或拒绝承认记忆力下降，痴呆晚期的老年人可能出现幻觉，做出不恰当的甚至危险的事。举个例子，如果某人执意认为

框 13-9　关于评估老人情感功能的指南

一般情感功能
- 情绪的量和质对于客观事实来说合适吗?
- 对于一件具体的事情,老年人情感的强烈程度和持续时间是怎样的?
- 导致老人处于此时情感状态的非语言提示是什么?
- 社会文化与环境因素如何影响老年人情感的表达?
- 与这位老年人相符的术语,特别是一些关于气愤、焦虑、抑郁类的描述情感的词汇,是什么?
- 老年人有宠物或者弄丢了其宠物吗?

评估心境的观察和问题
- 老年人通常的情感状态是什么?
- 什么非语言指征暗示了老年人的心境?

评估焦虑的观察和问题
- 什么非语言的线索暗示了老年人的焦虑?
- 让老年人感到焦虑的或真实存在或妄想出的威胁是什么?
- 下列哪些原因可以造成老年人的焦虑? ——咖啡因,病态,药物,药草或影响中枢神经系统或自主神经系统的民间、土著治疗物
- 老年人用了怎样的治疗方法?这些治疗方法有什么作用?
- "您在担心什么样的事情呢?"
- "您有什么愿意与我分享的烦恼吗?"

- "您曾经有过神经方面的病症吗?"

评估自尊的观察和问题
- 哪些是能够表现老年人自尊的语言或非语言的线索?
- 影响老年人自尊的因素有哪些?
- 环境是否对自尊构成了真实或潜在的威胁?
- 作为一个护士,我的行为对老年人的自尊有怎样的影响?
- 照护者的态度和行为,如幼稚化的态度或促成不必要的依赖等,有没有影响老年人的自尊?

评估抑郁的观察和问题
- 哪些是能够表现老年人抑郁的语言或非语言的线索?
- "您曾感到伤心或情绪低落吗?"
- "自从您的丈夫去世之后,您的生活有怎样的改变呢?"
- "离开家乡之后,您最想念的是什么呢?"

评估快乐和生活满意度的观察和问题
- 以下因素对老年人的快乐和生活满意度有怎样的影响呢? ——功能性能力,人际关系和社会经济资源
- "以 0 ～ 100% 为范围,您感觉自己现在的幸福程度是多少呢?"
- "如果您可以改变一件事来更让自己更加开心,那会是哪件事呢?"

他的东西被偷走,他可能就会向警察报案或坚持要出门寻找盗贼。这些与现实脱离的类型是妄想、幻觉和错觉,它们的定义如下。

- 妄想:持有错误的、少有的或完全没有现实基础的信念,并且不能通过诉诸理性而改正。
- 幻觉:不建立在外部刺激基础上的感官体验。幻视和幻听是最为常见的,但幻触、幻嗅和幻味也会发生。
- 错觉:外部刺激引起的知觉错误。它很容易和幻觉混淆,但错觉的不同点在于它是基于现实的,而幻觉不是如此。

正如发热是身体疾病的一种明显迹象,脱离现实便是潜在疾病的征象。比如在痴呆老年人身上常见的脱离现实的征象包括妄想、幻觉、错误辨识和诬告。妄想和幻觉的某些特性是与谵妄、偏执症和抑郁等特定疾病相关的。此外,脱离现实常常和其他潜在疾病的征象一同出现。所以,一项与现实联系的精准的护理评估能为辨别潜在病因提供重要信息。表 13-2 展现了妄想、幻觉、错觉的不同典型特征,以下几个部分说明了它们与老年人身上发生的常见的相关病症的关系。

妄想

妄想是帮助人们保持自我意识,使人遇到危急情况时能够保持控制力、组织那些难以处理的信息的一种心理机制。偏执症(即一种极端的怀疑态度)是患有痴呆的老年人常常出现的一种妄想,例子如下:

- 控告他人偷窃他们的财物
- 感觉他们被骗、被紧盯、被袭击、被迫害或被性骚扰
- 坚信别人在自己不在时进入了自己房间并移动或弄乱了自己的东西

虽然偏执症和妄想这两个术语有时会在老年医学的应用实践和参考文献中混用,但妄想有很多种,所以这是不准确的。

在老年人群中,妄想可能是由像谵妄、痴呆、抑郁和偏执症等的病理状况引起的。与这些疾病有关联的妄想都有各自的典型特征,并且与其他基础疾病的症状同时发生,下面几个部分会提及。对于谵妄和痴呆的精神病性症状的补充说明详见第 14 章。

表 13-2　妄想、幻觉、错觉的不同特点		
潜在病因	伴随征象	典型特征
谵妄	注意力下降，意识模糊，伴随其他谵妄的典型征象；新陈代谢紊乱，药物副作用或其他潜在原因	**妄想：**毫无规律，被迫害的 **幻觉：**逼真，可见，丰富，骇人；戒酒引起的非难性幻听 **错觉：**短时间的，毫无规律
痴呆	认知缺损（尤其是记忆衰减）；意识的警戒级别（障碍）。激越，焦虑，或由于脱离现实而四处游荡。神经系统表现可能伴有幻觉，尤其是在血管性痴呆为潜在原因时	**妄想：**不固定，规律松散，容易改变或遗忘，主题可能包括盗窃、恐惧、对地方或人的误认，以及配偶不忠 **错觉：**比幻觉更为常见；可能部分由环境因素引起 **幻觉：**幻视比幻听更为常见；可能部分由环境因素引起
抑郁	包括厌食、乏力、睡眠障碍、体重减低等的典型抑郁症状	**妄想：**妄想主题可能包含死亡、犯罪、金钱、疾病、自责、悲观的预感、低自尊和感到自卑。可能有一些现实存在的原因，但（老年人的）感知还是过于夸张 **幻觉：**典型的是幻听和侮辱性的幻觉
偏执症	不存在认知缺陷或情感障碍；长期社交孤立或拥有多疑的性格；可能常年隐秘	**妄想：**固定、有规律；在不同的环境中可能有所减弱。（妄想的）主题往往有阴谋、噪声、威吓、猥亵或性侵 **幻觉：**如果存在幻觉，特征与妄想主题相似

和病理生理状态有关的妄想

由谵妄引起的妄想只是一个复杂的病理过程中发生的一种症状，而这个病理过程以生理紊乱、注意力减退、意识模糊和谵妄一旦消失便会好转的幻觉（详见第 14 章）为特点。除了和谵妄有关外，妄想还可能由其他如脑卒中或痴呆等病理状况引起。正如在与帕金森综合征治疗所用的多巴胺激动剂有联系的嫉妒妄想中常常发生的情况一样，妄想还可以是药物引起的不良反应（Perugi，Poletti，Logi，et al., 2013）。妄想还可能由滥用酒精、毒品或戒酒、戒毒引发。部分可能引起老年人妄想和幻觉的生理疾病在表 13-3 中列出。

表 13-3　导致妄想或幻觉的生理疾病	
疾病的类型	典型特征
代谢病	尿毒症，脱水，电解质失调
内分泌病	低血糖症，甲状腺疾病
神经功能障碍	脑卒中，脑外伤，皮质缺血
感染	败血症，肺炎，尿路感染，亚急性细菌性心内膜炎
药物副作用	抗胆碱能药物，抗痉挛药物，抗抑郁剂，抗帕金森药，苯二氮䓬类药物，皮质类固醇药物，洋地黄类药物，麻醉药
滥用毒品 / 酒精或戒毒 / 戒酒	酒精，巴比妥药物，甲丙氯酯药物，甲丙氯酯药物

和痴呆有关的妄想

妄想是痴呆的神经精神症状，在各项研究中其患病率为 16% ～ 70%（Cohen-Mansfield & Golander, 2011）。在痴呆老年人身上常见的妄想主题有：偷窃，抛弃，怀疑，配偶不忠，错认以前熟悉的地方和人，错以为自己已经去世的所爱之人还活着。痴呆老年人的妄想可能导致老年人重复甚至过度痴迷于做出不良行为，例子如下：

- 指控某人有意伤害自己
- 将家人当做陌生人
- 坚信家中的照护者有意离开（即抛弃）自己
- 指控他人偷窃
- 执意让家庭成员离开痴呆老年人所在的家
- 由于痴呆老年人的不信任而拒不接受照护者或家人的照顾
- 执意认为自己的配偶或其他家人谎称他们是自己的配偶或家人
- 要求回家，甚至当老年人本身已经在家中也会要求回家
- 执意认为自己的配偶对自己不忠
- 寻找已经去世多年的配偶或父母，后来得知他们已经去世时感到悲痛
- 拒绝和配偶同床或共睡一屋
- 执意认为家中住着陌生人
- 因认为自己"需要去照看孩子"而执意离开

研究表明特定的妄想与大脑特定部位的病理改变联系，比如与额叶和颞叶有关的妄想有偷窃、抛弃、不忠和怀疑（Nakatsuka, Meguro, Tsubo, et al., 2013; Nomura, Kazui, Wada, et al., 2012; Sultzer, Leskin, Melrose, et al., 2013）。其他研究发现了不同种类妄想和痴呆症的阶段的联系，被害妄想在疾病早期发生而误认妄想在较后期发生（Ismail, Nguyen, Fischer, et al., 2011; Reeves, Gould, Powell, et al., 2012）。

不患痴呆的人通常对自己的个人信息守口如瓶，而患有痴呆的老年人却很乐意谈论他们的妄想。然而，要评估这些妄想的难处在于分辨出表象下可能出现的真实情况。意识到"不是因为一个老年人有严重的认知缺损，他的所有指控就都是没有根据的"这件事是很有必要的。由于连听起来最奇怪的主张都可能完全或部分是真实的，所以在判定一个想法是妄想之前，一定要评估所有的现实基础。

另一个需要注意的是，面对患精神疾病的老年人和患痴呆的老年人，我们采取的交流方式不同。比如，针对精神疾病的一般精神护理方法是把老年人的妄想当做一种疾病来和他讨论。相反，面对患有痴呆的老年人，避免争论和转移注意力显得更加合适。此外，做出令老年人安心的保证来平复老年人潜在的恐惧焦虑和不安也是很有必要的。用安抚的语气来把老年人的关注点放在当前，往往是很有效的，比如"有我在这里陪着你，我会确保一切正常，现在我们可以吃点零食了。"

和抑郁有关的妄想

被害妄想和其他妄想可能是重度抑郁的一种征象，但这些妄想通常被忽视或被归因于其他因素，尤其是对于一些居住在社区或处于长期护理中的老年人。举个例子，当痴呆和抑郁同时出现时，人们往往认为，妄想是由于痴呆而不是情感障碍造成的。同样，有着偏执性人格的人抑郁时，可能会将妄想错误地归因于他的个性，尤其是迫害妄想症。当妄想是由抑郁引起的时候，抑郁的其他表现通常会出现在全面的抑郁评估中，详见第 15 章。

妄想的主题能为情感障碍提供线索，尤其是主题的重点在最近发生的不幸上时。因此，要想得到一份准确的评估，认真倾听妄想的内容是很必要的。对于抑郁的老人来说，妄想的主题会反复循环地过

分强调犯罪、金钱、疾病、自责、不祥之兆、低自尊或自卑。即使以上有些可能是真实存在的，但那种被迫害的感觉和活该受罚的感觉还是过分夸张了。以下是一些由抑郁引起的妄想的例子：

- N 夫人认为是自己导致了丈夫的死亡，因此她坚决认为自己生病时不该接受治疗。
- A 先生觉得自己的医疗保险因为自己未将社会保障支票兑现而被取消了，并因为没有保险而决意不去看医生。
- 即使许多医生并未发现任何病情，K 女士还是执意认为自己患有未确诊的癌症而开始准备自己的葬礼。
- 最近刚做完前列腺癌手术的 B 先生确信自己的房子将会因为煤气泄漏而爆炸，故而不停地向煤气公司打电话要求检查。

和偏执症有关的妄想

偏执症，又名偏执构思，指的是与精神分裂症无关的一种妄想症，以怀疑地或具有伤害性目的地看待个人或组织为特征。与患老年偏执症日益增长的风险相关的因素有抑郁、社会隔离、病理状况、感知障碍和对于周围环境失去控制力的感觉。偏执症妄想的常见主题包括间谍、噪声、恐吓、猥亵、致命气体、肢体伤害、被偷东西、性背叛或性骚扰、有毒食物或饮水和在夜晚被人用不为人知的手段侵犯生存空间。这种妄想在老年人处于社会孤立状态或在某一特定环境比如在家中时，更容易出现。如果老年人根据自己的妄想采取行动，如搬到另一间公寓或与一名家庭成员同住，那么妄想的症状可能会暂时减轻。

除了一两项功能受妄想的影响之外，许多有着偏执症的老年人都能在社区中正常生活。有时，之前深藏的妄想状态会在老年人被送入长期护理机构之后显现出来，而工作人员可能认为妄想是新出现的问题。在其他情况下，护士能通过家访或者与被送到医院的老人面谈的方式来判断这个老年人是否患偏执症。如果这个老年人同时患有痴呆，那么妄想可能会被误认为是痴呆加重的迹象。当这种情况发生时，老年人可能被提出接受长期机构照顾的建议，而不是其他更加合理的建议。

由于这些症状可以通过恰当的干预来减轻，在心理社会评估中判定出偏执症是很关键的。当这些

疾病无人照管或被认为是反常现象而被忽视时，这些疾病可能恶化并严重妨碍行为能力。所以，当妄想和认知缺损同时出现时，判断妄想是否在痴呆症之前就出现，以及如果出现，它们影响日常活动的程度，显得尤为重要。如果妄想是不影响老年人日常生活的长期模式中的一部分，老年人或许还有能力继续待在有帮助并提供针对认知缺损治疗的社区中。然而，当妄想妨碍到日常生活时，药物干预（如精神药物）可能会有效地消除妄想或把妄想的作用降到最低以便老年人能保持生活自理。当同时针对妄想和认知缺损给予干预时，老年人有可能保持独立自主。

幻觉

在老年人身上发生的幻觉通常与痴呆、抑郁、社会隔离、感知障碍、包括药物副作用在内的生理紊乱有关。幻视在帕金森病老年人和患有路易体痴呆或是与疾病和治疗药物（比如左旋多巴；Sawada，Oeda，Yamamoto，et al.，2013；Svetel，Smilijkovic，Pekmezovic，et al.，2012）相联系的痴呆症的老年人身上十分常见。和妄想一样，发现其幻觉的潜在诱因十分重要，因为恰当干预的选择取决于精确的评估。

一些老年人知晓并能描述他们的幻觉，尤其是当这种幻觉是由药物副作用（如抗胆碱能药物）或帕金森综合征引起的时候。然而，在很多时候，幻觉的判定建立在敏锐观察以下行为的基础上，比如：

- 伸手去拿在手所及处根本不存在的东西
- 跨过地上别人看不见的东西
- 对着空气谈心说话
- 报告听见非环境发出的声音（如敲门声、响铃声等）

评估的一种合理技巧，是从老年人家属和照护者的话中得出信息，比如可以说"有的人能看见或听见别人察觉不到的东西。你平常有没有发现你的父亲有这样的经历呢？"

因为幻觉是不正常的感知体验，评估环境影响以及确保尽可能地弥补感知障碍是很有必要的，这对痴呆老年人尤为重要，因为他们处理信息或许有些困难。比如，一个患痴呆并且有幻视的老年人可能看到一张板凳，但误以为有人坐在上面。相似的，

幻听在有听觉障碍的老年人身上更为常见。在这些情况下，合理的护理干预是尽可能地弥补听觉、视觉障碍并辅助听觉、视觉评估的好方法。

和病理生理状态有关的幻觉

幻觉是谵妄的一种常见征象，它被放在状况复杂的大情境中评估。与谵妄相关联的幻觉的特征是暂时、生动、可见、丰富、骇人、无规律。幻觉有时是谵妄最早期的征兆，但它可能被忽略或被认为是其他原因引起的（如痴呆）。幻视还是白内障、青光眼或年龄相关性黄斑变性等眼科疾病的症状（Hughes，2013；Nguyen，Osterweil，& Hoffman，2013）。

由于戒毒、戒酒引起的幻觉也许会出现在进入急性护理机构的前几日或是在老年人突然无法获得平常用的毒品或酒的任何情况中。由戒酒引起的幻听往往是控诉的、威胁的，它们有时会被看作完整偏执系统中的一部分。及时发现由酒精导致的谵妄在急性护理机构特别重要，因为在危险期，有酒瘾的人更可能承认自己的疾病并同意接受恰当的干预。下面的事例说明了这样的情况。

案例学习

K 先生 73 岁了，他多年来一直关爱着他患有阿尔茨海默病的妻子。他是个十分傲慢的人，很难接受别人的帮助。一天早晨，K 先生开始呕吐咖啡色物，被诊断为胃肠道出血并被送进了急诊急救机构。入院时，K 先生感觉良好并对自己妻子的护理表示担心。第二天早晨，K 先生生气地向护士站的护士抱怨窗户上的栅栏并且对于自己"被送进监狱"表示十分懊恼、不满。他身上产生了其他谵妄的征象，并接受酒精戒断治疗。

当他谵妄的症状减轻时，护士跟他谈起有关对他妻子的照顾和他如何应对自己的责任。K 先生承认他在处理自己和妻子的健康问题上遇到了困难，并坦陈对于应对自己越来越深的孤单感和越来越重的责任感到无比艰难。他以前一直是个因为应酬才饮酒的人，但他的饮酒量渐渐地增加到每天饮三份六罐装的啤酒。作为戒酒计划的一部分，K 先生同意与来自嗜酒者互助协会的帮助者谈话。

表 13-2 中总结了一些生理疾病，其中包括一些可能引起谵妄的药物副作用。

和痴呆有关的幻觉

幻觉和错觉可能在痴呆疾病过程中的任何时间出现，而且还可能在短暂性脑缺血发作（一种和血管性痴呆有关的疾病）中发生。幻视是判定帕金森病和路易体痴呆的关键诊断依据（Bertram & Williams，2012；Hamilton，Landy，Salmin，et al.，2012）。当错觉出现时，它往往与可变的环境状况有关。比如，玻璃或镜子的弱光或反射可以导致幻视，背景的嘈杂声有可能引起老年人幻听，尤其对于戴助听器的老年人。

精神病学文献中经常只把错觉与视觉或听觉刺激的错认联系在一起，而根据定义，错觉是对于任何外在刺激的错认。照顾痴呆老年人的护士能举出许许多多符合这更广义错觉的行为的例子，比如：

- 弄错护理员、家庭成员和其他熟悉的人的身份
- 把一个物体错误地认成其他东西，而不是它真正的样子
- 执意误以为某个物品就是自己的并拿走那个物品
- 尽管自己真的在家，却拒绝相信自己就在家中

这些体验可能被贴上妄想或定向障碍的标签，但它们应被更准确地定义为错觉，因为它们涉及对现实的错误判断，而不是在现实中毫无根据的错误观念。

与抑郁有关的幻觉

严重抑郁的老年人更有可能经历妄想，而不是幻觉，但是对已故亲人的幻视和幻听则通常发生在丧亲期间。与抑郁相关的幻觉很可能是跟听觉和贬义相关的，或者它们可能包括对已故者的视觉感知。以下例子就是抑郁引起的典型的幻觉：

- C 女士说，她在晚上听到隔壁公寓的人说她得了癌症。
- T 先生说，他听到年轻男子说他是阳痿，并说他对于他的妻子（去世未满一年）来说并不是一个好的性伴侣。
- F 女士从二楼的窗户往下看，会看见一个受伤的男人穿着黑色衣服躺在人行道上。
- S 先生坚持认为，他的地下室弥漫着一股臭鼬的味道，并觉得如果他下楼就会弄脏自己。

与偏执症有关的幻觉

如果幻觉是偏执性疾病的症状，它们可能会与妄想的主题密切相关。以下就是因偏执状态引起的幻觉特征：

- J 先生说，他听到隔壁公寓的人谈论他，而这些人就是他认为会在他不在的时候进来偷东西的同一批人。
- J 女士说，她看到有男人在她脱衣服或者洗澡的时候观察她。而且，当她去杂货店的时候，结账的人总是给她钱来交换性服务。

表 13-3 根据妄想、幻觉和错觉的潜在病因总结了区分它们的特征。

评估老年人现实联系的特殊考虑

现实联系评估对于护士是一个特殊的评估挑战，在这方面有多种原因：

- 人们常常试图掩盖妄想和幻觉。
- 当妄想和幻觉产生于社会孤立时，评估的机会就会非常有限。
- 要确定所报告的体验是否具有妄想性，如果没有可靠并客观的观察者，护士将会很难了解现实情况。
- 即使是此类的妄想或幻觉被确认之后，其潜在的因素却可能很难识别。
- 老年人的潜在状况通常不止一个，例如痴呆症引起的谵妄。

妄想通常比幻觉更容易被承认，评估妄想的最有效的方式是提出引导性问题并用心聆听。大多数老年人都会把自己的妄想告诉一些护士，这些护士在他们看来是有兴趣的、有同情心的和没有偏见的，尤其是那些建立起信任关系的护士。然而，困难往往存在于护士将自己听到的一些完全或部分地以现实为基础的信息视为妄想的东西。例如，金融剥削、权利侵犯以及其他常见的老年人虐待并不少见，特别是在认知受损的或与存在精神障碍的家庭成员生活在一起的老年人当中。认知功能障碍或性格上多疑的老年人在描述被虐待或被剥削的情况时，往往

被认为是患有妄想症，或者不被认真对待。在这些情况中，评估的挑战就是确定什么是真实的，什么是扭曲的，什么是不基于现实的。

　　护士还要考虑环境以及人际因素对妄想、幻觉或错觉的潜在影响。例如，高度抛光的地板上反射的荧光灯光线可以使老年人产生地板上有水的幻想，所以老年人可能会绕开这个反射走。而在过去或者现在被剥削或被虐待的背景下，紧张的人际关系可能会导致偏执观念的发展。另一个重要的评估考虑为是否缺乏辅助设备，如眼镜和助听器，这些都有助于改变人们的认知。例如，如果某人通常依赖眼镜、隐形眼镜或助听器获得充足的视觉或听觉感受，这些设备的缺失可能会导致错觉或幻觉的发展。

　　在评估过程中，护士要考虑文化因素，这些因素可能会影响人们对现实的看法以及精神疾病的临床表现，就如第 12 章所讨论的那样。宗教背景是一个共同的文化因素，可以影响妄想或幻觉的内容。例如，爱尔兰天主教徒的妄想和幻觉可能集中在耶稣、圣徒或圣母玛利亚上。同样的，拥有非洲、近东或中东文化血统的穆斯林，他们的妄想与幻觉则可能集中在先知穆罕默德身上。框 13-10 总结了评估个人现实联系的指南。

社会支持

　　社会支持指的是为解决功能性和心理社会需求所提供的服务，被分为非正式的和正式的。即使是最独立的人也需要接受社会支持（如来自家庭和朋友的情感支持），社会支持常被认为与某种程度上依赖他人帮助来满足其需要有关。由朋友、家人、牧师、邻居或同事提供非正式的社会支持，由年长者或其家庭或由卫生和社会服务机构或组织支付的工作人员提供正式的社会支持。

　　社会支持显著影响老年人的心理社会功能，因为它们通过缓冲生活压力的有害作用，改善老年人的身体和情感健康，来影响他处理生活压力的能力。因社会支持的重要性与老年人的损伤程度的关系更大，所以对出现影响到他们功能性技能情况的老年人进行评估是很有必要的。社会支持的护理评估不仅可以鉴别出所需要的、可用的或用于支持最高功能水平的资源，也可以确认出使用这些适当资源的障碍。护士评估出社会支持的具体方面，包括社交网络、经济资源、宗教和灵性。框 13-11 总结出在评估社会支持时的重要问题和需要考虑的事项。

社交网络

　　对社交网络的护理评估说明了社会支持在日常运作上，与影响老年人生活质量的其他方面一样重要。护士可以通过问一些宽泛的问题来开始评估，如"您依靠谁来寻求帮助？"然后问他如何完成日常生活中最重要的任务等此类更具体的问题。例如，在讨论医疗护理的后续预约时，护理人员可能会问："您怎样去看医生呢？"因为与密友的关系是老年人生活质量的一个重要预测因素，应至少提出一个与这个因素有关的问题，例如"您有没有人能谈谈您的烦恼呢？"如果护士或者卫生保健小组正在帮助

框 13-10　评估现实联系的指南

总体原则

- 在评估现实联系的减少与缺失时，必须要考虑到酒精、药物治疗和生理紊乱这些潜在因素的影响
- 认知能力未受损的老年人通常比患有痴呆症的老人更不情愿谈论妄想和幻觉
- 当老年人谈论一些可能是妄想的事情时，重要的是通过可靠且客观的观察者所提供的信息来判断这些人的观点是否有任何现实依据
- 刚开始识别妄想时，重要的是确定它们是最近发生的还是长期存在但近期才被发现的
- 当被发现妄想发生在患有痴呆症的老人身上时，尤为重要的是要考虑因治疗引起的如抑郁或生理紊乱等因素
- 患有痴呆症的老人更可能有错觉，而不是幻觉

- 被社会孤立的老人通常非常善于隐藏其幻觉
- 在评估幻觉和错觉的过程中，考虑环境的影响非常重要

评估妄想、幻觉和错觉的采访问题

- "您有什么想法是无法摆脱的吗？"
- "人们有时会有他们害怕谈论的想法，因为他们相信别人会认为他们'疯了'。您曾经有过这样的想法吗？"
- "您独自一人时，偶尔会听到声音吗？"
- "您有时会认为自己能看到别人看不见的东西吗？"

幻觉的非语言线索

- 极端的退缩和孤立
- 满足于社会孤立，特别是这个人以前拥有很多社会联系
- 手势和其他动作，通常发生在感觉到刺激的反应中

框 13-11　评估社会支持的指南

评估社会支持的访谈问题

- "您依靠谁来获得帮助？"
- "在杂货物购买、预约医生、拿处方、管理财务并支付账单这些方面，有帮助您的人吗？"
- "当您有烦恼或困难时，有可以倾诉的人吗？"
- "您有想要获得帮助但是还没有获得帮助的地方吗"
- "您家里有可以为您购买日杂品的人吗？"
- "您收到过老年中心发出的有关交通服务方面的信息吗（膳食或其他服务）？"

使用正式支持的潜在障碍

- 不愿承认对服务的需求，或对其缺乏自知力
- 期望家庭成员能够提供所需的照顾
- 不愿承认家庭成员不能或不会提供所需护理的事实
- 缺乏购买服务的财务资源或不愿意购买服务
- 认识到正式服务与"福利"之间的联系
- 缺乏获得服务的交通工具
- 对服务提供者的不信任或不愿意让外人进入家里

- 服务提供者的不良经验或听说的别人的不良经验
- 担心家庭状况会被评价为社会不可接受的，或者为此而感到尴尬
- 害怕在家里有外人会导致自己进入养老院
- 缺乏选择适当的服务的时间、精力和解决问题的能力
- 担心服务将由对自己持有偏见的人来提供
- 语言或文化障碍

评估财务资源的访谈问题

- "您有什么关于钱的困扰吗？"
- "您对支付您所需要的服务有什么顾虑吗？"
- "您愿意和别人谈谈财务方面的问题吗"
- "您认为您能负担得起您的医生推荐的帮助吗？"
- "您有没有收到过关于家庭护理的财务规划方面的建议？"

评估宗教信仰的访谈问题

- "您属于任何基督教堂、犹太教堂或清真寺吗？"
- "您知道在基督教会、清真寺或者犹太教堂有什么可能对您有帮助的项目吗？"

老年人做一个关于长期护理的决定，那么这个问题的答案可能也很重要，因为老年人可能想要他的密友参与决策的制订过程。此外，这个问题的回答可能提供老人最近是否经历与密友关系的变化或者决裂等重要信息。

在确定了现有的社交网络后，护士便找到对解决老年人未满足的需求可能有帮助的资源。像"您有孙子或者邻居可以帮忙铲雪吗？"这类问题可用于识别可用而目前未用的非正式支持。"您知道老年中心有车可以带人去看医生吗？"类的问题旨在识别老年人对目前可能还未使用的正式支持的知觉程度。

获得社会支持的障碍

除了评估可用的社会支持的数量和类型外，护士还要试图找出干扰利用社会支持的障碍。许多有资格申请服务项目的老年人不使用这些资源，因为他们认为这些服务是昂贵的、没有人情味的、过度结构化的，并且很难安排。因老年人更喜欢接受家人和朋友的帮助，对正式的社会支持的使用采取的消极态度可能是他们抵触使用这些支持的一个源头。没有足够的非正式支持，或者当老年人与他们的非正式支持之间存在冲突时，依赖的增加会减少有效的应对机制。下面的案例是典型的这种情况。

案例学习

D 先生和 D 太太分别 81 岁和 79 岁。他们总是期望着自己的孩子来关心他们，但是孩子们搬到了其他城市，一年只看望他们几次。这对夫妇拒绝接受任何可利用的正式服务，因为其价格昂贵，也因为他们期望自己的孩子能够出于孝道而照顾他们。而且 D 太太在自己父母年迈时照顾他们，因而她希望自己的女儿也像她这么做。

这对夫妇经常打电话给他们的女儿和女婿抱怨他们无法买到日用品以及看病的事情。他们不使用社区提供的交通工具或其他服务，而是在忽视自己。在圣诞节孩子们来看望的时候，他们发现 D 夫妇吃得并不多，且没有服用处方药。当孩子们向父母谈到这些事情时，D 夫妇回答："如果你们爱我们，你们就会照顾我俩，这些事就不会发生了。"

除了一些老年人更倾向于来自家庭而不是外部机构的服务之外，正式服务的使用还存在许多其他障碍。其中，对于进入家里提供家庭服务的外来者的担忧是最大的。经济问题也常常存在，要么是因为无力支付，要么是不愿意为服务付钱。其他的障碍包括不愿意接受帮助、缺乏可利用服务类型的知识、不知道获得具体服务的地点等。识别这些障碍

至关重要，因为咨询和教育等干预措施（如提供可利用服务的信息）可以解决其中的许多问题。而不允许进行干预的问题可能是提供社会支持无法逾越的障碍。

评估支持服务的障碍尤其具有挑战性，因为关于这些问题的直接提问常常是不适当且具有威胁性的。当然，识别这些障碍最好是通过询问老年人和他们的照顾者没有威胁性的问题并仔细倾听。例如，照顾者可能会谈论一个朋友所雇的家庭健康助手每小时收费 18 美元，却什么都不做，整天就看电视。作为回应，护士可能会问"您认为如果我们安排一个家庭健康助手照顾您的父亲，可能会发生那样的情况吗？"其他态度上的障碍，例如偏见，可以通过照顾者对先前经历的陈述识别出来。

经济资源

经济问题通常在社会工作者的工作权限之中，护士常常倾向于避免和老年人或他们的家人讨论钱的问题。然而在规划对老年人的正式服务时，对财务状况的一些评估是必要的，而且护士往往是获得这些信息的医疗保健专业人士，特别是在家庭或其他社区机构中。但如果没有长期护理和以社区为基础的服务的需要时，护士可以放弃财务评估。

许多老年人和他们的家人都因为医疗保险不覆盖长期护理的费用而感到震惊，除了技能性照护。此外，人们经常被技能性照护的严格定义以及很多其他判定服务合格性的限制条件所震惊。尽管社会工作者解释过这些事实，但通常是由护士来处理老年人及其家人的焦虑和其他相关的情绪反应。因护士处于帮助老年人和他们的家人处理长期护理的财务问题的位置，因此他们经常参与评估个人和家庭的财务资源。

护士没有必要总是询问他们每月的收入或存款和资产的确切数量，但必须询问购买服务所用资源的可及性。提出一些如"您有任何金钱方面的烦恼吗？"的问题可能揭示一些可以通过咨询或所提供的准确信息来处理或减轻的焦虑。当回顾老年人或照顾者可利用的服务时，护士可以提供这些服务费用的信息，这时，可以提一些诸如"您认为您能负担得起这种帮助吗？"等的问题。

宗教和灵性

正如第 12 章所讨论的，宗教和灵性在老年时期变得更为重要，它们应该被视为全面心理社会评估的一部分。一个人的宗教信仰被评估为他的社会支持的一部分，而灵性则被评估为心理社会评估的一个单独组成部分。所以，认识到灵性是人类的组成部分但并非所有人都有宗教信仰这一点很重要。

认同宗教信仰是心理社会评估中简单但重要的一部分，因为对老年人来说，可及的宗教项目可能会比公众或非宗教机构所提供的项目更容易被接受。例如，一个犹太教老人可能愿意到犹太社区中心去参加老年人饮食计划，一个罗马天主教老人愿意接受天主教社会服务机构的心理健康服务，但当这些服务由其他组织提供时，这些老人可能就拒绝接受了。通常，宗教服务被老年人视为是他们多年去基督教堂或犹太教堂做礼拜所应得的奖赏。虽然大多数宗教项目为老年人服务时都没有顾及他们的宗教信仰，但如果这个老人有着同样的信仰，那这个项目对他来说就更合适了。

除了被认为更合适之外，一些在其他地方无法提供的宗教服务通常由受过训练的志愿者免费提供。现有的对某一基督教堂、犹太教堂或清真寺成员的项目或服务包括交通、喘息照护、同伴咨询、家务协助、友好访问以及电话安慰等。老年人也可以参与基督教堂、犹太教堂或清真寺为所有年龄段的人提供的项目。成立于 1975 年的斯蒂芬部就是一个志愿者项目的例子，它在美国各地的基督教教派都有设立。这个项目由接受过如照顾抑郁、孤独、悲伤的老人等特殊训练的志愿者提供同伴咨询和其他服务。

确立一个特定的礼拜场所也是很重要的，因为参加宗教仪式可能是影响老年人社交生活的一个重要因素。对于很多老年人，特别是那些活动受限或者有全职看护责任的老年人，参加宗教仪式是他们与社会互动以及个人支持的唯一机会。对于大多数无法参加宗教服务的老年人，可以安排神职人员上门拜访；实际上，这些访视对一个不能离家的老年人来说，可能是能够接受的外部联系和情感支持的唯一来源。而且，对那些社交孤立的人来说，一个从他们做礼拜的地方来的访客可能是唯一能了解到其家庭情况的人。在这些情况中，健康专业人士可

案例学习

在一场由晕厥发作导致的小车祸之后，V 先生被送往医院。入院时，V 先生有一点不知所措，并伴有一些记忆缺陷，但在为期 2 天的住院治疗期间，他的自我护理能力有所提高。护士建议 V 先生考虑在家吃饭，并使用其他社区资源，但他却拒绝这些服务。而他的情况又不足以报告给提供保护服务的机构。

护士陷入了担忧之中，因为 V 先生独自生活，除了 C 女士之外，没有其他联系人。C 女士是一位神职人员，每周访问一次，持续了 2 年。护士请求 V 先生允许联系 C 女士并告知她可用的社区服务，该提议得到了 V 先生的允许。C 女士对这些信息表示感谢，并说如果 V 先生的病情恶化或者他同意接受帮助的话，她会联系合适的机构。

以通过这些访客了解到这些不能离家的老年人的生活状态。下面的案例描述了护士与神职人员联系的接触是出院计划的一个重要部分。

正如第 12 章所讨论的那样，对所有人特别是老年人来说，灵性正逐渐被认为是健康必不可少的组成部分。灵性评估的目的并不是评价这个老人是否有足够的灵性，而是要找到灵性困扰的指征，这样才能通过整体护理进行处理。灵性困扰经常发生在老年人面对生活改变的情形中，如需要从家里搬出来，或者在情况严重时做一些关于治疗的决定。而其另一个目的是识别老年人生活的力量与意义的来源，这样才能获得支持。灵性评估四个领域的一个方便使用的循证方法是 FICA，分别是以下词语的首字母：信念与信仰（faith and belief）、信仰的重要性（importance of beliefs）、社区支持（community for support）、解决护理的担忧（concerns to address in care）。

和许多人一样，护士们可能对讨论灵性方面的问题感到不舒服，但是他们可以通过认识自己的感受并将灵性视为人类普遍的需求来提升其舒适度。对灵性的评估也让我们认识到在提供护理服务过程中使用过的很多沟通技巧，能有效地解决灵性需求方面的问题。例如，积极的倾听和同理心的表达（正如沟通技巧部分所讨论的那样）对于解决灵性困扰是有效的（Taylor & Mamier，2013）。框 13-12 提供了评估灵性需求的指南。

框 13-12　灵性需求评估指南

护理评估指南

- 知道自己对灵性的感受，这样你就能认识并回应他人的灵性需求。
- 认识到灵性需求是一种普遍的人类现象。虽然不是所有人都会经历灵性上的困扰，但所有人都有灵性上的需要和灵性成长的潜力。
- 认识到灵性成长以及灵性困扰的干预措施是在整体护理的范围内确定和计划的。
- 面对有关个人的灵性和宗教信仰的问题时，采取一种不带偏见、开放的态度。

评估灵性健康的问题

- "在您的生活中什么是有意义和重要的？"
- "您希望在生命中完成什么？"
- "做什么事情可以让您感到快乐和满足？"
- "当需要别人帮助或听您倾诉时，您会求助于谁？"
- "您相信有更高级的存在吗？"（如上帝、女神、天主）"您怎么描述这类存在呢？"
- "您是否参加过任何促进与这类更高级存在之间联系的活动吗（宗教仪式）？"（如祈祷或其他宗教活动）
- "什么样的活动有助于带给您内心的平静和压力释放？"（如冥想、在树林中漫步）
- "您对于死亡的信念是什么？"

- "您能看到您的身体、思想、情感以及您的灵魂之间有一种联系吗？"
- "您有什么需要或想要的东西来支持您的信仰和灵性需求？"（如圣经、神圣或崇敬的物品）
- "您愿意去访问一位灵性领袖吗？"
- "有没有您想要考虑的医疗实践，即使我们的社会不认为这些实践是传统的？"（如触摸治疗、意向引导）

评估灵性困扰的观察观察／问题

- 在心理社会访谈中，倾听灵性困扰的线索，例如：自杀的意念；对上帝的愤怒；不能宽恕别人；绝望、无用或者放弃的感觉；对于生命的意义、损失或痛苦感到疑惑
- "您的信仰、价值观和行动之间有没有您觉得您应该接受的冲突？"（如感觉有权享有的自我时间与看护配偶的需求之间存在矛盾）
- "您的信仰和社会或卫生保健专业人士的鼓励或建议之间存在冲突吗？"（如质疑对长期治疗、身体严重受损而且无法自我采取决定的配偶使用管饲的明智性）
- "您有什么特别的并且还未被解决的宗教信仰的问题吗？"（如饮食习惯、宗教礼节的仪式等）
- 对于处于机构的人："这里有干扰您的灵性需求的东西吗？"（如嘈杂的环境、私密空间的缺乏等）

本章重点

老年人心理社会评估的概述

- 心理社会评估是一个复杂的过程，涉及良好的沟通技巧、适当的访谈问题、有目的的观察和相关的评估工具。
- 护士可以通过评估自己的态度来提升他们对老年人心理社会评估的舒适度（框13-1）。

心理社会评估的沟通技巧（框13-2～框13-4）

- 沟通障碍与交流的双方以及当时的沟通情景有关。
- 建立融洽的关系，如果合适的话，使用触摸、倾听、提问并给予反馈等方式以加强心理社会评估过程中的沟通。
- 护士可通过面对面的眼神交流、尊重别人的舒适范围、确保别人的隐私、消除分心以及促进最佳视觉和听觉功能，创造一个有效沟通的环境。
- 了解文化对交流的影响，特别是对非语言交流的影响是很重要的。

精神状态评估（框13-5～框13-7；表13-1）

- 精神状态的评估包含下列所有的评估：外貌，运动功能，社交技能，访谈的回应，定向力，警觉性和注意力，记忆力，语言特点，以及计算能力和更高级的语言技能。

决策力与执行能力

- 这是关于认知技能的评估，例如执行能力对于测定老年人参与决策的能力是尤其重要的。
- 自知力、学习能力、记忆能力、推理能力、判断能力、问题解决能力以及抽象思维能力都是一些涉及决策的认知技能。

情感功能（框13-8和框13-9）

- 情感功能的评估包括对心境、焦虑、自尊、抑郁以及快乐和幸福的考虑。

与现实的联系（框13-10；表13-2和表13-3）

- 护士利用老年人在环境中的行为指标来评估其与现实的联系，确认其与现实失去联系的潜在原因。
- 在老年人中，与妄想和幻觉相联系的情况包括痴呆、抑郁、偏执症和病理生理情况。

社会支持（框13-11）

- 心理社会评估确认社会支持、经济资源以及获取服务的障碍。

宗教与灵性（框13-12）

- 整体的护理评估涉及宗教归属和灵性问题。

评判性思维练习

1. 完成框13-1中的心理社会自我评估。
2. 回想过去你和老年人在一起的几周里的几种不同的情况，回答下列问题：
   - 你观察了他们心理社会功能的哪些方面？
   - 你会提出什么问题来获取有关他们的心理社会功能的信息呢？
   - 你获取到关于他们的社会支持的哪些信息？
3. 说出至少三件当你和老人们在一起的时候，为了评估下面每一种情况你所要观察或决定的事情：外貌，社交技巧，定向力，警觉性和注意力，记忆能力，语言特点，计算能力和更高级的语言技能，决策技巧，焦虑，自尊，抑郁以及与现实的联系。
4. 为了确认社会支持和使用这些服务过程中所遇到的障碍，你会问一个老年人什么问题？
5. 你会用什么方法来评估一个老年人的精神健康状况并找出他的精神困扰呢？

（乔雪　译）

参考文献

Andrews, M. M., & Boyle, J. S. (2012). *Transcultural concepts in nursing care* (5th ed.). Philadelphia, PA: Lippincott Williams & Wilkins.

Bertram, K., & Williams, D. R. (2012). Visual hallucinations in the differential diagnosis of parkinsonism. *Journal of Neurology, Neurosurgery & Psychiatry, 83*, 448–452.

Cohen-Mansfield, J., & Golander, H. (2011). The measurement of psychosis in dementia: A comparison of assessment tools. *Alzheimer Disease and Associated Disorders, 25*, 101–108.

Freitas, S., Simoes, M. R., Alves, L., et al. (2013). Montreal cognitive assessment: Validation study for mild cognitive impairment and Alzheimer disease. *Alzheimer Disease and Associated Disorders, 27*, 37–43.

Hamilton, J. M., Landy, K. M., Salmon, D. P., et al. (2012). Early visuospatial deficits predict the occurrence of visual hallucinations in autopsy-confirmed dementia with Lewy Bodies. *American Journal of Geriatric Psychiatry, 20*(9), 773–781.

Hughes, D. F. (2013). Charles Bonnet syndrome: A literature review into diagnostic criteria, treatment and implications for nursing practice. *Journal of Psychiatric and Mental Health Nursing, 20*(2), 169–175.

Ismail, A., Nguyen, M., Fischer, C. E., et al. (2011). Neurobiology of delusions in Alzheimer's disease. *Current Psychiatry Reports, 13*(3), 211–218.

Kennedy, G. J. (2012). Brief evaluation of executive dysfunction: An essential refinement in the assessment of cognitive impairment. *Try this: Best practices in nursing care to older adults,* Issue number D3. Available at http://cosultgerirn.org.

Kiefer, R. A. (2008). An integrative review of the concept of well-being. *Holistic Nursing Practice, 22*, 244–252.

Kolanowski, A. M., Fick, D. M., Yevchak, A. M., et al. (2012). Pay attention! The critical importance of assessing attention in older adults with dementia. *Journal of Gerontological Nursing, 38*(11), 23–27.

Nakatsuka, M., Meguro, K., Tsuboi, H., et al. (2013). Content of delusional thoughts in Alzheimer's disease and assessment of content-specific brain dysfunctions with BEHAVE-AD-FW and SPECT. *International Geropsychiatry, 25*(6), 939–948.

Nguyen, N. D., Osterweil, D., Hoffman, J. (2013). Charles bonnet syndrome: Treating nonpsychiatric hallucinations. *Consults in Pharmacology, 28*(3), 184–188.

Nomura, K., Kazui, H., Wada, T., et al. (2012). Classification of delusions in Alzheimer's disease and their neural correlates. *Psychogeriatrics, 12*(3), 200–210.

Pachana, N. A., & Byrne, G. J. (2012). The Geriatric Anxiety Inventory: International Use and Future Directions. *Australian Psychologist, 47*, 33–38.

Perugi, G., Poletti, M., Logi, C., et al. (2013). Diagnosis, assessment, and management of delusional jealousy in Parkinson's disease with and without dementia. *Neurological Science, 34*(9), 1537–1541.

Purnell, L. D. (2013). *Transcultural health care: A culturally competent approach* (4th ed.). Philadelphia, PA: F. A. Davis Co.

Reeves, S. J., Gould, R. L., Powell, J. F., et al. (2012). Origins of delusions in Alzheimer's disease. *Neuroscience & Biobehavioral Reviews, 36*(10), 2274–2287.

Sawada, H., Oeda, T., Yamamoto, K., et al. (2013). Trigger medications and patient-related risk factors for Parkinson disease psychosis requiring antipsychotic drugs: A retrospective cohort study. *BMC Neurology, 13*, 145. Available at www.biomedcentral.com/1471-2377/13/145.

Smith, M., Ingram, E., & Brighton, V. (2008). *Evidence-based practice guideline: Detection and assessment of late-life anxiety*. University of Iowa Gerontological Nursing Interventions Research Center. Available at National Guideline Clearinghouse, www.guideline.gov.

Steis, M. R., & Fick, D. M. (2012). Delirium superimposed on dementia: Accuracy of nurse documentation. *Journal of Gerontological Nursing, 38*(1), 32–42.

Sultzer, D. L., Leskin, L. P., Melrose, R. J., et al. (2013). Neurobiology of delusions, memory, and insight in Alzheimer disease. *American Journal of Geriatric Psychiatry*. doi:10.1016/j.jagp.2013.5.005. [Epub ahead of print].

Svetel, M., Smilijkovic, T., Pekmezovic, T., et al. (2012). Hallucinations in Parkinson's disease: Cross-sectional study. *Acta Neurologica Belgica, 112*(1), 33–37.

Taylor, E. J., & Mamier, I. (2013). Nurse responses to patient expressions of spiritual distress. *Holistic Nursing Practice, 27*(4), 217–224.

第 14 章 认知功能缺损：谵妄和痴呆

学习目标

阅读本章后，能够：

1. 描述谵妄，探讨针对谵妄的护理评估以及干预措施。
2. 使用适当的术语来描述老年人的认知功能缺损。
3. 描述阿尔茨海默病、血管性痴呆、路易体痴呆和额颞叶变性的特征。
4. 列出影响痴呆发展的危险因素。
5. 讨论认知功能缺损的功能结局。
6. 描述认知障碍老年人的初始和过程中的评估指南。
7. 确定非药物干预措施对解决痴呆有关行为的效果，包括环境改良和沟通技术。
8. 讨论药物对减缓痴呆进程和管理痴呆相关行为的影响。

关键术语

阿尔茨海默病	过度残疾
病感失认症	额颞叶变性
痴呆的行为和心理症状	路易体痴呆
谵妄	日落效应
痴呆	血管性痴呆

健康老年人只在认知能力上出现轻微的变化（如在第 11 章中描述），但随着人们年龄的增长，他们越来越可能出现对认知功能产生重大影响的病理症状。所有机构的护士总是关注痴呆或精神错乱的老年人，而这两点正是老年人认知障碍的主要原因。护士负责识别导致老年人认知功能缺损的因素。此外，尽管痴呆老年人病情严重且进行性地发展，护士和其他痴呆症患者的照顾者必须尽其所能保留老年人的尊严，提高其生命质量。

谵妄

虽然谵妄被记录在案已长达几个世纪，但是仅在最近几年才有研究者和执业者将谵妄定义为严重的、可以预防的、可治疗的、经常发生的情形，而且往往在不可识别的状况下严重影响老年人的生活。**谵妄**是可在数小时或数天内发展、在一天的过程中波动并能持续数月的综合征。精神状态的变化涉及注意力和意识变化以及多个方面的问题，包括睡眠-觉醒模式改变等。

谵妄的发生率、危险因素和功能结局

谵妄是由倾向因素（增加了人的易感性）和预测因素（触发了直接威胁）之间的相互作用引起的。最常见的可识别的倾向因素包括高龄、痴呆、抑郁、功能性依赖和大量药物的使用。常见的预测因素包括手术、感染、严重的疾病和体能限制。那些存在几个倾向因素合并一个或多个预测因素的进行性谵妄患者危险性最高。对谵妄发生率的回顾性研究结果如下：

- 22% 在社区生活的人患有痴呆症
- 15% ～ 70% 的长期护理机构居民
- 11% ～ 33% 的入院患者，另外还有 5% ～ 35% 的患者入院后谵妄进行性发展
- 80% 以上的重症监护室患者

（Cole, McCusker, Voyer, et al., 2013；de Lange, Verhaak, van der Meer, 2013；Godfrey, Smith, Green, et al., 2013；Popp, 2013）

功能结局包括住院时间较长、死亡率增加、依赖性增加、短期和长期的功能障碍，以及在长期护理机构的永久居留率较高（Fong, Jones, Marcantonio, et al., 2012; Tullmann, Fletcher, Foreman, 2012）。为期 1 个月的住院跟踪治疗的研究结果表明，在住院治疗 1 个月后，那些患有痴呆症的和被诊断为有谵妄的老年人短期死亡率为 25%，住院天数增加，出院时功能明显变差，1 个月后随访可有更严重的功能下降表现（Fick, Steis, Waller, et al., 2013）。纵向研究的一致性证据表明，谵妄强烈预测了痴呆症的长期发展状况，以及那些已患有痴呆症的人群认知能力加速下降的情况（Davis, Terrera, Keage, et al., 2012; Macluluch, Anand, Davis, et al., 2013）。

谵妄的护理评估

由于谵妄的表现广泛且快速波动，所以有必要进行多次评估来有效地监测。虽然护士在谵妄评估中起着重要作用，但仍有研究表明，他们很难识别谵妄的表现，特别是对减退型和痴呆症患者（Gordon, Melillo, Nannini, et al., 2013; Solberg, Plummer, May, et al., 2013; Steis & Fick, 2012）。因为住院的老年人经常发生谵妄，往往无法识别，所以常规认知筛查被推荐为护理标准的一部分（Wand, Thoo, Ting, et al., 2013）。意识错乱评估法于 20 世纪 90 年代开发，是急性监护病房和长期护理机构最广泛使用的筛查工具（Tullmann, Fletcher, & Foreman, 2012）。根据该方法（Inouye, van Dyck, Alessi, et al., 1990），谵妄诊断是基于四点算法和以下四个确认功能条目，1 和 2 同时存在，或 3 和 4 存在一条：

1. 急性发作或波动的过程：改变的心理状态，或异常行为的发作，这些行为反复出现，严重程度或增加或降低

2. 注意力不集中：注意力容易分散，难以集中，跟踪对话的能力下降

3. 思维紊乱：不连贯的、无组织的、散漫的或不合逻辑的思考或谈话

4. 意识水平改变：警觉（正常），警惕，昏睡，浅昏迷或昏迷

关于评估注意力不集中的特征的一个重要考量因素是缺乏回应或回应"不知道"，其可以表明注意力不集中（即条目 2）（Huang, Inouye, Jones, et al., 2012）。另一个考量是，有些谵妄患者意识到了他们的认知缺陷，并能自我报告。一项关于 55 例确诊谵妄住院成人的研究发现，31% 的人意识到他们有谵妄，且与定向障碍和发病程度相关（Ryan, O'Regan, Caoimh, 2013）。

另一个评估的考量是，除了精神状态的改变，可根据动机和行为表现对谵妄进行分类。谵妄三种亚型的特征如下：

- 多动型：烦躁不安，情绪激动，好斗，愤怒，徘徊，大笑，说脏话，情绪不稳，以及快速或大声说话
- 减退型：嗜睡，凝视，动作迟缓，言语贫乏，反应迟钝
- 混合型：在多动型和减退型之间波动

多动型在老年人更常见；但是它不容易被识别，临床上常认为不重要而被忽视（Blazer & van Nieuwenhuizen, 2012）。

护理诊断和结果

"急性谵妄"的护理诊断被定义为"在短时间内发展，起病急骤，意识、注意力、认知和感知的可逆性变化"（Herdman, 2012, p.262）。定义特征包括认知、意识或精神活动的波动；幻觉或知觉错误；烦躁不安或激越；缺乏动力去启动及遵循有目的的或目标导向的行为。

为了解决这个护理问题，护士可以使用下面的护理结局分类（nursing outcomes classification, NOC）完善他们的照护计划：焦虑水平，认知，认知取向，专注程度，舒适状态，信息处理，记忆，神经状况，精神能量。此外，下列 NOC 术语可能适用于诱发因素：电解质和酸碱平衡，体液平衡，严重感染，营养状况，危险控制和感觉功能。

谵妄的护理干预

谵妄的复杂性要求运用多学科的方法来管理，

健康机会

护士可以使用 NOC 舒适度在他们的照护计划中，以整体护理理念满足谵妄老年人的需求。

护士在检测、持续评估和管理中起到关键作用。目前的重点是在医院预防、早期发现和治疗谵妄方向实施多方面的方案，避免那些更严重而持久的谵妄出现更严重后果。研究结果表明护理多组模型，如医院埃尔德生命程序，能有效地预防 33% ~ 40% 的医院谵妄的发生（Godfrey，Smith，Green，et al.，2013；Zauber，Murphy，Rizzuto，et al.，2013）。目前的指南推荐使用非药物干预措施，避免使用药物治疗，如苯二氮䓬类可增加谵妄的危险（Barr & Pandharipande，2013；Davidson，Harvey，Bemis-Dougherty，et al.，2013；Yevchak，Steis，Diehl，et al.，2012）。例如，早期积极实施以证据为基础的干预措施，能够有效降低重症监护患者的谵妄；然而，这种干预仅仅是多因素护理计划的一个组成部分（Balas，Buckingham，Braley，et al.，2013；Barr，Fraser，Puntillo，et al.，2013；Desai，Chau，George，2013）。

治疗谵妄的多因素方法至关重要的组成部分是员工教育，老年综合评估，以及诱发因素的治疗（如疼痛、医疗问题、睡眠剥夺、药物不良反应、体液和电解质失衡、视力或听力受损）；定向干预措施，改变环境，物理和作业疗法，营养干预，预防并发症的相关措施（如跌倒、受伤、睡眠问题、压力性溃疡、误吸）；鼓励家庭和其他人员对患者提供支持，制订全面的出院计划等。相关护理计划、干预措施如下：

- 提供定向辅助工具（例如时钟、手表、日历），以改善感觉功能（例如眼镜、助听器）
- 频繁的口头指导，以及对日常事件的提醒
- 环境改变（例如降低噪声、熟悉的物体）
- 心理支持（例如认知和社会刺激）
- 药物不良反应的识别与处方药物治疗方案的讨论
- 生理稳定性的促进（例如低流量的吸氧，维持水、电解质平衡）
- 充分的疼痛管理（参见第 28 章）
- 正常的睡眠-觉醒模式的促进（参见第 24 章）
- 正常肠和膀胱功能的维持（参照第 18 章和第 19 章）
- 体育锻炼（如步行、运动疗法、作业疗法）
- 提供认知刺激活动
- 家庭成员和支持人员对患者的鼓励

健康机会

护理措施从整体上满足老年人在意识错乱状态下的需要，包括使用镇静技术、情感支持、音乐疗法、陪同和抚摸。

图 14-1 是对谵妄老年人进行护理照护的流程图。

下面的护理措施分类（nursing interventions classification，NIC）的术语是可以在急性谵妄中制订护理计划的例子：减少焦虑，行为管理，认知刺激，谵妄管理，能量管理，环境管理，体液 / 电解质管理，幻觉管理，药物管理，情绪管理，营养管理，疼痛管理，对现实的认知指导，镇静管理，监视：安全。

痴呆概述

痴呆是在本书讨论最多的话题之一，以证据为基础的信息迅速从很多临床、科研、社会和伦理的视角不断涌现。本概述部分是有关理解痴呆的当前的背景资料，本章其余部分提供适用于临床实践的信息。

有两方面的信息与痴呆的循证基础有关。首先，要认识到神经成像技术的最新发展已经对改进痴呆的诊断起到很重要的作用，但这些诊断方法并未在研究中心之外普及。同样，虽然有许多对痴呆进行干预的临床试验，但这些仅仅是适用于调查研究中。其次，当阅读防止认知能力下降的非处方产品的研究结果时，在得出有关产品有效性的结论之前，必须密切关注研究设计。例如，一些研究表明，白藜芦醇、维生素 E、银杏可能会阻止一些人的认知能力下降，但在推荐这些产品之前，还需要更多的研究来证实。因为媒体的关注往往凸显所谓的痴呆的诊断突破或是治疗，护士在对老年人及其照顾伙伴有关认知功能下降的诊断、管理中具有重要作用。除了保持目前的研究和关注基于证据的临床应用外，护士还可以教授老年人从可靠的来源获取信息，如护理干预部分的讨论。

描述痴呆的术语

对认知功能缺损的理解是复杂的，因为许多术语都是可以互换的，有时还不能准确地描述痴呆。

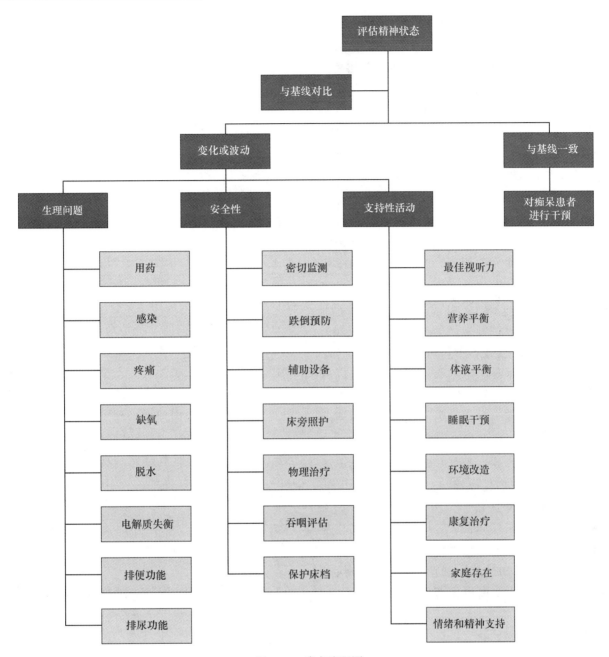

图 14-1 谵妄流程图

摘 自 Miller，C.A.（2012）.Fast Facts for Dementia Care：What Nurses Need to Know in a Nutshell.Used with permission from Springer Publishing Company.）

最近的研究大大提高了临床医生诊断和治疗不同类型痴呆的水平，但这也带来了一些令人困惑的与痴呆相关的术语膨胀。也许比起提到的老年人相关的其他术语，认知功能障碍相关的那些是最被滥用、误解和产生情感冲突的。下面是一些在参考书中常用于老年人认知障碍的术语：谵妄，痴呆症，衰老，阿尔茨海默病，小卒中，记忆问题，器质性脑综合征。不同的词汇对不同的人来说或多或少是可以接受的，而词汇的选择通常是基于情感偏好或缺乏准

确的信息。由于认知功能障碍是一个充满争议的主题，因此必须使用基于对损害的根本原因的理解，评估可被老年人和他的照顾者接受的最恰当的术语。

医学文献记载的痴呆可以追溯到1906年，当一位德国医生阿洛伊斯·阿尔茨海默描述对一个55岁的神经炎性斑块的女人去世时进行的大脑解剖，发现大约在她去世5年前，认知和行为已经发生变化。早期的研究表明血管硬化的老年人引起认知功能障碍，在此基础上，阿尔茨海默得出结论，神经炎性

斑块在年轻的成年人可引起认知功能障碍。直到 1910 年，阿尔茨海默病（即早老性痴呆）被认为是一个独特的疾病，发病于较年轻的时期，以此与老年性痴呆相鉴别。这个观点直到 20 世纪 60 年代才被质疑，因为尸检研究表明，许多由不可逆转的病理情况导致的大脑变化实际上是可治疗情形的表现。Tomlinson、Blessed 和 Roth 里程碑式的研究（1968，1970）得出结论，即阿尔茨海默病的神经病理变化代表一种单一的疾病过程，无关发病的年龄。1974 年，Hachinski、Lassen 和 Marshall 的一项标志性的研究发现，脑动脉粥样硬化是造成认知障碍和最常见的医疗误诊的一个主要原因。此外，这些科学家谴责使用"动脉硬化"这一术语，并提出了用"多发梗死性痴呆"一词来描述脑血管起源的痴呆。根据最近的研究，血管性痴呆这个术语比这两项都更合适，就像关于痴呆类型部分所讨论的那样。

在临床中，**痴呆**是医学术语，其包括一组以认知能力（如：记忆，理解，判断，决策，交流）下降、个性和行为改变为特征的脑部疾病。因为阿尔茨海默病是最为常见，并且是可识别的历史最长的痴呆，阿尔茨海默病和痴呆有时会相互换用，但这不是十分准确的。因为"痴呆"一词紧密地与贬义词"呆傻"相关，类似于"一个痴呆的人"的表述指认知功能缺损的医疗综合征时是更为合适的。一些领先的老年医学专家最近提出，临床医生使用术语"衰老相关的认知挑战"强调的是，这种状态能够成为老年人发展提供源泉（George，Qualls，Camp，et al.，2012）。

必须强调关于痴呆的另一点，痴呆不是单一的疾病，而是一组疾病，每个类型都是由不同的病因和独特的临床表现组合而成的。综合使用认知功能缺损相关术语时的注意事项如下：

- 两个或两个以上类型的痴呆可以同时或相继发生
- 常用的诊断技术不总是能确定痴呆的类型
- 术语甚至可能被医疗卫生专业人员错误地使用
- 由于痴呆类型的区分能力仍处于早期阶段，许多阿尔茨海默病的研究已经包括了其他的痴呆类型

在这一章节中，使用痴呆这一术语，除了当其指代特定类型时。该章节说明了阿尔茨海默病这一词的起源，然而，重要的是要认识到，许多引文中表示的阿尔茨海默病是更广泛意义上的痴呆。

痴呆的类型

目前，通常在临床中诊断痴呆的方法可以被比作诊断感染的方法。感染是一种普遍的诊断，表明有一系列的体征和症状（例如不适、发热），但它并不表明致病因子。作为收集的附加信息，感染的特定类型被识别（例如肺炎、尿路感染、细菌、病毒）。有时，感染病原体并不只有一个。特定病原体被鉴定前，采取通用的措施（例如退热剂、广谱抗生素）。特定病原体被鉴定后（例如，通过培养和敏感性测试），感染会被用非常特定的抗生素处理。在所有阶段，均使用保持患者舒适的措施。

类似地，痴呆是一个伞形的诊断，由一系列体征和症状（例如记忆障碍、人格改变）组成。但在早期阶段很少出现特定类型的痴呆的明确指征。在许多情况下，需要用神经心理测试来区分与正常老化或早期病理过程相关疾病改变的模式。随着病情的发展，更多的体征和症状表现出来，一种或多种致病因素可被识别。然而，没有关于"文化和敏感度"痴呆测试的等价诊断，所以很难区分不同类型的痴呆。因此，特定类型的痴呆的诊断是根据临床观察、危险因素史以及现有的诊断方法得出的。

基于当前的科学文献，4 个最常见的可识别的痴呆类型是阿尔茨海默病、血管性痴呆、路易体痴呆、额颞叶退化。重要的是要认识到，不同类型的痴呆有很多重叠的临床表现，在早期阶段通常很难确定认知变化是由于正常老化还是病理导致的。可通过观察痴呆病理过程来区分类型，但往往很困难，甚至是不可能的。而且老年人经常有 1 种以上类型的痴呆，这是所谓的混合性痴呆。临床相关 4 个最常见的痴呆类型在这一节已经有所介绍，本章的其余部分将介绍所有类型的表现、评估和干预措施。表 14-1 介绍了 4 种最常见类型的痴呆的显著特征。

阿尔茨海默病

阿尔茨海默病（Alzheimer disease，AD）占痴呆的 60% ～ 80%（Alzheimer's Association Report，2013）。正如已经讨论的，AD 也是痴呆中具有最强

	表 14-1　常见类型痴呆的鉴别特征	
类型	发生和发展过程	典型表现
阿尔茨海默病	起病缓慢；诊断时常需追溯；缓慢渐进超过 5 ～ 10 年，同时合并有其他疾病（例如心力衰竭、谵妄）	早期认知改变，但通常不总是涉及记忆丧失。还包括其他认知能力（例如决策、语言）和沟通能力的逐渐丧失。行为和性格（例如抑郁、易怒、激越、淡漠）的变化
血管性痴呆	由于小卒中的累积效应或大卒中导致的突然发作。血管危险病史（如脑卒中、高血压）。不规则的发展也可导致疾病恶化	表现为脑区受累：如失语、记忆障碍、情感淡漠、抑郁、情绪不稳，以及感觉运动障碍（如偏瘫、步态障碍、偏身感觉减退、尿失禁）
路易体痴呆	起病隐袭，认知、行为和运动症状逐渐下降，类似帕金森病	显著认知障碍；波动的认知水平；帕金森综合征；幻觉；睡眠障碍；平衡能力受损；对抗精神病药高度敏感
额颞叶变性	50 ～ 70 岁逐渐出现；常见家族史；功能进行性下降	早期的和渐进的行为、运动能力或言语功能改变，以后的疾病过程可发生记忆障碍
	逐渐发作通常在 65 岁之前；常见家族史；功能进行性下降	早期的和渐进的行为、运动能力和（或）言语功能改变，以后的疾病过程可发生记忆障碍

研究基础的类型。阿尔茨海默病的标志性病理特征如下：

- 在神经元之间的淀粉样蛋白斑：称为 β - 淀粉样蛋白片段，它是由一个更大的被称为淀粉状蛋白前体蛋白的蛋白质分解而形成的异常沉积
- 神经细胞内的神经纤维缠结：一种称为 tau 蛋白的蛋白质的异常聚集
- 神经元之间的突触连接丢失
- 细胞死亡导致脑萎缩

脑萎缩的逐渐进展与阿尔茨海默病的阶段相关，从临床前期到严重期，如图 14-2 所示。

2011 年，国家老龄化研究所和阿尔茨海默病协会发布了自 1984 年以来首次关于阿尔茨海默病诊断指南的重大更新。这些指南与国际阿尔茨海默病工作组发表的类似，将阿尔茨海默病定义为一种神经系统疾病，从临床前阶段开始，进展到痴呆的临床诊断。框 14-1 呈现出这些以证据为基础的并从这些指南和其他的阿尔茨海默病相关研究的信息方面的结论，主要基于一份阿尔茨海默病协会的报告（2013）。

血管性痴呆

血管性痴呆是指从轻微到严重的认知障碍，即由病变血管滋养区域神经细胞的死亡引起的。血管性痴呆估计单独患病率在 11% ～ 18%，22% ～ 34%

为血管性痴呆和阿尔茨海默病同时发生（Kling, Trojanowski, Wolk, et al., 2013）。基本病理过程包括临床卒中（例如血管出血或阻塞）或亚临床血管性脑损伤（例如小动脉腔隙性脑梗死）。虽然血管性痴呆已被视为一种独特类型的痴呆，但最近的研究表明，脑血管损伤常并发其他痴呆的神经病理改变（Gorelick & Nyenhuis, 2013；Kling, Trojanowski, Wolk, et al., 2013）。与所有类型的痴呆一样，从轻微到严重的波动表现与疾病的进展和并发的共病相关。与血管性痴呆的危险增加密切相关的因素包括脑卒中、高血压、高胆固醇血症、肥胖、糖尿病和心房颤动。表 14-1 提供了血管性痴呆的发病、过程和典型表现。

路易体痴呆

路易体痴呆是一组称为路易体疾病的一种，其中还包括帕金森病和帕金森病合并痴呆。路易体痴呆和帕金森病合并痴呆患者占痴呆诊断的 15% ～ 20%（Gealogo, 2013）。路易体病的标志性病理特征是在大脑中的异常蛋白（即路易体）最终损害神经元并影响如下功能：认知能力，运动功能，感觉功能，睡眠模式和自主神经功能。临床上难以对路易体痴呆和阿尔茨海默病进行鉴别，因为它们具有重叠的特征并且经常同时发生。路易体痴呆的特点（与阿尔茨海默病相比）更具特色，包括更明显的认知波动、自发性帕金森综合征，并可早期出

临床前阿尔茨海默病

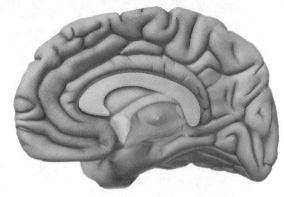

A

轻度或中度阿尔茨海默病

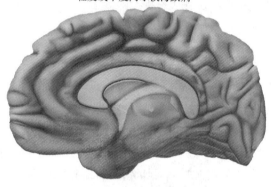

B

重度阿尔茨海默病

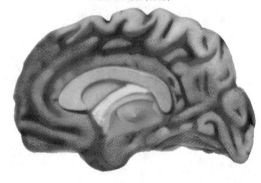

C

图 14-2 （A）在临床前阿尔茨海默病中，发生了微小的退行性变化，患者出现轻度认知障碍。（B）在轻度到中度的阿尔茨海默病中，病理改变影响了控制记忆、语言和推理的大脑区域。（C）在阿尔茨海默病的严重阶段，病理改变在许多区域造成显著萎缩（由国家老龄化研究所／国立卫生研究院提供）

现复发性幻视（Hanagasi, Bilgic, & Emre, 2013; Huang & Halliday, 2013）。表 14-1 列出了路易体痴呆的鉴别特征。

　　路易体痴呆老年人对抗胆碱能药物高度敏感并伴有抗胆碱能特性，甚至低剂量的某些药物，如吩噻嗪和较新的抗精神病药可以产生极端、特殊或致命的反应（Kaur, Harvey, DeCarli, et al., 2012）。

框 14-1　美国的阿尔茨海默病（AD）：事实、数据和概述

AD 的患病率和发病率

- 2013 年，11% 的 65 岁以上和 32% 的 85 岁以上的人患有 AD。
- 2013 年，每 68 秒就有 1 例新病例；2050 年，每 33 秒将会有 1 例新病例。

AD 的后果

- AD 是 65 岁以上老年人死亡的第五大原因和总人口的第六大原因。
- AD 是导致死亡的第二大疾病（在心力衰竭之后）。
- 入住养老院的 80 岁以上居民 75% 患有 AD，而没有 AD 的人只有 4%。

根据国家老龄化研究所和阿尔茨海默病协会提出的 2011 年 AD 阶段标准

- 临床前 AD：病理变化开始于出现症状前 20 年或更早，这个阶段无法在通常的临床机构中诊断出来，仅被用于研究的目的。
- AD 带来的轻度认知缺损（MCI）：在认知能力方面发生可测量的变化，对受影响的人和与其频繁接触的人来说是显而易见的，认知变化不会显著影响人的日常生活活动。
- AD 带来的痴呆：记忆、思维和行为症状，损害了人在日常生活中的能力。

AD 的症状

- 记忆丧失，会影响日常生活
- 计划或解决问题面临挑战
- 在家庭、工作和休闲中，完成熟悉的日常活动很困难
- 时间和地点混乱
- 理解视觉图像和空间关系困难
- 语言或写作技能改变
- 东西放错位置，丧失原路返回的能力
- 判断错误
- 退出工作或社会活动
- 情绪和性格的变化

增加 AD 危险性的因素

- 家族史：如果有患 AD 的一级亲属（即父母或兄弟姐妹），其危险性增加
- 来自父母一方或双方的 APOE-E4 遗传基因
- MCI 结合记忆障碍的诊断
- 心血管疾病的危险因素：吸烟、肥胖、糖尿病、高血压、高胆固醇血症
- 创伤性脑损伤

降低 AD 危险性的因素

- 身体活动
- 低饱和脂肪和富含蔬菜及植物油脂的饮食
- 更高的教育水平，帮助建立 "认知储备"
- 参与社会和认知活动

对家庭和照顾者的影响

- 要求显著增加照顾者，AD 照顾者平均每周提供 21.9 小时的护理
- 增加提供照顾的时间：32% 的 AD 照顾者提供的护理超过 5 年，而非 AD 照顾者只有 28%
- 更高程度的压力和不良的情绪（例如，33%～44% 的 AD 照顾者报告抑郁，而非 AD 照顾者中只有 17%～27%）

来　源：Alzheimer's Association Report.2013.Alzheimer's & Dementia, 9, 208-245.

例如，镇静剂或抗精神病药物可引起幻觉、激越或极度嗜睡。因此，抗胆碱能药物，包括非处方药物，应尽量避免使用，如果使用，剂量应是最小的，而且应仔细观察患者用药后不良反应。另一个重要的临床特征是，有路易体痴呆的人在有疾病（如轻微感染）或环境发生改变的时候，可能会迅速而显著地发生代谢失调。此外认知波动通常发生数分钟、数小时或数天内。路易体痴呆可能被误诊为阿尔茨海默病，或者两种类型的痴呆的可能性，这一点一定要警惕。

额颞叶变性

额颞叶变性（又称额颞障碍，以前叫额颞叶痴呆）是指引起神经退行性改变的痴呆，涉及额叶或颞叶或两者都有，这些被统称为额颞叶变性。1892年，皮克病首次被确定为额颞叶痴呆的一种类型，近年来，额颞叶变性被认为是导致年早发性痴呆的主要原因。额颞叶变性的症状通常在第 6 个十年时开始，但可能早在第 3 个十年便已开始（Warren, Rohrer, & Rossor, 2013）。

根据大脑额叶或颞叶受影响的顺序，额颞叶变性的表现变化很大。额颞叶变性根据如下症状分类：

- 渐进性行为与人格改变：冷漠，去抑制，情绪不稳，行为和性格的变化，注意力不集中，注意力，推理，判断。
- 渐进性失语：口语、写作和语言理解能力的丧失。
- 渐进性运动下降：跌倒，步态改变，运动障碍，肌强直，涉及精细动作技能任务困难。

额颞叶病变诊断是很困难的，因为表现差异很大，并与其他类型的痴呆存在重叠。额颞叶变性患者常常被误诊为精神疾病，因为他们年轻，通常在认知测试中表现正常，以及缺乏自知力。由于其发病早且有突出的、难以处理的行为表现，额颞叶变性患者的配偶和其他照顾者可表现出与之相关的显著压力和经济负担（Massimo, Evans, Benner, 2013）。

疾病处理相关的考量是，痴呆常用药物（即胆碱酯酶抑制剂和美金刚）并不是治疗额颞叶变性的有效药物。但是，有一些证据表明，曲唑酮 100 mg、1 天 3 次对控制症状有帮助（Chow &

Alobaidy, 2013）。另外，因为通常用来处理痴呆的非药物策略效果有限，护士需要再制订个性化的护理计划。例如，护士可以使用跨学科团队的方式进行干预，包括：语言治疗师处理语音、语言和吞咽的问题；物理和作业治疗师解决进行性运动下降的问题；社会工作者和心理卫生专业人员来处理行为及情绪的问题等。

痴呆相关因素

从健康的角度来看，不仅要认识到增加痴呆危险性的因素，还要认识到预防发生认知功能障碍的因素。研究人员和政策制订者正越来越多地强调处理可改变的危险因素作为预防痴呆的干预措施。2013 年 12 月，来自 36 个国家的 109 名科学家发出声明，呼吁国际社会将预防痴呆作为一个主要的健康问题来关注。一份发表在 *Journal of Alzheimer's Disease* 的（Smith & Yaffe, 2014）声明强调如下：

- 公共卫生保健方法可有效减少大约一半的人死于心脏病和脑卒中，应该同样应用于痴呆。
- 全世界大约一半的阿尔茨海默病患者可能归因于已知的危险因素。应立即采取行动对已知的危险因素进行干预，这样也许可以在 2025 年阻止高达 1/5 的预计新发病例发病率。
- 已经有足够的证据证明以下相关干预的有效性：运动，糖尿病管理，抑郁症的治疗，控制血压，B 族维生素，ω-3 脂肪酸，认知训练和社会活动。
- 公共卫生政策应该"告诉人们采取健康的生活方式可以帮助抵御因其他疾病而导致的痴呆"。

痴呆危险性相关研究的一致结论是，干预可有效地预防心脑血管疾病和促进整体健康（例如，体育锻炼和健康的饮食习惯），行为和干预也与改善认知功能相关（Alzheimer's Association Report, 2013; Barnett, Hachinski, & Blackwell, 2013; Justin, Turek, Hakim, 2013; Mangialasche, Kivipelto, Solomon, et al., 2012）。

▶ 健康机会

护士可以教育所有的成年人参加社会、心理和身体活动是无危险的促进健康的方式，还可预防痴呆。

老年人痴呆相关功能结局

20 世纪 50 年代，就出现了对阿尔茨海默病功能结局的相关研究，但对不同类型痴呆的独特表现的研究处于非常早期的阶段。许多功能结局是所有痴呆所共有的。随着病情的发展，各种类型的痴呆的表现变得更加相似。但是，在所有类型的痴呆的所有阶段，意识到功能结局千差万别，并受独特的个性特征、共病（例如抑郁症、功能障碍）以及其他状况的影响是非常重要的。

我们必须承认每位患有痴呆的人的人格是永远存在的，需要在每一次的互动中得到解决。承认痴呆患者的人格涉及认知需求、欲望、情绪、个性、人际关系、个人的生活故事、与个人联系的需要等（Palmer，2013）。尽管痴呆一直与"失去自我"相关联，最近的一项研究指出，"人格可以被理解为越来越隐蔽而不是失去"（Smebye & Kirkevold，2013，p.29）。这种观点强调了护士的责任，所有提供护理的人员需承认和发现患有痴呆症的人的潜在人格。

本章以下内容对此进行了论述，在框里描述痴呆患者的经历，以说明痴呆对个人及其照顾伙伴影响的独特方式。除了直接影响痴呆患者的功能结局之外，对照顾者和痴呆患者的家庭也会产生严重的后果。

注意本章中照顾伙伴一词有时被用于替代照顾者，表示痴呆患者在这个过程中被视为合作伙伴而不是一个被动的接受者，特别是在轻度至中等阶段。这个短语也强调照顾痴呆患者需要许多个人和专业的伙伴关系，支持人们共同努力解决这个复杂的问题。照顾者这个词用于最直接受到影响的家庭成员的需求和支持，特别是在中度或重度阶段。照顾者也在引用这个术语的文献时被使用。

痴呆的阶段

在 20 世纪 80 年代中期，美国的精神科医生 Reisberg 提出了七阶段模型描述阿尔茨海默病的功能结局。Reisberg 的分期方案已更新和完善，被称为总体衰退量表 / 功能评估分期或 GDS/FAST。GDS/FAST（表 14-2）被广泛用作循证工具来确定从早期

表 14-2　阿尔茨海默病的总体衰退量表 / 功能评估分期（GDS/FAST）	
阶段	**对功能的影响**
1. 正常人	没有缺陷或主诉
2. 老龄化记忆障碍	与正常老龄化一致（即没有客观发现，很难找到词，忘记了物体的位置）
3. 轻度认知障碍	在执行复杂任务方面有些缺陷，特别是在要求社会和就业方面；结构化技能水平降低；第一次被其他人注意到有认知障碍
4. 轻度痴呆	执行复杂任务的能力降低（例如膳食计划、财务管理）；对当前和最近事件的了解减少；从具有挑战性的情形中退出
5. 中度痴呆	明显的认知缺陷；无法在没有监督或协助的情况下处理复杂的日常任务；很难记住熟悉的人的名字
6. 中重度痴呆	越来越明显的认知缺陷（例如迷失方向、严重的短期记忆障碍）；性格和情绪变化（例如焦虑、妄想）按下列顺序丧失能力： （a）在没有协助的情况下，很难正确地穿衣服 （b）不能独立洗澡 （c）不能处理洗漱的所有方面（例如不能正确擦拭） （d）偶尔或经常尿失禁 （e）偶然或频繁便失禁
7. 重度痴呆	所有言语和心理运动能力的逐渐丧失： （a）语言能力限制在 6 个或更少的单词 （b）语言能力局限于一个简单易懂的单词 （c）无援助不能行走 （d）无法在没有援助的情况下坐着 （e）无法微笑 （f）无法独立抬起头

来源：Reisberg，B.（1986）. Dementia: A systematic approach to identifying reversible causes. Geriatrics，41（4），30-46.

到终末期阶段阿尔茨海默病的进展。根据这个框架，对阿尔茨海默病的诊断是回顾性的，因为它是根据临床表现的进展而进行的。虽然这种分期系统是 30 年前开发的，但它与目前确认临床前阶段并进入终末期阶段的信息是一致的。

痴呆老人的自我意识

痴呆老人往往被视为具有很少的或没有意识，或者他们存在认知缺陷和局限性。这种看法导致了人们把痴呆贴上"否认"的标签。它还低估了关于痴呆患者的不准确的陈述，比如"如果他们问自己是否患有阿尔茨海默病，那么他们就没有患病"。**病感失认症**是缺乏对疾病认识的诊断术语，用来评估正在被评估的人和家庭成员或照顾者独立地回答有关对其行为和日常活动的问题（如：重复的谈话，健忘的指征，对日常活动缺乏兴趣）（Maki，Yamaguchi，& Yamaguchi，2013）。

尽管研究在这个多维的主题中才刚刚开始阐明，许多患有痴呆的人都知道自己的病情，并且意识在一定程度上呈现痴呆的进行性发展（Clare，Nelis，Martyr，et al.，2012；Clare，Whitaker，Roberts，2013；Mardh，Karlsson，& Marcusson，2013）。研究还表明，意识与焦虑和抑郁在更高水平上相关联（Horning，Melrose，Sultzer，2014；van Vliet，de Vugt，Kohler，et al.，2012；Verhulsdonk，Quack，Goft，et al.，2013）。

强调提供以人为本的照护流程都基于一个前提，那就是即使痴呆患者因认知缺陷导致认识是有限的，但他们仍然保持着情绪意识，并能够表达他们的需求和情感。对痴呆患者的感觉和体验的研究提供了

对他们所表达的需求的重要的见解，这一章在整个章节中都有关于痴呆患者的直接引用。框 14-2 总结了痴呆患者如何被他人看待的陈述。

痴呆患者的个人体验

在早期阶段，痴呆患者只在与人交往、工作或生活中发生轻微的变化，如判断力缺损和短期记忆障碍。当人们注意到这些变化时，可能会有大量的解释，而这些缺陷可能被归因于抑郁或重大生活事件的发生等因素（例如退休、丧偶）。痴呆的早期阶段，人们可能会从复杂的任务中退缩，这也是他们对减退的认知功能产生的效应自我保护的一种方式。例如，有工作的人可能退休，而不承认认知障碍是其原因。那些不需要执行复杂的智力或精神运动任务的人，在严重干扰日常生活活动之前，可能会隐瞒或补偿认知损失。然而，随着病情的发展，痴呆老人无法掩盖这些变化，而那些没有亲密接触的人将开始质疑这些缺陷的根本原因。

常见的痴呆老人情绪和行为包括损失、恐惧、羞耻、愤怒、悲伤、焦虑、沮丧、孤独、抑郁、不确定性、无用感、自责、减少影响、退出有挑战性的活动等。研究发现，患有痴呆的人想要了解他们的疾病，保持他们的个人认同，维持他们的功能独立性，并通过健康、人际关系和积极的应对来维持他们的生活质量（Dawson，Powers，Krestar，et al.，2013）。

即使在痴呆的后期阶段，当认知能力受到严重损害，意识也受到限制时，情绪反应是为了保持尊严和自尊（Mograbi，Brown，Salas，et al.，2012）。痴呆的主导情绪在后期包括感觉缺失、愤怒、沮

框 14-2　生活体验：痴呆患者对他人看法的感受

- 如果有很多人对你拥有的东西有更多的了解和欣赏，那就太好了。我在城里，因为我说话的方式，另一位女士就开始笑，开始让我觉得不舒服。我想，要是她明白了，也许她就不会站在那里笑了。

- 如果你对某人说"你能等几分钟吗？我有痴呆，我想解释"，他们看着你，认为你没有问题，你不应该说话。然后，你又会听到一些人说"你好吗？"你会想，"嘿，我没那么糟糕"。

- 好像就是这样，你是在流涎和点头，这是阿尔茨海默病的样子。但我们都坐在这里，说话很正常。我们有某种形式的痴呆。我们不是在点头和流涎。

- 我试图保护我不要被看不起。我不想回到一年级的感觉或另一个方向的其他的……降低而不是提高。我内心充满愤怒。

- 每位我见过的人都绝对惊讶：①我还能说话，仍然可以思考；②我被诊断为痴呆。他们不明白这一点。

- 没有人真正明白这样的生活有多难，所以人们往往忽视你的感受，援助你，让他们有同样的感觉。

- 看成是缺乏感情和需要的……我清楚地知道，我的痴呆否定了我说过的话。这是痛苦的。

- 事实证明由成千上万的痴呆患者是有能力和有智力的，只是移动有点慢。

表、不确定性以及缺乏控制或自我决定（Clare, Rowlands, & Quin, 2008）。我们必须认识到，痴呆患者的情绪反应可能削弱或改变，但一直存在。随着痴呆的发展，可能会用非语言的方式表达情感和行为。因此，照顾者的两个重要职责是鼓励和解读在痴呆的后期成为主要沟通方式的非语言信息。框 14-3 描述了关于痴呆患者对早期的变化及其诊断的体验和感受。

痴呆的行为和心理症状

重大的行为障碍称为**痴呆的行为和心理症状**（behavioral and psychological symptoms of dementia, BPSD）（也称为神经心理症状），几乎发生在所有痴呆患者病程中的某一刻（Burke, Hall, Tariot, et al., 2013; Selbaek, Engedal, Bergh, 2013）。一些 BPSD 的例子如下：

- 激越：语言、声音、或运动的异常水平（例如：挑衅，尖叫）
- 精神症状：妄想，幻觉
- 性格改变，去抑制
- 心境障碍：情感淡漠，抑郁，兴奋，情绪不稳
- 异常的运动动作：踱步，翻箱倒柜，徘徊

健康机会

护士通过认识到个人的情绪反应显著不同，但痴呆患者从未失去对他人反应的能力，以此来整体解决其心理社会需要。

- 睡眠、饮食、食欲改变
- 纵欲行为：不恰当的语句，性侵行为，在公共场所手淫

当 BPSD 或意识错乱加剧或烦躁不安只发生或主要发生在傍晚时，这就是所谓的**日落效应**。与日落效应相关的因素包括疲劳、过度兴奋、恐惧黑暗、昼夜节律改变。

挑衅和激越是 BPSD 严重功能性缺损的后果，其中包括患有痴呆症的人以及那些照顾伴侣的人的压力、生活质量下降，以及被送进医院或长期护理机构的危险增加（Ballard & Corbett, 2013; Toot, Devine, Akporobaro, et al., 2013）。身体和言语攻击行为有关的病症包括抑郁症、精神病、身体健康状况不佳、严重的认知障碍以及缺乏环境刺激。激越有关的病症包括疼痛，过度刺激，社会隔离，日常生活的破坏和生理需要如睡眠、口渴、饥饿、疲劳或排泄未得到满足（Morgan, Sail, Snow, et al., 2013）。

框 14-3　生活体验：对早期痴呆变化的感受

- 我知道我的大脑和过去不一样了，因为我一直记得我生了几个女孩，但有一次我想，"我不记得它们的生日是什么时候了"。
- 唱一首我唱过 100 遍的歌，听过 100 次的音乐，我站在那里想，"我到底在这里做什么，我要唱什么歌？"这种事情开始发生得越来越多，当你站在舞台上，你不知道你在做什么，这是一个可怕的情景。
- 如果我想早上装扮，我会穿上我的衣服。我将保证你至少有一条裤子、一个衬衫或帽子和外套，而且它都上下颠倒、里外反了。
- 我仍然是我一直以来的那个人。只是现在我是阿尔茨海默病患者。我仍然充满爱和关怀，我仍然有感觉，我想我自己没有改变。
- 虽然我一直在期待它，这句话仍然是毁灭性的。
- 我感觉我仍然有足够的智慧，而不仅仅是你走过时拍拍头的人……这是毁灭性的，它带走了你的自我意识。我觉得自己仍然是一个人，在做出决定之前，我的想法和欲望至少应该被考虑。
- 我经历了焦虑和愤怒的诊断过程，我本来可以去打他们的。
- 就好像雷雨云被带走了，因为他们给了我一个答案，为什么我要想寄生虫一样对待我的家人。
- 这真的让我松了一口气，因为我想要说服人们的是经过验证的。
- 我认为阿尔茨海默病这个词将让你感到恐惧，就像癌症一样。
- 当没有人能告诉你你的衰退速度会有多快的时候，这是一件非常可怕的事情。很难让别人理解这是什么感觉，但它一直在折磨着你，每天你都想知道接下来会失去什么能力。
- 似乎很奇怪，因为痴呆的人以非常不同的方式体现。在这个过程中，几乎没有什么共通的线索，但每个人都受到了略微不同的影响。
- 与诊断之前相比，我想我有一个非常不同的观点，关于我将会活多久，或者当生命何时结束，或者我何时会失能。没有问题。
- 我当然认为让家人意识到自己的问题是很重要的。没有抱怨和抱怨的程度，但这是事实，我必须解决这个问题。我不会否认的。

来源：Alzheimer's Society（2008）；Alzheimer's Society（2010）；Beard and Fox（2008）；Beard, Knauss, and Moyer（2009）；Clare, Rowlands, and Quin（2008）.

一个学生的反思

在我的养老院有一个严重痴呆的患者，重点是她对我们护士、物理治疗师、作业治疗师还有其他员工都不友好，在我们大多数的临床交班中，我听得最多的就是关于她发火和辱骂工作人员的报告。很多时候她还会很滑稽，我们都知道不要太在意，因为她的行为都是她的疾病导致的。找准时机，我趁着早餐时候与她谈话，因为她那个时候正在盯着天空发呆，顺着她的视线，我将手搭在她的肩膀上，询问她今天早上过得怎么样。她向我抱怨寒冷的天气和今早作业治疗师为她穿衣时有多么粗鲁。我让她发泄出来，并且做了一些正面的评价，同时称赞了她那一天有多么的漂亮。

我挪开脚步让她静静待了几分钟后，她抓着我的胳膊说："你真的很贴心，你真的很善良。"我内心的第一个反应是太激动了！我从来没有听到过这个女人的赞美！但在这天剩下的时间中，我的脸上都洋溢着笑容。这次经历让我意识到，这个女人的美丽个性仍然是也永远是她的一部分。是的，虽然它现在大部分时间被掩盖在她的痴呆中，但在她患病的那一段时期她还是有善良的感情，并渴望追求幸福的。我只是很高兴我见证了那一刻，她需要总是被那样对待，从而一直保持那种状态。有一天，她将有机会和力量，对那些发现她的爱和耐心的人表达感谢。

Shannon H.

虽然 BPSD 发生在几乎所有的痴呆患者中，但这些症状差异很大，没有哪种行为会发生在所有患有痴呆的人身上。同时，在每个人的疾病过程中，BPSD 的表现也会发生变化，随着痴呆的进展，也会有许多解决方法。对于一个或多个 BPSD 的表现来说，同时解决新出现的问题并不罕见。因为这些症状的个体差异较大，很多人，包括卫生保健专业人士，对 BPSD 持有刻板印象或误解。如"我知道他没有得痴呆，因为他没有产生幻觉"或者"我知道她没有痴呆，因为她不是暴力的"的论断反映了一种错误的观念：某些困难的行为是痴呆的必然结果。同样，如"你能将我妈妈'非常好'或'有点

好'作为她的阿尔茨海默病恶化的标志吗？"的问题提示需要关于 BPSD 的准确信息。另一个考虑是，配偶及其他家庭成员可能会难以区分长期个性模式和由痴呆引起的行为。当患有痴呆的人有不良行为史（例如酗酒、愤怒管理不良）和不健康的人际关系时，这尤其具有挑战性。

这些误解的一个严重后果是这些症状被误解了，而诱发因素没有得到解决。护士的职责包括消除偏见和误解，帮助照顾者识别触发因素。此外，重要的是避免使用让人误解的术语，如常见的术语"拒绝……"表 14-3 总结了一些常见的对痴呆相关行为的误解和相关事实。

护理的一个主要责任是寻找诱因和实施干预，以防止 BPSD 或将这些行为的损害降到最低。常见的诱因包括疼痛、疲劳、身体不适、环境条件、日常生活改变、过度刺激或刺激不足。同时必须认识到，痴呆的行为表现可至少部分地由谵妄叠加引起，如在谵妄部分中的讨论。解决行为症状的策略在护理措施的部分中讨论。

护理的另一个责任是要与以人为本的护理理念

表 14-3　对痴呆相关行为的误解与现实

行为误解	现实
"他拒绝……"	他不知道所提供的是什么；在同意活动之前需要做其他事情；想要感觉他有选择；可能没有能力进行活动。
"当我……时她打我"	她可能会疼痛或不适，而且活动后恶化；她可能不理解。
"他否认任何问题"	此人可能缺乏自知力、意识或理解能力。
"他的行为没有原因"	通常有一个触发事件或者未满足的需求和行为，是应对、适应、反应或者表达需要的一种方式。
为得到重视采取的手段、蓄意行动	该人可能没有足够的见解或意图；可能该人唯一的意图是能够表达需求。
无法阻止行为	照顾伙伴可以积极主动地识别和处理触发因素。
过去有效的干预，现在也将是有效的	如果通常的干预措施不再有效，应富有灵活性和创造性，可尝试别的方法；通过尝试有效的变化的干预措施，用"试误"的方式解决问题。

摘自：C.A.（2012）. Fast facts for dementia care：What nurses need to know in anutshell. Used with permission from Springer Publishing Company.

相一致，就是要识别痴呆患者试图通过他的行为进行沟通的感受和体验。Dupuis 等（2012）建议，专业人士将具有挑战性行为的概念替换为痴呆患者的"反应性行为"。这种方法强调行为是有意义的，"推动我们从判断行为到理解行动和反应的意义。它意味着从注重功能障碍、病变和衰退，到认识、重视并相信痴呆患者持续表达自己的目的的能力，且他们以有意图的、有意义的，甚至是故意的方式实施"（Dupuis, Wiersma, & Loiselle, 2012, p.170）。

老年人痴呆的护理评估

痴呆是一种复杂的综合征，通常发展到终末阶段是一个漫长而波动的过程。因此，评估是一个持续的过程，专注于识别痴呆发展过程中导致不良后果的状况。同样重要的是，在评估过程中发现并解决干扰对痴呆评估的病症。

影响对痴呆评估的因素

态度、误区和缺乏信息是干扰评估和实施措施的危险因素。近年来，在理解和识别认知功能缺损的原因上已经有了巨大的进步；然而，许多老年人和他们的家人及照顾者仍然认为严重的认知障碍是衰老的正常走向。发生这种情况时，可治疗的病症往往容易被忽视，而老年人被剥夺管理自己、采取适当的干预措施的权利。即使没有有效的治疗，许多干预也可以有效地延缓病情的进展，控制症状，协助长期的规划，并改善痴呆个人与其照顾者的生活质量。

影响有关衰老和疾病认知的文化因素同时可以显著影响对痴呆的评估和治疗。例如，一些文化群体接受认知功能损害为"正常衰老"的观念，而其他人认为痴呆相关的行为可耻。例如，健康信念差异可能导致非裔美国人的阿尔茨海默病在疾病中后期才被诊断出来且预后较差（Rovner, Casten, & Harris, 2013）。

健康机会

护士有很多机会教老年人和他们的照顾者有关评估认知功能显著改变的重要性。

初步评估

除了谵妄和卒中后痴呆，认知障碍的表现进展缓慢，评估常常延迟，直到这些变化严重干扰正常功能。因为进行性认知障碍是一个非常复杂的现象，评估过程通常是多学科的，需要初级保健提供者、精神科医生、护士、社会工作者和康复治疗师的加入。评估小组的成员必须与家庭成员和其照顾伙伴合作，来获取信息并决定适当水平的干预方法，讨论评估结果和计划护理。主要的护理重点是确定功能水平、影响因素、患者对疾病的反应。护士通常作为组长，负责协调信息和促进团队成员之间的沟通，促进老年人和他的家庭或其他照顾伙伴的沟通。护士可以使用框 14-4 作为评估老年人渐进性认知障碍的指南。

结局的持续评估

由于痴呆是通常与其他疾病共存的渐进状况，痴呆的人需要如下的持续评估：

- 与痴呆相关的认知和心理功能的变化（例如，认知能力的下降，焦虑或抑郁症的发作）
- 改变并发疾病有关的精神状态（如医疗条件或药物副作用引起的谵妄）
- 功能性能力改变
- 由于可治疗病症引起的行为改变（例如，焦虑症，身体不适，环境因素）

持续评估的一个主要目的是识别干扰人的功能和生活质量水平的因素，这样的干预可以缓解这些因素的影响。尽管痴呆是一种进行性病症并逐渐影响各级功能，但一些变化是并发症状，而不是由痴呆本身引起的。因此，持续地评估影响功能水平的因素是至关重要的。持续评估的另一个目标是确定人的优势和劣势，从而规划个性化的干预措施，以提高个人的功能和生活质量。评估优势和劣势的一种方法是询问痴呆患者痴呆是如何影响日常生活，面对这些变化是如何应对或调整的。框 14-5 总结了关于痴呆的人应对问题和日常生活的一些语句。

护士可以使用表 14-2 作为评估早期到晚期痴呆进展的指南。此外，下列护理评估指南与痴呆患者的功能有关：

- 第 7 章，功能和安全性

框 14-4　老年人渐进性认知障碍评估

一般原则

- 对缺损的认知功能的评估是一个长期的过程。
- 即使有认知功能缺损的人可能不是一个可靠的报告者，他的看法也应该是评估的一个组成部分，信息的准确性应该得到验证。
- 应该评估和承认认知障碍患者的感情。
- 健康保健专业人员必须尊重人的权利，在取得其他人包括家庭成员信息之前，应征得同意。
- 不要推断这个家庭已经得出关于过去的事件准确的结论（例如，家庭成员可能认为该人退休后出现认知障碍，但事实是，这个人是因为认知障碍没有能力应对工作而要求的退休）。

评估的重点

- 评估的主要目的是确定认知障碍的原因。
- 对认知功能缺损的人的评估是多学科的，包括以下组成部分：完整的病史和体格检查，包括所有药物的审查；功能性评估；一个全面的心理社会评估和正式的精神状态评估；对环境和护理人员的影响进行评估，特别强调那些影响安全和功能性能力的因素。

- 评估包括与照顾者、家庭成员和其他可以描述患者障碍表现及进展的人的访谈。
- 关于个性、应对和人格特征的终生模式信息是和这个人目前的功能水平相关的。
- 可能有必要提出探索性的问题，帮助家庭成员认识并追溯认知缺陷的线索。

评估认知功能缺损的危险因素的考量

- 不要假设所有的认知障碍和行为表现都是痴呆造成的。
- 由于危险因素可以导致初始认知障碍或疾病发展，而造成进一步的损伤，因此必须定期再评估。
- 以下危险因素的类别必须进行评估，包括最初和持续的阶段：抑郁症，生理的改变，功能障碍，药物不良反应，环境和社会心理的影响。
- 在评估期，确保老年人视力和听力障碍尽可能被补偿，而使环境不产生人为干扰（例如，请务必按需使用眼镜和助听器，并确保环境是明亮的）。
- 在制订一个长期的管理计划之前首先识别和治疗那些可控制的危险因素。

框 14-5　生活体验：痴呆患者的应对和日常生活

有关应对方式

- 我认为给自己一点时间来关注痛苦和恐惧是正常的。这是人之常情；但从悲伤的焦点离开，不要让它吞噬你，这点很重要。
- 我试着更有耐心地对待自己，原谅自己。
- 忙着做我喜欢做的事情真的让我快乐，并能够克服困难。我在两个支持小组；我每周有曼陀林课；我把每周的男子冥想课作为日常的功课；我在阅读有关意识和治疗的材料以支持我现在的生活，并关照我的灵性。
- 我想只要我能做出决定，我仍然可以走出去驾驶船只。帆船运动是关于决策的。如果你在游艇比赛中，几乎每 3 分钟你就必须做出决定，而且我有一些了不起的船员总是会指导我。
- 我们有这个问题，我们不能改变，但我们可以改善我们的生活，不让它每天 24 小时只是为我们带来不快。
- 通常我只是放慢速度，重新设定我的期望。"期待你能成为过去的你"只是痛苦和悲伤的处方。
- 我在尽我所能拥有知识。因为通常情况下它是如此微妙，我时不时地诅咒它。
- 我请人们不要期望我记住要做的事情。
- 啊！我对不记得事情感到很紧张。哦，天哪，它让我疯狂……但我们必须接受我们不能改变的事实。

关于日常生活

- 明天我将对今天几乎没有记忆，这使得今天的生活就像推石头上山知道它将往回滚。
- 惰性对我来说一个严重的问题，有时我似乎粘在我的椅子上。就像我花费这么大的力气来让自己做事情有条理，以至于在我开始之前，就已经心力交瘁。
- 我简化一切，摆脱我不经常使用的一切。保持房屋整洁，有助于最大限度地减少寻找放错位置的东西所需的时间。
- 我尽量想办法来弥补。比如，我现在用 GPS 来帮助防止开车迷路。
- 我的堂兄弟移除了我厨房所有的柜门，所以当我走进我的厨房，我可以看到我储藏室所有的食物。
- 我去购物，我的妻子列出这些漂亮的清单，它们是按照物品在超市的位置顺序列出的。
- 我认为如果我没有开车会更好；实际在精神上，我做出这样的决定比别人为我做出该项决定对我来说好多了。在心理上，这是非常好的，他们说"OK，你可以驾驶"，然后就离开了。我转过身来，说道："好了，非常感谢，但我其实不是去开车。"

来源：Alzheimer's Society（2008）；Alzheimer's Society（2010）；Beard and Fox（2008）；Beard, Knauss, & Moyer（2009）；Clare, Rowlands, and Quin（2008）；Fetherstonhaugh, Tarzia, and Nay（2013）.

护理诊断

通常对痴呆患者提出的护理诊断是"慢性意识错乱"，定义是"智力及个性不可逆的、长期的和（或）逐渐的恶化，用能力下降来解释环境刺激导致的智力思维过程能力降低或下降，表现为记忆、定向和行为的障碍"（Herdman，2012，p.265）。其他适用于对痴呆相关心理反应的功能结局的护理诊断包括恐惧、焦虑、有尊严受损的危险、记忆缺损、缺损的社会互动、自尊紊乱和无效的应对。在后期，当痴呆影响人的功能或能力时，适合的护理诊断包括谵妄、营养失衡、尿失禁、自理缺陷、沟通障碍、有跌倒的危险、有损伤的危险、感知紊乱，睡眠型态紊乱。

护理诊断也解决护理人员的需要，因为大部分照顾痴呆症患者的重点是帮助家庭和其他护理人员解决日常需求和痴呆的问题。护理诊断可能被用来解决照顾者的需求，包括压力超负荷、家庭应对措施，以及照顾者角色压力（或有照顾者角色压力的危险）。在痴呆后期，预感性悲伤的护理诊断可能是适当的，特别是对配偶照顾者。

健康结果计划

在痴呆的所有阶段，护理是为了最大限度地提

高功能水平，同时还最大限度地提高生活质量。护士可以应用下面的NOC术语来解决痴呆患者的需要：激越程度，认知，认知取向，舒适状态，沟通，应对，休闲活动的参与，记忆，情绪平衡，营养状况，生活质量，自理状态，睡眠，社会交往技能，症状控制。

当朋友、家庭成员或有偿照顾者照顾痴呆患者时，护士计划健康结果以促进照顾者健康。在痴呆的早期阶段，照顾伙伴最重要的需求可能是关于疾病的信息以及有关解决痴呆患者和所有相关变化的需求的资源。随着痴呆的发展，照顾者很可能需要情感支持和实际援助。有些NOC术语是关于照顾者的，包括焦虑程度、照顾者情绪健康、照顾者的生活方式中断、照顾者-患者关系、照顾者身体健康、照顾者角色耐力、照顾者压力源及照顾者福祉。

解决痴呆的护理措施

关于解决痴呆的干预措施的信息以迅猛的速度不断发展，护士和其他医护专业人员长期的研究阐明了促进功能结局的干预措施。许多干预措施，比如根据具体的表现个体化地为焦虑和谵妄做保证、修正不安全或不当行为，都适用于所有痴呆老年人。同样，健康促进干预措施，如运动和营养，适用于所有痴呆患者的一级和二级预防。由于研究的重点是找出具体的干预措施，以解决BPSD，痴呆相关的行为干预措施将在本节呈现。此外，由于照顾者是的痴呆各个阶段干预措施的重要组成部分，所以也讨论了解决照顾者的需求的信息。

痴呆干预措施的另一个主要的考虑是，护士在规划和实施干预措施时扮演着关键的角色，但有效地照顾痴呆患者需要许多卫生保健专业人员和其他

照顾伙伴的帮助。因此，当务之急是在采用全面、多学科、以人为本的方法解决痴呆相关的复杂问题的背景下的护理干预措施。因为痴呆全面干预措施的讨论超出了本章的范围，这个主题通过回顾理论框架、运用不同的临床原则、给予适用于所有临床情境的护理干预概述进行解决。

可能适用于照顾痴呆患者的 NIC 术语包括：积极的倾听，活动疗法，减轻焦虑，行为管理，镇静技术，痴呆管理，出走的预防措施，情感支持，环境管理，运动促进，防跌倒，幽默，记忆训练，环境疗法，音乐疗法，存在感，对现实的认知指导，怀旧治疗，自我保健援助，精神支柱和触摸。照顾者有需要时护士可以使用以下解决方式：预期指导，照顾者支持，会诊，应对增强，心理咨询，决策支持，幽默，推荐，喘息治疗，放松疗法，灵性成长促进与教学。

痴呆药物教育

1993 年，美国食品和药品管理局（FDA）批准用于阿尔茨海默病治疗的第一代药物，2001 年，另外 3 个胆碱酯酶抑制剂获得批准——多奈哌齐（安理申）、卡巴拉汀（艾斯）和加兰他敏（Razadyne，原名 Reminyl）。这三种胆碱酯酶抑制剂已经成为治疗轻度至中度阿尔茨海默病的标准。2003 年，美金刚（Namenda）成为批准用于治疗中度至重度阿尔茨海默病的第一个药物。这种药物的生理作用与胆碱酯酶抑制剂不同，可以阻止谷氨酸过量释放的神经毒性。这 4 种药物可以减轻症状，延缓部分痴呆患者的恶化速度，但没有改变其病理基础。研究综述强调个体化药物的选择和剂量的重要性，经常评估不良反应，同时强调将非药物治疗作为整体护理计划的组成部分（Gomoll，Sanders，& Caserta，2014）。

通常的给药方式是在痴呆的早期或中期，开始使用胆碱酯酶抑制剂，并在中期或后期添加美金刚。这些药物通常以低剂量开始，以后逐渐加量，前提是耐药良好。胆碱酯酶抑制剂的最常见的副作用是恶

心、呕吐、腹泻、体重减轻和食欲不振。美金刚的副作用包括头晕、头痛、便秘，以及意识错乱加剧。

直到 2014 年都没有疾病控制药物在美国上市，尽管在过去的几十年一直进行着痴呆药物的相关研究（Anand，Gill，& Mahdi，2014）。此外，目前 FDA 已批准了 4 种药物的新剂型和新剂量上市，但自 2003 年以来没有新的药物被批准。目前阿尔茨海默病协会和其他主要机构强调非药物治疗在促进健康和防止痴呆恶化方面的重要性，如下面的章节中所讨论的。

痴呆患者促进健康的非药物干预

照顾痴呆患者的人都知道，干预措施必须高度个性化和频繁修正。针对一个人的干预措施对另一个人可能无效，在今天有效的措施到明天不一定有效。研究和实践的主导主题要求以人为本的干预措施，要基于患者独特的、不断变化的需求进行全面和持续的评估。

护士为痴呆老年人促进健康的一种解决方式是通过提高生活质量。痴呆可以影响痴呆患者以下方面的生活质量：健康、独立、自主、社会交往、财产安全、心理健康、安全和隐私、宗教和灵性、成为有用的人或赋予生活的意义。促进健康的干预必不可少的是要注意与痴呆的人沟通的语言和非语言方式，照顾其需求和感受。框 14-6 提供了痴呆患者对他们的需求和生活质量的表述。

为痴呆患者促进健康的另一种方法是根据这个人的优势和个性，在痴呆的各个阶段提供以人为本的干预支持，如以下部分所述。护士还通过干预促进健康达到最优水平，因为至少一部分与痴呆相关的功能下降可认为是**过度残疾**，其定义为身体限制超出预期。例如，当照顾者提供非必要任务帮助，比如进食或穿衣时，痴呆患者可能会更快在照顾者帮助的方面失去自理能力。环境因素不支持痴呆患者的最佳功能是过度残疾的另一个原因（Slaughter & Hayduk，2012）。另一个当前研究的主要焦点是非药物干预以提高痴呆患者和他们的照顾者的生活质量，如表 14-4 所述。护士可以帮助推荐这些干预措施，这在痴呆早期和中期阶段特别重要。这些干预措施可以解决功能和生活质量方面的问题，但它们并不一定适用于解决痴呆方面的行为变化，这会

● 健康机会

"希望激励"是一个 NIC，当护士帮助痴呆患者和他们的照顾者时，可以用其确定他们的情况的积极意义。

框 14-6　生活体验：需求和生活质量

关于需求

- 再解释一下，就像他说的，"我会把你介绍给记忆诊所"，你知道，另外 2 ～ 3 句话。我只是想让你们知道接下来会发生什么、为什么会这样、计划是什么。
- 对我来说独立是非常重要的。我知道如果有人进来了，开始告诉我应该如何运转或者做事情，我肯定会不答应，而做出不符合他们意愿的事情。
- 当你已被确诊，应该有一个跟进的信息，比如你得了什么病、你如何应对、需要寻找什么帮助、会发生什么等。

关于生活质量

- 生活质量是和你的家庭一起生活——你的朋友和家人圈子。
- 友谊是好的。有朋友很重要。

- 哦，没有什么比和平与安静的快乐和舒适更加美好，但是如果你没有和平，你会心烦意乱，当你和平和安静的时候，你就没有任何思想。
- 感到安全。我在这里住了 2 年，感到保险和安全。没有事故。这是很重要的。
- ……我想保持自己的环境，因为我熟悉它。
- 不仅仅是屋子里的环境，当你出去……你进入银行、商店的环境，或餐馆环境中，你必须克服。
- 我认为生理健康很重要，因为尽管我自己的大脑有血管性痴呆的问题，我觉得如果你的身体健康，那么你还能独立生活，你仍然可以做一些事情。就像我仍然可以去洗手间刮胡子，如果你身体不好，而且开始有问题，那一定是可怕的。

来源：Alzheimer's Society（2008）；Alzheimer's Society（2010）；Fetherstonhaugh，Tarzia，and Nay（2013）.

表 14-4　痴呆患者非药物干预的研究

干预	结果	参考文献
研究综述[*]：痴呆患者相关运动计划	规律的运动干预可以改善一些痴呆患者的情绪、行为和功能，但不是全部，相关研究表明，参与有规律的锻炼可以改善痴呆患者的认知功能	Amoyal and Fallon（2012）；Forbes，Thiessen，Blake，et al.（2013）；Kirk-Sanchez and McGough（2014）
Cochrane 综述[*]：对现实认知指导作为一种认知刺激的研究	大量证据一致表明，对现实的认知指导是对于轻度至中度痴呆的一种有益的认知刺激	Woods，Aguirre，Spector，et al.（2012）
研究综述[*]：轻度认知障碍的认知刺激	研究调查表明，患有轻度认知障碍的患者可以通过康复锻炼进行恢复，如记忆恢复和视觉成像	Cotelli，Manenti，Zanetti，et al.（2012）；Hopper，Bourgeois，Pimentel，et al.（2013）；Simon，Yokomizo，Bottino（2012）
Meta 分析综述[*]：23 个非药物干预对痴呆患者的痴呆行为影响的研究	对照顾者超过 3 ～ 6 个月的多个部分的支持和教育课（面对面和电话），有效解决如激越、攻击、抑郁和重复等行为	Brodaty and Arasaratnam（2012）
学习疗法：每周 5 天，每天 15 ～ 20 分钟，通过阅读和算术任务来进行认知干预	6 个月后与对照组比较，持续改善认知功能	Kawashima（2013）
水回忆游泳俱乐部：每周 2 次，每次 45 分钟的课，为痴呆患者设置连续 12 周的游泳课程	对生活、社会交往和功能性能力素质的积极影响（没有对照组）	Neville，Clifton，Henwood，et al.（2013）
休闲活动为 12 周，每周 3 次，110 位养老院居民，分别在 3、6、9 个月时与基线比较	与对照组相比，居民在麻将组（为了认知刺激）整体衰退速度较慢	Cheng，Chow，Song，et al.（2014）
对居家照护提供音乐为主的干预的定性研究	音乐是在痴呆的各个阶段缓解行为和心理症状的重要手段，可以促进人际沟通	McDermott，Orrell，and Ridder（2014）

[*] 区分个别研究的研究综述

在一个单独的章节进行讨论。

通过改善环境提高安全性和功能

改变环境是治疗痴呆患者的重要措施，因为环
境因素深刻地影响他们的安全、功能和生活质量。
当前强调的是一下所有物理、心理环境方面的影响：

- 噪声
- 音乐
- 地板表面
- 颜色和颜色对比
- 照明（例如防眩光、阴影、亮度）
- 设计和布置出口和浴室
- 生活物品（例如植物、鸟类、鱼类、宠物）
- 家具（座椅，放置，桌椅的高度）
- 安全设备（例如导轨、扶手）
- 提供隐私和社交互动
- 改善舒适度和硬件设施（例如装饰用品、质
  感的物品、有意义的个人物品）
- 清除潜在的有害物品（例如杂乱、障碍、锋

利的刀具、清洁剂和其他可能有毒物品）

框 14-7 总结了在日常生活活动中解决安全性和
独立性问题的环境干预及技术。

与痴呆老年人沟通

言语和非言语沟通技术在整个疾病的全过程中
被广泛认为是必不可少的干预措施。护士需要特别
关注触摸、面部表情、语调、肢体语言沟通的效果。
框 14-8 总结了促进与痴呆患者沟通的技巧。这些技
巧可作为一般准则，针对每一位痴呆患者采取个性
化沟通方式也是很重要的。

痴呆相关行为的干预措施

卫生保健专业人员越来越认识到痴呆老年人
可能不会有意识地识别需求且不能口头表达他的需
求，而痴呆相关行为反映了对沟通需求的尝试。因
此，护士必须将干预措施指向痴呆老年人的潜在需
求。Hall 和 Buckwalter（1987）提出了一个解决痴

框 14-7　改善痴呆患者的安全性和功能的环境适应技术

一般环境改变
- 改变环境，尽可能弥补感觉障碍及其他功能障碍。（参考
  第 16 章）
- 使用时钟、日历、每天的报纸或简单的书面提示定向
  （例如天、日期、名称、地点和事件）。
- 使用简单的图片、文字提示，或色码识别物品和场所
  （例如卫生间、卧室）。
- 使用简单的书面提示，以解释收音机、电视机、器具、
  空调的操作方法（例如开、关、方向箭头）。
- 在非常明显的地方贴熟人的照片，用无光泽的相框图片
  和防眩光玻璃。
- 天一黑或天黑前就尽快开灯。
- 使用夜灯，或在夜间打开昏暗的灯光。
- 提供足够的环境刺激，同时避免过度刺激。

确保安全的技术
- 确保患者有识别身份的证明和亲属的联系方式。
- 改善环境安全性（例如使用门上的报警装置，以防止外
  出徘徊）。
- 保持环境整洁。

- 保持药物、清洁剂、任何有毒化学物品在无法触及的
  地方。
- 在保护程序中登记患者，如由阿尔茨海默病协会发起的
  安全返回程序。

促进日常生活活动的独立性的技术
- 将所有的活动变得越简单、越常规越好。
- 建立流程，可实现最大的独立性和最少挫折。
- 保持流程尽可能一致，认识到随着认知水平的改变，它
  们将不得不被改变。
- 安排穿着服装的顺序。
- 如果对方需要卫生援助，用进行时的陈述，如"你洗澡
  的时候到了"。
- 安排个人护理事项，如修饰和卫生帮助，在可见和整洁
  的地方，按照使用顺序摆放。
- 在浴室水槽处留挤好牙膏的牙刷。
- 建立一个个性化的如厕计划，允许最大的独立性和最小
  的失禁危险。
- 如果患者不会坐在桌旁用餐，提供小食品和有营养的
  零食。

框 14-8　促进与痴呆患者的交流

语言交流

- 调整你与痴呆老年人的沟通方式。
- 根据老年人处理信息的能力简化句子。
- 一次只展现一个想法。
- 留出足够的时间进行处理。
- 避免幼稚化（例如，不以宝宝的方式说话或使用贬低或居高临下的口气）。
- 在用词上给予帮助（例如，提供缺失的词汇，用正确的用语重复此人的话）。
- 避免羞辱老年人（例如不强调缺陷）。
- 意译老年人所说的话，并澄清有关的意思。
- 如果老年人不理解一个阐述，使用相同的话重复语句或简化措辞。
- 避免与人争论，除非是安全性的问题。
- 避免复杂的或讽刺的幽默。
- 使用积极的陈述（即避免使用含有"不要"的语句或其他负面命令）。
- 涉及自主选择与决定能力时，使用简单而具体的语句（例如，"你要鸡肉还是牛排？"而不是"你想吃什么？"）。
- 避免问你知道老年人不能正确回答的问题。

- 避免不必要地测试老年人的记忆。
- 倾听老年人所要表达和应对的感情，而不是陈述。
- 当讨论日常活动时，避免需求语句如"你现在需要洗澡"，这可被解释为判断。

非语言交流

- 吸引和维持老年人的注意力（例如通过眼神交流、愉快的面部表情）。
- 使用放松和微笑的方法。
- 用适当的非语言交流加强语言交流（如表明你要求对方做的事情）。
- 使用简单的图片，而不是书面提示。
- 为了沟通（例如，获得某人的注意力或加强关注的感觉）使用适当的触摸，除非他对触摸的回应是负面的。
- 注意自己的非语言沟通。
- 记住你的非语言暗示可能会比你的口头语言传达更多信息，也不一定会被正确地解释。
- 密切观察人们所有非语言线索表现出的信息，尤其是那些表达情感的信息。
- 假设所有痴呆患者的非语言表达都是试图传达需求或感觉。

呆症引发行为的理论框架，即逐步降低压力阈值模型。简单地说，这个模型假定功能失调的行为表明了压力阈值的逐渐降低，而压力阈值反过来又干扰了人的功能和与环境的互动能力。与失调发作相关的常见压力是疲劳、环境改变、日常或照顾者、误导性刺激或不适当刺激水平、超过功能性能力的内部或外部要求、身体压力（例如疼痛、疾病、抑郁症）和丧失情感反应。护理的目的是通过减轻引起过度残疾的压力达到老年人功能的最大化。干预的选择是基于对焦虑的持续评估，"作为衡量焦虑者在生病期间能忍受多少活动和刺激的晴雨表。当焦虑行为发生时，活动、环境刺激改变或简化，直至焦虑消失"（Hall & Buckwalter，1987，p403）。这种方

法（框 14-9 总结）是高度个性化的；从护理的角度来看，它类似于根据血糖水平调整糖尿病患者使用胰岛素的剂量。框 14-10 总结了痴呆患者对需要他人帮助和作为支持小组的一部分相关生活体验的陈述。

关于使用精神药物解决痴呆相关的破坏性行为的决策是很复杂的，原因有几个。第一，因为痴呆相关行为往往被变化的因素影响而加重，包括医疗条件、环境影响和药物副作用（例如抗胆碱能药物），初始干预应始终解决诱发因素。例如，如果行为是由药物的副作用引起的，初始干预集中于消除或减少剂量。第二，总是有些药物会带来进一步功能紊乱的危险，甚至导致严重伤害，如认知功能进一步降低或跌倒危险增加。第三个考虑是这些行为

框 14-9　基于逐步降低压力阈值模型的痴呆患者护理干预措施

- 通过改变环境来最大限度地提高安全性，以弥补认知上的损失。
- 控制任何增加压力的因素，如疲劳、身体压力、竞争或压倒性的刺激、日常、照顾者或环境的改变，以及超出人的功能性能力的活动或要求。
- 计划和维护持续的习惯。
- 定期休息来弥补疲劳和储备能量的损失。

- 提供无条件的积极关注。
- 不评判所有行为的适当性，除了那些威胁到安全的行为。
- 识别个人疲劳、焦虑和压力增加的个性化表情，实施干预来尽快减少压力。
- 修正现实认知指导和其他治疗干预措施，合并安全功能所需的信息。
- 使用安抚性的治疗方式，如音乐和回忆。

来　源：Hall, G.R., & Buckwalter, K.C.（1987）. Progressively lowered stress threshold: A conceptual model for care of adults with Alzheimer's disease. Archives of Psychiatric Nursing，1，399-406.

框 14-10　生活体验：需要支持小组和其他人帮助的经历和感受

关于从其他方面获取帮助

- 当一天来临，我就开始寻求帮助，如果我的独立性消失，那么我想我应该协商如何保持自己的独立性。
- 当我无法用语言表达我想要的，我妻子会展示多个选项，让我选择一个，这是非常有益的。
- 如果一切都失败了，我依靠我的同伴和家人拿出解决方案来解决我解决不了的问题。
- 我想如果人们给你时间让你完成你的表述会更好。
- 你不能做你想做的，你必须问。所以，你必须调整你的日程安排。我想最好的词是有些难为情，但你已经习惯了怎么运转你自己的生活。
- 我做决策慢，我故意慢。在更多的人谈论它之前，我可能就是这样的。我很依赖我的妻子，因为我不能独立做更多的事情。
- 以前我会到周围街区散步，而不是打破我的护栏。等我回来的时候，我的脚受伤了，我不担心什么，我只是生气。现在我的丈夫会跟着我不做那些事。

成为支持小组的一部分

- 因为很难保持我的社交网络，我在网上通过电子邮件接触到其他人，组建痴呆症人群聊天室。这些可以成为真实生活拯救者。
- 你知道这些人有同样的问题，才可以真正理解。
- 我同情我的朋友们经历着同样的事情。
- 似乎我的失败和我做的事被夸大了很多次。我觉得我已经失去了做任何事情的力量。我感到绝望和无助。感谢上帝让我在聊天组坚强地爬起来。
- 我参与到小组中，希望痴呆患者开始接受更多的尊重和尊严，并帮助别人认识更多，我们必须在正常的一天完成哪怕是非常简单的事情。
- 我一直想要一个人改变世界或通过小组来改变，我觉得我已经能够改变一些人并让他们考虑一些早期预防痴呆的方法。
- 让我们共同努力，改变对痴呆患者能做的和不能做的事情的刻板印象。不要用帮助我们来限制我们的能力。
- 这对我的益处是如此重要，我仍然可以感觉到我是一个有价值和有贡献的社会成员，尽管我"认知丧失"。
- 今天我见了非常多和我一样有能做和不能做的事的人，我们在同一条船上，所以对我来说，这是一种解脱，曾经有人和我一样。

来源：Alzheimer's Society（2010）；Beard and Fox（2008）；Beard，Knauss，and Moyer（2009）；Clare，Rowlands，and Quin（2008）；Fetherstonhaugh，Tarzia，and Nay（2013）.

的危险是否被证实与药物相关。困扰或社会不当行为可能比药物治疗更容易被忽视或容忍。但是，如果该行为是不安全、不舒服甚至威胁痴呆老年人或他人的权利和安全的，那么只有在其他干预措施都未成功的情况下，药物干预才是适当的。在任何情况下，卫生保健专业人员应该注意到行为改善药物治疗的复杂性，应将其纳入全面的管理计划中。

虽然抗精神病药用于痴呆相关行为的管理已有几十年，但出现了越来越多的严重不良反应，也缺乏对痴呆患者的有效性。对第一代抗精神病药物（如氟哌啶醇）的安全隐患问题的担忧，导致新一代抗精神病药物（被称为非典型抗精神病药物），包括奥氮平（再普乐）、喹硫平（思瑞康）、利培酮（维思通）的使用增加。自 2000 年以来进行的研究表明，所有类型的抗精神病药物都存在安全风险，包括死亡的危险性增加（例如 Gareri，DeFazio，Manfredi，et al.，2014；Langballe，Engdahl，Nordeng，et al.，2014；Seitz，Gill，Herrmann，et al.，2013）。因为对 BPSD 没有既安全又始终比非药物治疗更有效的药物，所以对于非药物方法很多支持者。Smith、Schultz、Seydel 等（2013）描述了卫生保健研究和质量机构资助的 3 年的项目，最终得出一种以循证为基础开发的使用抗精神病药物治疗养老院患者相关问题行为的指南（更多信息参见框14-11）。

非阿尔茨海默病的痴呆患者的考量

如已经提到的，可用于阿尔茨海默病的信息多于其他类型的痴呆。然而，涉及其他类型的痴呆的信息越来越多，特别是针对路易体痴呆的，如涉及以下护理内容：

- 抗胆碱能药物（例如抗精神病药和苯二氮䓬类）需慎用，只用低剂量。
- 在行为改变的最初时期需评估生理障碍，因为路易体痴呆更多的时候呈现出代谢失调的状态。
- 评估影响吞咽、消化、血压、体温调节、二便控制的自主神经系统功能紊乱的因素。
- 因为运动和平衡障碍在疾病早期出现，应考虑化学和物理治疗的转换。

有关血管性痴呆的考量是，管理心血管疾病的

框 14-11 痴呆问题行为和精神病的非药物管理

第 1 步：评估与对因治疗

一次关注一个行为
- 注意频率、程度、时间，记录特殊细节
- 问：到底发生了什么？是什么原因造成的问题行为？是什么使情况变得更糟？

确定是什么导致或触发问题
- 身体：疼痛，感染，饥饿/口渴，其他需求？
- 心理：寂寞，无聊，无事可做？
- 环境：事情太多/太少；迷茫？
- 精神：抑郁，焦虑，精神病？

减少、消除导致或引发问题的因素
- 处理医疗/生理问题
- 使用止痛药保证舒适
- 情感需求：安慰，鼓励，支持
- 提供愉快的活动，单独做、1：1或小组
- 删除或掩饰误导因素
- 远离导致问题的人或地区
- 尝试另一种方法；稍后再试
- 找出为他人服务的方式；找人帮助

数据结果
- 如果行为减少或容易管理，进入第 3 步
- 如果问题仍然存在，转到第 2 步

第 2 步：选择 & 应用干预

考虑保留的能力、喜好、资源
- 认知水平
- 身体功能级别
- 长期坚持的个性，生活经历，兴趣
- 个人日常喜好，每天的日程安排
- 个人/家庭/设施资源

制订一个以人为中心的计划
- 调整护理人员的方法
- 适应/改变环境
- 选择/使用针对人的独特需求/兴趣/能力的最佳循证干预

调整对个人的方法
- 个人的做法：线索，提示，提醒，分散；着眼于人的愿望、兴趣、关注点；使用/避免触摸。不要试图追问原因、传授新的方法或要求"更加努力"
- 日常活动：简化任务，并把它们放在一个常规顺序中；提供有限的选择；用长期的模式和喜好，引导日常活动
- 交流方式：简单的单词和短语；用简短的句子说话；说清楚；等待答案；眼神交流；观察声音和肢体语言
- 无条件积极关注：不面对，质疑或解释错觉（幻觉，妄想，错觉）；接受的信仰；安慰，舒适性和分散注意力

适应或改变环境
- 减少导致意识错乱的东西：混乱，电视，广播，噪声，人说话；反光镜/暗窗；被误解的照片或装饰
- 减少导致压力的事情：咖啡；额外的人；节日装饰；公共电视
- 调整刺激：如果过度刺激——降低噪声、活动和混乱；如果缺少刺激（无聊）——可适当增加活动，促进参与
- 辅助功能：用标志、提示、图片的方式帮助寻路，增加照明，以减少误解
- 参与有意义的活动：1：1的个性化计划和小型团体或大型团体活动
- 更改设施：确保室外区域安全；装饰物；物体碰触；温馨的特征；小的、隔开的休闲区和餐饮区；自然、明亮的光线；温泉般的沐浴设施；指路标识

选择和使用循证干预
- 与团队合作，使干预措施与服务人群相配
- 检查护理计划以获得其他信息
- 有问题/事情联系监督者

第 3 步：根据监测结果和需要调整过程
- 使用评定量表跟踪行为问题
- 保证足够"剂量"（强度、持续时间、频率）的干预措施
- 根据需要调整/添加干预措施以得到最好的结果
- 确保所有工作人员理解和配合治疗计划和训练

再版获得许可：Carnahan R，Smith M，Reist J，et al. Improving Antipsychotic Appropriateness in Dementia Patients. POGOe—Portal of Geriatrics Online Education；2012. 获得许可：http://www.pogoe.org/productid/21209. 同样获得许可：https://www.healthcare. uiowa.edu/igec/iaadapt/

危险因素（如血脂、血压、生活方式干预）是治疗计划不可或缺的一部分。

护理干预在不同机构的一般原则

近年来，已经越来越多地实现了在长期护理机构中多方面照顾痴呆老年人，包括辅助生活和护理设施。许多护理设施特别为一些特殊痴呆症人群提供生活辅助而设计。这些机构针对认知损害的人群的基本特性包括环境改良、家庭参与、个性化护理计划、痴呆特殊活动计划、选定受过专门训练的人员为他们服务。在一些养老院，这些功能综合到所有护理单位以满足居民的个性化需求。尽管一些居民是在早期痴呆阶段，长期居住设施通常满足在中度到重度痴呆阶段人群的需求。框 14-12 总结了中度到重度痴呆人群对生活在护理机构的体验的陈述。

患有痴呆的老年人经常被收治在评估和治疗医疗和行为问题的急性照护机构中。因而，护士在这些机构通常不仅照顾急性疾病患者，也要看护与痴

框 14-12 生活体验：养老院的中度至重度痴呆老年人

我还存在

- 我能记得所有这些事情，它们回来了。我知道，我不能做这些了，但如果我想起它们，我能再次回归到生活中，这是非常棒的。
- 嗯，我有一点低落，因为我年纪大了，我已经有好几年心脏病，所以我真的觉得，我曾经做得这么好。我从来没有抱怨过。
- 我以前做了很多事情，我可能会想念这些。特别是如果我们有一个不错的温泉之类的话，这对我来说可能更好。
- 我很感激我能做的事情，你知道我的意思吗？我不会放弃。

现在什么都不是

- 不要失去我，可以吗？请不要失去我。
- 你想记住的事情，你可以不记得，那你可以很容易地记住在你面前渐行渐远的东西。
- 我不知道发生什么事了，人们为什么不跟我说话了。我觉得自己是一个局外人。
- 我不知道是否我的余生都会困在这里或真的发生了什么。
- 我吓坏了，请让我知道。
- 没有人需要我。我的意思是，如果是这样，没有人需要我。如果我被某人需要，我可能会非常有用。但是，没

有人知道我需要一份工作。

我很好；我会处理

- 我不会说这样的一个地方像家。你只是组里的一个号码，在一个相当不错的相似的位置，但你做你最好的，给尽可能多的帮助。我一上午都在整理书。
- 它没有我想象的那样好，但我真为这些天的事情感到满足。
- 我没有做任何的购物，我没有做饭，这是一个很大的问题，不是吗？你得习惯它，不是吗？
- 我从来没有想过我会来这样的地方，但我很高兴。
- 我有一个朋友；她帮助我。

这简直让我疯狂

- 我宁愿做一些事情，是的，虽然我可能做得不是很好……我能够做一些事情。
- 我觉得在这里很无聊。他们去睡觉，我觉得自己想朝他们扔东西，因为他们……没有人说话或者没有人走动。你得做点事来帮你克服困难，但是你没有？因为它不是我已经习惯了的东西。他们只是坐在这里；这简直让我发疯。
- 我想要自由……或死亡。我不介意死了，但我不希望在这里被呵护。

来源：Clare，Rowlands，Bruce，Surr，and Downs（2008）；Clare，Rowlands，and Quin（2008）

呆有关的行为，这些行为被医学问题、医院环境、不熟悉的照顾者、日常变化加剧。因此，护士在急性照护机构照顾痴呆患者面临着巨大的挑战。

最重要的初始干预措施之一是将认知缺损老年人的至少一位照顾者纳入制订和实施个性化护理的计划中。虽然痴呆的人可能在医院里与在家里表现出不同的行为，确定在家里也有效的干预措施是至关重要的。因为患有中度到重度痴呆可能无法用语言表达需求，护士需要从家庭照顾者口中获取患者需求表达的信息。在入院过程中，护士可通过询问照顾者有关患者的信息而提供特殊护理方法，节省了大量的时间和波折。图 14-3 展示了可用于从家庭照顾者获得有用的信息的表格。

为有效判断痴呆老年人的需求，另一种策略是参与护理工作，如与患者平常照顾者中的一员共同照护患者，或为他住院期间提供一个熟悉的环境。尽管看护责任需要喘息的机会，家人和其他照顾者可能仍愿意提供帮助和指导。这可能对住院头几天患者的管理特别有帮助。

解决照顾者的需求

在所有的情境中，护士的主要作用是与家人或照顾者共同合作，提供对于痴呆患者适当的护理干预，减轻照顾者的负担，提高痴呆患者的生活质量。这可能是最有效且高效的干预，即鼓励照顾者共同参与由护士主导或共同主导的教育或支持小组。解决照顾者需求的小组数量迅速增加，而这些小组的信息可从阿尔茨海默病协会或当地医院获取。护士也可以鼓励照顾者从书店或者网络或其他途径购买照顾者指南。

除了教育照顾者具体的管理问题，社区护士必须为社区痴呆症患者和他们的照顾者准备医疗、上门服务和其他社区基础服务等。随着服务数量增加和范围扩大，其本身所在的社区越来越难以和最新资源相同步。虽然不能期望护士知道所有有关可用社区服务的细节，但他们至少应大致了解可提供的服务。一个成功的经验是建议照顾者拨打当地相关养老机构和阿尔茨海默病协会的电话，这些组织已遍布美国。

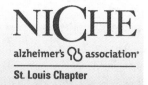

nicheprogram.org

作者：Maggie Murphy-White, MA, Alzheimer's Association St. Louis Chapter
Series Editor: Marie Boltz, PhD, RN, Managing Editor: Scott Bugg

患者&家属须知调查

家庭照顾者报告

家庭成员使用这个表格与工作人员共享有关你爱的人有没有生病及正常时表现的信息。尽可能鼓励患者参与此信息的填写。这些信息将有助于工作人员了解并满足你爱的人的需求。

姓名：_____ 他为什么喜欢这样被称呼？_____

他住在哪里？_____ 独自？或和谁？_____

他变得沮丧吗？是 否 他是如何表现的？_____

是什么触发了这一点？_____ 什么使他感到舒适？_____

在一般情况下，什么帮助他/她应对突发事件（例如宗教、音乐、某些人）？_____

他喜欢什么水果和小吃？_____

他/她喜欢牧师访问吗？他/她是否有什么其他宗教/精神活动吗？_____

他/她的正常就寝过程是什么（例如，戴上/取下义齿，打电话给家人，祈祷等）？_____
_____

他做什么样的工作？_____

他的兴趣和爱好是什么？_____

你还能告诉我们其他的信息来帮助我们照顾他/她吗？优势/挑战是什么？_____
_____

他/她通常需要下列帮助	总是	有时	从不	不知道	细节
知道他/她在哪里？					
跟随指引？					
告诉别人他/她的需要？					
告诉别人他/她不舒服？					
戴助听器？					
戴眼镜？					
有义齿？					
使用浴室？					
步行？					
下床？					
洗澡、刷牙等？					
穿衣？					
吃饭？					

还有什么你想要工作人员了解他/她的？_____

填表人姓名、与患者关系：_____

图 14-3 可用来获取家庭照顾者有用信息的表格

护理措施有效性的评价

护士可以根据痴呆患者所得到的必要的支持、自尊的维护和生活质量的程度进行评价。由于功能下降是痴呆的内在构成因素，护士应根据患者的病情变化和不断变化的目标持续进行评价。护士评价的生活质量是指患者对生活的满意度，在痴呆的早期和中期阶段，人们通常可以通过语言或者非语言的表达反馈来判断健康维持的程度。例如，护士可以评估该人享有或参与有意义的活动和互动参与的程度。由于痴呆的进展很快，信息变得更加难以传递，导致护士更依赖于照顾者的反馈和他们自己的判断。在痴呆的后期阶段，提高生活质量的措施更侧重于舒适性和基本生理需求的满足。在痴呆的整个过程中，护士可根据患者痛苦、恐惧、焦虑的程度进行评价。

另一个评价是照顾者的满意度。评价标准是应形势的要求，照顾者是否对自己的生活质量表示满意。其他标准可能是一个照顾者得到的团体支持程度和其用来协助或指导护理的资源获取程度。

案例学习

D 夫人 85 岁，她和 86 岁的丈夫在老年公寓大楼生活。2 年前，D 夫人被诊断出患有阿尔茨海默病，但直到过去 1 年她都能参加日常活动。现在她忽略她的个人护理，做饭也不安全。

好几次 D 夫人夜间醒来去卫生间，出来她便去公寓门口，而不是回到卧室。D 先生担心她会在半夜离开。这严重破坏了他的睡眠，因为他需要持续保持警惕状态。D 先生称向家庭护理机构提出家庭健康助手协助的请求，你是负责进行初步评估和与家庭保健助手工作的护士。

护理评估

在你的初步评估中，你会发现 D 夫人很愉快也很容易接触，也有一点认识到了她需要帮助。她承认，她的医生告诉她，她有"记忆问题"，但报告说，这个问题并没有影响到她的日常生活，除了她的丈夫需要提醒她这样那样的事情，比如做饭后记得关闭炉子。她承认感到孤寂，她希望能够阅读书籍并且与人交谈。D 夫人需要多奈哌齐（安理申）和维生素 E 来维持身体健康。

关于日常生活支持系统，D 夫人几个月都没有洗浴或者在浴缸里洗澡，如果 D 先生建议她洗浴，她会很生气。她无法记得怎么穿好衣服，有时她的内衣会穿在外衣外面，或同时穿裙子和长裤。她坚持做饭，但她却不会安全地使用灶具，也不了解食谱里的佐料（例如，她会用盐代替糖）。D 夫人一直做洗衣和清洁工作，但在过去的几个月里，她"犯了很多错误"，比如用奶粉代替洗衣粉。

D 先生感到全职照顾他的妻子压力很大。这种压力在过去的 1 个月已经升级，因为他不再觉得他能让她一个人独处。D 夫人如影随形，如果他离开妻子的视线超过几分钟，妻子便会感到非常不安。在过去的 1 年里，D 先生会带着她到处走走，但在过去的几个月里，这已经越来越困难了。例如，当他们买菜时，D 夫人会变得非常不耐烦，推购物车到其他人身上。然后，当他们在收银台排队等候，她坚持带走每一个收银台附近的小报和杂志，她制造了一个仿佛是 D 先生不买给她的场景。

D 先生坦言说，他期望能够照顾他在家的妻子"直到最后"，但现在他对一直在家照顾她的能力产生怀疑。他看到她的"衰老"，觉得应该满足她的需求。他的家人没人能够帮助他去照顾妻子，但他的儿子和女儿都支付一些服务费用。D 先生意识到阿尔茨海默病协会提供的支持团队的作用，但他没有参加，因为他不能把他的妻子一个人留下。当被问及他的健康，D 先生说："我知道医生提出我的关节炎和心脏问题，我处理得很好，除了我应该做白内障手术，我不知道我该怎么处理其他的问题。"

护理诊断

你对 D 夫人的护理诊断是，思维过程改变：与痴呆的影响有关。你对 D 先生的护理诊断是照顾者角色紧张，因为你认识到解决 D 先生问题的必要性。你的直接目标是安排 D 夫人支持服务和援助，因为这将改善 D 先生和其夫人的生活质量，它将缓解 D 先生长期照顾的压力，给他喘息的时间，所以 D 先生可以先接受白内障手术。同时你也认识到需要为 D 先生提供教育和支持服务。

D 先生和 D 夫人的护理计划

期待结果	护理干预	护理评价
D 夫人达到其独立性最高功能水平	• 与 D 先生合作来提高 D 夫人独立的安全的生活能力，执行生命支持（例如，D 先生可以为 D 夫人挑选一套衣服，并指导 D 夫人按照设定的顺序穿上） • 安排家庭健康助手（HHA）帮助 D 夫人完成复杂的工作，如协助她洗衣、家务和做饭 • HHA 只提供细微的监督和最小的直接帮助，承担一个"助手"和"朋友"的角色，例如洗衣等	• D 夫人可以在最小的帮助下完成日常生活活动
D 夫人生活质量保持不变	• 与 D 先生和 HHA 合作，制订有趣的、满足智力刺激的活动（例如"寻字"游戏） • 探索 D 夫人出席集体活动的成人日间护理方案的可能性 • 支持 D 夫人扮演熟悉的角色、开展有意义的活动	• D 夫人将继续通过活动得到满足
D 先生将使用支持系统，以减轻照顾者相关的压力	• 安排 HHA 的时间表，使 D 先生可以出席照顾者支持团体和教育计划 • 帮助 D 先生安排他可以做的每周活动，以促进自己的幸福（例如，去与朋友共进午餐） • HHA 提供 4 时喘息援助，让 D 先生有时间买菜，追求自己的兴趣 • 提供 D 先生阿尔茨海默病协会的"照顾者连接热线"相关信息，并建议他加入这个电话支持网络	• D 先生会用语言表达照顾者的责任和感受 • D 先生将每周参加一次满足自己需要和兴趣的活动

思考题

• 使用表 14-2 的 GDS/FAST 评估 D 夫人的痴呆阶段。
• 你将确认 D 先生作为照顾者的什么需求？
• 你打算为 D 先生制订一个什么样的健康教育计划呢？
• 你会建议 D 先生和家庭护理工作中以什么样的方法来与 D 夫人沟通？
• 你会期望解决什么样的挑战，以为您提供 HHA 的持续监督，并继续与 D 先生和 D 夫人沟通？

本章重点

谵妄

- 谵妄是一种严重的、可预防、可治疗的、经常发生的状况，往往在中老年人中发生且不易识别。
- 谵妄是由于痴呆和高龄等潜在因素之间的相互作用，以及诱发因素如手术和感染等造成的。
- 功能结局包括功能下降、死亡率上升、在长期护理机构永久居住。
- 谵妄评估方法是利用循证工具确认诊断，主要基于：急性发作或波动，注意力不集中，思维紊乱，意识水平改变。
- 谵妄干预必须是跨学科、多方面的，用以解决根本因素（图 14-1）。

痴呆的概述

- 痴呆是一个医学术语，它是一组特征性的认知能力、人格和行为的渐进性退化的脑部疾病。
- 有许多形容痴呆的术语交替使用，然而并不都是准确的。
- 当前医学文献涉及四个主要类型的痴呆症，包括阿尔茨海默病、血管性痴呆、路易体痴呆和额颞叶变性（图 14-1，表 14-1）。

影响痴呆的因素（框 14-1，表 14-1）

- 阿尔茨海默病的危险因素包括家族史、遗传因素、轻度认知功能障碍的诊断和外伤性脑损伤。
- 降低阿尔茨海默病的危险性的因素包括体育锻炼、健康的饮食习惯、较高的文化程度、参与社会活动和认知活动。

痴呆相关功能结局

- 痴呆包括认知和功能进行性下降的阶段过程（表 14-2）。
- 痴呆患者的自我意识和个人体验显著变化（框 14-2 和框 14-3）。
- BPSD 包括情绪激动、性格改变、情绪波动、重复动作、睡眠和饮食的改变。
- 护士需要识别和处理痴呆患者的关于行为的错误认知（表 14-3）。

痴呆的护理评估

- 认知功能障碍的初步评估是复杂的，需要基于健康和功能的多学科、全方位进行评估（框 14-4）。
- 评估是持续性的（在本文中表 14-2，许多其他章节），需要根据健康和功能等各个阶段和方面持续不断地进行。
- 结局的持续评估还包括关注痴呆患者的不断变化的情绪体验（框 14-5）。

护理诊断

- 痴呆老年人的护理诊断包括慢性意识错乱、焦虑、记忆力衰退、有跌倒的危险、自理低下、睡眠型态紊乱、营养失衡、徘徊、尿失禁。
- 护理诊断中护理人员解决的需求包括家庭应对、照顾者角色紧张（或危险）、预感性悲伤等。

健康结果的计划

- NOC 痴呆症患者：谵妄水平，认知，认知取向，舒适状态，交流，记忆，情绪平衡，营养状况，生活自理状态，睡眠，症状控制。
- NOC 照顾者：焦虑水平，照顾者情绪健康，照顾者身体健康，照顾者压力源，看护耐力潜力。
- 对于痴呆患者及其照顾者：应对，生活质量。

解决痴呆的护理干预措施

- 护士在教育老年人及其照顾者药物延缓痴呆进展方面起到重要的作用。
- 护士使用非药物干预措施，以促进健康，改善痴呆患者的生活质量（框 14-6，表 14-4）。
- 改变环境可以有效地提高安全性和功能（框 14-7）。
- 调整与痴呆患者的交流方法是很重要的（框 14-8）。
- PLST 模型是使用循证的办法来解决痴呆相关行为（框 14-9）。
- 认识到患者的感情需求以及他们的生活需要别人的帮助，并成为支持小组的一员是很重要的（框 14-10）。
- 非药物治疗可以用来解决痴呆老年人的行为问题（框 14-11）。
- 认识到中度到重度痴呆老年人的感情需要和帮助需求是很重要的（框 14-12）。

评价护理干预措施的有效性
- 护理干预措施的有效性评价需根据个人的变化和恰当并变化的目标而不断进行调整。
- 护士评价生活质量的程度是由痴呆患者和他们的照顾者关于生活满意度的反馈获得的。

评判性思维练习

1. 根据我们目前对认知功能缺损的了解，定义下列各术语：衰老，器质性脑综合征，血管硬化，谵妄，痴呆，阿尔茨海默病。

2. 描述你将如何对询问痴呆类型的家庭成员解释阿尔茨海默病、血管性痴呆、路易体痴呆和额颞叶变性的鉴别特征。

3. 你在高级老年中心护理门诊工作，你会如何回应下列由一位 74 岁的女性提出的问题："我最近一直存在记忆问题，但我知道这不是阿尔茨海默病，因为我没有做什么傻事。你觉得我应该怎么做？我的朋友说银杏帮了她很多，我想尝试。你知道我应该花多少钱吗？"

4. 你正在计划一个关于药物用于治疗痴呆和痴呆相关行为管理的养老院员工在职教育项目，你会提供什么样的信息？

（张淑萍　译）

参考文献

Alzheimer's Association Report. (2013). 2013 Alzheimer's disease facts and figures. *Alzheimer's & Dementia, 9*, 208–245.

Alzheimer's Society. (2008). *Dementia: Out of the shadows*. London: Alzheimer's Society.

Alzheimer's Society. (2010). *My name is not dementia: People with dementia discuss quality of life*. London: Alzheimer's Society.

Amoyal, N., & Fallon, E. (2012). Physical exercise and cognitive training clinical interventions used in slowing degeneration associated with mild cognitive impairment. *Topics in Geriatric Rehabilitation, 28*(3), 208–216.

Anand, R., Gill, K. D., & Mahdi, A. A. (2014). Therapeutics of Alzheimer's disease: Past, present and future. *Neuropharmacology, 76*(Part A), 27–50.

Balas, M., Buckingham, R., Braley, T., et al. (2013). Extending the ABCDE Bundle to the post-intensive care unit setting. *Journal of Gerontological Nursing, 29*(8), 39–50.

Ballard, C., & Corbett, A. (2013). Agitation and aggression in people with Alzheimer's disease. *Current Opinions in Psychiatry, 26*(3), 252–259.

Barnett, J. H., Hachinski, V., & Blackwell, A.D. (2013). Cognitive health begins at conception: Addressing dementia as a lifelong and preventable condition. *BioMed Central Medicine, 11*, 246. Available at www.biomedcentral.com/1741-015/11/246

Barr, J., Fraser, G. L., Puntilla, K., et al. (2013). Clinical practice guidelines for the management of pain, agitation, and delirium in adult patients in the intensive care unit. *Critical Care Medicine, 41*(1), 263–306.

Barr, J., & Pandharipande, P. P. (2013). The pain, agitation, and delirium care bundle: Synergistic benefits of implementing the 2013 pain, agitation, and delirium guidelines in an integrated and interdisciplinary fashion. *Critical Care Medicine, 41*, S99–S115.

Beard, R. L., & Fox, P. J. (2008). Resisting social disenfranchisement: Negotiating collective identities and everyday life with memory loss. *Social Science & Medicine, 66*, 1509–1520.

Beard, R. L., Knauss, J., & Moyer, D. (2009). Managing disability and enjoying life: How we reframe dementia through personal narratives. *Journal of Aging Studies, 23*(2009), 227–235.

Blazer, D. G., & van Nieuwenhuizen, A. O. (2012). Evidence for the diagnostic criteria of delirium: An update. *Current Opinion in Psychiatry, 25*, 239–243.

Brodaty, H., & Arasaratnam, C. (2012). Meta-analysis of nonpharmacological interventions for neuropsychiatric symptoms of dementia. *American Journal of Psychiatry, 169*(9), 946–953.

Burke, A., Hall, G., & Tariot, P. N. (2013). The clinical problem of neuropsychiatric signs and symptoms in dementia. *Continuum, 19*(2 Dementia), 382–396.

Cheng, S. T., Chow, P. K., Song, Y. Q., et al. (2014). Can leisure activities slow dementia progression in nursing home residents? A cluster-randomized controlled trial. *International Psychogeriatrics, 26*(4), 637–643.

Chow, T., Alobaidy, A. (2013). Incorporating new diagnostic schemas, genetics, and proteinopathy into evaluation of frontotemporal degeneration. *Continuum, 19*(2), 438–456.

Clare, L., Nelis, S. M., Martyr, A., et al. (2012). Longitudinal trajectories of awareness in early-stage dementia. *Alzheimer's Disease and Associated Disorders, 26*(2), 140–147.

Clare, L., Rowlands, J., Bruce, E., Surr, C., & Downs, M. (2008). The experience of living with dementia in residential care: An interpretative phenomenological analysis. *The Gerontologist, 48*(6), 711–720.

Clare, L., Rowlands, J. M., & Quin, R. (2008). Collective strength: The impact of developing a shared social identity in early-stage dementia. *Dementia, 7*(1), 9–30.

Clare, L., Whitaker, C. J., Roberts, S. M., et al. (2013). Memory aware-ness profiles differentiate mild cognitive impairment from early-stage dementia: Evidence from assessments of performance monitoring and evaluative judgment. *Dementia and Geriatric Cognitive Disorders, 35*(5–6), 266–279.

Cole, M. G., McCusker, J., Voyer, P., et al. (2013). Symptoms of delirium predict incident delirium in older long-term care residents. *International Psychogeriatrics, 25*(6), 887–894.

Cotelli, M., Manenti, R., Zanetti, O., et al. (2012). Non-pharmacological inter-vention for memory decline. *Frontiers in Human Neuroscience, 6*, Article 46. Available at www.frontiersin.org. Accessed January 15, 2014.

Davidson, J. E., Harvey, M. A., Bemis-Dougherty, A., et al. (2013). Implementation of the pain, agitation, and delirium clinical practice guidelines and promoting patient mobility to prevent post-intensive care syndrome. *Critical Care Medicine, 41*(9), S136–S145.

Davis, D. H. J., Terrera, G. M., Keage, H., et al. (2012). Delirium is a strong risk factor for dementia in the oldest-old: A population-based cohort study. *Brain: Journal of Neurology, 135*, 2809–2816.

Dawson, N., T., Powers, S. M., Krestar, M., et al. (2013). Predictors of self-reported psychosocial outcomes in individuals with dementia. *The Gerontologist, 53*(5), 748–759.

de Lange, E., Verhaak, P. F., & van der Meer, K. (2013). Prevalence, presentation and prognosis of delirium in older people in the popula-tion, at home and in long term care: A review. *International Journal of Geriatric Psychiatry, 28*(2), 127–134.

Desai, S., Chau, T., & George, L. (2013). Intensive care unit delirium. *Critical Care Nursing Quarterly, 36*(4), 370–389.

Dupuis, S. L., Wiersma, E., & Loiselle, L. (2012). Pathologizing behavior: Meanings of behaviors in dementia care. *Journal of Aging Studies, 26*, 162–173.

Fetherstonhaugh, D., Tarzia, L., & Nay, R. (2013). Being central to deci-sion making means I am still here!: The essence of decision making for people with dementia. *Journal of Aging Studies, 27*, 143–150.

Fick, D. M., Steis, M. R., Waller, J. L., et al. (2013). Delirium superim-posed on dementia is associated with prolonged length of stay and poor outcomes in hospitalized older adults. *Journal of Hospital Medi-cine, 8*(9), 500–505.

Fong, T. G., Jones, R. N., Marcantonio, E. R., et al. (2012). Adverse out-comes after hospitalization and delirium in persons with Alzheimer disease. *Annals of Internal Medicine, 156*(12), 848–856.

Forbes, D., Thiessen, E. J., Blake, C. M., et al. (2013). Exercise programs for people with dementia. *Cochrane Database Systematic Review, CD006489.* doi:10.1002/14651858.CD006489.pub3.

Gareri, P., De Fazio, P., Manfredi, V. G., et al. (2014). Use and safety of antipsychotics in behavioral disorders in elderly people with dementia. *Journal of Clinical Psychopharmacology, 34*(1), 109–123.

Gealogo, G. A. (2013). Dementia with Lewy bodies: A comprehensive review for nurses. *Journal of Neuroscience Nursing, 45*(6), 347–358.

George, D., R., Qualls, S. H., Camp, C. J., et al. (2012). Renovating Alzheimer's: "Constructive" reflections on the new clinical and research diagnostic guidelines. *The Gerontologist, 53*(3), 378–387.

Godfrey, M., Smith, J., Green, J. et al. (2013). Developing and implement-ing an integrated delirium prevention system of care: A theory driven, participatory research study. *BMC Health Services Research, 13*, 341. Available at www.biomedcentral.com. Accessed January 15, 2014.

Gomoll, B. P., Sanders, B. D., & Caserta, M. T. (2014). Psychopharmaco-logic treatments for Alzheimer disease and related dementias. *Psycho-pharm Review, 49*(1), 9–16.

Gordon, S. J., Melillo, K. D., Nannini, A., et al. (2013). Bedside coaching to improve nurses' recognition of delirium. *Journal of Neuroscience Nursing, 45*(5), 2880293.

Gorelick, P. B., & Nyenhuis, D. (2013). Understanding and treating vascu-lar cognitive impairment. *Continuum. 19*(2), 425–437.

Hachinski, V. C., Lassen, N. A., & Marshall, J. (1974). Multi-infarct demen-tia: A cause of mental deterioration in elderly. *Lancet, 2*, 207–209.

Hall, G. R., & Buckwalter, K. C. (1987). Progressively lowered thresh-old: A conceptual model for care of adults with Alzheimer's disease. *Archives of Psychiatric Nursing, 1*, 399–406.

Hanagasi, H. A., Bilgic, B., & Emre, M. (2013). Neuroimaging, biomark-ers, and management of dementia with Lewy bodies. *Frontiers in Neurology, 4*, Article 151. Available at www.frontiersin.org. Accessed January 15, 2014.

Herdman, T. H. (Ed.) (2012). *NANDA International Nursing Diagnoses: Definitions and classification 2012–1014.* Oxford: Wiley-Blackwell.

Hopper, T., Bourgeois, M., Pimentel, J., et al. (2013). An evidence-based systematic review on cognitive interventions for individuals with dementia. *American Journal of Speech Language Pathology, 22*(1), 126–145.

Horning, S. M., Melrose, R., & Sultzer, D. (2014). Insight in Alzheimer's disease and its relation to psychiatric and behavioral disturbances. *International Journal of Geriatric Psychiatry, 29*(1), 77–84.

Huang, L.-W., Inouye, S. K., Jones, R. N., et al. (2012). Identifying indi-cators of key diagnostic features of delirium. *Journal of the American Geriatrics Society, 60*(6), 1044–1050.

Huang, Y., & Halliday, G. (2013). Can we clinically diagnose dementia with Lewy bodies yet? *Translational Neurodegeneration, 2013*, 2:4. Available at www.translationalneurodegeneration.com/content/2/1/4. Accessed January 15, 2014.

Inouye, S. K., van Dyck, C. H., Alessi, C. A., Balkin, S., Siegal, A. P., & Horwitz, R. I. (1990). Clarifying confusion: The confusion assessment method. A new method for detection of delirium. *Annals of Internal Medicine, 113*(12), 941–948.

Justin, B. N., Turek, M., & Hakim, A. M. (2013). Heart disease as a risk factor for dementia. *Clinical Epidemiology, 26*(5), 135–145.

Kaur, B., Harvey, D. J., DeCarli, C. S., et al. (2012). Extrapyramidal signs by dementia severity in Alzheimer disease and dementia with Lewy bodies. *Alzheimer's Disease and Associated Disorders, 27*(3), 226–232.

Kawashima, R. (2013). Mental exercises for cognitive function: Clinical evi-dence. *Journal of Preventive Medicine & Public Health, 46*, S22–S27.

Kirk-Sanchez, N., & McGough, E. L. (2014). Physical exercise and cogni-tive performance in the elderly: Current perspectives. *Clinical Inter-ventions in Aging, 9*, 51–62.

Kling, M. A., Trojanowski, J. Q., Wolk, D. A., et al. (2013). Vascular disease and dementias: Paradigm shifts to drive research in new direc-tions. *Alzheimers and Dementia, 9*(1), 76–92.

Langballe, E. M., Engdahl, B., Nordeng, H., et al. (2014). Short- and long-term mortality risk associated with the use of antipsychotics among 26,940 dementia outpatients: A population-based study. *American Journal of Geriatric Psychiatry, 22*(4), 321-331.

Macluluch, A. M., Anand, A., Davis, D. H., et al. (2013). New horizons in the pathogenesis, assessment and management of delirium. *Age and Ageing, 42*, 667–674.

Maki, Y., Yamaguchi, T., & Yamaguchi, H. (2013). Evaluation of anosog-nosia in Alzheimer's disease using the symptoms of early dementia-11 questionnaire (SED-11Q). *Dementia and Geriatric Cognitive Disor-ders, 3*, 351–359.

Mangialasche, F., Kivipelto, M., Solomon, A., et al. (2012). Dementia preven-tion: Current epidemiological evidence and future perspective. *Alzheimer's Research & Therapy, 4*, 6. Available at http://alzres.com/content/4/1/6. Accessed January 15, 2014.

Mardh, S., Karlsson, T., Marcusson, J. (2013). Aspects of awareness in patients with Alzheimer's disease. *International Psychogeriatrics, 25*(7), 1167–1179.

Massimo, L., Evans, L. K., & Benner, P. (2013). Caring for loved ones with frontotemporal degeneration: The lived experiences of spouses. *Geriatric Nursing, 34*, 302–306.

McDermott, O., Orrell, M., & Ridder, H. M. (2014). The importance of music for people with dementia: The perspectives of people with dementia, family carers, staff and music therapists. *Aging and Mental Health*, Jan 13. [Epub ahead of print]

Miller, C. A. (2012). *Fast facts for dementia care: What nurses need to know in a nutshell.* New York, NY: Springer.

Mograbi, D. C., Brown, R. G., Salas, C., et al. (2012). Emotional reactivity and awareness of task performance in Alzheimer's disease. *Neuropsychologia, 50*(8), 2075–2084.

Morgan, R. O., Sail, K. R., Snow, A. L., et al. (2013). Modeling causes of aggressive behavior in patients with dementia. *The Gerontologist, 53*(5), 738–747.

Neville, C., Clifton, K., Henwood, T., et al. (2013). Watermemories: A swimming club for adults with dementia. *Journal of Gerontological Nursing, 39*(2), 21–25.

Palmer, J. L. (2013). Preserving personhood of individuals with advanced dementia: Lessons from family caregivers. *Geriatric Nursing, 34,* 224–229.

Popp, J. (2013). Delirium and cognitive decline: More than a coincidence. *Current Opinion in Neurology, 26*(6), 634–639.

Rovner, B. W., Casten, R. J., & Harris, L. F. (2013). Cultural diversity and views on Alzheimer disease in older African Americans. *Alzheimer's Disease and Associated Disorders, 27*(2), 133–137.

Ryan, D. J., O'Regan, N. A., Caoimh R. O., et al. (2012). Delirium in an adult acute hospital population: Predictors, prevalence and detection. *British Medical Journal Open Access,* 2013, 3, e001772. doi:10.1136/bmjopen-2012-00172.

Seitz, D. P., Gill, S. S., Herrmann, N., et al. (2013). Pharmacological treatments for neuropsychiatric symptoms of dementia in long-term care: A systematic review. *International Psychogeriatrics, 25*(2), 185–203.

Selbaek, G., Engedal, K., & Bergh, S. (2013). The prevalence and course of neuropsychiatric symptoms in nursing home patients with dementia: A systematic review. *Journal of the American Medical Association, 14,* 161–169.

Simon, S. S., Yokomizo, J. E., & Bottino, C. (2012). Cognitive intervention in amnesic mild cognitive impairment: A systematic review. *Neuroscience and Biobehavioral Reviews, 36,* 1163–1178.

Slaughter, S. E., & Hayduk, L. A. (2012). Contributions of environment, comorbidity, and stage of dementia to the onset of walking and eating disability in long-term care residents. *Journal of the American Geriatrics Society, 60*(9), 1624–1631.

Smebye, K. L., & Kirkevold, M. (2013). The influence of relationships on personhood in dementia care: A qualitative, hermeneutic study. *BioMed Central Nursing, 12*(1), 29. doi:10.1186/1472-6955-12-29.

Smith, A. D., & Yaffe, K. (2014). Dementia (including Alzheimer's disease) can be prevented: Statement supported by international experts. *Journal of Alzheimer's Disease, 38,* 699–703.

Smith, M., Schultz, S. K., Seydel, L. L., et al. (2013). Improving antipsychotic agent use in nursing homes: Development of an algorithm for treating problem behaviors in nursing homes. *Journal of Gerontological Nursing, 39*(5), 24–35.

Solberg, L. M., Plummer, C. E., May, K. N., et al. (2013). A quality improvement program to increase nurses' detection of delirium in an acute medical unit. *Geriatric Nursing, 34,* 75–79.

Steis, M. R., & Fick, D. M. (2012). Delirium superimposed on dementia: Accuracy of nurse documentation. *Journal of Gerontological Nursing, 38*(1), 32–42.

Tomlinson, B. E., Blessed, G., & Roth, M. (1968). Observations on the brains of non-demented old people. *Journal of Neurological Science, 7,* 331–356.

Tomlinson, B. E., Blessed, G., & Roth, M. (1970). Observation on the brains of demented old people. *Journal of Neurological Science, 11,* 205–242.

Toot, S., Devine, M., Akporobaro, A., et al. (2013). Causes of hospital admission for people with dementia: A systematic review. *Journal of the American Medical Directors Association, 14*(7), 463–470.

Tullmann, D. F., Fletcher, K., & Foreman, M. D. (2012). Delirium. In M. Boltz, E. Capezuti, T. Fulmer, & D. Zwicker (Eds.), *Evidence-based practice protocols for best practice* (4th ed., pp. 186–199). New York, NY: Springer Publishing Co.

van Vliet, D., De Vugt, M. E., Kohler, S., et al. (2012). Awareness and its association with affective symptoms in young-onset and late-onset Alzheimer disease. *Alzheimer's Disease and Associated Disorders, 27*(3), 265–271.

Verhulsdonk, S., Quack, R., Goft, B., et al. (2013). Anosognosia and depression in patients with Alzheimer's dementia. *Archives of Gerontology and Geriatrics, 57*(3), 282–287.

Wand, A., Thoo W., Ting, V., et al. (2013). Identification and rates of delirium in elderly medical inpatients from diverse language groups. *Geriatric Nursing, 34,* 355–360.

Warren, J. D., Rohrer, J. D., & Rossor, M. N. (2013). Frontotemporal dementia. *British Medical Journal Open Access, 347.* doi:10.1136/bmj.f4827.

Woods, B., Aguirre, E., Spector, A. E., et al. (2012). Cognitive stimulation to improve cognitive functioning in people with dementia. *Cochrane Database Systematic Review,* CD005562. doi:10.1002/14651858.pub2.

Yevchak, A., Steis, M., Diehl, T., et al. (2012). Managing delirium in the acute care setting: A pilot focus group study. *International Journal of Older People Nursing, 7*(2), 152–162.

Zauber, T. S., Murphy, K., Rizzuto, L., et al. (2013). Quality improvement and cost savings with multicomponent delirium interventions: Replication of the Hospital Elder Life Program in a community hospital. *Psychosomatics,* Mar 11. pii. S0033–3182(13)00011-X. doi:10.116/j.psym.2013.01.010.

第 15 章　情感功能障碍：抑郁

　　尽管老年抑郁症是常见的老年人心理社会功能障碍，但是其往往未被发现和治疗。20 世纪 70 年代首次提出解释抑郁症类型的理论，近年来解释老年抑郁症的理论也越来越多。与老年抑郁症相关的循证推荐意见为识别和处理老年抑郁症提供了指导。护士在老年抑郁症干预中有重要的作用，因为

有一些护理干预措施对老年人生活质量有显著的正向作用。

老年抑郁症

　　虽然精神病学的文献描述了许多类型的抑郁症（也称心境障碍），但与老年人最相关的两种类型是重性抑郁（也称为重性抑郁障碍）或阈下抑郁（又称小抑郁、亚临床抑郁或非重性抑郁）。抑郁症诊断标准包括沮丧的情绪和（或）失去兴趣或乐趣，伴随以下至少 5 个症状和体征：体重减轻，食欲变化，睡眠障碍，可见的精神运动性激越或抑制（即迟滞），疲劳或失去精力，感到无价值或过分内疚，认知障碍和反复思考死亡或自杀（Snowden & Almeida，2013）。重性抑郁的特征是它明显干扰日常功能并导致生活质量的下降。小抑郁具有这些相同的症状和体征，但不是很严重，其对生活功能和生活质量的影响也没有那么严重。与其定义不同类型的抑郁症，不如将其视为不应该被忽视的症状的连续体（Lee，Hasche，Choi，et al.，2013）。

　　老年抑郁症是指抑郁症发生在 65 岁以后。虽然老年抑郁症表现只有略微不同，但是致病因素较为复杂，而且往往伴随出现其他情况。此外，老年抑郁症往往伴随无法识别以及治疗带来的更严重的并发症。目前的研究主要集中在老年抑郁症和慢性疾病，如疼痛、脑卒中、痴呆和心血管疾病之间的联系。根据亚组研究估计，社区老年抑郁症的患病率范围 是 10% ～ 25%（Almeida，2012；Forlani，Morri，Ferrari，et al.，2014）。来自老年人医疗保险和医疗补助中心的数据表明，50% 的养老院老年人患具有临床意义的抑郁症（Hui & Sultzer，2013）。

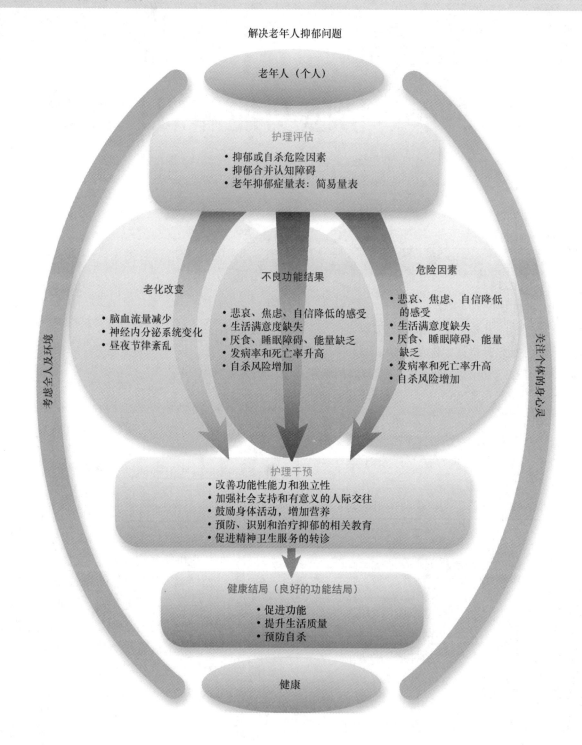

解决老年人抑郁问题

老年人（个人）

护理评估
- 抑郁或自杀危险因素
- 抑郁合并认知障碍
- 老年抑郁症量表：简易量表

老化改变

- 脑血流量减少
- 神经内分泌系统变化
- 昼夜节律紊乱

不良功能结果

- 悲哀、焦虑、自信降低的感受
- 生活满意度缺失
- 厌食、睡眠障碍、能量缺乏
- 发病率和死亡率升高
- 自杀风险增加

危险因素

- 悲哀、焦虑、自信降低的感受
- 生活满意度缺失
- 厌食、睡眠障碍、能量缺乏
- 发病率和死亡率升高
- 自杀风险增加

护理干预
- 改善功能性能力和独立性
- 加强社会支持和有意义的人际交往
- 鼓励身体活动，增加营养
- 预防、识别和治疗抑郁的相关教育
- 促进精神卫生服务的转诊

健康结局（良好的功能结局）
- 促进功能
- 提升生活质量
- 预防自杀

健康

考虑全人及环境

关注个体的身心灵

老年抑郁症相关理论

老年抑郁症是常见的疾病，对老年人的影响是多方面的，因为它和许多相互作用的疾病或情况相关。虽然心理社会、认知和生物学理论从不同的角度解释了致病因素，但没有单一的理论可以解释为什么老年人容易罹患抑郁症。研究人员目前正在探索抑郁症与痴呆、心血管疾病和脑血管疾病等伴发疾病的复杂性与双向条件。

心理社会理论

心理社会理论专注于损失的影响、社会支持的缓冲效应，以及社会网络对抑郁症的保护作用。Blazer（2002）回顾了老年抑郁症相关的心理社会理论并确定了以下潜在的促进因素：

- 歧视、社会角色的丧失及较低的社会经济地位

- 儿童早期体验，包括贫困、创伤
- 近期的社会压力，包括紧张性生活事件
- 社会网络的缺失（例如，没有配偶／伴侣，缺少朋友，小家庭网络）
- 社会交往减少
- 社会整合贫乏（例如，环境不稳定，缺乏强烈的宗教信仰等）
- 以上因素的合并

习得性无助理论也被用于解释老年抑郁症。基于认知取向导向的这一理论把抑郁症描述为以下四个方面：认知、动机、自尊和情感体（Seligman，1981）。当人们预感到不好的事情发生，相信他们不能做任何事情阻止这些事情，并认为这些事件是由内部的、稳定的和全局的因素造成的时候，抑郁症就会发生（Seligman，1981）。这个理论可以解释对所处环境控制力弱的老年人群抑郁症发生的机制。习得性无助理论能够解释通过护理干预提高自我效能感与对环境的控制感，从而预防或控制抑郁症。

认知三联理论

Beck 提出的**认知三联理论**，可以用来解释一般抑郁症特别是老年抑郁症（Beck，Rush，Shaw，& Emery，1979）。根据这一理论，人们通过自我形象、环境或经验及他们的未来的"认知三元"来评价自己。沮丧的人判断这三个领域时会认为其缺乏一些幸福必备的特征。负面评价的例子有自卑感、对中性事件的悲观解释、不现实的无望感。Beck 认为，抑郁症不是由不良事件引起的，而是由扭曲的感知引起的，以建设性的方式损害他人评价自己和事件的能力。Beck 理论的第二个元素涉及图式或连贯的认知模式。图式是影响思想、情感和行为的假设或未知的规则。抑郁的人通常持有消极的假设，导致错误的结论。例如，一个沮丧的人可能会相信，"我一定不重要，因为护士没有停下来看我"。Beck 的理论第三部分是某些存在的逻辑错误，如个性化、最小化、放大和泛化。这一理论是构成认知行为治疗的基础，有助于解决抑郁症患者不正常的思维过程。

生物与遗传理论

老年抑郁症的生物学理论研究老龄化、抑郁症和脑、神经系统及神经内分泌系统变化之间的关系。这些理论关注与抑郁症有关的神经内分泌系统的变化，如皮质醇水平和下丘脑－垂体－肾上腺轴活动增加。当前的生物学研究热点为炎症机制是抑郁症致病的潜在作用因素（Catena-Dell'Osso，Rotella，Dell'Osso，et al.，2013）。也有研究表明这是与自杀危险增加有关的神经生物学机制（Pandey，2013）。这些理论可以更好地解释体力活动对抑郁症和抑郁样行为的干预有效果（Eyre，Papps，& Baune，2013；Matta Mello Portugal，Cevada，Sobral Monteiro，et al.，2013）。

其他生物学理论涉及解剖学改变（如白质或深部灰质病变）、脑神经电生理改变（如脑血流量减少）和紊乱的昼夜节律（如睡眠模式）。例如纵向研究表明，与年龄有关的大脑体积萎缩可促进老年抑郁症的发展（Ribeiz，Duran，Oliveira，et al.，2013）。研究人员还关注生物和遗传变量之间的相互关系，例如，在压力条件下影响神经递质释放的基因变异。

有关抑郁症及其他疾病的进化理论

当前，人们对抑郁症和其他疾病（例如痴呆、脑血管疾病和心血管疾病）间的复杂双向关系给予了很大关注。目前，有关这些疾病的诱发原因尚无定论，专家们把老年抑郁症和其他疾病的并发现象称之为"老年抑郁症的鉴别特征"（Mezuk & Gallo，2013）。研究结果一致显示，老年抑郁症与慢性疾病并发和更严重的负面功能影响因素具有相关性，其中包括所有如下临床表现：剧烈的疼痛、身体功能下降、生活质量低下、自杀危险增加（Byma，Given，& Given，2012）。

从 21 世纪初开始，老年病学家们根据抑郁症的先兆和结局中都存在认知缺陷这一特性，认识到了抑郁症与痴呆之间的高度相关性（Diniz，Butters，Albert，et al.，2013；Vilalta-Franch，Lopez-Pousa，Llinas-Regla，et al.，2013；Zeki Al Hazzouri，Vittinghoff，Byers，et al.，2014）。研究表明，约一半的阿尔茨海默病患者同时也患有严重的临床抑郁症（Bewernick & Schlaepfer，2013；Knapskog，Barca，Engedal，2013）。此外，约有 20% 的轻度认知障碍患者也显示出抑郁症状（Polyakova，Sonnabend，Sander，et al.，2014）。目前，针对抑郁症和认知变

化关系而实施的假定因素调查包含了如下方面的内容：①抑郁症是痴呆的前兆和早期表现；②抑郁症发生在痴呆的早期阶段，是一种针对认知能力障碍做出的心理反应；③抑郁症和认知功能下降通常伴有神经功能变化；④抑郁症导致的神经疾病和神经内分泌变化会加剧认知功能下降的速度（Olazaran，Trincado，Bermejo-Pareja，2013；Richard，Reitz，Honig，et al.，2013；van den Kommer，Comijs，Aartsen，et al.，2013）。痴呆患者抑郁的鉴别特征包括：积极性明显下降（例如冷漠），抱怨情绪增加（Marano，Rosenberg，& Lyketsos，2013）。

另一个密集调查领域包括脑卒中或缺血后发作的累积效应导致的抑郁症和脑血管疾病并发症。**卒中后抑郁**是老年人卒中后患有的一种最常见的神经系统疾病，卒中后最初 6 个月的患病率为 9% ~ 34%，从长期来看，其患病比率可达到所有卒中患者幸存者总数的 70%（da Rocha e Silva，AlvesBrasil，Matos do Nascimento，et al.，2013；Flaster，Sharma，& Rao，2013；Taylor-Piliae，Hepworth，& Coull，2013）。卒中后抑郁更有可能出现在患有严重功能性缺陷和认知障碍的人群身上，伴有很高的死亡率和较低的康复率（DeRyck，Brouns，Fransen，et al.，2013；Hornsten，Lovheim，& Gustafson，2013）。

血管性抑郁常伴随脑血管疾病出现，患者没有重度卒中迹象或患病史。尽管关于血管性抑郁的研究仍处于初期阶段，研究结果仍显示，心血管疾病导致的大脑功能变化与老年抑郁症发病率和病情恶化具有很大的相关性（Taylor，Aizenstein，& Alexopoulos，2013；Volk & Steffens，2013）。血管性抑郁的特点是冷漠、功能障碍、精神运动性抑制和认知障碍，其中包括观察力缺乏与执行功能障碍。

目前，抑郁症和心血管疾病之间的关系问题成为了心脏病学家和老年病学家的另一个集中研究方向。在过去的 20 年里，研究学家发现了所有如下关联内容：①抑郁症是心脏病的一个独立危险因子；②抑郁症通常表现为慢性，并在心血管疾病患者中存在复发性；③抑郁症是不良心血管疾病结局的一个独立危险因子，包括较低的康复率和死亡率增加（Huffman，Celano，Beach，et al.，2013）。由于抑郁症在心血管疾病患者中频发，美国心脏协会建议对所有冠心病患者实施定期抑郁症筛查（Whooley & Wong，2013）。

健康机会

从整体护理角度来看，认识到存在许多抑郁症类型很重要，尤其是对于老年人，抑郁症很复杂并极有可能伴随痴呆和其他并发症。

老年抑郁症的危险因素

如下危险因素可能导致或诱发老年人抑郁症，其中包括人口因素和心理社会影响因素、医疗条件因素和功能障碍因素、药物和酒精因素。尽管这些因素会增加任何年龄段人群罹患抑郁症的危险，但老年人相较年轻人而言更容易受到一个或多个上述因素的影响。以下章节讨论了与老年人有关的各种危险因素类型。其他的抑郁症危险因素包括认知障碍和痴呆，见本章其他小节所述。

人口因素和心理社会影响因素

人口因素和心理社会影响因素与老年人抑郁症具有相关性，其中包括：

- 女性群体
- 有个人或家族性抑郁症病史
- 丧亲之痛，重要关系缺失
- 孤独
- 慢性压力
- 最近的社会压力因素
- 紧张的社会环境
- 有意义的社会互动作用的缺失
- 缺乏社会支持
- 重要角色缺失
- 当前或以前的滥用药物或对抑郁症的忽视经历
- 作为家庭照顾者（包括承担孙辈的照顾者角色）

尽管缺失感和压力构成了抑郁症的危险因素，但社会支持（例如，至少包括来自亲属的支持）和有效的应对机制可以保护老年人不受抑郁症伤害并可促进病情恢复。因此，压力并不是抑郁症的单一危险因素，而压力因素和社会支持缺失二者结合在一起，共同导致了抑郁症发生的危险。经研究发现，社会支持、亲属关系满意度及是否存在倾诉对象等因素与抑郁症存在重大关联（Schwarzbach，Luppa，Forstmeier，et al.，2014）。

疾病和功能障碍

　　疾病、功能障碍和抑郁症之间的关系复杂而又相互影响，如下所示：

- 从医学角度来看，老年抑郁症患者通常具有死亡率升高、住院期长和恢复较慢等特点。
- 疾病可能会对患者生存、独立性、自我概念、角色功能、经济资源和幸福感造成威胁。
- 残疾可能会导致抑郁，因为它会造成社会孤立、自尊降低、社会活动受到限制、人际关系紧张、控制感缺失等问题。
- 老年抑郁症可导致其他健康问题，例如髋部骨折、增加感染概率。
- 慢性疼痛是导致抑郁症的常见原因之一，有时会伴有抑郁症状。
- 抑郁症会加剧疼痛，疼痛又会导致抑郁症病情恶化。
- 功能障碍作为抑郁症的促进和影响因素，也与抑郁症具有相关性。
- 营养缺乏既是抑郁症的危险因素，也是其影响因素。

　　框 15-1 列出了与抑郁症危险增加强烈相关的疾病。

　　老年病学家强调，抑郁症是一种可以治愈的疾病，其对老年人生活质量会造成重大不利影响。例如，经过对帕金森病患者的研究发现，即使已考虑了活动功能缺陷等因素，抑郁症仍是老年人生活质量下降的单一常见预兆症状（Zahodne，Marsiske，Okun，et al.，2012）。目前，人们关注的重点是，抑郁症的识别以及对有功能障碍和疾病的抑郁症患者的治疗问题，例如癌症、慢性疾病和神经系统疾病（Karp & McGovern，2013；Steffens & Blazer，2012；Wint & Cummings，2013）。

药物和酒精的影响

　　任何年龄段的人均可因药物不良反应而患上抑郁症，但老年人患病危险更高，因为他们通常可能需要服用更多的药物。药物可通过以下途径构成抑郁症的危险因素：

- 药物副作用可导致抑郁综合征，用药停止时病情可能会加重或消失。
- 药物副作用可能会诱发抑郁症，停药后其副作用仍会存在。
- 药物副作用可导致嗜睡、失眠和烦躁，加重抑郁症状。
- 停止使用某些药物，如精神兴奋剂，也可导致抑郁综合征。

　　因药物副作用导致的抑郁症通常与用药方式有关，例如慢性疾病处方药和框 15-2 列出的药物等。然而，抑郁症也可能是因饮酒或滥用药物而造成的不良反应（例如苯二氮䓬类）。此外，虽然任何年龄段的人都有可能受到酒精副作用影响，但老年人由

框 15-1　与抑郁症患病风险增加有关的疾病

中枢神经系统疾病	甲状腺功能减退 / 亢进
痴呆	肾病
卒中	肝病
帕金森病	肾上腺疾病
肿瘤	**其他**
正常压力性脑积水	痛症
心血管疾病	类风湿关节炎
心肌梗死	癌症
心力衰竭	营养缺乏（例如缺铁、叶酸、维生素 D 等）
代谢及内分泌疾病	
糖尿病	

框 15-2　引发抑郁症的常见药物举例

止痛剂	**中枢神经系统药物**
吲哚美辛	酒精
麻醉药	巴比妥类
右丙氧芬	苯二氮䓬类药物
降压药和心血管药物	氟奋乃静
β 受体阻滞药	氟哌啶醇
可乐定	甲丙氨酯
洋地黄	**组胺受体阻滞剂**
胍乙啶	西咪替丁
肼屈嗪	**类固醇**
甲基多巴	糖皮质激素
利血平	雌激素
抗帕金森病药	**抗癌（化疗）药物**
左旋多巴	

于年龄相关变化等原因，对这些不良反应会更敏感。酒精和抑郁症之间存在着相互作用关系：酒精会导致抑郁症，而抑郁症会导致酒精滥用，反过来又会加剧抑郁症状。

与老年抑郁症相关的功能结局

抑郁症会给任何年龄段的抑郁症患者造成严重功能结局，但对于身体脆弱的严重老年抑郁症患者，可能会导致生命危险。功能结局范围包括幸福感和生活质量负面影响，最严重的后果是**自杀**，即患者有意识地选择结束自己的生命。本章节将从广义范围内探讨与抑郁症相关的功能结局。自杀问题将在本章结尾作为一个单独话题进行讨论，因为护士需要解决该问题，并不仅仅是因为其会导致最严重的抑郁症后果，而是在于其本身存在的问题。

身体健康与生理功能

生理功能下降已被一致确认为老年抑郁症的严重功能结局之一（Barry，Soulos，Murphy，et al.，2013）。影响身体健康和生理功能的其他功能结局有：频繁的身体不适、健康状况恶化、感知降低、重要的身体功能无法运转等。重要的一点在于，其中的一些功能结局可能是造成老年人无法独立生活的核心因素，例如无法理财或服药等。框 15-3 列出了抑郁症影响身体健康与生理功能的途径。

食欲紊乱，尤其是食欲缺乏，是老年抑郁症患者最常见的生理疾病之一。有时，抑郁症患者不会对食欲缺乏提出抱怨，甚至会忽视该问题，但照顾者和其家人可能会注意到患者的食欲缺乏和体重下降迹象。其他胃肠疾病可能是抑郁症导致的功能性障碍，包括腹胀、便秘、早饱等，需注意排便情况。所有这些紊乱症状均可归因于或视为是由其他因素造成的，例如其他疾病或药物副作用。然而，必须将抑郁症视为一种可能的潜在因素。慢性疾病和体能下降均可视为老年抑郁症的额外功能结局，可将其归因于或视为由其他因素造成的。

体重下降和食欲缺乏、睡眠变化等症状通常发生在老年人身上，但它们可能不是抑郁症导致的。夜间频繁醒来、早醒这两种睡眠型态改变，是

框 15-3　老年抑郁症的功能结局

生理功能影响
- 食欲缺乏
- 体重下降
- 消化系统疾病，尤其表现在吞咽困难、腹胀、便秘、肠胃不适困扰或早饱等症状
- 失眠、嗜睡、频繁觉醒、早醒等其他睡眠障碍
- 疲劳、精力缺乏
- 疼痛、不适、呼吸困难、全身不适
- 心理活动变缓或加快
- 性欲减退或其他性功能问题

心理社会功能影响
- 影响：悲伤、失落、忧郁、担忧、不开心、愁眉苦脸
- 感情缺失；感觉麻木或空虚
- 生活满意度降低
- 自卑
- 兴趣或乐趣丧失
- 消极，缺乏行事动机
- 不注意个人形象
- 罪恶感、绝望、自责、无价值感、无用感、无助感
- 焦虑、忧愁、易怒
- 思维缓慢、记忆力减退、注意力不集中、注意力差、无法做决定，夸大任何心理缺陷
- 反复思考过去和现在的问题和失败原因

典型的抑郁症症状。当前探讨的话题是睡眠型态改变和抑郁之间的双向关系，研究表明，失眠是导致抑郁症的危险因素和功能结局之一（Baglioni，Berger，& Rieman，2013；Krystal，Edinger，& Wohlgemuth，2012）。

老年人如同任何年龄段的抑郁症患者一样，更可能遭受心理焦虑或反应迟钝的困扰。**精神运动性抑制**的表现有身体运动迟缓和言语反应迟钝，有时甚至会发展到失语的地步。声音单调或低语也可看作精神运动性抑制的迹象。患者经常会感觉到极度疲劳、四肢无力。与精神运动性抑制患者不同，**精神运动性激越**患者会有非典型抑郁症表现。这些人会有多动症状，如踱步和坐立不安。他们无法保持静坐，可能会突然言语爆发，例如大声喊叫等。精神运动性激越患者的另一个症状表现是强迫行为，例如频繁去厕所或洗手。

除了对健康和身体功能造成的直接影响外，老年抑郁症患者常常面临其他疾病并发的危险，其中包括癌症、冠心病和 2 型糖尿病（Park & Unutzer，2013）。此外，研究结果发现，同时患有如下疾病的抑郁症患者，其发病率和死亡率（即病情难以恢复，

并发症多，死亡率高）均明显增加，这些疾病包括癌症、痴呆、糖尿病、骨质疏松症、慢性疼痛、心血管疾病和脑血管疾病（Park & Unutzer，2013）。

心理社会功能和生活质量

抑郁症固有的特点是抑郁心境或容易悲伤，但老年人本身可能没有察觉或认识到这些情绪障碍。与承认患有抑郁症不同，老年人更倾向于将其说成"忧郁"或"情绪低落"。老年抑郁症患者时常有想哭的冲动，但却无法哭出来或无法认识到他们悲伤背后的深层原因。抑郁症的另一个心理社会影响因素是缺乏生活满足感，即使是在其有理由感到满足时。

焦虑、易激惹、自尊降低、负面情绪感知是抑郁症更普遍的影响表现。情感缺失或情感空虚也可看作抑郁症的功能结局。缺乏社会活动兴趣可能是由于与抑郁症有关的心理社会功能变化引起的，但相比其他影响因素更为明显。同样，其他人可能会观察到，老年抑郁症患者很少或完全不注重个人形象。此外，抑郁症患者可能会对疾病、财务和家庭问题表现出过度或不切实际的担忧。

老年人可能会因抑郁症导致认知障碍，这些缺陷更有可能会被当作主要问题来处理，而不是将其视为其他问题的结局。实际上，老年抑郁症患者可能会夸大认知缺陷，言过其实，例如"我完全记不起任何事情"。尤其是他们可能会强调记忆缺陷并将其归咎于正常衰老现象，而实际上这可能是因为抑郁症造成的记忆困难而导致的。框 15-3 列出了抑郁症的功能结局，这些因素会影响到心理社会功能。

老年抑郁症与老年人生活质量下降及其家庭因素具有很强的相关性。实际上，老年抑郁症患者遭受的生活质量重大不利影响要比大多数内科慢性疾病，包括糖尿病和癌症的影响严重得多（Park & Unutzer，2013）。影响生活质量的抑郁症表现包括疲劳、悲伤、过度担忧、睡眠障碍、绝望感以及对社会活动和生产关系的兴趣缺失感。其他影响生活质量的抑郁症状包括对社会不满、生活满意度较低和身心健康感知缺乏。

老年抑郁症的护理评估

鉴于第 13 章讨论了所有心理社会评估问题，本章节将重点讨论与老年抑郁症相关的如下具体问题：识别老年抑郁症的独特表现，识别痴呆人群的表现并利用筛查工具识别老年抑郁症。有关老年人自杀风险评估的问题在自杀章节中进行了讨论。对于第 13 章中的评估信息，尤其是框 13-9 中的信息，可与本章节中的相关信息共同被用作老年抑郁症评估指南。

识别老年抑郁症的独特表现

如同功能结局章节中所述，由于老年抑郁症有一系列表现，对其的评估很复杂。此外，老年抑郁症的症状可能会与年轻患者有所不同。例如，老年人很少愿意展示情感症状（例如悲伤、经常哭泣、感到恐惧），他们更易于承受身体疾病困扰（例如食欲缺乏、体重下降、胃肠疾病、丧失性欲）（Charlton，Lamar，Ajilore，et al.，2013；Hybels，Landerman，& Blazer，2012），尽管很难根据年龄段来综述抑郁症状，表 15-1 仍旧根据年轻抑郁症患者和老年抑郁症患者之间的不同进行了概述。

针对任何患有认知障碍的老年人进行抑郁症评估时，通常很难辨明抑郁症和痴呆的区别。表 15-2 对痴呆或抑郁症更可能出现的具体症状进行了辨识，可将其用作区别这两种疾病的指南。要记住的重要一点是，老年人常常同时患有抑郁症和痴呆，因此，通常情况下这两种疾病症状不容易被区分。

文化因素则可能会影响对抑郁症的感知，护士必须考虑这些因素，尤其是在其评估期间。护士可利用框 15-4 中的信息来辨识抑郁症涉及的一些文化因素。此外，护士需要留意并认识到如下事实，即相比其他形式的心理疾病，许多文化群体对抑郁症带有强烈的羞耻感。因此，在对这些老年人和其照顾者进行抑郁症评估和讨论干预措施时，需采用适当的沟通技术。

● 健康机会

由于抑郁症人群自尊感较低，因此护士可以指出在抑郁症患者身上观察到的积极品质的具体例子。

● 健康机会

护士可向老年抑郁症患者提问："现在你能不能想出一件能够改善你生活质量的事情？"

> **● 健康机会**
>
> 护士应通过耐心聆听老年人诉说，尊重其个人偏好，以确认不愿意承认患有"抑郁症"的老年人可接受的术语。

> **● 健康机会**
>
> 护士可将"增强应对的准备"这一健康护理诊断供有兴趣改善应对技巧的轻度抑郁症老年人使用。

表 15-1 年轻人和老年人抑郁症的区别

年轻人抑郁症	老年人抑郁症
更有可能报告情感症状	报告更多的认知和身体症状
无望感、无用感、无助感	冷漠；个人无助感的夸张
对自己的消极情绪	空虚感，失去兴趣，退出社会活动
失眠	嗜睡，清晨早醒
饮食失调	食欲缺乏，体重下降
比成功尝试自杀更愿意用语言表达自杀意念；更被动的自杀方式	较少谈论自杀，但更多成功自杀的暴力手段

使用筛查工具

由于担心老年人不能识别抑郁症而致治疗不充分，人们开发了一种非常简短的筛查工具，帮助医疗专业人员在各种场合使用。一些重要组织机构，如临床系统改善研究所和 Kaiser Permanente 护理管理研究所，建议使用患者健康问卷（PHQ-2）等工具对成年人进行常规抑郁筛查并作为指南推荐（Kaiser Permanente 护理管理机构，2012；Trangle，Dieperink，Gabert，et al，2012）。常规检查包括两个问题：①在过去的 2 周（或 1 个月）中，你是否感到低落、沮丧或绝望？②在过去的 2 周（或 1 个月）中，你是否对做事情没有什么兴趣或感到愉快？对于上述任何一个问题的正向回答，都应该采用正式的抑郁量表进行进一步评估。

老年抑郁症量表-简表（geriatric depression scale：short form，GDS-SF）是一种带有 15 个问题的筛查工具表，该表可被广泛用于健康保健机构的老年人筛查，仅需 5 ~ 7 分钟即可完成筛查。哈特福德老年护理研究院建议将循证及易于使用的 GDS（图 15-1）作为老年抑郁症的检测工具，包括患有认知障碍的老年抑郁症患者（Greenberg，2012；Harvath & McKenzie，2012）。英语和其他 30 多种语言的工具和相关的评分表单可以免费下载。

护理诊断

由于没有专门的抑郁症护理诊断，可尝试使用如下护理诊断：焦虑、应对无效、悲伤、绝望、无能为力、社会孤立、照护压力，有弹性受损的危险。在老年人身上常见的相关因素包括：慢性疼痛、认知障碍、其他疾病、功能限制、经济担忧、社会孤立、护理责任、多重社会压力和重要角色或关系缺失。

表 15-2 痴呆和抑郁症的鉴别特征

比较项目	痴呆	抑郁症
症状发生	逐渐发生，后知后觉	突然发生，很可能涉及触发事件
症状表现	无症状，或将其归于非病理因素	夸大记忆问题和其他认知缺陷原因
记忆和注意力	记忆受损，特别是最近发生的事件；注意力低；极力尝试表现良好	记忆力和注意力下降，可归因于记忆力缺失；无法集中注意力
情绪	针对建议会出现情感波动；因认知缺损，可能出现情感淡漠	长时间感到悲伤和忧愁冷漠，对建议无响应
问题应答	逃避、气愤、讽刺；利用幽默、闲谈或社交技巧来掩盖缺陷	反应迟钝、冷漠、经常回答说"我不知道"而不做出任何努力
个人形象	因认知和思维能力受损导致着装和行为失当	由于感知缺失和自尊感降低，很少或完全不注重外表
身体主诉	感到疲劳和虚弱；抱怨并且健忘	食欲缺乏、体重下降、便秘、失眠、体能降低
神经特征	失语、失认症、书写不能症、失用症、持续言语症	没有任何生理依据地抱怨吞咽困难
现实接触	否认现实；出现幻觉，妄想能解决缺陷问题	夸大忧郁感；可能出现幻听或自我贬低幻觉

框 15-4 文化因素：抑郁表达的文化差异	
文化群体	**抑郁的常见表现**
非裔美国人	疲劳或身体主诉
阿拉斯加原住民 / 美洲原住民	感觉沉重或不和谐
阿拉伯人	疲劳、悲伤、躁动、嗜睡；谈论身体上的主诉可以保护这个人免受精神疾病的羞辱；健康问题
华裔美国人	羞于讨论，可能被称为"神经衰弱"（即所产生的症状来源于社会压力源）
古巴人	将症状归因于"神经"、焦虑或极度的压力；羞于启齿的
东印度人	对抑郁认识不清，被看作精神不愉快的信号
菲律宾人	羞于谈论的，被认为是"鲁格结"（即悲伤）
希腊人	情绪上的痛苦很可能会出现身体不适，如头晕和感觉异常
海地人	"voudun"的概念是指由于不遵守保护精神而被恶意的精神或惩罚所控制；抑郁可以被看作由嫉妒或嫉妒的人放置的障碍
日裔美国人	由于羞耻感和耻辱感，情感上的痛苦可以通过身体症状表现出来，在寻求帮助之前可能会变得严重
韩国人	情绪被表达为身体上的抱怨，包括头痛、失眠、食欲缺乏、缺乏精力
墨西哥裔美国人	软弱的标志，羞于讨论，对压力的普通反应
波多黎各人	用抑郁来表达伤心、悲伤或痛苦；用神经紧张或紧张的神经攻击来描述抑郁症状
南亚人	与精神不幸相关的词
有战争、暴力或政治动乱的国家的人	可能与创伤后应激障碍有关；无助的感觉；战争相关的暴行的记忆；增加了自杀风险

摘自：Andrews，M.M.，& Boyle，J.S.（2012）. *Transcultural concepts in nursing care*（5th ed.）. Philadelphia, PA：Lippincott Williams & Wilkins；Lipson，J.G.，& Dibble，S.L.（2005）. *Culture and clinical care*. San Francisco，CA：UCSF Nursing Press；Purnell，L.D.（2013）. *Transcultural health care：A culturally competent approach*（4th ed）. Philadelphia，PA：F.A.Davis Co.

老年抑郁症量表-简表

1. 你是否对生活基本满意？		是	否
2. 你是否放弃了许多活动和兴趣？		是	否
3. 你是否感到空虚？		是	否
4. 你是否会常常感到厌倦？		是	否
5. 你是否在大多数时间里感到精力充沛？		是	否
6. 你是否害怕不好的事情发生？		是	否
7. 你是否在大多数时间里感到高兴？		是	否
8. 你是否经常感觉到无助？		是	否
9. 你宁愿呆在家中还是选择出去做事情？		是	否
10. 你是否感觉比大多数人存在更多的记忆问题？		是	否
11. 你现在感觉到生活很美好吗？		是	否
12. 你是否感觉你现在的生活方式没有意义？		是	否
13. 你是否感觉精力充沛？		是	否
14. 你是否感到身处于无望的境地？		是	否
15. 你是否认为大多数人都过得比你幸福？		是	否

分值：_____/15 其中第1、5、7、11、13题答"否"计1分，其余答"是"计1分

正常	3±2
轻度抑郁	7±3
严重抑郁	12±2

图 15-1 老年抑郁症量表（简表）
可从 www.stanford.edu/ ～ yesavage/GDS.html 获得

健康结果计划

在照顾老年抑郁症患者时，护士可将健康结果视为健康规划不可或缺的组成部分。如下护理结果分类术语适用于老年抑郁症患者：照顾者心理健康、应对、抑郁程度、希望、知识；抑郁症管理、自尊、社会支持和社会参与。照护计划中针对自杀危险时，可使用自杀自我限制。具体的抑郁症和自杀干预措施将在如下章节中进行讨论。

针对抑郁的护理干预措施

尽管所有护士均对解决老年抑郁症问题负有责任，但在社区及长期护理机构中工作的人士更有机会去识别抑郁症，并要求实施进一步的评估和治疗。近年来，很多基层医生和护理执业人员已发展成为抑郁症评估和管理方面的专家，而在抑郁症治疗方面，精神病医师和其他心理专家却并不常见。这种趋势是由于人们看重成本-效益比以及抗抑郁药的安全和有效性所导致的。老年抑郁症患者护理方案着重强调，护士在利用早期诊断、干预措施和抑郁症转诊措施减少抑郁症负性结局方面负有重要责任（Harvath & McKenzie，2012）。

老年抑郁症患者护理干预分类术语包括如下内容：护理人员支持、应对措施改善、咨询、危机干预、情感支持、运动促进、希望激励、心境管理、转诊、角色改进、自尊增强、自杀预防和教育（个性化）。下一节概述了护士在老年抑郁症治疗和干预措施方面承担的角色。

减轻危险因素

护士可通过在护理场所内妥善处理众多危险因素，例如认知障碍、药物副作用和过度饮酒等来促进老年抑郁症患者的健康。许多护理干预措施均可

改善患者身体功能并有效缓解或防止抑郁症的产生。例如，痴呆、感知障碍、尿失禁和行动不便等病症均可导致抑郁症（请参阅第14、16、17、19和22章的内容）。

假如药物副作用是形成抑郁症的危险因素，护士就可向患者传授这种潜在关系，并提出应对药物不良反应的问题解决措施（如第8章所述）。例如，老年人认为，并不是所有降压药都会导致抑郁症，那么他就可以采纳该信息并与其初级保健提供者展开讨论。护士也可打消老年人的疑虑，赞成与健康保健执业者开展此类具有问题解决性质的讨论。当护士而非老年人在履行与健康保健执业者交流的责任时，护士可提出药物副作用与抑郁症相关的问题。这种问题解决方法尤其适用于健康保健执业者考虑将抗抑郁药添加到用药清单上。在这些情况下，解决方案可能是改变药物，而不是通过增加另一种药物而增加药物副作用的风险。

假如过度饮酒是构成抑郁症的危险因素，可采用个人或小组的有效干预方法，尤其适用于最近的酗酒反应。嗜酒者互诚协会是最广泛适用于任何年龄段酗酒人群的一种群体方案，有些地方已建立了年龄同类群组，其中包括一些为老年人建立的群组。护士可鼓励老年人与嗜酒者互诚协会联系，或者在征得患者同意时，直接实施转诊。个人和家庭辅导也是一种有效的方法，并且护士可以建议或协助实施这些精神健康转诊服务。

改善心理社会功能

在任何临床情境中，护士均可将精力主要放在推动自主性、个人控制、自我效能和决策制订等有关抑郁症护理干预措施方面（Harvath & McKenzie，2012）。此外，如同第12章中所述，通过干预改善整体心理社会功能，适用于处理影响抑郁症的危险因素。例如，加强社会支持干预和巩固有意义的角色，特别具有持续性并易于实施。护士有大量机会鼓励患者参与群体聚餐或社交活动。美国大多数社区都制订了针对老年人的社交方案，许多社区还提

供交通工具服务。许多教堂和教会组织也制订了专门迎合孤立社会群体需要的方案。志愿者访客或电话呼叫服务有时候能满足外出困难者的需要。其他像宠物治疗或"赡养祖父母"之类的方案，在家庭、社区和一些长期护理机构中均有提供，这些方案均有助于缓解老年人的孤独和抑郁。护士也可鼓励老年人通过打电话之类的简单社交方式保持社会联络。

参与志愿者活动可增强自尊感并为轻度老年抑郁症患者提供有意义的服务。护士可建议老年人通过国家老年人服务组织（以前称之为"退休老年人志愿者计划"）寻找参与志愿者活动的机会，这也是美国支持老年人参与志愿者活动的众多计划之一。

通过体育锻炼和改善营养促进健康

锻炼作为抑郁症的有效干预措施已被记入研究综述中（Cooney, Dwan, Greig, et al., 2013; Joutsenniemi, Tuulio-Henriksson, Elovainio, et al., 2013）。然而，老年人可能会不重视锻炼，或者他们可能会因关节炎之类的慢性疾病而不愿参加体育锻炼活动。如果老年人认识到锻炼对其身心健康的好处，并且已为他们制订了个性化锻炼方案，他们则可能更愿意参与到体育锻炼活动中。在社区和长期护理机构中，护士可推动群体锻炼方案的制订，并鼓励老年人参与到该活动中来。除了鼓励老年人参与体育锻炼计划外，护士也可鼓励他们参与众多其他类型的身体锻炼活动。即使在医院里，护士也可推动转诊至物理、作业和娱乐性治疗，并将其纳入心理社会干预方案中（Harvath & McKenzie, 2012）。

改善营养作为干预抑郁症的重要考虑因素，具有三个理由。首先，抑郁症通常伴有营养不良症状，而这会导致产生其他不良后果。其次，营养均衡对精神健康和认知功能具有积极影响作用。再次，便

秘是抑郁症和抗抑郁药共同导致的结果，而营养干预措施可有效缓解该症状。患者处于严重抑郁阶段时，营养不良可能导致其他医疗问题，甚至可能造成生命威胁。当抑郁症太过严重，从而导致营养不良时，老年人必须接受精神疾病住院评估。轻度老年抑郁症患者干预措施旨在维持老年人体内的水分和营养，并防止或控制便秘（如第 18 章所述）。

提供教育和咨询

许多个人和群体型心理社会疗法均可有效干预老年抑郁症。例如，当患者的免疫功能面临多重压力挑战时，个人或群体疗法可作为改善患者心理社会健康和减轻抑郁症的重要干预措施。此外，护士可通过以下整体护理干预措施提供心理社会支持（Helming, 2013）：

- 帮助老年人识别非语言表达的恐惧并提供基于现实的信息，帮助他们对恐惧实施评估。

一个学生的反思

R 女士的生活回顾访谈给了我启发，原因很简单——她热爱她的生活。她没有对她的生活感到后悔，并且说如果重来一次，她不会有任何改变。她是一个非常积极乐观的人，聆听她对生活前景的向往也让我联想到我该如何以我想要的方式继续生活。听她的访谈很受鼓舞，并且带走了年龄增长给我带来的恐惧。

生活回顾访谈中最重要的一点同时也是人生最困难的部分。我们当时在讨论家庭，我不确定是否该询问有关她前夫的事情，因为我不知道如何提起他的事情。最终，我找到了一个询问机会，但她眼里立刻充满了泪水。她开始讲述他们一起经历的事情。这是一件悲伤的事情；然而当听到她有多爱他时，依旧很感动。当她说到他是她遇到的最好的人时，她继续哭了起来。想也没想，我就抓住了她的手。当她握紧我的手时，我看到她变得轻松起来。仅仅通过一个小的举动，我感觉她就开心起来。我从不知道握住一个人的手，会有如此强大的效果。

Molly D.

- 通过识别和贴标签的方法帮助老年人表达情绪，以便于他们更有效地交流其情感和恐惧。
- 提供以基本心理学理论和概念为基础的咨询。
- 鼓励采用"讲故事"疗法，并通过讲故事带来的力量帮助老年人认识他们的优点和缺点。
- 推进合适的心理健康转诊服务。

此外，像积极聆听和表达同情之类的良好沟通技巧可被有效用于解决悲伤情绪问题。护士身处家庭护理独特环境中时，可利用心理社会干预措施治疗抑郁症，同时还可解决功能障碍相关问题，并且这些措施对不出家门的老年人尤其适用（Liebel & Powers，2013；Madden-Baer，McConnell，Rosati，et al.，2013）。

护士需要充分熟悉通常用于老年抑郁症治疗的心理社会疗法，以便鼓励或推动这些转诊干预措施。各种心理社会疗法均可有效治疗老年抑郁症，不管是个人还是群体疗法（Arean，2013；Lynch，Epstein，& Smoski，2012），其中包括：

- 认知行为疗法涉及认知重建和行为激活等问题。
- 问题解决疗法可处理社会参与、关系、情绪和健康之间的问题。
- 辅助疗法涉及个人优缺点评估和改善应对能力等问题。
- 生活回顾与记忆恢复疗法可帮助人们重新体验他们生命中有意义的事情。
- 读书疗法通过书籍和文章来增强应对能力或帮助个人辨别和缩短不正常的思维过程。

支持和自助群体疗法也可改善心理社会功能，并缓解老年抑郁症患者在处理生活事宜，例如看护、寡居或痛苦反应时的抑郁症状。其他被用作老年抑郁症干预措施的群体模式包括放松疗法、艺术疗法、注重想象和创造性活动。除了专为抑郁症群体制订的疗法外，像"健康老龄化课堂"（见第12章所述）之类的群体疗法会直接培养患者的应对能力，可能会对缓解抑郁症有所帮助。

尽管成人日托方案不是老年抑郁症患者的主要群体疗法，但它们属于提供结构化社会和治疗活动的共同可用资源。同样，许多以社区为基础的高级计划可为老年人提供群体聚餐、锻炼和社交的机会，并且这些计划对缓解轻度老年抑郁症非常有效。有关这些计划和其他老年人群体计划的信息可通过当地老龄化办公室获取，并且护士可鼓励老年人或其照顾者寻求并利用这些计划。

促进向心理社会治疗的转诊

护士在促进向心理社会疗法转诊的过程中承担着重要角色，尤其对重度老年抑郁症患者而言。除了促进转介心理健康服务外，护士在与老年人的日常相处过程中，有机会与老年人开展心理社会疗法的讨论。跨学科老年精神疾病和老年病学评估为老年抑郁症提供了评估和治疗的机会，并且一些社区心理健康中心也为老年抑郁症患者专门制订了方案。护士可提供建议或直接引入这些方案。转介抑郁症干预方案的一个主要相关因素在于，已经发现了支持众多心理疗法以及使用抗抑郁药物的有效证据，不管其是基于单独还是结合模式（Harvath & McKenzie，2012；Trangle，Dieperink，Gabert，et al.，2012）。

抗抑郁药的宣教与管理

抗抑郁药的种类

为教育老年人对其所用药物的认识，护士需要了解抗抑郁药的种类。主要的**抗抑郁药**有：单胺氧化酶抑制剂、环类抗抑郁药、选择性5-羟色胺再摄取抑制剂（selective serotonin reuptake inhibitors，SSRI）、5-羟色胺和去甲肾上腺素再摄取抑制剂（serotonin and norepinephrine reuptake inhibitors，SNRI）和非典型抗抑郁药（即那些不属于任何其他类别的药物）。

单胺氧化酶抑制剂（例如苯乙肼、异卡波肼和反苯环丙胺）是20世纪60年代开发出的第一代抗抑郁药。随着药物使用次数的增加，有明显证据表明，当该药物与其他药物或某些食物混合服用时，它们会带来严重的副作用甚至是致命危险。另一个不利因素是单胺氧化酶抑制剂会导致痴呆患者焦虑和精神错乱。目前，这些抗抑郁药仅可在其他疗法无效时，在精神科医生的监督下服用。

环类抗抑郁药在缓解如下抑郁症相关症状时非常有效：性欲减退、睡眠和食欲紊乱、活动兴趣和兴致缺失。环类抗抑郁药通常被归类为三环类抗抑郁药，它们在20世纪50年代被研发出来，第二代制剂自 20 世纪 80 年代开始得到广泛使用。由于环类抗抑郁药会对多种神经递质造成影响，它们通常会与各种抗胆碱能药一起服用并会产生不利影响。老年保健中的两个特殊关注领域是心血管潜在不利影响与抗胆碱能药具有的副作用。最有可能导致的心血管副作用包括直立性低血压和心律失常等症状。严重的抗胆碱能药副作用包括视物模糊、尿结石和认知障碍。其他常见的药物副作用包括药物镇静、便秘、口干和体重增加。由于这些药物带有副作用，青光眼、前列腺增生或心脏传导异常患者均不可服用环类抗抑郁药。此外，由于环类抗抑郁药可能会导致认知障碍，因此应避免让痴呆患者或帕金森病患者服用。抗胆碱能药物的效力不同于三环抗抑郁药，其中的阿米替林会产生强烈的副作用并会降低地昔帕明的药效。对于不了解情况的老年人而言，应优先使用带有轻微副作用的抗胆碱能药物。

在 20 世纪 80 年代期间，制药公司开发出了两类抗抑郁类药物，它们不具有任何化学相关性，为患者提供了更多选择。选择性 5- 羟色胺再摄取抑制剂可通过阻断 5- 羟色胺再摄取而缓解抑郁症状，因此会导致这种神经递质的数量在脑细胞中有所增加。

5- 羟色胺和去甲肾上腺素再摄取抑制剂（SSRIs 和 SNRIs）通过抑制脑细胞对这些神经递质的摄取，可提高 5- 羟色胺和去甲肾上腺素的水平。这种类型的抗抑郁药也被称之为双重摄取抑制剂。SSRIs 和 SNRIs 的疗效与环类抗抑郁药疗效相似，但它们含有最小的胆碱能、组胺能、多巴胺能和去甲肾上腺素能效应。低钠血症是 SSRIs 和 SNRIs 对老年人而非年轻人常见的副作用（Mulsant & Pollock，2012）。由于低钠血症在抗抑郁药治疗期间会迅速发展并会造成更严重的后果，因此建议频繁对其进行电解质监测（Giorlando，Teister，Dodd，et al.，2013）。

临床指南建议把 SSRIs 作为治疗抑郁症的首选药物，因为有强有力证据表明，它们具有相对安全、高效和易于广泛使用的特点（Mulsant & Pollock，2012；Trangle，Dieperink，Gabert，et al.，2012）。尽管 SSRIs 与其他抗抑郁药相比较为安全，但也需着重评估其具有的副作用和药物相互作用。例如，由于 SSRIs 会在肝中发生代谢变化，并且它们中的一部分会与血浆蛋白高度结合，因此 SSRIs 会在肝中发生代谢变化的其他药物或具有高血浆蛋白结合率的药物互相作用。此外，观察药物相互作用非常重要，包括与非处方药（例如非甾体抗炎药或低剂量的阿司匹林）或其他药物或营养补充剂之间的相互作用，它们会增加大脑中的 5- 羟色胺水平。药物相互作用甚至会发生在半衰期较长 SSRI（例如氟西汀）停药后。SSRIs 的常见副作用包括：恶心、呕吐、腹泻、头痛、紧张、失眠、寒战、口干和性功能障碍。SSRIs 的戒断效应包括：恶心、寒战、焦虑、头昏、心悸和皮肤感觉异常。

表 15-3 根据其自身分类，列出了老年人常用的抗抑郁药。在使用某些抗抑郁药时应特别注意如下事项：文拉法辛可能会导致血压升高；米氮平可有助于刺激食欲，但它也具有镇静作用；曲唑酮和奈法唑酮具有非常强的镇静作用，可将其用于睡眠障碍型抑郁症治疗；安非他酮带有精神兴奋效应，有时可被用于治疗，但对癫痫患者禁忌；安非他酮和米氮平具有的性功能副作用最低。此外，对服用 SSRIs 的老年人实施血清钠浓度初期和定期检测也很重要。

护士也需注意如下几种禁止老年人服用的具有副作用的抗抑郁药：阿米替林、多塞平和氟西汀。几十年来，精神兴奋剂（例如哌甲酯）一直被用于某些类型的抑郁症治疗，但并不适用于老年人。

抗抑郁药的相关护理责任

抗抑郁药的相关护理责任包括：向老年人讲解这些可缓解抑郁症状的药物的主要作用，因此，患

表 15-3 老年人常用的抗抑郁药		
类别	示例	商品名称
选择性 5- 羟色胺再摄取抑制剂（SSRIs）	西酞普兰	普兰
	依地普仑	兰释
	氟伏沙明	赛乐特
	帕罗西汀	帕罗西汀
	舍曲林	左洛夏
去甲肾上腺素再摄取抑制剂	去甲文拉法辛	Pristiq
	度洛西汀	欣百达
	文拉法辛	郁复伸
5- 羟色胺调节剂	奈法唑酮	Serzone
	曲唑酮	Desyrel
多巴胺重摄取抑制剂	安非他酮	Wellbutrin
三环类抗抑郁药	阿莫沙平	Asendin
	地昔帕明	Norpramin
	丙米嗪	Tofranil
	去甲替林	Pamelor
四环类抗抑郁药	米氮平	瑞美隆

者可通过结合其他干预措施使用心理社会疗法。对于同时患有痴呆和抑郁症的老年人而言，抗抑郁药可改善情感功能，从而会提高患者的综合能力，使其能更高效、更独立地完成任务。

关于抗抑郁药治疗的护理责任包括观察其副作用和疗效，以及向老年人讲述有关这些药物的独特疗效。另一个重要责任是向老年人讲解抑郁症的持续评估和治疗需要，包括监督抗抑郁药的使用。被确诊患有重度抑郁症的老年人会面临病情高复发风险，并且如不持续6个月服用该药物，将会导致此风险增加。老年人在抑郁症状消除时通常想停止服药，护士有必要向他们讲解持续服用抗抑郁药和用药中断后需重新定期对病情进行评估的重要性，这点非常重要，因为患者需相信持续用药的好处。因此，在实施药物治疗之前和期间，有必要树立患者的服药信心。框15-5总结了关于抗抑郁药护理责任的指导。

关于补充和替代干预措施的宣教

人们对使用草药和其他自然疗法治疗抑郁症的关注越来越大。金丝桃（贯叶金丝桃）是欧洲使用最广泛的，也是德国最常用的抗抑郁药。从1998年开始，美国国立卫生研究院替代医学办公室就对抗抑郁药的随机对照双盲试验提供了赞助，以比较安慰剂、金丝桃和抗抑郁处方药物。最近的研究综述显示，金丝桃可能对治疗轻到中度抑郁症具有效力，但其对重度抑郁症无效（National Center on Complementary and AlternativeMedicine，2013；Trangle，Dieperink，Gabert，et al.，2012；Merrill，Payne，& Lavretsky，2013）。其常见的副作用包括疲劳、头痛、光过敏、口干和胃肠道影响。金丝桃相对较为安全，但也可能发生严重的药物相互作用，例如同时使用抗抑郁药、地高辛和抗凝血剂时。这种草药在美国得到广泛使用，并且价钱便宜，但产品质量可能不规范或不符合规定，如第8章所述。

光疗法（也称为亮光治疗）是一种针对某些类型的抑郁症患者实施的循证治疗方法，包括那些季节性模式，它们既可作为一个独立的干预因素，又能提高抗抑郁药的效力（Trangle，Dieperink，Gabert，et al.，2012）。光疗法指每天将身体暴露于5000～10 000流明的光照范围内，持续30～60分钟。护士可将框15-6作为向老年人讲解干预措施的指导准则，其有助于防止或缓解抑郁症状。

关于电休克疗法的宣教

电休克疗法（electroconvulsive therapy，ECT）涉及电子诱导捕获量，是治疗重度抑郁发作非常有效的疗法。研究结果一致表明，ECT疗法是最快速、最有效的老年抑郁症治疗方法，而实际上，

框 15-5　有关抗抑郁药的健康教育

与老年人共享的信息
- 立即改善效果不明显，但只要未发现该药物的严重副作用，就必须让其接受公平检验
- 公平检验时间可持续12周，但应注意第2周和第4周出现的积极效果
- 如果其中的一种抗抑郁药没有效用，另一种药物则可能有效
- 抗抑郁药不能"在急需时"服用
- 抗抑郁药应被视为抑郁症治疗的一种综合性方法，同时应将其与心理社会疗法共同纳入考虑范围
- 抗抑郁药可与酒精、尼古丁和其他药物发生药物相互作用，包括非处方药，其有可能改变药物的作用或增加潜在不利影响
- 重要的一点在于，要了解药物使用过程中存在的潜在不利影响、药物相互作用或食物与药物相互作用。
- 在停止服用抗抑郁药之前，应咨询开具处方的健康保健执业人员
- 如果发生直立性低血压现象，可以通过缓慢改变体位和

保持摄入充足的水分等干预措施降低不利影响
- 如果开出的处方为单胺氧化酶抑制剂，则必须避免使用某些药物，并且必须遵守低酪胺饮食准则（例如，避免食用啤酒、酸奶、红酒、发酵奶酪、腌制食品，以及过量的咖啡因和巧克力）

有关药物剂量和治疗期限的原则
- 老年人服药剂量应为正常成人剂量的一半或1/3
- 可以逐渐增加剂量，直到达到最大治疗效果为止，同时应观察药物不良反应
- 老龄化可能会增加药物达到最大效力所需的时间
- 每天一次的服药准则通常是有效的
- 由于药物具有的催眠作用，睡前服用抗抑郁药有助于促进睡眠，但有些抗抑郁药（例如氟西汀）在早上服用效果更好，因为其通常有焦虑等副作用
- 对于首次患抑郁症的患者，其治疗期限通常为6个月，而有一次抑郁症病史的患者，其治疗期限通常为1～2年，有3次或更多次抑郁发作病史的患者，需终身治疗

<table>
<tr><td>

框 15-6　防止或减轻抑郁症的常用干预措施

健康促进干预

- 每周参加 5 次愉快的体育锻炼活动，时间至少为 30 分钟
- 寻求个人或群体心理辅导，以应对压力情况
- 如果抑郁症状已影响到患者的日常功能和生活质量，请向初级保健医生寻求评估与治疗帮助
- 利用减压干预措施，例如放松、冥想、瑜伽、太极、气功和想象
- 利用创造力和表达性活动，如舞蹈、美术、音乐和戏剧

营养考虑

- 确保充分摄入（或服用保健品）以下营养元素：镁，硒，维生素 B、C 和 D

</td></tr>
</table>

其与抗抑郁药相比具有很多潜在优势（McDonald & Vahabzadeh，2013；Oudman，2012；Weiner & Krystal，2012）。根据循证指南，建议在以下任何情况下考虑采用 ECT 疗法（Trangle，Dieperink，Gabert，et al.，2012）：

- 老年抑郁症
- 当抗抑郁药无效、不耐受，或可能构成重大医疗风险时
- 当存在如下任何情况时：紧张症，严重自杀风险，抑郁症并发精神病
- 当患者的健康受到抑郁症严重威胁时（例如不进食、功能障碍）
- 抑郁症和帕金森病并发

患者对 ECT 疗法持普遍消极态度，可将其归因于半个世纪前首次开发该疗法后对该疗法的所谓非人道主义的应用。然而，近年来，ECT 疗法不断得到完善，并且其危险性、带来的不适感和副作用也已降低至最低水平。该疗法的副作用包括头痛、恶心、定向障碍、记忆力减退、注意力障碍和专注度降低。该疗法的副作用通常是暂时的。然而，认知方面的不良反应却可能更加扩大，甚至是永久性的，特别是经过多次 ECT 治疗之后。该疗法对老年人认知能力造成的弱化影响尚未得出定论，但至少有一项研究发现，55 岁或以上的抑郁症患者在接受 ECT 治疗后的 6 个月内，其认知功能得到了改善（Verwijk，Comijs，Kok，et al.，2013）。患者接受完 ECT 初步治疗后，抗抑郁药和 ECT 的持续疗效可有效保持正面治疗效果，并防止复发（Rapinesi，Kotzalidis，Serata，et al.，2013；Weiner & Krystal，2012）。

根据精神病机构，护士将不再参与 ECT 治疗患者的护理工作。然而，抑郁症患者的护理工作在任何情境下，均需要遵循 ECT 循证指南，并对该疗法持开放态度。此外，护士可从某个角度出发，鼓励老年人和他们的照顾者向知识丰富的专业人士寻求关于 ECT 疗法的建议。

评价护理干预措施的有效性

护士可通过记录应对能力是否改善和抑郁症状是否减弱等结果评估他们对抑郁症患者的照护情况。例如，可在报告中记下绝望感降低、食欲和睡眠增加等迹象。另一项反映生活质量得到提高的衡量标准是老年人开始有兴趣参与有意义的活动。护理干预的有效性也可通过老年人是否已经开始服用抗抑郁药和参与个人或群体治疗来进行评估。框 15-7 对护理评估循证指南及老年抑郁症的相关干预措施进行了综述。

老年人自杀

老年人自杀通常被人们忽视，因为老年人通常比较消极，行动温和，而自杀通常具有进攻性和暴力性特点。此外，媒体对自杀的关注也越来越多集中于青少年和年轻人，而很少关注老年人。尽管对老年人自杀缺乏关注，但该问题属于重大的公共卫生问题，根据如下数据，其很可能会增加问题的严重性：

- 跨越年龄和种族，85 岁及以上的白人具有更高的自杀率。
- 2008 年，65 岁及以上的老年人自杀率超出 65 岁以下老年人自杀率的 30%。
- 老年人的非致命自杀率为 4∶1，而年轻人的自杀率则为 25∶1。
- 人们对于出生于 1946—1964 年的成年人给予了特别关注（即"婴儿潮时代"），因为该群体在各个生命阶段均具有较高的自杀率（Conwell & O'Riley，2013；Crosby，Ortega，& Stevens，2013；Nadorff，Fiske，Sperry，et al.，2013）。

框 15-7　循证实践：老年人抑郁症的指南	

问题的阐述

- 抑郁症在老年人中非常普遍，并不是衰老的自然组成部分
- 抑郁症状与老年人高发病率和死亡率有关；抑郁症的具体结局包括加重的疼痛和残疾、疾病或手术康复延迟、医疗疾病恶化，甚至自杀
- 抑郁症状更常见于中老年痴呆患者或更严重或慢性致残等状况
  - ◆ 认知障碍老年人的抑郁症可以有以下行为：表达重复冗长，激动的声音，对坏事件的发生表达不现实的恐惧、重复的陈述，对于健康、言语和（或）身体攻击有夸大的担忧
- 护士在对抑郁的早期识别和提供便捷的精神卫生服务的一线

护理评估的推荐

- 抑郁症的严重程度从轻度症状到更严重的症状，两者都可以持续较长时间，对老年人有严重的负面影响
- 抑郁症在老年首次出现，也可以是长期情感障碍的一部分
- 老年人对抑郁症的认识因疾病、残疾、认知障碍和心理社会逆境的共存而变得复杂
- 老年人抑郁症的护理实践标准包括以下评估参数：识别危

险因素和高危险组别，使用 GDS-SF 检查，对所有高危人群进行重点抑郁评估，获取和回顾药物历史和身体 / 神经系统检查，评估可能导致抑郁的药物和医疗疾病，评估认知功能和功能水平

- 晚期自杀风险因素包括抑郁症状、健康状况、睡眠质量、没有知己、社会支持损坏、家庭冲突和孤独等

照护推荐

- 严重抑郁症（例如 GDS 评分 11 或以上），可以考虑采用精神评估和药物治疗、心理社会治疗、住院治疗、ECT 治疗
- 对于不太严重的抑郁症（例如 GDS 评分 6 ~ 10），心理健康服务的心理疗法以及决定是否抗抑郁治疗是必要的。
- 对于所有的抑郁水平，都需制订一个个性化的计划，整合护理干预措施，解决如安全、营养、危险因素、健康教育、社会支持、愉快的回忆和放松疗法等问题。

患者教育推荐

教导老年人和照顾者：

- 抑郁症是常见的，是可以治疗的，而不是沮丧的，不是抑郁症患者的错
- 遵守规定的治疗方案，包括药物是必要的，以防止复发
- 重要的是要注意治疗和抗抑郁处方药物的副作用

摘自：Harvath, T.A., & McKenzie, G.（2012）Depression. In E.Capezuti, D.Zwicker, M.Mezey, & T.Fulmer（Eds.），*Evidence-based geriatric nursing protocols for best practice*（4th ed., pp.135-162）. New York：Springer Publishing Co.

🌐 **差异性提示**

在所有年龄段，根据种族和族裔划分，男性的自杀率要比女性高。

官方统计的自杀数据未包括未经报告的自杀事件，其理由包括家庭成员努力隐藏证据、难以确定真正死亡原因等。这些数据也未反映被掩盖的自杀行为，例如老年人通过绝食、拒绝服药或其他自我轻视手段间接地结束自己的生命。根据性别和族裔区别，自杀率和机制也有很大差异，如图 15-2 和图 15-3 所示。

自杀危险评估

自杀危险的护理评估非常重要，因为大多数老年人在自杀前会对自杀倾向对某些人显露出蛛丝马迹。然而，这些暗示可能不易察觉，与他们交谈的人可能无法将其与自杀联系在一起，尤其是对于老年人。通过识别危险因素，护士可启动自杀干预措施。这一点非常重要，因为 3/4 的老年人会在实施

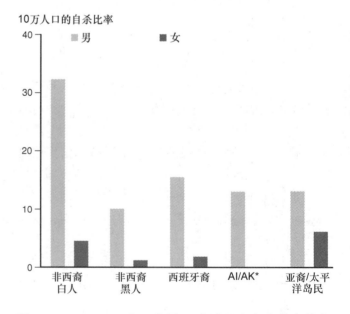

图 15-2　2005—2009 年，美国 65 岁及以上老人的自杀率（根据种族和性别）

数据显示了每 10 万人的自杀死亡比率。所有比率都是特定年龄的。基于少于 20 例死亡的比率并没有显示在统计中，因其是不可靠的。*AI/AK，美洲印第安人 / 阿拉斯加原住民（摘自疾病预防和控制中心，2013，亚特兰大，佐治亚州）

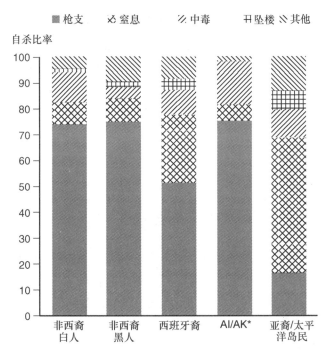

图 15-3　2005—2009 年美国 65 岁及以上老年人自杀率（根据种族和性别）

数据显示了每 10 万人的自杀死亡比率。*AI/AK，美洲印第安人 / 阿拉斯加原住民（摘自疾病预防和控制中心，2013，亚特兰大，佐治亚州）

自杀行为之前的 1 个月内拜访他们的初级保健医生，但他们很可能不会直接吐露自杀想法。因此，初级保健医生需评估自杀危险并确认哪些人会尝试自杀。以下内容为老年人自杀的较常见危险因素：

- 抑郁症可能会因过度关注身体疾病而被忽视
- 有个人或家族性抑郁症病史
- 过去的自杀尝试
- 孤独感，缺乏社会支持
- 家庭不和谐
- 感觉到被人遗弃
- 近来的慢性疾病
- 慢性或急性病痛

　　由于抑郁症已被一致确认为是导致自杀的主要危险因素，因此，对老年抑郁症患者的自杀倾向实施评估非常重要。除了这些自杀警示因素外，实际实施自杀行为可通过以往有无自杀经历和当前的自杀想法进行预测，其中包括自杀计划及自杀准备证据。

　　自杀倾向的危险因素和线索得到确认后，护士必须进一步评估自杀的实际危险。该评估具有多层次特点，每个层次的相关问题均与先前的评估等级

有关。护士开始第 1 级问题评估，以便确认是否存在自杀想法。健康护理专家通常不愿意启动自杀问题调查，因为他们担心会将自杀的概念灌输到患者脑中，会因为提到了该话题而使其想到自杀。因此，护士不可直接提问"你是否曾有自杀想法？"而是采用患者更易接受的方式，让患者给出暗示而又不会对其造成冒犯（框 15-8）。

　　护士需认识到，老年人可能会丧失生活乐趣甚至表示其盼望死亡，但这些言语与自杀想法并没有必然联系。很多时候，这些情感表达会被疾病或压

框 15-8　自杀危险评估指南

老年人的自杀危险因素

- 人口因素：白种人，男性
- 抑郁症，尤其是伴有失眠、焦虑和自我轻视时
- 慢性躯体病加上依赖感和无助感；癌症或晚期疾病的诊断
- 缺乏社会支持；社会孤立，尤其是近期的与世隔离
- 精神病史，尤其是严重抑郁症
- 过去 1 年里发生过重度抑郁症
- 家族自杀病史；个人或家族有自杀行为史
- 强迫行为的形式
- 酗酒
- 缺乏交流技巧

自杀倾向言语暗示

- "很快，你就不用担心我了"
- "我最好死掉"
- "我不确定我是否是别人的负担"
- 绝望的表情
- 做出已无力承担生活的评论
- 思考生活的无意义性

自杀倾向的非言语暗示

- 写下遗嘱；把东西送人；为自己的葬礼做准备
- 严重的自我轻视，特别是那些没有认知障碍的人
- 频繁造访初级保健医生
- 过度使用药物或滥用酒精
- 积累处方药
- 从他人身边撤离，不寻常的自我偏见

即刻自杀危险评估相关的采访问题

- "你是否认为生活不值得继续过下去？"
- "你是否想过逃离问题？"
- "你是否情愿死去？"
- "你有没有想过伤害自己？"
- "你是否想过结束自己的生命？"
- "你有没有计划？"
- "你会采用何种方式了结自己的生命？"
- "你是否曾按计划想要伤害自己？"
- "在什么情况下你会按该计划行事？"
- "是什么妨碍了你按计划行事？"

力击垮，他们也不想给出希望结束自己生命的暗示。这些措辞也可与患上痴呆或无法准确表达内心情感有关，有时会发生在脑卒中之后。在这些情况下，护士需要对抑郁程度进行深层评估，并确定通过干预措施解决压力的办法。

如发现了疑似自杀想法，护士则需提出第 2 级问题，旨在确定患者是否有自残念头。如果这些提问得到的均是正面答案，护士则可提出第 3 级问题，问话方式更加直接和明确，因为该信息对于自杀危险直接评估而言非常重要。如果患者给出了详细的计划并有机会找到所有必要的实施工具，自杀的可能性将会变得非常高。相反，如果患者制订的计划较为含糊并且不可能付诸实施，直接自杀的可能性就会降低。例如，如果计划中涉及枪支，但患者又没有枪，并且无法走出家门，成功自杀的概率就会非常低。对比而言，如果患者威胁说要吞下医疗柜中准备好的整瓶巴比妥类药物，那么成功自杀的概率就会非常高。护士继续提出第 4 级问题，以便在患者说出计划时，对计划带有的直接危险实施评估。第 3 级和第 4 级问题的答案趋向于正面时，护理人员必须制订直接干预计划以应对自杀风险。与第 4 级问题相关的必要护理责任是对患者提问，了解是什么因素妨碍了其实施该计划，并为患者提供一个继续生活的理由。

护理诊断和结果

如果护理评估识别出了自杀危险因素，合适的护理诊断将会降低自杀风险。相关因素包括危险因素和口头与非口头自杀因素。举例来讲，一位 85 岁的鳏夫说他的生命已没有价值，他频繁去看医生，抱怨说他有体重下降和睡眠障碍。结果显示，老年人自杀危险包括自杀自我限制和个人安全行为。

防止自杀的护理干预措施

护士不会经常遇到要自杀的老年人，但他们需

要做好立即执行危险性评估的准备。最重要的干预措施是寻找精神疾病资源，引入适当的保护措施，而不是在没有专门资源协助的情况下处理潜在自杀问题。所有社区均配备了一些紧急的精神疾病资源，护士可按照研究机构制订的政策，转介合适的服务措施。在任何情况下，护士都可利用合适的沟通技巧，处理老年人自杀问题。与自杀问题有关的一些工作指南已被列入框 15-9 中。

评估护理干预措施的有效性

通过伤害预防机制，对高受伤危险老年患者提供护理服务。另一项措施是辨别老年人应对危险的能力是否已足以解决其隐藏式自杀想法问题。护士也可查明老年人是否已收到心理健康服务建议，并判定任何转介措施的有效性。

框 15-9　针对有自杀倾向群体的护理干预措施

与具有自杀倾向老年人的沟通
- 本着直率而又坦诚的态度；不要害怕直接提问，例如"你是否想伤害自己？"
- 做出关注和信任的表现
- 认识到老年人的无助和绝望
- 鼓励老年人谈论突发公共事件，如果有的话
- 强调自杀仅是多个选项中的其中一个；然后探讨其他选项
- 强调积极的人际关系；讨论自杀对幸存者造成的负面影响
- 保持客观的态度
- 订立协议：要求老年人同意在有限的时间内完成某些事情，如果他无法遵守协议，可以打电话求助
- 与老年人讨论没有执行自杀计划的原因并找出解决问题的方法
- 与家人和照护者公开讨论此问题

危机干预
- 关注临时突发事件
- 通过解除契约，降低直接危险，对计划实施干扰并提供持续监督
- 获取精神科专家帮助；拨打自杀急救热线，或在必要时启动精神科紧急性服务

案例学习

D 女士已经 81 岁了。最近，她被确诊患上了血管性痴呆。她与丈夫生活在一起，她丈夫患有糖尿病、老年性黄斑变性和严重的风湿病。D 女士负责管理所有家务和家庭财务，直到 1 年前她的记忆出现了问题。D 女士接受了老年评估，专家建议她不要再开车，并在面对复杂的任务，例如支付账单和杂货店购物等时做好寻求服务的安排。2 个月后，经过初步评估，D 女士进行复查并告诉你，她缩短了驾车时间，去熟悉的地方旅游。当问到她在面对复杂任务是否寻求过帮助时，她说道："我没有精力去打那些你建议的服务电话，除此之外，我不愿意其他任何人了解我的财务状况，或者代我去商店购物。"

护理评估

精神状态评估结果显示，D 女士的认知功能自从完成初步评估后未发生变化。她在计算、短期记忆、抽象思维、解决问题和语言技能方面存在一些缺陷。你给出的心理社会评估结果显示，D 女士情绪非常悲伤，自尊较低，并且感觉到无助和绝望。她承认，自身的责任感和来自丈夫的压力把她击垮了，她说她感觉到麻木，看不到一丝光亮。她的 GDS-15 得分为 11 分。

当你询问她的日常生活事宜时，D 女士说她把大部分时间都投入到了家庭事务上，因为她已没有精力外出。她承认，她患有晚间睡眠障碍，她会在凌晨 4 点左右醒来，并且无法再次入睡。她会在早间或傍晚时分打盹，因为"我一直感觉很疲劳，无法外出做事"。她的食欲很差，在过去 2 个月里，她的体重从 140 磅下降到 126 磅（她的身高为 5 英尺 6 英寸）。她还受到便秘和胃灼热的困扰。

当被问及是否做过有意义的活动时，她告诉你说，她每周不再去保龄球俱乐部了，因为俱乐部总在晚上聚会，而她不想晚上驾车外出。她还放弃了教会活动（周四的俱乐部讨论活动和周日礼拜活动），因为她不想给他人带来任何不便，不想让他们开车送她。她感到"请求搭好友的车很伤自尊"。她以前喜欢读书，但她并不想去图书馆，她不喜欢她家里的任何书籍。

护理诊断

你使用的护理诊断：应对无效，与抑郁和认知能力下降有关。证据来自 D 女士的悲伤情绪，自尊降低，缺乏活动兴趣，感觉无助和绝望，无法有效解决其面临的问题，GDS-15 得分显示其患有抑郁症。身体症状包括食欲缺乏、体重下降、睡眠障碍、便秘和胃灼热。

期望结果	护理措施	护理评估
D 女士将能识别出她的应对模式	• 要求 D 女士讲述她应对她丈夫疾病问题的既往经历 • 帮助 D 女士确定曾发挥过作用的应对策略	• D 女士将会了解并确认曾发挥过作用的应对策略
D 女士将会尝试了解抑郁症并受鼓励去接受进一步的抑郁症评估	• 与 D 女士讨论她的抑郁症状，强调抑郁症是一种可治愈的疾病 • 讨论抑郁症和无法有效应对压力之间的关系 • 询问 D 女士是否愿意去看老年病医生，或与她的初级保健医生面谈，要求实施进一步评估和治疗 • 阐明当遵照医嘱服用抗抑郁药时，效果会更加明显	• D 女士将会遵守与老年病专家的约定或与她的初级保健医生面谈

护理诊断（续）

期望结果	护理措施	护理评估
针对 D 女士认知能力下降的有效应对策略将被识别	• 与 D 女士讨论有关应对其能力下降的持续性支持策略和建议（例如，"有些策略对你适用"，有些策略可以为记忆力丧失群体提供帮助；或者与熟悉老年疾病评估方案的社会工作者寻求个别咨询辅导） • 强调发展短期目标对解决问题具有的重要性（例如，建议 D 女士去图书馆读书，着手解决她面临的缺乏有意义活动的问题）	• D 女士将会尝试加入互助小组，并与你谈论她 1 个月的计划 • D 女士将会向社会工作者寻求帮助并咨询其意见 • 从下个月开始，D 女士将会每周参与一场有意义的活动

思考题

- 什么样的危险因素会导致 D 女士患上抑郁症？
- GDS-15（图 15-1）问卷中的哪个问题将会作为 D 女士患有抑郁症的标志？
- 你将会得到什么样的深度评估信息？
- 对于 D 女士，你建议采用何种额外干预措施？

本章重点

老年抑郁症

- 重度老年抑郁症的迹象和症状是一个连续的过程。
- 抑郁症通常表现为情绪抑郁和（或）兴趣缺失，并伴随其他症状表现，包括体重减轻、食欲改变、睡眠障碍、激越或反应迟缓、疲劳、认知障碍、无价值感或过分内疚的感觉、经常有寻死或自杀的想法。
- 老年抑郁症指从 65 岁开始出现的抑郁症状。

关于老年抑郁症的理论

- 心理社会论（缺失影响、习得性无助感）
- 认知三联论（负面评价造成感知混乱，导致错误的结论）
- 生物学和基因学理论（神经系统变化、遗传因素）
- 关于抑郁症和其他疾病（例如痴呆、脑血管病、心血管病）之间的相互作用理论

老年抑郁症的危险因素

- 人口因素和心理社会因素
- 其他疾病和功能障碍（框 15-1）
- 酒精和药物的影响（框 15-2）

与老年抑郁症相关的功能结局（框 15-3）

- 身体健康与生理功能
- 心理社会功能与生活质量

针对老年抑郁症患者的护理评估

- 老年抑郁症患者与年轻抑郁症患者对比后的独特表现（表 15-1）
- 痴呆和抑郁症的鉴别（表 15-2）
- 老年抑郁症表现形式中包含的文化因素（框 15-4）
- 筛查工具（图 15-1）

护理诊断

- 增进应对的准备
- 无效性应对
- 无助感
- 照顾者角色紧张
- 有弹性受损的危险

健康结果计划

- 应对
- 希望
- 照顾者心理健康
- 抑郁程度

应对抑郁症的护理干预措施（框 15-5 和框 15-6）

- 缓解危险因素（处理功能限制，讲解药物和酗酒的副作用）
- 改善心理社会功能（社会支持，有意义的

活动）
- 通过体育锻炼和改善营养促进健康
- 提供教育和咨询服务（个人与群体心理社会干预措施）
- 促进向心理社会疗法的转诊
- 抗抑郁药宣教（表 15-3）
- ECT 疗法宣教
- 替代性保健实践的教育（金丝桃和光疗法）

评估护理干预措施的有效性（框 15-7）
- 改善应对技能

- 抑郁症的少数表现
- 关于生活质量提高后的情感表达
- 有效利用合适的心理健康服务

老年人自杀
- 自杀率和机制（图 15-2 和图 15-3）
- 自杀风险护理评估（框 15-8）
- 护理诊断和结果
- 防止自杀的护理干预措施（框 15-9）
- 评估干预措施的有效性

评判性思维练习

1. 设想你个人生活中或从业经历中遇到的某个抑郁症患者。患者身处抑郁症困境中时会面临什么样的危险因素？危险因素在抑郁症中的作用是什么？
2. 以抑郁症的阐述方式描述至少四种文化因素。
3. 在鉴别痴呆和抑郁症时，你会给出什么样的评估意见？你会提出什么问题？
4. 开发案例，假设有人有潜在自杀倾向，需要实施四种级别的自杀评估。描述你将如何解读各个层级方面的问题。
5. 描述一项教学计划，教学情境设定为：医生按处方对某位 84 岁的抑郁症女患者开出了抗抑郁药帕罗西汀，每日服用剂量为 10 mg。

（刘欣娟　译）

参考文献

Almeida, O. P. (2012). Approaches to decrease the prevalence of depression in later life. *Current Opinion in Psychiatry, 25*(6), 451–456.

Andrews, M. M., & Boyle, J. S. (2012). *Transcultural concepts in nursing care* (5th ed.). Philadelphia, PA: Lippincott Williams & Wilkins.

Arean, P. A. (2013). Psychotherapy. In H. Lavretsky, M. Sajatovic, & C. F. Reynolds, III (Eds.), *Late-life mood disorders* (pp. 390–405). Oxford: Oxford University Press.

Baglioni, C., Berger, M., & Rieman, D. (2013). Bidirectional relationships between sleep, insomnia, and depression. In H. Lavretsky, M. Sajatovic, & C. F. Reynolds, III (Eds.), *Late-life mood disorders* (pp. 347–360). Oxford: Oxford University Press.

Barry, L. C., Soulos, P. R., Murphy, S. V., et al. (2013). Association between indicators of disability burden and subsequent depression among older persons. *Journals of Gerontology: Biological Sciences and Medical Sciences, 68*(3), 286–292.

Beck, A. T., Rush, A. J., Shaw, B., & Emery, G. (1979). *Cognitive therapy of depression.* New York: Guilford Press.

Bewernick, B. H., & Schlaepfer, T. E. (2013). Chronic depression as a model disease for cerebral aging. *Dialogues in Clinical Neuroscience, 15*(1), 77–82.

Blazer, D. G. (2002). *Depression in late life* (3rd ed.). New York: Springer.

Byma, E. A., Given, C. W., & Given, B. A. (2012). Associations among indicators of depression in Medicaid-eligible community-dwelling older adults. *The Gerontologist, 53*(4), 608–617.

Catena-Dell'Osso, M., Rotella, F., Dell'Osso, A., et al. (2013). Inflammation, serotonin and major depression. *Current Drug Targets, 14*(5), 571–577.

Charlton, R. A., Lamar, M., Ajilore, O., et al. (2013). Preliminary analysis of age of illness onset effects on symptom profiles in major depressive disorder. *International Journal of Geriatric Psychiatry, 28*(11), 1166–1174.

Conwell, Y., & O'Riley, A. (2013). The challenge of suicide prevention in later life. In H. Lavretsky, M. Sajatovic, & C. F. Reynolds, III (Eds.), *Late-life mood disorders* (pp. 206–219). Oxford: Oxford University Press.

Cooney, G. M., Dwan, K., Greig, C. A., et al. (2013). Exercise for depression. *Cochrane Database of Systematic Reviews, 19*(9), CD004366. doi:10.1002/14651858.CD004366.pub6.

Crosby, A. E., Ortega, L., Stevens, M. R. (2013). Suicides: United States, 2005–2009. *Morbidity and Mortality Weekly Report, Supplement, 62*(3), 179–183. Available at www.cdc.gov.

Da Rocha e Silva, Alves Brasil, M. A., Matos do Nascimento, E., et al. (2013). Is poststroke depression a major depression? *Cerebrovascular Diseases, 35*(4), 385–391.

DeRyck, A., Brouns, R., Fransen, E., et al. (2013). A prospective study on the prevalence and risk factors of poststroke depression. *Cerebrovascular Diseases, 3*(1–13). doi:10.1159/000345557.

Diniz, B. S., Butters, M. A., Albert, S. M., et al. (2013). Late-lie depression and risk of vascular dementia and Alzheimer's disease: Systematic review and meta-analysis of community-based cohort studies. *British Journal of Psychiatry, 202*(5), 329–335.

Eyre, H. A., Papps, E., & Baune, B. T. (2013). Treating depression and depression-like behavior with physical activity: An immune perspective. *Frontiers in Psychiatry, 4*(3). doi:10.3389/fpsycht.2013.00003. eCollection 2013.

Flaster, M., Sharma, A., & Rao, M. (2013). Poststroke depression: A review emphasizing the role of prophylactic treatment and synergy with treatment for motor recovery. *Topics in Stroke Rehabilitation, 20*(2), 139–150.

Forlani, C., Morri, M., Ferrari, B., et al. (2014). Prevalence and gender differences in late-life depression: A population-based study. *The American Journal of Geriatric Psychiatry, 22*(4), 370–380.

Giorlando, F., Teister, J., Dodd, S., et al. (2013). Hyponatraemia: An audit of aged psychiatry patients taking SSRIs and SNRIs. *Current Drug Safety, 8*(3), 175–180.

Greenberg, S. A. (2012). *How to try this: The Geriatric Depression Scale—Short Form*. Available at www.consultgerirn.org.

Harvath, T. A., & McKenzie, G. (2012). Depression in older adults. In E. Capezuti, E. Zwicker, M. Mezey, & T. Fulmer (Eds.), *Evidence-based geriatric nursing protocols for best practice* (4th ed., pp. 135–162). New York: Springer Publishing Co.

Helming, M. B. (2013). Relationships. In B. M. Dossey & L. Keegan (Eds.), *Holistic nursing: A handbook for practice* (6th ed., pp. 439–462). Boston, MA: Jones & Bartlett Publishers.

Hornsten, C., Lovheim, H. J., & Gustafson, Y. (2013). The association between stroke, depression, and 5-year mortality among very old people. *Stroke, 44*(9), 2587–2589.

Huffman, J. C., Celano, C. M., Beach, S. R., et al. (2013). Depression and cardiac disease: Epidemiology, mechanisms, and diagnosis. *Cardiovascular Psychiatry and Neurology,* Article ID 695925, 14p. doi:10.1155/2013/695925.

Hui, C., & Sultzer, D. L. (2013). Depression in long-term care. In H. Lavretsky, M. Sajatovic, & C. F. Reynolds, III (Eds.), *Late-life mood disorders* (pp. 477–499). Oxford: Oxford University Press.

Hybels, C. F., Landerman, L. R., & Blazer, D. G. (2012). Age differences in symptom expression in patients with major depression. *International Journal of Geriatric Psychiatry, 27*(6), 601–611.

Joutsenniemi, K., Tuulio-Henriksson, A., Elovainio, M., et al. (2013). Depressive symptoms, major depressive episodes and cognitive test performance: What is the role of physical activity? *Nordic Psychiatry, 67*(4), 265–273.

Kaiser Permanente Care Management Institute. (2012). *Diagnosis and treatment of depression in adults: 2012 clinical practice guideline*. Oakland, CA: Kaiser Permanente Care Management Institute. Available at www.guideline.gov.

Karp, J. F., & McGovern, J. (2013). Comorbid pain disorders. In H. Lavretsky, M. Sajatovic, & C. F. Reynolds, III (Eds.), *Late-life mood disorders* (pp. 329–346). Oxford: Oxford University Press.

Knapskog, A. B., Barca, M. L., & Engedal, K. (2013). Prevalence of depression among memory clinic patients as measured by the Cornell Scale of Depression in Dementia. *Aging & Mental Health* [Epub ahead of print].

Krystal, A. D., Edinger, J. D., & Wohlgemuth, W. K. (2012). Sleep and circadian rhythm disorders. In D. G. Blazer & D. C. Steffens (Eds.), *Essentials of geriatric psychiatry* (2nd ed., pp. 209–221). Washington, DC: American Psychiatric Publishing.

Lee, M. J., Hasche, L. K., Choi, S., et al. (2013). Comparison of major depressive disorder and subthreshold depression among older adults in community long-term care, *Aging & Mental Health, 17*(4), 461-469.

Liebel, D. V., & Powers, B. A. (2013). Home health care nurse perceptions of geriatric depression and disability care management. *The Gerontologist.* doi:10.1093/geront/gnt125.

Lipson, J. G., & Dibble, S. L. (2005). *Culture and clinical care.* San Francisco, CA: UCSF Nursing Press.

Lynch, T. R., Epstein, D. E., & Smoski, M. J. (2012). Individual and group psychotherapy. In D. G. Blazer & D. C. Steffens (Eds.), *Essentials of geriatric psychiatry* (2nd ed., pp. 319–336). Washington, DC: American Psychiatric Publishing.

Madden-Baer, R., McConnell, E., Rosati, R. J., et al. (2013). Implementation and evaluation of a depression care model for homebound elderly. *Journal of Nursing Care Quality, 28*(1), 33–42.

Marano, C. M., Rosenberg, P. B., & Lyketsos, C. G. (2013). Depression in dementia. In H. Lavretsky, M. Sajatovic, & C. F. Reynolds, III (Eds.), *Late-life mood disorders* (pp. 177–205). Oxford: Oxford University Press.

Matta Mello Portugal, E., Cevada, T., Sobral Monteiro, R., et al. (2013). Neuroscience of exercise: From neurobiology mechanisms to mental health. *Neuropsychology, 68*(1), 1–14.

McDonald, W. M., & Vahbzadeh, A., (2013). Electroconvulsive therapy and neuromodulation in the treatment of late-life mood disorders. In H. Lavretsky, M. Sajatovic, & C. F. Reynolds, III (Eds.), *Late-life mood disorders* (pp. 406–431). Oxford: Oxford University Press.

Merrill, D., Payne, M., & Lavretsky, H. (2013). Complementary and alternative medicine approaches for treatment and prevention of late-life mood disorders. In H. Lavretsky, M. Sajatovic, & C. F. Reynolds, III (Eds.), *Late-life mood disorders* (pp. 432–447). Oxford: Oxford University Press.

Mezuk, B., & Gallo, J. J. (2013). Depression and medical illness in late life. In H. Lavretsky, M. Sajatovic, & C. F. Reynolds, III (Eds.), *Late-life mood disorders* (pp. 270–294). Oxford: Oxford University Press.

Mulsant, B. H., & Pollock, B. G. (2012). Psychopharmacology. In D. G. Blazer & D. C. Steffens (Eds.), *Essentials of geriatric psychiatry* (2nd ed., pp. 257–303). Washington, DC: American Psychiatric Publishing.

Nadorff, M. R., Fiske, A., Sperry, J. A., et al. (2013). Insomnia symptoms, nightmares, and suicidal ideation in older adults. *Journals of erontology: Psychological Sciences and Social Sciences, 68*(2), 145–152.

National Center for Complementary and Alternative Medicine. (2013). Get the Facts: St. John's Wort and Depression. Available at www.nccam.nih.gov

Olazaran, J., Trincado, R., & Bermejo-Pareja, F. (2013). Cumulative effect of depression on dementia risk. *International Journal of Alzheimer's Disease.* doi:10.1155/2013/457175. [Epub ahead of print].

Oudman, E. (2012). Is electroconvulsive therapy (ECT) effective and safe for treatment of depression in dementia? A short review. *The Journal of ECT, 28*(1), 34–38.

Pandey, G. N. (2013). Biologic basis of suicide and suicidal behavior. *Bipolar Disorders, 15*(5), 524–541.

Park, M., & Unutzer, J. (2013). Public health burden of late-life mood disorders. In H. Lavretsky, M. Sajatovic, & C. F. Reynolds, III (Eds.), *Late-life mood disorders* (pp. 42–60). Oxford: Oxford University Press.

Polyakova, M., Sonnabend, N., Sander, C., et al. (2014). Prevalence of minor depression in elderly persons with and without mild cognitive impairment: A systematic review. *Journal of Affective Disorders, 152–154,* 28–38.

Purnell, L. D. (2012). *Transcultural health care: A culturally competent approach* (4th ed.). Philadelphia, PA: F.A. Davis Co.

Rapinesi, C., Kotzalidis, G. D., Serata, D., et al. (2013). Prevention of relapse with maintenance electroconvulsive therapy in elderly patients with major depressive episodes. *The Journal of ECT, 29*(1), 61–64.

Ribeiz, S., Duran, F., Oliveira, M., et al. (2013). Structural brain changes as biomarkers and outcome predictors in patients with late-life depression: A cross-sectional and prospective study. *PLoS One, 8*(11), e80049. Available at www.plosone.org.

Richard, E., Reitz, C., Honig, L. H., et al. (2013). Late-life depression, mild cognitive impairment, and dementia. *Journal of the American Medical Society Neurology, 70*(3), 364–382.

Schwarzbach, M., Luppa, M., Forstmeier, S., et al. (2014). Social relations and depression in late life: A systematic review. *International Journal of Geriatric Psychiatry, 29*(1), 1–21.

Seligman, M. E. P. (1981). A learned helplessness point of view. In L. P. Rehm (Ed.), *Behavior therapy for depression* (pp. 123–141). New York: Academic Press.

Steffens, D. C., & Blazer, D. G. (2013). Mood disorders. In D. G. Blazer & D. C. Steffens (Eds.), *Essentials of geriatric psychiatry* (2nd ed., pp. 125–148). Washington, DC: American Psychiatric Publishing.

Snowden, J., & Almeida, O. P. (2013). The diagnosis and treatment and unipolar depression in late life. In H. Lavretsky, M. Sajatovic, & C. F. Reynolds, III (Eds.), *Late-life mood disorders* (pp. 79–103). Oxford: Oxford University Press.

Taylor, W. D., Aizenstein, H. J., & Alexopoulos, G. S. (2013). The vascular depression hypothesis: Mechanisms linking vascular disease with depression. *Molecular Psychiatry, 18*(9), 963–974.

Taylor-Piliae, R. E., Hepworth, J. T., & Coull, B. M. (2013). Predictors of depressive symptoms among community-dwelling stroke survivors. *Journal of Cardiovascular Nursing, 28*(5), 460–467.

Trangle, M., Dieperink, B., Gabert, T., et al. (2012). Institute for Clinical Systems Improvement: Health Care Guideline: Major depression in adults in primary care. Available at www.icsi.org.

Van den Kommer, T. N., Comijs, H. C., Aartsen, M. J., et al. (2013). Depression and cognition: How do they interrelate in old age? *The American Journal of Geriatric Psychiatry, 21*(4), 398–410.

Verwijk, E., Comijs, H. C., Kok, R. M., et al. (2013). Short- and long-term neurocognitive functioning after electroconvulsive therapy in depressed elderly: A prospective naturalistic study. *International Psychogeriatrics,* 1–10. [Epub ahead of print].

Vilalta-Franch, J., Lopez-Pousa, S., Llinas-Regla, J., et al. (2013). Depression subtypes and 5-year risk of dementia and Alzheimer disease in patients aged 70 years. *International Journal of Geriatric Psychiatry, 28*(4), 341–350.

Volk, S., & Steffens, D. C. (2013). Post-stroke depression and vascular depression. In H. Lavretsky, M. Sajatovic, & C. F. Reynolds, III (Eds.), *Late-life mood disorders* (pp. 24–269). Oxford: Oxford University Press.

Weiner, R. D., & Krystal, A. D. (2012). Electroconvulsive therapy. In D. G. Blazer & D. C. Steffens (Eds.), *Essentials of geriatric psychiatry* (2nd ed., pp. 305–318). Washington, DC: American Psychiatric Publishing.

Whooley, M. A., & Wong, J. M. (2013). Depression and cardiovascular disorders. *Annual Review of Clinical Psychology, 9*, 327–354.

Wint, D., & Cummings, J. (2013). Comorbid neurological illness. In H. Lavretsky, M. Sajatovic, & C. F. Reynolds, III (Eds.), *Late-life mood disorders* (pp. 295–314). Oxford: Oxford University Press.

Zahodne, L. B., Marsiske, M., Okun, M. S., et al. (2012). Components of depression in Parkinson disease. *Journal of Geriatric Psychiatry and Neurology, 25*(3), 131–137.

Zeki Al Hazzouri, A., Vittinghoff, E., Byers, A., et al. (2014). Long-term cumulative depressive symptom burden and risk of cognitive decline and dementia among very old women. *Journals of Gerontology: Biological Sciences and Medical Sciences, 69*(5), 595–601.

第 4 篇
促进生理功能健康

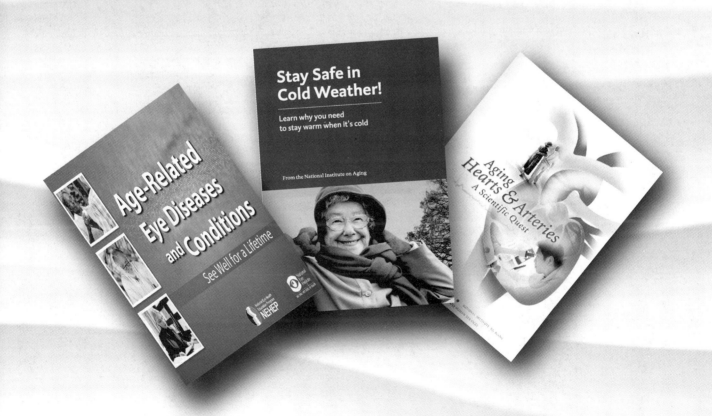

第 16 章 听力

学习目标
阅读本章后，能够：
1. 描述影响听力的年龄相关改变。
2. 识别影响听力健康的危险因素。
3. 讨论影响听力的功能结局。
4. 实施听力的护理评估，重点是识别可促进健康的机会。
5. 通过识别影响老年人听力的危险因素，明确促进其听力健康的护理干预措施。

关键术语	
辅助听力设备	混合性耳聋
听力康复	噪声诱发性耳聋（NIHL）
耵聍	耳硬化
耵聍溶解剂	老年性耳聋
传导性耳聋	感音神经性耳聋
助听器	耳鸣
耵聍栓塞	

许多重要日常活动的实现——包括交流，保护自己远离危险，享受音乐、欢呼、声音——很大程度上取决于良好的听力。在老年人中，危险因素伴随年龄相关变化影响着听力。护士可通过采取改善听力和沟通的健康促进干预措施来促进老年人健康。本章讲解与老年人听力有关的功能结局，并且为护理评估和护理干预提供指导。

影响听力的年龄相关改变

听力功能依赖一系列过程，开始于耳的 3 个部分（外耳、中耳、内耳），终止于大脑听觉皮质对信息的加工。声音根据强度和频率被编码。强度或者振幅反映声音的响度或柔和程度，用分贝（dB）来测量。声音的频率决定音调高低，用每秒的周期重复次数，即赫兹（Hz）来测量。如果受某些危险因素影响，声音的强度和频率可能会改变。甚至在没有危险因素时，老化也可以影响人体对声音频率的感觉，导致老年人出现许多听力问题。

外耳

听力开始于外耳，外耳由耳郭和外耳道组成（图 16-1）。这些软骨结构用于声音定位，从而可以识别声音的来源。随着年龄的增长，耳郭的尺寸、形状、柔韧性会发生改变，毛发也会增长，但是这些变化不影响健康老年人声波的传播。耳道被皮肤覆盖，并有丰富的毛囊和耵聍分泌腺。**耵聍**，又称耳垢，是外耳道自然分泌的物质，它是干燥（成片、灰色）还是潮湿（湿润、棕色或棕褐色）由人体基因决定。耵聍的功能是净化、保护和润滑耳道。耵聍是自然去除的，但是随着年龄增长带来的变化，比如角蛋白浓度增加、耳道毛发的增长和稠密（尤其是男性）、耳道皮肤变薄和变干燥，可引起耵聍堆积。汗腺活性随年龄增长而减小，使耵聍更干、更不易排出，增加了耵聍堆积的可能性。

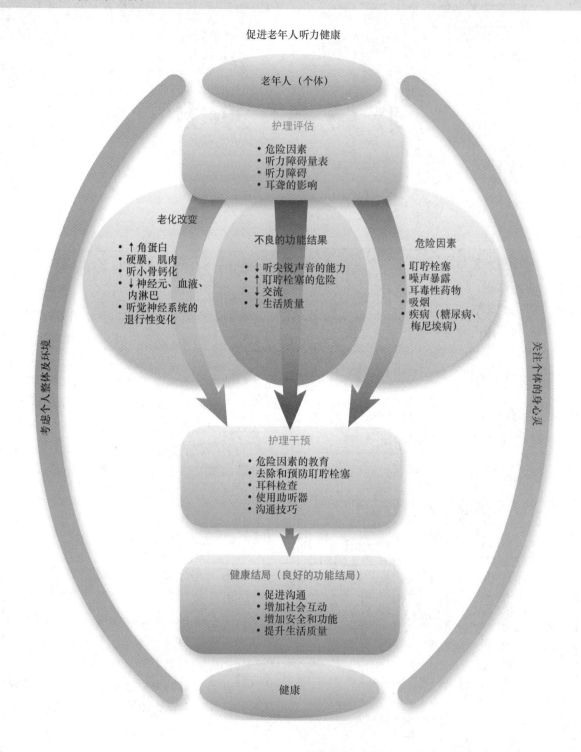

中 耳

鼓膜是透明的、呈珍珠灰色的、类似扁平锥体的有弹性的薄膜，将外耳与中耳隔开。鼓膜的主要功能是传导声波及保护中耳和内耳。随着年龄的增长，胶原组织代替弹性组织，导致鼓膜变薄、变硬。声波振动通过鼓膜传导到三个听小骨——锤骨、砧骨、镫骨。这些骨骼之间相互连接，但又相互独立，犹如杠杆系统，具有放大声波的作用。它们的主要

功能是在充满空气的中耳传导振动，然后将振动经前庭窗传导到充满液体的内耳。声波传导依靠其振动的频率，正常声音的中等范围的频率是最适合的，低频或高频声音的传导效率较低。听骨随着年龄增长发生钙化，可影响振动从鼓膜传导到前庭窗。

中耳的肌肉和韧带参与对噪声的反应及刺激听觉反射，从而保护易损伤的内耳和过滤来自自己的声音或者由于身体运动形成的干扰源。随着年龄的增长，中耳肌肉和韧带退化、变硬，对听觉反射产

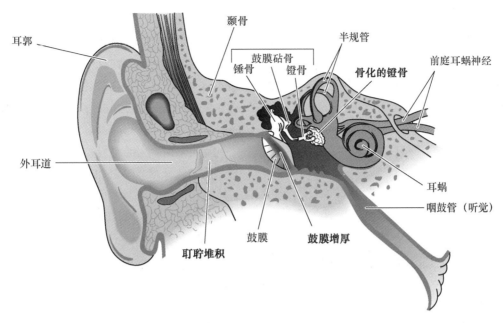

图 16-1　耳部结构
耳部结构的老化改变（粗体字所示）可影响老年人听力

生不利影响。另外，这些退行性改变可降低鼓膜的弹性。

内耳

在内耳，振动被传到耳蜗，耳蜗将振动转换为神经冲动，并且对强度和频率进行编码。神经冲动刺激第 8 对脑神经并且将听觉信息发送到大脑。这个过程主要发生在耳蜗螺旋器的感觉毛细胞上。内耳随着年龄增长发生的变化包括毛细胞减少、血供减少、内淋巴生成减少、基膜减少、螺旋神经节细胞变性、耳蜗核神经元减少。这些耳蜗及内耳结构退行性改变是影响老年人年龄相关听力损伤的首要生理性因素（Lin, Chien, Li, et al., 2012）。

听觉神经系统

从内耳开始，听觉神经纤维通过内耳道进入大脑。听觉神经通路的功能包括定位声音方向、调节听力刺激、将信息从初级听觉皮质传导到听觉联络区。听觉神经系统受所有下列年龄老化的影响：内耳的退行性变、骨沉积引起的耳道变窄、血供减少，以及中枢神经系统改变。最近的研究表明，听觉中枢结构（如初级听觉皮质、听觉脑干）随年龄发生的变化是导致老年人听力下降的重要原因，尤其是

在言语感知方面（Anderson, Parbery-Clark, White-Schwoch, et al., 2012；Eckert, Cute, Vaden, et al., 2012；Konrad-Martin, Dille, McMillan, et al., 2012）。

影响听力健康的危险因素

除了老化因素影响听力，生活方式、遗传、环境、药物、耵聍栓塞和疾病等因素也可以引起听力下降。研究综述指出，引起听力损伤的危险因素有：男性、年龄增长、遗传易感性、暴露于噪声环境、耵聍栓塞、吸烟、吸二手烟、使用耳毒性药物、中学以下文化程度、患有某些疾病（如脑卒中、糖尿病、高血压、心血管疾病）（Adobamen & Ogisi, 2012；Fabry, Davila, Arheart, et al., 2011；Kiely, Gopinath, Mitchell, et al., 2012；Lin, Chien, Li, et al., 2012；Mahboubi, Zardouz, Oliaei, et al., 2013）。

研究主要集中于可改变的因素，例如吸烟、暴露于噪声环境，这些状况可以通过健康促进干预措施解决。研究者也探讨两种或更多危险因素之间可能存在的相关性。例如，有听力损伤遗传易感性的人群可能更容易受到噪声或耳毒性药物的不利影响。因为年龄变化增加了听力损伤的危险，因此识别老

年人的可改变的危险因素尤其重要，进而消除这些危险因素。事实上，危险因素很可能导致了某些老化带来的听力损伤，如暴露于噪声环境或者使用耳毒性物质。框 16-1 总结了影响听力健康的部分独立因素或混合因素。

暴露于噪声环境

长期或间歇地暴露于噪声中是引起听力损伤的一种常见危险因素，它既可以被视为一种个体选择的生活方式，也可以被视为一种环境因素。尽管与职业噪声暴露相比，年龄相关变化可解释听力损伤的大部分原因，但**噪声诱发性耳聋**（noise-induced hearing loss，NIHL）仍是一种重要的、可预防的听力损伤。Sliwinska-Kowalska 和 Davis（2012）的研究综述发现长期暴露于高强度的噪声与下列状况有相关性：

- 内耳的感觉毛细胞损伤
- 听力阈永久性改变
- 言语识别受损

框 16-1　听力障碍的危险因素
遗传易感性
年龄增长
白色人种
暴露于娱乐或工作场所噪声中
吸尼古丁制品
吸二手烟
耳毒性药物
氨基糖苷类（如庆大霉素、新毒素）
抗真菌药（如两性霉素、氟胞嘧啶）
阿司匹林和其他水杨酸物质
顺铂和其他化疗药物
羟氯喹
袢利尿剂（如布美他尼、呋塞米）
大环内酯类（如红霉素、克拉霉素）
非甾体抗炎药
奎宁
喹诺酮类（如环丙沙星、氧氟沙星）
耳毒性环境化学品
一氧化碳
燃料
铅
汞
有机磷酸酯类
苯乙烯
甲苯

- 耳鸣

研究发现噪声诱发性耳聋的风险增加与以下职业有关：农民、矿工、建筑工人、音乐家、酒吧员工和铸锻厂工人（Kelly，Boyd，Henehan，et al.，2012. Onder，Onder，& Mutlu，2012；Singh，Bhardwaj，& Kumar，2012；Sliwinska-Kowalska & Davis，2012；Yankaskas，2013）。某些娱乐活动与噪声诱发性耳聋风险增加有关，如使用 MP3 播放器和音响系统听音乐、狩猎和标靶射击、驾驶越野车和摩托车、操作电动工具（如链锯、落叶清扫机、钻头）（Humann，Sanderson，Gerr，et al.，2012；Neitzel，Gershon，McAlexander，et al.，2012）。暴露于工作场所或环境中的毒性化学物质是听力损伤的另一个危险因素。从 20 世纪 90 年代就开始调查此因素，目前的研究集中于金属、溶剂、窒息性气体、农药或除草剂。研究也表明了两种危险因素的协同作用，如噪声和耳毒性药物（Kirchner，Evenson，Dobie，et al.，2012）。尽管美国国家职业安全与健康研究所强制执行工作场所噪声安全标准，但在这些标准制订之前，许多老年人已经暴露于工作场所的噪声中。因为噪声诱发性耳聋和年龄相关变化的效应是累积的，听力损伤直到成人后期才会引起注意。图 16-2 显示多种活动的噪声水平。声音超过 80dB 可认为具有潜在耳毒性。

耵聍栓塞

耵聍栓塞（也称耳垢栓塞）是引起老年人听力损伤的常见原因，高达 57% 的养老院居民经历过耵聍栓塞（Roland，Smith，Schwartz，et al.，2008）。年龄增加使得耵聍更加干燥并且更加浓稠，增加了栓塞的风险。助听器的使用也增加了耵聍栓塞的可能性，同时耵聍栓塞也损害或干扰了助听器的功能。另外，耵聍栓塞也可以引起疼痛、中耳炎、耳鸣、头晕、头胀、咳嗽。耵聍栓塞是可预防、可治疗的，可以改善听力的护理干预是可行的（随后在本章讨论）。

耳毒性药物

药物副作用可通过损伤听神经的耳蜗部和前庭部引起或加重听力损伤。尽管早在 1 个多世纪以前

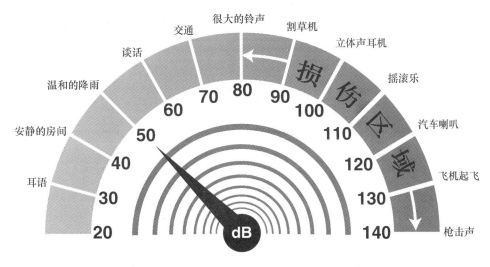

图 16-2　一般活动的噪声水平用分贝（dB）来测量
声音超过 80 dB 有潜在耳毒性

已注意到奎宁和水杨酸类的耳毒性，但药物的耳毒性作用并没有得到临床上的重视。虽然年龄作为独立因素不会增加药物耳毒性风险，但老年人更有可能服用耳毒性药物，如阿司匹林和呋塞米。其他的影响因素常发生在老年人群中，从而增加了耳毒性风险，这些因素包括肾衰竭、长期使用耳毒性药物、两种耳毒性药物的协同作用（如呋塞米和氨基糖苷类抗生素）。框 16-1 列出了可能具有耳毒性的药物。当耳毒性药物毒性与剂量相关时，比如顺铂，谨慎监测药物剂量并适时调整，可预防和减轻听力损伤（Dille，Wilmington，et al.，2012）。耳毒性药物对听力的损伤是潜在可逆的，但如果听力损伤被错误地认为是不可避免、不可逆的退行性变时，耳毒性药物作为一种致病因素可能会被忽视。

健康机会

听力损伤的可改变、可预防的危险因素包括噪声、药物、耵聍栓塞。

疾病过程

　　耳硬化是一种听小骨的遗传性疾病，它可引起镫骨前庭窗底板僵硬。虽然耳硬化通常开始于青少年或成年早期，但直到成年中期或后期，当年龄与疾病因素混合时，听力损伤才会被察觉。耳硬化首先引起传导性听力损伤，但是感觉神经障碍也会出现。最初，听轻柔的和低沉的声音有困难，当听力损伤加重时，患者可能会出现头晕、耳鸣或平衡等问题。

展开式案例学习

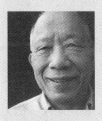

第 1 部分：H 先生，60 岁

　　H 先生 60 岁，经营一家小型房屋改造公司。他从事木匠工作已经 38 年，但在过去的 9 年中，他花大部分时间在办公室管理他的公司。他喜欢在周末打猎和钓鱼。从 16 岁开始，他每天吸两包烟。他的妻子已经告诉他：她认为他只听他想听的。H 先生承认他把电视机的音量调得比以前大，但否认有任何"真正的听力问题"。

思考题

- 哪些年龄相关变化和危险因素导致了 H 先生听力损伤？
- 哪些环境因素会导致 H 先生听力损伤？
- 描述 H 先生可能经历的听力损伤。

梅尼埃病和听神经瘤是听觉系统疾病，通常会引起听力损伤。某些医疗状况与全身性疾病也可引起或加重听力损伤，如糖尿病、高血压、脑膜炎、甲状腺功能减退、颅脑损伤、高热、乳头乳晕湿疹样癌（Paget 病）、肾衰竭、心血管疾病、头颈部肿瘤放疗、病毒感染（如麻疹、流行性腮腺炎）。

影响听力健康的功能结局

2010 年，31.2% 的 65 ～ 74 岁人群、40.3% 的 75 ～ 84 岁人群、58.6% 的 ≥ 85 岁人群有听力损伤（Federal Interagency Forum on Aging-Related Statistics，2012）。图 16-3 按年龄和性别分别显示老年人报告的听力损伤的比例。听力损伤在具有前文所提到的一个或多个危险因素的人中最为常见。

听力损伤按损伤部位可分为：

- **传导性耳聋**：由于外耳和中耳异常而干扰声音传导所引起。
- **感音神经性耳聋**：由于老化或噪声所致内耳感觉和神经结构异常引起。
- **混合性耳聋**：既涉及传导性损伤，也涉及感音神经性损伤。

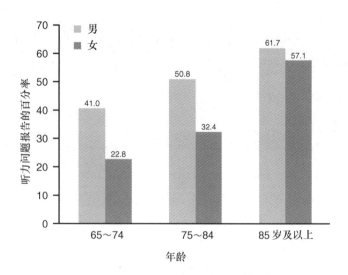

图 16-3 2010 年按年龄和性别报告的存在听力损伤的老年人比例

来源：Federal Interagency Forum on Aging-Related Statistics.（2012）. Older Americans 2012: Key indicators of well-being, Indicator 17, Table 17a. 网址：http://agingstats.gov.

对交流的影响

言语的准确理解取决于语速、声音的频率、环境噪声及内耳功能。对高频音调的听力通常在成年早期开始下降；当男性到 30 岁、女性到 50 岁时，对所有频率的听力敏感度都会有所下降。

人们的言语理解直接受到音素频率的影响，音素即语音的最小单位。一个单词的每个音素有不同的频率，一般来说，元音有较低的频率，辅音有较高的频率。虽然多数单词的音素有较低范围的频率，但发咝音的辅音（有吹口哨的音质，如 ch、f、g、s、sh、t、th 和 z）有较高范围频率。因为最早、最普遍的老化导致的听力变化对人体高频率声音编码能力有影响，所以发咝音字母丰富的单词最容易受到听力系统老化的影响。例如，研究证实，与对辅音的辨别能力相比，年长的倾听者更能够辨别元音（Fogerty，Kewley-Port，& Humes，2012）。

老年性耳聋是感音神经性听力损伤，其发生与听力组织结构的老化退行性变有关。老年性耳聋通常出现在双耳，但是双耳听力损伤的程度可能不同。早期老年性耳聋的功能性损伤表现为对高频声音和发咝音的辅音的听力丧失。当高频声音被滤掉时，词语变得扭曲、混乱，句子变得支离破碎。例如，患有老年性耳聋的患者也许会将"I think she should go to the store"理解为"I wish we could go to the show"。这个特点被称为语音辨别减弱，受讲话者说话速度的影响：快速、慢速或含糊的言语可增加老年人辨别词语的困难。随着听力损伤的进展，爆破辅音也会被曲解，如 b、d、k、p 和 t。

背景噪声和环境条件（比如存在回声或音效不好）可与感音神经性听力损伤产生混合效应，甚至在没有明显听力损伤的情况下，可干扰老年人识别词语的能力。比如在医院或长期照护机构中的老年人，他们可能特别容易受到背景噪声的影响，但工作人员却对此背景噪声已经习以为常。一个相关的功能性损伤表现为感音神经性听力损伤对语言或噪声来源空间位置的识别能力产生干扰（Glyde，Cameron，Dillon，et al.，2013）。

传导性耳聋以声音强度的减小、听元音和低频音调困难为特点。与老年性耳聋相反，一旦达到声音阈值，所有的声音频率都会被听到；并且，背景噪声不会太多干扰对言语的理解。通常，此类患者有耳硬化、鼓膜穿孔或其他耳部疾病的既往史。在老年人中，耵聍栓塞是常见的促发因素。传导性耳聋发生于单耳还是双耳取决于致病因素（表 16-1 总结了影响听力的年龄相关改变所致的功能结局）。

听力损伤对整体健康的影响

良好的听力是交流的主要组成部分，它可以让人们感受幽默、欣赏音乐、获取信息、与别人联系、应对威胁。因此，听力缺陷在许多方面不可避免地影响人体安全、功能和生活质量。研究综述明确了听力损伤对老年人整体健康和生活质量的影响：

- 降低躯体和认知功能
- 功能退化
- 良好生活质量的感知：听力损伤者只有 39% 认为生活质量良好，没有听力损伤者则有 68% 认为生活质量良好
- 是寂寞、孤独的一个原因，参加社交活动减少

表 16-1 影响听力的年龄相关改变所致的功能结局		
结构	改变	结局
外耳	<ul><li>毛发更长、更厚</li><li>皮肤更薄、更干燥</li><li>角质增多</li></ul>	潜在的耵聍栓塞及随之发生的声音传导受损
中耳	<ul><li>鼓膜弹性减弱</li><li>骨钙化、硬化</li><li>肌肉和韧带退化与僵硬</li></ul>	声音传导受损
内耳与神经系统	<ul><li>神经元、内淋巴、毛细胞和血供减少</li><li>螺旋神经节和动脉血管的退行性变</li><li>基膜弹性减弱</li><li>中枢处理系统退行性变</li></ul>	老年性耳聋：听高频声音的能力减弱，尤其在有背景噪声情况下

- 社会技能差的自我感知增强，从而导致自尊心降低
- 抑郁的发生率升高
- 自律性降低
- 更加依赖别人

（Ciorba，Bianchini，Pelucchi，et al.，2012；Hawkins，Bottone，Ozminkowski，et al.，2012；Li-Korotky，2012；Mondelli & de Souza，2012）

一项研究评估了听力损伤与活动受限的相关性，结论认为严重的听力下降与否可导致独立生活或需要正式的支持服务及安置两种不同的生活状态（Gopinath，Schneider，McMahon，et al.，2012）。

尽管研究者已经发现听力损伤与认知功能障碍之间存在较强的相关性，但许多关于因果关系的问题仍然存在。例如，Lin（2011）分析来自美国的代表性老年人样本数据，发现听力损伤与认知功能下降得分呈独立性，但是对于听力损伤是认知功能下降的可变危险因素还是早期指标并不明确。纵向数据表明，在社区居住的老年人中，听力损伤既与认知功能损伤加速下降有关，又与增加认知障碍发生率有关（Lin，Yaffe，Xia，et al.，2013）。一项研究发现，养老院居住者中听力损伤越严重的人，其认知功能越差（Jupiter，2012）。

考虑听力损伤对认知功能的影响是很重要的，因为任何感觉刺激的减少都可干扰对信息的感知和处理。听力损伤也会影响心理状态评估，因为当人们不能分辨词语时，他们可能不愿意回答问题，这样不会冒因为回答错误而被人认为呆傻的风险。认知能力测试表现差可引起一种错误的认识，即认为该人有认知障碍或者痴呆，但事实上这个人有听力损伤。另外，当听力损伤干扰某人正确感知现实的能力时，可导致多疑、妄想、与现实脱离联系。当对话只有部分被听到时，该人可能认为此对话与其有关，就可发生被害妄想。

除了对生活质量有消极影响之外，听力损伤也会影响老年人的安全与功能。例如，当火灾、救护车或其他紧急情况的警报信号响起时，有听力损伤的人可能没有反应。除了造成实际的安全危害外，听力损伤可使人们对个人安全产生恐惧和焦虑。

对于年龄增长和听力损伤的消极社会态度可对听力困难的老人产生双重的消极影响。老年人可能不愿意承认听力损伤，从而选择减少交流的机会，

而不是去面对听力损伤所带来的耻辱。老年人这些态度和伴随的行为可导致心理社会结局，比如寂寞、抑郁，甚至可产生社会隔离。

影响听力的病理状态：耳鸣

耳鸣指在没有相应外部声源的情况下，持续感觉到铃声、轰鸣声、吹风声、嗡嗡声或其他噪声。在美国，年龄在 60 ～ 69 岁的成人中大约有 31% 经历过耳鸣，85% ～ 96% 有耳鸣的人还伴有听力损伤（Ruppert & Fay，2012）。耳鸣是疾病表现的症状之一，例如耵聍栓塞、梅尼埃病、外伤性脑损伤或颞下颌关节功能紊乱。年龄增长和噪声暴露增加这两个危险因素最常与耳鸣有关，也与听力损伤有关。与这两个因素类似，框 16-1 列举的耳毒性药物也可引起耳鸣与听力损伤。咖啡因、酒精、尼古丁可加重耳鸣。

展开式案例学习

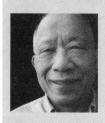

第 2 部分：H 先生，69 岁

H 先生 69 岁，已经退休几年了。他根据季节每周花几天打猎和钓鱼。他也常在他的地下室做家具和其他木工活。他一直吸烟，但已经减少到每天一包。他妻子和他每周参加当地老年中心的"午餐聚会"小组活动，而你是那里的护士。因为 H 夫人担心她丈夫的听力，所以他们预约和你谈话。H 先生将他的问题归咎于"岁数大了"，拒绝接受助听器的使用评估，因为他不认为助听器可以有任何帮助，并且认为"助听器除没有帮助以外，还会显得别扭"。

思考题

- 什么因素导致 H 先生听力损伤？
- 什么环境和其他情况使得 H 先生的听力更差？
- 什么观念或误解可能影响 H 先生对听力问题和潜在干预措施的认识？

QSEN 应用

QSEN 核心能力	知识 / 技能 / 态度	应用于 69 岁的 H 先生
以患者为中心的护理	（K）整合以患者为中心的护理的多个维度的认识 （K）讨论有效交流的原则 （S）引出患者的价值观、偏好、表达的需要 （A）从患者角度评价医疗卫生状况	识别 H 先生对听力损伤和助听器的误解，并无偏见地提供正确信息 在见面时，鼓励 H 夫人向 H 先生直接表达她的关心，这样一些问题可以被解决，误解可以被纠正

注：QSEN 即 quality and safety education for nurses，护理人员品质与安全教育

护士的首要责任是鼓励有耳鸣的人与他们的初级保健医生讨论症状，以识别可逆的或严重的原因。如果耳鸣是单侧的，或伴随头晕，或一只耳感觉到动脉搏动，有必要将患者转诊到专科医师（Agency for Healthcare Research and Quality，2012）。护士也可以强调即使相关疾病存在时，助听器的使用也会减轻或者至少改善耳鸣的症状。

听力的护理评估

听力的护理评估旨在识别以下情况：
- 干扰听力健康的因素
- 实际的听力损伤
- 听力损伤对安全和生活质量的影响
- 改善听力健康的机会
- 实施干预的障碍

以上每一个因素对于帮助老年人和他们的照护者弥补老年人听力损伤都是重要的。可通过访谈、观察行为线索和听力测试来进行护理评估。

关于听力改变的访谈

使用访谈问题（例如框 16-2 中的一些问题）获取下列内容的相关信息：①现存的和过去的危险因素；②访谈对象对听力损伤的知晓和确认情况；③听力损伤造成的心理社会影响；④可能会影响健康促进干预的态度。访谈以听力损伤家族史和长期暴露于噪声环境的个人史等问题为开端。使用耳毒性药物作为一个危险因素，可在听力评估中或用药史中对此因素进行询问。

如果老年人没有进入讨论听力问题的状态，可以直接问问题，比如"您认为您有听力下降吗？"如果护理评估发现了提示存在听力损伤的行为信号，但老年人否认自己有听力问题，可尝试通过询问如"我注意到您将左耳转向我，是不是您的那只耳朵听力好一些？"这类问题获得更多的信息。

> **健康机会**
>
> 护士通过询问听力损伤对老年人生活质量的影响来了解老年人整体状态。

框 16-2　听力评估指南

识别听力损伤危险因素的问题
- 您有听力损伤或耳聋的家族史吗？
- 您曾经在工作或者休闲活动时处于过于嘈杂的噪声中吗？
- 您是否有糖尿病、甲状腺功能减退、梅尼埃病或者乳头乳晕湿疹样癌病史？
- 您服用过什么药物？（参看框 16-1 识别潜在的耳毒性药物）
- 您的耳朵曾经发生过耵聍栓塞吗？

评估对听力损伤的认识和存在的问题
- 您的听力有问题吗？
- 您理解对话或听词语的能力有任何变化吗？
- 您受到耳中噪声比如出现铃声或嗡嗡声的困扰吗？

承认听力损伤的问题
- 您注意到听力损伤有多长时间了？
- 您注意过您的左耳和右耳听力有差异吗？
- 听力下降是逐渐出现还是突然出现的？
- 谈谈您的听力困难情况。
- 是不是有一些情况，比如噪声环境或特别的语音或声音非常干扰您的听力？
- 您的听力损失干扰您与他人或群体交流的能力吗？
- 您想做但因为听力问题觉得您不能做的活动吗？
- 您有过或者考虑过接受助听器使用评估吗？
- 您尝试过使用助听器吗？

识别疾病预防和健康促进教育机会的问题
- 被访谈者是不是参加过使其暴露于噪声中的活动，如做木工或修剪草坪？如果是，他或她了解戴护耳器的重要性吗？
- 如果被访谈者有耵聍栓塞的病史，他或她采取预防措施了吗？
- 被访谈者吸烟或者居住的房屋有吸烟者吗？如果有，被访谈者是否意识到吸烟是听力损伤的危险因素了吗？
- 被访谈者对听力损伤的态度是什么？
- 听力损伤是不是被认为是正常的和无法治愈的？
- 使用助听器是不是被认为丢人？
- 如果被访谈者拒绝听力评估，阻碍是什么？（例如：是不是经济或交通上的限制干扰了助听器的使用）
- 听力损伤是否导致孤独、抑郁、妄想或低自尊？
- 被访谈者正常的交流状态是什么？听力损伤怎样影响其平常的交流方式？（例如被访谈者生活在一个常需要使用电话的环境中）
- 被访谈者是不是住在一个噪声环境中，并发现这可以使其从听力损伤状态中解脱出来？
- 如果被访谈者住在一个每天以群体活动为主的环境中，他或她想参加这些活动吗？

对有听力损伤老年人，护理评估还要了解他们对助听器或其他干预方法的态度和观念。这对促进听力健康是很重要的，因为数据显示在 50 岁以上的有听力损伤的人中，只有 14.3% 使用助听器（Chien & Lin, 2012）。常见的使用助听器的阻碍因素如下：

- 认为助听器作用不大
- 担心花费
- 安排评估有困难
- 没有交通工具参加约见
- 因为助听器被看到而感到尴尬
- 缺乏灵活使用小型助听器的手灵巧度

另外，护理评估要考虑老年人不去主动改善交流，甚至可能偏向于与社交隔离或者限制交流的机会。老年人避免与人交流的愿望是否与痴呆、抑郁、保持亲密关系或居住安排等存在相关性，考虑这些因素也是很重要的。

老年人听力损伤量表（hearing handicap inventory for the elderly，HHIE-S）是一个有 10 个条目的问卷，可在 5 分钟左右评估老年人是否有听力损伤及其功能结局（图 16-4）。该量表在 20 世纪 80 年代被广泛使用，并且被哈特福德老年护理研究所推荐为测量听力损伤的社会和情绪影响的有效的、可信的工具。

健康机会

护士可通过让老年人使用 HHIE-S 量表，以及查看评估结果来确认目标，从而提高老年人的自理能力。

条目	是（4分）	有时（2分）	否（0分）
当您与陌生人交流时，听力下降会使您感到尴尬吗？	_____	_____	_____
当您与家人聊天时，听力下降会让您感到沮丧吗？	_____	_____	_____
当有人小声说话时，您听起来会感到困难吗？	_____	_____	_____
听力问题使您觉得自己有生理缺陷吗？	_____	_____	_____
当您拜访亲朋好友、邻居时，听力下降会给您带来困难吗？	_____	_____	_____
听力问题让您不太想去参加社区活动吗？	_____	_____	_____
听力问题使您与家人发生过争执吗？	_____	_____	_____
听力问题影响您看电视或听收音机吗？	_____	_____	_____
听力问题限制或妨碍了您的个人生活或社会活动吗？	_____	_____	_____
当您与亲戚或朋友在外就餐时，听力问题会给您带来麻烦吗？	_____	_____	_____

原始分数 _____ （每个条目得分的综合）

原始得分的解释
  0～8=13%的可能性存在听力损伤（无障碍/无需转诊）
10～24=50%的可能性存在听力损伤（轻至中度障碍/转诊）
26～40=84%的可能性存在听力损伤（严重障碍/转诊）

图 16-4 老年人听力损伤量表（筛查版）（HHIE-S）

经许可转载自 Ventry, I., & Weinstein, B.（1983），Identification of elderly people with hearing problems（pp.37-42）. the entire reference "Rockville, MD...Association." Permission is from Lippincott Williams & Wilkins, publisher of the Ear & Hearing Journal.

观察行为信号

是否存在听力损伤、这种障碍造成的心理社会结局，以及对辅助设备的个人态度等方面的重要信息，可以从与听力损伤有关的行为信号中获得。如果老年人否认已经被别人注意到的听力缺陷，其行为信号可作为评估信息的重要来源。由于起病缓慢，老年人否认听力缺陷可源于缺乏对听力损伤的认知；或由于如果老年人与社会隔离，否认听力损伤也可源于缺少交流机会。感到尴尬或者错误的想法，即认为听力损伤是年龄增长带来的不可避免的和无法治愈的后果，也可以导致否认听力损伤。框 16-3 列举了一些行为信号，护士应把它们作为听力评估的一部分。

使用听力评估工具

护士对听力进行评估时，使用耳镜检查耳，使用音叉检测听力。耳镜检测的目的是确认是否有耵聍栓塞和其他干扰听力的因素，音叉测试的目的是检测听力损伤和区分是传导性耳聋还是感音神经性耳聋。框 16-4 描述使用耳镜和音叉对听力实施护理

评估的流程。手持式音频示波器是护理指南推荐的另一个评估工具，但是这个工具不像耳镜和音叉一样被广泛使用。当听力损伤被确认时，护士可向老年人推荐在语言和听力中心或由专业医师（如耳鼻喉科医师）进行进一步的评估。

护理诊断

护理评估可以识别现存的听力损伤或其危险因素。为了强调健康促进的目的，我们使用"加强沟通的准备"这一诊断，它的定义是"一种与别人交流信息和想法的模式，通过这种模式可以满足人的需要和达到生活目标，并且可以被加强"（Herdman，2012，p.274）。如果听力损伤引起的心理社会结局被确认，相关的护理诊断可包括焦虑、社交障碍、应对无效、有孤独的危险。当听力损伤严重并且人体安全体系没有相应补偿时，"有受伤的危险"可作为一个适用的护理诊断。

健康结局计划

当听力损伤的危险因素被确认时，一个适合的护理结局分类（nursing outcomes classification，NOC）术语是"危险控制：听力损伤"，其定义是"了解、预防、排除或减少对听觉功能的威胁的个人行为"（Moorhead，Johnson，Maas，et al.，2012，p.442）。两个适合有听力损伤或耳鸣的老年人的 NOC 术语是"听力补偿行为"和"感觉功能：听觉"。另外，与听力损伤引起的功能结局有关的 NOC 术语是：交流、抑郁程度、参与休闲活动、孤独的严重程度、个人安全行为、社会参与以及社交

框 16-3　评估与听力有关的行为信号的指南

听力缺陷的行为信号

- 回答问题不恰当或不回答，尤其在缺少唇读机会时
- 没有提示时跟不上口头指示
- 注意力持续时间短，注意力易分散
- 频繁要求重复或澄清语言交流
- 认真观察讲话者
- 嘟囔着讲话者的话
- 将一只耳转向讲话者
- 过于接近讲话者
- 对大的噪声环境缺乏反应
- 说话声音太大或口齿不清
- 不正常的言语特点，如单调
- 误解别人正在谈论他或她

引起心理社会结局的行为信号

- 反常地回避群体环境
- 对社交活动缺乏兴趣，尤其是对那些需要语言交流的活动或是老年人以前喜欢的活动（如宾果游戏、打牌）

关于辅助设备的行为信号

- 不使用已经购买的助听器
- 不能获取助听器的电池
- 使用辅助设备时出现尴尬表情

框 16-4　耳镜和音叉评估指南

使用耳镜评估干扰听力的因素

- 将耳镜倒转，将手放于患者头部固定仪器
- 在插入诊视器前，将耳垂拉向后上方，并轻轻向后倾斜患者头部朝向对侧肩
- 如果耵聍积聚干扰检查或堵塞耳道，遵循护理干预部分描述的耵聍清除流程
- 老年人正常的耳镜检查结果如下：
  - ◆ 少量耵聍
  - ◆ 粉白色上皮层，无发红或病变
  - ◆ 珍珠灰色的鼓膜，透亮度低于年轻人
  - ◆ 有来自鼓膜脐前下方的光反射
  - ◆ 可见物

使用音叉监测听力障碍

- 使用频率为 512 ～ 1024 cps（Hz）的音叉
- 牢牢地握住音叉的干部
- 用手掌或用橡胶反射锤敲击音叉，然后让它振动

韦伯试验

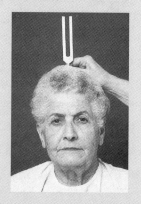

经许可转载自 Bickley, L.S., & Szilagyi, P.G.（2009）. Bates' guide to physical examination and history taking（10th ed.）. Philadelphia, PA：Lippincott Williams & Wilkins.

步骤：将振动的音叉的尖部放在被检查者的额部正中或头部顶端。询问他们在哪个部位听到声音以及一只耳听到的声音是否大于另一只耳。

正常表现：双耳听到的来自音叉的声音是一样的。

异常表现：一只耳听到的音叉声音更大，提示可能存在听力损伤。

林纳试验

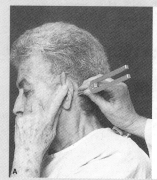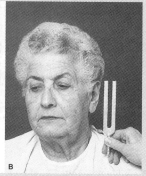

经许可转载自 Bickley, L.S., & Szilagyi, P.G.（2009）. Bates' guide to physical examination and history taking（10th ed.）. Philadelphia, PA：Lippincott Williams & Wilkins.

步骤：遮住一只耳，然后将振动的音叉放于另一只耳的乳突处，直到患者表明听不到振动声为止。然后迅速将音叉放于外耳道前面，并且将音叉尖部靠近外耳道。

正常表现：在外耳道听到音叉振动的持续时间大约是在颞骨乳突部听到音叉振动的时间的 2 倍。

异常表现：在外耳道听到音叉振动的持续时间少于在颞骨乳突部听到音叉振动的时间的 2 倍。在这种情况下，患者应当进行听力损伤的进一步检查。

展开式案例学习

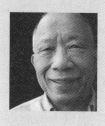

第 2 部分：H 先生，69 岁（续）

回顾 H 先生，69 岁的他在当地老年中心参加活动，你是那里的护士。你与 H 先生和 H 夫人见面，讨论 H 夫人对丈夫听力问题的担心。

思考题

- 你将使用框 16-2 和框 16-3 中的哪些问题和条目来评估 H 先生？
- 你会让 H 夫人参与评估吗？如果是，她该如何参与？

- 此时此刻，你将给 H 先生哪些健康促进的建议？

技能。如何通过护理干预达到这些结局将在随后的章节中讨论。

听力健康的护理干预

促进老年人听力健康

促进老年人听力健康的护理干预集中在预防听力损伤、帮助老年人弥补听力缺陷、使用交流方法促进最佳交流。达到这些目标的特殊干预措施将在接下来的部分详细讨论。在护理计划中，可使用下列相关的护理干预措施分类术语：增进沟通：听力损伤；耳部护理；环境管理：安全；环境管理：危险防范；健康教育；健康筛查；卫生系统指导；危险识别。

促进老年人听力健康

对老年人来说，纠正"听力损伤是岁数增长带来的不可避免且无关紧要的影响"这个认识误区是很重要的。应强调人们可以采取措施保护听力，并且告诉老年人噪声和老化这两个危险因素可使听力下降加剧。例如，许多老年人从事可导致噪声诱发性耳聋的娱乐活动或职业活动，他们也许没有意识到年龄相关变化增加了听力损伤发生的可能性。同样地，已经有听力损伤和意识到尼古丁具有耳毒性的人们也会更有动力去戒烟。我们鼓励有听力损伤和服用耳毒性药物（框 16-1 所列出的）的老年人与保健医生讨论听力损伤的危险因素。使用框 16-5 中的内容教育老年人采用健康促进行为来预防和应对听力损伤。

护士可告诉患者使用自我评估（例如使用 HHIE-S）和听力测定对听力进行筛查的重要性。老年人常在社区或住所接受群体筛查，只要这些项目的发起人不是在促销某种特殊类型助听器，这些普查可能会是一种有用的资源。每当护理评估确认了老年人实际或可能存在的听力损伤，干预便集中在进行合适的转诊以实施医疗和听力评估，具体请看"听力缺陷补偿"部分。

健康机会

护士可强调，尽管预防听力损伤的干预最好在生命早期就开始进行，但保护耳远离噪声何时开始都不会太迟。

框 16-5　关于听力的健康促进教育

听力损伤的预防

- 由于暴露于嘈杂的噪声中是引起听力损伤的主要因素，减少暴露和使用护耳器是合适的措施（如修剪草坪，使用气动或电动马达）
- 由于吸烟增加了听力损伤的风险，可以把它作为戒烟的另一个原因

听力损伤的早期检查与治疗

- 由于某些药物和疾病可导致听力损伤，需咨询家庭保健医生以全面评估
- 检查你的耳是否有耵聍栓塞；如果有耵聍栓塞，咨询家庭保健医生如何处理耵聍栓塞
- 在语言和听力中心进行听力评估，评估是否需要助听器、辅助听力设备或听力康复服务
- 考虑到安全和改善生活质量，可使用声音放大装置（例如听筒、收音机、门铃）或声音替代装置（如可闪烁的灯、闭路字幕电视）
- 在公共场所（如教堂、剧院、政府大楼）充分利用辅助听力装置

预防和减轻耵聍栓塞

护士通过干预和健康教育促进听力健康，旨在减轻和预防耵聍栓塞所致的听力损伤。在耵聍被清除前，非处方药**栓塞溶解剂**（即用于软化耵聍的滴耳液）常用于软化耵聍。Bluechek 等（2013）总结了以下与预防和减轻耵聍栓塞有关的耳部护理工作：

- 指导患者如何清洁耳朵
- 告诉患者不要使用小于患者指尖的物品清除耵聍
- 控制过多的耵聍积聚
- 如果等待观察、人工清除、耵聍溶解剂无效，可考虑用耳灌洗来清除过多的耵聍
- 适时咨询耳护理专业医师

框 16-6 总结了患者教育和与耵聍栓塞有关的直接干预的推荐意见。记住监测和转诊是耵聍栓塞反复发作老年人必要的干预措施，尤其是那些使用助听器的老年人。

听力缺陷的补偿

当护理评估确认听力损伤时，首要的干预措施是确保由专业人员实施医疗评估，以确认听力损伤可处理的病因。当进行听力损伤评估方面的教育时，评价不同耳护理专业人员的资质是有帮助的，具体评价内容请参看框 16-7。听力损伤的干预措施包括

框 16-6　循证实践：耵聍栓塞指南

问题陈述

- 耵聍正常以自净机制通过耳道排出，但是耵聍过多或耵聍栓塞可发生在高危人群中，例如老年人、认知功能受损者和助听器使用者
- 耵聍栓塞影响 19%～65% 超过 65 岁的老年人，并且经常诊断不明或不能彻底治疗
- 耵聍栓塞可引起听力损伤、认知功能降低和一些症状，如疼痛、发痒、耳鸣、咳嗽、头晕和头胀
- 耵聍栓塞通过减小声音强度、改变耳共振特性、引起回声和不良拟合而干扰助听器的性能
- 被送去修理的助听器中 60%～70% 的损害原因是耵聍栓塞
- 大量数据表明清除耵聍栓塞可改善听力
- 老年患者通常不会意识到他们有对听力有潜在损伤作用的耵聍栓塞，或者也没有意识到耵聍栓塞的清除可改善他们的听力；他们甚至认为自己的听力没问题

护理评估推荐意见

- 当老年人出现听力损伤、耳痛、耳鸣、咳嗽、眩晕等任何一个表现时，应安排或实施一次耳镜检测
- 应为使用助听器的老年人每 3～12 个月安排或实施一次耳镜检测

患者教育推荐意见

教育老年人及其照顾者下列措施：

- 通过预防性地使用耵聍溶解剂降低发生耵聍栓塞的风险
- 不在耳道中使用棉签或其他任何异物
- 确保助听器清洁和适当护理
- 如果患耵聍栓塞的危险升高，应每 6～12 个月由有资质的卫生保健人员清洁和检查耳部

护理推荐意见

耵聍溶解剂

- 耵聍溶解剂是蜡柔软剂，它可分解耵聍，减少其他干预的实施

- 三种类型的耵聍溶解剂分别是水溶剂（如水、盐水、多库酯钠、过氧化氢、碳酸氢钠）、油溶剂（如扁桃仁油、矿物油、橄榄油）、非水非油溶剂（如 Debrox、Audax）
- 研究比较了两种或多种耵聍溶解剂，结果表明任何种类的耵聍溶解剂均好于无治疗，但是没有哪种溶解剂效果好于其他种溶解剂

清洁耵聍

- 清洁的目的是改善听力，不是尝试清除所有的耵聍
- 由有资质的专业人员通过各种方法谨慎清除栓塞的耵聍，所用方法包括冲洗、用特殊的工具手动清除
- 清除前 15 分钟或前几天滴入耵聍溶解剂，可提高治疗成功概率
- 有耳外伤史、耳道畸形、鼓膜不完整者，不应实施耳灌洗；糖尿病患者谨慎使用耳灌洗

潜在的伤害性干预

- 因为棉签可引起进一步栓塞和其他并发症，甚至可能是原发性栓塞的原因，因此不应使用棉签
- 家用口腔清洗剂和棉签均与耳道伤害风险增加有关
- 耳烛（又称耳锥或热耳疗法）是清除耵聍常用的替代疗法。研究表明耳烛并没有效果，而且有较大风险

参考文献

Loveman, E., Gospodarevskaya, E., Clegg, A., et al. (2011). Ear wax removal interventions: A systematic review and economic evaluation.British Journal of General Practice. doi:10.3399/bjgp11X601497.

Roland, P.S., Smith, T.L., Schwartz, S.R., et al. (2008). Clinical practice guideline: Cerumen impaction. Otolaryngology——Head & Neck Surgery, 139, S1-S2.

Roth, Y., Oron, Y., & Goldfarb, A. (2011). Limited good-quality evidence available on earwax removal methods. Evidence-Based Nursing, 14 (2), 60-61.

框 16-7　耳护理专业人员指导

耳鼻喉科专家、耳鼻喉科医师、耳鼻喉科学家（所有条目交替使用）是医学或骨科的执业医师。他们受过专业训练并得到美国耳鼻喉科学委员会认证。工作内容如下：

- 对影响耳、鼻、喉和头颈颌面部的疾病进行医疗及外科干预的诊断与管理
- 耳部功能失调的诊断与治疗：听力损伤、耳鸣、耳部感染、耳部疼痛、耳源性眩晕
- 耳科医生是耳鼻喉科专业的专科医生，他们的工作内容包括：
  - 耳部疾病的诊断与治疗
  - 听力损伤的外科干预：中耳整复术、镫骨切除术、人工耳蜗和中耳移植

听力学家是专业认证的专业人员，他们得到执业所在州的许可。教育要求最低限度为听力学硕士学位，在某些州最低限度为听力学博士学位（Au.D.）。获得由美国演讲语言听力协会或美国听力学委员会颁发的听力学临床能力认证（Certification of Clinical Competency in Audiology, CCC-A）。

听力服务内容有：

- 诊断与治疗听力及平衡紊乱，包括听力损伤的类型和程度
- 开具处方、安装助听器和听力辅助设备
- 沟通策略咨询

助听器专家或助听器调配师由每个州进行认证，他们专门从事听力设备测试工作，以确保最好类型的听力仪器用于销售、租借。他们也为助听器使用者提供持续的护理和设备调整服务。

声音放大、手术治疗和听力康复。护理干预措施应集中于进行转诊以获得医疗和听力评估。有时，护理干预需要去消除阻碍老年人获得助听器的因素，见"听力的护理评估"中助听器部分。

声音放大

声音放大通过使用助听器或听力辅助设备来实现，通常两者联合使用。助听器是单独处方并且需要听力服务，但听力辅助设备非个体化的，且没有专业帮助或推荐也可获得。

任何非个体化的，为个人或群体交流而扩大或替代声音的装置即为**听力辅助设备**，如下所示：

- 听诊器是卫生保健工作者常用的听力辅助设备
- 扩音器和麦克风用于群体交流
- 闭路字幕电视是代替听力信号的可视信号
- 个人收听系统由以电池供电的小型扩音器与耳机组成，任何场所均易于使用
- 小型扩音装置可被安装到听筒上
- 某些手机被设计用来帮助使用助听器或需要扩音器的人们。视觉刺激，如闪烁的灯可被当作门铃信号
- 振动刺激可当作闹钟的替代物

听力辅助设备不同于助听器的优点包括通常价格较低、可以在数人中分享此设备。另外，与助听器相比，听力辅助设备对生活的打扰更少，并且不要求太高的手灵巧度。听力辅助设备可单独或联合助听器使用。图 16-5 显示了可用来加强与听力损伤

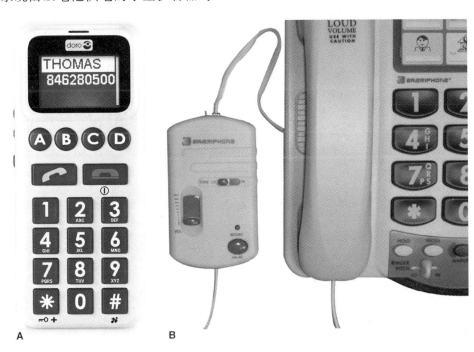

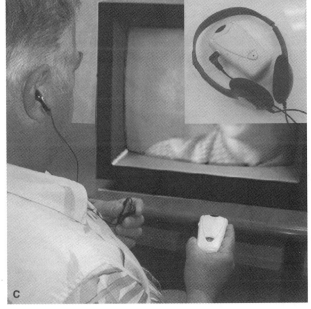

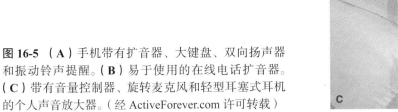

图 16-5（**A**）手机带有扩音器、大键盘、双向扬声器和振动铃声提醒。（**B**）易于使用的在线电话扩音器。（**C**）带有音量控制器、旋转麦克风和轻型耳塞式耳机的个人声音放大器。（经 ActiveForever.com 许可转载）

者交流的装置。

护士可以指导老年人和他们的照顾者如何使用听力辅助设备作为助听器的替代品或辅助手段。例如，直到 1990 年，人们才意识到所有的 13 寸或更大的电视屏幕需要闭路电视字幕，现在许多节目已使用了闭路电视字幕。许多公共场所包括教堂、剧院和政府大楼提供便携式听力辅助设备，有听力损伤的人们可以寻求这样的装置。

助听器是由电池供电的装置，它由扩音器、话筒和耳机组成。由于近年来技术进步，助听器的选择变得越加复杂。图 16-6 介绍了常用的助听器类型。尽管不可能知道助听器的所有类型，但教育老年人选择助听器的基本原则是很重要的。例如，美国联邦法律要求在购买助听器之前，人们要接受医学评估。然而这个要求可经成年人同意而放弃此评估。因此，基本的教育要点是强调由有资质的听力专家进行初步评估的重要性，由此听力损伤的可逆原因可以被确认，并且最合适的干预才得以进行。

尽管在过去的十年中助听器有很大进展，但少于 25% 的人可以从使用助听器中获益。护士应摒弃消极态度，并通过帮助老年人选择扩音设备，对老

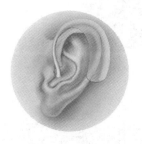

耳挂式（BTE）

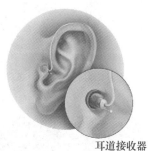

耳道接收器

迷你式（BTE）

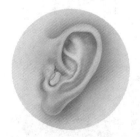

耳内式（ITE）

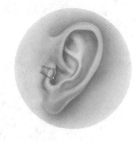

全耳道式（CIC）

图 16-6　四种助听器示例

年人使用助听器产生积极的影响，具体方法请见框 16-8。当护士为养老院居民或其他机构的老年人工作时，应根据老年人的不同情况，指导他们最有效的助听器使用方法。例如，鼓励老年人在一对一对话时使用助听器，但在有大量背景噪声的就餐区域或其他社会区域应摘除助听器。通过向老年人解释助听器虽然不会恢复正常听力，但可以改善交流并提高生活质量，以帮助老年人形成对助听器的合理期望。

护士必须足够熟悉助听器，从而协助老年人及其照护者使用和护理助听器。尽管听力学家提供助听器使用和护理的初步说明，但这些说明必须根据老年人需求和照护者角色改变进行评价或修改。例如，当老年人在医院或养老院时，护士通常协助老年人进行助听器的使用和护理。同样地，老年人在家居住时，护士可能得教会照顾者如何使用与护理助听器。使用框 16-8 中的信息作为教育老年人选择和护理助听器的指导。

听力康复

听力康复（又称耳、听力或听力学的康复）指为改善听力损伤患者的交流而进行的康复活动。听力康复项目提供以下服务：咨询、教育、扩音援助、交流方法、环境管理。研究表明，尽管听力康复项目可以改善老年人的认知功能和社会功能，但其利用率和依从率非常低（Li-Korotky，2012；Parham，Lin，Coelho，et al.，2013）。护士在与老年人及其照顾者讨论听力康复及为听力康复提供转诊建议中扮演了重要角色。语音和听力中心常附属于医疗中心或大学，能为听力康复项目提供良好信息资源。听力康复的信息也可通过网络资源获取，例如从美国演讲语言听力协会。

外科干预

人工耳蜗移植已实施了几十年，但这种干预的执行标准狭窄。近年来，内耳和中耳移植、骨传导听力设备作为听力损伤干预方法有明显进展。伴随着这些发展，外科手术标准也得到了扩展，外科干预越来越多地用于有听力损伤的老年人。近期，一项追踪接受耳蜗移植的 60 岁及以上老年人 12 年的数据表明，这种干预一直在改善老年人言语理解能力，移植时较年轻且术前有较高言语得分的老年人

框 16-8　助听器的选择和护理指南

助听器选择指南

- 在进行助听器评估之前，进行一次医学评估以确认听力损伤的可干预因素。
- 从语音听力中心或消费者组织获取助听器的相关信息，而不是从只卖一种助听设备的助听器经销商那里获取。
- 在初步评估期间，为听力损伤者提供多种类型助听器及相关服务的信息。
- 询问听力康复项目以提升听力损伤者交流技巧和改善其听力损伤调节。
- 如果担心资金有限，可联系"可及性听力保健倾听者联盟"（Audient Alliance for Accessible Hearing Care），这是一个美国的非盈利组织，为收入有限者提供合格的助听器及听力护理。
- 识别多种类型和样式的助听器，助听器在其特征和费用上有明显差异；有必要考虑一种以上的助听器：
  - ◆ 助听器类型包括耳挂式、耳内式、耳道式、全耳道式、迷你耳挂式。
  - ◆ 助听器样式的选择要考虑助听器的特点、费用，以及个人审美和手灵巧度。

- ◆ 助听器技术水平按简单到复杂排列，包括标准模拟、编程模拟、入门级数码技术、先进数码技术、优质数码技术。
- ◆ 规定助听器包括如下可用功能：声音反馈消除、定向传声器、多通道、电池指示器、耵聍防护装置。
- ◆ 一次性助听器价格最低（通常低于 100 美元）并且为通用型设计；当其内置电池消耗完后即被丢弃；这种助听型无个性化设计。

助听器护理指南

- 保持有新电池可用，但是不要提前超过 1 个月购买电池。
- 更换电池前关闭助听器。
- 不使用时取出电池或关闭助听器。
- 每周清洁助听器，使用温和的肥皂水清洗耳模，使用牙签或清管器清洗管道。
- 不使用酒精清洁耳模，因为这会引起助听器干燥和开裂。
- 检查耳模是否有开裂或划痕。
- 避免太热、太冷或潮湿环境。
- 避免助听器暴露于化学制品，如发胶、烫发溶液。
- 避免将助听器放在坚硬表面；清洁助听器时，将其置于柔软或有衬垫的表面。

获益最大（Lin，Chien，Li，et al.，2012）。从目前的证据看，当其他干预不能有效改善听力损伤时，应鼓励老年人考虑选择外科手术，这是很重要的。

当为老年人手术植入听力设备时，发现是否有其他外部物品附着于老年人身体、插入耳部或持续靠近身体是很重要的。如果有这些情况，护士应在患者的病历本上记录信息并追踪这些物品。另外，护理上需要注意一些植入听力设备可受到磁共振成像（MRI）的影响或干扰，所以如果要进行磁共振成像，掌握两者的兼容性信息是很重要的。

与听力损伤老年人交流

良好的沟通技巧对于帮助老年人弥补听力缺陷是非常必要的。老年性耳聋的主要功能结局是对高频声音的敏感性下降，快速的语言和环境噪声可使之加剧。因此，交流干预旨在改善词语的清晰度、减慢语速、降低环境噪声和减少注意力分散。听力交流的语言技巧应该通过非言语技巧来加强，例如身体语言和书面沟通，如框 16-9 所述。护士可运用这些技巧和使用框 16-9 来教育照顾者如何改善与有

框 16-9　与听力损伤者交流的技巧

- 直接站在或坐在前面并靠近听力损伤者。
- 对着听力损伤者听力较好的耳说话，注意确保你的嘴唇被对方看到。
- 确保听力损伤者在注意你，并看着你的脸。
- 称呼听力损伤者的名字，停顿，然后开始交流。
- 说话清晰、缓慢，并直接面对听力损伤者。
- 不要夸大嘴唇动作，因为这会干扰唇读。
- 避免吃口香糖、捂嘴或转头。
- 如果听力损伤者不理解你的话，使用不同的话重复信息。
- 避免或降低背景噪声。
- 避免提高你说话的音量；而是尝试降低音调，并用适度音量的声音谈话。

- 保持所有的指导内容简单易懂，并且要求听力损伤者给予反馈，以评估其听到的内容。
- 避免可简单地用是或否回答的问题。
- 保持语句简短。
- 使用肢体语言，要与你尝试交流的内容保持一致。
- 展示你所说的内容。
- 使用大号字体和图片来辅助、补充口头交流。
- 确保每次只与一人交流；尽可能安排一对一的交流。
- 如果听力损伤者平时戴眼镜，确保眼镜干净。
- 提供充足的光线，以便于听力损伤者可以看到你的嘴唇；避免你身后或周围有强光照射。

展开式案例学习

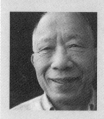

第 3 部分：H 先生，83 岁

H 先生 83 岁，丧偶 1 年。因为 11 年前患了帕金森病并且不能完成必要的精细动作，他放弃了打猎与做木工活。他继续季度性地钓鱼，每月打扑克，每天吸一包烟。除了帕金森病，他还患有高血压和冠心病。他一直居住在自己的房子里，并且每周 3 次去当地老年中心就餐和参加社会活动。他的听力损伤已经严重到电话交谈有困难，而且看电视时声音很大才能听见。他听不到门铃声。在老年中心参加活动的人因为他有听力困难都避免与他交谈。

你是老年中心的护士，你每周在"健康诊所"能看到他来测量血压。有一周，他告诉你他的女儿对他的状况感到不安，因为她打电话时他从来不接，并且他们之间电话交谈也不顺畅。她居住在另一个州，而且很担心他。她女儿给他付了助听器测试的费用，但是他说："这事显得别扭，并且没有用。我可以听到任何我想听到的声音，但有些声音我不想听到，所以你为什么要花这么多钱去买我不会用的东西"。他询问你关于这个事情的意见，并且想知道他是否应当做这个检查来安慰他女儿。他希望他会被告知听力没问题，并且他女儿会对此满意。

思考题

- 框 16-2 中的哪些信息在这个案例中最适合使用？
- 什么说法或误解影响了 H 先生？
- 你将对 H 先生提出什么护理诊断？
- 框 16-5 和 16-6 中的哪些信息在这个案例中适合使用？
- 针对 H 先生的抗拒听力评估，你将采取哪些健康促进教育措施？
- 你将提出哪些其他的健康促进建议？
- 因为你每周都会见到 H 先生，你可以设计一个长期教育方案。你如何安排近期目标和长期目标的优先次序？

QSEN 应用

QSEN 核心能力	知识 / 技能 / 态度	应用于 H 先生
以患者为中心的护理	（K）检查阻碍患者积极参与其健康保健程序的常见障碍 （S）了解患者价值观、偏好、表达的需求 （A）从患者的角度评价健康护理情况	使用评估表和 HHIE-S（图 16-4）来帮助识别和化解 H 先生对听力评估的抗拒 强调医学评估对确认听力损伤的可逆性原因的重要性
循证实践	（S）个人护理方案的制订基于患者的价值观、临床专家意见、证据	提供一份可靠的、非商业性的听力损伤相关信息资源清单，并鼓励他主动获取信息和接受听力评估

听力损伤者的交流。近年来，规划或调整环境以减少背景噪声和改善人们的听力得到越来越多的关注。尽管一些噪声控制改造（如使用窗帘）相对简单并可在多种场所使用，但其他措施（如建筑材料的选择）需要在环境设计时就考虑进去。

护理干预效果的评价

护士观察听力损伤老年人的补偿行为，从而评估干预的效果（如下所示）：

- 交流能力提高
- 助听器和扩音设备的有效使用
- 参与社会活动增多
- 调整环境以减少背景噪声
- 参加听力康复项目

评估不同健康保健机构干预的效果。例如，在短期的情况下，护士可给予老年人健康教育作为出院计划的一部分，出院计划应含听力评估资源的信息。干预效果的评估基于患者对护士建议的积极反应，但是护士不见得知道患者是否遵从推荐意见进行转诊并获益。在家庭、社区和长期护理机构，通过方便的听力转诊服务，护士可提出长期目标。在这些机构，干预效果的评估是基于患者对改善交流能力的额外信息的使用情况。

展开式案例学习

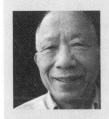

第 4 部分：H 先生，89 岁

H 先生 89 岁，是位鳏夫，患有帕金森病 17 年。老年性耳聋是他的病例中列出的诊断之一。他在他女儿 D 女士家住了几年，但他的健康状况不断恶化，D 女士已不能在家中照顾他，因此他住进了养老院。他病情稳定，但是日常生活的所有活动都需要协助。

护理评估

在入院访谈时，你注意到 H 先生听你的问题有困难，并且频繁询问他女儿以获得必要的信息。他没有表现出明显的认知障碍，但看上去他对语言交流的理解有困难。当你询问他是否有听力损伤时，D 女士告诉你她的父亲使用助听器有 5 年了，并且定期在语音听力中心复查。2 个月前，他换了新的助听器，但是他只在和她一对一交流时戴着。因为 H 先生有震颤和做精细动作有困难，由 D 女士护理他的助听器，并帮助放入和取出助听器。

D 女士鼓励她父亲在家庭聚会时戴助听器，但是他说小孩发出的噪声令人讨厌。除了家庭聚会，H 先生很少有机会参加社交活动，变得越来越孤僻。他过去喜欢打牌，但因为他的朋友都已去世，已经几年没玩了。现在，他花大量的时间看闭路字幕电视节目。D 女士希望她父亲响应养老院提供的社会活动机会，希望这可以提高他的生活质量。

护理诊断

除了与 H 先生慢性病和自理缺陷相关的诊断外，你提出了"与听力损伤有关的社交障碍"这一护理诊断。你提出这个护理诊断是因为 H 先生的听力损伤已被评估，并且他已使用了声音放大装置。

H 先生的护理计划

在你的护理计划中，你提出了 H 先生听力损伤造成的心理社会结局。你的护理计划旨在通过使用助听装置及可增强社会交往能力的交流技巧，以促进其社会交往。

预期结果	护理干预	护理评价
H 先生学会与常住居民有效互动的交流技巧	• 首次访谈期间，与 H 先生和 D 女士谈论与工作人员之间进行良好语言交流的重要性；强调工作人员需要了解 H 先生，以满足他的需要。 • 要求 H 先生在与工作人员一对一互动交流时戴助听器 • 当与 H 先生交流时使用有效的沟通技巧（框 16-9） • 确保工作人员在 H 先生放入和取出助听器时提供适当协助 • 将助听器维护作为护士日常护理工作的一部分	• H 先生能够在所有与工作人员一对一交流时戴助听器 • H 先生自述与工作人员语言交流满意 • H 先生的助听器使用状况良好
H 先生能够与另一位居民进行社会交往	• 在初步护理计划会议上，确认几位可能会与 H 先生交流的居民 • 让工作人员鼓励 H 先生和所选居民之间的进行一对一交谈（如建议他们一起看闭路字幕电视节目） • 要求 H 先生与居民一对一交谈时戴助听器 • 根据需要帮助 H 先生放入或取出助听器 • 在 H 先生与居民进行一对一交谈时提供安静环境	• H 先生每天至少一次在与其他居民交谈时戴助听器
H 先生将与其他居民参加小型群体活动	• 在第一次护理评价每月会议时，让工作人员邀请 H 先生与其他三位居民在一个小房间玩扑克牌 • 尽可能确保环境噪声被控制	• 到计划实施的第 2 个月，H 先生能够每周与其他三位居民玩扑克

思考题：

• 对于 H 先生的听力损伤，你有哪些护理职责？你将如何与其他人员合作去实施以上案例中的护理计划？

• 在一个长期护理机构中，使用助听器有哪些优点与缺点？你将怎样处理其缺点？

• 你将怎样让 D 女士参与到处理 H 先生听力损伤的护理计划中？

• 如果 H 先生处于紧急情况，你将怎样处理他的听力问题？

本章重点

影响听力的年龄相关变化（图 16-1；表 16-1）

- 外耳：耳道毛发更稠密，皮肤更薄，角蛋白浓度增加
- 中耳：鼓膜弹性下降、听小骨钙化、肌肉和韧带变硬
- 内耳和听觉神经系统：神经元和毛细胞减少、血供减少、螺旋神经节和中枢处理系统退行性变
- 听觉神经系统：听神经和中枢神经系统退行性变

影响听力的危险因素（图 16-2；框 16-1）

- 耳硬化的遗传倾向
- 暴露于噪声环境
- 耵聍栓塞
- 耳毒性药物：氨基糖苷类、阿司匹林、袢利尿剂、奎宁
- 疾病过程：耳硬化、乳头乳晕湿疹样癌、梅尼埃病

影响听力的功能结局（图 16-3；表 16-1）

- 老年性耳聋：对高频声音的听力减弱，尤其在有背景噪声时
- 有耵聍栓塞的倾向
- 心理社会问题：抑郁、社会隔离、认知功能下降、依赖性增加、生活质量下降

影响听力的病理状态

- 耳鸣：非源于外部环境的持续噪声感觉

听力的护理评估（图 16-4；框 16-2 ～ 16-4）

- 筛查工具：HHEI-S
- 过去的和现存的危险因素（如服用耳毒性药物、暴露于噪声环境、有耳硬化家族史）
- 如果有听力损伤，患者对助听器的态度
- 听力损伤对交流和生活质量的影响
- 听力损伤的行为信号
- 耵聍栓塞的耳镜检查
- 听力音叉检查

护理诊断

- 有加强沟通的愿望
- 听力损伤的功能结局的其他诊断：焦虑、社交障碍、应对无效、有受伤的危险、有孤独的危险

健康结果计划

- 改善交流
- 增加社会交往活动
- 改善生活质量
- 提高安全和功能

听力健康的护理干预（图 16-5 和 16-6；框 16-5 ～ 16-8）

- 处理可改变危险因素的健康促进教育：吸烟、暴露于噪声环境、使用耳毒性药物
- 清除和预防耵聍栓塞
- 推荐转诊以获得合适的专业服务
- 使用听力辅助设备
- 指导助听器的使用和护理
- 与听力损伤老年人交流
- 通过使用助听设备和助听器弥补听力缺陷

护理干预效果的评价

- 交流能力提高
- 合适扩音器的使用
- 适当的环境调整
- 参与社会活动增多

评判性思维练习

1. 当老年性耳聋影响了老年人的日常生活时，描述老年性耳聋的特点，阐述此病的功能结局。
2. 当一位 83 岁的老年人诉说自己近期有听力问题时，你会考虑哪些危险因素？
3. 有人从一个提供免费听力筛查的助听器公司拿了一本介绍新型高性能助听器的小册子，当他询问你小册子中的信息时，你将给哪些建议？

该人有听力困难，但是从未检查过。
4. 描述至少 10 种适用于你和听力损伤者交流的方式。
5. 在你的社区找到至少 1 个可推荐给老年人的听力评估资源（不能是助听器经销商）。
6. 访问至少 3 个提供听力损伤教育资料的网站，选择一个你认为最好的网站，以获得健康信息手册。

（刘宇　译）

参考文献

Adobamen, P. R., & Ogisi, F. O. (2012). Hearing loss due to wax impaction. *Nigerian Quarterly Journal of Hospital Medicine, 22*(2), 117–120.

Agency for Healthcare Research and Quality. (2012). *Evidence-based practice center systematic review protocol: Evaluation and treatment of tinnitus*. Published online, February 22, 2012 @ www.effectivehealthcare.ahrq.gov. Accessed February 13, 2013.

Anderson, S., Parbery-Clark, A., White-Schwoch, T., et al. (2012). Aging affects neural precision of speech encoding. *Journal of Neuroscience, 32*(41), 14156–14164. doi:10.1523/JNEUROSCI.2176-12.2012.

Bulechek, G. M., Butcher, H. K., Dochterman, J. M., et al. (2013). *Nursing interventions classification (NIC)*. St Louis, MO: Elsevier.

Chien, W., & Lin, F. R. (2012). Prevalence of hearing aid use among older adults in the United States. *Archives of Internal Medicine, 172*(3), 292–293.

Ciorba, A., Bianchini, C., Pelucchi, S., et al. (2012). The impact of hearing loss on quality of life of elderly adults. *Clinical Interventions in Aging, 7*, 159–163.

Dille, M. F., Wilmington, D., McMillan, G. P., et al. (2012). Development and validation of cisplatin dose-ototoxicity model. *Journal of the American Academy of Audiologists, 23*(7), 510–521.

Eckert, M. A., Cute, S. L., Vaden, K. I., et al. (2012). Auditory cortex signs of age-related hearing loss. *Journal of the Association of Researchers in Otolaryngology, 13*(5), 703–713.

Fabry, D. A., Davila, E. P., Arheart, K. L., et al. (2011). Secondhand smoke exposure and the risk of hearing loss. *Tobacco Control, 20*(1), 82–85.

Federal Interagency Forum on Aging-Related Statistics. (2012). Indicator 17: Sensory impairments and oral health. In *Older Americans 2012: Key indicators of well-being*. Washington, DC: Government Printing Office.

Fogerty, D., Kewley-Port, D., & Humes, L. E. (2012). The relative importance of consonant and vowel segments to the recognition of words and sentences: Effects of age and hearing loss. *Journal of the Acoustics Society of America, 132*(3), 1667–1678.

Glyde, H., Cameron, S., Dillon, H., et al. (2013). The effects of hearing impairment and aging on spatial processing. *Ear and Hearing, 34*(1), 15–28.

Gopinath, B., Schneider, J., McMahon, C. M., et al. (2012). Severity of age-related hearing loss is associated with impaired activities of daily living. *Age & Ageing, 41*(2), 195–200.

Hawkins, K., Bottone, F. G., Ozminkowski, R. J., et al. (2012). The prevalence of hearing impairment and its burden on the quality of life among adults with Medicare Supplement insurance. *Quality of Life Research, 21*(7), 1135–1147.

Herdman, T. H. (Ed.). (2012). *NANDA International Nursing Diagnoses: Definitions and classification 2012–2014*. Oxford: Wiley-Blackwell.

Humann, M. J., Sanderson, W. T., Gerr, F., et al. (2012). Effects of common agricultural tasks on measures of hearing loss. *American Journal of Industrial Medicine, 55*(10), 904–916.

Jupiter, T. (2012). Cognition and screening for hearing loss in nursing home residents. *Journal of the American Medical Directors Association, 13*(8), 744–747.

Kelly, A. C., Boyd, S. M., Henehan, G. T., et al. (2012). Occupational noise exposure of nightclub bar employees in Ireland. *Noise & Health, 14*(59), 148–154.

Kiely, K. M., Gopinath, B., Mitchell, P., et al. (2012). Cognitive, health, and sociodemographic predictors of longitudinal decline in hearing acuity among older adults. *The Journals of Gerontology: Medical Sciences, 67*(9), 997–1003.

Kirchner, D. B., Evenson, E., Dobie, R. A., et al. (2012). Occupational noise-induced hearing loss. *Journal of Occupational and Environmental Medicine, 54*(1), 106–108.

Konrad-Martin, D., Dille, M. F., McMillan, G., et al. (2012). Age-related changes in the auditory brainstem response. *Journal of the American Academy of Audiologists, 23*(1), 18–35.

Li-Korotky, H-S. (2012). Age-related hearing loss: Quality of care for quality of life. *The Gerontologist, 52*(2), 265–271.

Lin, F. R. (2011). Hearing loss and cognition among older adults in the United States. *The Journals of Gerontology: Medical Sciences, 66A*(10), 11131–1135.

Lin, F. R., Chien, W. W., Li, L., et al. (2012). Cochlear implantation in older adults. *Medicine, 91*(5), 229–241.

Lin, F. R., Maas, P., Chien, W., et al. (2012). Association of skin color, race/ethnicity, and hearing loss among adults in the USA. *Journal of the Association for Research in Otolaryngology, 13*, 109–117.

Lin, F. R., Yaffe, K., Xia, J., et al. (2013). Hearing loss and cognitive decline in older adults. *Journal of the American Medical Association Internal Medicine, 21*, 1–7.

Loveman, E., Gospodarevskaya, E., Clegg, A., et al. (2011). Ear wax removal interventions: A systematic review and economic evaluation. *British Journal of General Practice*. doi:10.3399/bjgp11X601497.

Mahboubi, H., Zardouz, S., Oliaei, S., et al. (2013). Noise-induced hearing threshold shift among US adults and implications for noise-induced hearing loss: National Health and Nutrition Examination Surveys. *European Archives of Otorhinolaryngology, 270*(2), 461–470.

Mondelli, M. F., & de Souza, P. J. (2012). Quality of life in elderly adults before and after hearing aid fitting. *Brazilian Journal of Otorhinolaryngology, 78*(3), 49–56.

Moorhead, S., Johnson, M., Maas, M. L., et al. (eds.) (2012). *Nursing outcomes classification (NOC)*. Philadelphia, PA: Elsevier.

Neitzel, R. L., Gershon, R. R., McAlexander, T. P., et al. (2012). Exposure to transit and other sources of noise among New York City residents. *Environment Science & Technology, 46*(1), 500–508.

Onder, M., Onder, S., & Mutlu, A. (2012). Determination of noise induced hearing loss in mining. *Environmental Monitoring and Assessment, 184*(4), 2443–2451.

Parham, K., Lin, F. R., Coelho, D. H., et al. (2103). Comprehensive management of presbycusis: Central and peripheral. *Otolaryngology—Head & Neck Surgery, 148*(4), 537–539.

Roland, P. S., Smith, T. L., Schwartz, S. R., et al. (2008). Clinical practice guideline: Cerumen impaction. *Otolaryngology—Head & Neck Surgery, 139*, S1–S21.

Roth, Y., Oron, Y., & Goldfarb, A. (2011). Limited good-quality evidence available on earwax removal methods. *Evidence-Based Nursing, 14*(2), 60–61.

Ruppert, S. D., & Fay, V. P. (2012). Tinnitus evaluation in primary care. *The Nurse Practitioner, 37*(10), 20–26.

Singh, L. P., Bhardwaj, A., & Kumar, D. K. (2012). Prevalence of permanent hearing threshold shift among workers of Indian iron and steel small and medium enterprises: A study. *Noise & Health, 58*, 119–128.

Sliwinski-Kowalska, M., & Davis, A. (2012). Noise-induced hearing loss. *Noise & Health, 14*(61), 274–280.

Yankaskas, K. (2013). Prelude: Noise-induced tinnitus and hearing loss in the military. *Hearing Research, 295*(1–2), 3–8.

第 17 章 视觉

关键术语	
适应	眼球内陷
视敏度	睑内翻
年龄相关性黄斑变性（AMD）	眩光
	青光眼
角膜老年环	低视力辅助器
眼睑皮肤松弛症	眼科医生
白内障	配镜师
色觉	验光师
临界闪烁融合	老视
深度知觉	视野
睑外翻	视觉障碍

沟通、观赏画面、活动等重要的日常活动都高度依赖视力，所以视觉障碍会严重影响人们的安全、功能、生活质量等。年龄相关改变与危险因素可影响视力，因此，护士应合理实施护理以帮助老年人保持最佳视觉功能。本章将讨论影响老年人视力的功能结局，重点阐述护士评估视觉及帮助老年人保持良好视觉健康的护理措施。

影响视觉的年龄相关改变

视觉功能依靠一系列过程而实现，从感知外部刺激开始，以大脑皮质处理神经冲动结束。年龄相关改变会影响视觉形成所需要的每个结构；然而，在没有疾病的情况下，这些年龄相关改变只会对老年人的日常活动产生微小的影响。眼睛结构的老化见图 17-1，并在此部分进行详细介绍。

眼外观和泪管

在早期阶段，眼外观和眼睑的年龄相关改变不影响视觉功能，但会逐渐发展到需要干预的阶段。举例来说，上眼睑下垂最初可用化妆来处理，但如果它进展到影响了视力，就得适当采取小手术了。表 17-1 总结了年龄相关改变对眼外观、泪管以及视觉功能的影响。

眼睛

角膜是覆盖在眼睛前端上的一层透明膜，可反射光线，并且完成 65% ～ 75% 眼睛聚光能力。随着眼睛的老化，角膜变黄，且逐渐失去光泽，会干扰光线，尤其是紫外线，透过其到达视网膜。角膜的其他改变，例如脂质沉积物堆积，会增加光线散射，使视物模糊。另外，老化角膜的曲率变化会影响角膜的屈光能力。

晶状体由同心性、无血管的透明晶状蛋白组成。由于晶状体无血液供给，它依靠房水进行代谢

促进老年人视觉健康

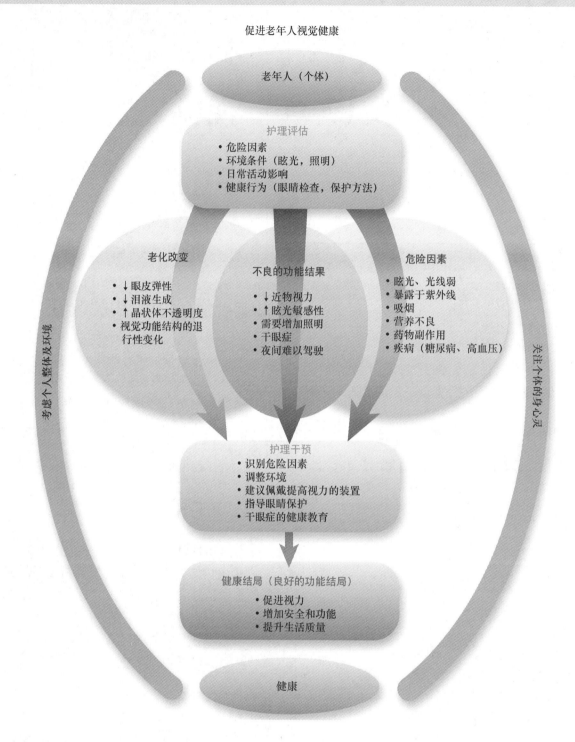

和维持功能。晶状体纤维在人一生中不断生长，将旧的纤维挤向晶状体的中心，并逐渐硬化而成为晶状体核。此过程中晶状体会逐渐增大、密度增加，到了70岁其质量可增加3倍。因此，晶状体逐渐变硬、密度增加、失去光泽。这些年龄相关改变可降低晶状体的反应性，增加散光，导致到达视网膜的光线越来越少。这些改变对于不同波长的光影响不同，其中最受影响的是波长较短的蓝色和紫色光。

虹膜是一含色素的括约肌，通过虹膜的扩张和收缩控制瞳孔的大小，调节到达视网膜的光线。随着年龄的增长，虹膜逐渐硬化，灵活性变差，瞳孔逐渐变小。这些改变会干扰虹膜对低波长光线的反应，并减少到达视网膜的光线。

睫状体由睫状肌、结缔组织、血管组成，是包围在晶状体周围的组织结构。睫状肌通过改变晶状体的形状来调节通过晶状体的光线。睫状体的主要功能是产生房水和调节眼的屈光能力。由于老化，

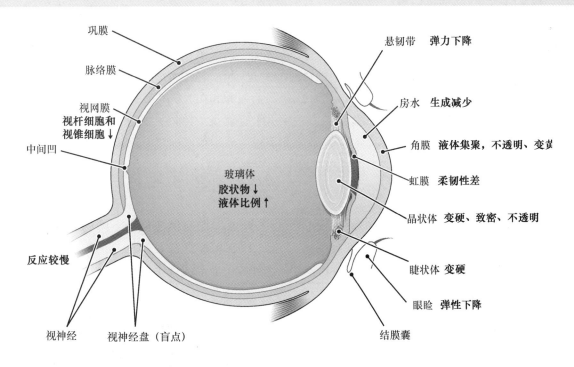

图 17-1　眼睛结构的年龄相关改变（粗体字所示），这些改变可影响老年人视力

经许可改编自 Cohen BJ.（2013）. Memmler's the human body in health and disease（12th ed.）. Philadelphia，PA：Lippincott Williams & Wilkins.

表 17-1　年龄相关改变对眼外观和泪管的影响	
年龄相关改变	**影响**
眼眶脂肪丢失，眼睑肌肉弹性下降，黑色素沉积	**眼球内陷**＝眼睛外观凹陷 **眼睑皮肤松弛症**＝上眼睑下垂，最终损害视力
下眼睑松弛	**睑外翻**＝下眼睑离开眼球，润滑度下降 **睑内翻**＝下眼睑倒入眼球，睫毛刺激角膜
角膜外部脂质积累	**角膜老年环**（也称为角膜环）＝在虹膜周围形成黄色或灰白色环
泪管口变窄，泪液分泌减少	**干眼综合征**＝过度流泪，眼刺激，炎症

睫状肌肌肉细胞会被结缔组织替代，睫状体会逐渐变小、变硬，功能也会逐渐丧失。随着年龄的增长，房水的分泌逐渐减少，可影响晶状体和角膜的营养和净化。

玻璃体是一个无色透明胶状体，组成眼睛的内部物质，并维持眼睛的球形形状。老化会引起玻璃体凝胶样物质收缩，部分液体析出（玻璃体液化）。由于这些改变，玻璃体会从视网膜分离，导致飞蚊症、视物模糊、视图扭曲或者闪光等症状的发生。另外，这些改变会使光线通过玻璃体时更广泛分散，减少到达视网膜的光线。

将视觉刺激转化为神经冲动的过程始于视网膜中的视杆和视锥细胞。视杆细胞不感知颜色，但是感受弱光。视锥细胞需要强光才能有效发挥功能，负责**色觉**和**视敏度**，该功能可识别物体和辨别细节。视杆细胞分布在视网膜的周边，视锥细胞聚集在黄斑中心、最敏感的部分——中央凹。尽管视杆细胞和视锥细胞都会随着年龄的增长而减少，但是这些改变造成的影响极小，因为主要是视网膜周围的视锥细胞减少，在中央凹极少部分减少。同时，尽管视网膜中央的视杆细胞的数量会有下降，但保留下来的视杆细胞体积增加，并保留感光能力。另外，视网膜结构所发生的老化还包括脂褐质沉积、血管及色素上皮细胞变薄变硬。

视网膜神经通路

感光细胞在视神经的神经节细胞中聚集。神经信息通过视神经、丘脑，到达大脑视觉皮质。老化可影响神经，从而导致视觉信息传递速度减慢。

视觉年龄相关改变的效应

50 岁以上的成年人即使在没有其他因素的情况下，最佳矫正视力也开始下降。然而，尽管与年龄相关的视力改变普遍发生，但大多数老年人可以通过使用低视力辅助器或改变他们的生活环境来进行日常生活活动。**视觉障碍**是不能单独使用眼镜或接触镜（隐形眼镜）纠正的视力下降，程度从轻度障碍到失明。轻度视觉障碍由正常的老化引起，但会因为强光和弱光等环境因素而明显加重。图 17-2 显示了轻度视觉障碍，并在此部分进行详细介绍。严重视觉障碍在"影响视觉的病理性疾病"部分讨论。

丧失适应能力

老视是眼睛**适应**能力下降的表现。适应能力是指人眼在各种距离下清晰、迅速地聚焦目标的能力。老视是一个普遍发生的较早的视力老化改变，始于成年早期，在老年期以不同的速度进展。这种视力

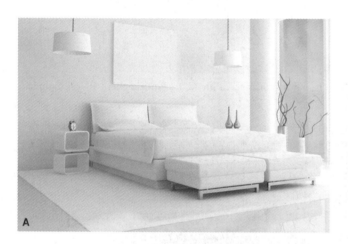

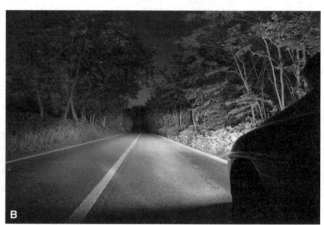

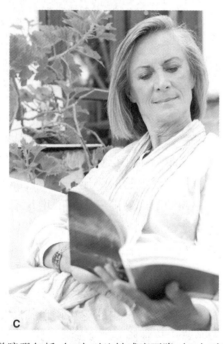

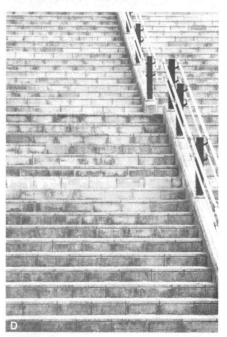

图 17-2　轻度视觉障碍包括：（**A**）对比敏感度下降；（**B**）对眩光的敏感度增加，夜间驾驶困难；（**C**）阅读时需要增加光线，且近距离视物困难；（**D**）深度知觉判断能力下降
所有图片出自 shutterstock.com；版权：A（archideaphoto），B（ollyy），C（MJTH），and D（Sakarin Sawasdinaka）.

改变由晶状体与睫状体退行性变引起。在功能上，眼的适应能力下降，逐渐扩展到近视点，近视点是可以看清细小物体最近的点。老视的典型表现是为了看清阅读材料，需要把阅读材料拿得更远才能看清。

视敏度低下

视敏度的正常值是 20/20，可用斯内伦视力表进行测量。30 岁左右视敏度最佳，之后逐渐下降。影响视敏度的眼部老化包括瞳孔变小、角膜和晶状体的散光增加、晶状体和玻璃体混浊、视网膜上的感光细胞减少。因为这些变化，从 20 岁到 60 岁，到达视网膜的光线会减少 1/3。

外部条件，如物体的大小、移动和反射光的数量也会影响视力。由于光照不足，加上老化对视力的影响，老年人需要更多的照明光线来看清楚物体。此外，由于人眼对移动物体的视敏度受限，当物体移动速度增加时，视力受损更明显。这些视敏度变化特别影响夜间驾驶。

暗适应和明适应延迟

对昏暗和明亮的光线做出反应的能力在 20 岁左右开始下降，60 岁后下降更明显。这种下降与由晶状体、瞳孔、视网膜和视网膜-神经通路的老化引起的视网膜照度减少有关。因此，当从较明亮的环境进入较暗的环境时，老年人需要更多时间来适应昏暗的光线。例如，当进入黑暗的电影院时，老年人需要更多的时间来适应光线的改变从而找到座位。另一个情况是，老年人对灯光的反应比较慢（比如汽车或巴士的前灯），而且需要更多时间从刺眼的强光中恢复过来。

眩光敏感度增加

眩光出现于光线在发光面上反射时，或光线极度明亮和不恰当聚焦时，或几个光源同时发出强光时，如：

- 杂货店闪亮的荧光灯在装有白色食品的光亮塑胶包装上反射
- 明亮的大型购物商场里密封式玻璃名录，特别是当字与背景之间对比度差时

- 朝向太阳，尤其在日出、日落或有雪时
- 雨中驾驶

从 50 岁开始，老化可增加一个人对眩光的敏感度及其从眩光中恢复所需的时间。眩光敏感度首先受晶状体混浊影响；但是，它也会受瞳孔和玻璃体老化的影响。眩光对视觉的影响包括所视物体的对比度减弱、难以识别细节和致盲。实际上，这些变化可以显著影响人阅读标识、观看物体、夜间驾驶、在明亮环境中安全操控物体的能力。在许多现代建筑和购物商场，明亮的灯光、大窗户和光亮的地板可产生眩光，导致事故和错误的认知。

视野缩小

视野是一个椭圆形的区域，覆盖了人们向一个固定方向直视时的所有视域。视野的范围在 40 ～ 50 岁稍有缩小，然后逐步下降。在功能上，当人们从事需要广泛感知环境和移动物体的工作时，视野是很重要的。例如在拥挤的地方行走和驾驶车辆就是依赖视野的活动。

深度知觉减弱

深度知觉是负责在三维空间中定位物体的视觉技能，它可判断物体远近、观察空间中的物体距离。影响深度知觉的因素包括老化，观察者之前的知觉经验，观察者的头部或身体的活动以及物体的特性，如大小、高度、距离、纹理、亮度和阴影。老年人深度知觉减弱，使其有效使用物体和在环境中安全活动更加困难。

色觉改变

视锥细胞吸收光谱中红、蓝或黄的范围内的光。由于色觉受到达视网膜的光波类型和数量的影响，老化可干扰视网膜光照，进而可以影响人眼准确地感知颜色。晶状体混浊和变黄会直接干扰较短的波长，导致对蓝色、绿色及紫色光的知觉改变。低水平的光照和其他环境因素也会影响色觉。

在功能上，色觉改变在相对暗淡的蓝色物体及白光变黄的知觉上表现明显。准确的颜色感知在日常活动中并非必不可少，但却非常重要，例如在区

分颜色或色调相似的药物时，特别是在区分蓝-绿色和黄-白色范围内的药物时。此外，色觉改变可以影响对变质食物的察觉。

临界闪烁融合降低

临界闪烁融合是指在一个临界点上，断续的光线刺激被感觉到是连续刺激的一种现象。准确感知闪烁光线是视网膜光感受器的功能，它受眼外部因素的影响，如物体的大小、颜色、亮度。视网膜和视网膜-神经通路的老化改变，以及视网膜光照减少，都会影响临界闪烁融合。低水平的光照进一步加剧了这些变化的影响。在功能上，临界闪烁融合降低会使闪烁的光看起来是连续的，它可以影响对紧急车辆和道路建设灯的识别，尤其是在夜间。

视觉信息处理过程减慢

视网膜-神经通路的老化可影响视觉信息处理的准确性和效率。因此，老年人通常需要更多的时间来处理视觉信息，但当任务熟悉时，这种影响是极小的或可忽略不计的。表17-2总结了视觉的老化及其对视觉的影响。

影响视觉健康的危险因素

短期和长期的生活方式、营养和环境因素可加

表17-2　年龄相关改变对视觉的结局	
改变	**结局**
角膜黄变和混浊度增加	视敏度下降
角膜曲率改变	对光照变化的反应减慢
晶状体大小和密度增加	增加眩光敏感度
虹膜硬化和僵硬	视野变窄
瞳孔变小	深度知觉减弱
睫状肌萎缩	色觉改变
玻璃体胶状物质收缩	闪光知觉扭曲
感光细胞萎缩	视觉信息处理减慢
视网膜血管变薄与硬化	
视皮层神经元退行性变	

健康机会

照明光线差和暴露在阳光下是视力的危险因素，但可以很容易地通过简单的自我保健实践应对。

剧年龄相关视觉改变，影响视觉健康，举例如下：

- 营养不良、吸烟和暴露于阳光下都与眼部疾病的发展有关。
- 老年人的眼睛更容易受到阳光损害，因为老化会改变他们对有害紫外线的保护性反应。
- 温暖的环境温度与较早发生老视有关。
- 环境条件，如风、阳光、湿度低和二手烟，会导致眼睛干涩。
- 营养不良会增加老年性黄斑变性的风险。
- 环境条件，如照明和色彩的对比，在许多方面影响视觉功能。

慢性病可以不同的方式对视觉功能产生不良影响。视觉障碍通常发生在痴呆或帕金森病患者中，甚至是在疾病早期阶段。视觉空间的改变和幻觉常见于路易体痴呆患者，而且被视为是病程早期易于识别的特征之一（Ferman，Arvanitakis，Fujishiro，et al. 2013；Hamilton，Landy，Salmon，et al. 2012；Yoshizawa，Vonsattel，Honig，2013）。糖尿病患者患白内障、青光眼和糖尿病视网膜病变的风险增加。高血压或高胆固醇血症者患老年性黄斑变性的风险更高。营养不良与白内障的发展有关，维生素A缺乏症可减少眼泪的产生，进而导致眼睛干涩。

下列药物对视觉存在潜在的不良反应：非甾体抗炎药物（如阿司匹林）、抗胆碱药、吩噻嗪类药物、胺碘酮、西地那非、α受体阻滞剂（如甲磺酸多沙唑嗪）、口服或吸入型糖皮质激素。某些药物可以引起或促进眼睛干涩，如雌激素、利尿剂、抗组胺药、抗胆碱药、吩噻嗪类、β受体阻滞剂和抗帕金森病药物。全身抗凝剂的使用可使黄斑变性者发生眼内出血。

差异性提示

糖尿病性视网膜病变在美国黑人和西班牙裔美国人中的患病率高于美国白人和华裔美国人（Zambelli-Weiner，Crews，& Friedman，2012）。

展开式案例学习

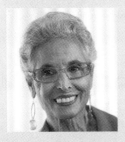

第 1 部分：60 岁的 F 夫人

F 夫人，60 岁，已使用 "readers"（阅读眼镜）15 年，但除了阅读和缝纫以外，做其他事情不需要戴眼镜。最近，她注意到她在看大型购物商场里密封式玻璃名录时有困难。她在一个有天井的办公大楼里工作，天井上有天窗，她在看门上的标志时有困难。

思考题

- 哪些老化因素导致 F 夫人发生视觉变化？
- 哪些环境因素可能导致 F 夫人在购物商场或工作场所发生这些困难？
- 当 F 夫人在自己家中时，因为老化性视觉改变，她做什么样事情可能会比较困难？

影响视觉健康的功能结局

如在"影响视觉的病理改变"部分所讨论的，疾病过程是老年人严重视觉障碍的最常见原因。当视敏度是 20/50 或更差时，视觉障碍为"功能性的"，当视敏度在 20/70 ～ 20/200 时，为"低视力"，当视敏度是 20/400 或更差时，为"失明"。即使使用矫正镜片，视物困难仍然影响 14% 的 65 岁及以上老年人，在较低收入的老年人中发生率更 高（Federal Interagency Forum on Aging-Related Statistics，2012）。图 17-3 显示不同年龄、性别、贫困水平的老年人亚群体视物困难发生率的差异。以下部分将阐述与老年人最可能发生的视觉障碍类型有关的功能结局。

对安全和功能的影响

由于视觉障碍与多方面的安全和功能有关，视觉受损的人们在其日常生活活动中依赖性更强。视觉老化最直接影响以下活动：

- 外出

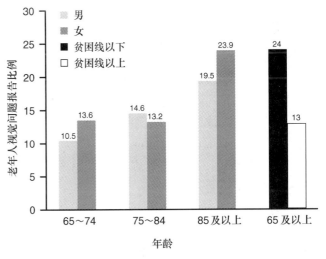

图 17-3 2010 年不同年龄、性别、贫困水平的老年人自我报告视觉困难的比例

数据来源：老化相关统计学联邦机构论坛（2012）. Older Americans 2012：Key indicators of well-being，Indicator 17，Table 17a. 可从 http://agingstats.gov 获得

- 驾驶车辆
- 超市购物
- 上下楼梯
- 从床或椅子起和坐
- 在黑暗或陌生的环境中安全操作
- 看钟表、收音机、温控器、电器、电视上的标记
- 阅读报纸、字典、小字体印刷品和海报、食品和药品容器上的标签

这些活动大多数不仅受视觉改变的影响，而且

差异性提示

美国的不同种族和民族的老年人感觉障碍的发生率为：非西班牙裔白人为 14%，非西班牙裔黑人为 21%，墨西哥裔美国人为 24%（Dillon, Qiuping, Hoffman, et al., 2010）。

受环境条件的影响，如眩光和灯光。一项老年人自我报告视觉残疾的研究发现，那些有青光眼或老年性黄斑变性的老年人在做饭、购物、外出旅行中存在更加明显的困难（Hochberg，Maul，Chan，et al.，2012）。

低视力可通过影响老年人的健康素养状况，从而影响其慢性病的自我管理。

视觉障碍威胁着活动安全，因为它可影响步态、身体平衡和姿势的稳定性，进而增加跌倒、骨折以及由严重跌倒所致损伤的风险。视觉障碍者入住养老院的前3年，跌倒风险增加2倍，发生髋部骨折的风险增加4倍（Eichenbaum，2012）。研究发现，视觉障碍者不仅跌倒的风险增加，而且会经历由于害怕跌倒而产生的恐惧感和活动受限（Ramulu，van Landingham，Massof，et al. 2012；Tanabe，Yuki，Ozeki，et al. 2012；Wang，Rousseau，Boisjoly，et al. 2012）。

特定的视觉老化可增加跌倒的风险，包括视敏度降低、视野缩小、深度知觉减弱、对比敏感度降低，以及对眩光的敏感度增加。此外，视觉信息处理减慢可影响人体为避免跌倒所进行的必需的快速反应。

对生命质量的影响

视觉老化的改变逐渐发展，往往在很多年内不被人注意。这些改变不断进展，逐渐干扰着日常活动，老年人可能会因此退出各种活动，却不承认自己的视觉问题或作出调整进行应对。研究发现，视觉障碍与焦虑、抑郁、较低水平的心理健康有相关性（Mabuchi，Yochimura，Kashiwagi，et al.，2012；Mathew，Delbaere，Lord，et al.，2011；Popescu，Boisjoly，Schmaltz，et al.，2012）。

当然，一个人的日常生活方式可以影响与视觉老化相关的心理问题的程度。例如，当老年人首选的休闲活动（如阅读、缝纫或刺绣）需要良好的视力，其视力问题可影响这些活动时，他们可能会因此感到无聊，甚至沮丧。同样，当老年人认为艺术欣赏与娱乐活动都是重要的活动时，视力减弱则会影响其生活质量。相比之下，对于更喜欢听音乐或进行其他不太依赖视力活动的老年人，视觉障碍对生活方式的影响可能很小。

一个人的生活环境和支持系统是视觉变化所致心理问题的另一个决定因素。和那些与良好视力者一起生活或者频繁接触的人相比，良好的视力对于独居或照顾他人的人来说更重要。此外，如果视觉障碍者可以改变他们的生活环境，以弥补视觉障碍，则其心理问题将被弱化。相比之下，生活在一些机构中的人可能经历相对更大的不良心理问题，因为他们无法改变环境条件。

一些注意到视力下降问题的老年人可出现恐惧，这对他们的生活质量有消极影响。例如，如果老年人认为自己患有严重的进展性疾病时，他们可能会错误地害怕失明，其实这个是可治疗的。对失明的恐惧可能是基于错误的认识、不准确的信息，或有严重视觉障碍的朋友们的经历。对视力变化的消极或无望的态度可阻碍老年人承认自身存在视力问题或寻求帮助。害怕跌倒是视觉障碍相关性焦虑产生的另一个原因。不准确的深度知觉可能会导致老年人频繁碰撞到物体，即使在熟悉的环境中，老年人也可能会感到不安全。如果一个人经历跌倒或绊倒，或知道有人因跌倒而骨折，恐惧感可能会被放大。

对驾驶的影响

视觉的变化可明显影响驾驶技术，并对老年人及其家庭和社会产生深远的影响。因为驾驶是牵涉司机及其家庭、具有高度安全性和独立性的事情——而且因为不安全的司机会将其他人置于危险之中——因此，日渐增多的研究关注视觉障碍对老年人的驾驶技术的影响。影响驾驶能力的视觉维度有近视力、视觉搜索、动态视觉、对比敏感度和视觉信息处理速度。与驾驶相关的视觉障碍导致的结局有：

- 当开车进出隧道和在不同照明情况的街道上夜间行驶时，暗适应与明适应缓慢可产生问题。
- 视野的广度对于避免车辆碰撞是很重要的，但周边视觉的减弱可影响视野的广度。
- 视力的降低影响了对移动物体的感知，尤其

健康机会

护士评估视觉障碍对老年人整体的影响，从而可以帮助他们解决恐惧，焦虑和其他影响生活质量的心理反应。

是快速移动的车辆。

- 适应性与视敏度降低可导致老年人开车时在观察道路后难以阅读车内的仪表盘。
- 眩光干扰对物体的感知，尤其是在下雨、下雪或晴天的环境下。
- 因为对眩光的敏感性增加，日出后或日落前明亮的阳光可显著影响对于红绿交通灯的识别。
- 如果汽车配有有色玻璃车窗，会引起照明减少，从而进一步影响视觉技能。

近年来，老年医学专家和临床医生关注影响老年人驾驶的因素识别，许多研究认为视觉技能是一个重要的影响因素。研究表明，认知障碍和眼部疾病（如白内障、青光眼、老年性黄斑变性）相结合可以影响老年驾驶员的安全，特别是在驾驶速度超过每小时60英里时（Andersen，2012；Anstey，Horswill，Wood，et al.，2012；Kaleem，Munoz，Munro，et al.，2012）。研究发现老年人一只或两只眼睛有白内障是驾驶困难的常见原因，而且驾驶事故的发生风险在老年人接受白内障手术后明显降低（Mennemeyer，Owsley，McGwin，2013；Owsley，McGwin，Searcey，2012）。

影响视觉的病理状态

老年人的视觉健康常受到慢性病的影响，所以护士在检测和管理这些疾病中有着重要作用。健康

促进的干预措施对于青光眼尤其重要，因为干预可以防止视觉障碍的发生。但是，这种疾病往往不容易被确诊，所以干预不及时。在老年人中，三种最常见的病理性眼病是白内障、老年性黄斑变性和青光眼（图17-3，表17-3）。

白内障

白内障是视觉障碍的一种主要的、可逆的原因，影响了约50%的80岁及以上的老年人。在世界范围内，白内障是造成可预防性失明和明显视力损伤的主要原因，由它导致的失明占低收入和中等收入国家失明患者的50%（Finger，Kupitz，Fenwick，et al.，2012；Murthy，John，Sharmanna，et al.，2012）。白内障由晶状体的老化引起，在中年期开始出现，最终可进展为晶状体完全混浊。随着白内障的发展，正常透明的晶状体变得混浊，传输视网膜的光线减少，视力受损。除了与老化有关，还有全身性疾病、药物、环境等危险因素，如表17-3所示。总的来说，最大的可改变和预防白内障的危险因素是吸烟和暴露于阳光下。一项基于人群的纵向研究发现，高水平的糖化血红蛋白是拉丁美洲老年糖尿病患者发生白内障的独立危险因素（Richter，Choudhury，Torres，et al.，2012）。

表 17-3　常见疾病对视觉的影响			
疾病	危险因素	症状	处理
白内障	高龄，暴露在阳光下，吸烟，糖尿病，营养不良，眼睛或头部的外伤或辐射，药物不良反应（例如皮质类固醇激素）	视物朦胧或视物模糊，对眩光的敏感度增加，对比敏感度降低，复视，看见亮光周围有光晕，色觉下降	最初使用矫正镜片 手术摘除晶状体，随后行人工晶状体植入术
老年性黄斑变性（AMD）	高龄，非西班牙裔白人种族、AMD家族史、吸烟、暴露于阳光下	**最初：** 中心视力丧失，面部或直线出现波浪状，视物模糊 **进一步发展：** 视力丧失	戒烟，营养干预，视觉康复计划 湿性AMD的内科或外科治疗
青光眼	高龄，非洲、拉丁美洲和亚洲裔美国人，青光眼家族史，糖尿病，定期或长期使用糖皮质激素	**慢性：** 缓慢发病，在昏暗的光线下视力下降，对眩光的敏感度增加，对比敏感度降低，外周视力减退 **急性：** 突然发病，剧烈疼痛，视物模糊，光晕，恶心及呕吐	**慢性：** 处方滴眼剂药物治疗 **急性：** 立即药物治疗，随后手术

白内障通常发生在双眼，但双眼不一定会以相同的速度进展。白内障的类型如下：

- 核性白内障：最常见的类型，病变从晶状体的中心开始
- 皮质性白内障：病变从外围向内部进展
- 后囊下白内障：病变开始于晶状体后，进展比其他类型更迅速

在早期阶段，白内障不一定会影响视力，但随着此病的发展，会造成完成活动困难，如读书、夜间驾驶困难（图 17-4 和表 17-3）。

当视力下降到影响人的安全或生活质量，并有合理方案可以改进视力时，通常建议进行白内障手术。近年来，技术上的重要进展是在摘除白内障的同时，可以选择在手术中矫正老视和其他视力问题（Lichtinger, Rootman, 2012）。验光师或眼科医生可以诊断白内障，但只有眼科医生可以做白内障手术，白内障手术是当今美国最常见的手术。手术过程采用局部麻醉，耗时不超过 1 小时，并发症发生率很低。研究证实，白内障手术并发症发生率极低，术后患者的独立性明显增加，并可改善视觉功能，包括安全驾驶（Helbostad, Oedegaard, Lamb, et al., 2013；Meuleners, Hendrie, Lee, et al., 2012）。同时患有白内障和老年性黄斑变性的患者虽然预后较差，但他们可以从白内障手术获得视觉功能的显著提高（monestam, Lundqvist, 2012）。如果患者在手术前使用矫正镜片，外科医生可以植入一个人工晶状体来模仿眼睛的自然屈光能力以改善视力，从而很少或不需要额外的校正。

护士在解除患者疑虑和提供白内障手术的准确信息中，起着重要作用。例如，因为熟悉的朋友或亲戚曾在多年前进行过白内障手术，老年人可能认为白内障手术的风险比实际情况更高或更复杂。

强调要点如下：

- 白内障手术技术的进步明显改善了白内障手术的过程和结局。
- 白内障手术具有非常高的成功率，并可显著

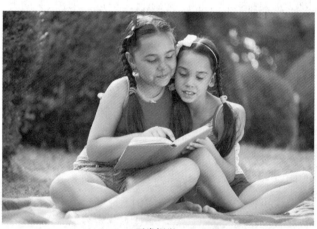

正常视觉

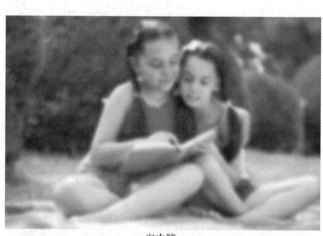

白内障

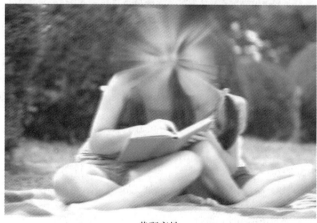

黄斑变性

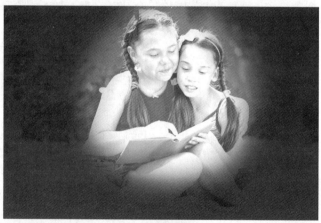

青光眼

图 17-4 正常视觉、白内障患者视觉、老年性黄斑变性患者视觉、青光眼患者视觉示例

图片未做修改，来自 shutterstock.com；版权：Olesya Feketa

提高患者安全性、功能和生活质量。

- 患有影响视觉信息处理的疾病，如痴呆、抑郁症或其他疾病的老年人，尤其可能从视觉改善中受益。
- 寻求可靠信息以及从眼科保健专业人员处获得定期评估十分重要，而不是一味地忍受因白内障造成的视力丧失。

老年性黄斑变性

老年性黄斑变性（age-related macular degeneration，AMD）是预期寿命高的国家 60 岁及以上人群重度视力丧失和失明的首要原因，占北美洲、欧洲和澳大利亚视网膜中心性失明患者的 50% 左右（Parmeggiani, Romano, Costagliola, et al., 2012）。与 AMD 相关的危险因素见表 17-3。与健康促进特别相关的、可改变的危险因素包括吸烟、肥胖以及暴露于日光下（Parmeggiani, Romano, Costagliola, et al., 2012; Sin, Liu, Lam, 2013）。

在疾病早期，视网膜色素的黄色代谢产物沉积，在黄斑区产生玻璃疣，黄斑区位于视网膜中央，是视力最敏感区。随着疾病的进展，或形成干性（占 80%～90%），或形成湿性（渗出型）。虽然"干"和"湿"仍然是常用术语，但最近的临床指南强调，AMD 是一种单一类型的疾病，可分为早期、中期、晚期（Ferris, Wilkinson, Bird, et al., 2013）。一个大样本调查发现，晚期 AMD 的发病率在 70～90 岁老年人中有明显的年龄相关增加（Rudnicka, Jarrar, Wormald, et al., 2012）。早期和中期 AMD 损伤是由感光细胞死亡引起的；晚期 AMD 损伤是

由脉络膜新生血管的形成，随后出现视网膜下出血所致。早期 AMD 通常进展缓慢，且不会导致完全失明；但是晚期 AMD 的进展可以引起快速、严重的视力丧失。

与大多数其他眼疾相比，AMD 发生在双眼，但最初可只发生在一只眼睛，双眼的病变进程可以是不同的。在早期阶段，视力损失是最小的，但随着 AMD 的进展，可影响中心视力，对日常活动的影响更明显，如阅读、驾驶、看电视、人物识别和进行多种自理活动（表 17-3 及图 17-4）。在所有阶段，治疗的主要目标是降低进一步视力丧失的风险，所有的 AMD 患者都需要由眼科医生密切随访，监测病情进展情况。

护士在应对可改变的危险因素（如吸烟、营养）时起着重要作用。一项重要的循证干预方法是使用一种营养补充物，包含维生素 C 500 mg、维生素 E 400 IU、β-胡萝卜素 15 mg（或维生素 A 25 000 IU）、氧化锌 80 mg、氧化铜 2 mg，通常称之为 AREDS 配方，是年龄相关性眼病研究的缩写。其他的护理干预措施包括：通过眼科医生告诉患者持续视力评估的重要性，鼓励其参与视觉康复计划以学习补偿视力下降最有效的方法。指导 AMD 患者每天用阿姆斯勒方格表（Amsler grid）来检测眼睛（图 17-5），这样他们能意识到视力的突然变化。在长期照护机构和有记忆障碍的老年人中，护士可能需要提供日常提醒或协助服务来完成这项工作。

青光眼

青光眼是指眼睛中的房水异常积聚使视神经的神经节细胞受损所引起的一类眼部疾病。房水是一种透明液体，产生于眼睛的前房，使眼睛压力维持在 10～20 mmHg。如果液体不能通过虹膜和角膜之间的通道流出眼的前房，它会积累和推动视神经

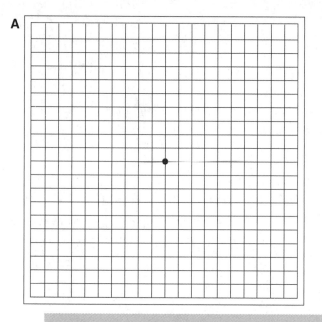
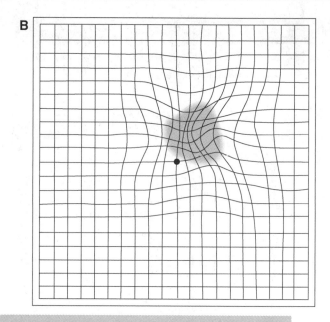

使用说明

1. 用胶带将这页纸贴在光线稳定、没有眩光、与眼睛同水平的位置。
2. 戴上你的眼镜，并遮盖一只眼睛。
3. 目光锁定在中心的黑点上。
4. 保持视线固定，努力看是否有线条扭曲或消失。
5. 标记图表上的缺陷。
6. 分别测试每只眼睛。
7. 如果线条扭曲是新发生的或情况恶化了，立即安排见你的眼科医生。
8. 保持每次测试时阿姆斯勒方格表与你眼睛的距离相同。

图 17-5 阿姆斯勒方格表

（A）老年性黄斑变性（AMD）患者使用阿姆斯勒方格表，每日可进行简单的测试以察觉其视力的突然变化。（B）这是 AMD 患者所看到的阿姆斯勒方格表的样子（A 图：经许可转载自美国黄斑变性基金会，888-MACULAR，www.macular.org）

盘形成杯状凹陷。由此产生的视神经损害可引起周边视力丧失。如果不及时治疗，可以进展为失明。

慢性（开角型）青光眼占美国青光眼患者的 90%，由房水流出通道阻塞所致。本病起病隐匿，当视神经受损时影响视力。早期表现包括眼内压增加、在昏暗光线下视力差、对眩光的敏感度增加。如果病情继续进展，临床表现包括头痛、双眼疲劳、周边视觉受损、瞳孔散大固定、虹视（可感知到光晕）和频繁更换镜片矫正视力。慢性青光眼通常发生在双眼，但它也可以由一只眼睛开始，双眼的病情进展速度可有不同。由于慢性青光眼进展缓慢，在早期阶段很少或不存在视觉障碍，因此每年进行眼压评估是必要的，可以在视觉障碍出现之前检测出病情。慢性青光眼最常用的是药物治疗，手术治疗方案包括激光手术和其他类型的眼科手术。药物治疗一般包括以下一个或多个类型的处方滴眼液：缩瞳剂、前列腺素、β 受体阻断剂、肾上腺素受体激动剂、碳酸酐酶抑制剂。

正常眼压性青光眼是发生在老年人中的另一种类型。此型青光眼患者眼压在正常范围，但视神经受损、视野缩小（图 17-4）。此型所用药物和手术方法往往与慢性青光眼的治疗相同。

急性（闭角型）青光眼是由房水流动突然完全阻塞所致。这种疾病在一只或两只眼睛突然发病，应视为一种医疗紧急情况。急性青光眼患者眼压升高，眼痛严重，视物模糊或浑浊，瞳孔扩大，恶心、呕吐。此型可由瞳孔扩张药物引起突然发作，如抗胆碱能药物。立即给予药物治疗通常可有效控制急性发作，但往往还需要手术干预。

老年青光眼患者健康教育的重点是说明坚持药物治疗的重要性，并定期由其眼科医生进行评估。如果老年青光眼患者进入机构接受照护，护士必须确保患者遵医嘱进行滴眼剂治疗。在居家护理的情况下，护士可能需要为患者制订一个计划，督促患

者每天或更频繁地使用滴眼剂。如果老年人有记忆
问题，建立一个使用滴眼剂的规程颇有困难。多次、
复杂的滴眼剂治疗方案可以通过与眼科保健医生合
作进行简化，必要时应减少滴眼次数，或开一种长
效药物，使治疗不那么频繁。

视觉的护理评估

视觉护理评估的目的是识别以下因素：

- 干扰视觉健康的因素
- 视觉问题
- 视觉变化对安全、独立性或生活质量的影响
- 促进视觉健康的机会
- 干预实施的阻碍

视觉功能的护理评估不能代替眼科专家的检
查。眼科专家的检查目的是检测视力问题、采取适
当的治疗方法；护理评估的目的则是协助老年人将
视觉变化的负面后果降至最低。护理评估的目的也
在于识别可通过健康促进措施解决的可改变的危险
因素。护士通过与老年人（或不能自理的老年人的
照顾者）访谈、观察老年人完成日常生活活动的能
力，以及测试老年人的视觉技能来评估老年人的视
觉情况。

展开式案例学习

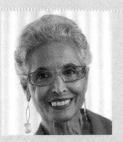

第 2 部分：72 岁的 F 夫人

F 夫人现在 72 岁，已经退休多年。你是当地老年中心的护士，她约你见面。F
夫人的病史显示，她有 40 年烟龄，每天抽一包香烟，服用治疗高血压和关节炎的
药物 5 年。在最近的一次体检中，医生认为她有早期白内障，但病情尚处于早期阶
段，不需要治疗。除了家庭医生定期给她体检，她从来没有接受过眼科检查。当询
问她的症状时，她说有时会觉得有一个薄膜蒙在眼睛上，在晴天外出时看东西有困
难。F 夫人说从来不喜欢戴太阳镜，希望以后也不要戴。她最近买了一个有更强功
能的阅读眼镜，这在她阅读和做缝纫活时有一点帮助。

思考题

- 什么因素可能会加重 F 夫人白内障的发展？
- 当 F 夫人在白天驾驶时，她应该注意视力方面的
  哪些困难？环境条件方面，她应该注意什么？
- 当 F 夫人在夜间开车时，她应该注意视力方面的
  哪些困难？环境条件方面，她应该注意什么？
- 当 F 夫人在家时，因为白内障，她需要注意哪
  些视觉功能的变化？

QSEN 应用

QSEN 核心能力	知识 / 技能 / 态度	应用于 F 夫人
循证实践	（K）描述现有证据的优势和相关性如何影响对干预措施的选择	指导 F 夫人预防白内障发生发展的循证干预措施（如戒烟、保护眼睛免受阳光刺激）
	（S）基于患者价值观、临床专业知识和证据，制订个性化护理方案	因为 F 夫人说不喜欢戴太阳镜，了解她是否愿意在晴天外出时戴宽边帽
	（A）视循证实践为整体，以确定最佳临床方案	

针对视觉变化的访谈

护士通过访谈提出问题，了解以下信息：视觉障碍过去和现在的危险因素，个人对视觉变化的认识，这些变化对日常活动和生活质量的影响，以及患者对于干预措施的态度（框 17-1）。访谈以直接提问开始，该问题是关于患者对自己视觉变化的认识。如果患者承认有视觉障碍，护士要进一步了解患者视觉变化发生和进展的细节。护士也要询问患者的不适症状，或者提示疾病进展可能出现的症状。

然后，护士询问视力变化对患者日常活动或期望活动的影响。如果被访者已经承认存在视力变化，护士可以问这些变化是如何影响日常活动的具体问题。如果患者没有意识到视力变化，护士应询问患者是否在完成复杂活动（如驾驶、购物和做饭）时遇到过困难。关于休闲、业余爱好的问题也可作为访谈内容，以了解视觉障碍对患者心理健康的影响。虽然老年人视觉障碍可能与生活方式的改变没有相关性，但关于休闲活动、爱好的问题可以帮助护士确定患者是否需要干预以促进视觉健康。不良视力会增加跌倒，尤其是绊倒的风险，因此护士应询问患者绊倒、跌倒和近乎跌倒的病史。

识别健康促进的机会

护士通过询问患者日常眼睛护理情况及影响视力的因素，以识别健康促进的机会。关于患者眼睛

检查的机构、频率和日期等信息，有助于制订眼疾早期检测的健康促进干预措施。护士也要倾听患者的错误认识或误区，通过健康教育解决这些问题。如果患者有白内障、青光眼或另一种影响视力的慢性病，护士通过询问问题，以确定患者自理情况和对眼科检查与疾病管理的态度。如果报告显示患者没有视觉障碍，护士可评估患者对疾病早期检测的态度。

最后，对可改变危险因素的识别为健康教育提供了机会。例如，如果患者有白内障、AMD 或 AMD 家族史，那么询问吸烟与否就尤其重要。如果老年人喜欢在晴天进行户外活动，护士应询问阳光暴露情况。可把保护措施（如使用太阳镜）的健康教育作为结束访谈的铺垫。

视觉功能的观察线索

视觉功能的可靠信息可以通过简单观察而获得。例如，护士观察眼睑的异常情况，如重度眼睑迟滞可能会影响视力。护士可通过观察人的外貌和完成

框 17-1　视觉评估指南

评估对视觉障碍的认识和现存的问题
- 您注意到您的视力在过去几年发生变化了吗？
- 您经历过什么不适症状，如眼睛干涩吗？
- 您是否因为视物困难而难以完成日常活动？（可询问以下内容：缝纫、阅读、驾驶、梳洗、业余爱好、做饭、看电视、管理账目、写信、打电话、使用电子仪器、购物和上下楼梯）
- 您因为视物困难而绊倒或跌倒过吗？
- 您因为视觉问题而停止过什么活动吗？（例如，因为看不见，您晚上不开车吗？）
- 如果能看得更清楚，您会做什么事情？

如果患者认识到视力丧失，询问以下问题
- 您第一次注意到视力下降或视力变化是什么时候？
- 这些变化是逐渐发生的，还是在一个特殊时间突然发生的？
- 请谈谈您的视力变化。

- 您是否出现过眼部疼痛、视物模糊、烧灼感或痒感、看见光晕、怕见强光、昼视和夜视有差异，或眼前有斑点或闪光？
- 对于视力问题，您接受过医疗评估和护理吗？

确定疾病预防和健康促进教育时机的问题
- 您最后一次检查眼睛是什么时候？
- 您去哪里接受眼部保健护理？
- 您曾经做过白内障、青光眼和其他眼病检查吗？
- 您对于定期检查青光眼和其他眼部问题有什么看法？

识别视力丧失危险因素的问题
- 当您在户外晒太阳时，您使用墨镜或帽子来保护您的眼睛免受强光刺激吗？
- 您抽烟吗？
- 您有糖尿病或高血压病史吗？
- 您有青光眼或黄斑变性的家族史吗？
- 您服用什么药物？

日常活动的能力，以发现其他更细微的指标。最后，社区护士有机会观察日常环境下的老年人，以评估可影响视力的功能和疾病。当评估不能在老年人日常环境中进行时，护士可以向老年人和其照顾者询问老年人在家中的情况。

识别可能会影响视力（积极或消极）的环境条件也很重要。例如良好的照明和鲜明的色彩对比对视力有积极影响。对视力有不良影响的环境条件，比如荧光灯的灯光、从高度抛光的地板上反射而产生眩光，相比居家环境，这种情况更可能发生在服务机构。另一个需考虑的因素是老年人是否使用矫正镜片，这在评估过程中可能无法使用。框 17-2 总结了与视觉功能有关的行为和环境线索的指南。

使用标准视觉测试

护士可以通过正式和非正式的测试评估老年人视力。但是在测试之前应消除眩光的来源，确保测试材料具有良好的色彩对比，并将光源设置在老年人的头部上方以提供良好的照明，同时避免产生阴影。如果老年人平时佩戴矫正镜片，应确保它们是干净的，并放在合适的位置。使用适当的眼睛遮盖方式，分别测试双眼；避免用手遮盖眼睛。框 17-3

框 17-2　视觉功能相关行为与环境线索的指南

行为线索

- 与之前穿衣整洁度和风格相比，现在的着装是否有斑点、污渍或错误的搭配？
- 与之前日常化妆风格相比，现在使用更多化妆品吗？
- 老年人非常依赖非可视化的线索进行日常活动吗？尤其在环境中走动时（例如，用手摸索寻找物体或探测障碍物）

环境线索

- 各种环境应该分别用什么样的灯光照明？如果照明不足，可通过调节环境提高老年人视力吗？
- 老年人是否为了节约用电，而在家中使用弱照明灯或不开灯？如果是这样的话，会影响老年人视力或安全吗？
- 老年人通常坐在哪里才有合适光源？来自窗户的刺眼强光会影响视力吗？灯的阴影会影响视力吗？高架灯会引起眩光吗？灯泡的瓦数足够吗？
- 楼梯和走廊的光源是什么？
- 在以下几个方面有足够的色彩对比吗？墙壁和地板，楼梯和楼梯平台，家具之间，餐具和摆放的地方，厨具和橱柜，仪器操作盘标志和背景。
- 走廊和卫生间用夜光灯吗？

框 17-3　使用视觉筛查试验的指南

用斯内伦视力表评估远视力

- 将视力表放置于距离被试者 20 英尺远的地方，并使其与眼睛保持同一水平。
- 如果空间达不到 20 英尺的距离，人与视力表之间的距离必须是 15 英尺或 10 英尺，最终测量可以根据距离进行调整。或者如果有缩小版斯内伦卡的话也可以使用。
- 如果被试者平常佩戴矫正视力的镜片，要测试矫正后的视力。
- 指导被试者开始朗读其最容易看清楚的那一行字母；然后请其尽可能多地读出该行下方的字母。
- 记录每只眼睛读出的最后一行字母的数目，至少读对该行一半的字母。
- 上面的数字表示从人到视力表的距离，而下面的数字表示正常视力者能够看清此行字母的距离。（也就是说，20/50 的视力测量值表示被试者可以看清距离 20 英尺的物体，在同样情况下具有正常视力者能够看清距离 50 英尺的物体。）
- 老年人斯内伦视力表测试结果正常值是：
  - ◆ 20/20 的矫正视力被认为是正常的。
  - ◆ 如果使用 10 英尺的距离，矫正视力应该是 10/10。
  - ◆ 老年人平均矫正视力范围在 20/20 ～ 20/50。

周围视野面对面检查

- 直接坐在被试者对面，大约 2 英尺远。
- 遮盖你的左眼，遮盖被试者的右眼。
- 当你检查被试者的左眼时，指导被试者注意看你的右眼。
- 在你和被试者之间完全伸出你的右手。
- 拿着铅笔的同时，慢慢地移动你的右手，摆动手指，从周围到中心、从上到下测试视野。
- 同时保持被试者看你的右眼，要求被试者报告看见铅笔的位置点。
- 遮盖你的右眼和测试者的左眼，并使用你的左手，重复这些步骤。
- 老年人周围视野面对面检查的正常结果：在所有的视觉象限，你和老年人均可同时看到你手中的铅笔。

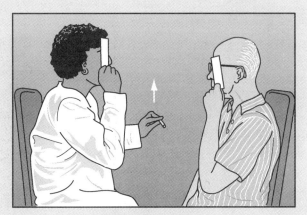

周围视野面对面检查

介绍了使用斯内伦视力表检测远视力以及周围视野面对面检查的方法，护士可以在临床上使用。下列方法中的任何一种都可作为一种非正式的视力测试：

- 要求老年人阅读报纸或其他各种大小的印刷材料。
- 要求老年人阅读一两行需要签名的表格，观察老年人是否能找到签名线。
- 提供书面教育资料，要求老年人阅读特定部分，如一个电话号码。
- 要求老年人向窗外看或者从走廊向下看，并描述某些看到的细节，如牌子上的字。

如前所述，这些测试结果补充了由访谈和观察所获得的信息。对视力进行护理评估的目的是为制订护理计划提供有用信息，并确认是否有进一步评估的需要，但护理评估不能代替完整的眼科检查。

护理诊断

在护理评估的基础上，护士可确定老年人存在的视觉障碍或危险因素。与老年人视觉障碍直接相关的护理诊断是"感知觉紊乱：视觉"，此护理诊断被应用于本章后部的护理计划中。虽然这个护理诊断在2012—2014年的分类修订时被删去，但将来它可能会被重新纳入（Herdman，2012）。护理诊断"有增加知识的愿望：改善视力"适用于健康促进干预措施。如果视觉障碍影响老年人的安全、生活质量或完成日常生活活动的能力，以下的护理诊断可以用来解决这些功能结局：焦虑、自理缺陷，有受伤的危险、社交障碍、有增强自理的愿望。

健康结果计划

当老年人存在视觉障碍或者有影响视觉功能的危险因素时，作为护理计划的一个必要部分，护士需确定健康结局。护理结局分类中与改善老年人视力的干预措施有关的分类是"视力补偿行为"和"感觉功能：视觉"。此外，护士可以使用以下护理结局分类描述改善视力的干预措施效果：应对，自理：日常生活活动，自理：工具性日常生活活动，压力水平，知识：个人安全，预防跌倒行为，风险控制：视觉障碍。接下来的部分讨论实现这些结果的具体措施。

● 健康机会

当老年人愿意探讨改善视力的干预措施时，可以使用护理诊断"有增加知识的愿望：改善视力"。

● 健康机会

生活质量是一个健康结局，可通过提高视觉功能的护理干预措施而改善。

展开式案例学习

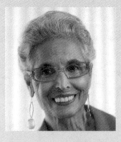

第2部分：72岁的F夫人（续）

你是F夫人家附近老年中心的护士。在最近的一次访视中，72岁的F夫人告诉你，她感觉眼前好像有一个"薄膜"，而且她在晴天进行户外活动时看东西有困难。几个月前，F夫人的医生告诉她有早期白内障，但她没有进行进一步评估。

思考题

- 你会问F夫人框17-1中的哪些问题？
- 你会从F夫人的行为或环境线索中找到关于她视力的什么信息？（框17-2）
- 使用视觉筛查测试评估F夫人的视力合适吗？（框17-3）如果合适，你会进行什么测试？
- 这次你将给F夫人提供哪些健康教育？

视觉健康的护理干预

护士采取干预措施促进老年人视觉健康，这些干预措施主要是预防视力丧失、干眼症舒适护理，以及实施或指导促进最佳视觉功能的措施。接下来详细介绍实现这些目标的干预措施。以下相关的护理措施分类术语可应用于护理计划：增强沟通：视力缺陷，增强应对，预防干眼症，眼部保健，环境管理，环境管理：安全，健康教育，健康筛查，健康系统指导，风险识别，预防跌倒。

视觉的健康促进

健康促进干预措施着眼于通过补偿视觉障碍和早期识别可治疗疾病，保持患者视觉在一个最佳水平。健康促进的另一个重要方面是应对可改变的危险因素，如吸烟、暴露于阳光下。此外，护士可以教会患者营养干预措施，以促进其视觉健康。框17-4 总结了促进视觉健康的教育要点。

在提供健康教育时，回顾配镜师、验光师、眼科医生之间的差异，并且提供覆盖这些服务的医疗保险信息是有帮助的，框17-5 对此有详细说明。

干眼症的舒适护理

可以考虑相关、简便的减轻干眼症措施。使用

健康机会

护士通过鼓励老年人及其家庭成员从可靠的资源获取信息，以促进患者自理。

框 17-4 视觉的健康促进教育

疾病预防和早期检测

- 通过使用宽边帽和佩戴吸收紫外线的太阳镜，将阳光暴露减至最小。
- 如果您注意到有视力改变，应每年或更频繁进行眼部检查；务必做青光眼、白内障和视网膜疾病的检查。
- 按照框 17-5 中所述，选择合适的眼科保健执业人员（眼科医生、验光师、配镜师）。
- 吸烟是许多眼部疾病的危险因素，建议戒烟。
- 将高血压、糖尿病和其他慢性病控制在最佳状态。

营养因素

- 摄入叶黄素含量高的食物，如水果、玉米、菠菜、绿叶蔬菜、蛋黄。
- 每天补充 10 mg 叶黄素是安全的，可能对预防白内障和 AMD 有效。
- 存在黄斑变性或有该病危险因素的患者，建议每天补充：500 mg 维生素 C，400 IU 维生素 E，15 mg β-胡萝卜素（等同于 25 000 IU 维生素 A），80 mg 氧化锌，2 mg 氧化铜。但是，吸烟的人建议避免补充 β-胡萝卜素，因为它可增加患肺癌的风险。

非处方人工泪液或眼部润滑剂通常会缓解症状，尤其在阅读或从事其他需要频繁眼球运动的活动之前使用。针对使用滴眼剂的频率多于每 3 小时 1 次者，建议使用不含防腐剂的溶液，以预防副作用。其他

框 17-5 眼科保健执业人员

眼科医生

眼科医生是有执照的医学博士（MD）或骨科医生（DO），接受过眼科疾病的诊断和治疗方面的培训。眼科医生提供的眼科服务包括：

- 全面的眼科检查
- 对眼科疾病做出诊断
- 对眼科问题开出药物处方（如青光眼）
- 眼科手术及术后护理（如白内障）
- 激光治疗（如视网膜病变）
- 开出佩戴眼镜和接触镜的处方
- 开出低视力助视器处方
- 进行低视力助视器及其培训转诊
- 对影响眼睛的身体疾病进行医疗转诊

验光师

验光师是有执照的验光学专业博士（OD），但不是医师，他们接受过眼科检查、常见眼部问题筛查、开具眼部锻炼

或矫正视力镜片处方的培训。验光师使用诊断性药物，在美国一半以上的州，他们可以开一些眼科疾病的治疗性药物。验光师提供的服务包括：

- 全面的眼科检查
- 检测眼屈光度，以确定需要的矫正镜片
- 开眼镜、接触镜及低视力助视器的处方
- 视觉治疗以提高某些视觉技能，如眼动追踪和眼控聚焦
- 进行低视力助视器及其培训转诊
- 转诊患者到医师处接受手术、药物治疗或进一步评估
- 眼部疾病的诊断（某些国家）
- 术后护理（某些国家）

配镜师

配镜师是眼科保健执业人员之一，经过训练，配制、校准和调整由验光师和眼科医师处方的眼镜和接触镜。在美国许多州，配镜师有执照。他们不做眼科检查或屈光检查，也不能开矫正镜片或药物处方

舒适护理措施如冷敷或戴宽边墨镜，目的是防止眼泪蒸发。保持足够的环境湿度，尤其在冬季或气候干燥时，也可减少眼睛水分的蒸发且增加眼睛的舒适度。眼睛干涩不舒适的患者应避免各种刺激，如吸烟、使用发胶、不良环境条件（如很热的房间和大风）。受干眼症困扰并正在服用可能加剧此症药物的人，应鼓励他们与自己的初级保健医生讨论此问题。

环境改变

简单的环境改变可以提高老年人完成日常生活活动的安全性，从而降低跌倒和事故发生的危险。因为老年人获得良好的视觉需要更多的光照，适当的防眩光照明是一个最重要、最简单、成本最低的提高视觉功能的干预措施（框 17-6）。最佳照明取决于灯光的质量和数量。例如，选择广谱荧光灯和日光模拟灯对于补偿视力老化可能是特别好的方法。

维持最佳视觉功能，另一个重要的环境调整措施是加强颜色对比。家用电器和其他物件，如微波炉、电熨斗、收音机、恒温器、电视机，可能由于控制板上的色彩对比较弱而难以使用。为帮助老年人安全、准确地使用这些物品，我们可以对其做一些改变。例如，两个用红色指甲油画的点可以用来标记指定的和常用的温度设置位置，这可以指导老年人按照这两个点上下转动拨号盘来做高低设置。

建筑设计和机构限制可能会制约护士实施环境适应性改变措施的力度，特别是在某些机构中。但是在大多数机构中，护士可以通过使用适当的颜色提高对比度、使用窗帘控制光线和眩光、将椅子放置在可增强照明和避免眩光的位置等方法，改善老年人的视觉功能。如框 17-7 所示，护士有很多机会指导老年人及其照顾者通过改变环境，从而弥补视力缺陷并提高安全性。这些环境改变可以用于提高所有人的视觉功能。

框 17-6　最佳照明方面的考量

- 老年人较年轻人需要至少多 3 倍的光线。
- 老年人最好能在明亮、有广谱光线、无眩光、有间接光源的照明环境中活动。
- 照明光源应距离被视物体 1 ～ 2 英尺远。
- 当距离增加 1 倍时，光量减少 1/4。
- 闪烁的光，例如由一根单独的荧光灯管发出的光，会导致疲劳和视力下降。
- 灯泡应保持清洁。
- 与正常视力者相比，增加照明对视觉障碍者有更积极的影响。
- 从前景到背景逐渐减弱的照明要好于两处强烈的光线对比。
- 适度的间接照明可用于增强前景照明，并防止前景与背景光线的强烈对比。
- 为减少来自阅读材料的眩光，应将光源放置在右手阅读者的左侧，以及左手阅读者的右侧。
- 阅读材料避免使用蜡光纸。

框 17-7　改善视觉表现的环境适应性改变

照明、眩光控制和暗适应、明适应

- 将 60 瓦或 75 瓦的柔和白光灯泡置于老年人头部上方或靠近头部上方。
- 在浴缸或淋浴室使用干净的透明塑料浴帘，而不是纯色或印花的浴帘。
- 使用浅色的薄纱窗帘以消除窗户玻璃上的眩光。
- 在走廊和卫生间放置夜灯，或保持在床边放置高强度手电筒。
- 使用有照明灯的开关。
- 在楼梯和走廊提供良好的照明。
- 使用有照明或放大作用的镜子。

色彩对比

- 在楼梯边缘涂上色彩明亮的胶带或油漆，特别是顶部和底部的楼梯。
- 使用浅色和深色的砧板区分黑色与浅色的食品。
- 瓷器、餐垫、餐巾使用对比色，而不是匹配色。
- 使用马桶座，使其区别于浴室的墙壁和地板。白色水池和浴缸使用彩色肥皂条。

- 使用有明亮的彩色把手的器具。
- 在毛绒家具上放置对比色的枕头。
- 使用有装饰或有照明灯板的电灯开关及墙壁插座；避免开关板融入墙纸或涂料。
- 放置有对比色的装饰品，比如在桌子上放置植物和陶瓷制品，作为深度知觉提示，尤其是在浅色墙壁房间里的浅色家具上放置。
- 使用色彩明亮的梳洗用具，如梳子、刷子和剃刀。
- 使用黑墨水的钢笔而不是蓝墨水的钢笔。

一般的适应性措施和环境改变

- 在没有告知老年人或向其展示的情况下，不要重新布置家具。
- 建议老年人从明亮的房间走到黑暗的房间时在门口停一下（或反之亦然），以留出时间使眼睛适应光线的变化。
- 教老年人使用手和脚探查，以感觉障碍物、台阶、椅子边缘等。
- 与老年人同行，必要时应停下来让老年人能适应由近及远或由亮到暗产生的变化。

低视力辅助器

低视力辅助器可提高对比度、屈光度，改善照明或放大图像（框 17-8），有视觉障碍者可以通过使

框 17-8　用于改善视觉表现的低视力辅助器

放大助视器具
- 显微眼镜
- 手持式或直立式放大镜

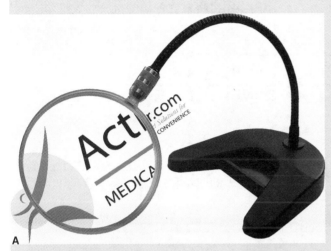

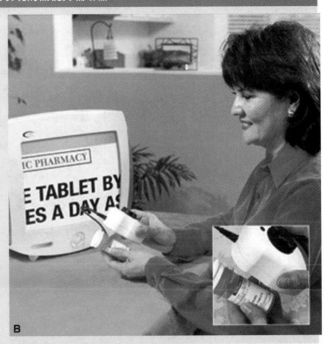

低视力辅助器示例。（A）高强度灯与放大镜结合产品

- 望远镜和手持或眼镜式望远镜
- 放大板
- 针对缩小的周围视野的视野扩展器
- 大号字体的书籍、杂志和报纸
- 可放大打印的影印机或打印机
- 使用大号字母和数字的电话，或大号字母和数字的便签簿，以适合旋转式拨号电话或按键式电话
- 尺子、扑克牌和其他物品上用大号字体
- 有良好的彩色编码和放大数字的温度计
- 大针眼的缝纫针

照明辅助器具
- 高强度灯
- 鹅颈灯
- 三灯泡的地板灯或台灯

对比辅助器具
- 用记号笔在暗色但又不失明亮的彩色美术纸上进行标牌制作
- 在黄色背景上写红色字或在绿色背景上写白色字
- 阅读和识别标志（助视器）
- 夹式的黄色镜片

眩光控制器具
- 有紫外吸收镜片的太阳镜
- 遮阳帽和宽边帽子
- 眼镜上的防眩光（防反射）涂层
- 黄色和粉红色的塑料布
- 针孔封堵器

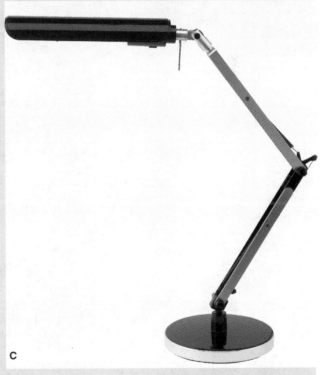

手持式数字放大镜（B）：任何电视上都可以放大照片
多功能灯（C）：使用高效节能的高清灯泡，对比度和亮度都很好
（经允许图片转载自 ActiveForever.com）

用低视力辅助器提高其安全性和生活质量。当与环境改变同时应用时，低视力辅助器是最有益的。例如，当结合改善照明和控制眩光的措施时，放大镜是最有效的。在商店（可通过目录查找）和当地的视力中心，一般都有低视力辅助器。此外，如果日常用品使用得当，也可以作为低视力辅助器，例如家用照明灯放置在正确的位置和配备合适瓦数的灯泡。护士可使用框17-6与框17-9中关于灯光和放大倍率有效使用方面的信息来指导患者。低视力辅助器与视觉康复项目相结合，对于有明显视觉障碍者尤其重要，比如AMD所致的视觉障碍。除了改善视觉功能，低视力康复对生活质量有着更广泛的影响，并可改善社会功能（Renieri, Pitz, Pfeiffer, et al., 2013）。

提供视觉友好型教育材料

虽然书面材料往往难以阅读——甚至对那些没有明显视觉障碍的人来说也是如此——但还是有许多相对简单的方法来获得易于阅读的材料，比如下面的例子：

- 使用影印机将常规打印的材料放大打印。
- 使用大的字体和纯文本（例如Arial、Helvetica、Times New Roman字体）。
- 避免斜体、下划线，以及全为大写字母。
- 使用强烈对比：白纸或浅色纸上用黑色字体。
- 避免在彩色背景上使用黄色或浅色字。
- 不要使用蜡光纸。
- 避免在图形、照片或插图上放置文本。
- 使用较大的间距和边距。

维持和改善生活质量

如前所述，对老年人来说，视觉障碍引起的心理问题值得关注。许多可以帮助老年人弥补视觉缺陷与功能、达到视力最佳水平的干预措施，也可以提高其生活质量，应对因视觉障碍产生的心理问题。使用合适的阅读眼镜与良好的环境照明，可使老年

框17-9　使用放大类辅助器具指南

使用手持式放大镜

- 开始拿着放大镜接近阅读材料
- 朝脸部慢慢移动放大镜，直到图像完全填充镜片
- 将放大镜向印刷品移动到大约2厘米的距离，以获得最佳聚焦

使用直立式放大镜

- 将放大镜镜面放在阅读材料上方
- 不要移动支架

使用眼镜式放大镜

- 开始时，将阅读材料靠近鼻部
- 缓慢移开材料，直到它变得清晰

展开式案例学习

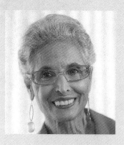

第3部分：81岁的F夫人

F夫人现在81岁。她在76岁时接受了白内障手术，左眼植入了人工晶状体，77岁时，右眼也植入了人工晶状体。直到1年前，视力还很好，当她患上了黄斑变性后，视力开始不好。她知道这种情况是慢慢进展的，但她仍然开车，独自生活。目前患有关节炎、高血压和冠状动脉疾病。几年前她因冠状动脉疾病住院，随后戒了烟。你是老年护理中心的护士，F夫人每周会来此吃几次午饭。在一次约见你时，F夫人承认她害怕失明和失去独立性。她的祖母在去世前几年失明，不得不去一个长期照护机构。

思考题

- 对于F夫人，你此时会提出什么护理诊断或诊断？
- 框17-4～17-9中的哪些信息可能适用于F夫人？
- 你会给出哪些健康促进的建议？
- 你会推荐给F夫人一些信息或社区资源吗？
- 哪些干预措施可应对F夫人对失明与失去独立性产生的恐惧？

QSEN 应用

QSEN 核心能力	知识 / 技能 / 态度	应用于 F 夫人
以患者为中心的护理	（K）综合理解以患者为中心的护理的多个方面 （K）阐述在医疗过程各个方面给予患者授权的策略 （S）实施以患者为中心的护理时保持敏感性，尊重个体差异 （A）"从患者的角度"评价医疗保健状况	花时间听 F 夫人表达她的恐惧和担忧，并帮助她确定其优势和支持情况 安慰 F 夫人，现在可以选择多种方法帮助她尽可能地保持独立生活的能力，而在她的祖母搬到长期照护机构时，却没有这些方法可以选择
团队合作和协作	（K）认识到其他个人和团体在帮助患者实现健康目标中的贡献 （S）整合他人帮助患者实现健康目标所做的工作	鼓励 F 夫人联系当地的视力中心，了解服务内容，并强调中心的目标是帮助视力丧失的人们保持独立性

人能够阅读书籍、报纸和杂志。进而，因为有良好的社会交往并获得知识与信息，生活质量可能会改善。护士也应鼓励老年人参加支持与教育团体，因为这些干预对于提高重度或进展期视觉障碍患者的生活质量有重要作用。

照顾者的健康促进

当照顾视觉障碍者时，解决其配偶、家庭成员以及其他提供照顾和支持者的需求十分重要。针对这些情况，主要的干预措施是提供可以从当地和互联网获得的资源信息。痴呆或其他可引起自理缺陷的疾病患者，其照顾者可能会受益于获得正常视觉老化的信息，从而可以采取适当行动来检查眼部疾病，提升最佳视力。护士可以使用框 17-10 对照顾者进行教育，并鼓励他们使用有用的资源。

框 17-10　照顾者的健康：视觉与老化

老年人视觉的正常变化
- 难以聚焦近处的物体，如小字
- 对眩光的敏感性增加
- 对比敏感度降低
- 对光线变化适应变慢
- 深度知觉减弱
- 色觉改变
- 夜间驾驶困难

引起视觉障碍的相关因素
- 照明太暗或产生眩光
- 眼部疾病：白内障、青光眼、视网膜病变、黄斑变性
- 增加眼部疾病风险的情况：吸烟、营养不良、暴露于阳光下、某些药物作用、有眼部疾病家族史
- 增加视觉障碍风险的慢性病：糖尿病、高血压、神经系统疾病

促进视觉健康的行为
- 每年全面的眼部检查，如果视觉发生明显改变应立即检查
- 及时寻求专业的眼部疾病药物治疗或外科手术方面的建议（如白内障、青光眼、黄斑变性）

- 认识到干预对于视觉障碍的重要性，因为这些干预是提高患者安全、功能和生活质量的重要手段
- 保证良好的营养
- 保护眼睛免受阳光照射
- 提供良好的防眩光照明
- 与初级保健医生讨论驾驶问题，并要求进行相应的专业评价
- 帮助使用低视力辅助器

支持机构、信息和低视力辅助器的资源
美国盲人基金会，www.afb.org
加拿大国家盲人协会，www.cnib.ca
青光眼基金会，www.glaucomafoundation.org
灯塔国际，www.lighthouse.org
国际狮子俱乐部，www.lionsclubs.org
全国视力残疾者协会，www.navh.org
国立眼科研究所，www.nei.nih.gov/healthyeyes
美国防治失明组织，www.preventblindness.org
视觉感知，www.visionaware.org

护理干预效果的评价

护士观察视觉障碍老年人的补偿行为，以评估针对"感觉知觉紊乱：视觉"的干预措施的有效性。以下是干预成功的指征：

- 使用矫正镜片和低视力辅助器达到最佳视觉功能。
- 适应环境以保障安全和改善视觉功能（例如，明亮、无眩光照明、良好的色彩对比）。
- 表达出与视觉功能有关的安全感。
- 最大自立性活动，如穿衣、个人生活自理、使用电器和管理药物。
- 尽管有视觉障碍，仍觉得生活质量有改善。

评估老年人在干预前后的能力，可以评价改善其独立性护理措施的有效性。当采取干预措施应对视觉障碍对老年人心理产生的影响时，可观察到老年人生活质量和参与趣味活动的能力有所提高。例如，更好的照明、有声读物或大字体书刊的使用，可能使老年人重新享受阅读的乐趣。实施健康教育干预后，老年人是否打算按照医务人员的推荐进行转诊，或是采取相关行动，护士可以根据这些来评价健康教育干预的效果。在家庭、社区和长期照护机构中，护士能够协助视觉筛查或其他视力保健服务。在这些机构中，从老年人及其照顾者那里获得的关于实际使用资源的反馈，也可用于评价干预效果。

展开式案例学习

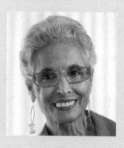

第 4 部分：86 岁的 F 夫人

F 夫人现在 86 岁，最近，当她起床去卫生间的时候，从床上摔了下来，导致髋部骨折，目前正在康复中。在短暂住院接受髋部骨折修复手术和为期 2 周的康复后，F 夫人转到家庭护理机构，以接受治疗、评估、病情监测，以及对她在家中的自我管理能力进行评价。

除了 AMD，F 夫人目前的医疗诊断还有关节炎、高血压、冠状动脉疾病、心力衰竭。F 夫人这几年病情已经稳定，但是在她髋部骨折住院期间，她开始吸氧，用药也发生了改变。目前服用的药物有呋塞米 40 mg/d，地高辛 0.125 mg/d，依那普利 10 mg，每日 2 次。遵医嘱每日摄入钠 2 g。出院医嘱：必要时鼻导管吸氧，2 L/min。

出事故之前，虽然因为 AMD 使她视力受限，但 F 夫人仍独自居住在自己家，但她的女儿越来越担心母亲的安全。现在，女儿确信母亲不应该待在自己家里，而应该搬到一个辅助生活中心。但是 F 夫人坚持要待在自己的家里，她说摔坏髋骨的唯一原因是自己着急去卫生间。F 夫人说已经吸取了教训，以后晚上不会再着急起身了。此外，她说为了让女儿满意，从去年已经放弃了开车，难道现在还要放弃家吗？F 夫人的女儿决定陪母亲待几周，直到母亲能够重新独自活动。在这期间，女儿希望能够说服母亲搬到一个辅助生活中心。你是为 F 夫人提供居家护理的家庭护士。

护理评估

在你进行初步护理评估期间，你确定 F 夫人渴望重新获得活动能力和控制自己的病情，但她因为视力不佳，很难阅读小字体的说明书。当你评估 F 夫人的药物治疗情况时，你注意到她看不清药瓶上的标签。你也观察到 F 夫人把她的药物放在厨房台面上方的架子上，但那里的灯光很昏暗。当你评估她合理使用氧气的情况时，你注意到她很难看到流量计上的标记。她的女儿一直在帮助她做这些事情，但 F 夫人希望能自己独立完成，这样就可以待在自己家里了。

F 夫人告诉你，因为她晚上起床去卫生间时走得很慢、很谨慎，所以她不担心自己会跌倒。她现在使用一个助行架，并说感觉很安全。她女儿对母亲吸氧和使用助行架去卫生间表示担心。F 夫人睡觉时会使用氧气，她女儿对她去卫生间的能力表示怀疑。

你观察到卧室和卫生间之间的走廊是黑暗的，卧室有一个顶灯，但没有床头灯。卫生间的门比较窄，坐便器在水池的另一边。你评估 F 夫人在家庭中的安全情况，确定房间过道通畅，楼梯通道和生活区照明良好。你确定没有额外的危险（例如小块地毯）影响 F 夫人的活动安全，但你要关注 F 夫人是否能使用助行架安全地去卫生间。

当问及视力问题时，F 夫人说她曾成功接受过白内障手术，80 岁时被诊断为 AMD。虽然眼科医生已经告诉她视力将变得更糟，而且没有办法阻止，但她还是询问朋友们正在接受的治疗。医生曾经告诉她当地视力中心为低视力者提供了一些康复服务，但这些服务的大多数对象是"年轻的盲人"。她也担心视力中心会建议她买一些很贵的东西，她可负担不起。F 夫人说女儿给她订阅了大字体的《读者文摘》，她很喜欢。她不喜欢看报纸，因为她在电视上看新闻。她约了下个月去看眼科医生。

护理诊断

除了与 F 夫人病情相关的护理诊断，你确定了一个护理诊断"感知觉紊乱：视觉，与老化、感觉器官的变化、环境因素有关"。支持这个诊断的依据有：F 夫人无法阅读标签、说明书或氧气流量计标记，而且环境因素也使患者活动不安全。焦虑、自理缺陷和有受伤的危险也可能是适用的护理诊断。"感知觉紊乱：视觉"可用于应对 F 夫人的焦虑、受伤的危险，以及无法完成工具性日常生活活动等问题，因此这可能是一个最全面的护理诊断。此外，这个诊断也促使你去设定一个长期的护理目标，以促进进一步的视觉障碍评估与护理。

F 夫人的护理计划

预期目标	护理干预	护理评价
F 夫人能准确、独立地执行自己的药物治疗方案	<li>使用大卡片打印简化的药物说明，并用黑色记号笔做标记</li><li>用彩色点给药瓶和药物说明卡片做标记，使两者搭配</li><li>使用药品分类盒建立药物管理系统，药品分类盒用色彩对比良好的粗体字做标记</li><li>教 F 夫人如何每周用你给她准备的药品目录卡补充药品分类盒内的药片</li><li>建议 F 夫人选择白天在餐桌上补充药品分类盒内药片，同时打开顶灯</li>	<li>F 夫人演示可以准确地把药盒填满</li><li>F 夫人正确服用药物</li><li>F 夫人的女儿观察到母亲遵守药物治疗方案</li>
F 夫人在需要吸氧时自己管理氧气的使用	<li>使用复印机将小字体的氧气设备说明书放大复印</li><li>用一个彩色的小圆点在流量计的 2 L 处做标记</li><li>保持氧气罐放置位置光线良好，建议在设置氧气流量时使用手电筒辅助照明</li>	<li>F 夫人演示能独自安全使用氧气设备</li><li>F 夫人的女儿观察到母亲能正确使用氧气</li>

F 夫人的护理计划（续）

预期目标	护理干预	护理评价
F 夫人能独自安全使用坐便器	• 要 F 夫人在夜间使用床边坐便器；强调预防再次跌倒的重要性 • 与物理治疗师和职业治疗师合作：①评价安装扶手或其他可协助 F 夫人安全使用卫生间的装置的可行性；②确定 F 夫人在白天安全使用卫生间的方式；③教 F 夫人在夜间如厕时在床和坐便器之间安全走动；④教 F 夫人清理床边坐便器 • 把灯放置在床头柜上，确保 F 夫人在床上易于打开。教 F 夫人晚上起床时，打开床旁灯，并在床边坐几分钟后再起身	• F 夫人表明白天能安全使用卫生间，夜间能安全使用床边坐便器 • F 夫人能够自己清理坐便器 • F 夫人在卫生间没有再发生跌倒
F 夫人逐渐发展的视力下降得到尽可能的补偿	• 告诉 F 夫人和其女儿当地视力中心（为低视力人群服务）提供的服务；强调这些服务是为了满足老年人和近视力下降者的需求。低视力者都可以使用这些服务，而且中心有许多低视力辅助器用于改善黄斑变性者的视觉功能 • 在 F 夫人下个月见眼科医生时，建议她向眼科医生要求转诊到视力中心 • 邀请 F 夫人的女儿参加关于视力中心服务内容的讨论；一旦获得转诊，要求她的女儿继续给予协助	• F 夫人在视力中心预约并获得初步评估 • F 夫人使用低视力辅助器以改善视觉功能

思考题

- 你将如何解决 F 夫人独自生活面临的问题？你应考虑到她在安全和生活质量方面有哪些问题？
- 你会如何使用本章的框内信息进行健康促进教育？
- 你认为 F 夫人还有其他的护理诊断和护理结果吗？
- 还有什么其他干预措施可提供给 F 夫人？
- 在你的社区至少确认一个可以向 F 夫人提供帮助或信息的资源。给那个机构打电话了解服务内容。

QSEN 的应用

QSEN 核心能力	知识 / 技能 / 态度	应用于 F 夫人
以患者为中心的护理	（K）综合理解以患者为中心的护理的多个方面 （K）审视护理角色，以确保护理的协调性、整合性和连续性 （S）了解患者的价值观、偏好，表达自己的需求 （S）实施以患者为中心的护理时保持敏感性，尊重个体差异	认识到 F 夫人和其女儿关心与需要的内容是不一样的，与他们分别谈话 获得 F 夫人和她女儿的允许后，来自你所在家庭护理机构的社会工作者对 F 夫人进行家庭访视，与她们谈论可选择的护理方式（如家庭护理协助、送餐服务）

QSEN 的应用（续）		
QSEN 核心能力	知识 / 技能 / 态度	应用于 F 夫人
	（S）评估自己与患者、家庭的沟通技能水平 （A）"从患者的角度"评价医疗保健状况	强调社会工作者可以协助他们决定双方都可接受的照护计划
团队合作和协作	（K）认识到其他个人和团体在帮助患者实现健康目标中的贡献 （K）描述自己的交流方式对他人的影响 （S）整合他人帮助患者实现健康目标所做的工作	为所有参与 F 夫人护理的健康保健专业人员提供协调工作，包括物理治疗师和职业治疗师、社会工作者和氧气供应公司鼓励 F 夫人和她女儿联系视力中心，并要求低视力专家进行一次家庭访视，以评估 F 夫人对低视力辅助器的需要情况，并进行安全与独立生活方面的教育

本章重点

影响视觉的年龄相关改变（图 17-1；表 17-1、17-2）

- 外观变化，包括角膜老年环、眼眶脂肪丢失、眼睑肌肉弹性下降
- 泪液分泌减少
- 退行性变影响眼睛、视网膜−神经通路和大脑的视觉皮质的所有结构

年龄相关改变对视觉的作用（图 17-2）

- 对不同距离的物体聚焦能力下降
- 看清物体和识别物体的能力下降
- 对光线变化的适应性反应减慢
- 对眩光的敏感性增加
- 视野缩小
- 深度知觉减弱
- 颜色知觉变化，使物体看起来更暗，白色似乎泛黄
- 对闪光的感知能力减弱
- 视觉信息处理过程减慢

影响视觉健康的危险因素

- 环境因素：眩光，阳光，不良照明，湿度低
- 生活方式因素：营养不良，吸烟
- 慢性病：糖尿病，高血压，阿尔茨海默病或帕金森病
- 药物的副作用：雌激素、糖皮质激素、抗胆碱能药、β 受体阻滞剂、抗帕金森病药物

影响视觉健康的功能结局（图 17-3）

- 老视（聚焦近物能力下降）

- 需要比以前多 3 ～ 5 倍的光线
- 夜间驾驶困难
- 行动不安全与跌倒的风险增加
- 完成日常活动难度增加

影响视觉的病理状态（图 17-4 和 17-5；表 17-3）

- 白内障
- 老年性黄斑变性
- 青光眼

视觉的护理评估（框 17-1 ～ 17-3）

- 视觉筛查试验
- 影响视觉的危险因素
- 视觉变化对日常生活活动的影响
- 关于眼部检查及预防措施的态度
- 关于使用低视力辅助器的态度

护理诊断

- 有增加知识的愿望：改善视力
- 应对视觉障碍功能结局的护理诊断包括：焦虑，应对无效，自理缺陷，有受伤的危险，社交障碍，有增强应对的愿望，有增强自理的愿望

健康结果计划

- 改善视觉功能
- 增加安全性
- 改善日常生活活动的独立性
- 改善生活质量

视觉健康的护理干预（框 17-4 ～ 17-9）	护理干预效果的评价
• 眼部疾病的预防与检测 • 干眼症的舒适护理 • 改变环境（例如，最佳照明） • 低视力辅助器	• 使用矫正镜片和其他辅助器改善视力 • 最佳安全和视觉功能的环境适应性措施 • 日常活动独立性提高 • 表达出视觉功能相关生活质量有所提高的感受

评判性思维练习

1. 描述老视并解释这一疾病在老年人日常生活中引起的功能结局。
2. 哪些环境因素可能会影响老年人的视觉功能？
3. 当患者看电视时，描述青光眼、白内障或 AMD 对患者的具体影响。
4. 你如何评价一位老年人的视力情况？
5. 阐述配镜师、验光师和眼科医生之间的差异。
6. 列出至少 10 个可以实施的适应性措施，以改善老年人的视觉功能。

（刘宇　译　周宇彤　校）

参考文献

Andersen, G. J. (2012). Aging and vision: Changes in function and performance from optics to perception. *Wiley Interdisciplinary Review of Cognitive Sciences, 3*(3), 403–410.

Anstey, K. J., Horswill, M. S., Wood, J. M., et al. (2012). The role of cognitive and visual abilities as predictors in the multifactorial model of driving safety. *Accident Analysis & Prevention, 45*, 766–774.

Dillon, C. F., Qiuping, G., Hoffman, H. J., et al. (2010). *Vision, hearing, balance, and sensory impairment in Americans aged 70 years and over: United States: 1999–2006*. National Center for Health Statistics Data Brief 31. Washington, DC: U.S. Department of Health and Human Services.

Eichenbaum, J. W. (2012). Geriatric vision loss due to cataracts, macular degeneration, and glaucoma. *Mount Sinai Journal of Medicine, 79*(2), 276–294.

Federal Interagency Forum on Aging-Related Statistics. (2012). Indicator 17: Sensory impairments and oral health. In *Older Americans 2012: Key indicators of well-being*. Washington, DC: Government Printing Office.

Ferman, T. J., Arvanitakis, Z., Fujishiro, H., et al. (2013). Pathology and temporal onset of visual hallucinations, misperceptions and family misidentification distinguishes dementia with Lewy bodies from Alzheimer's disease. *Parkinsonism & Related Disorders, 19*(2), 227–231.

Ferris, F. L., Wilkinson, C. P., Bird, A., et al. (2013). Clinical classification of age-related macular degeneration. *Ophthalmology, 120*(4), 844–851.

Finger, R. P., Kupitz, D. G., Fenwick, E., et al. (2012). The impact of successful cataract surgery on quality of life, household income and social status in South India. *PLoS One, 7*(8), e44268. doi:10.1371/journal.pone.0044268.

Hamilton, J. M., Landy, K. M., Salmon, D. P., et al. (2012). Early visuospatial deficits predict the occurrence of visual hallucinations in autopsy-confirmed dementia with Lewy bodies. *American Journal of Geriatric Psychiatry, 20*(9), 773–781.

Helbostad, J. L., Oedegaard, M., Lamb, S. E., et al. (2013). Change in vision, visual disability, and health after cataract surgery. *Optometry & Vision Science, 90*(4), 392–399.

Herdman, T. H. (ed.). (2012). *NANDA International Nursing Diagnoses: Definitions and classification 2012–2014*. Oxford: Wiley-Blackwell.

Hochberg, C., Maul, E., Chan, E. S., et al. (2012). Association of vision loss in glaucoma and age-related macular degeneration with IADL disability. *Investigative Ophthalmology & Visual Science, 53*, 3201–3206.

Kaleem, M. A., Munoz, B. E., Munro, C. A., et al. (2012). Visual characteristics of elderly night drivers in the Salisbury Eye Evaluation Driving Study. *Investigative Ophthalmology & Visual Science, 53*(9), 5161–5167.

Lichtinger, A., & Rootman, D. S. (2012). Intraocular lenses for presbyopia correction: Past, present, and future. *Current Opinion in Ophthalmology, 23*(1), 40–46.

Mabuchi, F., Yochimura, K., Kashiwagi, K., et al. (2012). Risk factors for anxiety and depression in patients with glaucoma. *British Journal of Ophthalmology, 96*(6), 821–825.

Mathew, R. S., Delbaere, K., Lord, S. R., et al., (2011). Depressive symptoms and quality of life in people with age-related macular degeneration. *Ophthalmic and Physiological Optics, 31*(4), 375–380.

Mennemeyer, S. T., Owsley, C., & McGwin, G. (2013). Reducing older driver motor vehicle collisions via earlier cataract surgery. *Accident Analysis & Prevention, 61*, 203–211.

Meuleners, L. B., Hendrie, D., Lee, A. H., et al. (2012). The effectiveness of cataract surgery in reducing motor vehicle crashes. *Ophthalmic Epidemiology, 19*(1), 23–28.

Monestam, E., & Lundqvist, B. (2012). Long-term visual outcome after cataract surgery. *Journal of Cataract & Refractive Surgery, 38*(3), 409–414.

Murthy, G. V. S., John, N., Sharmanna, B. R., et al. (2012). Elimination of avoidable blindness due to cataract. *Indian Journal of Ophthalmology, 60*(5), 438–445.

Owsley, C., McGwin, G., & Searcey, K. (2012). A population-based examination of the visual and ophthalmological characteristics of licensed drivers aged 70 and older. *Journal of Gerontology: Biological Sciences. 68*(5), 567–573.

Parmeggiani, F., Romano, M. R., Costagliola, C., et al. (2012). Mechanism of inflammation in age-related macular degeneration. *Mediators of Inflammation.* doi:1155/2012/546786.

Popescu, M. L., Boisjoly, H., Schmaltz, H., et al. (2012). Explaining the relationship between three eye diseases and depressive symptoms in older adults. *Investigative Ophthalmology & Visual Sciences, 53*(4), 2308–2313.

Ramulu, P. Y., van Landingham, S. W., Massof, R. W., et al. (2012). Fear of falling and visual field loss from glaucoma. *Ophthalmology, 119*(7), 1352–1358.

Renieri, G., Pitz, S., Pfeiffer, N., et al. (2013). Changes in quality of life in visually impaired patients after low-vision rehabilitation. *International Journal of Rehabilitation Research, 36*(1), 48–55.

Richter, G. M., Choudhury, F., Torres, M., et al. (2012). Risk factors for incident cortical, nuclear, posterior, subcapsular, and mixed lens opacities. *Ophthalmology, 119*(10), 2040–2047.

Rudnicka, A. R., Jarrar, Z., Wormald, R., et al. (2012). Age and gender variations in age-related macular degeneration prevalence in populations of European ancestry: A meta-analysis. *Ophthalmology, 119*(3), 571–580.

Sin, H. P., Liu, D. T., & Lam, D. S. (2013). Lifestyle modification, nutritional and vitamins supplements for age-related macular degeneration. *Acta Ophthalmologica, 91*(1), 6–11.

Tanabe, S., Yuki, K., Ozeki, N., et al. (2012). The association between primary open-angle glaucoma and fall. *Clinical Ophthalmology, 6*, 327–331.

Wang, M. Y., Rousseau, J., Boisjoly, H., et al. (2012). Activity limitation due to fear of falling in older adults with eye disease. *Investigative Ophthalmology & Visual Sciences, 53*(13), 7967–7972.

Warren, M. (2013). Promoting health literacy in older adults with low vision. *Topics in Geriatric Rehabilitation, 29*(2), 107–115.

Yoshizawa, H., Vonsattel, J. P., & Honig, L. S. (2013). Early neuropsychological discriminants for Lewy body disease. *Journal of Neurology, Neurosurgical & Psychiatry, 84*(12), 1326–1330.

Zambrelli-Weiner, A., Crews, J. E., & Friedman, D. S. (2012). Disparities in adult vision health in the United States. *American Journal of Ophthalmology, December 2012 Supplement,* S23–S30.

Zhang, X., Cotch, M. F., Ryskulova, A., et al. (2012). Vision health disparities in the United States by race/ethnicity, education, and economic status. *American Journal of Ophthalmology, 154*A(6 Suppl), S53–S62.

第18章　消化与营养

　　老年人的食物消化及营养维持受年龄相关胃肠道改变的影响较小，受危险因素的影响较大。尽管老年人对消化道的年龄相关改变能轻易做出弥补，但对于扰乱他们获取、准备和享受食物能力的诸多因素却较难应对。本章讨论与消化、饮食方式、营养需求有关的年龄相关改变及功能结局。

影响消化和饮食方式的年龄相关改变

　　年龄相关改变可以影响嗅觉、味觉以及消化道所有器官。虽然这些改变对健康老年人很少造成功能结局，但增加了老年人对危险因素的易感性。

嗅觉和味觉

　　味觉和嗅觉影响进食愉悦感，在年龄相关改变和各种危险因素的共同作用下，这两种功能在老年人中均减退。**嗅觉**（即闻到气味的能力）依赖于鼻黏膜感觉细胞对气味的感知以及中枢神经系统对气味信息的处理。甄别气味的最佳年龄在 30～40 岁，随后逐渐减退，其中部分归咎于年龄相关改变。嗅觉受损的患病率在 35 岁以下成人中为 1%～5%，而 50 岁及以上者则为 14%～25%（Huttenbrink，Hummel，Berg，et al.，2013；Schubert，Cruikshanks，Fischer，et al.，2012）。目前，研究人员正在探索嗅觉受损是否可作为神经退化性疾病如帕金森综合征和阿尔茨海默病早期诊断的指标（Hummel，Landis，& Huttenbrink，2011）。其他可导致嗅觉受损的情况包括吸烟或咀嚼烟草、病毒、口腔健康差、牙周病、鼻窦疾病、创伤和某些药物。与嗅觉受损相关的药物包括血管紧张素转换酶抑制剂、利尿剂和抗抑郁药（Smoliner，Fischedick，Sieber，et al.，2013）。

　　品尝味道的能力称为**味觉功能**，主要依赖舌、上颚、扁桃体味蕾中的感受器细胞。味觉根据感知味道强度的能力和区分不同味道的能力来衡量，其中感知强度的能力随着年龄增长逐渐减退。虽然研究表明，舌乳头的味觉细胞可再生，半衰

促进老年人消化和营养健康

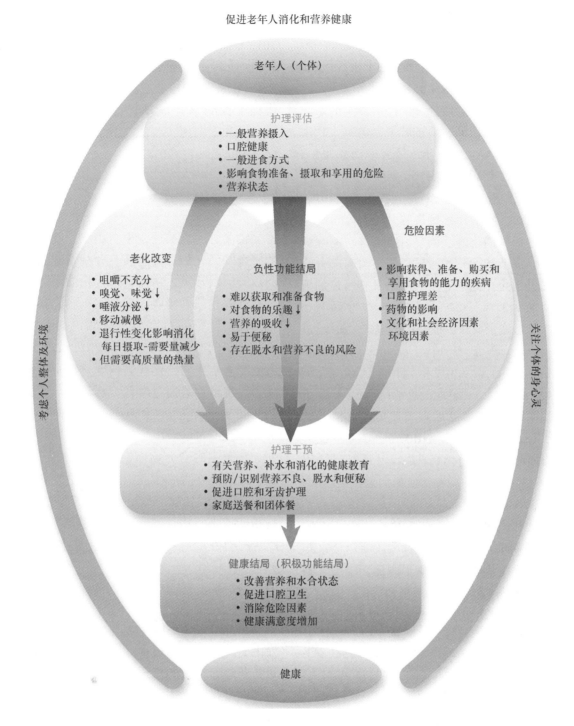

期15天，味觉随着年龄增长减退，但程度较嗅觉弱（Hummel, Landis, & Huttenbrink, 2011）。 引起味觉障碍最常见的原因是脑外伤、辐射、上呼吸道感染以及一些疾病，如糖尿病、甲状腺功能减退症。导致味觉障碍的药物包括抗生素、抗真菌药、抗癫痫药、抗组胺剂、免疫抑制剂、抗风湿药、糖皮质激素、利尿剂、抗糖尿病药、抗高血压药、抗帕金森病药、血管舒张药（Hummel, Landis, & Huttenbrink, 2011）。

差异性提示

在一生中，女性的嗅觉都比男性好，特别是在气味察觉和识别方面（Mullol, Alobid, Marino-Sanchez, et al., 2012）。同样，女性的味觉也比男性好（Hummel, Landis, & Huttenbrink, 2011）。

口腔

消化过程始于食物进入口腔，受牙齿、唾液、咀嚼神经肌肉共同作用。牙齿和牙周支持结构的年龄相关改变影响消化过程和进食愉悦感。随着年龄增长，牙釉质随之变硬变脆，牙本质逐渐被纤维化，神经腔变短变窄。由于这些年龄相关改变，牙齿对刺激不再敏感，更易碎。这些改变伴随多年的研磨和腐蚀作用，还导致牙尖逐渐被磨平。老年人牙齿的骨质硬度和密度均减少，导致牙齿松动或脱落，尤其在病理状态时（如牙周疾病）。

唾液和口腔黏膜在消化过程中发挥着重要作用。唾液对促进咀嚼、吞咽和维持口腔黏膜湿度至关重要。唾液通过提供消化酶、调节口腔菌群、为牙齿补充矿物质、清洁味蕾、润滑软组织、为咀嚼食物做准备来促进消化。健康老年人一般没有明显的唾液减少；然而，31%～37% 服用治疗慢性病药物的老年人伴有唾液生成减少症和**口干燥症**（de Lima Saintrain, & Goncalves, 2013; Desoutter, Soudain-Pineau, Munsch, et al., 2012）。研究显示有 500 种以上药物可导致口干燥症，且当一种以上口干燥症相关药物联用时，可加重口干效应（Shetty, Bhowmick, Castelino, et al., 2012）。所有抗胆碱能药物（如抗抑郁药、抗精神病药物、止吐药、抗组胺药）均可引起口干燥症。其他常见病因包括脱水、糖尿病、头颈部放射治疗。

口腔黏膜年龄相关改变包括弹性消失、上皮细胞萎缩、结缔组织供血减少。这些改变可使老年人患常见疾病时症状加重（如口干燥症、维生素缺乏），使得黏膜更易破、易发生感染和溃疡。肌肉力量减弱是对咀嚼吞咽产生较小影响的神经肌肉年龄相关改变之一。然而，在缺乏危险因素时，健康老年人不会出现显著吞咽障碍。

食管和胃

消化过程的第二阶段发生在推进蠕动波和非推进蠕动波联合将食物经咽部和食管推送至胃。老年人食管变得僵硬、蠕动波减少，继而可发展为**老年吞咽困难**（即吞咽缓慢）。

食物通过食管括约肌后进入胃，胃分泌的酶将其液化，蠕动使其转变为食糜。尽管胃酸减少有时是年龄相关改变，但近期研究提示胃酸减少仅发生在患萎缩性胃炎或幽门螺杆菌感染的老年人。胃酸减少称为胃酸过少症，可干扰营养素的吸收，使

得机体肠道细菌过度生长（Britton & McLaughlin, 2013）。研究发现老年人在进食大量食物后有轻微胃排空延迟，导致早饱（Morley, 2013; Rayner & Horowitz, 2013）。另一个可导致早饱的年龄相关改变是胃餐后蠕动迟缓（Bitar, Greenwood-Van Meerveld, Saad, et al., 2011; Grassi, Petraccia, Mennuni, et al., 2011）。

肠道

食糜进入小肠后，来自小肠、肝、胰腺的消化酶将食物转化为营养物质。分割食糜的方式是食糜向后和向前运动，从而促进食物的消化和小肠壁绒毛对营养物质的吸收。发生在小肠的年龄相关改变包括肌肉纤维和黏膜的萎缩、淋巴滤泡数量的减少、小肠重量的减轻、绒毛变短变宽，如逐渐由手指状突起变为水平嵴。这些结构变化没有显著影响肠道动力、渗透性或通过时间，然而，却可能影响免疫功能和某些营养物质的吸收，如叶酸、钙、维生素 B_{12} 和维生素 D。

食糜中的营养物质在小肠吸收后，进入大肠，水和电解质在大肠吸收，随之排出废弃物。大肠年龄相关改变包括黏液分泌减少、直肠管壁弹性降低、直肠壁扩张和感觉减弱。虽然这些变化对粪便通过肠管的动力几乎无影响，但可使老年人出现便秘。

肝、胰腺、胆囊

胆汁对于消化脂肪十分重要，而肝通过生成和分泌胆汁协助消化过程。同时，肝还有代谢和储存药物及营养物质的作用。随着年龄增长，肝逐渐变小和纤维化，脂褐素（一种棕色色素）堆积，经过肝的血流减少约 1/3。然而，其中一些变化最初可能是病理性的而非老化。无论是老化还是病理性改变，肝都拥有强大的再生和贮藏能力来代偿而不影响消化功能。

胰腺的主要消化功能是分泌和中和食糜中的胃酸，以及分泌小肠分解脂肪、蛋白质、糖类所必需的酶。胰腺作为内分泌腺还分泌糖代谢所必需的胰岛素和糖原。胰腺年龄相关改变包括质量减轻、小管增生、小叶纤维变性和胰腺 B 细胞对葡萄糖的反应性降低。这些变化虽然不直接影响消化功能，但

对糖代谢的影响可能会增加老年人患 2 型糖尿病的易感性。

影响胆囊和胆管的年龄相关改变包括胆汁酸合成减少、胆总管扩张、胆囊收缩素（一种肽类激素，可收缩胆囊、舒张胆道括约肌）分泌增加。这些变化可增加老年人对胆石症的易感性。此外，高胆囊收缩素可抑制食欲。

营养需求方面的年龄相关改变

2001 年，美国和加拿大的大型组织建立了**膳食参考摄入量**（dietary reference intakes，DRIs）作为特定年龄层（如 51 ～ 70 岁的成人和 70 岁及以上的成人）健康成年人的基本营养需求标准。DRIs 促进健康的一个重要方面是包含预防慢性疾病和避免摄入过多营养素危害的指征。DRIs 经过调整后以弥补如年龄、健康问题、营养素缺乏和药物影响状况。随着年龄增长的 DRIs 是钙（50 岁以上者 1200 mg）和维生素 D（51 ～ 70 岁者 400 IU/d，70 岁及以上者 600 IU/d）。由于停经，将 51 岁及以上女性铁的 DRI 减至 8 mg/d。近期有研究表明，维生素 D 的摄入量应提高至不小于 800 IU/d，强调从食物中而非补充剂中获得所需的钙（Gallagher，2013）。

能量

食物产生能量的单位用卡表示。能量需求由一系列因素联合决定，包括身高、体重、性别、体型、健康状况和一般活动量。能量需求在成年期随着体能活动量和基础代谢率的降低而逐渐减少，其中基础代谢率的降低与肌肉质量减少有关。因此，营养指南推荐从 40 ～ 50 岁开始能量应逐渐减少。这种能量的减少需相应匹配提升能量质量（营养密度）以满足最小营养需求。因此，除非在能量摄入减少的同时增加高营养食物摄入和减少低营养或无营养食物的摄入，否则就会发生营养不良。

蛋白质

蛋白质为人体新生组织生长提供必要的物质。年龄相关改变如瘦体重减小和肌肉组织减少、血浆白蛋白和总白蛋白浓度减少，可能影响老年人蛋白质需求。19 岁及以上成人每日蛋白质推荐摄入量为 0.8 g/kg，低于老年人平均摄入水平。近期研究表明，蛋白质稍高水平摄入将有益于保存肌肉功能，因此许多专家现推荐老年人每餐应摄入 25 ～ 30 g 高质量蛋白质（Academy of Nutrition and Dietetics，2012）。

糖类和纤维素

糖类提供必要的能量和纤维素来源。如果没有足够量的糖类摄入，机体将从脂肪和蛋白质获取能量，导致血清胆固醇和三酰甘油水平增高、脱水、电解质和氨基酸的消耗增加。膳食纤维（不易消化的糖类和植物中的木质素）近年来受到很大关注，主要由于它作为必须膳食元素在疾病预防方面的作用。最近有综述推断美国人需要双倍摄入纤维素才能满足 25 ～ 38 g/d 的成人需求量（Hornick，Dolven，& Liska，2012）。以下是研究发现的膳食纤维健康益处：降低血压、降低癌症危险、促进体重控制、促进血脂健康、维持消化系统健康状态、促进血糖耐受和胰岛素反应（Hornick，Dolven，Liska，et al.，2011）。因此，膳食纤维可能在预防和治疗肥胖、糖尿病、心血管疾病和结肠癌方面发挥作用。膳食指南建议每日摄入 5 ～ 9 份水果和蔬菜，至少 55% 总热量来自于复合糖类。

脂肪

脂肪的主要功能是协助体温调节、提供能量后备来源、促进脂溶性维生素吸收。脂肪还有助于提供饱腹感和改善食物味道。脂肪根据来源分类：饱和脂肪来自动物；非饱和脂肪来自植物。虽然任何类型脂肪均可满足营养需求，但只有饱和脂肪与血清胆固醇的有害堆积有关。在大部分工业化社会，成人正在不健康和不必要地消费过多脂肪。由于过多的脂肪摄入与有害影响如高脂血症有关，因此个人摄入脂肪不应超过每日热量的 10% ～ 30%。应摄入多不饱和脂肪酸和单不饱和脂肪酸，而不是胆固醇和饱和脂肪酸（详见第 20 章脂肪类型部分）。

水

尽管水作为营养素常被忽视，但水合作用对所有生理功能都是必不可少的。水合作用对调节体温、维持适当的代谢环境、稀释水溶性药物、促进肾和肠道排泄至关重要。体内水分减少的潜在结果包括：体温调节效率降低、易脱水、体内水溶性药物浓度增加。

一生中，体内水分总量比例作为体重所占百分比，从新生儿时期体重的 80% 逐渐减少至老年时期不足体重的一半。体内水分总量的减少与瘦体重减少有关，受性别和消瘦程度影响，女性和肥胖者体内所含的水分比例比男性和肌肉多者低。体内水分总量可因液体摄入量减少而减少，而老年人口渴感知降低则导致摄入量进一步减少。所有年龄层的成人水分（饮料、饮用水、食物）推荐摄入量为男性 3.7 L/d，女性 2.7 L/d。

影响消化和营养的危险因素

特定的行为和常见的疾病过程可能干扰老年人的营养和消化过程。一些不利的行为，如液体量摄入不足和不吃新鲜水果，可能源于一些误解和概念误区。尽管这些情况对任何年龄的人群皆可引起危险，但老年人更常见，且因为危险因素的聚集效应和年龄相关改变使其潜在危险比其他年龄人群都要大。危险因素影响消化和营养过程的每一个阶段，可显著影响饮食方式和营养摄入。身体功能和认知受损是与社区、急性和长期照护机构老年人营养摄入不足关系最密切的危险因素（Donini, Scardella, Piombo, et al., 2013; Kiesswetter, Pohlhausen, Uhlig, et al., 2013; Orsitto, 2012）。长期照护机构老年人营养不良的其他危险因素包括多重用药、抑郁、近期住院、创伤和压疮（Verbrugghe, Beeckman, Van Hecke, et al., 2012）。可导致特定营养缺乏的因素以及相关的功能结局列于表 18-1。

表 18-1　营养缺乏的原因和结局

营养素	缺乏的可能原因	缺乏的功能结局
热量	厌食症、抑郁、精神或躯体损伤	体重减轻、冷漠、水肿、贫血
蛋白质	牙齿或义齿缺失、厌食症、抑郁、痴呆、大量摄入酒精或糖类	组织愈合缓慢、低蛋白血症、药物结合蛋白减少
脂肪	新霉素、苯妥英钠、泻剂、酒精、秋水仙碱、考来烯胺	无法吸收维生素 A、D、E、K
维生素 A	矿物油、新霉素、酒精、考来烯胺、铝制酸剂、肝病	皮肤和眼干、畏光、夜盲、表皮角化
硫胺素（维生素 B_1）	大量摄入酒精和含咖啡因的茶品、恶性贫血、利尿剂	神经病变、肌肉无力、心脏病、痴呆、厌食症
核黄素（维生素 B_2）	吸收不良综合征、滥用慢性泻剂、酒精中毒、肝病	唇炎、舌炎、畏光、睑炎、结膜炎
烟酸（维生素 B_3）	不良饮食习惯、腹泻、肝硬化、酒精中毒	皮炎、口内炎、腹泻、痴呆、抑郁
吡哆醇（维生素 B_6）	利尿剂、肼屈嗪	皮炎、神经病变
叶酸（维生素 B_9）	抗惊厥药物、氨苯蝶啶、磺胺、酒精、吸烟	巨细胞性贫血、高半胱氨酸
维生素 B_{12}	吸收不良综合征、H_2 受体阻断剂、质子泵抑制剂、秋水仙碱、口服降糖药、钾补充剂、素食	恶性贫血、虚弱、呼吸困难、舌炎、肢体麻木、痴呆、抑郁
维生素 C	阿司匹林、四环素、膳食中缺乏水果和蔬菜	倦怠、易怒、贫血、瘀斑、伤口愈合不良
维生素 D	苯妥英钠、矿物油、苯巴比妥、阳光剥夺	肌肉无力和萎缩、骨质疏松、骨折
维生素 E	吸收不良综合征	周围神经病变、步态紊乱、视网膜病变
维生素 K	矿物油、华法林、抗生素、考来烯胺、苯妥英钠	瘀斑、消化道出血、泌尿系统和中枢神经系统出血
钙	苯妥英钠、铝制酸剂、泻剂、四环素、糖皮质激素、呋塞米、大量摄入纤维素或咖啡因	骨质疏松、骨折、腰痛

营养素	表 18-1　营养缺乏的原因和结局（续）	
	缺乏的可能原因	缺乏的功能结局
铁	胃酸缺乏、新霉素、阿司匹林、抗酸剂、动物蛋白摄入低、大量摄入纤维素、咖啡因或鞣酸（茶叶中含有）	贫血、虚弱、倦怠、皮肤苍白
镁	酒精、利尿剂、腹泻、容积性泻药	心律失常、神经肌肉系统和中枢神经系统易激、定向障碍
锌	青霉胺、铝制酸剂、容积性泻药、大量摄入纤维素	伤口愈合不良、脱发
钾	泻剂、呋塞米、抗生素、糖皮质激素、腹泻	虚弱、心律失常、洋地黄中毒
水	利尿剂、泻剂、尿失禁、腹泻	皮肤和口干、脱水、便秘
纤维素	不良饮食习惯	便秘、痔疮

与口腔护理相关的情况

口腔健康影响营养状况，因为它可影响咀嚼、进食、吞咽、说话和社交互动。牙列缺失（即没有自然牙）在老年人中常见，至今仍被误认为是年龄增长的正常结果。尽管老年人牙列缺失的比例在逐渐减小，但仍有超过 1/2 的 75 ~ 84 岁和 1/3 的 85 岁及以上的老年人没有自然牙（框 18-1）。

尚存自然牙的老年人常伴有不恰当的口腔护理，在随后几年里牙周疾病和其他口腔疾病的发病率也随之增高。此外，由于预防性口腔护理是当前的流行趋势，老年人很可能错误地认为只有当牙痛在家无法通过自行服药解决时才需看牙医。口腔护理不足的因素包括：低收入、教育程度低、缺少交通工具、医疗保险缺失、口腔护理的高支出、有其他更紧急的健康问题、由于距离或环境障碍导致的不易就诊，如牙科诊所的楼梯。

不良口腔护理在认知受损、日常生活活动需依赖他人、在长期照护机构居住的老年人中尤其严重。特别对于痴呆老年人，日常口腔护理、口腔疾病患病率、专业口腔护理的频率是病情恶化的指标，因这些也是认知损害加重的表现。不良口腔状况的影响包括营养不良、脱水、牙周疾病、呼吸道感染（如肺炎和吸入性肺炎）、关节感染、心血管疾病、糖尿病血糖控制情况差、脑卒中和突发性心脏病的危险增加（Johnson & Schoenfelder, 2012; O'Connor, 2012）。

框 18-1　统计简要：危险患病率	
无自然牙的老年人	**口腔护理的老年人**
无自然牙的百分比，根据年龄层（%）	过去一年（2006—2007）有口腔护理的百分比，根据年龄层（%）
65 ~ 74 岁　　　　22.0	65 ~ 74 岁　　　　59.2
75 ~ 84 岁　　　　29.1	75 ~ 84 岁　　　　56.9
85 岁以上　　　　35.6	85 岁以上　　　　50.6
65 岁以上无自然牙的百分比，根据贫困水平（%）	过去一年（2006—2007）有口腔护理的百分比，根据贫困水平（%）
贫困　　　　39.5	贫困　　　　36.4
近贫困　　　　34.3	近贫困　　　　46.1
非贫困　　　　20.4	非贫困　　　　73.0
65 岁以上无自然牙的百分比，根据种族（%）	过去一年（2006—2007）有口腔护理的百分比，根据种族（%）
白人　　　　25.3	白人　　　　60.5
黑人　　　　34.4	黑人　　　　37.3
亚裔　　　　20.7	亚裔　　　　60.0
西班牙裔　　　　26.0	西班牙裔　　　　44.6

差异性提示

非洲裔美国人、美洲原住民、阿拉斯加原住民比白人更易出现牙齿脱落。

健康机会

护士可通过了解老年人未获得口腔护理的原因，使这些障碍得以解决，促进健康。

功能受损与疾病过程

功能受损很大程度上与营养不良有关，尤其是协助进食的功能。例如，运动和视觉功能受损可影响获取和烹饪食物的能力。在社区，功能受损影响营养在很大程度上取决于社会支持的可用性，如家庭、朋友，或协助提供食物的机构。

吞咽困难是一种显著影响咀嚼、营养、安全有效吞咽的功能受损。超过25%居住在社区和50%～53%居住在养老院的老年人有吞咽困难，大部分因神经病变和神经肌肉疾病引起（Clave，Rofes，Carrion，et al.，2012；Park，Han，Oh，et al.，2013）。护理老年人的护士负责此类常见问题的评估和干预，该主题在框18-2中讨论。

病理过程在很多方面增加营养和消化危险。例如，维生素B$_{12}$缺乏随着年龄增长越发常见，可干

框 18-2　循证实践：吞咽困难

问题陈述

- 吞咽困难定义为吞咽过程中任一部位受损。
- 误吸定义为口咽部分泌物或胃内容物误入喉部及下呼吸道，是吞咽困难常见的严重并发症。
- 吞咽困难在合并神经病变的老年人中常见，包括脑卒中、痴呆、多发性硬化、帕金森病。
  - 多达45%缺乏生活自理能力的老年人合并痴呆，30%～65%有脑卒中病史的老年人伴有不同程度的吞咽困难。
- 除了神经病变，以下因素也可增加吞咽困难的危险：牙齿缺损、唾液生成减少、义齿不合适、意识水平降低、某些药物（如麻醉药、抗胆碱能药、镇静药、精神药物、抗组胺药、胺碘酮）。
- 吞咽困难增加了营养不良、误吸和吸入性肺炎的危险。

护理评估建议

- 虽然言语-语言治疗师负责吞咽综合评估，但护士需负责辨认是否有吞咽困难的危险。
  - 荧光透视检查是吞咽困难主要的诊断工具；如果无条件可用纤维内镜检查代替。
- 护理评估包括：询问咀嚼和吞咽困难情况、避免进食的食物和饮料、食物卡在喉咙中的感觉、流涎、声音改变等。
- 吞咽的护理评估包括：①检查意识水平、体态、自主咳嗽、音质、唾液控制；②让被检查者不间断地喝3盎司水，如被检查者不停顿、无哽噎，或在受试过程中及结束后1分钟无湿沙哑音质则为通过检查。
- 吞咽困难的症状和体征包括：流涎、进食咳嗽、餐后声音改变、喉咙气过水声、上呼吸道感染、肺湿啰音、两颊饱含食物。

- 吸入性肺炎的症状和体征包括：谵妄、发热、寒战、呼吸频率增加、胸痛、湿啰音。

护理干预建议

- 吞咽困难的合理管理需要多学科管理，包括言语-语言治疗师、营养专家、初级保健医生和各级护理人员。
  - 言语-语言治疗师通常被认定为主要负责提供建议的健康护理专家，但实际上护士是最初及时转诊和实施干预的负责人。
- 言语-语言治疗师建议的误吸预防干预代偿性措施包括：姿势调整（如低下颌或收下颌练习）、吞咽练习、饮食调整（如合理的食物和液体黏稠度）。
  - 其他干预包括：进食前休息30分钟、端坐、避免匆忙或强迫进食、交替少量进食固体和液体食物、尽量减少干扰。
- 言语-语言治疗师推荐的合理干预包括：从口腔单侧进食、辅助设备的运用、肌肉力量练习。
- 意识吞咽困难者需要约30分钟来进食/辅助进食。
  - 避免导致口干的药物（如抗胆碱能药物）或损害咳嗽反射和吞咽的药物（镇静催眠药）。
- 良好的口腔护理对所有吞咽困难患者都至关重要，因其与肺炎发病率低有关。
- 推荐常规和"按需"口腔保健。
- 准备实施海姆立克急救法。

管饲期间预防误吸的辅助护理干预

- 持续管饲期间将床头或椅背调高至少30°。
- 评估胃肠道不适的体征：恶心、饱胀感、腹痛或痉挛。
- 持续管饲期间每4～6小时和间断管饲前即刻评估胃残留量。

源自：Metheny，N.A.（2012）．Try this：Best practices in nursing care to older adults. Preventing Aspiration in Older Adults with Dysphagia（20）．Available at www.ConsultGeriRN.org.Accessed May 13，2013；Nogueira，D.，& Reis，E.（2013）．Swallowing disorder in nursing home residents：How can the problem be explained？ Clinical Interventions in Aging，8，221-227；Sura，L.，Madhavan，A.，Carnaby，G.，et al（2012）．Dysphagia in the elderly：Management and nutritional considerations. Clinical Interventions in Aging，7，287-298.

扰营养素的吸收。疾病还可在很多方面干扰食欲和进食愉悦感。例如，感染、甲状腺功能亢进、肾上腺功能减退、心力衰竭与厌食症有关，风湿性疾病、慢性阻塞性肺疾病与食欲减退和能量消耗增加有关。痴呆和其他神经退行性病变常对获取和烹饪食物、进食、咀嚼和吞咽等进食和营养功能产生严重不良影响。吞咽困难导致显著咀嚼、吞咽问题，常发生于痴呆及其他神经病变或神经肌肉病变。一项纵向研究发现前一年尿路感染是养老院老年人营养不良的独立危险因素（Carlsson，Haglin，Rosendahl，et al.，2013）。

药物效应

药物、营养补充剂、草药制剂可通过对消化、饮食习惯、营养素利用的影响而成为消化和营养的危险因素。超过 250 种药物对营养素的吸收、代谢、排泄有潜在不良影响（Zadak，Hyspler，Ticha，et al.，2013）。例子如下：

- 广谱抗生素可改变肠道菌群，影响营养素的合成。
- 化学结构相似的药物和维生素可在作用位点发生竞争，而改变药物排泄模式。
- 某些药物与特定离子结合形成络合物而无法吸收（如四环素可与铁离子和钙离子结合）。
- 利尿剂可干扰水、钠、葡萄糖、氨基酸的转运。

表 18-2 列出了其他药物及其与消化和营养相关副作用。其他食物、草药和药物之间的相互作用在第 8 章中讨论。

生活方式因素

酒精和吸烟在很多方面可改变老年人的营养状况。酒精虽然具有较高的含热量，但营养价值低，因此不提供营养热量。此外，它干扰 B 族维生素和维生素 C 的吸收。老年人酒精中毒常被忽略和治疗不足，这可能是一个造成营养不良的常见因素。吸烟使嗅觉和味觉功能减退，还干扰维生素 C 和叶酸的吸收。

表 18-2 药物对消化和营养的潜在影响

药物	对消化和营养的潜在影响
地高辛、氨茶碱、氟西汀、抗组胺药	厌食症
抗胆碱能药物、麻醉剂、钙通道阻滞剂、铁铝钙制酸剂	便秘
西咪替丁、泻剂、抗生素、心血管药物、胆碱酯酶抑制剂	腹泻、恶心、呕吐
非甾体抗炎药（NSAIDs）、阿司匹林、糖皮质激素	胃激惹
苯妥英钠、硝苯地平、地尔硫䓬、环孢素	牙龈增生
抗胆碱能药物、钾离子消耗药物	肠麻痹
餐前容积性泻剂、抗胆碱能药物	早饱
钾离子补充剂、NSAIDs、双膦酸盐类药物、泼尼松	吞咽困难
抗组胺药、水杨酸制剂、降糖药、抗帕金森病药物、精神药物	嗅觉、味觉改变
矿物油、考来烯胺	维生素 A、D、E、K 吸收减少
抗惊厥药物	维生素 K 储存减少、钙离子吸收减少
铝或镁制酸剂	腹泻，钙、氯、磷浓度降低
氨苄西林、阿莫西林、头孢菌素、克林霉素	难治性芽孢梭菌腹泻
含碳酸氢钠药物	钠超负荷、水潴留
庆大霉素、青霉素	低钾血症
四环素	锌、铁、钙、镁离子吸收减少
新霉素	脂肪、铁、乳糖、氮、钙、钾、维生素 B_{12} 吸收减少
阿司匹林	消化道出血，铁离子、叶酸、维生素 C 浓度降低
糖皮质激素	钙、磷、B 族维生素、维生素 C、维生素 D 需求增加
β 胡萝卜素补充剂	维生素 E 缺乏

心理社会因素

心理社会因素可影响老年人食欲和饮食方式。任何进餐伴侣的变化，如失去伴侣或是伴侣残疾，都可能对饮食方式造成不利影响。研究发现，孤独在独居老年人中较常见，是营养不良的一个重要预测因子和危险因素（Cousson, Bessadet, Nicolas, et al., 2012; Ramic, Pranjic, Batic-Mujanovic, et al., 2011）。老年人一旦长期形成为家庭或伴侣做饭的习惯，一个人购买、准备、进食食物便会变得尤其困难。类似的，从不参与购买和做饭的老年人，在失去配偶或曾负责这些家务的人时，会很难完成这些家务。如果老年人需要他人协助来获取食物，任何限制保障资源可用性的因素均可影响他们获取食物的能力。

压力和焦虑通过自主神经系统影响消化过程。虽然消化和压力相关性影响并不是老年人独有的，但任何自主神经系统改变都可能使年龄相关改变效应复杂化，否则也不会影响如此大。患抑郁症的老年人可能有厌食症及对食物丧失兴趣。意识错乱、记忆障碍以及其他认知缺损可能明显干扰饮食方式和做饭能力。

文化和社会经济因素

种族、宗教信仰及其他文化因素极大影响着人们定义、选择、烹饪及摄取食物和饮料的方式。文化因素还可影响饮食方式和与健康相关的食物选择。例如，一些亚裔和西班牙裔人会将食物、饮料和药品分类为热的或冷的，他们会基于其信念选择特定食物，如疾病可能对暖、热、凉或冷的治疗方法产生不同反应。根据这一健康信念模型，疾病是冷热不平衡所致，因此必须用特性相反的物质来治疗。"热"和"冷"的特性并非指食物温度，而是不同人群在文化上的一种定义。

文化饮食风俗通常对老年人健康无损，只要饮食中包含必需的营养素，避免极端便可。然而，对于需要饮食调整的老年患者（如糖尿病、高血压），文化饮食模式可能会加重疾病，造成营养治疗障碍。框18-3总结了一些美国主要文化宗教群体的饮食习惯。然而，护士应该记住老年人个体在饮食习惯方面有差异，可能不会与他们文化群体的模式一致。通常无需去尝试改变文化饮食习惯，但我们需知道任何一种文化因素都可以影响老年人的营养状况。

个人过去和现在的经济状况也可影响食物选择。如果由于长期的经济限制，营养摄入不恰当，那么营养不良的影响会使老年人进一步陷入新的问题中，尤其合并老化所致营养的摄入和利用改变时。经济受限的人通常比收入高的人食物选择面窄。较

健康机会

护士通过明确食物喜好，寻找提供这些食物的合理方式来应对文化需求。

框 18-3　文化因素：文化对饮食方式的影响

非洲裔美国人
- 常见"精神食粮"，尤其在美国南部
- 常见主菜：野味、炸鱼和炸鸡、猪肉以及猪的所有部分
- 常见蔬菜和配菜：玉米、米饭、秋葵、青菜、豆角、番茄、热面包、甜土豆
- 食物烹饪方法：炖、烤、猪油煎炸或腌肉
- 牛奶消费量低（可能由于乳糖不耐受）
- 低钙饮食摄入

亚裔美国人
- 常见食物：米饭、小麦、猪肉、鸡蛋、鸡肉、大豆制品、各种蔬菜
- 食物烹饪方法：猪油、花生油或芝麻油炒菜；用姜、酱油、芝麻、味精调味
- 饮料：绿茶，由于乳糖不耐受常见，很少饮用奶制品

西班牙裔美国人
- 常见主菜：鸡蛋、炸玉米卷、鸡肉、玉米面饼、斑豆
- 常见蔬菜和配菜：米饭、玉米、西葫芦、面包、番茄
- 食物烹饪方法：用猪油煎；用蒜、洋葱和辣椒粉调味
- 饮料：草本茶、碳酸汽水、热牛奶饮料

美洲原住民
- 可能从他们的自然生态环境获取食物（如鱼、树根、水果、浆果、野菜、野味）
- 可能依赖于美国农业部提供的商业食品
- 可能受部落文化影响
- 由于乳糖不耐受，可能奶制品食用少

宗教影响
- 一些犹太人群体遵照经典要求烹饪和提供食物（如他们只吃合礼可食的肉和禽类，不吃贝类和猪肉）
- 摩门教徒不饮茶、咖啡或酒
- 印度教徒可能是素食主义者
- 基督安息日教徒可能是蛋奶素食者
- 许多天主教徒在圣灰日和耶稣受难日不吃肉

低的社会经济地位，包括教育水平，也与口腔护理缺乏和牙齿脱落有关。2011 年间，全美约 12% 的老年人符合实际或边缘食品安全问题标准，其中西部和南部各州发生率最高（Coleman-Jensen，Nord，Andrews，et al.，2012）。

环境因素

　　环境因素影响享受美食以及获取和烹饪食物的能力。在长期照护机构和其他机构中，发现很多影响进食愉悦感的障碍。居住在集体公寓和长期照护机构的老年人，可能难以适应不熟悉的环境。此外，他们可能也不渴望在机构规定的进餐时间进行社交互动。一个吵闹人多的餐厅可能会对进食及进食愉悦感产生不良影响。这种环境尤其可能对那些佩戴助听器和习惯独自进食的老年人造成压力。入住新环境的潜在结果包括营养不良和食欲缺失，特别是在最初的适应期。

　　环境影响，如恶劣的天气环境，可影响那些独居功能受损的老年人。例如，步行去商店或依赖公共交通的老年人可能不能或不情愿在雨雪天外出购买杂货。同样，老年人可能不能忍受炎热或闷热的环境，尤其当交通不方便时。交通需依赖他人或不善于应对不良天气的人很可能会减少购物频率，在小便利店购置杂货，但其价钱高，选择范围少。附加成本和选择受限可干扰进食并导致营养不良。最终，杂货店的环境条件和包装趋势可能对老年人造成额外困难，尤其是对功能受损者。例如，荧光灯的光亮、高度抛光的地板、发亮干净的包装纸、白色冰柜对于阅读视力改变的老年人可能会造成巨大麻烦，尤其是打印字体较小且对比背景较弱时。

基于误区和错误认知的行为

　　误区和错误认知可能对一个人的进食和肠功能相关行为造成伤害。例如，在 20 世纪 50 和 60 年代，人们普遍认为食物中的粗纤维和生鲜水果、蔬菜对老年人有害。现在认为膳食中缺乏粗纤维以及只吃煮熟的水果、蔬菜是造成便秘的饮食方式，因其延缓粪便通过结肠的时间。另一个普遍信念是每日一次排便是消化功能良好的标准。事实上，严格遵守这项标准可能会导致泻剂的不必要和有害使用。

通过药物达到每日排便的广告暗示更是加强了这种错误观念。虽然近期广告趋向强调通过摄食高纤维食物来实现健康的排便习惯，但观念的长期负性影响很难克服。

　　关于液体摄入的误解也可能干扰消化和营养。许多老年人为了降低尿失禁的发生率而减少液体摄入量。如果功能受损，液体摄入也会受限，如动力或手灵活性受损可干扰获取液体或排尿的能力。减少液体摄入有一系列结果，如便秘、口干和食欲减退。

影响消化和营养的功能结局

　　功能结局对老年人消化和营养的影响如下：
- 采购、烹饪、享受美食
- 食物的咀嚼和消化
- 营养状况
- 心理社会功能

不良功能结局源于影响老年人的多种危险因素，而非仅年龄相关改变。

获取、烹饪以及享受食物的能力

　　参与获取、烹饪、进食、享受食物的活动依赖认知、平衡、移动、手灵活性以及五官感觉能力。食物获取过程包括抵达杂货店、推购物车、拿取高货架食物、阅读货架上和食物包装上价钱和营养信息的小字、处理刺眼的亮光，尤其在冷冻食物区。可能干扰这些活动的年龄相关改变和疾病包括：视觉受损，许多疾病，如可以限制移动、平衡、手灵活性的关节炎。

　　老年人较困难的烹饪活动包括切菜、精准称量配料、无溢出地携运食物和液体、长时间在厨房站立、拿取高货架或橱柜里的物品、安全使用烤箱和烤炉、正确读取温度控制器。视觉、平衡、认知、移动或手灵活性受损很可能导致难以完成这些任务。

　　感觉功能减退可在以下方面影响进食愉悦感：
- 颜色、味道、气味辨识不准确，可干扰食欲和食物吸引力。

- 味觉和嗅觉敏感性减退可能导致佐料和调味剂使用过多，如盐和糖。
- 视觉、嗅觉、味觉损害可导致难于发现食物变质。

此外，食物选择受口腔和牙齿状况，以及自然牙和义齿的质和量的影响。

口腔功能改变

通常健康老年人的消化过程不受年龄相关改变的明显影响，但老年人常有消化系统疾病困扰（如胃灼热感、便秘），由常见的危险因素导致。例如，许多不良功能结局与药物相关（表18-2）。口干燥症因干扰口腔舒适感、进食愉悦感、味觉敏感性而导致不良功能结局。此外，唾液生成减少使咀嚼食物困难并增加了牙齿和舌对细菌的易感性。口腔护理不良会增加牙龈炎、口腔病变、龋齿、牙菌斑、牙周疾病、味觉损害的危险。无牙或佩戴义齿的结果包括回避某些食物、咀嚼效率降低、营养不良危险增加（Cousson, Bessadet, Nicolas, et al., 2012）。研究发现完全合适的义齿和饮食咨询可改善无牙者的营养状况（Prakash, Kalavathy, Sridevi, et al., 2012）。

不良营养状况与体重改变

由于老年人需要的热量相对较少，如果热量摄入减少而没有相应增加食物的质量，很可能会发生必需矿物质或维生素缺乏。此外，老年人常见的危险因素（如药物和病理过程）常导致营养不足。例如，缺铁与慢性疾病、低社会经济地位有关。美国老年人可能缺乏的特殊营养素包括：纤维素，钙，钾和维生素C、D、E、K（Academy of Nutrition and Dietetics，2012）。营养不足与相关危险因素及可能影响老年人的功能结局见表18-1。

在虚弱老年人中，一种常见的营养不良类型是**蛋白质-能量营养不良**（也称蛋白质-热量营养不良），见于热量和蛋白质摄入少于每日所需量时。研究表明20%～85%的养老院老年人满足营养不良的诊断标准，有一半存在营养不良的危险因素（Mir, Zafar, & Morley, 2013；Soenen & Chapman, 2013；Torma, Winblad, Cederholm, et al., 2013）。住院老年患者中，营养不良患病率也很高，在12%～72%（Wu, Courtney, Shortridge-Baggett, et al., 2012）。营养不良与高糖类、低蛋白饮食联合一种或以上危险因素有关。一项系统综述研究明确了与养老院老年人营养不良相关的因素：抑郁、不活动、进食少、认知或功能受损、进食需依赖他人、咀嚼和吞咽困难（Stange, Poeschl, Stehle, et al., 2013；Tamura, Bell, Masaki, et al., 2013）。

轻度或中度蛋白质-能量营养不良的特征包括虚弱、无精打采、无故消瘦、肌肉质量减少、皮下脂肪减少、应对生理应激（如手术、感染）能力受损。如果状况进展，营养不良的功能结局包括虚弱、认知和功能明显受损、跌倒危险增加、预期寿命缩短。一项对75岁以上无认知损害的社区居住老年人营养状况研究发现，90%有营养不良危险的老年人都处于虚弱或接近虚弱状态（Bollwein, Diekmann, Kaiser, et al., 2013）。

体重的逐渐增加与身体结构组成和糖类代谢的年龄相关改变有关。体脂/瘦组织比例在30岁左右开始增加，导致成年晚期腹部脂肪不成比例地增加。这种脂肪分布模式与糖尿病、心血管疾病以及其他慢性疾病患病危险增高有关。肥胖的患病率逐渐升高是所有群体公共健康的一个主要问题，然而在65～74岁人群中最普遍，见图18-1。即使有部分证据显示应提高老年人**体重指数**（body mass index, BMI）标准，腹型肥胖依然是许多严重慢性疾病的一个独立危险因素。

生活质量

食物和营养在许多方面影响着生活质量。饮食活动常是庆典、宗教仪式或重大事件交流聚会的焦点。此外，用餐时间往往与关爱、舒适、养育和社会互动有关。因此，一旦用餐乐趣减少，进食的心

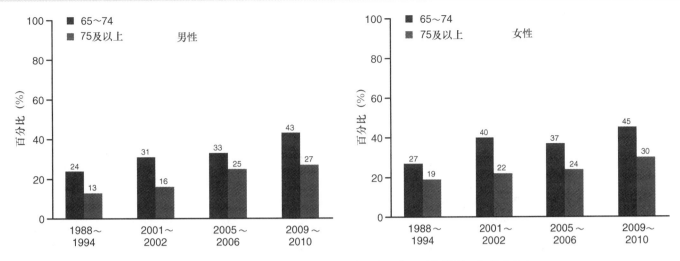

图 18-1 1988—2010 年 65 岁以上人群肥胖百分比（按性别、年龄分组）
数据基于身高和体重。身高脱鞋测量。肥胖定义为 BMI 大于 30 kg/m²。肥胖百分比是超重百分比的一个子集。详见 BMI 的定义数据来源。参考人群：这些数据参考非机构人群。（主要来源：疾病预防和控制中心、美国国家卫生统计中心、美国国家营养与健康调查）

理社会方面也会受影响。如果食物不再令人愉悦，喜欢与家人一起或在餐馆用餐的老年人会躲避这些活动。类似地，当这些活动不再是老年人生活的一部分时，他们很可能会丧失进食的兴趣。

比进食愉悦感减退更不利的也许是营养不良的心理社会效应。当水分或营养素摄入不足时，由于稳态机制受损，老年人很可能发展为营养不良、脱水。精神状态改变，包括记忆受损，是老年人营养不良、脱水、电解质失调的早期体征之一。有时这些精神改变被误认为由一些不可逆的疾病（如痴呆）引起，而非可治疗的可逆性营养缺乏（如维生素 B₁₂ 或维生素 D）所致。

影响消化健康的病理情况：便秘

便秘指的是"正常排便频率减少伴排便困难或不全，或粪便过干过硬"（Herdman，2012，p.203），是与消化相关的最常见的病理情况之一。正常排便频率存在显著个体差异，但与老龄化改变没有必然联系，范围可从每日 3 次到每周 1 ~ 2 次。便秘的另一个特征就是排便不尽感。社区老年人便

秘的患病率在 15% ~ 30%，机构的老年人则高达 75% ~ 80%（McKay，Fravel，& Scanlon，2012；Song，2012）。

虽然便秘是老年人的一个常见主诉，起因却是危险因素，而非只是老化导致。食物通过消化道的速度小幅度减慢即可使老年人易于便秘，但含充足纤维素和液体的饮食结构将补偿这种年龄相关改变。老年人常见的危险因素包括功能受损（如活动力减弱）、病理疾病（如甲状腺功能减退症）、药物副作用（包括长期滥用泻药）、不良饮食习惯（如容积性食物、纤维素、液体摄入不足）。与便秘相关的危险因素包括女性、老年、高 BMI、有限的体力活动、饮食不足、社会经济地位低、既往慢性便秘病史（McKay，Fravel，& Scanlon，2012；Mugie，Bennings，& DiLorenzo，2011）。由于便秘在老年人中非常常见，护士需评估危险因素并启动促进健康的干预措施，详见护理评估和干预部分。

消化与营养的护理评估

护士评估消化和营养的目的是明确：①年龄相关改变对消化、营养、饮食方式的影响；②干扰最优营养状态的危险因素；③影响饮食方式的文化因素；④营养状况与平时饮食方式；⑤消化改变或营养不足的不良功能结局。这种护理评估一般用于明

▶ **健康机会**

护士可与老年人一起探讨在用餐时间促进积极社会互动的方法。

展开式案例学习

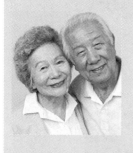

第 1 部分：D 先生，71 岁；D 太太，72 岁

　　D 先生和 D 太太分别 71 岁和 72 岁，参加了老年中心提供的每月一次的小组健康教育研讨会和每周一对一的"健康咨询"研讨会。D 太太和你预约了门诊，因为常感觉"腹胀"。当你询问她的排便习惯时，她回答说"每隔一日"排便一次，且要"在坐便器上坐半小时才能排出来"。近 20 年来，她每晚都服用镁乳，但"似乎不再有效"。她总是回避新鲜水果和蔬菜，因为她母亲常告诉她水果、蔬菜罐头容易消化。她几乎不吃全谷物的食品或纤维素丰富的食物。她的 BMI 是 25，由于关节炎，她很少走路和运动。她每日口服 50 μg 左甲状腺素片及每日 2 次 500 mg 普通的非处方钙补充剂。

思考题

- 明确至少 5 个导致 D 太太便秘的危险因素。
- 描述你将如何针对其中一个危险因素开展健康教育。

确促进健康的干预措施。

针对消化与营养的访谈

　　通过询问以下问题明确促进健康的机会：

- 平时饮食方式和营养摄入
- 与口腔护理相关的健康行为
- 影响营养需求或消化过程的年龄相关改变及危险因素
- 影响获取、烹饪和享受食物的环境或社会支持因素
- 消化不良的症状

　　通过询问老年人平均每日食物及饮料消费情况来评估营养摄入是否充足。有效的评估方法是始于询问口腔，至排便结束，包括与便秘和营养不良相关的危险因素。框 18-4 总结了护士评估老年人营养与消化的访谈提纲。

利用身体评估及实验室资料

　　身体评估与实验室数据为老年人营养及脱水状况评估提供重要补充信息。身高、体重、BMI 为营养状况提供重要线索。BMI 是一项评估身体脂肪组成的指标，通常作为评估营养不良（BMI 低时）及疾病危险（BMI 高时）的指标。成人 BMI 正常值在 $18.5 \sim 24.9$ lb/in^2。虽然严重肥胖毫无益处，但有研究显示 65 岁以上老年人 BMI 大于 30 可能是健康的表现（Bahat，Tufan，Saka，et al.，2012；Veronese，De Rui，Toffanello，et al.，2013）。一篇研究综述发现 70 岁以上老年人较长预期寿命的最佳 BMI 在 $25 \sim 30$；然而，这却高于最佳功能及残疾预防的理想 BMI（Soenen & Chapman，2013）。因此，当务之急是审慎考虑 BMI 与整体健康、危险因素、辅助评估结果、长期模式的关联。此外，还需谨记 BMI 高并不能排除营养不良的危险。例如，一项对 75 岁及以上社区居住老年人的研究发现，1/3 有营养不良危险的老年人 BMI 超过 25，仅 13% 的老年人 BMI 处于低体重水平（Winter，Flanagan，McNaughton，et al.，2013）。

　　由于标准化表不一定能为老年人提供最现实和最适合的目标，护士需考虑一些与理想体重相关的个别情况。更准确地说，对许多老年人，由于体重增减方式是整体健康的重要指标，维持稳定的体重更为重要。体重减轻与体重百分比减少相关，计算方法如下：平时体重减去现在体重，再除以平时体重——例如，（160 lb − 120 lb）/160 lb = 40 lb/160 lb，即体重减轻 25%。1 个月内体重无故减轻超过 5% 或 6 个月内体重减轻超过 10%，是不良表现。长期照

健康机会

护士通过让老年人记录一周食物、饮料摄入和饮食方式日志，并检查记录情况来明确老年人饮食的优缺点，进而促进老年人建立个人健康责任感。

框 18-4　消化与营养评估指南

评估口腔舒适度及咀嚼能力

- 您的口腔有疼痛或流血吗？
- 您有牙齿疼痛、松弛或对冷热刺激敏感吗？
- 您的牙龈流血吗？
- 您在咀嚼和吞咽食物或液体时有困难吗？如果有，询问具体食物及液体类型。
- 您有因为咀嚼或吞咽困难而避免吃的食物吗？
- 您曾经有口腔或舌干燥的感觉吗？

评估口腔习惯及对待口腔护理的态度

- 您多久看一次牙科医生？
- 您最近一次口腔护理是什么时候？
- 您在哪里进行口腔护理？
- 如果患者每年口腔护理的次数少于 1 次：是什么原因导致您不看牙科医生？
- 您是如何护理您的牙齿的？
- 您用牙线吗？如果是：多长时间用一次？如果否：您会使用牙线吗？

评估营养需求

- 您有糖尿病、心脏疾病或其他需要饮食调整的疾病吗？
- 您有食物过敏吗？
- 您平时服用何种药物？
- 您平时的日常活动方式是什么？

明确获取食物的方式

- 您是如何完成杂货购物的？
- 您在去商店的过程中需要帮助吗？
- 您多久去一次杂货商店？
- 您平时的食物预算是什么？
- 您有因视力、行走或交通问题导致食物获取困难吗？

明确烹饪及消费食物的方式

- 您在哪里用餐？
- 您和谁一起进餐？
- 有人帮您一起准备三餐吗？
- 您在处理食物过程中遇到过麻烦吗（如打开食物容器困难）？
- 您在往返厨房、电器使用或打开橱柜方面有困难吗？
- 您近期在饮食习惯和烹饪习惯上有变化吗（如失去进餐伴侣或照护机构发生改变）？

评估排便习惯

- 您多久排一次大便？
- 您最近排便习惯发生改变了吗？
- 您有排便困难吗？（如您有排便紧张吗？或是粪便干、硬、难以排出？）
- 您有稀便或腹泻吗？
- 您有服用泻剂或其他帮助您排便的产品吗？
- 您是否有排便疼痛或便血？

护机构中，无故体重减轻是机构照护质量的一项评价指标。

　　脱水状况评估基于身体评估观察、血及尿液检测。脱水的身体指标包括：肌无力、说话困难、舌干燥可见纵行犁沟、口腔黏膜干燥苍白（Mentes & Kang，2013）。尿色深、尿量微少、高度浓缩是脱水的其他指征（如尿比重超过 1.029）。脱水时血液检查值升高的有：血钠水平、血细胞比容、血红蛋白、血肌酐、血渗透压、血尿素氮。实验室数据可为营养不良提供线索，甚至可先于明确的临床体征出现；然而，检测结果评估必须与患者整体水平相一致。例如，血清白蛋白水平低下是营养不良的一个指标，但也可发生于创伤、水肿、感染及肿瘤患者。框 18-5 总结了评估对老年人尤为重要的身体评估及实验室指标。其他营养不良的指标列于表 18-1 功能结局列。

消化和营养的观察线索

　　口腔健康评估需通过观察口腔所有组成，特别注意口腔卫生情况及口腔护理需求，详见框 18-6。通过观察环境及饮食方式来获取消化和营养的线索，同时需考虑影响进食及营养的社会和文化因素。框 18-7 总结了消化及营养护理评估的观察项目及文化考量。咀嚼及吞咽的护理评估对有吞咽困难的老年人尤为重要，前面已讨论过，见框 18-7。

利用评估工具

　　运用营养评估工具的目的是明确存在脱水和营养问题的危险人群，以预防和干预。**微型营养评估量表**（mini nutritional assessment，MNA）是一个自 1990 年开始广泛应用于各种机构的循证工具。另一个修订的简易版是 MNA-SF（MNA-short form），于 2009 年制订，是一个独立的筛查工具，采用 6 个问题来划分营养不良、有营养不良的危险、营养正

● 健康机会

护士通过观察环境状况来明确其对饮食方式的积极或消极影响。

框 18-5　身体评估与实验室数据

口腔检查
- 用压舌板和手电筒观察口腔
- 观察是否存在口腔疾病的证据，包括疼痛、肿块、酸痛、出血、肿胀、牙齿松动及磨损区域
- 注意有无缺牙、义齿及局部可摘义齿

正常表现
- 嘴唇：粉色、湿润、对称
- 牙齿：完整，无空洞或牙垢
- 牙龈：粉色，无出血
- 黏膜：粉色、湿润
- 舌：粉色、湿润、舌下可见许多曲张静脉
- 咽部：发"啊"音时，软腭轻微向上抬起

营养不良指征
- 嘴唇：干燥、裂纹、嘴角开裂
- 牙齿：腐烂、缺失
- 牙龈：红色、肿胀、凹陷、松软、易出血
- 黏膜：干燥、溃疡、炎症、出血、白斑
- 舌：干燥、肿胀、变红、异常光滑

腹部及直肠检查
- 仰卧位检查患者腹部
- 侧卧位直肠指检

正常表现
- 腹部对称、柔软，随呼吸运动
- 肠鸣音存在（通过听诊器），不规律间隔（每5～15秒）
- 肛周皮肤光滑；无痔疮、肛瘘、炎症、直肠脱出
- 褐色软便，潜血阴性

营养不良表现
- 腹部膨隆
- 粪便潜血阳性

营养不良的一般身体评估指征
- 体重减轻
- 皮下脂肪缺乏
- 肌肉体积减小、力量减弱
- 皮肤干燥、粗糙、变薄
- 脉搏、血压异常
- 水肿，尤其面部及下肢
- 毛发干燥、暗沉、细脆、稀疏
- 眼睛干燥，目光呆滞
- 萎靡、冷漠、情绪抑郁
- 行走或保持平衡困难

实验室数据
- 生化数据提供营养状况线索：血清铁蛋白、全血细胞计数、维生素 B_{12}、维生素 D［25（OH）D］、血脂全套、血清白蛋白、血糖、血钠、血镁、血钾水平
- 尿液检查结果应在正常成人范围，除尿比重可稍低于正常上限

营养不良指征
- 贫血
- 淋巴细胞减少
- 血清 25（OH）D ＜ 30 nmol/L（＜ 12 ng/ml）
- 血清白蛋白低于 3.5 g/dl
- 胆固醇低于 160 mg/dl
- 总铁结合力低于 250 mcg/dl

常。MNA-SF 因其方便、可靠、有效、低成本、易接受、有多种语言版本等特性，现已广泛运用于临床和研究机构（Dent，Visvanathan，Piantadosi，et al.，2012；Skates & Anthony，2012）。此工具图解见图 18-2。由于老年人营养不足的高发性和严重性，推荐对所有老年人进行营养不良及危险的常规筛查（Volkert，2013）。

护理诊断

　　护理评估可明确与营养、消化、口腔健康相关的问题。一旦营养不足确立，相应的护理诊断为"营养不均衡：低于身体需求"，定义为"摄入的营养素不足以满足代谢需求"（Herdman，2012，p.174）。

可能的影响因素包括：认知或功能受损、药物、厌食症、抑郁、咀嚼或吞咽困难、社会隔绝、没有能力获取或烹饪食物。

　　如护理评估明确便秘或便秘危险，合理的护理诊断是"便秘"。护理评估还能明确某些老年人常见的口腔健康问题。包括口干燥症、药物作用、咀嚼困难、牙周疾病、味觉减退、义齿不合适、口腔卫生不良、牙损伤或牙缺失。相应的护理诊断是"口腔黏膜受损"。对于咀嚼和吞咽困难的老年人，"有吸入的危险"是合理的护理诊断。

健康机会

护士对那些表达了改善营养模式意愿的老年人，可采用"准备增进营养"的健康诊断。

框 18-6　循证实践：老年人口腔健康保健

问题陈述

- 口腔健康对整体健康、疾病预防、维持言语和消化吸收功能、保持生活质量都必不可少。
- 尽管常规口腔护理对健康尤为重要，但在护理老年人时常被忽略。
- 当老年人遭遇认知和功能损害时，口腔卫生情况急剧下降，且在日常活动中逐渐需要依赖他人。
- 口腔问题不是老化的直接结果，是可在早期发现、预防的。
- 即便有良好的口腔护理，一些疾病和药物仍可增加口腔疾病的危险。
- 龋齿和牙周疾病属于牙菌斑相关性的可预防疾病，可由口腔卫生差发展而来。
- 如口腔健康差且不治疗，可导致营养不良、脱水、肺炎、心血管疾病、关节感染、糖尿病血糖控制不良。

护理评估建议

- 利用 10 项 Kayser-Jones 简易口腔健康状况检查——一个评估老年人口腔健康的循证工具，包括以下几个方面：淋巴结、嘴唇、口腔及面颊组织、牙龈、唾液、自然牙和义齿的状况、牙齿的咀嚼位、口腔清洁度（http://consultgerirn.org）。
- 一旦出现以下情况，应立即进行口腔评估：淋巴结肿大、压痛；嘴角发红；口腔黏膜变色、不完整；口腔组织异常病变超过 2 周以上；1 颗以上牙齿松动、破损或缺失；牙周发红；义齿下红肿、酸痛；上颌骨或下颌骨牙齿少于 4 颗；咀嚼位少于 7 对牙齿；义齿丢失，而非磨损或损坏。

- 评估老年人有效口腔护理的自理能力，包括酌情接受专业治疗。

护理干预建议

- 选用软尼龙毛牙刷及含氟牙膏。
- 早、晚或按需提供口腔护理（自然牙和义齿）。
- 刷牙、义齿和舌。
- 无牙老年人可用棉签清洗口腔黏膜，但不如牙刷清洁牙齿有效。
- 不要用柠檬-甘油棉签，因其可使口腔黏膜干燥并侵蚀牙釉质。
- 含乙醇的漱口水可使口腔黏膜干燥，使用时应按 1∶1 加水稀释。
- 氯己定（洗必泰）必须在牙科医师指导下使用。
- 义齿应刷洗后再放入义齿杯。
- 每年至少安排一次口腔评估，一旦口腔问题明确，还应增加频率。

痴呆人群护理干预的补充建议

- 如患者抗拒口腔护理，可能是牙痛导致的。
- 开展具有沟通技巧（如避免刻意减慢语速、使用过分简单的语句、夸张的语气、接触时注视对方的眼睛）及护理策略（如做示范、任务分段）的个体化口腔护理计划。
- 向所有护理人员宣教个体化护理计划，让家庭照顾者适当参与。
- 如维持口腔卫生困难，应增加口腔检查的频次。

来　源：Johnson，V.B.，& Schoenfelder，D.P.（2012）。Evidence-based practice guideline：Oral hygiene care for functionally dependent and cognitively impaired older adults.Journal of Gerontological Nursing，38（11），11-19；Legg，T.J.（2012）. Oral care in older adults with dementia：challenges and approaches. Journal of Gerontological Nursing,38（8）,10-13；O'Connor.L.J.（2012）. Oral health care. In M.Boltz，E.Capezuti，T.Fulmer，& D.Zwicker（Eds.），Evidence-based practice protocols for best practice（4th ed.，pp.409-418）. New York：Springer Publishing Co；Taub，L.-F.（2012）。试一试：Best practices in nursing care to older adults.Oral health assessment of older adults：The Kayser Jones Brief Oral Health Status Examination（BOHSE）（18）. 可从 www.ConsultGeriRN.org 获得

框 18-7　营养与消化的行为线索

观察评估口腔健康

- 嘴唇、牙齿、牙龈、舌、口腔黏膜的情况如何？
- 患者有足够量的牙齿吗？是否佩戴全口或部分义齿？
- 义齿是否合适？
- 口腔护理用品的性能如何（如牙刷条件、牙刷类型或义齿清洁用品、是否使用牙线）？

观察评估饮食方式

- 患者是否喜欢与他人一道用餐？或者他人出现是否会影响用餐愉悦感？
- 如患者有义齿，在进餐时佩戴吗？如果没戴，为什么？
- 患者的餐间零食是什么？液体摄入方式是什么？
- 两餐间是否备有非咖啡因饮品供饮用？
- 影响患者选择和烹饪食物的文化因素是什么？

观察评估用餐环境

- 环境和社会因素是否干扰了用餐乐趣（如吵闹的餐厅、

用餐伴侣被打破）？
- 如患者独自用餐，这样是否是最好的安排？是否需要考虑安排用餐时的社会互动？

可能影响营养和饮食方式的文化因素

- 一般进餐方式（如食物种类、频次、时间）是什么？通常进餐时的情景是什么？
- 是否有文化上的食物禁忌和偏好？（参考文化因素）
- 有无宗教或文化因素的特殊食物？（如果有，老年人容易获得吗？）
- 是否有与疾病或慢性病相关的特定饮食禁忌或偏好（如阴性、阳性饮料或食物）？
- 对饮料有温度偏好吗（如冷、热饮）？
- 患者的民族背景是否可能增加乳糖不耐受的概率？（亚洲人、美国印第安人、非洲人或美国黑人患病率最高；西班牙裔次之；北欧白人最低）

Mini Nutritional Assessment
MNA®

**Nestlé
NutritionInstitute**

姓： 名：

性别： 年龄： 体重： kg 身高： cm 日期：

选择合适的数字填入筛查表，最后计算总分。

筛查表

A 过去3个月是否因食欲减退，消化、咀嚼或吞咽困难导致进食减少？
0=进食严重减少
1=进食轻度减少
2=无进食减少 □

B 过去3个月内体重减轻
0=体重减轻大于3 kg (6.6l bs)
1=不知道
2=体重减轻1～3 kg (2.2～6.6l bs)
3=无体重减轻 □

C 活动性
0=卧床或轮椅
1=能够下床/轮椅，但不能够外出
2=外出 □

D 过去3个月内是否经历心理社会压力或急性疾病？
0=是 2=否 □

E 神经心理问题
0=严重痴呆或抑郁
1=轻度痴呆
2=无心理问题 □

F1 体重指数（BMI）（kg/m^2）
0=BMI ＜19
1=BMI 19～21
2=BMI 21～23
3=BMI ＞23 □

如果BMI不可得，用F2替代F1
若完成F1，则忽略F2

F2 小腿周长（CC）cm
0=CC ＜31
3=CC ≥31 □

筛查计分（满分14）

12～14：营养状况正常
8～11：有营养不良的危险
0～7：营养不良 □□

参考文献

1. Vellas B, Villars H, Abellan G, et al. Overview of MNA® - Its History and Challenges. J Nutr Health Aging. 2006;10:456-465.

2. Rubenstein LZ, Harker JO, Salva A, Guigoz Y, Vellas B. Screening for Undernutrition in Geriatric Practice: Developing the Short-Form Mini Nutritional Assessment (MNA-SF). J Geront. 2001;56A:M366-377.

3. Guigoz Y. The Mini-Nutritional Assessment (MNA ®) Review of the Literature - What does it tell us? J Nutr Health Aging. 2006;10:466-487.

4. Kaiser MJ, Bauer JM, Ramsch C, et al. Validation of the Mini Nutritional Assessment Short-Form (MNA®-SF): A practical tool for identification of nutritional status. J Nutr Health Aging. 2009;13:782-788.

® Société des Produits Nestlé, S.A., Vevey, Switzerland, Trademark Owners © Nestlé, 1994, Revision 2009. N67200 12/99 10M
更多信息：www.mna-elderly.com

图 18-2 简易微型营养评估量表（MNA-SF）

Nestlé Nutrition Services. Copyright Nestlé，1994，Revision 2009. 可从 www.mna-elderly.com 获得

展开式案例学习

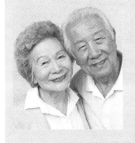

第 2 部分：D 先生，75 岁；D 太太，76 岁

回忆你曾经在老年中心见过的 75 岁的 D 先生和 76 岁的 D 太太。在一次"健康咨询"会议上，D 太太向你咨询了过去几个月内无明显诱因的体重减轻。尽管 D 太太因丈夫喜爱美食而一直在做饭，但食物对她不再有吸引力。你注意到她的嘴唇很干，牙齿状况也不好。她 2 年前曾发作脑卒中，恢复良好，遗留了轻微吞咽困难和右侧肢体虚弱。她的 BMI 为 18。平时服用抗抑郁药及两种抗高血压药物，但不知道药名。她向你咨询应对体重减轻需要做些什么。

思考题

- 哪些危险因素可能导致 D 太太体重减轻？
- 从框 18-4 选取适合进一步评估 D 太太的问题，列出问题清单。
- 为做宣教干预计划需评估更多信息，你会要求 D 太太提供什么信息？

QSEN 应用

QSEN 能力	知识／技巧／态度	应用于 76 岁的 D 太太
以患者为中心的护理	（K）整合对患者为中心护理的全方位理解 （S）明确患者的价值、偏好、表达需求 （S）以敏感之心，尊重个体经历的多样性，提供个性化护理	明确可能导致 D 太太无故体重减轻的多种相互作用因素（包括躯体及心理社会因素） 采用非偏见的方式去探索 D 太太口腔护理差和抑郁的潜在原因

健康结果计划

护士可运用以下护理结局分类（NOC）来处理危险因素并促进老年人营养状况改善：食欲，排便，知识（饮食），营养状况，口腔健康，自我护理（口腔卫生），感觉功能（味觉和嗅觉），吞咽状况，体重（体重指数）。便秘相关的 NOCs 包括脱水、排便、药物反应、症状控制。

促进健康消化及营养的护理干预

护士在护理计划中可应用以下护理干预分类术语：肠道管理、健康教育、营养管理、营养咨询、营养监控、口腔健康维持、促进口腔健康、转诊、自我护理援助、体重管理。促进老年人消化及营养的护理干预包括：最佳营养及疾病预防的健康教育、排除干扰消化和营养以及口腔健康的危险因素的直接干预措施。

针对干扰消化及营养的危险因素

护理干预针对的是可影响所有老年人消化和营养的年龄相关改变的功能结局。例如，若老年人进餐时易早饱，每日五餐可能使他们获益，而非传统的每日三餐。同样，可指导老年人在进餐时和餐后 0.5 ～ 1 小时保持正立坐姿，以抵消吞咽缓慢带来的影响。

当功能受限干扰了食物获取、烹饪、享受时，干预应针对改善老年人获取美味而营养的食物的途径。对于居住在社区的老年人，可能包括确定协助

> **健康机会**
>
> 知识（促进健康）是可用于那些准备改善营养状况预防疾病的老年人的 NOC。

获取食物的来源。一个促进居家老年人维持营养的方法就是每日提供含 400 kcal 能量、25 g 蛋白质、9.4 g 必需氨基酸、400 ml 水的蛋白质-能量补充剂（Kim & Lee，2013）。

送餐到家计划可用最低成本保障广大老年人，依据美国老年人法案成立的联邦政府资助的全民老年人营养计划，团膳项目几乎可遍及每个社区。这些项目有效降低了社区老年人的营养风险（Institute of Medicine，2012）。除了提供平价营养餐外，还提供了社会互动机会。当地老年人办事处可协助交通运输或杂货购物，是团膳和送餐到家计划极好的信息源。

当环境有障碍，如橱柜较高、干扰老年人安全地准备餐食时，应进行环境改造。护士可应用视觉章节（见第 17 章）和移动章节（见第 22 章）所建议的许多环境改造方法来提高老年人准备食物的能力。当老年人有功能受损时，护士可建议老年人使用一些特殊的适应性工具来帮助自己独立进食和准备食物，如图 18-3 所示。

在长期照护机构，针对进食相关危险的干预如下：

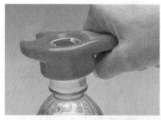
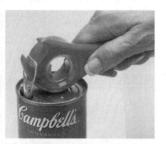
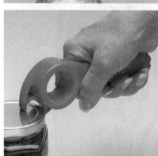
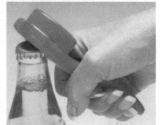
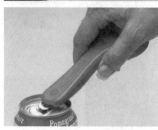

图 18-3　适应性工具
再版获得 www.activeforever.com 授权

- 计划就餐区座位顺序来改善社会交往，使捣乱者的消极影响最小化。
- 使用低钠或无钠的增味剂（如香草和柠檬）。
- 餐前提供良好的口腔卫生。
- 提供易于获取饮品和营养小吃的途径。

提供包含蛋白质和必需微量元素的液体营养补充剂是促进养老院营养不良老年人营养状况的一种有效方法（Lee，Tsai，Wang，et al.，2013）。

当老年人需要预防便秘的准确信息或干扰肠功能的其他危险因素（如低纤维饮食）时，护理干预可用宣教的形式。每日食用全麦或麸皮混合的食物是一种常见而有效的预防便秘策略。框 18-8 明确了一些预防便秘的食物和其他干预措施。

如果药物影响营养和消化，护士、照顾者或老年人可与开具处方的医生讨论和明确如何减轻危险和解决不良结局。若非处方药物对营养或消化有不良影响，护士应对老年人进行药物-营养素相互作用的宣教，并讨论处理不良反应的方法。药剂师可给出建议，以弥补或将处方药和非处方药物对营养和消化的影响降到最低。

若酒精干扰营养，干预措施应针对潜在的酒精中毒问题，或致力于弥补酒精对营养的不利影响。在明确老年人存在某些潜在疾病如恶性贫血后，护士可以推荐有酒精中毒病史的老年人服用维生素补充剂。

框 18-8　便秘相关的健康教育

- 每日一次排便并非每个正常成人所必需的。
- 每个成人均有各自的排便频率，正常可为一日 3 次到一周 2 次不等。
- 将以下高纤维食物纳入日常饮食当中：生鲜水果和蔬菜、麸麦及其他全麦制成的谷物制品。
- 每日饮用 8 ～ 10 杯非咖啡因饮品，包括果汁。
- 避免泻剂与灌肠，而采用饮食疗法来促进肠道功能。
- 如需药物促进排便，容积性泻剂（如车前草或甲基纤维素）是最可能产生不利影响的，尤其当液体摄入不足时。
- 不要忽略便意，尝试一旦有便意就尽快如厕。
- 规律运动。

健康机会

护士应尝试寻找"教育时机"，这样便于纠正不健康饮食习惯相关的误区或错误观念。

促进口腔和牙齿健康

护士对促进口腔和牙齿健康有重要责任。如果老年人因放任口腔不良状况或缺乏口腔保健知识而回避口腔护理，护士应尝试通过宣教来改变这种态度。护士还应强调每半年接受一次口腔护理的重要性，如果合适，促进口腔护理转诊。对不出家门的老年人，尤其在大都市社区，居家口腔护理通常可行。此外，低成本的口腔保健服务和义齿可在牙科学校获得。护士需熟知当地资源，以便通知老年人和其照顾者。在长期照护机构，护士负责每6～12个月转诊一次口腔专科保健。对任何机构的老年人，如果口干燥症干扰消化及营养，护士应建议或促成转诊以接受专业评估，从而明确疾病进程或可能的药物影响。

良好的口腔护理是非自理老年人日常照顾的必要内容，但常被忽视。在机构，对员工进行口腔护理培训迫在眉睫，包括与口腔健康和老化相关的误区信息（O'Connor，2012）。口腔护理相关循证指南在框18-6中描述。

对于可自理的老年人，护士可提供口腔护理的健康教育，包括缓解口干，详见框18-9。手灵活性受损的老年人可将牙刷柄改造为易于使用或提升自我护理能力的特制牙刷。护士还可建议使用电动牙刷，因其有效、易于使用、相对不贵。儿童牙刷（手动或电动）便于非自理老年人使用，尤其当难以接触每颗牙齿时。

促进最佳营养状态和预防疾病

食物疗法长期以来被视为疾病的基本干预措施，如糖尿病和心血管疾病，近年来越发认识到营养在预防疾病中的作用。例如，营养疗法是促进虚弱老年人伤口愈合和预防压力性溃疡的必要组成（Posthauer，Collins，Dorner，et al.，2013）。健康老化的营养干预强调含抗氧化剂及其他营养素的食物可能发挥保护健康和预防疾病的作用。例如，富含抗氧化剂和Ω-3脂肪酸的饮食预防老年性黄斑变性（Sin，Liu，& Lam，2012）。在分析预防性营养素信息时，需区分营养素源于食物还是合成补充剂。例如，吃富含特殊营养素（如胡萝卜素）的饮食可能对促进健康和预防疾病有益，但同种营养素的膳食补充剂却不一定有相同益处。因此，护士应教导老年人从食物中获取营养素的重要性，而不是主要依赖膳食补充剂。

护士应用简单易懂的教育材料向老年人讲授基础营养需求。根据国家膳食指南，目前推荐老年人需完成以下要求：

● 健康机会

护士通过转诊功能受损的老年人接受专业治疗，来促进老年人自理及口腔卫生的自我护理。

框18-9　口腔和牙齿保健的健康教育

牙齿与牙龈保健的健康教育

- 口腔护理应包括每日使用牙线和每日刷牙2次。
- 使用软毛牙刷和含氟牙膏。
- 如果有任何使用常规牙刷的干扰，可使用电动牙刷或带特别设计柄的牙刷（可在医疗用品店购买）。
- 操作简便的牙线弓不贵，可用于牙线的推广，尤其对手或上肢肌力和灵活度受限的人群。
- 一些漱口水具有清洁、抗菌、湿润效果，但应与刷牙配合，而非替代刷牙。
- 避免使用含酒精的漱口水，因其具有口干的副作用。
- 糖是导致牙齿坏损的主要因素，限制糖摄入量十分重要，尤其在嘴里停留较长时间的物质（如口香糖、硬糖）。
- 食用含糖食物后，应漱口或刷牙。
- 每6个月看一次牙科医生，做常规口腔护理。
- 若部分或整个义齿磨损，晚上将其取下，存放于清水中，重新佩戴前需清洗干净。

口干的健康教育

- 过度口干可能由疾病或药物副作用引起，对症治疗前应先评估。
- 每日至少饮用10杯8盎司非咖啡因饮品，要经常喝水。
- 含服木糖醇味氟片或无糖硬糖来刺激唾液分泌。
- 餐后咀嚼含木糖醇的口香糖15分钟来刺激唾液分泌，促进口腔卫生。
- 尝试使用药店销售的任意一种唾液替代剂，但注意避免选用含山梨醇的替代剂，因其会加重口干。
- 避免含服含柠檬酸的润喉片，因其对牙釉质有不利影响。
- 避免酒精、含酒精的漱口水、高酸度的饮品（如橙汁或西柚汁），因可能会加重口干症状。
- 避免吸烟，因吸烟会加重症状，进一步刺激口腔黏膜。
- 需特别注意口腔卫生，因口干会增加牙龈和口腔疾病的危险。
- 保持房间最佳湿度，尤其在夜间。

健康机会

护士可通过建议老年人使用图18-4中所示的"我的餐盘"明确饮食习惯的益处和坏处来提高个人责任感。

- 增加全谷、干豆、各种类型的水果蔬菜（尤其深绿色和橙色蔬菜）的摄入。

- 摄入无脂或低脂乳品。
- 用鱼油、坚果、种子油替代固态油。
- 减少钠和饱和脂肪酸的摄入。
- 减少含添加糖、固态脂肪、酒精的食物和饮料。
- 减少热量摄入以维持健康体重。

健康老年人通过日常摄入框18-10和图18-4所

框 18-10　老年人日常饮食摄入指南

- 由于老年人所需热量较成年人少，但对营养素的需求量相同，因此必须选择高质量食物和避免"不含营养素的热量"食物。
- 适度食用盐、糖、钠。
- 避免食用饱和脂肪酸，用液态油代替固态油，包括鱼、坚果和种子所含油脂。
- 选择富含纤维素的食物。
- 大量饮用无添加糖的饮品。

分量与食物组合

遵照以下食物组合，如果包含糖类和高纤维素食物，每个组合的最小量将可满足日常基本营养需求：

- 6～9　面包、米饭、意大利面、谷物
- 3～4　蔬菜
- 2～3　水果
- 2～3　肉、鱼、鸡肉、豆类（干豌豆或蚕豆、小扁豆、坚果酱、豆制品）
- 2～3　无脂或低脂牛奶、奶酪、酸奶、乳制品甜点
- 8＋8　盎司以上水或低添加糖饮品

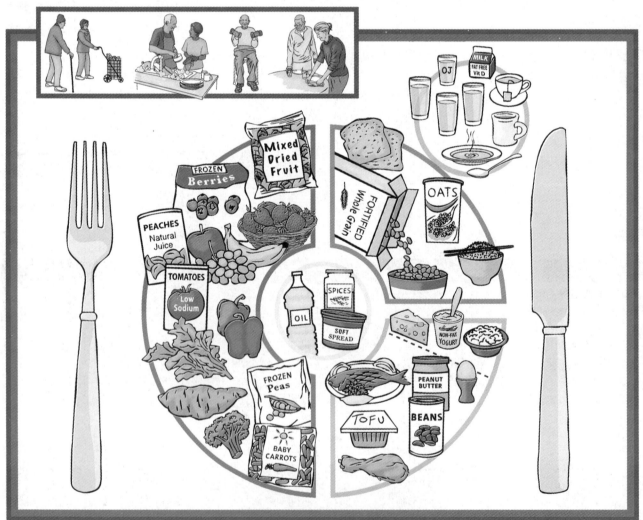

2011© TUFTS UNIVERSITY

图 18-4　老年人"我的餐盘"
再版经塔夫茨大学授权

示的食物维持最佳营养状态。若老年人患病而需要服用干扰稳态、消化或营养的药物，那么需要调整日常饮食来弥补这些影响。无论何种原因，当食物摄入不足以满足日常营养需求时，则需补充广谱维生素和微量元素。

营养教育可在个体环境或群体机构进行，有注册营养师参与更好。在急性照护机构，常有注册营养师，但其服务常局限于有特殊营养需求或特定营养问题的人。在长期照护机构，注册营养师通常评估老年人营养需求和常规饮食习惯，制订旨在获取和维持最佳营养状态的护理计划。在社区机构，护士有时向老年群体提供营养教育。护士家庭访视包括营养健康教育、注册营养师评估和介绍转诊、运用社区可利用资源补充这些干预措施。在第 5 章讨论的健康促进模型可应用于需要改善营养状况和改变饮食习惯的老年人。

护理干预效果的评价

对营养失衡（低于机体需要量）老年人护理，应按照老年人日常营养摄入是否与代谢需求相符、体重是否在理想体重的 110% 以内来评价。对于便秘或有便秘的危险的老年人，评价标准取决于是否能准确清楚地表达出便秘状况，明确导致便秘的原因，并报告平时可不伴任何紧张和不适地规律排出软便。

展开式案例学习

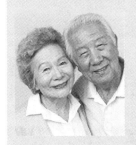

第 3 部分：D 太太，76 岁

D 太太遵照你的要求，带着 7 天的饮食情况及服用药物清单再次来到"健康咨询"会。你查看了 7 天的饮食情况后发现，遵照你先前的便秘健康教育，D 太太现食用全麦面包，取代了白面包，增加了新鲜水果和蔬菜的摄入。你估算了下，她的日常摄入量大概只有 800 卡，面食占了很大比重。可能由于牙齿状况差，很少吃肉。所服药物包括：左甲状腺素片 50 mcg、西酞普兰 20 mg/d、可乐定 0.2 mg/d、氨苯蝶啶 37.5 mg/d、双氢克尿噻 20 mg/d、碳酸钙 500 mg（每日 2 次）。

思考题

- 你在健康教育中要宣讲哪些危险因素？
- 对于降低危险因素，你会提示哪些健康教育？
- 你会建议哪些方法来改善 D 太太的营养状况？
- 对于 D 太太的口干燥症（D 太太上次随访期间你注意到的），你会给什么建议？
- 关于口腔护理，你会提供哪些健康教育内容？

展开式案例学习

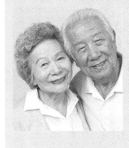

第 4 部分：D 先生，85 岁

D 先生，85 岁，鳏夫，因心力衰竭在老年紧急护理中心住院后转诊至家庭照护。住院期间，老年健康评估小组诊断为蛋白质-能量营养不良。D 先生的体重（116 lb）仅为理想体重（155 lb）的 75%。此外，实验室检查还发现以下异常：血红蛋白 10%、血细胞比容 33%、血清白蛋白 3.2 g/dl。D 先生的心力衰竭目前稳定，依赖助行器行走，但十分虚弱。除了评估及管理新诊断的心力衰竭，家庭护理处方还包括：家庭情况护理评估、营养健康教育以及体重监测。老年紧急护理中心的老年健康评估小组（包括一名注册营养师）推荐 D 先生每日摄入 1600 卡，包括至少 60 g 蛋白质（240 卡）。如果 D 先生每日按照框 18-10 所列食物组合的最低标准进食，就能满足这个目标。

护理评估

　　你是一名执行首次护理评估和制订护理计划的访视护士。D 先生独自居住在一所高级高层公寓，直到最近才参加社交活动，利用老年交通服务来就诊和完成杂货购物。他一般自己做饭，每周购物 1 次，但最近 1 个月由于日渐虚弱、气促、腿脚肿胀，未曾离开过该公寓。自从他的健康状况开始下滑，一位邻居便帮他购买杂货。日常三餐：早餐——吐司、咖啡，午餐——罐头汤、午餐肉三明治、饼干，晚餐——精细制作而物美价廉的可口饭菜。D 先生说他从未真正学过做饭，但"在我这个年纪已经过得很好了"。他说并非特别喜欢吃方便食品，但"它们确实很容易搞定，即使已吃腻了"。D 先生承认他曾考虑过每天去吃附近一所教堂提供的午餐，但没能坚持，因为"老年交通车不去那里，但可以去杂货店。再说，我从未感觉非常饿，因为食物不再像妻子在世时做的匈牙利料理那样吸引我"。D 先生表示，自从 2 年前妻子去世后，他瘦了将近 50 lb。他说以前妻子在世做饭时，他太壮了，所以从不担忧体重会减轻。他有全口义齿，但 1 年没使用，因其松动、不舒服。他未对义齿做任何处理，因他打算咀嚼软食，且他的牙科医生几年前退休了。

护理诊断

　　在你的家庭护理计划中，可强调一个护理诊断，即"营养失调（低于机体需要量）：与社会隔离、健康状况下滑、义齿不合适、缺乏进食乐趣相关"。你还需询问抑郁是否为致病因素。证据是低体重、实验室数据与营养不良相符、所述进食和做饭习惯。

D 先生的护理计划

预期结果	护理干预	护理评价
D 先生会陈述他对每组食物的日常需求	• 复印一份框 18-10 给 D 先生，作为日常营养需求的指南	• D 先生会描述满足他日常营养需求的饮食方式
D 先生将会找到满足自己营养需求的方法	• 征求 D 先生同意，安排每周 3 次家庭健康助手协助准备饭菜和购买杂货 ◆ 宣教少量多餐 • 与 D 先生一起探讨各种各样的食物选择以改善营养摄入（如囊括乳制品和更多水果蔬菜） • 与 D 先生一起拟定一个饮食计划，包含他喜欢的但现在饮食里没有的食物 ◆ 讨论这些食物的营养价值，建议他在目前缺乏的食物类别中添加新的食品种类	• D 先生会描述满足日常营养需求的可行计划 • D 先生体重将会每周增加 0.5 ～ 1 lb 直到达标至 150 lb
D 先生会评估、调整或更换他的义齿	• 与 D 先生一起讨论义齿对咀嚼效率和享受美食的重要性 • 讨论缺乏义齿的长期不利影响 • 探索获取口腔评估的方式	• D 先生会用合适的义齿咀嚼食物

思考题

• 哪些危险因素导致了 D 先生体重减轻？　　　　• 你还想进一步评估哪些信息？

QSEN 应用

QSEN 能力	知识 / 技巧 / 态度	应用于 85 岁的 D 先生
以患者为中心的护理	（K）整合对以患者为中心护理的全方位理解 （K）检查阻碍患者积极参与的常见因素 （S）明确患者的价值、偏好、表达的需求	开发促进营养摄入的个体化计划，如护理计划中所描述的 明确获取义齿的障碍，并将其列于护理计划当中
团队合作与协同	（K）确认其他帮助患者实现健康目标的个人或团队所做的贡献 （S）整合帮助患者实现健康目标的其他成员的贡献	整合家庭健康助手提供的协助准备饭菜、购买杂货、看牙科医生的交通服务 考虑转诊至专业注册营养师，以加强和支持营养健康教育 开展 D 先生获取义齿的计划
循证实践	（S）基于患者价值、临床经验、循证证据的个体化护理计划 （A）视循证实践为评判最佳临床实践的重要组成部分	基于 D 先生的食物偏好及个人饮食需求，讨论框 18-10 中的内容

本章重点

影响消化和饮食方式的年龄相关改变

- 嗅觉和味觉减退
- 咀嚼效率低
- 唾液分泌减少
- 消化道所有结构退行性改变

营养需求的年龄相关改变

- 热量：需求量变少，但质量要求变高
- 蛋白质：日常最小摄入量 1.0 ～ 1.6 g/kg 体重（即每餐 25 ～ 30 g 高质量蛋白质）
- 纤维素：25 ～ 38 g/d
- 脂肪：不超过日常热量摄入的 10% ～ 30%

影响消化与营养的危险因素

- 可导致营养不良的疾病（表 18-1）
- 不良口腔护理（框 18-1）
- 功能受损与疾病过程
- 吞咽困难（框 18-2）
- 药物作用（表 18-2）
- 酒精与吸烟的影响
- 心理社会因素（如痴呆、抑郁、孤独）
- 文化及社会经济因素（框 18-3）
- 机构及家庭相关的环境因素

- 误区与错误认知相关的行为（如滥用泻剂）

影响消化与营养的功能结局

- 获取、烹饪、享受食物的能力有限
- 口腔功能改变
- 营养不良、体重改变、无故体重降低（图 18-1）
- 影响生活质量

影响消化健康的病理状况

- 便秘：每周排便次数少于 2 次，或粪便干硬

消化与营养的护理评估（框 18-4 ～ 18-7）

- 平常营养摄入和饮食方式
- 干扰获取、烹饪、食用、享受食物的危险因素
- 营养状况相关的体格检查及实验室检查
- MNA 工具（图 18-2）

护理诊断

- 准备增进营养
- 营养失衡：低于机体需求量
- 便秘
- 口腔黏膜受损

健康结果计划

- 食欲、营养状况、口腔健康、抑郁程度改善
- 膳食知识增加、便秘的健康理念提高

促进消化与营养健康的护理干预（图 18-2、18-4；框 18-8 ~ 18-10）

- 处理危险因素：功能受限、环境因素、药物、饮酒

- 促进口腔及牙齿健康
- 最佳营养宣教

护理干预效果的评价

- 日常营养摄入与代谢需求相一致
- 达到 / 维持个人体重在理想体重的 110% 以内
- 实现 / 保持规律排便

◆ D 先生，85 岁

评判性思维练习

1. 讨论下列因素影响老年人饮食习惯的特定方式：抑郁、药物、感觉变化、认知受损、功能受损、经济因素、社会环境、口腔健康因素。
2. 描述以下文化群体的至少 3 个饮食习惯特征：美洲原住民、西班牙裔美国人、非裔美国人、亚裔美国人。
3. 如何评估以下环境中老年人的消化及营养状况——家庭、长期照护机构、紧急护理机构？
4. 概述老年人便秘的健康教育计划。包括便秘的定义、危险因素、预防及处理便秘的干预措施。
5. 概述老年人口腔卫生及口腔护理的健康教育计划。

（马雪玲　译　夏蜀娟　周宇彤　校）

参考文献

Academy of Nutrition and Dietetics. (2012). Position of the academy of nutrition and dietetics: Food and nutrition for older adults: Promoting health and wellness. *Journal of the Academy of Nutrition and Dietetics, 112*(8), 1255–1277.

Bahat, G., Tufan, F., Saka, B., et al. (2012). Which body mass index (BMI) is better in the elderly for functional status? *Archives of Gerontology and Geriatrics, 54*(1), 78–81.

Bitar, K., Greenwood-Van Meervald, B., Saad, R., et al. (2011). Aging and gastrointestinal neuromuscular function. *Neurogastrointestinal Motility, 23*(6), 490–501.

Bollwein, J., Diekmann, R., Kaiser, M. J., et al. (2013). Dietary quality is related to frailty in community-dwelling older adults. *Journals of Gerontology: Medical Sciences, 68*(4), 483–489.

Britton, E., & McLaughlin, J. T. (2013). Ageing and the gut. *Proceedings of the Nutrition Society, 72*(1), 173–177.

Carlsson, M., Haglin, L., Rosendahl, E., et al. (2013). Poor nutritional status is associated with urinary tract infection among older people living in residential care facilities. *Journal of Nutrition, Health and Aging, 17*(2), 186–191.

Clave, P., Rofes, L., Carrion, S., et al. (2012). Pathophysiology, relevance and natural history of oropharyngeal dysphagia among older people. *Nestle Nutrition Institute Workshop Service, 72*, 57–66.

Coleman-Jensen, A. L., Nord, M., Andrews, M., et al. (2012). Household Food Security in the United States in 2011. *United States Department of Agriculture Economic Research Service.* Available at www.ers.usda.gov/data-products/food-security-in-the-united-states.aspx.

Cousson, P. Y., Bessadet, M., Nicolas, E., et al. (2012). Nutritional status, dietary intake and oral quality of life in elderly complete denture wearers. *Gerodontology, 29*(2), e685–e692.

de Lima Saintrain, M. V., & Goncalves, R. D. (2013). Salivary tests associated with elderly people's oral health. *Gerodontology, 30*(2), 91–97.

Dent, E., Visvanathan, R., Piantadosi, C., et al. (2012). Use of the mini nutritional assessment to detect frailty in hospitalized older people. *Journal of Nutrition, Health and Aging, 169*, 764–767.

Desoutter, A., Soudain-Pineau, M., Munsch, F., et al. (2012). Xerostomia and medication: A cross-sectional study in long-term geriatric wards. *Journal of Nutrition, Health and Aging, 16*(6), 575–579.

Donini, L. M., Scardella, P., Piombo, L., et al. (2013). Malnutrition in the elderly: Social and economic determinants. *Journal of Nutrition, Health and Aging, 17*(1), 9–15.

Gallagher, J. C. (2013). Vitamin D and aging. *Endocrinology and Metabolism Clinics of North America. 42*(2), 319–332.

Grassi, M., Petraccia, L., Mennuni, G., et al. (2011). Changes, functional disorders, and diseases in the gastrointestinal tract of elderly. *Nutricion Hospialiaria, 26*(4), 659–668.

Herdman, T. H. (Ed.). (2012). *NANDA International Nursing Diagnoses: Definitions and classification 2012–2014.* Oxford: Wiley-Blackwell.

Hornick, B., Dolven, C., & Liska, D. (2012). The fiber deficit, Part II: Consumer misperceptions about whole grains and fiber. *Nutrition Today, 47*(3), 104–108.

Hornick, B., Dolven, C., Liska, D., & Wrick, K. (2011). The fiber deficit, Part I: Whole grain contributions to health and fiber intake. *Nutrition Today, 46*(6), 293–298.

Hummel, T., Landis, B., & Huttenbrink, K.-B. (2011). Smell and taste disorders. *GMS Current Topics in Otorhinolaryngology, 10.* ISSN 1865-1011.

Huttenbrink, K.-B., Hummel, T., Berg, D., et al. (2013). Olfactory dysfunction: Common in later life and early warning of neurodegenerative disease. *Deutsches Ärzteblatt International, 110*(1–2), 1–7.

Institute of Medicine. (2012). *Nutrition and healthy aging in the community: Workshop summary.* Washington, DC: National Academies Press.

Johnson, V. B., & Schoenfelder, D. P. (2012). Evidence-based practice guideline: Oral hygiene care for functionally dependent and cognitively impaired older adults. *Journal of Gerontological Nursing, 38*(11), 11–19.

Kiesswetter, E., Pohlhausen, S., Uhlig, K., et al. (2013). Malnutrition is related to functional impairment in older adults receiving home care. *Journal of Nutrition, Health and Aging, 17*(4), 345–350.

Kim, C.-O., & Lee, K.-R. (2013). Preventive effect of protein-energy supplementation on the functional decline of frail older adults with low socioeconomic status: A community-based randomized controlled study. *Journals of Gerontology: Medical Sciences, 68*(3), 300–316.

Lee, L. C., Tsai, A. C., Wang, J. Y., et al. (2013). Need-based intervention is an effective strategy for improving the nutritional status of older people living in a nursing home: A randomized controlled trial. *International Journal of Nursing Studies, 50*(12), 1580–1588.

Legg, T. J. (2012). Oral care in older adults with dementia: Challenges and approaches. *Journal of Gerontological Nursing, 38*(8), 10–13.

McKay, S. L., Fravel, M., & Scanlon, C. (2012). Evidence-based practice guideline: Management of constipation. *Journal of Gerontological Nursing, 38*(7), 9–15.

Mentes, J. C., & Kang, S. (2013). Evidence-based practice guideline: Hydration management. *Journal of Gerontological Nursing, 39*(2), 11–19.

Metheny, N. A. (2012) Try this: Best practices in nursing care to older adults. *Preventing Aspiration in Older Adults with Dysphagia* (20). Available at www.ConsultGeriRN.org. Accessed May 13, 2013.

Mir, F., Zafar, F., & Morley, J. E. (2013). Anorexia of aging: Can we decrease protein energy undernutrition in the nursing home? *Journal of the American Medical Directors Association, 14*, 77–79.

Morley, J. E. (2013). Pathophysiology of the anorexia of aging. *Current Opinion in Clinical Nutrition and Metabolic Care, 16*, 27–32.

Mugie, S. M., Bennings, M. A., & DiLorenzo, C. (2011). Epidemiology of constipation in children and adults: A systematic review. *Best Practice & Research in Clinical Gastroenterology, 25*, 3–18. doi:10.1016/j.bpg.2010.12.010.

Mullol, J., Alobid, I., Marino-Sanchez, F., et al. (2012). Furthering the understanding of olfaction, prevalence of loss of smell and risk factors. *British Medical Journal Open, 2*, e001256. doi:10.1136/bmjopen-2012-001256.

Nogueira, D., & Reis, E. (2013). Swallowing disorder in nursing home residents: How can the problem be explained? *Clinical Interventions in Aging, 8*, 221–227.

O'Connor. L. J. (2012). Oral health care. In M. Boltz, E. Capezuti, T. Fulmer, & D. Zwicker (Eds.), *Evidence-based practice protocols for best practice* (4th ed., pp. 409–418). New York: Springer Publishing Co.

Orsitto, G. (2012). Different components of nutritional status in older inpatients with cognitive impairment. *Journal of Nutrition, Health and Aging, 16*(5), 468–471.

Park, Y.-H., Han, H.-R., Oh, B.-M, et al. (2013). Prevalence and associated factors of dysphagia in nursing home residents. *Geriatric Nursing, 34*(3), 212–217.

Posthauer, M. E., Collins, N., Dorner, B., et al. (2013). Nutritional strategies for frail older adults. *Advances in Skin & Wound Care, 26*(3), 128–140.

Prakash, N., Kalavathy, N., Sridevi, J., et al. (2012). Nutritional status assessment in complete denture wearers. *Gerodontology, 29*(3), 224–230.

Ramic, E., Pranjic, N., Batic-Mujanovic, O., et al. (2011). The effect of loneliness on malnutrition in elderly population. *Medical Arhives, 65*(2), 92–95.

Rayner, C. K., & Horowitz, M. (2013). Physiology of the ageing gut. *Current Opinion in Clinical Nutrition and Metabolic Care, 16*, 33–38.

Schubert, C. R., Cruickshanks, K. J., Fischer, M. E., et al. (2012). Olfactory impairment in an adult population. *Chemical Senses, 37*(4), 325–334.

Shetty, S., Bhowmick, S, Castelino, R., et al. (2012). Drug induced xerostomia in elderly individuals. *Contemporary Clinical Dentistry, 3*(2), 173–175.

Sin, H. P., Liu, D. T., & Lam, D. S. (2012). Lifestyle modification, nutritional and vitamins supplements for age-related macular degeneration. *Acta Ophthalmology. 91*(1), 6–11.

Skates, J. J., & Anthony, P. S. (2012). Identifying geriatric malnutrition in nursing practice. *Journal of Gerontological Nursing, 38*(3), 18–25.

Smoliner, C., Fischedick, A., Sieber, C., et al. (2013). Olfactory function and malnutrition in geriatric patients. *Journals of Gerontology: Medical Sciences, 68*(12), 1582–1588.

Soenen, S., & Chapman, I. M. (2013). Body weight, anorexia, and undernutrition in older people. *Journal of the American Medical Directors Association, 14*(9), 642–648.

Song, H. J. (2012). Constipation in community-dwelling elders: Prevalence and associated factors. *Journal of Wound, Ostomy, and Continence Nursing, 39*(6), 640–645.

Stange, I., Poeschl, K., Stehle, P., et al. (2013). Screening for malnutrition in nursing home residents: Comparison of different risk markers and their association to functional impairment. *Journal of Nutrition, Health and Aging, 17*(4), 357–363.

Sura, L., Madhavan, A., Carnaby, G., et al. (2012). Dysphagia in the elderly: Management and nutritional considerations. *Clinical Interventions in Aging, 7*, 287–298.

Tamura, B. K., Bell, C. L. Masaki, K., et al. (2013). Prevalence and measures of weight loss, low BMI, malnutrition, and feeding dependency among nursing home patients: A systematic literature review. *Journal of the American Medical Directors Association, 14*, 94–100.

Taub, L.-F. (2012) Try this: Best practices in nursing care to older adults. *Oral health assessment of older adults: The Kayser-Jones Brief Oral Health Status Examination (BOHSE)* (18). Available at www.ConsultGeriRN.org. Accessed May 13, 2013.

Torma, J., Winblad, U., Cederholm, T., et al. (2013). Does undernutrition still prevail among nursing home residents? *Clinical Nutrition, 32*(4), 562–568.

Vandewoude, M., & Van Gossum, A. (2013). Nutritional screening strategy in nonagenarians: The Value of the MNA-SF in NutriAction. *Journal of Nutrition, Health and Aging, 17*(5), 310–314.

Verbrugghe, M., Beeckman, D., Van Hecke, A., et al. (2013). Malnutrition and associated factors in nursing home residents. *Clinical Nutrition. 32*(3), 438–443.

Veronese, N., De Rui, M., Toffanello, E. D., et al. (2013). Body mass index as a predictor of all-cause mortality in nursing home residents during a 5-year follow-up. *Journal of the American Medical Directors Association, 14*, 53–57.

Volkert, D. (2013). Malnutrition in older adults – urgent need for action. *Gerontology, 59*(4), 328–333.

Winter, J., Flanagan, D., McNaughton, S. A., et al. (2013). Nutrition screening of older people in a community general practice using the MNA-SF. *Journal of Nutrition, Health and Aging, 17*(4), 322–325.

Wu, M.-L., Courtney, M. D., Shortridge-Baggett, L. M., et al. (2012). Validity of the malnutrition screening tool for older adults at high risk of hospital readmission. *Journal of Gerontological Nursing, 38*(6), 38–45.

Zadak, Z., Hyspler, R., Ticha, A., et al. (2013). Polypharmacy and malnutrition. *Current Opinion in Clinical Nutrition and Metabolic Care, 16*(1), 50–55.

第19章　泌尿功能

排尿的主要功能是排出水和化学废物，例如代谢产物和药物副产物，这些物质如果积累，则会成为有毒物质。高效的排尿取决于肾血流量、肾内滤过活性、尿道平滑肌功能良好，以及神经系统对自主和非自主排尿机制的控制。排尿控制还取决于认知、感觉和行动能力，以及社会、情感和环境因素。

健康老年人一般不会出现较大的影响排尿功能的问题，但当危险因素存在时，不良功能问题就会发生。例如，**尿失禁**（定义为任何无意识的漏尿）在老年人中较常见。这是一个与老年人健康促进尤为相关的危险因素，普遍认为尿失禁是正常衰老过程中一个不可避免且不能治愈的问题。护士有很多机会通过解除导致尿失禁的危险因素来改善老年人的生活质量。

影响泌尿健康的年龄相关改变

肾、膀胱、尿道的年龄相关改变，以及神经和身体其他系统可影响排尿的生理过程。此外，任何干扰在社交场合恰当排尿能力的年龄相关改变均可干扰排尿控制。接下来的两节内容回顾了直接或间接影响排尿功能和排尿控制的年龄相关改变。

肾的变化

尿液排泄的复杂过程始于肾过滤清除血液中的化学废物。血液循环通过肾小球形成原尿，原尿（称作"肾小球滤液"）通过肾小球囊（Bowman's capsule，鲍曼囊）和肾小管到达集合管。在这个过程中，机体所需的物质（例如水、葡萄糖和钠）被保留，废物被排泄到尿液中。这些功能对于维持体内平衡和许多药物的排泄很重要。排泄功能通过肾小球滤过率（glomerular filtration rate，GFR）来衡量，取决于有效肾单位的数量和肾血流量的大小及速率。

肾的质量和体积从出生开始便不断增长，直到成年早期，功能性肾单位的数量开始下降，特别是肾小球所在的肾皮质。这种下降持续于整个生命过程，80岁时肾质量下降约25%。40岁及以上人群中肾小球硬化发生率为70%，随着年龄的增长，患病率和严重程度逐渐增加（Wiggins，2012）。从40

促进老年人泌尿健康

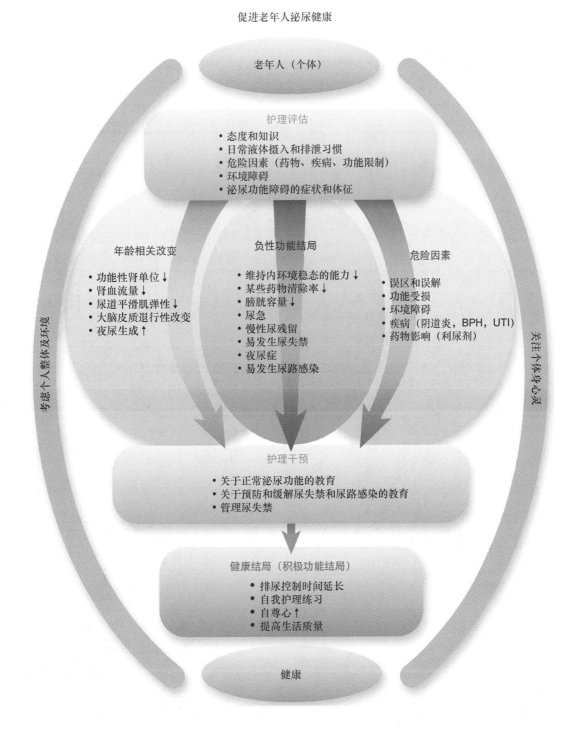

考虑个人整体及环境

老年人（个体）

护理评估
- 态度和知识
- 日常液体摄入和排泄习惯
- 危险因素（药物、疾病、功能限制）
- 环境障碍
- 泌尿功能障碍的症状和体征

年龄相关改变
- 功能性肾单位↓
- 肾血流量↓
- 尿道平滑肌弹性↓
- 大脑皮质退行性改变
- 夜尿生成↑

负性功能结局
- 维持内环境稳态的能力↓
- 某些药物清除率↓
- 膀胱容量↓
- 尿急
- 慢性尿残留
- 易发生尿失禁
- 夜尿症
- 易发生尿路感染

危险因素
- 误区和误解
- 功能受损
- 环境障碍
- 疾病（阴道炎，BPH，UTI）
- 药物影响（利尿剂）

护理干预
- 关于正常泌尿功能的教育
- 关于预防和缓解尿失禁和尿路感染的教育
- 管理尿失禁

健康结局（积极功能结局）
- 排尿控制时间延长
- 自我护理练习
- 自尊心↑
- 提高生活质量

健康

关注个体身心灵

岁开始，肾血流量以每 10 年 10% 的速率逐渐减少，特别是在肾皮质中。

自 20 世纪 70 年代以来，30～40 岁人群已被公认为是衰老开始的标志，其肾功能平均每年下降 1%。然而，这些变化差异很大，肾功能也可因其他因素而大幅度下降，例如病理状况下引起的生理应激（Striker，2012）。

肾小管按照昼夜节律调节尿液的稀释与浓缩，以及尿液排出。尿液浓缩和尿液排泄的生理过程受以下因素影响：

- 体内的液体量
- 水分的跨膜（肾小管）吸收和物质的跨膜转运
- 下丘脑中的渗透压感受器，根据血浆–水浓度调节外周循环的抗利尿激素（antidiuretic hormone，ADH）水平
- 影响 ADH 分泌的物质和活动，如咖啡因、药物、酒精、疼痛、压力和锻炼
- 肾小球滤液中钠的浓度

由于许多年龄相关改变会影响肾小管，因此也会对尿液的稀释与浓缩产生影响。这些改变包括脂肪变性、憩室、肾小管上皮细胞缺失，以及基膜组成的改变。在功能上，老年人的肾小管在物质交换、水的保留和低渗透压时 ADH 分泌抑制方面效率较低。年龄相关改变还可导致老年人限制盐摄入时的储钠能力，从而使健康老年人易出现低钠血症和其他水电解质失衡，特别是在肾循环、水钠平衡、血浆容量或渗透压发生改变时。

膀胱和尿道的变化

经肾滤过后，尿液通过输尿管进入膀胱作临时储存。膀胱是由胶原蛋白、平滑肌（称为逼尿肌）和弹性结缔组织组成的气球样结构。尿液通过复杂的生理过程从膀胱排出，受年龄相关影响的机制如下：

- 膀胱膨胀，充分储存及收缩以便完全排出尿液
- 维持尿道压力高于膀胱内压
- 通过自主神经和躯体神经调节下尿道
- 通过脑中枢自主控制排尿（排尿）

当尿液流入膀胱时，膀胱平滑肌舒张，使得膀胱内压不增加，尿道压力则增加到略高于膀胱内压。只要尿量在年轻人中不超过约 450 ml 或在老年人中不超过约 350 ml，就可以保持这种平衡并控制排尿。当膀胱内尿液体积超过该水平，或者逼尿肌不自主地收缩，膀胱内压将超过尿道压力，可能发生排尿。除了膀胱中的尿量，以下因素也可影响膀胱内压和尿道压力之间的平衡：

- 腹腔压力
- 尿道黏膜厚度
- 盆底肌、逼尿肌、尿道和膀胱颈部肌肉的张力
- 膀胱和尿道的平滑肌被弹性较差的结缔组织替代

内外括约肌调节尿液存储和促进膀胱排空。内括约肌是膀胱基底的一部分，由自主神经控制。外括约肌是盆底肌肉组织的一部分，由阴部神经控制。当排尿发生时，逼尿肌和腹部肌肉收缩，会阴和外括约肌舒张。必要时，外括约肌收缩以抑制或中断排尿来代偿腹腔压力的突增。涉及尿道平滑肌缺损和盆底肌松弛的年龄相关改变可降低尿道阻力并减小括约肌张力。参见图 19-1 中的男性和女性盆底肌组织。

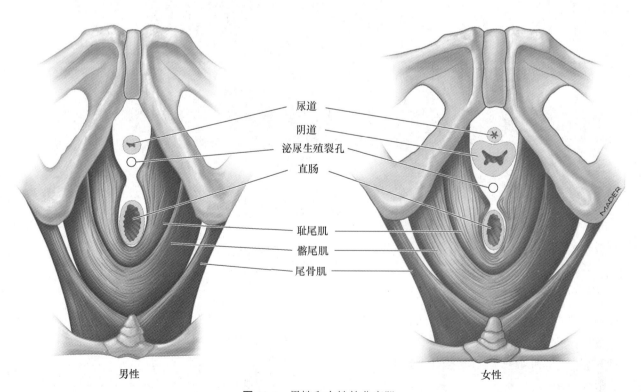

男性   女性

尿道
阴道
泌尿生殖裂孔
直肠
耻尾肌
髂尾肌
尾骨肌

图 19-1 男性和女性的盆底肌

再版获得授权：Moore，K.L.，Agur，A.M.，& Dalley，A.F.（2013）. Clinically oriented anatomy（7th ed.）. Philadelphia，PA：Lippincott Williams & Wilkins.）

影响泌尿功能的其他年龄相关改变

神经系统和其他调节系统的变化均可影响泌尿功能。例如，脊髓中的运动神经冲动可控制排尿，而较高级的大脑中枢负责感知膀胱充盈度，必要时抑制膀胱排空，以及刺激膀胱收缩完成排空。当膀胱充盈时，膀胱壁中的感觉受体向骶髓发送信号。老年人的大脑皮质退行性改变可以影响膀胱的充盈感知和彻底排空膀胱的能力。当膀胱充盈约一半时，年轻人即感觉到充盈，但老年人较晚才能感觉到。

泌尿道许多结构都含有雌激素受体，受激素变化影响，尤其在绝经期。例如，雌激素减退导致泌尿生殖组织中的张力、肌力以及胶原支持缺失，使泌尿系统易出现漏尿。此外，雌激素减退可以增加膀胱敏感性，并导致排尿急迫感增加。口渴感知减退是另一个影响泌尿功能的年龄相关改变。因为亚脱水状态或脱水状态会干扰内环境稳态的维持，所以感知口渴能力是正常泌尿过程所必需的。

影响泌尿健康的危险因素

与许多其他功能领域一样，危险因素在造成与泌尿功能有关的负性功能结局方面发挥着重要作用。因为尿失禁是影响老年人泌尿健康的基本问题，并且受到许多危险因素的影响，本节讨论与整体泌尿健康和尿失禁有关的危险因素。

液体摄入和饮食因素

有限的液体摄入经常被认为是自我控制排尿的方法，却适得其反，并导致出现下尿道症状（Lukacz，Sampselle，Gray，et al.，2011）。液体摄入量不足引起尿液浓缩，导致膀胱兴奋性增强以及排尿控制困难。此外，有限的液体摄入是尿失禁的一个危险因素，因为感知膀胱排空依赖于足够的膀胱充盈度。液体摄入不足还影响膀胱清除病原微生物，非常不利于预防菌尿（Lin，2013）。

饮食因素也影响泌尿健康，特别是那些刺激膀胱或增加尿失禁危险的食物和饮料。研究已明确了以下饮食因素与泌尿健康有关：

- 咖啡因、碳酸饮料和人工甜味剂可刺激利尿，引起尿急或其他症状（Lukacz，Sampselle，Gray，et al.，2011）。
- 茶、咖啡、苏打水、酒精、人工甜味剂、柑橘类产品和辣椒是常见的膀胱刺激剂（Lukacz，Sampselle，Gray，et al.，2011）。
- 美国国家健康和营养调查数据表明，女性每日咖啡因摄入量超过 204 mg、男性超过 250 mg 与尿失禁高患病率相关（Davis，Vaughan，Johnson，et al.，2012；Gleason，Richter，Redden，et al.，2013）。
- 中老年妇女饮用绿茶与尿失禁的低风险相关（Hirayama & Lee，2011）。

药物影响

药物通过多种方式影响排尿功能，是尿失禁发展过程中的常见危险因素。增加尿失禁危险的药物包括抗组胺药、非典型抗精神病药和抗高血压药，特别是利尿剂、钙通道阻滞药和血管紧张素 II 受体阻滞药（Hall，Chiu，Kaufman，et al.，2012；Hall，Maserejian，Link，et al.，2012；Hall，Yang，Gates，et al.，2012）。一项抗高血压药的纵向研究发现，单独服用外周 α 受体阻滞药（例如哌唑嗪、特拉唑嗪、多沙唑嗪）的老年妇女发生尿失禁的危险增至 4 倍，在同时服用袢利尿剂的患者中，风险几乎再翻倍（Peron，Zheng，Perera，et al.，2012）。这项研究的结果同样适用于老年男性，因为这类药物常用于治疗良性前列腺增生，但作用机制可导致尿道松弛和压力性尿失禁。有尿道疾病或尿失禁危险的老年人特别容易出现药物副作用。Organist 和 Engberg（2013）描述了一位 69 岁良性前列腺增生的患者，在开始使用改善慢性阻塞性肺疾病症状的抗胆碱能吸入剂后出现了急性尿潴留。

药物除了直接作用于尿道引起尿失禁外，还可以通过影响其功能增加尿失禁的危险。抗胆碱能药（包括非处方药）可引起认知和其他功能损害，干扰自主排尿。许多药物可引起便秘，这是尿失禁的一个致病因素。这种副作用在患者有前列腺增生或盆底肌虚弱时对其病情特别不利。表 19-1 列出了通过各种作用机制引起老年人尿失禁的药物类型和实例。

药物类型	实例	作用机制
利尿剂	呋塞米，布美他尼	利尿增加可导致尿急、尿频和多尿
抗胆碱能药	抗组胺药，抗精神病药，抗抑郁药，解痉药，抗帕金森病药	膀胱收缩力减小和膀胱肌肉松弛可引起尿潴留、尿频和尿失禁
肾上腺素能药（α肾上腺素受体激动剂）	减充血剂	膀胱收缩力降低和括约肌张力增加可引起尿潴留、尿频和尿失禁
α肾上腺素受体阻滞药	哌唑嗪，特拉唑嗪，多沙唑嗪	尿道和内括约肌张力减小可导致漏尿和压力性尿失禁
钙通道阻滞药	硝苯地平，尼卡地平，伊拉地平，非洛地平，尼莫地平	膀胱收缩力降低可引起尿潴留、尿频、夜尿和尿失禁
血管紧张素转换酶抑制剂	卡托普利，依那普利，赖诺普利	可引起慢性咳嗽，诱发或加重压力性尿失禁
催眠药和抗焦虑药	苯二氮䓬类	通过引起镇静、谵妄、认知障碍干扰自主排尿控制
酒精	葡萄酒，啤酒，白酒	通过引起镇静、谵妄、增加利尿和认知障碍干扰自主控制排尿

表 19-1　可导致尿失禁的药物

误区和误解

　　基于误区的态度或缺乏泌尿功能的知识可对老年人和其照顾者的行为造成不利影响。虽然年龄增长是尿失禁的一个危险因素，但将尿失禁视为一个不可逆转且不可避免的老龄化结局则是一个重大错误。这种常见的误解可导致对尿失禁诊断不足和管理不当，严重影响泌尿功能。美国和其他国家的研究一致发现，对尿失禁的评估通常拖延到症状进展至显著影响生活质量时，至少部分延迟是由于对衰老的错误认知所致（Adedokun，Morhason-Bello，Ojengbede，et al.，2012；Rios，Cardoso，Rodriques，et al.，2011；Welch，Taubenberger，& Tennstedt，2011）。

对照顾者的影响

　　基于错误认知或缺乏信息的照顾者的行为可影响老年人的护理。例如，如果老年人在入住急性护理或长期照护机构后不久发生短期尿失禁，护理人员很可能误认为这是过去就持续存在的症状，于是会采取例如使用吸收类用品的措施，而不是拟定一个适当的护理计划，这可能会营造出"自主控制排尿是不可能"的信息。类似地，与更费时的干预措施（如协助如厕）相比，机构和家庭的照顾者更倾向于选用吸收类用品。一旦使用吸收类用品是为了轻松或方便时，那么就会发生不必要的尿失禁（Zisberg，Sinoff，Gur-Yaish，et al.，2011）。

功能障碍和环境条件

　　排尿的控制不仅受影响泌尿功能的年龄相关改变影响，还受社交场合影响。以下情况都会影响个人及时识别和恰当使用厕所设施的能力：

- 认知，平衡性，行动能力，协调性，视觉功能和手灵活性
- 在私人区域识别指定的容器
- 厕所设施的使用方便性和可接受度
- 能够找到和使用合适的容器
- 从感知尿意到实际排空膀胱所需的时间
- 自主控制尿意的能力

　　功能受损是发展为尿失禁的主要危险因素，因为其可以干扰识别和感应尿意。由于老年人从感知

差异性提示

与一般人群相比，韩裔美籍妇女和美国其他少数民族群体中的尿失禁患者寻求帮助的比例较低（Kang，Phillips，& Lim，2011）。

健康机会

明确个人错误认知或年龄歧视的观点对于提供改善泌尿健康的循证护理很重要。

尿意到膀胱实际排空之间的间歇较短，所以任何使老年人延迟到达适合容器的因素均可导致尿失禁。因此，任何原因导致的日常生活不能自理都与尿失禁的发生密切相关。如关节炎或帕金森病可减缓老年人的移动能力及穿脱衣物的能力；同样，痴呆和导致认知受损的其他疾病会干扰自主排尿时的信息处理；最后，约束可能导致机体部分功能限制并增加尿失禁的发生危险。

行动不便或视力受损的人受许多环境因素干扰，从而影响他们在家、公共场所和机构中的如厕能力。环境障碍的例子包括楼梯、缺乏标志、缺乏扶手和坐便器座圈太低。框 19-1 总结了一些可能导致老年人发生尿失禁的环境因素。

病理和其他因素

尿失禁的危险增高与很多病理状况相关，包括脑卒中、关节炎、痴呆、谵妄、抑郁、糖尿病、代谢综合征、帕金森病、粪便嵌顿和慢性阻塞性肺疾病（Devore，Townsend，Resnick，et al.，2012，Dowling-Castronovo & Bradway，2012；Kupelian，McVary，Kaplan et al.，2013）。此外，任何使行动能力和认知暂时受限的急性疾病或手术干预也是尿失禁的危险因素。便秘和排便频率低（即每周少于 3 次）是增加男性、女性尿失禁及其他尿道症状的另一个危险因素（Carter & Beer-Gabel，2012；Thurmon，Breyer，& Erickson，2012）。

虽然痴呆与尿失禁密切相关，但二者关系复杂，尿失禁发作常可在痴呆早期和中期阶段得以预防或控制在最低限。例如，虽然痴呆老年人可能缺乏发现和使用适当设施所需的感知能力，但在给予适当提示和提醒时，也会有排尿的自控能力。

框 19-1　促使尿失禁发生的环境因素

- 浴室与生活区或睡眠区之间的楼梯
- 到浴室的距离超过 40 英尺
- 数人或多人共用一间浴室
- 小浴室以及门和走廊狭窄，无法容纳助行架或轮椅
- 椅子设计和床的高度妨碍移动
- 颜色对比差，如白色坐便器和座位以及浅色地板或墙壁
- 公共场所的洗浴设施性别标示可见度或色度对比差
- 公共场所灯光昏暗以及洗浴设施较偏远
- 灯光过于明亮刺眼，干扰察觉浴室标示
- 反射刺眼亮光的镜面墙

肥胖症和吸烟是与尿失禁和尿道症状密切相关的情况（Tahtinen，Auvinen，Cartwright，et al.，2011；Vaughan，Auvinen，Cartwright，et al.，2012）。其他与老年人尿失禁相关的危险因素包括听力和（或）视觉受损、前列腺癌的放疗或手术，以及长期居住在护理机构（Dowling-Castronovo & Bradway）。研究人员也在研究维生素 D 和尿失禁之间的潜在联系，强调其对盆底肌功能的影响（Parker-Autry，Markland，Ballard，et al.，2012）。

性别特异性疾病

在老年人中，泌尿生殖系统的性别特异性疾病常会发生，并增加了尿失禁和其他下尿道症状（包括尿痛和感染）的危险。虽然这些疾病通常由妇科医生或泌尿科医生处理，但是由于其直接影响老年人的排尿控制，故常在泌尿健康中讨论。

骨盆底疾病（也称为骨盆支撑问题）是指由于骨盆底与相关结构肌肉和结缔组织脆弱或损伤导致盆腔器官脱入阴道的一组疾病。这些疾病有时一起发生，可以涉及以下结构：

- 膀胱（膀胱脱垂）
- 膀胱和尿道（膀胱尿道脱垂）
- 膀胱颈（尿道憩室）
- 子宫（子宫脱垂）
- 部分小肠和腹膜（肠脱垂）
- 直肠（直肠膨出或直肠脱垂）

有时，将"下降""下垂""下落"这样的术语用于相关器官（如"膀胱下垂"）。

除了年龄增长和绝经，增加骨盆底疾病危险性的因素还包括吸烟、肥胖、手术、盆腔放射治疗、遗传倾向、慢性便秘、多次阴道分娩史和骨盆或低位椎骨骨折。骨盆底疾病可导致尿频和尿失禁，因为这些疾病干扰膀胱的完全排空，导致尿残留并增加菌尿的危险。阴道和膀胱三角组织的萎缩伴随病原体抵抗力减弱是另一个影响老年妇女泌尿健康的因素，因为阴道炎和膀胱三角炎可引起尿急、尿频

健康机会

尿失禁可能是生理紊乱（例如尿路感染）、心理社会疾病（例如痴呆或抑郁症）或功能限制合并环境障碍的指征，护士通过辨识这些指征来对老年人进行全面评估。

和尿失禁。

良性前列腺增生（也称为良性前列腺肥大）常导致老年男性出现排尿问题，因为增大的前列腺压迫尿道，导致膀胱颈阻塞。随着疾病发展，膀胱壁变得越来越薄，弹性越来越差，随之发生尿潴留，增加了菌尿和感染的风险。前列腺增生的男性可能会有尿流动减少、膀胱排空不完全、尿急和尿频。最终，累及输尿管和肾，可能出现输尿管积水、肾盂积水、GFR 降低和尿毒症。

影响泌尿健康的功能结局

尽管泌尿系统出现许多年龄相关改变，但不会显著影响身体健康及无药物治疗的老年人。然而，一旦老年人伴随非正常的生理状态，例如需服药或处于疾病中，便会出现有损稳态机制和排尿控制的功能结局。最严重的功能性损害是影响排尿方式，使老年人易出现尿失禁。一旦发生尿失禁，随之出现的心理社会影响会相当严重。本节回顾有关肾功能和控制排尿的功能结局。

对肾功能的影响

健康老年人与肾功能相关的功能结局包括钙吸收受损，易出现低钠血症和高钾血症，以及维持水、电解质、酸碱平衡的能力减弱。此外，由于肾对 ADH 敏感性降低，尿液相对较浓。由于这些变化，老年人在生理应激（例如手术、感染、发热疾病或体液丢失过多）的条件下更容易出现脱水、血容量不足和其他水及电解质失衡。

肾功能降低增加了老年人用药的交互作用和不良反应发生率。这些年龄相关改变最可能影响高度依赖 GFR（例如地高辛、西咪替丁和氨基糖苷类抗生素）或肾小管功能（例如青霉素和普鲁卡因胺）的水溶性药物。除非调整药物剂量以适应年龄相关改变对 GFR 和肾小管功能的影响，否则排泄可能延迟，会有毒物累积。这些药物不良作用可显著损害身心功能，并具有深刻的功能结局，如第 8 章所述。

对排尿方式的影响

由于年龄相关改变，老年人的膀胱容量较小，排空不完全，并且在充盈期间收缩。因此，老年人排尿间期较短，从感知尿意到实际排空膀胱的时间更短。老年人通常如此描述此症状："你想尿时就得尿"。另一个结果是膀胱在排尿后留有残尿，导致症状性或无症状性菌尿，并且使老年人易患尿路感染。

昼尿生成的年龄相关改变导致夜尿增多。**夜尿**（即晚上频繁排尿）的发生率随年龄增加，高达 60% 的老年人每晚排尿超过 2 次（Bosch & Weiss，2013）。夜尿是许多尿道疾病的常见症状，并且还伴有影响 ADH 分泌的疾病，包括内分泌紊乱、心力衰竭、肾功能不全和某些药物，例如利尿剂（Van Kerrebroeck，2011）。夜尿的功能结局包括睡眠障碍、夜间跌倒的风险增加，以及生活质量下降。

尿失禁

如已经强调的，尿失禁不是随着衰老而不可避免的，但是由于年龄相关改变和风险因素，其更常见于老年人。由于很多因素的存在，如漏报和定义不一致，老年人尿失禁的估计患病率变化较大。Dowling-Castronovo 和 Bradway（2012）总结了美国不同群体间尿失禁的发生范围：社区成人，8% ～ 46%；因病在家的老年人，15% ～ 53%；入住急性护理机构的老年人，10% ～ 42%；痴呆患者，11% ～ 90%。此外，12% ～ 36% 的住院老年人在住院期间会发展为尿失禁。

尿失禁根据潜在可逆性分为短暂性（急性）和确定性（慢性或持续性）。短暂性尿失禁以近期突然发病为特点，并且与可解决的病因如谵妄、尿路感染、药物、便秘、活动受限或缺乏合适的如厕辅助有关。确定性尿失禁包括压力性、急迫性、混合性、充溢性、功能性和反射性，如框 19-2 所述。**膀胱过度活动症**（overactive bladder，OAB）是一种与尿失禁密切相关的综合征，如今由于媒体关注度增加而

框 19-2	尿失禁类型及特征

压力性：由于腹压增加（如抬举、咳嗽、打喷嚏、大笑、锻炼）导致的突发性漏尿

急迫性：感知尿意后即刻不自主地漏尿

混合性：非自主漏尿既可发生在感到尿意时，又可发生于如咳嗽、打喷嚏、用力时

充溢性：由于膀胱过度膨胀发生的非自主漏尿，与膀胱逼尿肌功能低下或尿道出口阻塞有关

功能性：由于无法到达适当的厕所设施，导致非自主性排尿失控

反射性：一旦膀胱充盈，便定时非自主排尿

受到广泛认识。OAB 以尿急为特征，通常伴随昼夜尿频，有时伴随急迫性尿失禁。

尿失禁可通过躯体和心理社会结局对生活质量产生负面影响。尿失禁的躯体影响包括易跌倒、骨折、压疮、尿路感染和功能受限（Dowling-Castronovo，& Bradway，2012）。近年来，健康保健从业人员已经注意到失禁相关性皮炎，即一种皮肤炎性疾病，具有不同的临床表现和病因，如压疮和其他皮肤疾病（Doughty，Junkin，Kurz，et al.，2012；Zulkowski，2012）。与尿失禁相关的心理社

一个学生的反思

一天早上，我在护理一位携带导尿管的患者。当准备让她吃早餐时，发现她的导尿袋没有盖子，于是我问她袋子原来是否有盖子，患者解释原来是有一个，但不知道护士把它丢哪了。我决定找一下，要做的只需询问洗衣员便可，随后我发现几个盖子被存在了衣橱里。当我拿着盖子回到患者房间时，她非常感激。她说她要求了很久想要一个新的盖子，但护士和护工从未在意帮她找一个。她解释道，当她坐着轮椅在养老院周围活动时，不喜欢每个人都能看到她的导尿袋。找到她的导尿袋盖子虽然是个轻而易举、非常简单的举动，但却告诉我花更多的时间在患者身上的重要性。虽然对护士来说，这似乎是个微不足道的问题，但却是患者真正关心的。我希望未来在继续护理职业生涯的同时，记住多做一些这样简单的举动，因为一件对我们来说看似不重要的事，对患者来说却是全世界最重要的事。

Katrina D.

展开式案例学习

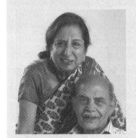

第 1 部分：69 岁的 U 先生和 68 岁的 U 夫人

U 先生和 U 夫人，分别为 69 岁和 68 岁，参加了你组织的每月一次的健康教育团体研讨会、每周测血压以及"一对一"健康咨询研讨会。在最近的一次健康咨询会上，U 夫人表示她不知道该怎么处理丈夫的"臭屁股"，她担心他有前列腺问题。她闻到一股强烈的尿臭，当她洗衣服时注意到衣服上有黄色污渍，甚至他们的孩子也向她说起过那种臭味。但是当她试图与丈夫讨论此事时，他总是改变话题。她说，他不会和医生谈论此事，因为他"听过太多关于前列腺癌的传闻，他害怕自己患了不治之症"。她询问你的建议，并询问你是否愿意下周在他拜访你时和他谈谈。你下次健康教育团体研讨会的名称为"排尿控制：衰老的正常现象有哪些"，并且计划将男性和女性分开进行小组讨论。由于 U 先生和 U 夫人常参加这类会议，你将这次会议视为开启 U 先生敏感话题的契机。

思考题

在团体研讨会中，针对以下话题，构思需要谈论哪些信息：

● 老年男性（女性）对自身泌尿系统的可能期望

是什么？

● 哪些因素增加了老年男性（女性）发生排尿控制障碍的风险？

健康机会

护士通过敏锐观察尿失禁患者的家庭照顾者的心理社会反应，来协调患者与他人之间的关系。

会结局包括生活质量显著降低、耻辱或尴尬、焦虑、抑郁、社会隔离和失去自信（Aguilar-Navarro，Navarrete-Reyes，Grados-Chavarria，et al.，2012；Coyne，Kvasz，Ireland，et al.，2012；de Vries，Northington，& Bogner，2012；Felde，Bjelland，Hunskaar，2012；Yip，Dick，McPencow，et al.，2013）。尿失禁对性和亲密关系有显著的负面影响，涉及现在的恋人和未来新伴侣（Hayder，2012）。另一个后果是，经历过尿失禁者可能会想方设法掩盖潮湿或有尿味的衣物，以避免社会歧视。

当照顾者采用像对待婴儿般的态度和行为与尿失禁患者交流时，如使用不必要的尿失禁产品而非协助如厕，就可能产生消极的心理社会结局。这些态度和行为可对老年人的自尊和自信心产生毁灭性影响。此外，不理解年龄相关改变的老年人一旦发生尿频和尿急，便会触发对尿失禁进展的恐惧心理

的放大。即使在没有尿失禁的老年人中，尿频、尿急也会造成不良的心理社会结局，例如焦虑、活动受限、感到不安和无力、为经常去厕所而感到尴尬。

影响泌尿功能的病理状况：尿路感染

尿路感染在老年人中很常见，特别是在长期照护机构。社区老年人尿路感染的发病率为12%～29%，居住在长期照护机构的老年人发病率为44%～58%（Caljouw，den Elzen，Cools，et al.，2011）。危险因素包括年龄增加、尿失禁、认知和功能受损。在机构中，留置导尿管可以增加尿路感染的风险，与留置时间密切相关，当导尿管留置达30天，感染率几乎达到100%。（Andreessen，Wilde，& Herendeen，2012）。自2008年以来，导管相关性尿路感染备受关注，它是可预防的与医疗护理相关的感染。框19-3总结了目前导管相关性尿路感染的预防、诊断、治疗的循证指南。

框 19-3　循证实践：预防导管相关性尿路感染

问题陈述

- 导管相关性尿路感染占医源性感染的34%～40%，被认为是很大程度上可以预防的住院期间不良事件。
- 有21%～54%的留置导尿管（也称Foley导尿管）存在使用不当。
- 留置导尿管在住院患者中使用率高达25%，在有医疗保险的患者中为30%。
- 留置导尿管经常留在患者体内超过必要的时间。
- 留置导尿管显著增加尿路感染、谵妄、局部创伤和结痂的风险。
- 导管相关性尿路感染的发生风险与留置导尿管使用持续时间直接相关，从插入后48小时开始，以每天5%的速率增加，并在第30天达到几乎100%。
- 遵守推荐的感染控制措施（在护理建议部分描述）将会避免17%～69%的导管相关性尿路感染发生。

护理评估建议

- 明确恰当的留置导尿适应证：围术期护理、手术时间长、尿失禁患者手术、手术或重症疾病的监测、重大创伤患者、尿潴留或尿道阻塞、压疮管理和临终舒适护理。

- 识别导管相关性尿路感染的定义，即患者在移除留置导尿管48小时内发生的尿路感染。
- 评估导管相关性尿路感染的以下指标：耻骨上压痛，肋脊角疼痛或触痛，无明确病因发热超过38℃，血培养阳性且与尿培养结果一致。
- 认识尿培养阳性的标准：①尿培养微生物超过10^5/ml，且不超过2种；②尿培养微生物超过10^3/ml，且不超过2种，尿试纸阳性、脓尿、肉眼血尿、革兰氏染色可见微生物。

护理建议

- 避免使用留置导尿管：严格遵守使用适应证和使用规范；在护理计划中引入排尿的替代方法（例如如厕方案、收集装置、吸收产品和间歇性导尿术）。
- 留置导尿管的推荐护理策略：选择有效的最小规格导尿管，以无菌操作插入，提供常规尿道口护理，防止反流，维持导尿管系统封闭状态，将导尿管放置于安全位置。
- 护士通过频繁评估导尿管置入必要性，确保留置导尿管及时去除。

资料来源：Andreessen，L.，Wilde，M.H.，& Herendeen，P.（2012）. Preventing catheter-associated urinary tract infections in acute care：The bundle approach. Journal of Nursing Care Quarterly，27（3），209-217；Wald，H.L.，Fink，R.M.，Makic，M.B.F.，& Oman，K.S.（2012）. Catheter-associated urinary tract infection prevention. In M.Boltz，E.Capezuti，R.Fulmer，& D.Zwicker（Eds.），Evidence-based geriatric nursing protocols for best practice（4th ed.，pp.388-408）. New York：Springer.Modified version is available online at http://consultgerirn.org.

由于老年人症状不明显，且尿路感染缺乏特异性表现，因此，在任何机构对老年人尿路感染的评估都较复杂。行为或精神状态的改变很可能是老年人的主要临床表现，尤其是痴呆症患者。表 19-2 展示了在急诊室中被诊断为尿路感染的不同年龄组成人群临床表现的横断面研究。

泌尿功能的护理评估

护士可以通过评估以下因素来确定健康促进的干预途径：

- 影响整体泌尿功能的危险因素
- 增加尿失禁的危险因素
- 涉及排尿功能障碍的体征和症状
- 对泌尿功能障碍的恐惧和态度
- 尿失禁的心理社会结局

评估信息源于查询尿检结果，必要时，对老年人和其照顾者进行访谈，观察其行为及环境影响。

与老年人谈论泌尿功能

由于排尿与某些社会期望相关，谈论这个话题深受个人态度和情感的影响。有尿失禁的人常会经历歧视、不适以及尴尬。影响讨论泌尿功能的因素包括年龄、性别、文化差异、交流障碍如听力受损，以及对泌尿系统疾病是随着老龄化而不可避免和不可治愈的错误认知。

在与老年人交谈中，使用排尿相关的术语颇为困难。在社交环境中，人们通常使用委婉语而避免直接讨论排尿（例如，"我要去下洗手间""我要去方便一下"）。甚至与排尿相关的声音可能被视为尴

健康机会
使用诸如"短内裤"之类的术语来表达对老年人的尊重，而不要说"尿布"这样与婴儿有关的词语。

尬，所以当有人在时，人们可能会打开水龙头或冲厕所，以掩盖排尿的声音。在这种社会背景下，关于排尿和尿失禁的成功访谈有赖于明确老年人最不尴尬且最易理解的专业术语。如果存在听力障碍，如"排尿"这个词在日常社交中不常使用，或如"尿"这个单音节的词可能难以理解或易被误解，虽然"使用厕所"和"去洗手间"这样的短语不特定指排尿，但被证实是可接受的，特别在有附加追问以区分排尿和排便时。同样，"失禁"对于不熟悉该术语的人理解起来可能有困难。老年人在提及尿失禁时可能使用以下词语——"意外""漏尿""肾虚""膀胱有病"或"憋不住尿"。

明确健康促进的时机

护理评估始于询问危险因素及观察老年人个人反应。如果老年人承认有尿失禁，询问他们是否采取什么措施，以及对日常和社交生活带来的影响。框 19-4 列出了与排尿相关的访谈问题。查看患者病历的其他相关信息（例如用药史），并将其纳入排尿评估中。此外还需获取排尿方式的信息，以及可能干扰排尿控制的环境因素。

膀胱日记（也称膀胱记事或排尿日记）可用来获取液体摄入量、排尿次数以及其他影响尿失禁的信息（图 19-2）。利用膀胱日记来明确尿失禁可能的病因以及干预措施，尤其是明确健康促进的时机。认知受损或生活依赖于他人照料的患者可能无法记录膀胱日记，此时，必须从照顾者处获取信息。框 19-5 总结了获得重要评估信息的观察要点。

评估影响及时到达厕所的家庭条件，特别对有功能障碍或使用辅助设备（如助行架）的人（参见框 19-1）。此外，评估环境安全性以及辅助设备对个人的潜在益处。例如，升降坐便器、厕所旁扶手、如

表 19-2　尿路感染的临床表现（急诊室不同年龄组成人群，横断面研究）			
临床表现	18～64 岁	65～84 岁	≥85 岁
发热	13%	21%	13%
精神状态改变	1%	7%	13%
泌尿道症状	32%	24%	17%

资料来源：Caterino, J.M., Ting, S.A., Sisbarro, S.G., et al. (2012). Age, nursing home residence, and presentation of urinary tract infection in U.S.emergency departments, 2001—2008. Academic of Emergency Medicine, 19（10），1173-1180.

健康机会
护士应鼓励老年人评估与排尿方式有关的因素，如食物和液体的摄取，以促进其自我保健。

框 19-4　排尿评估指南

评估影响排尿的风险因素

- （男性）您是否接受过前列腺或膀胱手术？
- （男性）您曾经被告知有前列腺问题？（或您认为您有前列腺问题吗？）
- （女性）您有孩子吗？（如果是，询问怀孕次数及生育方面的问题。）
- （女性）您是否曾接受过盆腔、膀胱或子宫疾病的手术？
- （女性）您的阴道周围有感染吗？
- 当您排尿（小便）时，您有尿痛、灼热或不适吗？
- 您患过尿路感染吗？
- 你有慢性疾病吗？
- 您需要服用什么药物？
- 您的肠道有问题吗？
- 您白天喝多少水和其他液体？（询问时间、酒精摄入量、碳酸类及咖啡因类饮料摄入量的详细情况。）

评估影响排尿的社会因素的访谈问题

- 您有行走困难或平衡困难吗？
- 当您在公共场所时，有识别标志或寻找洗手间的问题吗？

评估泌尿功能障碍的体征和症状的访谈问题

- 您有漏尿吗？
- 您穿衬垫或防止衣服打湿的保护性衣物吗？
- 在到达厕所之前，您有排尿控制困难吗？（或从感知尿意到去厕所排尿，您能控制多长时间？）
- 当您咳嗽、大笑或突然做动作时，是否有控尿困难？
- 您是否在夜间因尿憋醒而去浴室排尿？（如果是，需区分是因憋尿症状去浴室，还是出于其他原因所致醒来后就去浴室的习惯。）
- 排完尿后，您是否立即能感到膀胱没有完全排空？
- 您在排尿期间是否费力？
- （男性）当您排尿（小便）时，您有形成或保持尿流困难吗？

如果确诊尿失禁，访谈问题如下

- 您何时开始出现尿失禁？
- 您采取什么措施来控制尿失禁？（有减少液体摄入量吗？您通过频繁排尿来避免失禁吗？）
- 可有明确的加重或缓解的因素？
- 它是发生在任何时间，还是只在某些时段？
- 当您排尿（小便）时，您疼痛吗？
- （女性）您感到盆区有压力吗？

评估对失禁的恐惧、态度和心理社会结局的访谈问题

- 您是否曾就此问题寻求帮助或咨询初级保健或其他医疗保健专业人员？
- 由于您需待在厕所附近，您是否改变过什么日常活动？
- 您是否因难以控制排尿而避免去某些地方吗？

框 19-5　尿失禁行为线索和环境影响的评估指南

行为线索

- 老年人是否使用一次性或可洗的衬垫或类似产品？
- 老年人的衣物、地毯或家具（尤其是沙发和有坐垫的椅子）上是否有尿味？
- 老年人是否有社交减退，尤其是那些需要离开家的活动？

环境影响

- 老年人昼夜活动的如厕设施位于何处？
- 昼夜如厕时是否需要上下楼梯？
- 厕所内、附近或如厕途中是否设有扶手？
- ◆ 照明是否充足？过道是否整洁安全？
- 使用升降坐便器座椅会使老年人受益吗？
- 是否使用尿壶或其他辅助设施来减少去厕所的频次？
- 有多少人共用同一厕所设施？
- 隐私是否得到保护？

厕沿途墙壁上的扶手可促进如厕安全以及控制排尿。

利用实验室检查

尿常规和血液生化可提供有价值的评估信息。中段尿是尿常规检查的最佳标本。80 岁时，正常尿比重上限为 1.024，老年人有轻微蛋白尿是正常的。除了这两个变化，尿常规结果应该在健康老年人的正常范围内。尿路感染的诊断基于对清洁尿样本的试纸检测或显微镜检查结果。

一项重要的评估是区分尿路感染和无症状性菌尿，后者尿培养菌落形成单位大于 10^5 个，却无泌尿道症状，例如排尿困难。无症状性菌尿在老年人中很常见，特别是居住在长期照护机构并留置导尿管者。此外，需注意即使尿常规提示菌尿，也需考虑运用抗生素可能会造成潜在损伤，且尚无循证证据支持（Phillips，Adepoju，Stone，et al.，2012）。

血液生化中与肾功能评估有关的项目包括：电解质水平，肌酐水平，肌酐清除率，非蛋白氮水平和血尿素氮水平。在老年人中，血肌酐可能不是 GFR 的准确指标，24 小时尿肌酐清除率可能是更有价值的指标。

您的每日膀胱日记

这个日记可以帮助您和您的健康护理团队明确您的膀胱控制问题的原因。示例栏告诉您如何使用这个日记。

姓名：_____

日期：_____

时间	饮品 品种/量		如厕情况 次数/1次多少	突然漏尿 （画圈）	感到尿急吗? （画圈）	那个时候您在做什么? 喷嚏，锻炼，性生活，举重等
示例	咖啡	2杯	✓✓ 小量 中量 大量	小量 中量 大量	是 否	跑步
6~7 a.m.			小量 中量 大量	小量 中量 大量	是 否	
7~8 a.m.			小量 中量 大量	小量 中量 大量	是 否	
8~9 a.m.			小量 中量 大量	小量 中量 大量	是 否	
9~10 a.m.			小量 中量 大量	小量 中量 大量	是 否	
10~11 a.m.			小量 中量 大量	小量 中量 大量	是 否	
11~12 noon			小量 中量 大量	小量 中量 大量	是 否	
12~1 p.m.			小量 中量 大量	小量 中量 大量	是 否	
1~2 p.m.			小量 中量 大量	小量 中量 大量	是 否	
2~3 p.m.			小量 中量 大量	小量 中量 大量	是 否	
3~4 p.m.			小量 中量 大量	小量 中量 大量	是 否	
4~5 p.m.			小量 中量 大量	小量 中量 大量	是 否	
5~6 p.m.			小量 中量 大量	小量 中量 大量	是 否	
6~7 p.m.			小量 中量 大量	小量 中量 大量	是 否	
7~8 p.m.			小量 中量 大量	小量 中量 大量	是 否	
8~9 p.m.			小量 中量 大量	小量 中量 大量	是 否	
9~10 p.m.			小量 中量 大量	小量 中量 大量	是 否	
10~11 p.m.			小量 中量 大量	小量 中量 大量	是 否	
11~12 midnight			小量 中量 大量	小量 中量 大量	是 否	
12~1 a.m.			小量 中量 大量	小量 中量 大量	是 否	
1~2 a.m.			小量 中量 大量	小量 中量 大量	是 否	
2~3 a.m.			小量 中量 大量	小量 中量 大量	是 否	

今天使用的失禁产品的种类和数量：_____

询问我的健康护理团队的问题：

_____

_____

_____

图 19-2 膀胱日记示例

摘自 Let's Talk About Bladder Control for Women，National Kidney and Urologic Diseases Information Clearinghouse. www.kidney. niddk.nih.gov

---

> ● **健康机会**
>
> 对有意学习自我照顾的老年人（例如盆底肌训练），可以使用"准备促进排尿功能"的健康护理诊断。

> ● **健康机会**
>
> 老年人及其照顾者可通过有效的管理和缓解尿失禁的措施，实现生活质量的提升。

护理诊断

当评估中明确了尿失禁的危险因素、主诉或证据后，可做出恰当的护理诊断——排尿障碍。老年人常见的排尿障碍特征包括尿急、尿频、夜尿、排尿迟缓和尿失禁。以下护理诊断可适用于尿失禁的不良结局：焦虑，社会隔离，睡眠型态改变，皮肤完整性受损或照顾者角色障碍（或有照顾者角色障碍的风险）。

健康结果计划

护理计划旨在预防、最小化或补偿影响排尿的不良功能结局。促进泌尿健康的具体因素有液体平衡、肾功能、风险监测。对有尿失禁的老年人，健康目标包括实现排尿控制、防止不良结局；初期目标应聚焦于排尿控制和症状缓解，而非简单地管理却让失禁症状持续下去。以下是与尿失禁老年人相关的护理结局分类（NOC）术语：排尿控制，症状严重程度，排尿，自我护理（如厕），健康理念（知觉控制），不活动带来的后果（生理性），组织完整性（皮肤）。

此外，以下护理结局分类都与照顾者，特别是正在照顾尿失禁者的家庭成员有关：照顾者的压力因素；照顾者的健康状况；照顾者的表现（直接照顾）；照顾者生活方式受扰；照顾者情感健康和照顾者的忍耐潜力。

促进泌尿健康的护理干预

护士有许多机会促进泌尿功能健康，特别是对难以控制排尿的老年人。例如，护士可质疑关于尿失禁的误区，改变患者放任不管的态度，宣教自我照顾措施。以下护理干预分类术语与促进排尿控制和处理相关心理社会结局有关：生物反馈，情绪支持，环境管理，液体管理，健康教育，盆底肌锻炼，鼓励排尿，转诊，自信心增强，膀胱训练，排尿管理，排尿习惯训练和尿失禁护理。

展开式案例学习

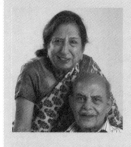

第 1 部分：69 岁的 U 先生和 68 岁的 U 夫人（续）

回想一下，你是 U 先生和 U 夫人所参加的老年中心的护士。在你授课后（"排尿控制：衰老的正常现象有哪些"），U 先生预约了一次健康咨询会议。他告诉你，他有一个"小泄漏"的问题，但因为没有太困扰而忽视了它。他没有和任何医生谈论过这个问题，因为他认为这是"预料之中的"，但参加了你的会议，他认为也许应该对此问题进行评估，并希望从你这里得到更多信息。U 先生参加其他健康咨询会议时，曾告诉过你他正在服用抗高血压药和抗帕金森病药。

思考题

- 什么危险因素可能导致 U 先生的排尿控制问题？
- 列出你将用于 U 先生的评估问题清单（参考框 19-4 及其他可能适用的问题）。
- 你评估时会观察什么？
- 你如何教 U 先生填写膀胱日记（图 19-2）？

整体泌尿健康教育

健康老年人在正常活动期间不会明显受到肾的年龄相关改变的影响；然而，除非老年人开始了补偿行为，否则在生理应激条件下，例如运动时，身体内稳态会受影响。因此，健康促进的一个重要方面是教导老年人自我保健行为，例如运动前饮用足够液体，并避免在炎热或潮湿条件下剧烈活动。教导老年人采取措施来保护自己，如在非常炎热和潮湿的环境中使用风扇和空调，保持适当的液体摄入量，避免含酒精、碳酸和咖啡因的饮料等。肾功能减退的老年人服用水溶性药物时，可能会增加不良反应的风险，因此，必须调整剂量，详见第 8 章。

健康教育可以缓解的危险因素是错误认知，即误认为尿失禁是一个随年龄增长而不可避免和难以逆转的现象。护士在控制尿失禁危险因素方面发挥着重要作用，是健康促进的重要环节。正如第 18 章所讨论的，用于预防便秘的干预可能会促进排尿控制。同样，提示保持足够的液体摄入可作为预防尿失禁和保持良好泌尿功能的手段，也是一种简单而重要的干预。还需注意，老年人的口渴感会减退或消失，所以口渴感不是机体有液体需求的良好指示。框 19-6 总结了关于维持最佳肾功能和排尿控制的健康促进行动的健康教育要点。

尿失禁的干预

尿失禁的干预最初旨在解决影响排尿控制的所有状况。与此目标直接相关的护理干预如下：

- 促进转诊至适当的专业人员
- 讲授盆底肌训练方法
- 启动自控训练计划
- 建议调适环境

当尿失禁无法减轻时，护理责任包括使用适当的控制辅助，了解常用药物、医疗和外科干预措施，以及促进居家老年人照顾者的健康。

促进转诊

护士协助转诊给医疗专业人员和高级专科护士，他们可以全面评估和开处方药或医疗处置或实施外科手术。护士的重要职责是鼓励有尿失禁的老年人寻找治疗途径，而不仅是自我管理症状。研究发现，缺乏有用可行的知识是求治尿失禁的主要障碍（Berger，Patel，Miller，et al.，2011）。

在一些医疗保健机构中，伤口、造口和失禁控制（wound, ostomy, and continence, WOC）专科护士是可用资源。WOC 护士接受专门的培训和认证，能够为患者进行专业评估和管理，包括造口、伤口、尿失禁、便失禁。基于对 785 所家庭保健机构的数据回顾发现，88.5% 的机构可以使用 WOC 服务，43.6% 的服务针对尿失禁（Westra，Bliss，Savik，et al.，2013）。对这些数据的进一步分析得出结论，WOC 护士可有效改善和预防尿失禁和尿路感染（Bliss，Westra，Savik，et al.，2013）。

虽然护士通常不参与尿失禁的内外科治疗，但必须了解安全而有效的治疗方案。各种阴道内或尿道内装置可用于解决压力性尿失禁。几十年来，子宫托被用作妇女盆腔器官脱垂的廉价、低风险和保守的治疗。这些简单装置有多种尺寸和形状，放在阴道中以支撑膀胱或紧缩尿道。由初级保健医生选择适合个体的型号安装（图 19-3）。子宫托根据使用类型需定期更换，周期从每晚一次到每几个月一次。

框 19-6　促进泌尿健康的健康教育

关于排尿控制的信息

- 失禁并非是一种不可避免的年龄相关改变，但由于某些危险因素，在老年人中较常见。
- 老年人可能会感到尿急，这意味着从感觉到需要排尿到实际需要排空膀胱之间的时间较短。
- 老年人在夜间排尿 1 ～ 2 次是正常的。
- 干扰有效控制排尿的状况包括限制液体、食物和饮料的摄入，刺激膀胱或导致尿量增加。
- 如果发生尿失禁，通常可以通过综合评估来确定病理状况或其他影响因素。

促进良好排尿控制的行为

- 避免可能刺激膀胱的食物和饮料（例如咖啡因、酒精、人工甜味剂以及辣和酸性食物）。
- 避免吸烟。
- 保持理想体重和良好的身体素质。
- 采取措施以防止便秘（参见框 18-6）。
- 进行盆底肌锻炼（参见框 19-8）。

● 健康机会

护士鼓励老年人与其初级保健医生讨论，以确定通过自我护理措施可以解决的尿失禁的危险因素，从而促进个人责任。

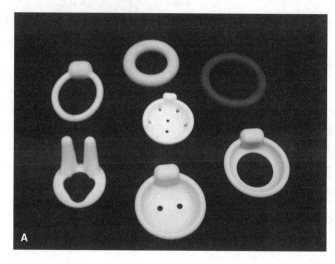
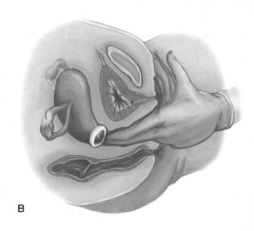

图 19-3 子宫托的示例

各种形状和大小的子宫托（A），子宫托的一种置入方式（B）。［A，再版获许可自 Berek，J.S.（2012）.Berek & Novak's gynecology（15th ed.）. Philadelphia，PA：Lippincott Williams & Wikins；B，再版获许可自 from Ricci，S.S.（2008）. Essentials of maternity，newborn，and women's health nursing（2nd ed.）. Philadelphia，PA：Lippincott Williams & Wilkins.］

近年来，在临床治疗或试验中，有许多排尿控制装置可自行插入尿道。例如，有一种装置，即在膀胱颈部放置小气囊，通过充气和放气来控制排尿。目前可用于女性的装置包括尿道塞、具有单向阀门的尿道内导管、外部闭塞装置（以遮盖尿道口，提供防水密封以阻止泄漏）。对于男性，可用装置有压缩结构的泡沫软垫阴茎夹。对尿失禁的干预方法正在迅速发展。使用框 19-7 可指导患者与医疗保健专业人员讨论可选类型。

留置导尿管是最近用于长期管理尿失禁的干预措施。然而，因为与严重尿路感染高度相关（如框 19-3 中关于导管相关性尿路感染的讨论），其使用主要限于短期。医疗保险和医疗补助中心及其他医疗保健组织考虑将留置导尿管作为护理质量的指标，留置导尿管使用少与护理质量高相关。使用留置导尿管唯一可接受的适应证是当尿液阻碍了Ⅲ期或Ⅳ期压疮的愈合，不能用内科或手术治疗的尿潴留，或促进临终疾病患者的舒适。有时，间歇性清洁导尿管插入术可作为对某些类型尿失禁患者的自我照顾或照顾者管理的干预措施。

健康机会

护士通过鼓励老年人寻求合格的医疗保健专业人员做进一步评估，而不是仅依靠朋友所述经验，以促进老年人自我照顾。

框 19-7　尿失禁的循证干预

非药物介入对男性和女性的效果
- 盆底肌锻炼
- 达成和保持健康体重
- 行为技术：液体管理（即在睡前几小时之外，摄取足量液体），定时排泄（即逐渐延长排尿间隔）

男性和女性的内外科治疗
- 用于膀胱过度活动症的抗蕈毒碱药物（丸剂，贴剂，凝胶）：达非那新（Enablex），费托特罗定（Toviaz），奥昔布宁（Ditropan，Gelnique，Oxytrol），索利那新（Vesicare），托特罗定
- 通过使用放置在阴道（女性）或直肠（男性）中的简单探针，来测量骨盆肌收缩所涉及的生理过程，从而提高盆底肌运动的生物反馈
- 神经调节（通过使用可植入装置刺激神经）
- 将填充剂（例如胶原、碳球）注射到膀胱颈和尿道周围组织中

女性专用
- 阴道雌激素（乳膏或阴道环）
- 子宫托（即将环或其他装置插入阴道以对尿道施加压力）
- 用于盆底疾病的手术（例如耻骨后悬架或吊索手术）

男性专用
- 用于前列腺肿大和膀胱出口阻塞的 α 受体阻滞剂或 5α- 还原酶抑制剂：阿夫唑嗪（Uroxatral），多沙唑嗪（Cardura），度他雄胺（Avodart），非那雄胺（Proscar），坦索罗辛（Flomax），特拉唑嗪
- 手术植入人工尿道括约肌以保持尿道关闭
- 男性吊索手术为尿道提供支撑
- 尿分流手术

关于盆底肌锻炼的指导

盆底肌锻炼（pelvic floor muscle exercise，PFME）是一种循证实践，对有压力性、急迫性和混合性失禁的男性和女性，以及患盆腔器官脱垂的女性是有效的一级干预（Bo & Hilde，2012；Stark，2011；Hay-Smith，Herderschee，Dumoulin，et al.，2012；Tienforti，Sacco，Marangi，et al.，2012）。该锻炼最初由美国妇科医生 A.H.Kegel 用于产后治疗，现在广泛用于控制尿失禁。可替代 PFME 的其他术语包括凯格尔健肌法、骨盆肌锻炼、盆底训练和骨盆肌康复。PFME 的目标是通过主动活动耻尾肌来改善尿道阻力。这些训练无禁忌证或不良反应，可以由任何有学习技术能力而愿意尝试的人发起。护士可以使用框 19-8 中的信息指导老年男性和女性进行 PFME，这是 NANDA 认可的护理干预。相关护理干预是促使其转诊到专门指导该训练的物理治疗师处。

启动自控训练计划

控制训练是一种护理干预，可分为：①自我引导法：本人动机和认知完整，是自我实践的方法；②照顾者引导法：对认知障碍者，其照顾者愿意引导进行的方法。训练目标是在排尿之间保持 2～4 小时的控制间隔。间隔不必相等，通常夜间较长些。自我引导时，本人希望重新获得自主控制排尿；照顾者引导时，照顾者希望减少失禁发作。自我引导型控制训练单独或与生物反馈或药物联合，对急迫性尿失禁最有效。

控制训练计划虽然其具体技术有所不同，但基本要素均包括动机、对排尿模式的评估、每天合理摄入 1500～2000 ml 液体的个性化方案、在最适当的地方定时排尿、强化期望行为的方法、持续监控。在评估初期，可通过写日记记录如厕时间和环境以及发生失禁的时间和原因。明确排尿方式后，需鼓励老年人抵抗紧迫感，推迟排尿，而不要立即对尿意作出反应。

根据照顾者引导法（通常称为**提醒排尿**计划），照顾者利用对排泄方式的初始评估，来拟定辅助排尿的时间表。照顾者逐渐增加排尿间隔，直到本人能保持 2～4 小时。当间隔灵活，并且基于对个人需要和排泄方式的良好评估而调适时，这些方法最有效。照顾者引导法包括使用行为调适技术，例如表扬本人在计划去洗手间排尿间期保持干燥，以及主动要求去厕所。框 19-9 明确了一些用于训练计划的术语和一般原则。

环境调整建议

当尿失禁与老年人感知尿意后不能到达适当容器相关时，则干预旨在改善环境和改善功能。如果在公共场所不能改善环境，则需鼓励老年人在需要排尿前先熟悉洗手间位置和设施。在家庭和机构中，提供床边便池并保证隐私是有效的干预措施。如果空间有限或隐私不能保证，则床边便池可能不可行。框 19-10 列出了功能受限时预防尿失禁的环境调适。在视觉（第 17 章）和移动性（第 22 章）章节中讨论的干预措施，可以解决有可能导致尿失禁的功能限制。

使用适宜的自控装置

当尿失禁不能减轻时，可以使用各种辅助设备来管理尿失禁，例如尿失禁产品和收集装置。当与

框 19-8　盆底肌锻炼实施要点

目的：通过加强盆底肌力量来防止尿液意外泄漏
频率：每天至少收缩 / 放松 3～10 次，无限期
体位：卧位、坐位、行走或站立，放松大腿、臀部和腹部肌肉
结果：多数人在训练 3～6 周后注意到排尿控制有所改善，但有些人几个月后才觉察到改善。

感受耻尾肌的技术

- 收缩阻止尿液流动的肌肉。定时排尿时不要这样做。
- （女性）想象你坐在一块大理石上，试图把它吸入阴道。
- （女性）躺下，用一根手指（约 3/4）插入阴道，挤压阴道壁，感到手指的压力和阴道的感觉。
- （男性）站在镜子前，尽量使阴茎根部上下移动，而不移动身体其他部分。

- 生物反馈、按压阴道锥或会阴压力计（放置在阴道中的气球状装置）可有助于识别耻尾肌和测量收缩强度。

方法

- 缩紧耻尾肌，并至少保持 3 秒，逐渐增加收缩时间，每周增 1 秒，直到你可以一次收缩保持 10 秒。
- 用同等时间放松肌肉，在收缩间期休息和深呼吸。
- 每天 3 次，每次 10 组收缩松弛练习。
- 练习期间正常呼吸，同时不要收紧其他肌肉。注意不要收缩腿、臀部或腹部肌肉，而仅收缩耻尾肌。
- 每次日常练习，变换姿势（例如，早上卧位，下午站立，晚上坐着锻炼）。

额外信息：可以请你的初级保健医生转诊至物理治疗师或控制管理咨询师，他们可以教你做这些锻炼。

框 19-9　控制训练计划

计划目标

可以保持 2～4 小时的间隔，实现自主控制排尿。

术语

自我引导法术语：膀胱训练，膀胱再训练，膀胱运动，膀胱保留运动

照顾者引导法术语：如厕安排，如厕常规，提醒排尿，定时排尿，习惯训练

方法

步骤 1：识别日常排尿模式，注意失禁时间和液体摄入信息。最初几天，每隔 1 小时记录以下信息：干或湿，排尿量，排尿场所，液体摄入，感觉和排尿意识。

步骤 2：基于排尿日记的信息，建立时间表，以在可能发生尿失禁之前排空膀胱。

步骤 3：提供必要设备和协助，以在预定时间恰当排尿。

步骤 4：每天提供 2000 ml 的非咖啡因液体。每天上午摄入最大量，在睡前 2～4 小时限制液体摄入。

步骤 5：逐渐增加间隔时间，直到可保持 2～4 小时。

● **健康机会**

护士通过帮助老年人找出改善排尿控制能力的方法来促进自我护理。

环境调适结合使用以增进如厕能力时，常呈现有益效果。然而，当照顾者用这些设备完全替代其他促进自控的方法时，则仅对照顾者有益，对老年人是有害的。例如，如果使用保护性产品来控制尿失禁，对照顾者的有利效果是便于护理；然而，对老年人的不利影响会有皮肤破溃和降低自尊。由于自控装置是双刃剑，只有在仔细评估所有影响因素后才可使用，包括居家环境中的照顾者需求。

选择最合适的控制尿失禁产品取决于成本、方便性、偏好和有效性因素。经济考虑尤其重要，因为一次性失禁产品会相当昂贵，特别是每天使用时。最初也需要考虑可重复使用产品的定期清洗成本，如洗涤所需时间和费用。许多产品专为男性或女性失禁而设计。产品吸收能力受尺寸、形状、深度、位置以及吸收性材料（例如凝胶、纸浆、聚合物）类型等因素影响。请记住，有些人基于不同活动，可能需用多种类型的产品（例如，白天轻度保护和夜间重度保护）。易于使用是一个主要考虑因素，特别对于无需监督就能独立管理尿失禁的老年人。如今"拉拉裤"是一种方便的替代产品，取代了带贴条固定的尿裤，改善了如厕前后不易脱穿的

框 19-10　预防尿失禁的环境调适

增强设施的可见度调适

● 使用和周围环境呈对比色的坐便器座圈。

● 在厕所区和附近提供足够照明，且避免产生眩光。

● 在卧室和浴室之间的通道上使用夜灯。

提高及时如厕能力的调适

● 鼓励使用有助于从卧位或坐位站起的椅子或床，以便无人帮助时可以如厕。

● 在通往浴室的走廊安装扶手。

● 确保通往浴室的过道安全、整洁。

提高如厕能力的调适

● 在适当位置安装扶手，以方便如厕时起坐，并有助于男性站立在厕所时保持平衡。

● 使用高架的坐便器座或坐便器座椅，以补偿下肢功能受限。

● 如果患者上肢功能受限，裤子应容易开合，如可用尼龙搭扣或弹性腰带。

缺陷。框 19-11 列出了在选择和使用控制尿失禁的辅助设备类型时的注意事项。

关于尿失禁用药的知识获取

药物在治疗尿失禁方面具有不同效果，但其有效性主要取决于识别和应对尿失禁的特定类型。药物还

框 19-11　使用自控辅助设备的注意事项

评估注意事项

● 在最初和一段时间内，各种一次性和可洗涤产品的成本各是多少？（可洗涤产品的成本包括洗涤时间和费用）

● 个人的偏好是什么？（例如，"简单"或"提拉"式衣服比"尿布"式衣服更可接受）

● 针对不同情况，适合用吸收率在什么水平的产品？

● 在家中，非自理老年人的照顾者有何需求和能力？（照顾者会管理如厕活动吗？）

● 如果在家中无法管理失禁，会有什么后果？（例如，老年人是否需要入住长期照护机构？）

相关辅助设备的指导

● 许多种外部收集装置可专用于男性或女性（例如，男性或女性尿壶，避孕套导管，有弹性的阴茎保护袋和附引流袋的床边尿壶）。

● 带栏杆的高架坐便器座圈可用于提高安全性和移动能力。

● 便桶有助于缩短日常活动场所和卫生设施之间的距离。

● 有多种便桶，可根据非自理老年人的需要和喜好选择。

● 采取措施，以确保隐私，提高社会可接受度（例如，在便桶周围放置一个美观的屏风）。

● 有些坐便器设计与普通家具类似。

● 便盆可以放在一个普通椅子上，特别是在卧室里，不使用时可以移开。

可以有效治疗可促发尿失禁的潜在疾病（例如 OAB、阴道炎和良性前列腺增生）。当医嘱开出药物治疗时，护士需知晓其预期的积极效果和潜在的不良反应。护士在指导用药方面发挥着重要作用，包括 2013 年开始用于治疗 OAB 的非处方药（例如控尿贴）。

作用于自主神经系统的药物最常用于控制失禁。α 肾上腺素能药物通过刺激膀胱三角区和内括约肌上的受体而增加膀胱出口阻力来控制压力性尿失禁。α 肾上腺素受体阻滞药单独使用或与胆碱能药联合使用可通过降低膀胱出口阻力来治疗失禁。抗毒蕈碱药用于急迫性尿失禁和 OAB，通过阻断神经冲动的传导来控制膀胱失控或不稳定。

近年来，老年科医生开始关注抗毒蕈碱药的不良反应，因为该类药可穿过血脑屏障，会对中枢神经系统产生不良反应。奥昔布宁是与认知损伤相关的最常见药物，所有抗毒蕈碱药在痴呆患者中都需谨慎使用（Chancellor & Boone，2012；Pagoria，O'Connor，& Guralnick，2011）。这些药物具有与其他抗胆碱能药物相同的副作用，如口十、便秘、视物模糊和精神变化。有青光眼者需要咨询眼科医生服用这些药物是否安全。另一个护理提示是，对于任何服用抗毒蕈碱药物者，特别是患有痴呆或服用其他抗胆碱能药物者，需关注其精神变化和恶化之间的潜在关系。

促进照顾者健康

对于居家不能自理的老年人，尿失禁的发作通常与显著压力相关，特别是并存环境障碍时。与失禁相关的照顾是护理中最困难、紧张和耗时的工作。家中照顾者每天处理失禁时可能会感到愤怒、内疚、沮丧。照顾者对排尿控制的一般态度可能导致对需照顾排尿的厌恶感，进而又会萌生对照顾排尿任务的初始反应（厌恶）的内疚感。如果照顾者觉得被照顾者有意未控制排尿，那么这些感觉可能会加剧。

护士在促进照顾者健康方面具有重要作用，指导照顾者探寻所有可行控制因素的重要性。除了应用"护理干预"部分所讨论的信息，框 19-12 可用于指导护理尿失禁老年人的照顾者。

框 19-12　照顾者健康：关于尿失禁的信息

- 健康老年人通常会经历以下影响排尿控制的变化：膀胱容量减小，尿急（即从感知尿意到保持控制的时间较短）和尿频（例如，夜间排尿 1 ～ 2 次）。
- 尿失禁（即非自主性漏尿）在老年人中常发生，但并非不可避免或不可治愈。
- 尿失禁包括一过性"渗漏"（尤其在咳嗽或大笑时）到完全无法控制排尿，每种类型的原因和治疗方法有所不同。
- 压力性尿失禁是由于一些增加下腹壁压力的活动（如咳嗽、大笑、打喷嚏或运动）而导致的少量尿液无意识漏出。
- 急迫性尿失禁是在感觉到尿意后，即刻排出大量尿。
- 膀胱过度活动症发生于膀胱肌肉由于异常信号而收缩，引起尿急和尿频，有时会导致尿失禁。
- 不要认定尿失禁是不可逆或不可治的。不必竭尽全力忍耐和管理。

增加尿失禁危险的疾病

疾病：痴呆、脑卒中、糖尿病、尿路感染、帕金森病、多发性硬化、脊髓损伤

- 病症：便秘、肥胖、活动受限、认知障碍
- 女性特有病症：盆底疾病，如膀胱或子宫脱垂（"下垂"），阴道分娩史
- 男性特有病症：良性前列腺肥大，前列腺癌的放射治疗或手术
- 药物的不良反应：利尿剂、作用于自主神经系统的药物
- 干扰及时如厕能力的环境因素（例如，难以接近厕所，厕所座位过低，缺乏扶手）

采取行动以识别尿失禁的原因和治疗

- 了解治疗尿失禁的多种方式；内科治疗、手术和微创治疗（框 19-7）。
- 连续记录几天排尿日记，包括液体摄入、排尿方式和尿失禁发生情况。
- 与初级保健医生讨论向保健专业人员转诊，如泌尿科医生、妇科医生、专科护士或物理治疗师。

促进良好排尿控制的行动

- 保持充足的液体摄入量，大量液体摄入至少在入睡几个小时前完成。
- 避免或限制摄入下列刺激膀胱或引起尿失禁的食物和液体：咖啡因、碳酸饮料、柑橘类产品、酒精、人工甜味剂和辛辣食物。
- 除了自我管理策略（例如，使用应对失禁的衬垫或内裤），还需接受医学评估，以确定原因和适当的治疗。
- 盆底肌锻炼（也称为 Kegel 锻炼）可有效缓解或减少尿失禁发作（框 19-8）。

支持、信息和自控辅助设备的资源

- 国家排尿健康协会（www.nafc.org）。
- 美国老年学社会基金健康老龄化项目（www.healthinaging.org）。
- Simon 排尿健康基金（http://simonfoundation.org）。
- 排尿产品顾问（www.continenceproductadvisor.org）。
- 排尿健康中心（www.continencecentral.org）

展开式案例学习

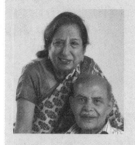

第 2 部分：73 岁的 U 先生和 72 岁的 U 夫人

U 先生 73 岁，U 夫人 72 岁，两人再次来老年中心咨询，你是那里的护士。

U 先生

U 先生因前列腺肥大，在泌尿科医生指导下，服用特拉唑嗪已 3 年。直到最近，他都能够控制排尿。但最近 U 先生帕金森病恶化。1 个月前，因充血性心力衰竭，他开始每天服用 80 mg 呋塞米。他预约想询问：对他而言哪种失禁产品最好？他说"及时上厕所不大可能，因为我们唯一的浴室在楼上，而我喜欢白天待在楼下"。每天限制液体摄入量为 4 杯液体，其中包括 2 杯黑咖啡。因为帕金森病，他站着排尿有困难，通常坐下来；然而，他整理衣服时"缓慢又笨拙"。儿子给他买了一些带有弹性腰带的"慢跑"服装，但是他不愿意穿，因为当他去老年中心时他喜欢"打扮"，所以他穿着系皮带的裤子。

有关 U 先生的思考题

- 哪些危险因素可能导致 U 先生尿失禁？哪些干预因素可能缓解失禁？
- 如何调适环境会有助于解决失禁？
- 关于缓解尿失禁的危险因素，你将如何展开健康教育？
- 关于失禁产品，你将如何展开健康教育？

U 夫人

U 夫人还预约你讨论她最近的失禁问题。她告诉你，几年来，她一直穿着"日用垫"，因为"每当打喷嚏或咳嗽时，都无法憋住尿"。在过去几个月，她注意自己到每 1～2 小时要去一次洗手间，并且不敢一次性离开家超过 1 小时。她的健康状况总体良好，但关节炎越来越严重，特别上下楼梯时移动非常缓慢。她每天大约喝 6 杯液体，主要包括茶和咖啡。她听一些朋友谈到"当有孩子时，就不得不做盆底肌运动"。

关于 U 夫人的思考题

- 哪些危险因素可能导致 U 夫人失禁？
- 如何调适环境会有助于解决失禁？
- 关于缓解危险因素，将如何展开健康教育？
- 关于盆底肌运动，将如何展开健康教育？
- 关于失禁产品，将如何展开健康教育？

评价护理干预的效果

护理有尿失禁老年人，需评价老年人可控制排尿的最长时间。当老年人将失禁归因于老龄化过程时，护士需根据老年人所述信息的正确程度和是否理解明确可治疗原因的重要性，来评价健康教育效果。另一项评价护理干预效果的指标是，该老年人是否寻求对自己的失禁做进一步评价，而不是接受失禁是不可避免的。

如果失禁不能解决，护理目的则是管理排尿，以维护老年人的尊严和预防负性结局。如此，护理干预效果可以通过老年人维持日常活动的程度来衡量。例如，如果老年人由于失禁而限制了社交活动，则护理干预的成功指标可能是老年人开始使用失禁产品而可以一次性离开家 4 小时。对于完全失禁的老年人，效果评价应该是皮肤没有刺激和破损。

展开式案例学习

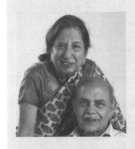

第 3 部分：79 岁的 U 夫人

79 岁的 U 夫人在髋骨骨折后被转往长期照护机构继续接受康复治疗。7 天前，在行髋关节手术前被插入留置导尿管，昨天已拔管。她需要有人搀扶才能走路。出院小结描述她有尿失禁。U 夫人希望重新获得在日常生活中的独立活动能力，以便可以回家和丈夫住在一起。

护理评估

在功能评估中，U 夫人告诉你，昨天拔除导尿管后"难以憋住尿"，非常尴尬，且没有向其他保健医生提起。她说有太多其他问题要与她的骨科医生讨论，并说护士在她床上放置了一个大吸收垫，使她不必走到洗手间。去做物理治疗时，她使用朋友带来的卫生巾。她每餐将液体摄入量限制在 1 杯咖啡，服药时控制喝几口水。

进一步评估 U 夫人的失禁时，发现她多年来受"漏尿"困扰，特别在咳嗽、打喷嚏或锻炼时。此外，她每晚排尿 4～5 次。在一次去洗手间的途中，她绊倒了，髋关节骨折。她说，因为害怕弄湿床，夜间多次起床去洗手间。她觉得并非每次醒来时都需要排尿，而是怕漏尿就去洗手间。她每天限制液体摄入量为 6 杯，下午 5 点以后不喝任何东西。U 夫人说："几年前，我开始做盆底肌锻炼，并且在一段时间也有效果，但我不想再做了。"她泪流满面地说，她认为骨科医生损伤了她的膀胱神经，这是她术后几乎无法控制排尿的原因。认为医务人员给她插导尿管是因为她有"肾虚"。她说："在我髋关节骨折之前，我只是像我所有朋友一样有憋不住尿的常见问题，但现在情况真的很糟糕，我可能永远不能再憋尿了。我希望你把那个管子放回来，这样我就可以回家，不用担心发生漏尿了。"

护理诊断

U 夫人除了有与移动受损有关的护理诊断，你发现还有尿失禁问题。在决定护理诊断中的尿失禁属于哪种类型时，你考虑压力性尿失禁和功能性尿失禁都恰当，因为她的尿失禁由长期和近期因素联合所致。护理诊断是压力性 / 功能性尿失禁（与活动受限、近期留置导尿管、缺乏有关正常排尿功能和盆底肌锻炼的知识相关）。诊断证据基于 U 夫人陈述中反映出的误解和信息缺乏，以及她对失禁的当前和过去问题的描述。证据也来自你的观察，看到她需要有人帮助行走，她因为尿失禁而使用卫生巾和床垫。

U 夫人的护理计划

预期结果	护理干预	护理教育
U 夫人对正常排尿功能的知识会增加	• 使用充有部分水的气球和女性尿道的简明插图，讨论正常排尿功能 • 强调充足的液体摄入和控制排尿之间的关系	• U 夫人将能够描述正常泌尿功能和维持排尿控制的机制

U 夫人的护理计划（续）

预期结果	护理干预	护理教育
U 夫人关于失禁的促发因素的知识将增加	<ul><li>使用框 19-5 中的信息描述造成失禁的年龄相关改变</li><li>讨论频繁排空膀胱和限制液体摄入对维持控尿的影响</li><li>讨论行动受限与尿失禁之间的关系</li></ul>	<ul><li>U 夫人将描述影响排尿的年龄相关改变</li><li>U 夫人将明确她的尿失禁的危险因素</li></ul>
U 夫人对尿失禁的误解将被纠正	<ul><li>强调 U 夫人恢复活动能力后，将重获排尿控制力</li><li>强调尿失禁不是年龄相关的必然结果</li><li>解释骨科医生不会在她的膀胱或尿道附近操作</li><li>解释留置导尿管可能导致她目前失禁，但这是暂时的，将通过适当干预得以解决</li><li>强调养老院工作人员将与她一起改善或缓解她的尿失禁</li></ul>	<ul><li>U 夫人将正确陈述关于髋关节手术和尿失禁之间的关系</li><li>U 夫人将表达重获控尿的信心</li></ul>
导致 U 夫人功能性尿失禁的因素将消除	<ul><li>为 U 夫人提供床边坐便器，直到她能在无人帮助下自己走到浴室</li><li>与物理治疗师一起指导 U 夫人自己恰当地移坐到坐便器上的技能</li><li>护理和膳食人员将根据 U 夫人的喜好每天提供 2000 ml 的液体</li><li>护理和膳食人员将与 U 夫人一起计划，在一天中可接受的时间摄取液体，晚上摄入量最少</li><li>与 U 夫人商议，如果她对保持排尿控制有信心，就撤掉床垫</li></ul>	<ul><li>除了压力性尿失禁，U 夫人将能控制排尿</li></ul>
U 夫人将重获控制排尿能力	<ul><li>建议 U 夫人对尿失禁寻求全面评估</li><li>向 U 夫人提供一份框 19-6 作为 PFME 的训练指南</li><li>强调为缓解压力性尿失禁需要坚持进行 PFME</li><li>向 U 夫人提供有益于她的健康教育信息</li></ul>	<ul><li>U 夫人将报告她的压力性尿失禁在减少或消除</li></ul>

思考题

- 哪些误区和误解影响了 U 夫人对尿失禁的态度？
- 哪些危险因素导致了 U 夫人的尿失禁？
- 你还想获得哪些评估信息？

QSEN 的应用

QSEN 能力	知识 / 技能 / 态度	应用于 U 夫人
以患者为中心的护理	（K）整合以患者为中心护理的全方位理解 （K）描述如何将多样背景功能作为价值观资源 （K）描述如何在医疗保健所有环节赋予患者责任的策略	明确导致 U 夫人难以控制排尿的相关因素 提供准确信息，消除误区和误解，提高夫人自我改善排尿控

QSEN 的应用（续）

QSEN 能力	知识/技能/态度	应用于 U 夫人
	（K）检查患者主动参与自我保健的常见阻碍	制的能力
	（S）提供以患者为中心的护理，敏感把握患者需求，尊重个性	使用良好的沟通技巧来谈论这个敏感话题
	（S）评估自己与患者和家属的沟通水平	谈论 U 夫人对将来能回到自己家里生活的关注或担心事项
	（S）在每个护理阶段，沟通照顾和需要	
	（A）"从患者角度"定位医疗保健的价值	
团队合作和协作	（K）描述卫生保健团队成员的职责和作用	与护理助理、膳食人员、物理治疗师和作业治疗师密切合作，实施多学科护理计划，以解决影响 U 夫人排尿控制能力的问题
	（K）认识其他个人和团体在帮助患者实现健康目标过程中的贡献	
	（S）整合其他成员在帮助患者实现健康目标过程中发挥的作用	
循证实践	（K）描述现有证据的优势和相关性是如何影响选择干预方式的	制订循证护理计划
	（S）基于患者价值、临床知识和证据，制订个性化护理计划	
	（S）阅读与临床实践相关的原始研究和证据报告	
	（A）视循证实践为判定最佳临床实践的重要组成部分	

本章重点

影响泌尿健康的年龄相关改变

- 肾：退行性变化，血流量减少，肾功能减退
- 泌尿道肌肉：膀胱肌肉肥大，结缔组织代替平滑肌，盆底肌松弛（图 19-1）
- 自主控制机制：中枢神经系统，泌尿道，其他系统的年龄相关改变（例如，身体不稳定性增加）

影响泌尿健康的危险因素

- 液体摄入量受限和其他饮食因素
- 药物作用（表 19-1）
- 误区和错误认识（例如：放任态度，将尿失禁视为"正常"，工作人员和照顾者态度干扰维持排尿控制）
- 照顾者的影响
- 功能障碍和环境因素（框 19-1）
- 病理和其他状况（例如：痴呆，与尿失禁有关的危险因素）
- 性别特异性疾病（例如：盆腔底部疾病，良性前列腺增生）

影响泌尿健康的功能结局

- 对肾功能的影响：维持体内平衡的能力降低，水溶性药物排泄延迟，以及药物相互作用和不良反应的风险增加
- 对排尿模式的影响：产生尿的昼夜模式的变化
- 尿失禁（框 19-2）
- 尿失禁的心理社会结局

影响泌尿功能的病理状况：尿路感染

- 尿路感染常见，但因为症状甚微而无特异性，有时易被忽略（表 10-1；框 19-3）

泌尿功能的护理评估（图 19-1；框 19-4 和 19-5）

- 与老年人谈论泌尿功能（找到合适的用语）
- 评估常见的排尿模式和影响因素（图 19-2）
- 识别尿失禁的危险因素
- 识别影响肾功能和体内稳态的危险因素
- 评估排尿受损的症状

- 警惕对排尿受损的误解
- 评估尿失禁的心理社会结局（例如焦虑、抑郁、社会隔离）

护理诊断

- 增强排尿的准备
- 排尿受损
- 社会隔离
- 照顾者角色压力（或有照顾者角色压力的危险）

健康结局计划

- 排尿控制
- 排尿
- 健康信念：控制感
- 照顾者压力

- 照顾者耐受潜力

促进泌尿功能健康的护理干预（框19-6～19-12）

- 指导老年人关于年龄相关改变和预防尿失禁的认知
- 促进控制和缓解尿失禁（盆底肌训练，泌尿控制装置，控制训练，环境改变，药物治疗，手术或微创手术）
- 管理尿失禁

评价护理干预的效果

- 排尿控制间隔延长
- 准确理解正常泌尿功能和尿失禁危险
- 促进排尿控制和泌尿健康的自我护理
- 必要时利用资源对尿失禁作进一步评估

评判性思维练习

1. 描述以下每个年龄相关改变或危险因素如何影响老年人的泌尿功能：药物、肾功能、功能、环境条件、感知尿意、尿道和神经系统的变化、老年人对于泌尿功能的误区和误解、照顾者和医疗保健专业人员。

2. 对于老年人及其照顾者，尿失禁的心理社会结局是什么？

3. 描述你如何解决一名74岁的女性所做的以下陈述："当然，我必须穿尿垫，就像我小时候一样。我没有跟医生说过，因为觉得这在我这个年纪很正常"。

4. 描述对一名75岁男性和一名75岁女性的排尿护理评估。

（马雪玲 译 夏蜀娟 周宇彤 校）

参考文献

Adedokun, B. O., Morhason-Bello, I. O., Ojengbede, O. A., et al. (2012). Help-seeking behavior among women currently leaking urine in Nigeria. *Patient Preference and Adherence, 2*(6), 815–819.

Aguilar-Navarro, S., Navarrete-Reyes, A. P., Grados-Chavarria, B. H., et al. (2012). The severity of urinary incontinence decreases health-related quality of life among community-dwelling elderly. *The Journals of Gerontology: Biological Sciences & Medical Sciences, 67*(11), 1266–1271.

Andreessen, L., Wilde, M. H., & Herendeen, P. (2012). Preventing catheter-associated urinary tract infections in acute care: The bundle approach. *Journal of Nursing Care Quarterly, 27*(3), 209–217.

Berger, M. B., Patel, J. M., Miller, J. M., et al. (2011). Racial differences in self-reported healthcare seeking and treatment for urinary incontinence in community-dwelling women from the EPI study. *Neurourology and Urodynamics, 30*(8), 1442–1447.

Bliss, D. Z., Westra, B. L., Savik, K., et al. (2013). Effectiveness of wound, ostomy and continence-certified nurses on individual patient outcomes in home health care. *Journal of Wound, Ostomy, and Conti-* *nence Nursing, 40*(2), 135–142.

Bo, K., & Hilde, G. (2012).—A systematic review on pelvic floor muscle training for female stress urinary incontinence. *Neurology and Urodynamics, 32*(3), 215–223.

Bosch, J. L., & Weiss, J. P. (2013). The prevalence and cause of nocturia. *Journal of Urology, 189*(1 Suppl), S86–S92.

Caljouw, M. A., den Elzen, W., Cools, H., et al. (2011). Predictive factors of urinary tract infections among the oldest old in the general population. *BMC Medicine.* Available at www.biomedcentral.com/1741-7015/9/57. Accessed March 16, 2013.

Carter, D., & Beer-Gabel, M. (2012). Lower urinary tract symptoms in chronically constipated women. *International Urogynecology Journal, 23*(12), 1785–1789.

Caterino, J. M., Ting, S. A., Sisbarro, S. G., et al. (2012). Age, nursing home residence, and presentation of urinary tract infection in U.S. emergency departments, 2001–2008. *Academic Emergency Medicine, 19*(10), 1173–1180.

Chancellor, M., & Boone, T. (2012). Anticholinergics for overactive bladder therapy: Central nervous system effects. *CNS Neuroscience & Therapeutics, 18*(2), 167–174.

Coyne, K. S., Kvasz, M., Ireland, A. M., et al. (2012). Urinary incontinence and its relationship to mental health and health-related quality of life in men and women in Sweden, United Kingdom, and the United States. *European Urology, 61*(1), 88–95.

Davis, N. J., Vaughan, C. P., Johnson, T. M., et al. (2012). Caffeine intake and its association with urinary incontinence in US men. *Journal of Urology, 189*(6), 2170–2174.

Devore, E. E., Townsend, M. K., Resnick, N. M., et al. (2012). The epidemiology of urinary incontinence in women with type 2 diabetes. *Journal of Urology, 188*(5), 1816–1821.

De Vries, H. F., Northington, G. M., & Bogner, H. R. (2012). Urinary incontinence and new psychological distress among community dwelling older adults. *Archives of Gerontology and Geriatrics, 55*(1), 49–54.

Doughty, D., Junkin, J., Kurz, P., et al. (2012). Incontinence-associated dermatitis: Consensus statements, evidence-based guidelines for prevention and treatment, and current challenges. *Journal of Wound, Ostomy, and Continence Nursing, 39*(3), 303–315.

Dowling-Castronovo, A., & Bradway, C. (2012). Urinary incontinence. In M. Boltz, E. Capezuti, R. Fulmer, & D. Zwicker (Eds.), *Evidence-based geriatric nursing protocols for best practice* (4th ed., pp. 363–386). New York: Springer. Modified version is available online at http://consultgerirn.org.

Felde, G., Bjelland, I., & Hunskaar, S. (2012). Anxiety and depression associated with incontinence in middle-aged women. *International Urogynecology Journal, 23*(3), 299–306.

Gleason, J. L., Richter, H. E., Redden, D. T., et al. (2013). Caffeine and urinary incontinence in US women. *International Urogynecology Journal, 24*(2), 295–302.

Hagen, S., & Stark, D. (2011). Conservative prevention and management of pelvic organ prolapse in women. *Cochrane Database Systematic Reviews.* doi:1002/14651858.CD003882.pub4.

Hall, S. A., Chiu, G. R., Kaufman, D. W., et al. (2012). Commonly used antihypertensives and lower urinary tract symptoms. *BJU International, 109*(11), 1676–1684.

Hall, S. A., Maserejian, N. N., Link, C. L., et al. (2012). Are commonly used psychoactive medications associated with lower urinary tract symptoms? *European Journal of Clinical Pharmacology, 68*(5), 783–791.

Hall, S. A., Yang, M., Gates, M. A., et al. (2012). Associations of commonly used medications with urinary incontinence in a community based sample. *Journal of Urology, 188*(1), 183–189.

Hayder, D. (2012). The effects of urinary incontinence on sexuality. *Journal of Wound, Ostomy, and Continence Nursing, 39*(5), 539–544.

Hay-Smith, J., Herderschee, R., Dumoulin, C., et al. (2012). Comparison of approaches to pelvic floor muscle training for urinary incontinence in women. *European Journal of Physical and Rehabilitation Medicine, 48*(4), 689–705.

Hirayama, F., & Lee, A. H. (2011). Green tea drinking is inversely associated with urinary incontinence in middle-aged and older women. *Neurourology and Urodynamics, 30*(7), 1262–1265.

Kang, Y., Phillips, L. R., & Lim, K. (2011). Predictors of help seeking among Korean American women with urinary incontinence. *Journal of Wound, Ostomy, and Continence Nursing, 38*(6), 663–672.

Kupelian, V., McVary, K. T., Kaplan, S. A., et al. (2013). Association of lower urinary tract symptoms and the metabolic syndrome. *Journal of Urology, 189*(1 Suppl), S107–S114.

Lin, S. Y. (2013). A pilot study: Fluid intake and bacteriuria in nursing home residents in southern Taiwan. *Nursing Research, 62*(1), 66–72.

Lukacz, E. S., Sampselle, C., Gray, M., et al. (2011). A health bladder: Consensus statement. *The International Journal of Clinical Practice, 65*(10), 1026–1036.

Organist, L., & Engberg, S. (2013). WOC nurse consult: Difficulty voiding. *Journal of Wound, Ostomy, and Continence Nursing, 40*(1), 97–100.

Pagoria, D., O'Connor, R. C., & Guralnick, M. L. (2011). Antimuscarinic drugs: Review of the cognitive impact when used to treat overactive bladder in elderly patients. *Current Urology Reports, 12*(5), 351–357.

Parker-Autry, C. Y., Markland, A. D., Ballard, A. C., et al. (2012). Vitamin D status in women with pelvic floor disorder symptoms. *International Urogynecology Journal, 23*(12), 1699–1705.

Peron, E. P., Zheng, Y., Perera, S., et al. (2012). Antihypertensive drug class use and differential risk of urinary incontinence in community-dwelling older women. *Journals of Gerontology: Biological Sciences and Medical Sciences, 67A*(12), 1373–1378.

Phillips, C. D., Adepoju, O., Stone, N., et al. (2012). Asymptomatic bacteriuria, antibiotic use, and suspected urinary tract infections in four nursing homes. *BMC Geriatrics, 12,* 73.

Rios, A. A., Cardoso, J. R., Rodriques, M. A. (2011). The help-seeking by women with urinary incontinence in Brazil. *International Urogynecology Journal, 22*(7), 879–884.

Striker, G. (2012). Introduction to the aging kidney. *Journals of Gerontology: Biological Sciences, 67A,* 1341–1342.

Tahtinen, R. M., Auvinen, A., Cartwright, R., et al. (2011). Smoking and bladder symptoms in women. *Obstetrics & Gynecology, 118*(3), 643–648.

Thurmon, K. L., Breyer, B. N., & Erickson, B. A. (2012). Association of bowel habits with lower urinary tract symptoms in men. *Journal of Urology, 189*(4), 1409–1414..

Tienforti, D., Sacco, E., Marangi, F., et al. (2012). Efficacy of an assisted low-density programme of perioperative pelvic floor muscle training in improving recovery after radical prostatectomy. *BJU International, 110*(7), 1004–1010.

Townsend, M. K., Curhan, G. C., Resnick, N., et al. (2011). Remission and progression of urinary incontinence among Asian, black, and white women in the United States. *American Journal of Nursing, 111*(4), 26–35.

Van Kerrebroeck, P. (2011). Nocturia: Current status and future perspectives. *Current Opinion in Obstetrics & Gynecology, 23,* 376–385.

Vaughan, C. P., Auvinen, A., Cartwright, R., et al. (2012). Impact of obesity on urinary storage symptoms. *Journal of Urology, 24.* doi:10.j.juro.2012.10.058. [Epub ahead of print].

Wald, H. L., Fink, R. M., Makic, M. B. F., & Oman, K. S. (2012). Catheter-associated urinary tract infection prevention. In M. Boltz, E. Capezuti, R. Fulmer, & D. Zwicker (Eds.), *Evidence-based geriatric nursing protocols for best practice* (4th ed., pp. 388–408). New York: Springer. Modified version is available online at http://consultgerirn.org.

Welch, L. C., Taubenberger, S., & Tennstedt, S. L. (2011). Patients' experiences of seeking health care for lower urinary tract symptoms. *Research in Nursing & Health, 34*(6), 496–507.

Westra, B. L., Bliss, D. Z., Savik, K., et al. (2013). Effectiveness of wound, ostomy, and continence nurses on agency-level wound and incontinence outcomes in home care. *Journal of Wound, Ostomy, and Continence Nursing, 40*(1), 25–53.

Wiggins, J. E. (2012). Aging in the glomerulus. *Journals of Gerontology: Biological Sciences, 67A*(12), 1358–1364.

Yip, S. O., Dick, M. A., McPencow, A. M., et al. (2013). The association between urinary and fecal incontinence and social isolation in older women. *American Journal of Obstetrics & Gynecology, 208*(2), 146.e1–7. doi:10.1016/j.ajog.11.010. [Epub ahead of print].

Zisberg, A., Sinoff, G., Gur-Yaish, N., et al. (2011). In-hospital use of continence aids and new-onset urinary incontinence in adults aged 70 and older. *Journal of the American Geriatrics Society, 59*(6), 1099–1104.

Zulkowski, K. (2012). Diagnosing and treating moisture-associated skin damage. *Advances in Skin & Wound Care, 25,* 231–236.

第 20 章　心血管功能

心血管系统通过为器官和组织运输氧气和营养物质，并将二氧化碳等代谢废物运输到人体排泄系统以维持体内稳态。因为心血管系统有强大的适应能力，健康老年人的心血管系统并不会仅因为年龄相关改变而经历巨大的改变。然而，当面临危险因素时，心血管系统在维持生命活力方面却不太有效，并且会发生严重的负性功能结局。

老年人中存在心血管危险因素的现象非常普遍，但可以通过改变生活方式或药物干预来减少这些危险因素，为健康促进提供巨大的机会。本章主要围绕护士在心血管疾病危险因素干预中发挥的必不可少的作用进行探讨。

影响心血管功能的年龄相关改变

如同生理功能的许多方面一样，我们很难确定正常老化或其他因素是否会导致心血管改变。年龄相关改变和相关疾病对心血管功能的影响并不明确。目前，并没有技术手段可以检查出无症状的病理性心血管变化。先前的研究结论将病理变化归因于年龄相关改变。目前，研究的重点在于对受试者的纵向研究，这些受试者经过了细致的无症状性心血管疾病的筛查。

另一个令人困惑的因素是社会文化因素，其能够影响大群体人们的心血管功能。例如，西方社会的成年人收缩压普遍增高，在工业化程度较低的地区则不会出现这种现象。由此来看，年龄相关改变虽然会影响心血管功能，但实际上心血管功能与生活方式、社会文化因素以及病理状况有关。目前跨文化研究用于明确生活方式和社会文化因素对心血管功能的影响，其研究的主要目的在于明确我们最应该干预的危险因素，从而推广这些以循证为基础的干预。例如，2013 年由美国心脏协会和美国心脏病学会共同发表了一个基于广泛回顾性研究的指南，指南强调对于那些有心血管疾病危险因素的成年人来说，心脏健康营养和体育锻炼行为作为干预措施的重要性（Eckel, Jakicic, Ard, et al., 2013）。

促进老年人心血管健康

老年人（个人）

护理评估
- 心率、心音、节律
- 血压，包括低血压
- 心血管疾病的危险因素
- 心血管疾病的症状和体征
- 心血管疾病的知识

年龄相关改变

- 心肌退行性改变
- 动脉硬化
- ↑周围血管阻力
- 压力反射机制改变

不良的功能结局

- ↓运动适应性反应
- ↑高血压、低血压的易感性
- ↑心律失常的发生率
- ↓脑血流

危险因素

- 高血压，高脂血症
- 运动缺乏
- 肥胖
- 饮食习惯
- 吸烟
- 压力，抑郁
- 社会支持下降

考虑个人整体及环境

关注个体身心灵

护理干预
- 饮食、运动、最佳体重的教育
- 如果可能，指导戒烟
- 高血压和血脂异常的教育
- 心脏病的症状和体征的教育

健康结局（良好的功能结局）
- 改善心血管功能
- 预防心血管疾病
- 正常血压和血脂
- 促进长寿和生命质量

健康

心肌和神经传导机制

心肌细胞的年龄相关改变包括淀粉样蛋白沉积、脂褐质积累、嗜碱性细胞退化、心肌萎缩和肥大、瓣膜变厚变硬、结缔组织数量增加。左心房和心室壁轻度扩大，但是心肌明显萎缩是由于病理改变所致。这种变化可影响心脏的收缩力。随着收缩力的逐渐减小，心脏在更多的情况下完成心脏舒张期充盈和收缩期排空的时间延长。除此之外，心肌变得更加敏感，并且对交感神经发出的神经冲动反应减小。

心脏功能的年龄相关改变是很小的。这种变化只有在生理应激条件下才会对心脏功能产生影响。即使是在生理应激条件下，健康老年人的心脏也可以适应这种变化，但是这种适应机制效率比较低。这种引发年龄相关改变的结局主要涉及心脏电生理现象（也就是神经传导系统）。神经传导系统的年龄相关改变包括起搏细胞数量减少，起搏细胞形状不规则性增加，并在窦房结周围出现脂肪、胶原蛋白和弹性纤维的沉积增加。

血管系统

年龄相关改变影响了三层血管内膜中的两层，功能结局的不同取决于哪一层受到影响。例如，最里面的血管内膜的变化容易导致动脉粥样硬化；中间的血管中膜的变化与高血压有关。最外面的血管外膜看似不受年龄相关改变的影响，这层由疏松、网状的脂肪和结缔组织组成，内有神经纤维和血管系统为血管中膜供应血液。

血管内膜控制脂类和其他物质从血液进入血管壁。完整的内皮细胞允许血液自由流动而不凝固；然而，当内皮细胞被破坏时，它们将在凝血过程中起作用。随着年龄的增加，血管内膜变厚，脂质和钙积累，内皮细胞的大小和形状变得不规则，这些变化导致动脉扩张和伸长。因此，动脉血管壁更容易发生动脉粥样硬化，就像在"危险因素"部分中提到的。

血管中膜由平滑肌细胞组成，这些细胞参与产生胶原蛋白、蛋白聚糖和弹性纤维。这层膜提供结构支撑并控制动脉的扩张和收缩。影响血管中膜的年龄相关改变包括血管壁胶原蛋白的增加和弹性纤维的变薄和钙化，这一变化可导致血管硬化。这些变化在主动脉上表现得更为突出，主动脉腔直径的增加弥补了年龄相关动脉硬化的危险。这些变化看起来是与年龄有关的。最近的研究表明，生活方式等变量对动脉硬化产生重大影响（Go，Mozaffarian，Roger，et al.，2014）。

血管中膜的年龄相关改变可导致外周阻力增加、压力感受器功能受损以及血液流向重要器官的能力降低。尽管这些变化不会在健康老年人身上造成严重结局，但是会增加血液流出心脏的阻力，从而导致左心室被迫更加费力地运转。而且，当身体位置发生变化时，大动脉的压力感受器在控制血压方面并不是很有效。总之，血管硬化程度增加可导致收缩压轻微增加。

静脉的变化与动脉的变化相似，但程度较轻。随着年龄的增长，静脉逐渐变厚、变粗、弹性降低，大的腿部静脉的血液回心效率降低。同时，肌肉质量下降，对氧的需求同时也会减少，进一步影响外周血液循环。

压力反射机制

压力反射机制是一个通过增加或降低心率和外周血管阻力来抵消动脉血压短暂改变的生理过程。改变压力反射机制的年龄相关改变包括动脉硬化和心血管对肾上腺素刺激反应力的降低。这些变化导致老年人对高血压和低血压刺激反应削弱，所以心率不会像年轻人一样有效地随之增加或减少。

影响心血管功能的危险因素

许多因素通过增加心脏病的危险因素来影响心血管功能。近1个世纪以来，心脏病已经成为美国人口死亡的主要原因。**心血管疾病**涉及所有影响心脏和循环系统的病理过程，包括冠心病（也称冠状动脉疾病）、心律失常、动脉粥样硬化、心力衰竭、心肌梗死、外周血管疾病、静脉血栓栓塞、脑卒中和短暂性脑缺血发作。尽管心血管疾病是脑卒中（也称脑血管疾病）和短暂性脑缺血发作的潜在病理机制，但是由于其效应，在临床实践中它们被认为是神经疾病。第27章讨论了常见的心血管疾病——心力衰竭，本章的重点是通过干预措施来减少各种心血管疾病的发生。

研究人员、卫生规划人员和卫生保健专业人员关注心血管疾病的危险，不仅因为其明显的患病率和死亡率，也因为它造成了沉重的经济负担。美国数据显示，如果消除所有形式的心血管疾病，预期寿命将增加将近7年。如果所有形式的癌症被消除，预期寿命只会增加3年（Go，Mozaffarian，Roger，et al.，2014）。最重要的是，从健康的角度来看，越来越多的证据表明大多数心血管疾病是通过干预来减少可预防的危险因素。因此，预防是一个主要的健康促进工作内容，包括患者教育和行为改变的动机。

与心血管疾病高风险相关的可改变因素包括缺乏运动、高血压、肥胖、吸烟、血脂异常和过度饮酒（Smith，Collins，Ferrari，et al.，2012）。这些状况可以通过医疗管理和健康促进干预措施解决，在本章和第21章（戒烟）、第27章（糖尿病）将对这些问题进行讨论。此外，循证的膳食措施包括限制含钠食物或饱和脂肪的摄入量，增加水果、蔬菜和植物性食物的摄入量。

如年龄、种族、性别和遗传等危险因素不可改变。但是当考虑整体危险因素状况时，这些危险因素不容忽视。近年来，有越来越多的人认识到种族和性别会影响心血管疾病的罹患风险和不良结果发生的概率。例如，强有力的证据表明妇女和非洲裔美国人的健康差异与心脏病患病率的增加和对危险因素的不良管理有关（Go，Mozaffarian，Roger，et al.，2014）。同样，当前的重点是在黑人和妇女中发展危险评估循证指南（Goff，Lloyd-Jones，Bennett，et al.，2013）。特别是在护理老年人时，会采用整体健康促进方案，包括社会经济和心理社会因素，这也会影响心脏病的发生。

动脉粥样硬化

动脉粥样硬化是一种中小动脉脂质和动脉粥样硬化斑块沉积的紊乱现象，使动脉血流较少或受到阻碍。自从 20 世纪 70 年代中期第一个理论提出以来，先进的影像技术使我们对动脉粥样硬化的病理生理学改变有了进一步的认识。现在，已经充分认识到动脉粥样硬化是一种病理状态，它开始于儿童时期，这一时期无症状出现，但在成人时期出现可识别的变化和进展。动脉粥样硬化是一个连续发展的动脉壁的变化，如下所示：

1. 在童年和青春期：低密度脂蛋白胆固醇粒子在动脉内膜上积累并引起炎症反应。

2. 在青少年和 20 多岁：①炎症细胞积累；②保护性反应启动，但坏死碎片导致进一步炎症反应；③细胞外动脉壁脂质在动脉壁上沉积；④称为斑块的纤维帽来自内皮细胞下坏死核心。

3. 50 岁后：①斑块在几个地方变得薄弱；②斑块容易断裂，导致危及生命的血栓形成；③如果斑块不破裂，它可能扩大和进一步减小动脉腔内径；④如果斑块占据了 40% 以上的动脉内腔，就会引起症状（如心绞痛）；⑤动脉壁内的病理过程可以进一步引起斑块的形成。

总之，动脉粥样硬化的变化开始于童年时期，并会进一步发展为斑块形成。动脉粥样硬化是一种全身性疾病的过程，它发生在许多动脉，但可能更集中在身体的一些部位，如冠状动脉或颈动脉（Go，Mozaffarian，Roger，et al.，2014）。斑块病变可能会破裂、保持稳定或继续增长，这是大多数心血管疾病的根本原因。当冠状动脉受到影响时，在 50% 的男性和 64% 的女性中猝死是主要的结局（Castellon & Bogdanova，2013）。因此，在患者出现症状之前最重要的是识别和处理危险因素。本章所描述的危险因素都会加速动脉粥样的硬化和随之而来的心血管疾病的发展及进程。

缺乏体力活动

缺乏体力活动（也称为身体上的退化）是影响心血管功能的一个因素，并干扰老年人适应与年龄相关的心血管变化的能力。循证指南表明，每周至少 5 天少于 30 分钟中等强度运动或每周至少 3 天 20 分钟剧烈体育活动的人，患心血管疾病的危险增加。美国数据显示，随着年龄的增长，缺乏运动的程度会增加，60 岁及以上的成年人中只有不到 3% 的人会满足联邦指南的有氧运动和增强活动的推荐水平（Go，Mozaffarian，Roger，et al.，2014）。尽管老年人的身体状况可能会使他们很难进行足够的体育锻炼，但即使是每周 75 分钟的轻度体育活动，也能使心血管疾病的危险降低 14%（Barnes，2012）。在老年人中经常发生的导致运动减少的情况包括急性疾病、久坐不动的生活方式、移动限制、任何妨碍体力活动的慢性疾病，以及心理社会影响如抑郁或缺乏动力等。

吸烟和二手烟

吸烟是心血管疾病的一个主要的可避免的原因，证据表明，所有形式的烟草（即吸烟、使用无烟烟草产品或暴露于二手烟）都会增加心血管病和死亡的风险，如以下研究结果所示（Go，Mozaffarian，

Roger，et al.，2014）：

- 心血管疾病风险增加与暴露于香烟烟雾中存在剂量依赖性关系。
- 目前吸烟者患卒中的风险比不吸烟者或戒烟超过 10 年者要高 2 ～ 4 倍。
- 吸烟者比不吸烟者罹患冠心病的相对风险，女性比男性高 25%。
- 在家里或工作中接触二手烟的非吸烟者患冠心病的概率提高 25% ～ 30%。
- 美国死亡人口的 19.1% 死于吸烟，其中 1/3 的死亡与心血管疾病有关，11% 死于二手烟。
- 平均来说，与不吸烟者相比，男性和女性吸烟者寿命分别缩短了 13.2 年和 14.5 年。

吸烟对心血管系统的影响包括加速动脉粥样硬化进程、增加收缩压、升高低密度脂蛋白水平、降低高密度脂蛋白水平等。甚至短暂接触二手烟也会增加心脏病发作的风险，因为二手烟直接影响心脏、血液、血管系统。这些心血管效应除了尼古丁对呼吸功能的影响（第 21 章），还有对其他方面健康的影响（如白内障和许多癌症的危险不断增加）。

饮食习惯

随机对照试验证实，饮食习惯可以增加许多心血管疾病的危险因素，包括体重、血压、血糖和脂肪、蛋白质和三酰甘油水平。研究综述总结了以下关于饮食习惯和心血管健康的发现（Go，Mozaffarian，Roger，et al.，2014）：

- 在每个能量交换中，用不饱和脂肪代替饱和脂肪可以将心血管风险由 10% 降至 5%。
- 来自脂肪 2% 的热量可使冠状动脉心脏病的风险高出 23%。
- 与每天摄入 0.2 份全谷物相比，每天摄入 2.5 份的全谷物可使心血管疾病的风险降低 21%。
- 相比很少或根本没有食用鱼或鱼油，每周食用 1 ～ 2 份油性鱼类可使心血管死亡的风险降低 36%。
- 每天食用 1 份水果或蔬菜，冠心病的风险降低 4%，脑卒中的风险降低 5%。
- 通过 10 ～ 15 年的随访，低钠干预使心血管

疾病的风险降低了 25%。

护理干预部分提供了对预防心血管疾病最有效的饮食模式的教育信息。

肥胖

肥胖定义为体重指数（BMI）在 30 kg/m^2 或以上，与许多病理情况有关，包括卒中、糖尿病、脂质代谢紊乱、动脉粥样硬化、高血压和冠心病等危险增加。近年来，腹型肥胖作为一个心血管疾病的独立危险因素，越来越受人们关注。**腹部肥胖**定义为男性或女性腰围分别超过 102 cm 和 88 cm，或腰臀比分别超过 0.95 和 0.88，甚至会发生在 BMI 正常的人身上。因为与其他部位皮下脂肪不同，腹部脂肪组织是生理和新陈代谢的组织，即使是正常体重的男性或女性，它也是心血管疾病的危险因素。

高血压

高血压是心血管系统疾病，而且它也是心血管疾病的一个独立危险因素，这类心血管疾病包括冠心病、缺血性卒中、外周动脉疾病和心力衰竭等。在 20 世纪 70 年代早期，美国国家心脏肺血液研究所建立了国家联合委员会（Joint National Committee，JNC），旨在开发关于高血压的发现、评估、治疗的循证推荐建议。自 1977 年以来，这个委员会已经开发了 8 个报告，每次的定义和建议都略有不同。2014 年旨在管理成年人高血压的循证指南称为"JNC 8"，建议根据患者的年龄和其他因素设定血压阈值，以降低血压。最适合老年人的建议总结见表 20-1。对 80 岁以上成年人的治疗阈值的相关研究是有限的，研究综述表明，成年人的血压目标是 150/90 mmHg 或更低（Oliva & Bakris，2012；Weber，Schiffrin，White，et al.，2014）。

高血压的危险因素包括年龄、种族、遗传因素、超重、缺乏体力活动、睡眠呼吸暂停、心理社会压力以及较低的教育程度和社会经济因素。此外，增

差异性提示

老年人肥胖的总体患病率为 35%，患病率最高的黑人妇女年龄在 65 ～ 74 岁（53.9%）和 75 岁及以上（49.4%）（Fakhouri，Ogden，Carroll，et al.，2012）。

表 20-1　60 岁或以上成年人高血压管理 2014 年循证指南

人群	推荐
60 岁或以上人群	药物治疗达到将收缩压控制在 150 mmHg 或更低、舒张压控制在 90 mmHg 或更低的目标，如果药物治疗可使收缩压降低（例如 140 mmHg），而且没有副作用，则可以维持治疗
所有患有糖尿病或肾疾病的成年人	药物治疗达到将收缩压控制在 140 mmHg 或更低、舒张压控制在 90 mmHg 或更低的目标
一般人群（非黑人成年人）	初始抗高血压治疗包括噻嗪类利尿剂、钙通道阻滞剂、血管紧张素转换酶抑制剂（ACEI）和血管紧张素受体阻滞剂
一般人群（黑人成年人）	初始抗高血压治疗包括噻嗪类利尿剂和钙通道阻滞剂
慢性肾疾病的成年人（不管种族或有无糖尿病）	初始抗高血压治疗包括血管紧张素转换酶抑制剂（ACEI）和血管紧张素受体阻滞剂

来源：James, P.A., Oparil, S., Carter, B.L., et al.（2014）. 2014 Evidence-based guideline for the management of high blood pressure in adults：Report from the panel members appointed to the Eighth Joint National Committee（JNC 8）.Journal of the American Medical Association, 311（5）, 507-520.

加患高血压危险性的饮食模式包括摄入较多的脂肪和钠、低钾摄入量和过度饮酒（Go，Mozaffarian，Roger，et al.，2014）。

差异性提示

美国黑人的高血压患病率是世界上最高的。除此之外，与白人相比，黑人健康差异包括早期高死亡率。即使控制了社会经济条件和其他危险因素，这些差异仍然存在（Delgado，Jacobs，Lackland，et al.，2012；Go，Mozaffarian，Roger，et al.，2014）。

脂质紊乱

　　脂质紊乱（也称为脂质异常或高脂血症）是一个广义的概念，它包括所有的脂蛋白代谢异常，包括低水平的高密度脂蛋白（通常称为"好胆固醇"）和高水平的总胆固醇、三酰甘油、低密度脂蛋白（通常被称为"坏胆固醇"）。自 20 世纪 80 年代初，胆固醇和饱和脂肪变得家喻户晓。公众对脂质紊乱检测重要性的意识有所增加。到了 20 世纪 90 年代，许多研究开始确认积极的脂蛋白水平与冠心病之间的关系，并且普遍支持筛查所有成年人的胆固醇水平。自 21 世纪初以来，美国国家胆固醇教育计划发布了一份基于证据的胆固醇管理指南，定期更新该指南，并命名为"成人治疗方案"。从 2014 年开始，由美国心脏病学院和美国心脏协会任命的一个专家小组承担了根据不断发展的证据更新这些指南的责任。2013 年发表的关于预防和管理脂质紊乱的推荐意见将在后面讨论。

　　虽然有很多科学支持把控制脂质紊乱作为预防心血管疾病危险性的重要措施，但胆固醇筛查和治疗 80 岁以上老年人的价值作为一个个问题被提了出来。当前的重点是基于老年人的整体健康和危险因素评估的临床判断（Felix-Redondo，Grau，& Fernandez-Berges，2013）。框 20-1 总结了预防心血管疾病的相关证据。

差异性提示

非裔美国人和墨西哥裔美国人比白人更不愿接受脂质紊乱的筛查。

代谢综合征

　　代谢综合征（也称为胰岛素抵抗综合征）是指一组临床症候的诊断，可导致心血管疾病增加 2 倍风险、糖尿病 5 倍风险，与种族多样性无关（Setayeshgar，Whiting，& Vatanparast，2013）。具有以下 5 个代谢危险因素中的 3 个，就构成代谢综合征的诊断：

- 腹部肥胖，定义为男性腰围 40 英寸（102 cm）或更大，女性腰围 35 英寸（88 cm）或更大。
- 血压等于或高于 130/85 mmHg。
- 高密度脂蛋白胆固醇水平男性低于 40 mg/dl，女性等于或低于 50 mg/dl，或药物治疗脂质紊乱。
- 三酰甘油水平超过 150 mg/dl，或高三酰甘油血症的特别治疗。
- 空腹血糖水平超过 100 mg/dl，或药物治疗高血糖水平。

框 20-1　循证实践：预防心血管疾病

问题陈述

- 虽然通过医疗和外科干预等方式，在预防和治疗心血管疾病方面取得了重大进展，但是饮食和生活方式干预是临床预防干预的基础。

护理评估建议

- 评估与心血管健康相关的健康相关行为：饮食模式、体重、体力活动水平和吸烟。

护理建议

- 计算 BMI 并与患者讨论。
- 提倡健康的饮食模式，与美国心脏协会的建议一致。
- 鼓励定期身体活动。
- 减少吸烟率和鼓励吸烟者戒烟。

对老年人和照顾者进行教育

- 食用整体健康的饮食：各种水果，蔬菜，谷物，尤其是粗粮，选择无脂、低脂乳制品，豆类、家禽和瘦肉，吃鱼，最好是油性鱼，至少每周 2 次，限制饱和脂肪酸、反式脂肪酸和胆固醇的摄入，限制摄入的食物和饮料添加糖；选择高密度营养的食物。
- 健康的体重指数目标为 18.5 ～ 24.9 kg/m²。
- 目标最优血脂：低密度脂蛋白水平低于 100 mg/dl，高密度脂蛋白水平妇女和男性分别超过 50 mg/dl 和 40 mg/dl，三酰甘油水平低于 150 mg/dl。
- 正常血压目标：收缩压低于 120 mmHg 和舒张压低于 80 mmHg。
- 采用降低血压的饮食习惯调整：减少盐的摄入量，增加钾的摄入量，体重下降，适度饮酒。
- 空腹血糖水平控制在 100 mg/dl 或更低。
- 体力活动：对于减肥或维持体重的人来说，一周大部分天数连续的体力活动 30 分钟以上，或一周大部分天数每天运动超过 60 分钟。
- 避免使用和接触烟草产品。

这种条件的组合是种"行动呼吁"。其目的是解决潜在的与生活方式有关的危险因素和管理所有影响因素（Go, Mozaffarian, Roger, et al., 2014）。

心理社会因素

增加罹患心血管疾病危险性的心理社会因素包括压力、焦虑、抑郁、社会隔离、较少的社会支持，以及性格特征，如更高的愤怒和敌意指数。一项研究综述发现，1/3 的诱发急性心肌梗死的风险与心理社会因素有关，如重大生活事件、抑郁或压力相关工作、家庭或财政（Prata, Ramos, Martins, et al., 2014）。研究已经确定了以下心理社会因素和心血管疾病危险性之间的关联：

- 压力、愤怒、焦虑和抑郁情绪是急性和慢性心血管疾病可以调整的危险因素（Kim & Cho, 2013; Thurston, Rewak, & Kubzansky, 2013）。
- 孤独、抑郁、社会隔离和与工作有关的压力这些特定的压力源可以增加冠心病的危险性（Neylon, Canniffe, Anand, et al., 2013; Steptoe & Kivimaki, 2013）。
- 慢性愤怒、愤世嫉俗的不信任和对抗行为可能会增加心血管疾病的发病和进展的危险性（Suls, 2013）。
- 较少的社会支持增加心力衰竭患者抑郁的危险性，从而影响多达 50% 的患者（Friedmann, Son,

Thomas, et al., 2014; Graven & Grant, 2012）。

研究人员探索抑郁症和心血管疾病之间的关系，但两者因果关系尚不清楚，特别是关于抑郁症是否是首次冠状动脉事件的危险因素这个问题不是十分明确。许多研究表明，抑郁症患者的心血管疾病的罹患率高，它是心血管疾病复发的一个独立危险因素，且第一次冠状动脉事件后预后较差（Colquhoun, Bunker, Clarke, et al., 2013）。例如，住院急性冠脉综合征患者抑郁症的发病率比一般人群高 3 倍（Frazier, Sanner, Yu, et al., 2013）。此外，心脏手术后抑郁是手术后死亡的主要原因，并且抑郁减弱功能状态和长期持续效果，增加手术后 10 年的死亡率（Doering, Chen, Bodan, et al., 2013）。

因为慢性心血管疾病（如心力衰竭）或主要心血管事件（如心肌梗死）与抑郁症之间有密切联系，所以对抑郁人群的常规筛查是很重要的。

遗传和社会经济因素

遗传因素对心血管疾病发展的危险性产生了重要影响。以大样本人群为基础的研究报道显示，早产儿的亲代的冠心病史和子代的心血管疾病（包

差异性提示

研究发现，与白人相比，黑人的抑郁症状与心血管疾病更高的发病率有关（Mody, Gupta Bikdeli, et al., 2012）。

括动脉粥样硬化和心肌梗死）存在很紧密的联系（Go，Mozaffarian，Roger，et al.，2014）。虽然遗传条件无法改变，但人们意识到这些危险因素，就更有动力解决某些可改变的危险因素。

几十年来，社会经济地位和心血管疾病之间的关系一直是研究的焦点。疾病控制和预防中心的调查发现，那些未达到高中教育水平的成年人具有的心血管疾病的危险因素是大学毕业成年人的 2 倍（Go，Mozaffarian，Roger，et al.，2014）。虽然收入和教育水平不容易改变，但重要的是要认识到，这些条件不仅影响心血管疾病的风险性，还影响预防和干预措施。从整体的角度来看，在规划健康教育干预措施时，护士需要考虑这些因素以解决老年人的个性化需求。

女性和少数民族患心血管疾病的风险

长期以来，因为心血管疾病一直被视为一种中年男性的疾病，所以早期研究几乎完全集中于男性。这个观点在 20 世纪 90 年代开始改变。研究表明，尽管年轻女性心血管疾病的患病率比年轻男性低，但是女性 50 岁以后患病率急剧增加。到 2012年，15 年期间的趋势分析表明，白人女性对于预防心脏病的意识已经有所提高，但重要差距仍然存在于不同种族和少数民族。美国的数据分析表明，虽然对心血管疾病非典型症状的认识有所改善，但在所有组的女性中认识水平仍然很不理想（Mosca，Hammond，Mochari-Greenberger，et al.，2013）。

以下统计数据反映出在美国女性心血管疾病发病率和死亡率的程度（American Heart Association，2013；Mosca，Benjamin，Berra，et al.，2011）：

- 心血管疾病导致女性死亡人口占每年女性死亡人口的 1/3，相当于每分钟有一个女性死于心血管疾病。
- 在美国，女性心血管疾病造成的死亡比癌症、慢性下呼吸道疾病、阿尔茨海默病、事故死亡人数的总和还要多。
- 35 ～ 54 岁女性心血管疾病死亡率增加，可能与肥胖率增加有关。
- 90% 的女性有一个或多个心脏病的危险因素。
- 女性和男性心脏病的症状不同，而且女性的往往难以识别。

- 尽管有临床研究在探索女性的患病趋势，但在心脏方面的研究中只有 24% 的参与者是女性。

随着越来越多的人意识到女性心血管疾病的特点，已经越来越关注心血管相关的死亡和残疾在少数群体中所占的比例过高。美国数据显示，非裔美国人比美国白人有更高的罹患心脏病和高血压的危险，主动识别心血管症状的意识也比较低（Go，Mozaffarian，Roger，et al.，2014）。印第安人、墨西哥裔美国人、夏威夷原住民和一些亚裔美国人的心血管疾病患病率高于白人。

此外，非裔美国人有最高的心血管疾病年龄修正死亡率，和其他群体比有更多的危险因素，如糖尿病、肥胖、过度紧张和脂质紊乱等。

影响心血管健康的功能结局

当老年人休息时，健康的老年人没有明显的心血管效应。但是当他们参加锻炼时，他们的心血管功能是低效率的。然而，存在心血管疾病危险因素的老年人可能更容易经历与病理过程相关的负性功能结局。本节回顾了没有危险因素的老年人的功能结局，强调通过针对危险因素进行的护理评估和干预，解决并预防影响心血管功能的病理过程。

对心脏功能的影响

心排血量即每分钟心脏泵血的总量，是衡量心脏表现的一个重要标准，因为它代表了心脏满足身体氧气需求的能力。虽然心排血量减少在老年人中很常见，但它主要是与病理相关，而不是与年龄相关。除了个别老年女性在休息时心排血量会出现轻微下降，健康的老年人心排血量不会出现下降。

对脉搏和血压的影响

健康老年人的正常脉搏速率略低于年轻人，但老年人更可能有无害性室性或室上性心律失常，因为年龄相关改变影响心脏的传导机制。心房颤动（一种更严重的心律失常）通常发生在老年人身上，但这与病理状况（如高血压、冠状动脉疾病）有关，

展开式案例学习

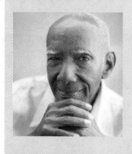

第1部分：C先生，64岁

C先生是一位64岁的非裔美国人，经常来到你的老年人健康诊所让你检查他的血压。他一直服用双氢克尿噻，25 mg；维拉帕米，120 mg。每天早晨，他的血压范围在128/84～136/88 mmHg。C先生每年去初级保健医生那里一次，并通过社区资源获得额外的医疗保健，如健康博览会。C先生的86岁的母亲最近死于脑血管意外，20世纪50年代早期他的父亲死于心脏病发作。C先生自从他24以后就已患有高血压，他的两个女儿都有高血压。C先生和任何家人都没有吸烟史。他日常身体活动较少，而且重达210磅。相对于他的身高5尺8寸，BMI是32。他说，当他走路或上下台阶或走"长途"（他定义为从停车场到老年中心的距离）时，他会"容易喘不过气"。他将这归因于"变老"。

思考题

- C先生可能经历了什么心血管功能的年龄相关改变？
- 哪些危险因素可能会导致C先生"容易喘不过气"的感受？

- C先生有什么心血管疾病危险因素？
- 你想获得什么进一步的信息来评估他的心血管疾病的危险性？

而不与年龄相关。在全世界范围内，大多数人的收缩压在30～40岁时有与年龄相关的线性增加，而这种变化女性比男性更加明显。

对运动反应的影响

影响健康老年人心血管功能的负性功能结局是迟钝的运动适应性反应。比如与运动有关的生理应激，增加了老年人心血管系统基本需求水平的4～5倍。生理功能的适应性反应涉及很多方面，包括呼吸、心血管、肌肉骨骼、自主神经系统。在运动中，老年人达到的最大心率明显下降，峰值运动能力和耗氧量下降。大部分的下降归因于身体上的退化和其他危险因素，而不仅与年龄相关改变有关。

对循环的影响

功能结局也会影响大脑和下肢的循环。例如，年龄相关改变在心血管和压力反射机制方面的表现是一定程度上可以减少健康老年人脑血流量，尤其是在患有糖尿病、高血压、血脂异常和心脏病的老年人身上更加明显。除此之外，随着静脉弯曲和扩张，以

及瓣膜效率降低，会导致下肢静脉反流受损。因此，老年人容易发生脚部和脚踝水肿以及静脉淤血性溃疡。

影响心血管健康的病理状况：直立性低血压和餐后低血压

老年人发生的直立性低血压和餐后低血压是由于年龄相关改变（如压力反射敏感性下降）和危险因素（如高血压和抗高血压药物）导致的病症。这些病症可能导致患者有症状或无症状，它通过老年人卧位和站立时的血压测量来识别低血压老年人，具体方法将在护理评估部分进行讨论。评估这些病症是很重要的，因为直立性和餐后低血压更频繁地发生在老年人中，并且可以导致严重的结局，包括跌倒以及与跌倒有关的损伤。

直立性低血压（也称为体位性低血压）是指患者站立3分钟后测得的收缩压和舒张压分别比平卧5分钟后测得的降低20 mmHg和10 mmHg。直立性低血压的发生率范围从健康老年人的6%到住院老年人的68%（Aung, Corcoran, Nagalingam, et al., 2012; Pepersack, Gilles, Petrovic, et al.,

框 20-2 低血压的危险因素

直立性低血压的危险因素

病理过程

- 高血压，包括单纯收缩期高血压
- 帕金森病
- 脑血管疾病
- 糖尿病
- 贫血
- 自主功能障碍
- 心律失常
- 容积损耗（如，脱水）
- 电解质失衡（低钠血症、低钾血症）

药物治疗

- 降压药
- 抗胆碱能类
- 吩噻嗪类
- 抗抑郁药
- 抗帕金森病药
- 血管扩张剂
- 利尿剂
- 酒精

餐后低血压的危险因素

病理过程

- 收缩期高血压
- 糖尿病
- 帕金森病
- 多系统萎缩

药物治疗

- 利尿剂
- 饭前摄入抗高血压药物

2013）。直立性低血压常与框 20-2 中列出的危险因素有关，在自主反应中潜在的损害是最可能的共同因素（Aung，Corcoran，Nagalingam，et al.，2012；Lagro，Meelvan den Abeelen，de Jong，et al.，2013）。一系列组合状况可以使危险增加，例如帕金森病和抗帕金森病药物。

直立性低血压可以是无症状的（即通过体格评估识别），也可以是有伴随症状的，如疲劳、头晕、视物模糊或站立时晕厥。无论直立性低血压是否有症状或无症状，它都可以影响生活的安全和质量，导致严重的负性功能结局，如跌倒的危险性增加和心血管疾病的恶化如心力衰竭（van Hateren，Kleefstra，Blanker，et al.，2012；Xin，Lin，& Li，2013）。

餐后低血压定义为餐后 2 小时心脏收缩压降低 20 mmHg 或更多。餐后低血压影响 2/3 的老年

人和高达 72.8% 的高血压老年人（Zanasi，Tincani，Evandri，et al.，2012），是由于自主神经功能病理生理机制受损导致的。发生机制包括胃肠道血管活性肽和葡萄糖代谢，这通常是与糖尿病有关（Abdel-Rahman，2012；Fukushima，Asahina，Fujinuma，et al.，2013）。建议护士评估餐后低血压时，即使是针对卧床的老年人，也应把餐后低血压作为一个降低跌倒、晕厥、脑卒中等并发症的重要干预措施（Son & Lee，2012，2013）。

心血管功能的护理评估

从健康的角度来看，心血管功能护理评估的重点是识别心血管疾病的危险性和老年人预测危险的知识。因为许多危险可以通过健康教育干预措施来解决。此外，老年人将从改善他们的健康相关行为（例如营养、身体活动）中受益，重要的是要评估他们准备改变的行为，详见第 5 章。尽管评估老年人和年轻人血压没有差别，但是评估老年人的低血压是有必要的。此外，护理评估需要考虑老年人心血管疾病的典型症状（如心脏病发作），以及可能无法识别的危险因素。

评估基线心血管功能

所有健康成年人心血管功能的体格评估指标（如周围脉搏、心脏节律和心音）是相同的。尽管如此，老年人更可能患有影响心血管功能的慢性疾病。以下情况在老年人中很常见，但在没有症状或其他异常发现的情况下，它们通常并不代表任何严重病理过程。

- 第四心音听诊。
- 听诊为收缩期喷射性杂音。
- 心脏边界叩诊困难。
- 心音减弱或心音遥远。
- 心电图变化，如心律失常、电轴左偏、束支传导阻滞、ST-T 波改变、P-R 间期的延长。

● 健康机会

护士通过识别增加心血管疾病危险的压力相关因素，同时鼓励使用压力管理的方法，如冥想，来解决身心灵互通的问题。

如果检测到杂音、心律失常或任何其他不寻常的问题时，重要的是确定它是否反映了一个新的问题、已存在但未知的问题或先前被评估已存在的问题。护士通过提问来确定老年人对异常症状的认识。老年人用以下一些词汇来描述心律失常：颤抖、心悸、漏掉一拍、额外的一拍、"啪嗒啪嗒"的响声。在评估时注意，询问老年人心律失常病史之前听诊心脏，因为问完后再听诊可能导致过度的担忧。

心律失常可能是由于心脏疾病、电解质失衡、生理障碍或药物不良反应导致的，另外也有可能是年龄相关改变带来的表现。

同样，杂音可能是由于年龄或疾病相关的因素造成的。因此，当检测到杂音或心律失常时，评估的意义是相对于老年人的病史以及潜在的根本原因而言。同样重要的是要找到老年人的最后一次心电图的日期，因为这可能是根据无症状的持续时间或未被认识到的改变而为患者提供基线资料的依据。

评估血压

大多数护士并没有对血压进行医疗管理的首要责任，但是所有护士需要对血压进行精确的评估并根据这些结果作出决定。因此，重要的是要熟悉最新高血压指南，这样可以使健康促进工作更具有针对性。尽管越来越多的医学证据表明，识别和管理高血压将带来重要的健康益处，但实际上只有 46% 的高血压患者实现了良好的血压控制（Pearson, Palaniappan, Atinian, et al., 2013）。护士在为老年人监测高血压、提供健康教育，并为进一步的医疗评估和治疗方案提供参考方面起到关键作用。

准确地评估老年人的血压可能比评估年轻人的血压更困难，有以下几个原因：首先，老年人的血压更容易发生变化。当老年人体位发生变化或受到其他因素影响时，血压波动有加剧的趋势。此外，老年人普遍患有**假性高血压**（收缩压升高的现象），收缩压升高是由于动脉硬化的老年人外周动脉收缩无力，这一现象解释了高收缩压水平的人没有任何的最终器官损伤和舒张压正常读数的原因。另一个评估考虑因素是常见的**白大衣性高血压**（也称为孤立的办公室高血压），是一种当被健康保健从业人员检查时会出现血压升高的一种现象。

近年来，**家庭血压监测**作为自我测量血压的做法，已被国家和国际指南认可，包括美国心脏协会和预防心血管护士协会发布的指南。通过随机对照研究得出结论，由高血压患者进行家庭血压监测是可行的，并与结果的改善密切相关（Cacciolati, Hanon, Dufouil, et al., 2013; Omboni, Gazzola, Carabelli, et al., 2013）。自我监测对老年人尤为重要，因为他们更容易出现白大衣性高血压和收缩压变化（Noguchi, Asayama, Staessen, et al., 2013; Weber, Schiffrin, White, et al., 2014）。而且，自我测量站位或坐位血压也可以用来监测直立性低血压或餐后低血压。评估老年人的血压不仅是为了监测高血压，也为了监测直立性低血压和餐后低血压，如框 20-3 所示。

确定心血管疾病的危险因素

对于心血管疾病危险因素的评估，强调识别可改变的危险因素，并且为健康促进干预措施提供依据。对于具有这些危险因素的老年人来说，高血压、血脂紊乱和戒烟（第 21 章讨论）是重要的可修正的危险因素。此外，肥胖、缺乏运动、某些饮食习惯都是可以通过改善健康相关行为来解决的危险因素。尤为重要的是，要确定老年人到底有几个危险因素，因为多个危险因素的共存可以放大单个危险因素的影响（Berry, Dyer, Cai, et al., 2012; Kariuki, Stuart-Shor, & Hayman, 2013）。

图 20-1 是一个以 Framingham 危险评分为基础并易于使用的评估工具，被推荐用来识别高危

框 20-3　关于评估高血压的指南

评估直立性低血压
- 保持受测者的手臂在仰卧位和站立的位置于同一位置（平行或垂直于躯干）。
- 受测者已经在坐或躺的位置至少 5 分钟后，获得初始血压读数。
- 在受测者已经站了 1～3 分钟后，获得第二个血压读数。

评估餐后低血压
- 获得初始饭前血压读数。
- 在餐后 15 分钟，获得第二个和第三个读数。

正常结果
- 躺 / 坐和站的收缩压正常差值是 20 mmHg，站 1 分钟后差值会更小。
- 躺 / 坐和站的舒张压正常差值是 10 mmHg，站 1 分钟后差值会更小。

造成你心脏病发作的危险因素是什么？

大体上来说，你的低密度脂蛋白（不只是低密度脂蛋白）水平越高，那么你患心脏病的概率就越大。一些人已经有患心脏病的危险，因为他们之前已经有心脏方面的疾病了。另一些人已经有患心脏病的危险，因为其有糖尿病（一个很重要的危险因素）或一个心脏病的合并危险因素。按照以下的步骤来找出你患心脏病的危险。

第1步

查看下面的表格，看一看你有多少表上列出的危险因素：
这些危险因素影响你的低密度脂蛋白水平。

影响你低密度脂蛋白水平的主要危险因素。

○ 吸烟
○ 高血压（140/90mmHg或更高或者正在服用降压药）
○ 高密度脂蛋白胆固醇水平较低（低于40mg/dL）
○ 有心脏病的家族史（父亲或兄弟55岁之前有心脏病；母亲或姐妹在65岁之前患有心脏病）
○ 年龄（男性45以上或以上；女性55岁或以上）

"如果你的高密度脂蛋白达到60mg/dl或更高"，从你的总分中减1。

即使这张表中没有肥胖和缺乏运动，它们也是应该被校正的情况。

第2步

你有多少危险因素？如果你有上表中2个或更多的危险因素，使用下一页中这张危险因素评估表（包括你的胆固醇水平）来计算你的危险得分。危险得分是指你在未来10年中患心脏病的概率，以百分比给出。

(Use the Framingham Point Scores on the opposite page.)

| 我10年的危险得分_____% |

第3步

根据你的病史、危险因素数量和危险得分来推断你发生心脏病的危险

如果你有：	你处于：
心脏病，糖尿病，危险得分高于20%	Ⅰ.高风险
2个或更多的危险因素或危险得分为10%～20%	Ⅱ.亚高风险
2个或更多的危险因素或危险得分低于10%	Ⅲ.中等风险
0或1个危险因素	Ⅳ.低到中等风险

Means that more than 20 of 100 people in this category will have a heart attack within 10 years.

| 我10年的危险得分_____% |

图 20-1 识别心血管疾病危险因素并易于使用的评估工具示例

一个评估危险因素的交互式工具，可在 http://www.nhlbi.nih.gov 查找（再版摘自 U.S.Department of Health and Human Services，Public Health Service，National Institutes of Health，National Heart，Lung，and Blood Institute.［May 2001］. What is your risk of developing heart disease or having a heart attack？ NIH publication no.01-3290.Rockville，MD：Author.）

Men
男性10年的危险预估
(Framingham Point Scores)

年龄(岁)	分值
20~34	-9
35~39	-4
40~44	0
45~49	3
50~54	6
55~59	8
60~64	10
65~69	11
70~74	12
75~79	13

总胆固醇	分值				
	20~39岁	40~49岁	50~59岁	60~69岁	70~79岁
<160	0	0	0	0	0
160-199	4	3	2	1	0
200-239	7	5	3	1	0
240-279	9	6	4	2	1
≥280	11	8	5	3	1

	分值				
	20~39岁	40~49岁	50~59岁	60~69岁	70~79岁
不吸烟	0	0	0	0	0
吸烟	8	5	3	1	1

HDL (mg/dL)	分值
≥60	-1
50-59	0
40-49	1
<40	2

收缩压 (mmHg)	未治疗	治疗
<120	0	0
120-129	0	1
130-139	1	2
140-159	1	2
≥160	2	3

总分值	10年危险性
<0	< 1
0	1
1	1
2	1
3	1
4	1
5	2
6	2
7	3
8	4
9	5
10	6
11	8
12	10
13	12
14	16
15	20
16	25
≥17	≥30

10年危险性 ＿＿＿＿＿％

Women
女性10年的危险预估
(Framingham Point Scores)

年龄(岁)	分值
20~34	-7
35~39	-3
40~44	0
45~49	3
50~54	6
55~59	8
60~64	10
65~69	12
70~74	14
75~79	16

总胆固醇	分值				
	20~39岁	40~49岁	50~59岁	60~69岁	70~79岁
<160	0	0	0	0	0
160-199	4	3	2	1	1
200-239	8	6	4	2	1
240-279	11	8	5	3	2
≥280	13	10	7	4	2

	分值				
	20~39岁	40~49岁	50~59岁	60~69岁	70~79岁
不吸烟	0	0	0	0	0
吸烟	9	7	4	2	1

HDL (mg/dL)	分值
≥60	-1
50-59	0
40-49	1
<40	2

收缩压 (mmHg)	未治疗	治疗
<120	0	0
120-129	1	3
130-139	2	4
140-159	3	5
≥160	4	6

总分值	10年危险性
< 9	< 1
9	1
10	1
11	1
12	1
13	2
14	2
15	3
16	4
17	5
18	6
19	8
20	11
21	14
22	17
23	22
24	27
≥25	≥30

10年危险性 ＿＿＿＿＿％

美国健康及公民服务部
公共卫生服务
国家卫生研究院
国家心肺血液研究院

NIH Publication No. 01-3290
May 2001

图 20-1（续）

无症状并且可能受益于预防干预措施的成年人（U.S.Preventive Services Task Force，2012）。另外的测试包括心电图、运动压力测试和踝肱指数，目前不推荐用于常规筛查；然而，一次性筛查 65～75 岁有吸烟史的男性腹主动脉瘤时，建议使用这些测试项目（Lim，Hag，Mahmood，et al.，2011）。2003 年，美国心脏协会、美国疾病预防和控制中心建议检测 C 反应蛋白水平来减轻心血管疾病的罹患风险。近年来，关于这些推荐的一些问题被提出来，比如最近有研究表明，它可能适用于男性，但并不适用于女性（Emerging Risk Factors Collaboration Coordination，2012）。护士可以使用框 20-4 作为评估心血管疾病危险因素的指南。

评估心脏病的症状和体征

因为心脏病的症状往往不同于预期的表现，所以评估老年人心脏病是复杂的。例如心力衰竭，开始时表现经常非常轻微，早期症状表现可能是继发

框 20-4　评估老年人心血管疾病的危险因素指南

识别心血管疾病危险因素的相关问题

- 你目前或者你曾经有过任何心脏或循环问题吗（脑卒中、心绞痛、心脏病、血栓或周围血管疾病）？如果是的，询问普遍的治疗方法等。
- 你上次做心电图是什么时候？
- 你血压正常是多少？你曾经被告知有高血压或临界性高血压吗？
- 你目前或你曾经服用过心脏病或高血压药物吗？如果是的，询问药物类型、剂量、治疗时间等。
- 你有没有吸烟？如果有，问更多的问题，比如适合评估呼吸功能（第 21 章）。
- 你知不知道你的胆固醇水平是多少？你上次是什么时候做的胆固醇检查？
- 你有糖尿病吗？你上次是什么时候检查的血糖（葡萄糖）？结果是什么？
- 你平时锻炼的方式是什么？

其他需要考虑的危险因素

- 计算 BMI，比较一个人的理想体重和其目前的体重。
- 确定平时的饮食习惯，特别重视钠、纤维和脂肪种类的摄入（此信息通常在营养评估期间获取）。

健康机会

护士通过指导老年人使用自我评估工具（图 20-1）确定他们患心脏病的风险，来提高个人责任感和自我意识。

于生理应激的精神改变。因此，老年人很可能在有一个明确诊断之前就已经进入了心力衰竭晚期。同样，老年人心绞痛和急性心肌梗死可能会有轻微的和不寻常的表现，称为**非典型表现**，而不是典型的胸痛症状。在所有心肌梗死患者中，1/4～2/3 没有得到临床识别，而女性和老年人的非典型表现发生率更高。非典型体征和症状包括疲劳、恶心、焦虑、头痛、咳嗽、视觉障碍、呼吸急促以及颌部、颈部或喉咙疼痛。

护理评估的一个重要考虑是，老年人以及卫生保健专业人员更可能把非典型症状归因于其他情况，如关节炎或消化不良，甚至"正常老龄化"。因此，重要的是要认识到主诉疲劳、消化道病状、呼吸道病状、上半身肌肉骨骼疼痛可能是心脏病的症状。由于老年人往往有不止一种潜在的症状，这使评估变得更加复杂。这是很常见的，例如，一个老年人有食管反流症以及缺血性心脏病的病史。另一个考虑是，有功能障碍或活动受限的老年人并不能体会到与运动有关的症状。因此，除了关注心血管功能的平时表现，其他系统的信息和整体功能也可提供相关的评估信息。此外，一个基线心电图有助于确立无症状或非典型心肌缺血的可能性。

评估心脏病的相关知识

除了评估症状和体征外，护士也需要评估老年人关于心脏病表现的知识，这一点尤其重要。因为立即就医是决定突发心脏病结局的主要因素，并且所有人都需要注意警告信号，这样他们就可以开始适当的求助行为。因此，至关重要的一个问题是评估老年人对于心脏病发作的症状和体征的知识。此外，如果他们认为其正在经历心脏病发作，他们应该怎样做以及他们应该向谁求助也是一个很重要的问题。框 20-5 总结了评估老年人心血管功能和监测心血管疾病的指南，强调评估项目是老年人所特有的，并指出其他的评估项目成年人普遍适用。

差异性提示

美国成年人对于心脏病和脑卒中症状的知识较缺乏，老年人知识水平最低。少数民族和其他群体心血管疾病的风险最高。

护理诊断

如果护理评估可以确定心血管疾病的危险，那么"无效的健康维护"的护理诊断可能是适用的。这个诊断定义为"无法识别、管理和（或）寻求帮助以维护健康"（Herdman，2012，p.157）。老年人常见的相关因素包括缺乏体育锻炼和未充分了解预防措施相关知识。对老年人心血管功能受损，适用的护理诊断包括活动无耐力和心排血量减少。护理诊断"有受伤的危险"可能适用于老年人直立性低血压或餐后低血压，尤其是存在额外的跌倒和骨折的危险因素时（例如骨质疏松症、神经系统疾病和药物副作用）。

健康结局计划

当老年人有患心血管疾病的危险时，护士可以应用下列护理结局分类术语确认健康结局的护理方案：健康导向、健康促进行为、知识（健康饮食）、知识（脂质紊乱管理）、风险控制（烟草使用）和减肥行为。患有心血管疾病的老年人的健康结局包括自我管理（心脏病）、循环状态、寻求健康的行为和知识（心脏病的管理）。其他的结局包括维持正常范围内的血压和预防直立性或餐后低血压的不良结局（例如跌倒或骨折）。

促进心血管功能健康的护理干预措施

从健康的角度来看，促进健康的心血管功能的护理干预措施集中在心血管疾病的初级预防和二级预防上。这些干预措施解决具体的危险因素，如吸烟、高血压、肥胖、血脂紊乱，以及预防措施如最优水平的身体活动、利于心脏健康的饮食模式、减压操作。虽然药物和医疗干预措施通常被用来减少危险因素，但对健康促进行为的教育也是一种护理干预，这种护理干预在几乎所有情况下都是合适的。除了降低心血管疾病危险性之外，护士还可以改善直立性低血压或餐后低血压及相关功能下降的结局，如跌倒和骨折。

护士可以在护理方案中使用以下护理干预分类术语来促进心血管健康：心脏风险管理，增强应对，咨询，促进运动，引导想象，健康教育，促进冥想，营养咨询，放松疗法，促进自我责任，教育（个性化）等。

健康机会

对于那些对开展利于心脏健康的饮食习惯或者学习健康促进行为以预防心脏病感兴趣的老年人，护士可以使用"准备增强营养"或"准备提高知识"的健康护理诊断。

健康机会

护士通过将压力水平作为一种降低心血管疾病风险的结果导向，来解决身心灵的内在联系。

护士在心血管疾病教育中的角色

近年来，人们日益重视健康促进对于预防心血管疾病的重要性，特别注意教育妇女和少数民族成员关于这一导致发病和死亡的主要因素。最近的一个主要项目是"百万颗心"活动，致力于提供临床预防服务，目标是在 2017 年之前预防 100 万例心脏病发作和脑卒中。护士通过预防心血管护士协会等组织，在心血管疾病的健康促进方面起着主导作用。例如，Peterson（2012）描述了护士如何应用 PRECEDE-PROCEED 模式来指导女性预防心血管疾病的护理干预措施。框 20-6 可用于健康促进，教会老年人采取措施来减少患心血管病的风险。

通过营养干预应对风险

营养干预措施对预防或管理肥胖、高血压和

框 20-6　减少心血管疾病风险的健康促进活动

风险监测

- 每年检查血压。
- 与你的初级保健医生谈论检查结果，确定心血管疾病风险。
- 如果血清总胆固醇水平低于 200 mg/dl，每 5 年复检一次。如果血清总胆固醇水平在 200 ～ 239 mg/dl，遵循膳食措施并每年复检。如果血清总胆固醇水平大于 240 mg/dl，获得进一步的医疗评估。
- 询问你的初级保健提供者使用低剂量的阿司匹林作为预防性措施的用法，特别是有冠状动脉疾病和脑血管事件的病史时。

减少风险

- 不抽烟。
- 从事适度的体力活动 30 分钟，每周至少 5 天。
- 维持体重在正常范围内。
- 尽可能避免吸二手烟和其他空气污染物。
- 从事压力管理活动，如冥想和瑜伽。
- 吃对心脏健康有益的食物，如在下一节中所述的。

有益于心脏健康的饮食模式

- 每天摄入至少 3 ～ 5 份水果，尤其是深颜色的。
- 每天摄入至少 3 ～ 5 份蔬菜，尤其是深颜色的。
- 包括 2 ～ 3 份低脂或脱脂乳制品。
- 选择全麦产品来源的糖类和纤维（如黑麦、大麦、燕麦、全麦）。
- 目标为每天至少 25 g 的纤维。
- 只选择瘦肉类、家禽、鱼和贝类。
- 避免高热量的食物、反式脂肪或精制糖。
- 选择饱和食用油（如菜子油、红花、向日葵、玉米、橄榄、大豆和花生油脂），使用少量的无反式脂肪的人造黄油。
- 限制食盐摄入量，不超过 1500 mg/d。

脂质紊乱尤为重要。饮食对心血管疾病的影响的相关研究综述支持以下循证建议（Go，Mozaffarian，Roger，et al.，2014；Miller，Stone，Ballantyne，et al.，2011；Miuri，Stamler，Brown，et al.，2013；Scholl，2012；Weihua，Yougang，& Jing，2013）：

- 与总脂肪含量和脂肪相对比例相比，脂肪的类型和质量更重要，多不饱和及单不饱和脂肪酸（如蔬菜来源的橄榄油、油酸）是最有益的，反式脂肪和饱和脂肪酸是最有害的。
- 有益于心脏健康的饮食包括坚果、鱼类、水果、蔬菜和富含纤维的粗粮；每天摄入少于 1500 mg 钠，一周含糖饮料不超过 36 盎司。
- 对于男性和女性来说，虽然每天一杯含酒精饮料可以减少心血管疾病的风险，但过度使用则会增加风险，饮酒在某些情况下是禁忌的（例如心肌病、有酗酒的风险）。
- 现有证据不支持使用膳食补充剂，但饮食应该包含水果和蔬菜，富含必需营养素，包括抗氧化剂。

许多研究关注**地中海饮食模式**的作用，此饮食模式的特点是摄入大量鱼、家禽、坚果、水果、豆类、蔬菜，而减少红肉和加工肉的摄入（Go，Mozaffarian，Roger，et al.，2014）。总的来说，地中海饮食模式涉及少摄入饱和脂肪酸和反式脂肪，摄入较多的单不饱和脂肪酸和多不饱和脂肪酸，以及以复合糖类为主要类型的糖类。循证支持的这种饮食模式对一般人群的冠心病一级预防和已经发生病理变化的患者的二级预防是有益处的。

DASH 饮食模式指通过饮食方法预防高血压（dietary approaches to stop hypertension），是一个循证的饮食计划，由许多组织，包括美国国立卫生研究院和美国心脏协会推动。这种饮食模式的特点是摄入大量水果、蔬菜、谷物来源的植物蛋白质、坚果和豆类，适度摄入低脂或脱脂乳制品，低量摄入钠和动物蛋白，是公认的初级和二级预防高血压的干预措施。DASH 饮食模式的有益作用包括降低血压、降低低密度脂蛋白和三酰甘油水平，降低死亡率。研究已经证实 DASH 饮食减少了至少 20% 的心血管疾病发病率（Fitzgerald，Chiuve，Buring，et al.，2012；Go，Mozaffarian，Roger，et al.，2014；Salehi-Abargouei，Maghsoudi，Shirani，et al.，2013）。

另一个与营养相关的研究焦点是富含多酚类物质的常吃食品和饮料的潜在好处。尽管有越来越多的证据表明可可和黑巧克力有心血管效应（如抗氧化、抗炎、抗血小板和血管舒张的作用），但仍需要更大规模的随机临床研究来建立其因果关系（Arranz，Valderas-Martinez，Chiva-Blanch，et al.，2013；Ellam & Williamson，2013）。类似的，尽管有越来越多的证据表明绿茶和红茶可以减少心血管疾病的风险，但是这些研究不足以支持循证推荐（Hartley，Flowers，Holmes，et al.，2013）。

通过生活方式干预应对风险

预防心血管疾病的主要生活方式干预措施包括持续的体力活动、压力管理、避免吸烟、保持理想体重等。最佳证据表明，身体活动对预防心血管疾病和提高寿命来说是一个重要的干预措施。例如，一项 meta 分析的研究得出结论，高水平的业余时间体育活动使心血管疾病的罹患风险降低了 20% ～ 30%，而温和的休闲或职业体育活动使风险减少了 10% ～ 20%（Li & Siegrist，2012）。对血管功能的特定积极作用包括减肥、降低血压、改善整体心脏功能，降低心血管疾病的患病率，改善脂质、葡萄糖和三酰甘油水平，降低糖尿病和心血管疾病的风险。也有充足的证据表明有氧运动在减少心血管发病率和死亡率方面是一个"决定性因素"（Nilsson，Boutouyrie Cunha，et al. 2013）。本书指出，锻炼对身体健康有积极的作用，同时，当护士定期宣传体育锻炼的积极作用时也可包含这些信息。

吸烟是一个主要的心血管疾病危险因素。戒烟对于任何年龄的人来说都是有利的。一项纵向研究发现，戒烟是冠状动脉旁路移植术患者死亡率最重要的独立预测指标，戒烟者 30 年存活率为 29%，然而继续吸烟者 30 年的存活率为 14%（de Boer，Serruys，Valstar，et al.，2013）。作为一种二级预防干预措施，戒烟的好处立即显现，而且对老年人和年轻人一样有效。一个重要的护理责任是如第 21 章中讨论的，为老年人提供戒烟所需要的健康教育。

对于减少心血管疾病相关风险来说，关于减轻压力的教育指导是一个重要的健康促进干预措施。循证综述发现，身心疗法通过改进压力管理、应对技巧和影响生理应激机制等方式，可以对心血管功能产生积极作用（Rabito & Kaye，2013）。例如，许多研究表明，瑜伽可以减少心血管疾病的危险因素，其中包括肥胖、高血压、高胆固醇、高血糖（Hagins，States，Selfe，et al.，2013；Okonta，2012）。研究还发现，太极可能预防和逆转心血管疾病的进展（Dalusung-Angosta，2011；Lo，Yeh，Chang，et al.，2012；Ng，Wang，Ho，et al.，2012）。护士可以鼓励老年人参与社区或医院老年活动中心提供的身心活动。

二级预防

当护理那些患有心血管疾病（二级预防推荐项目，如心脏康复）的老年人时，护士是护理工作的重要组成部分。循证指南指出心脏康复项目是一个可以将死亡率减少将近 25% 并恢复个人最佳的生理、心理、营养、功能状态的综合方法（Arena，Williams，Forman，et al.，2012）。尽管有这方面的有效性和成本效益的证据，但心脏康复项目的推荐和参与率很低。美国心脏协会强调，保健提供者"必须认识到，门诊心脏康复是所有符合条件的心脏病患者恢复的重要组成部分，对他们的鼓励和教育是这种生活方式干预的重要组成部分"（Arena，Williams，Forman，et al.，2012，p.1322）。护士还可以建议推荐另外的预防干预，包括强调压力管理、戒烟、运动咨询。

通过药物干预应对风险

在 20 世纪 90 年代之前和期间，绝经期妇女激素替代疗法被推荐为预防心血管疾病的干预措施，

差异性提示

心脏康复参与率较低与下列状况有关：农村地区、社会经济地位较低、有限的教育、高龄、女性（Arena，Williams，Forman，et al.，2012）。

健康机会

护士通过与老年人谈论应对心血管疾病风险的个人责任，并告诉他们在日常生活中融入健康的行为永远不会太迟，来表达对衰老的积极态度。

这个建议是基于流行病学研究。但它在 2002 年被推翻了，因为纵向研究和大规模的调查认为风险大于预防干预获得的益处。另一种药物干预是使用低剂量的阿司匹林预防心血管疾病，研究的重点在于确定潜在的益处大于此药增加胃肠道出血和出血性脑卒中的风险。在 21 世纪早期，研究得出的结论是，益处和伤害的平衡对于曾患有心血管疾病或高危患者是最有利的。2012 年，美国预防工作小组（USPTF，2012）发表的循证指南更新以下建议。

- 45 ～ 79 岁的男性和 55 ～ 79 岁的女性：当潜在的心血管益处大于胃肠道出血或缺血性脑卒中的潜在危害时，鼓励使用阿司匹林。
- 男性低于 45 岁，女性低于 55 岁：不鼓励使用阿司匹林。
- 男性和女性年龄在 80 岁及以上：由于证据不足，不建议使用。

高血压的预防和管理

虽然相对很少的护士会给高血压患者开具处方，但所有护士都需要在照顾老年人时运用当前的指南和建议来管理高血压。对高血压患者的护理干预包括评估患者对处方药物的反应，以及对高血压的干预。此外，护士可以通过教授有关预防和治疗高血压的自我保健措施来促进患者健康。这一点非常重要，因为包括饮食、减肥、身体活动、减压技巧以及适度饮酒在内的生活方式干预是有效的高血压管理的组成部分（Brook，Appel，Rubenfire，et al.，2013）。

在第一份 JNC 报告中，介绍了对治疗高血压的**阶梯照护方法**，并在随后的报告中得到了一致的推荐意见。分级护理策略建议，生活方式的改变是首先要提倡的，其次是药物干预，以达到目标血压。生活方式干预，包括减肥和饮食模式（低钠和高钾食品）对高血压有最重要的效果。主要组织如美国心脏协会和美国心脏病学会的指南强调钠摄入量 1500 mg/d 或更少，这与降低血压有很大关系（Eckel，Jakicic，Ard，et al.，2013）。尽管建议低钠摄入量适用于大约 70% 的美国成年人，但大多数成年人每日钠摄入量是 3000 ～ 4000 mg/d 甚至更多（Whelton，Appel，Sacco，et al.，2012）。因此，护士对于指导成年人和他们的照顾者钠的摄入量是十分重要的。

许多药物用于治疗高血压，如何选择最好的药物是基于治疗效果、共病的存在、避免不良反应等变量。表 20-1 包括 2014 年循证指南推荐的成人高血压管理的药物种类信息（JNC 8）。当前的重点是需要个性化的治疗方案，特别是对某些群体，如非裔美国人和患有慢性肾疾病的人群。这种关注是必要的，因为非洲血统的人对钙通道阻滞剂和利尿剂的反应较好，而对 β 受体阻滞剂和血管紧张素转换酶抑制剂（ACEI）反应较差（Brewster & Seedat，2013）。

框 20-7 总结了以营养健康教育信息和生活方式干预措施预防高血压的指南推荐。图 20-2 展示了一些可在美国国立卫生研究院获得的文化特异性的健康教育材料。

● 健康机会

护士通过与老年人谈论自我监测血压，提高老年人管理高血压的个人责任。

框 20-7　高血压护理管理指南

健康促进干预措施

以下是为所有高血压患者改变生活方式提出的建议：
- 戒烟。
- 适当时减肥（即当体重达到其理想体重的 110% 时）。
- 30 ～ 45 分钟的运动，如快走，每周至少 5 次。
- 限制饮酒，每天 1 杯（如 2 盎司威士忌、8 盎司葡萄酒或 24 盎司啤酒）。

为所有高血压患者推荐以下营养干预措施：
- 每日钠摄入量限制在 1.5 g。
- 避免食用精加工食品。
- 每日摄取 7 ～ 8 份谷物产品及 8 ～ 10 份水果和蔬菜。

高血压治疗的注意事项
- 高血压的风险和定义适用于所有年龄分类（标准参考表 20-1）。
- 在做任何治疗决定之前，至少让患者测量 3 次血压。
- 初期和正在进行血压评估时，建议采用家庭血压监测。
- 通过仔细选择药物治疗，降压药的安全得到了改进，可以从低剂量开始，逐渐增加药物剂量。
- 高血压治疗的目标是通过侵入性最小的手段来控制血压，防止心血管发病率和死亡率。
- 在不影响心血管功能的前提下，通过治疗实现将收缩压维持在 130/80 mmHg 以下。
- 对于单纯收缩期高血压或高血压在 140 ～ 160 mmHg 的老年人来说，生活方式的改变应该是治疗的第一步。

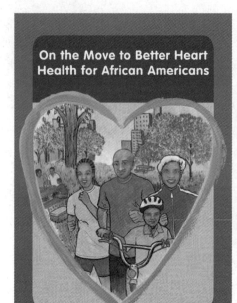
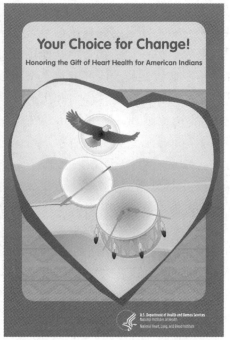
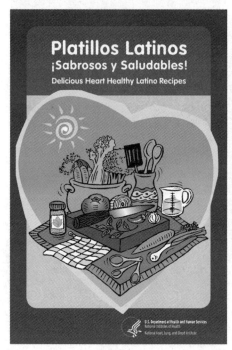
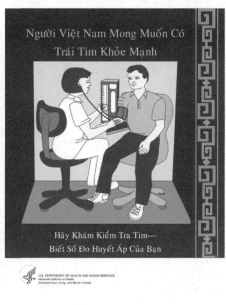

图 20-2　可在美国国立卫生研究院获得的文化特异性的健康教育材料

预防和管理脂质紊乱

虽然护士通常不开具处方治疗脂质紊乱，但是他们有责任预防和管理脂质紊乱。最近由美国心脏病学会和美国心脏协会联合开发的指南建议，在评估个人风险的基础上，开始他汀类药物治疗（Stone，Robinson，Lichtenstein，et al.，2013）：

- 心血管疾病的临床证据。
- 低密度脂蛋白 190 mg/dl 或以上。
- 患有糖尿病，年龄在 40 ～ 75 岁，低密度脂蛋白 70 ～ 189 mg/dl，并且没有心血管疾病。

虽然他汀类药物对没有心血管疾病或危险因素的老年人是否可作为初级预防用药仍存在争议，但是研究综述发现，他汀类药物的益处大于不良反应的风险

展开式案例学习

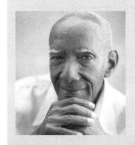

第 2 部分：C 先生，70 岁

C 先生，70 岁，收缩压波动在 136～146 mmHg，舒张压波动在 88～94 mmHg。他每天早上服用氢氯噻嗪 25 mg、维拉帕米 120 mg。C 先生和他的妻子、女儿及其十几岁的孩子住在一起。C 先生和夫人经常一起去超市购物，和他的妻子、女儿一起准备家庭聚餐。从饮食习惯来看，该家庭通常每周大约有 4 次吃烧鱼或鸡肉，其他时候以猪蹄或火腿作为主餐。常见的配菜有玉米、秋葵、粗燕麦粉、玉米面包、甜土豆、豇豆、炒蔬菜。烹饪时，家人喜欢用猪油、咸肉油或者培根油。他们通常的饮料是去咖啡因的咖啡，但会加糖和奶油。家庭早餐通常有麦片和烤面包，但在周六和周日有熏肉和鸡蛋。他们夫妇二人一周中有 5 天中午在老年公寓进餐。C 先生的体重指数仍在肥胖范围，并且逐渐增加了几磅。在过去的几年里，他参加了老年中心的锻炼计划，但是没有参加额外的锻炼，并且继续抱怨说当他走过停车场时，他会变得气喘吁吁。

思考题

- 为了进一步评估 C 先生的心血管状态，你还需要哪些信息？
- 关于 C 先生的高血压，你会与他讨论哪些营养和生活方式干预措施？
- 针对 C 先生，你会采用哪些健康教育材料？

QSEN 的应用

QSEN 能力	知识 / 技能 / 态度	应用于 C 先生
以患者为中心	（K）整合多维度理解以患者为中心的护理 （K）描述价值观来源如何对不同背景起作用 （K）描述赋予患者所有方面健康保健过程权利的策略 （S）引出患者的价值观、偏好，并表达需求 （S）提供以患者为中心的护理时，要注重对人类体验的敏感性并尊重其多样性	评估影响 C 先生饮食模式的社会文化因素 讨论减肥的益处，这些益处在日常活动中是可以衡量的（如在缓和的运动或步行中提高呼吸效率）

（Savarese，Gotto，Paolillo，et al.，2013；Taylor，Huffman，Macedo，et al.，2013）。

对于高血压治疗来说，营养和生活方式干预措施也是一线治疗方法。如果非药物干预没有达到目标，那么可以使用药物治疗（如他汀类药物）。基本营养和生活方式干预脂质紊乱的措施包括改变饮食习惯、维持理想体重以及定期锻炼。营养干预关注膳食脂肪的摄入，强调限制饱和脂肪酸和反式脂肪酸的摄入，增加富含多不饱和脂肪酸及单不饱和脂肪酸的食物。框 20-8 总结了预防和管理老年人脂质紊乱的健康教育干预措施。

预防和管理直立性低血压及餐后低血压

如果老年人具有框 20-2 中列出的危险因素，预防直立性低血压和餐后低血压的干预措施可以作为这些老年人的健康措施。

对于有直立性低血压症状的老年人来说，干预措施对维持生活质量、防止严重的结局有重要作用。此外，护士通过实施干预措施来解决跌倒和骨折等安全问题，如第 22 章中讨论的。

对于有症状的直立性低血压的老年人来说，干预措施对维持生活质量和预防严重后果至关重要。

框 20-8　对高胆固醇人群的营养干预

促进健康血脂的膳食措施
- 你的日常饮食中包括纤维含量高的食物（如全谷物）。
- 你的日常饮食中包括大豆蛋白（如豆腐、豆浆）。
- 每周至少吃 2 份富含脂肪的鱼类。
- 限制总脂肪摄入量，每日热量摄入量低于总量的 30%。
- 限制每日总胆固醇摄入量，控制在 200 mg 以下。
- 使用脱脂或低脂乳制品甜点。
- 限制食用黄油或人造黄油，但人造黄油包含有益的固醇。
- 食用蛋清、Ω-3 蛋和蛋的代替品。
- 将瘦肉精的摄入量限制在每周 5 盎司或 3 ～ 5 盎司，减少摄入肉类和家禽的皮肤脂肪。
- 避免食用加工肉类（如培根、腊肠、香肠、热狗）。
- 避免食用肉汁、油炸食品和动物内脏。

脂肪类型指南

脂肪类型	来源	举例	对血脂的影响
饱和脂肪酸	动物脂肪和植物油（在室温下通常是固体）	肉，家禽，黄油，十二烷和棕榈油	负面：增加低密度脂蛋白、总胆固醇水平
反式脂肪酸	植物油加工成人造黄油或浓缩	乳制品、烘焙食品和零食	负面：增加低密度脂蛋白胆固醇和降低胆固醇水平
单不饱和脂肪酸	植物油（在室温下通常是液体）	橄榄、花生和菜子油	积极：降低低密度脂蛋白水平
多不饱和脂肪酸	海鲜和蔬菜油（在室温条件下较软或为液体）	玉米、向日葵、红花、油菜和亚麻油酸油	积极：降低低密度脂蛋白水平
Ω-3 脂肪酸	多脂鱼	金枪鱼、鲑鱼、鲱鱼和鲭鱼	积极：降低低密度脂蛋白胆固醇和三酰甘油

此外，正如第 22 章所讨论的那样，护士通过实施旨在预防跌倒和骨折的干预措施来解决安全问题。对于患有餐后低血压的老年人，可以在用餐时间实施干预措施。在机构或家庭护理机构，注册营养师将有助于制订一项解决餐后低血压的计划。同时，护士要负责有关干预措施的健康教育。一些可以有效降低餐后低血压的干预措施如低糖类饮食、阿卡波糖、绿茶以及延迟胃排空的药物（如木糖和天然食物补品瓜尔胶）等。框 20-9 栏总结了其他干预措施，它可以作为一个工具，来教育老年人如何预防直立

框 20-9　对直立性低血压和餐后低血压的教育

预防和管理直立性和餐后低血压
- 保持足够的液体摄入量（即每日 8 杯没有咖啡因的饮料）。
- 每天吃 5 或 6 小餐，而不是大吃大喝。
- 避免过度饮酒。
- 避免长时间坐着或站着不动，尤其是在饭后。

针对直立性低血压的健康促进措施
- 慢慢改变你的位置，特别是当从坐或躺的位置站起时。
- 在站起来之前，在床边坐几分钟。
- 保持良好的身体健康，尤其是良好的肌肉张力，并定期参加运动，但不过度运动（游泳是一个很好的锻炼形式，因为静水压阻止血液聚集于腿）。
- 早上起床开始穿齐腰高的弹性支撑服装或白天穿弹性长袜。
- 睡觉的床头升高。
- 白天在躺椅上休息时，把腿抬高。
- 在肠运动期间采取措施，防止便秘，避免紧张。
- 避免药物增加直立性低血压的危险，特别是如果存在额外的危险因素时（参考框 20-2）。

- 避免高温（如阳光直射、电热毯、热浴和淋浴），因为这些可导致外周血管扩张。
- 不要在站立时服用硝酸甘油。

针对餐后低血压的健康促进措施
- 通过餐后 1 小时而不是餐前 1 小时服用抗高血压药物来减小餐后低血压的危险。
- 食用低糖类饮食。
- 避免饮酒。
- 避免剧烈运动，特别是饭后 2 小时。

无法预防低血压时的安全措施
- 通过餐后静坐（或躺）一会儿来减少潜在的低血压负性功能结局。
- 当行走需要帮助时，及时寻求帮助。
- 适应环境，使危险和后果降到最低（如确保良好的照明，安装扶手，保持通道畅通）。

性低血压和餐后低血压。

护理措施有效性的评价

　　衡量健康促进干预措施有效性的一个指标是老年人对有关风险的正确信息的描述程度。此外，还包括老年人是否会表达改变或消除增加心血管功能受损风险的生活方式相关内容。

　　例如，老年人可能同意加入一个通过饮食措施降低血清胆固醇水平的锻炼计划。干预措施的有效性也可以通过确定实际危险因素的减少来衡量。例如，经过 6 个月的定期锻炼和饮食调整，某人的血清胆固醇水平可能从 238 mg/dl 减小到 198 mg/dl。对于心血管功能受损的老年人来说，护士应评价老年人症状和体征减轻的程度，以及老年人能够用言语表达管理他们身体状况的正确信息的程度。

展开式案例学习

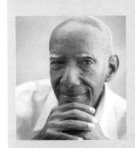

第 3 部分：C 先生，74 岁

　　C 先生现在 74 岁，仍然每月来老年人健康诊所检查血压。他报告说，他的医生最近开始用药物治疗高胆固醇，告诉他注意饮食，但对于如何处理他的胆固醇并没有给出进一步的信息或指导材料。

护理评估

　　C 先生不了解各种类型的脂肪对胆固醇和三酰甘油水平的影响，他没有意识到他称之为"灵魂食物"的饮食会增加心血管疾病的风险。虽然他说他已经听说了很多关于"好胆固醇和坏胆固醇"的信息，但他不知道食物的好坏。他试图买那些标有"无胆固醇"的食物，但标签上却标有不同种类的脂肪，很令人困惑。

护理诊断

　　护理诊断是无效的健康维护，与缺乏定期锻炼、导致高脂血症的饮食习惯、增加心血管疾病危险性的生活方式因素信息不足有关。这些危险因素的证据来自 C 先生的缺乏运动、饮食习惯、高血压病史、心血管疾病家族史。同时，C 先生描述关于运动和心血管功能之间的关系和用膳食措施来控制胆固醇的信息不足。

C 先生的健康照护计划

期望的结果	护理干预	护理评价
C 先生关于心血管损伤的危险因素的知识将会增加	• 讨论心血管功能受损的危险因素，使用图 20-1 和框 20-4。 • 强调可以通过改变生活方式解决危险因素（例如以锻炼、减肥和饮食措施控制胆固醇水平）。	• C 先生能够描述心血管疾病的危险因素。 • C 先生能够识别年龄相关改变带来的危险因素。
C 先生关于饮食和血清胆固醇水平关系的知识将会增加	• 使用来自美国心脏协会的教学材料来说明饮食和血清胆固醇水平之间的关系。提供一份小册子让 C 先生带回家。 • 建议 C 先生与他的妻子和女儿讨论小册子中的信息。	• C 先生能够准确描述饮食摄入和胆固醇水平的关系。 • C 先生将确定有助于提高血清胆固醇水平的家庭饮食习惯。

C 先生的健康照护计划（续）

期望的结果	护理干预	护理评价
	• 让 C 先生下个月把他的妻子带到护理诊所，这样你就可以和他们谈谈饮食措施来控制胆固醇。	
C 先生将改变一个导致高胆固醇水平的饮食习惯	• 与 C 先生一起列出与高胆固醇水平有关的食物（如油炸食品、火腿、猪油、培根和鸡蛋）。 • 给 C 先生一份框 20-8 的复印件并用它来讨论降低胆固醇的饮食措施。 • 让 C 先生选择一个对他的胆固醇水平有积极作用的饮食习惯进行改变（如从用猪油转向用植物油煎炸食品）。	• C 先生会说他愿意改变一种饮食习惯，这有助于他的高胆固醇水平。 • 下个月，C 先生将报告他改变了一种导致高胆固醇水平的饮食模式。
C 先生将会增加运动和心血管功能之间关系的知识	• 使用来自美国心脏协会的小册子指导有氧运动对心血管功能的影响。 • 回顾运动和体重之间的关系。	• C 先生将描述常规有氧运动的有益效果。
C 先生将在常规基础上开始定期锻炼	• 讨论 C 先生可以把锻炼融入日常活动的方式。 • 邀请 C 先生和他的妻子每月参加每日老年班项目，这个项目在老年中心提供午餐。	• C 先生会承诺每周 3 天做 30 分钟的锻炼。
C 先生将消除增加心血管疾病危险因素的生活方式	• 让 C 先生邀请他的妻子每月参加预约，这样她也可以获得重要的健康教育。 • 确定一个计划，使 C 先生和太太逐步纳入额外的膳食措施，以减少胆固醇进入家庭餐。 • 确定一个计划，使 C 先生和太太做每周 5 次、每次 30 分钟的锻炼。 • 与 C 先生讨论减肥，并强调改变饮食习惯和有规律的锻炼是能够帮助减肥的有效干预措施。	• C 先生在 6 个月的时间里，总胆固醇水平将达到 200 mg/ml 或更低。 • C 先生血清胆固醇水平将维持在 200 mg/ml 以下。 • C 先生将会报告说他每周锻炼 5 次，每次 30 分钟。 • C 先生将会报告说他遵循了框 20-8 中的饮食措施。 • C 先生体重将减少到 180～198 磅，他将保持这个体重。

思考题

• 影响 C 先生管理自己心血管疾病及解决危险因素的因素是什么？你怎样通过干预解决这些因素？

• 找到本章末尾所列的适合 C 先生的教育工具以探索对其的健康教育。

QSEN 的应用

QSEN 能力	知识 / 技能 / 态度	应用于 C 先生
以患者为中心	（K）整合从多个维度以患者为中心的护理的理解。 （K）描述使患者参与医疗过程各个方面的策略。 （K）检查阻碍患者积极参与的障碍。 （S）找出患者的价值观、偏好以及需求。 （S）提供对人生经历多样性的敏感和尊重的"以患者为中心"的护理。	• 帮助 C 先生找到一个可以改变的生活方式，并且他愿意用这一生活方式减少他的心血管危险因素。 • 与 C 先生和他的妻子讨论在老年中心参加的老年班。 • 当 C 先生下次来老年人健康诊所时，可以邀请他的妻子一起来，这样他的妻子也可以参与到关于减少 C 先生心血管危险因素的讨论中来。
团队精神和协作	（K）识别在帮助患者实现健康目标方面有贡献的其他个人和团体。 （S）整合在帮助患者实现健康目标方面扮演重要角色的人的贡献。	• 使用从美国心脏协会和美国国立卫生研究院获得的教育材料，包括专门为非裔美国人设计的材料。
循证实践	（S）个性化护理计划基于患者的价值观、临床专家和证据。 （A）重视将循证实践整合入最好的临床实践的决定中。	使用框 20-8 中的循证信息指导高胆固醇患者的营养干预。

本章重点

影响心血管功能的年龄相关改变

- 心肌和神经传导机制的退行性变化
- 动脉和静脉的退行性变化
- 压力反射机制的改变

影响心血管功能的危险因素（框 20-1）

- 动脉粥样硬化是一种开始于童年，在成年时期进展，在老年时期倾向于发展为心血管疾病的动脉病理变化
- 缺乏身体活动
- 吸烟和二手烟
- 饮食习惯
- 肥胖患病率（即体重指数为 30 kg/m² 或以上）
- 高血压（即血压 140/90 mmHg 或以上）
- 脂质紊乱
- 代谢综合征
- 心理社会因素
- 遗传和社会经济因素
- 女性和少数民族的特殊考虑

影响心血管健康的功能结局

- 对心脏功能的影响
- 对脉搏和血压的影响
- 对应对运动的影响
- 对循环系统的影响

影响心血管功能的病理状况

- 直立性或餐后低血压

心血管功能的护理评估（图 20-1，表 20-1，框 20-3 ～ 20-5）

- 心血管功能基线（心率、心音和心律）
- 血压，包括高血压和直立性或餐后低血压
- 心血管疾病危险因素，强调可变的条件
- 心脏病的症状和体征
- 关于心脏病的了解

护理诊断

- 无效的健康维护
- 心排血量减少
  - ◆ 准备加强营养

◆ 准备增强知识

健康结局计划

- 健康促进行为
- 风险控制：心血管健康
- 风险控制：烟草使用
- 心脏病自我管理

促进心血管功能健康的护理措施（框 20-1，框 20-6 ～ 20-9）

- 通过营养干预解决风险
- 通过生活方式干预（锻炼、健康饮食、最佳体重、戒烟）解决风险
- 老年人心血管疾病二级预防项目

- 药物干预预防心血管疾病
- 预防和管理高血压
- 预防和管理脂质紊乱
- 预防和管理直立性及餐后低血压

护理干预有效性的评价

- 口头表达关于风险的正确信息
- 报告参与健康促进干预措施（如有益于心脏的健康饮食，经常锻炼，减肥，戒烟）
- 心血管功能指标在正常范围内（如血压、血脂）
- 心血管疾病减轻的症状和体征

评判性思维练习

1. 讨论以下因素如何影响心血管功能，包括直立性低血压、生活方式、药物、年龄相关改变和病理状况。

2. 演示如何教一位家庭健康助手正确评估血压和直立性低血压。

3. 如果你评估一位在心血管功能方面没有任何不适主诉的老年人，但是他在过去的 1 个月里跌倒 2 次，并且在过去的 1 年里保健专业人员并没有对他进行评估。描述你将提出的问题和考虑。

4. 你被邀请给一个老年中心做题为"保持心脏健康"的健康教育讲座。在这个健康教育中将包括哪些信息？你会建议你的听众利用哪些当地资源（即在本地区中，机构或组织的具体联系信息）获取进一步的信息？你会使用哪些辅助视听教材？你会如何使参与者进行讨论？

5. 你在一个养老机构工作，这里的部分居民有直立性低血压。你关于直立时低血压管理的健康教育内容包含哪些？

（王海妍　郭红　译）

参考文献

Abdel-Rahman, T. A. (2012). Orthostatic hypotension before and after meal intake in diabetic patients and healthy elderly people. *Journal of Family & Community Medicine, 19*(1), 20–25.

American Heart Association. (2013). *Heart disease statistics at a glance.* Available at www.goredforwomen.org/. Accessed August 22, 2013.

Arena, R., Williams, M., Forman, D. E., et al. (2012). Increasing referral and participation rates to outpatient cardiac rehabilitation: The valuable role of healthcare professionals in inpatient and home health settings. *Circulation, 125*, 1321–1329.

Arranz, S., Valderas-Martinez, P., Chiva-Blanch, G., et al. (2013). Cardioprotective effects of cocoa: Clinical evidence from randomized clinical intervention trials in humans. *Molecular Nutrition & Food Research, 57*(6), 936–947.

Aung, A. K., Corcoran, S. J., Nagalingam, V., et al. (2012). Prevalence, associations, and risk factors for orthostatic hypotension in medical, surgical, and trauma patients. *The Ochsner Journal, 12*(1), 35–41.

Barnes, A. S. (2012). Obesity and sedentary lifestyles risk for cardiovascular disease in women. *The Texas Heart Institute Journal, 39*(2), 224–227.

Berry, J. D., Dyer, A., Cai, X., et al. (2012). Lifetime risks of cardiovascular disease. *New England Journal of Medicine, 366*(4), 321–329.

Brewster, L. M., & Seedat, Y. K. (2013). Why do hypertensive patients of African ancestry respond better to calcium blockers and diuretics than to ACE inhibitors and beta-adrenergic blockers? A systematic review. *BMC Medicine.* Available at www.biomedcentral.cm/1741-7015/11/141. Accessed August 27, 2013

Brook, R. D., Appel, L. J., Rubenfire, M., et al. (2013). Beyond medications and diet: Alternative approaches to lowering blood pressure: A scientific statement from the American Heart Association. *Hypertension, 61*(6), 1360–1383.

Cacciolati, C., Hanon, O., Dufouil, C., et al. (2013). Categories of hypertension in the elderly and their 1-year evolution. *Journal of Hypertension, 31*(4), 680–689.

Castellon, X., & Bogdanova, V. (2013). Screening for subclinical atherosclerosis by noninvasive methods in asymptomatic patients with risk factors. *Clinical Interventions in Aging, 8*, 573–580.

Colquhoun, D. M., Bunker, S. J., Clarke, D. M., et al. (2013). Screening, referral and treatment of depression in patients with coronary heart disease. *Medical Journal of Australia, 198*(9), 483–484.

Dalusung-Angosta, A. (2011). The impact of tai chi exercise on coronary heart disease: A systematic review. *Journal of the American Academy of Nurse Practitioners, 23*(7), 376–381.

de Boer, S. P., Serruys, P. W., Valstar, G., et al. (2013). Life-years gained by smoking cessation after percutaneous coronary intervention. *American Journal of Cardiology, 112*(9), 1311–1314.

Delgado, J., Jacobs, E. A., Lackland, D. T., et al. (2012). Differences in blood pressure control in a large population-based sample of older African Americans and Non-Hispanic Whites. *Journals of Gerontology: Medical Sciences, 67*(11), 1253–1258.

Doering, L. V., Chen, B., Bodan, R. C., et al. (2013). Early cognitive behavioral therapy for depression after cardiac surgery. *Journal of Cardiovascular Nursing, 28*(4), 370–379.

Eckel, R. H., Jakicic, J. M., Ard, J. D. (2013). 2013 AHA/ACC Guideline on Lifestyle Management to Reduce Cardiovascular Risk: A report of the American College of Cardiology/American Heart Association Task Force on Practice Guidelines. *Circulation.* [Epub ahead of print].

Ellam, S., & Williamson, G. (2013). Cocoa and human health. *Annual Review of Nutrition, 33*, 105–128.

Emerging Risk Factors Collaboration. (2012). C-Reactive protein, fibrinogen, and cardiovascular disease prediction. *New England Journal of Medicine, 367*(14), 1310–1320.

Estruch, R., Ros, E., Salas-Salvado, J, et al. (2013). Primary prevention of cardiovascular disease with a Mediterranean diet. *New England Journal of Medicine, 368*(14), 1279–1290.

Fakhouri, T., Ogden, C. L., Carroll, M. D., et al. (2012). Prevalence of obesity among older adults in the United States, 2007-2010. *National Center for Health Statistics, Data Brief No. 106.* Washington, DC: U.S. Department of Health and Human Services.

Felix-Redondo, F. J., Grau, M., & Fernandez-Berges, D. (2013). Cholesterol and cardiovascular disease in the elderly: Facts and gaps. *Aging and Disease, 4*(3), 154–169.

Fitzgerald, K. C., Chiuve, S. E., Buring, J. E., et al. (2012). Comparison of associations of adherence to a DASH-style diet with risks of cardiovascular disease and venous thromboembolism. *Journal of Thrombosis and Haemostasis, 10*(2), 189–198.

Frazier, L., Sanner, J., Yu, E., et al. (2013). Using a single screening question for depressive symptoms in patients with acute coronary syndrome. *Journal of Cardiovascular Nursing.* [Epub ahead of print]. doi:10.1097/JCN.0b013e318291ee16.

Friedmann, E., Son, H., Thomas, S., et al. (2014). Poor social support is associated with increases in depression but not anxiety over 2 years in heart failure outpatients. *Journal of Cardiovascular Nursing, 29*(1), 20–28.

Fukushima, T., Asahina, M., Fujinuma, Y., et al. (2013). Role of intestinal peptides and the autonomic nervous system in postprandial hypotension in patients with multiple system atrophy. *Journal of Neurology, 260*(2), 475–483.

Go, A. S., Mozaffarian, D., Roger, V. L., et al. (2014). Heart disease and stroke statistics: 2014 update: A report from the American Heart Association. *Circulation, 128*, e1–e267.

Goff, D. C., Lloyd-Jones, D. M., Bennett, G., et al. (2013). 2013 ACC/AHA Guideline on the assessment of cardiovascular risk: A report of the American College of Cardiology/American Heart Association Task Force on Practice Guidelines. *Circulation.* [Epub ahead of print].

Graven, L. J., & Grant, J. (2012). The impact of social support on depressive symptoms in individuals with heart failure. *Journal of Cardiovascular Nursing, 28*(5), 429-443.

Hagins, M., States, R., Selfe, T., et al. (2013). Effectiveness of yoga for hypertension: Systematic review and meta-analysis. *Evidence-Based Complementary and Alternative Medicine,* Article ID 649836. doi:10.1155.2013/649863.

Hartley, L., Flowers, N., Holmes, J., et al. (2013). Green and black tea for the primary prevention of cardiovascular disease. *The Cochrane Database of Systematic Reviews.* doi:10.1002/14651858.CD009934.pub2.

Herdman, T. H. (Ed.). (2012). *NANDA International Nursing Diagnoses: Definitions and classification 2012–2014.* Oxford: Wiley-Blackwell.

James, P. A., Oparil, S., Carter, B. L., et al. (2014). 2014 Evidence-based guideline for the management of high blood pressure in adults: Report from the panel members appointed to the Eighth Joint National Committee (JNC 8). *Journal of the American Medical Association, 311*(5), 507–520.

Jones, E., Woods, C., & Hayman, L. (2013). Promoting cardiovascular health and reducing disparities among American Indians and Alaska Natives. *Journal of Cardiovascular Nursing, 28*(1), 5–7.

Kariuki, J. K., Stuart-Shor, E. M., & Hayman, L. L. (2013). The concept of risk as applied to cardiovascular disease. *Journal of Cardiovascular Nursing, 28*(3), 201–203.

Kim, H. S., & Cho, K. I. (2013). Impact of chronic emotional stress on myocardial function in postmenopausal women and its relationship with endothelial dysfunction. *Korean Circulation Journal, 43*, 295–302.

Lagro, J., Meel-van den Abeelen, A., de Jong, D. L., et al. (2013). Geriatric hypotensive syndromes are not explained by cardiovascular autonomic dysfunction alone. *Journals of Gerontology: Medical Sciences, 68*(5), 581–589.

Li, J., & Siegrist, J. (2012). Physical activity and risk of cardiovascular disease: A meta-analysis of prospective cohort studies. *Indian Journal of Environmental Research and Public Health, 9*, 391–407.

Lim, L. S., Hag, N., Mahmood, S., et al. (2011). Atherosclerotic cardiovascular disease screening in adults: American College of Preventive Medicine position statement on preventive practice. *American Journal of Preventive Medicine, 40*(3), 381.e1–10. doi:10.1016/j.amepre.2010.11.021.

Lo, H. M., Yeh, C. Y., Chang, S. C., et al. (2012). A tai chi exercise programme improved exercise behaviour and reduced blood pressure in outpatients with hypertension. *International Journal of Nursing Practice, 18*(6), 545–551.

Miller, M., Stone, N. J., Ballantyne, C., et al. (2011). Triglycerides and cardiovascular disease: A scientific statement from the American Heart Association. *Circulation, 123*, 2292–2333.

Miuri, K., Stamler, J., Brown, I., et al. (2013). Relationship of dietary monounsaturated fatty acids to blood pressure: The international study of macro/micronutrients and blood pressure. *Journal of Hypertension, 31*(6), 1144–1150.

Mody, P., Gupta, A., Bikdeli, B., et al. (2012). Most important articles on cardiovascular disease among racial and ethnic minorities. *Circulation: Cardiovascular Quality and Outcomes, 5*, e33–e41.

Mosca, L., Benjamin, E., Berra, K., et al. (2011). Effectiveness-based guidelines for the prevention of cardiovascular disease in women—2011 update. *Circulation, 123*, 1243–1262.

Mosca, L., Hammond, G., Mochari-Greenberger, H., et al. (2013). Fifteen-year trends in awareness of heart disease in women. *Circulation, 127*. doi:10.1161/CIR.0b013e318287ef2f.

Neylon, A., Canniffe, C., Anand, S., et al. (2013). A global perspective on psychosocial risk factors for cardiovascular disease. *Progress in Cardiovascular Disease, 55*(6), 574–581.

Nilsson, P., Boutouyrie, P., Cunha, P., et al. (2013). Early vascular ageing in translation: From laboratory investigations to clinical applications in cardiovascular prevention. *Journal of Hypertension, 31*(8), 1517–1526.

Ng, S. M., Wang, C. W., Ho, R. T., et al. (2012). Tai chi exercise for patients with heart disease: A systematic review of controlled clinical trials. *Alternative Therapies in Health and Medicine, 18*(3), 16–22.

Noguchi, Y., Asayama, K., Staessen, J. A., et al. (2013). Predictive power of home blood pressure and clinic blood pressure in hypertensive patients with impaired glucose metabolism and diabetes. *Journal of Hypertension, 31*. doi:101097/0b013e328361732c.

Okonta, N. R. (2012). Does yoga therapy reduce blood pressure in patients with hypertension? *Holistic Nursing Practice,* 137–141.

Oliva, R. V., & Bakris, G. L. (2012). Management of hypertension in the elderly population. *Journals of Gerontology: Medical Sciences, 67*(12), 1343–1351.

Omboni, S., Gazzola, R., Carabelli, G., et al. (2013). Clinical usefulness and cost effectiveness of home blood pressure telemonitoring: Meta-analysis of randomized controlled studies. *Journal of Hypertension, 1*, 455–468.

Pearson, T. A., Palaniappan, L., Atinian, N., et al. (2013). American Heart Association guide for improving cardiovascular health at the community level, 2013 update. *Circulation, 127*, 1730–1753.

Pepersack, T., Gilles, C., Petrovic, M., et al. (2013). Prevalence of orthostatic hypotension and relationship with drug use amongst older patients. *Acta Clinica Belgica, 68*(2), 107–112.

Peterson, J. A. (2012). One theoretic framework for cardiovascular disease prevention in women. *Journal of Cardiovascular Nursing, 27*(4), 295–302.

Prata, J., Ramos, S., Martins, A., et al. (2014). Women with coronary artery disease: Do psychosocial factors contribute to a higher cardiovascular risk? *Cardiology in Review, 22*(1), 25–29.

Rabito, M. J., & Kaye, A. D. (2013). Complementary and alternative medicine and cardiovascular disease: An evidence-based review. *Evidence-Based Complementary and Alternative Medicine, 8*. doi:1155/2013/67297.

Rees, K., Hartley, L., Flowers, N., et al. (2013). "Mediterranean" dietary pattern for the primary prevention of cardiovascular disease. *The Cochrane Database of Systematic Reviews, 8*, CD009824. doi: 10.1002/14651858.CD009825.pub2.

Salehi-Abargouei, A., Maghsoudi Shirani, Z., Shirani, F. et al. (2013). Effects of dietary approaches to stop hypertension (DASH)-style diet on fatal or nonfatal cardiovascular diseases—Incidence: A systematic reviews and meta-analysis on observational prospective studies. *Nutrition, 29*(4), 611–618.

Savarese, G., Gotto, A. M., Paolillo, S., et al. (2013). Benefits of statins in elderly subjects without established cardiovascular disease: A meta-analysis. *Journal of the American College of Cardiology, 62*(22), 2290–2299.

Scholl, J. (2012). Traditional dietary recommendations for the prevention of cardiovascular disease: Do they meet the needs of our patients? *Cholesterol,* Article ID 367898. doi:10.1155/2012/367898.

Setayeshgar, S., Whiting, S. J., & Vatanparast, H. (2013). Prevalence of 10-year risk of cardiovascular diseases and associated risks in Canadian adults: The contribution of cardiometabolic risk assessment introduction. *International Journal of Hypertension,* Article ID 276564. doi:10.1155/2013/276564.

Smith, S. C., Collins, A., Ferrari, R., et al. (2012). Our time: A call to save preventable death from cardiovascular disease (heart disease and stroke). *Circulation, 126*, 2769–2775.

Son, J. T., & Lee, E. (2012). Postprandial hypotension among older residents of a nursing home in Korea. *Journal of Clinical Nursing, 21*(23–24), 3565–3573.

Son, J. T., & Lee, E. (2013). Comparison of postprandial blood pressure reduction in elderly by different body position. *Geriatric Nursing, 34,* 282–288.

Steptoe, A., & Kivimaki, M. (2013). Stress and cardiovascular disease: An update on current knowledge. *Annual Review of Public Health, 34,* 337–254.

Stone, N. J., Robinson, J., Lichtenstein, C., et al. (2013). 2013 ACC/AHA Guideline on treatment of blood cholesterol to reduce atherosclerotic cardiovascular risk in adults: A report of the American College of Cardiology/American Heart Association Task Force on Practice Guidelines. *Circulation.* [Epub ahead of print].

Suls, J. (2013). Anger and the heart: Perspectives on cardiac risk, mechanisms and interventions. *Progress in Cardiovascular Disease, 55*(6), 538–547.

Taylor, F., Huffman, M. D., Macedo, A. F., et al. (2013). Statins for the primary prevention of cardiovascular disease. *The Cochrane Database of Systematic Reviews, 1*, CDC004816. doi:10.1002/14651858.CDC004816.pub5.

Thurston, R. C., Rewak, M., & Kubzansky, L. D. (2013). An anxious heart: Anxiety and the onset of cardiovascular diseases. *Progress in Cardiovascular Disease, 55*(6), 524–537.

U.S. Preventive Services Task Force. (2012). *The Guide to Clinical Preventive Services 2012: Recommendations of the U.S. Preventive Services Task Force.* Agency for Healthcare Research and Quality, Publication no. 12-05154. Available at www.ahrq.gov. Accessed January 2, 2014.

van Hateren, K. J., Kleefstra, N., Blanker, M. H., et al. (2012). Orthostatic hypotension, diabetes, and falling in older patients. *British Journal of General Practice, 62*(603), e696–e702.

Weber, M. A., Schiffrin, E. L, White, W. B., et al. (2014). Clinical practice guidelines for the management of hypertension in the community: A statement by the American Society of Hypertension and the International Society of Hypertension. *Journal of Hypertension, 32*(1), 3–15.

Weihua, L., Yougang, W., & Jing, W. (2013). Reduced or modified dietary fat for preventing cardiovascular disease. *Journal of Cardiovascular Nursing, 28*(3), 204–205.

Whelton, P. K., Appel, L., Sacco, R., et al. (2012). Sodium, blood pressure, and cardiovascular disease: Further evidence supporting the American Heart Association sodium reduction recommendations. *Circulation, 126*, 2880–2889.

Xin, W., Lin, Z., & Li, X. (2013). Orthostatic hypotension and the risk of congestive heart failure: A meta-analysis of prospective cohort studies. *PLoS One, 8*(5), e63169.

Zanasi, A., Tincani, E., Evandri, V., et al. (2012). Meal-induced blood pressure variation and cardiovascular mortality in ambulatory hypertensive elderly patients. *Journal of Hypertension, 30*(11), 2125–2132.

第 21 章　呼吸功能

学习目标

阅读本章后，能够：

1. 描述与年龄相关的呼吸功能变化。
2. 识别阻碍呼吸健康的危险因素。
3. 讨论影响老年人呼吸功能的功能性结果。
4. 评估呼吸功能并加强识别促进呼吸功能健康的机会。
5. 确定相应的护理措施用于改善呼吸功能并减少影响呼吸健康的危险因素。

关键术语

吸入性肺炎	弹性回缩
慢性阻塞性肺疾病	脊柱后凸症
肺实质	被动吸烟
导管（支气管）扩张症	无烟烟草

呼吸最主要的功能是为血液提供氧气、移除二氧化碳。良好的呼吸功能是必不可缺的条件，因为身体所有器官和组织都需要氧气。身体健康、不吸烟的老年人能弥补老化带来的呼吸功能变化，而吸烟、麻醉和急性或慢性疾病的危险因素是损害老年人呼吸功能的重要方式。

影响呼吸功能的年龄老化因素

与其他生理功能一样，年龄老化因素所导致的疾病进程和外部因素很难区别，如环境因素。虽然这些影响贯穿生命的始终，特别是有时与危险因素相结合，但它们的累积影响更多体现在老年阶段。

本节内容概括了与老化相关的呼吸系统变化，以及探讨该变化在功能性结果上的影响。

上呼吸道结构

年龄老化对鼻部和其他上呼吸道结构的舒适和功能的影响如下。

- 退行性病变导致鼻部结缔组织的鼻小柱收缩和支撑不足、鼻尖向下旋。
- 鼻内血流减缓，导致鼻甲缩小。
- 由于鼻咽部退行性病变导致黏液稠厚。
- 由于软骨钙化导致气管硬化。
- 喉反射和咳嗽反应减弱。
- 喉神经末梢萎缩。

胸壁与肌肉骨骼结构

胸腔和脊椎肌肉骨骼结构同样受老化的影响，其他骨骼肌肉组织也受到影响：如肋骨和椎骨骨质疏松、软肋骨钙化、呼吸肌减弱。随着年龄的增长，以下结构随之发生变化：脊柱后凸、胸腔缩窄、胸壁僵硬和胸壁前后径增加。整体上，老年人要达到有效的呼吸需要耗费更多的体力。

肺结构和功能

年龄老化影响肺实质，即使是健康的老年人，肺部也会变得越来越松弛。肺实质是呼吸系统中的一部分，是气体交换的场所。年龄变化主要影响以下的呼吸功能。

- 20 或 30 岁发生支气管扩张症并不断持续加重，最终导致解剖上的无效腔逐渐增加。

促进老年人呼吸健康

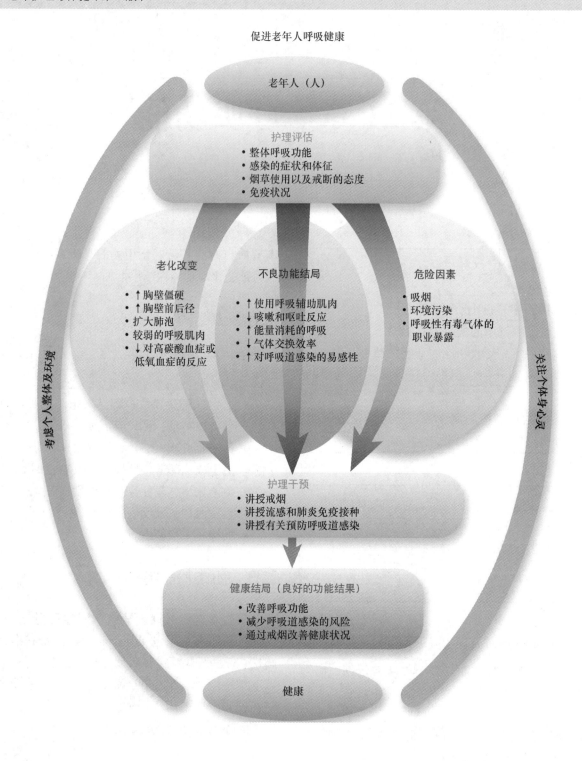

老年人（人）

护理评估
- 整体呼吸功能
- 感染的症状和体征
- 烟草使用以及戒断的态度
- 免疫状况

考虑个人整体及环境

关注个体身心灵

老化改变
- ↑胸壁僵硬
- ↑胸壁前后径
- 扩大肺泡
- 较弱的呼吸肌肉
- ↓对高碳酸血症或低氧血症的反应

不良功能结局
- ↑使用呼吸辅助肌肉
- ↓咳嗽和呕吐反应
- ↑能量消耗的呼吸
- ↓气体交换效率
- ↑对呼吸道感染的易感性

危险因素
- 吸烟
- 环境污染
- 呼吸性有毒气体的职业暴露

护理干预
- 讲授戒烟
- 讲授流感和肺炎免疫接种
- 讲授有关预防呼吸道感染

健康结局（良好的功能结果）
- 改善呼吸功能
- 减少呼吸道感染的风险
- 通过戒烟改善健康状况

健康

- 肺动脉变宽、壁变厚且弹性下降。
- 毛细血管数量减少。
- 肺毛细血管血容量减少。
- 黏膜层出现扩散、增厚现象。

弹性回缩是通过抵制呼吸道扩张并维持肺表面正压，从而保持呼吸过程中呼吸道开放的特征。如果气道过早闭合，会导致气体交换受限并且肺不能呼气而无法达到最大肺容量。年龄老化对肺实质和弹性纤维的阻碍是产生弹性回缩，导致气道过早闭合。因为这些年龄变化，肺部较低处气体交换受牵连，使吸入气体优先分布于较高处肺部。这些变化产生的影响包括降低了动脉血氧分压和改变了气流率。

高碳酸血症和低氧时呼吸频率会发生代偿性变化。高碳酸血症是由位于延髓的中央化学感受器产生的反应，而低氧是由位于颈动脉和主动脉的外周化学感受器产生的反应。年龄老化减少低氧和高碳酸血症时的通气反应，因此当血气异常时会发生呼吸急促或其他的呼吸症状，老年人可能会出现精神方面的变化。

免疫功能的变化

即便是对健康的老年人，免疫系统中年龄变化也会影响呼吸功能。例如，研究表明 T 细胞的老化是老年人肺部疾病患病率增加的主要因素（Lee，Shin，& Kang，2012）。

影响呼吸健康的危险因素

对任何年龄段的人，吸烟都是肺部疾病和损害呼吸功能的最重要的单个危险因素，它的风险和后果都是直接的、累积的。对于不吸烟者，我们可以通过健康促进干预措施来改善他们的呼吸功能。而对于吸烟者，关注吸烟的严重不良后果对他们而言是至关重要的。

烟草使用

吸烟通过对呼吸系统的多重加温和化学反应导致对机体有害的影响。呼吸系统上有害的生理影响包括支气管狭窄、通气气流减少、呼吸道黏膜炎症反应和纤毛作用受限，使咳嗽和气道黏液分泌物增加并且减弱人体对有害物质的防御能力。显著增加肺部、心血管系统和其他系统疾病的患病风险是吸烟后更为严重的结局。因此，世界上公认导致死亡的最可预防疾病是与吸烟相关的疾病。即使是烟斗、雪茄和无烟烟草（例如电子香烟、嚼烟或口香糖）也会被认为比香烟更安全。对于那些吸烟者来说，他们吸烟的类型和数量都会不同程度地影响他们最终的健康情况（American Cancer Society，2013）。

美国癌症协会（2013）引用了一些吸烟所致严重危险和不良影响证据的例子如下。

- 半数持续性吸烟者死于吸烟相关的疾病。
- 在美国，吸烟所致的死亡占总死亡率的 20%，占癌症死亡率的 30%，占肺癌死亡率

的 87%。

- 男、女性吸烟者肺癌死亡率分别是不吸烟者的 23 和 13 倍。
- 吸烟增加了以下类型癌症的发病风险：鼻窦癌、鼻咽癌、鼻腔癌、唇癌、口腔癌、喉癌、咽癌、食管癌、肺癌、肾癌、膀胱癌、胃癌、胰腺癌、结直肠癌、卵巢癌、宫颈癌和急性髓性白血病。目前尚缺乏关于吸烟增加女性乳腺癌的证据。
- 吸烟是心脏病、心血管疾病、慢性支气管炎和肺气肿的主要病因，也与胃溃疡的发生有关。

研究者认为老年人身体状况受到吸烟的严重影响，比如认知障碍（Okusaga，Stewart，Butcher，et al.，2013；Rincon & Wright，2013）、骨质疏松（Ni，Glavin，& Power，2013）、老化黄斑变性（Willeford & Rapp，2012）以及听力损伤（Yamasoba，Lin，Someya，et al.，2013）。老年人在老年时期戒烟的研究显示，戒烟对促进老年人健康存在有益作用。例如，2013 年 Gellert 和他的同事对 8807 名年龄在 50 ~ 74 岁的从不吸烟者、目前吸烟者和曾吸烟者进行比较，平均跟踪随访 9.1 年后推论出戒烟对老年人有快速、高效的益处。

另一个存在于老年人中的与吸烟相关的健康潜在有害影响是吸烟会改变药物疗效。药物相互作用会发生在吸香烟或尼古丁产物以及近期戒烟者身上。相互作用是由烟碱或烟草烟雾中碳氢化合物直接作用产生的生理效应，可影响药物的肝代谢。药物-尼古丁相互作用的其他信息和例证将在第 8 章论述。

🌐 差异性提示

2011 年美国不同种族成年人的吸烟率从高到低排列如下：美洲印第安人/阿拉斯加土著人（31.5%）、非西班牙裔白人（20.6%）、非西班牙裔黑人（19.4%）、西班牙人（12.9%）和亚洲人（9.9%）（Centers for Disease Control and Prevention，2012）。

💡 健康机会

我们需要意识到告知老年人常忽略的现象，即关于药物与尼古丁产物间存在的潜在的相互作用。

二手烟和其他环境因素

二手烟是来自吸烟者呼出的烟雾和烟制品燃烧产生的烟混合物。虽然在1972年二手烟的副作用被某卫生局局长报道时受到质疑，但之后越来越多的证据指出暴露在二手烟环境中是不安全的。以下证实与二手烟相关风险的数据来自美国癌症协会（2013）：

- 二手烟包含超过7000种化学物质，其中包含至少69种已知的致癌物。
- 在美国每年由二手烟所致的心脏病和肺癌的死亡数估计为46 000和3400人。
- 目前尚缺乏关于二手烟增加乳腺癌发病风险的证据。
- 二手烟的影响结果包括咳嗽、喘息、胸闷和肺功能下降。

研究也发现关于二手烟与老年人认知障碍间的关联，证据显示二手烟是痴呆症重要的危险因素之一（Chen，Wilson，Chen，et al.，2013；Orsitto，Turi，Venezia，et al.，2012）。

其他导致负性结局的环境危险因素是吸入空气污染物。与香烟烟雾的影响相同，空气污染物的影响是多年累积下来的，因此，对于在空气污染物中生存八九十年的老年人，它对身体的影响会增加。另一种职业暴露带来的危险因素是处于有毒物质环境中，是长期工作累积的结果。例如，采矿和消防工作的老年人通常无法受到20世纪70年代开始的职业安全和健康法案中规定的保护措施。此外，老年人工作时期没有其他更多的途径了解接触那些化学物质对身体存在有害影响的相关知识。即使长期暴露在有害物质的环境中，人体直到老年期后可能才会出现相应症状或现象。在框21-1中列出了与增加呼吸系统疾病危险因素有关的职业。

其他危险因素

老年人还有其他相关危险因素的状况（如肥胖或慢性疾病）妨碍他们以最佳的呼吸状态完成适当体力活动所需的一般能力。此外，即便是急性病短期卧床期间都会增加肺炎发生的风险或使慢性肺病的病情恶化。脊柱后凸症与不良姿势和浅快呼吸模式有关系，它会减弱老年人的呼吸功能。在预防下

框 21-1　增加呼吸系统疾病危险的劳动者
消防员
矿工
交通管制员
船厂工人
橡胶工人
铝作业工人
钢铁厂工人
隧道街道维修工人
石棉工人
采石厂工人
农民、农业工人、谷物处理者
建筑工人
造纸厂工人
暴露在下述环境中的工人：灰尘、烟雾、气体、镍、砷、铍、铬或辐射

呼吸道感染一节中会提到，未进行疫苗接种与肺炎和流感的发病风险增加有关。

服用药物会在一些方面增加呼吸功能受损的风险。例如，镇静药和抗胆碱能药会使黏液干燥而影响上呼吸道功能。药物也会导致呛咳或持久性干咳（如血管紧张素转化酶抑制剂）。

影响呼吸系统健康的功能结局

经肺活量测定法测量，即使不吸烟的健康老年人也因老化存在呼吸功能及肺功能衰退的现象（Ren，Li，Zhao，et al.，2012）。虽然这些功能性结果在老年人的常规活动中难以被发现，但在有生理应激的情况下，由于他们的呼吸系统换气效率降低，因此会产生呼吸困难和疲乏的症状。上呼吸道形态的退行性病变引起了额外的次要功能结局，如表21-1所示。总之，健康的老年人要耗费更多的体力才可达到与年轻人相同的通气效率，但这对不吸烟健康老年人的总体影响最低。吸烟或有其他危险因素的老年人与年轻人相同都会经历相同的不良后果，但因为这些影响具有累积性，所以对老年人会造成更严重的结局。

健康机会

认识到鼓励和帮助患者改变卧位、坐位和行走姿势的重要性，这是促进良好呼吸功能的一项必要干预措施。

表 21-1　老化影响呼吸系统功能的功能性结果	
变化	**结果**
退行性病变影响鼻腔和上呼吸道结构	打鼾、经口呼吸、咳嗽、咽反射降低和鼻塞感
胸廓前后径增加、胸壁僵硬、肌肉和隔膜萎缩	呼吸辅助肌使用增加，呼吸效率耗能增加
肺泡扩大、肺泡壁变薄、毛细血管数量减少	气体交换效率降低、血氧分压降低
弹性顺应性减弱、早期气道关闭	肺容量改变、呼吸总效率轻微下降

下呼吸道感染的易感增加

即使是不吸烟的健康老年人，与呼吸系统健康相关最重要的功能结局是呼吸道和免疫系统出现年龄相关变化。因为这些年龄相关变化，老年人不同类型的下呼吸道感染的患病和死亡率较高，其中包括肺炎、流感和西尼罗河病毒感染（Goldstein，2012）。肺炎和流感是导致老年人死亡的第四大死因（National Center for Health Statistics，2012）。此外对于老年人而言，即使是不吸烟的老年人也存在其他会增加他们下呼吸道感染的危险因素，其中包括年龄相关的生理储备减少和接触有害物质的累积影响，如烟草烟雾、职业性粉尘和室内外空气污染物（Fragoso & Gill，2012）。

老年人罹患呼吸系统感染的其他因素包括疲乏、吞咽困难、重大疾病以及功能状态减弱。住院患者和长期被照护者缺乏口腔方面的护理是一个增加肺炎发生的危险因素（Tada & Miura，2012）。另一复杂因素是由于老年人早期患病的临床表现不明显 / 轻微所致诊断下呼吸道感染困难，该部分会在呼吸系统功能评估一节中论述。

吸入性肺炎（aspiration pneumonia）被定义为由食物或分泌物进入支气管引起的肺部炎症，是老年人常见的严重呼吸道疾病的危险因素。吸入性肺炎的一个主要危险因素是吞咽困难，影响 25% 的独立生活老年人以及超过 50% 的养老机构居住老年人（Clave，Rofes，Carrion，et al.，2012；Serra-Prat，Palomera，Gomez，et al.，2012）。吸入性肺炎的其他危险因素包括胃酸缺乏、全身虚弱、鼻饲、营养不良、脱水、咳嗽减少、唾液分泌减少、免疫功能及意识水平降低。

肺结核的易感性增加

肺炎和流感的易感性增加，会提高老年人患肺结核的风险。老年人肺结核的危险因素包括吸烟、糖尿病、营养不良和虚弱体质。近年来，各年龄层人群的肺结核发病率在稳步下降，但在美国以外出生者及少数民族 / 种族中发生率仍较高。此外，65

> **差异性提示**
>
> 在老年人中，男性、非白种人、移民和长期居住于照护机构者的肺结核发病率最高（Hochberg & Horsburgh，2013）。

一个学生的反思

我很荣幸能照护一名肺气肿的患者 E.A.。我在照护过程中了解了该疾病及关于如何对其需求进行针对性护理。刚开始我被 E.A. 的呼吸声震惊了，我知道她不能进行良好的呼吸，但我不清楚该如何帮她缓解，并为她的呼吸状态不能够维持她身体所需而感到难过。我很佩服她能在低氧状态下继续坚强地生存。

我很乐意倾听 E.A. 的诉说，从中我能完全了解并评估她目前的呼吸功能。每当周五在养老院与她书面沟通 3 小时后，我都会被她深深地感动。只要有人倾听，她都会在倾听者身边与之互动。我很高兴能够给予她帮助。我相信与她在一起的经历会让我一直记得：除了给予患者生理上的照护，同时也要注意其心理上的护理。

下周，我将帮助 E.A. 站起与穿衣，让她在这些方面有所改善。我希望能帮她独立完成基本的日常生活活动，让她有成就感。帮她取得一些成效会有助于她提高自己的社交自信。在这个方面她需要大量帮助，我希望下一周能尽可能地帮助她。

Jenna W.

> **差异性提示**
>
> 一篇综述的结果显示与年轻人相比，老年或非裔美国人的社区住院患者获得性肺炎死亡率较高（Dickerson & Smith，2012）。

岁及以上老年人发病率高于其他年龄段人群，每 10 万人中有 5.4 人患病（Centers for Disease Control and Prevention，2011）。长期被照护者的肺结核发病率较高与许多危险因素有关，如肺结核较易传播。此外，多变和微妙的临床表现会干扰对老年人肺结核的识别和治疗。

影响呼吸功能的病理状态：慢性阻塞性肺疾病

慢性阻塞性肺疾病（chronic obstructive pulmonary disease，COPD，简称慢阻肺）是指两类肺疾病，即肺气肿和慢性支气管炎，其特征以慢性气流阻塞、干扰正常的呼吸为主。在美国，慢性阻塞性肺疾病是老年人的第五大死因，80% ～ 90% 的死亡由吸烟所致（American Lung Association，2010）。增加慢性阻塞性肺疾病风险的状况包括吸烟（最重要的因素）、暴露于二手烟和其他空气污染物中、年龄增加、遗传倾向、社会经济地位低和儿童呼吸道疾病史。

慢性阻塞性肺疾病最常见的表现是咳嗽、呼吸困难、喘息和痰多。老年人慢性阻塞性肺疾病的后果包括更长、更频繁的住院时间，出院后入疗养院的风险增加，健康相关生活质量降低。研究表明，80% 患 COPD 的老年人伴有并发性疾病，并可能将呼吸困难归因于其他疾病，如衰老（Akgun，Crothers，& Pisani，2012）。国家数据显示慢阻肺患者多合并其他疾病，其中包括关节炎、抑郁、骨质疏松症、癌症、冠心病、心力衰竭和脑卒中（Schnell，Weiss，Lee，et al.，2012）。

在照护老年慢性阻塞性肺疾病患者时，一项重要的健康促进内容是鼓励患者参与疾病的自我管理。此外，鼓励患者积极参与体育锻炼也很重要，它是提高慢阻肺患者自我管理的一项重要干预措施（Thorpe & Kumar，2012）。框 21-2 中总结了对呼吸困难患者的护理评估建议，这些被称为是慢性阻塞性肺疾病患者的六大重要体征。

呼吸功能的护理评估

即使老年人呼吸功能体检无明显异常，也要清楚老年人的下呼吸道感染特征变化，这一点是很重要的。另一个差异是由于不同老年人的经历差异，

差异性提示

慢性阻塞性肺疾病对女性、少数民族者和低社会经济地位人群的影响不同。在女性和非裔美国人群中慢阻肺患者的患病时间较早且多无吸烟史（Kamil，Pinzon，& Foreman，2013）。

框 21-2　循证实践：呼吸困难患者的护理

问题的陈述
- 呼吸困难是慢性阻塞性肺疾病患者的第六大生命体征

护理评估建议
- 评估以下内容：生命体征、脉搏血氧饱和度、肺部呼吸音、胸壁形状和运动、辅助肌使用、咳痰或干咳、外周水肿、语言能力、意识水平
- 评估目前呼吸困难情况和呼吸模式，采用视觉模拟或数字定量量表
- 评估低氧血症或缺氧
- 评估吞咽困难
- 识别稳定和不稳定性呼吸困难症状和特征、急性呼吸衰竭
- 通过询问 3 个问题筛查 40 岁以上有吸烟史的慢性阻塞性肺疾病患者：①你是否存在渐进性活动相关呼吸急促？②你是否有持续性咳嗽或咳痰？③你是否有呼吸道感染史？
- 提倡有吸烟史患者行肺活量测试
- 如果使用吸入器，评估自我管理技术

护理措施建议
- 承认和接受患者呼吸困难的自我报告
- 实施规定的氧疗法、机械通气模式和药物（如支气管扩张剂、糖皮质激素、抗生素、精神药物）
- 实行戒烟策略；考虑住院期间其他的戒烟方式如尼古丁替代疗法等
- 在患者急性呼吸窘迫发作期间陪同患者

老年人和呼吸困难照顾者的指导建议
- 处方药物，包括吸入器使用的正确技术
- 按规定进行氧疗
- 分泌物清除、节省精力、放松技巧、营养和呼吸训练的策略
- 接种流感病毒、肺炎链球菌疫苗
- 适宜的肺康复运动训练
- 适宜的戒烟策略
- 疾病自我管理策略：行动计划、了解基线症状和活动水平、识别病情恶化症状、感染或急性加重期的早期识别

来源：Registered Nurses Association of Ontario（RNAO）（2010）

他们接触的环境毒素和烟草使用的态度是不同的。从健康的角度而言，呼吸功能的护理评估侧重于确定健康促进的时机、检测下呼吸道感染、评估吸烟行为及其他危险因素。

识别健康促进的时机

护士可以从与老年人或他们的照顾者的交流中识别患者的危险因素，进而确定患者的健康促进干预措施。因为吸烟是导致许多严重不良健康状态的有害因素，因此要评估所有吸烟者，包括老年吸烟者的戒烟潜在影响。健康教育是基于对健康行为的评估信息，如戒烟、避免二手烟的危害及预防措施进行教育，还包括接种流感和肺炎疫苗。护士也应评估老年人对预防措施的态度，从而帮助患者制订适宜的健康教育计划。最后，还应根据患者的整体呼吸功能确定护理计划中能解决的问题。框 21-3 中包含护士评估患者的危险因素、整体呼吸系统功能和健康教育时机的访谈格式。

诊断下呼吸道感染

下呼吸道感染的检测需比评估更精准，因为通常情况下在老年人身上出现的症状不典型，不易被发现，可能延误治疗的时间，从而增加其他严重并发症的风险，甚至死亡。相对于发热、咳嗽和咳脓性痰的典型症状，老年人的表现不明显且是非特异

健康机会

通过如"你如何避免二手烟？"的提问开始讨论关于健康促进行为。

性症状，甚至最初的胸片都不能为确诊提供信息。Akgun 等 2012 年的一项综述总结了以下几种老年人易患肺炎的类型及其临床表现：

- 细菌性肺炎：呼吸急促、谵妄、生长迟缓、乏力和跌倒
- 病毒性肺炎：支气管痉挛和近期新发呼吸困难
- 吸入性肺炎：病程渐进性和低热

评估中要考虑老年人不一定会出现预期的肺炎表现。肺部检查评估中发现的肺部呼吸音强度减弱或异常的非特异性结果是重要的发现。此外，精神或功能状态变化，如跌倒或尿失禁，也可能是提示肺炎的主要线索。因此，确定肺炎非特异性症状和关注患者的状态变化是护士重要的职责，以确保及时诊断和预防并发症发生。

与其他下呼吸道感染一样，非特异性评估结果会使老年人肺结核的诊断延迟和复杂化。老年人结核病的不典型表现，可能会导致诊断和治疗的延迟并产生更严重的后果，甚至是死亡。老年人假阴性结核菌素皮肤试验反应可能是由于结核菌未被检测到，然而，结核菌素纯蛋白衍生物的结核菌素试验（PPD）是确定以前肺结核感染的推荐方法。由于肺

框 21-3　呼吸系统功能评估指南

识别呼吸问题危险因素的问题

- 你存在如哮喘、慢性阻塞性肺疾病、肺炎或其他感染的呼吸问题吗？
- 家族中是否有慢性肺部疾病史？
- 你是否有肺结核病史？
- 你是否曾在灰尘、废气、烟雾或其他空气污染物的环境中工作（例如采矿、农业或框 21-1 中的职业）？
- 你住的地方交通或工厂空气污染多吗？
- 你是否吸过烟？（如果是，继续回答框 21-4 当中的问题）
- 你是否在家庭、工作或社会环境中吸过二手烟？

关于识别疾病预防和健康促进的教育时机问题

- 你是否接种过肺炎疫苗？如果是，接种疫苗的时间是何时？若初次接种是 65 岁之前，是否进行了需求评估？

评估整体呼吸功能的问题

- 你是否存在呼吸方面的问题？

- 你是否存在喘息声？
- 你是否有一阵咳嗽？如果是，何时发生？咳嗽持续了多长时间？什么引起咳嗽？干咳还是咳痰？痰是在喉咙还是肺部？痰是什么样的？
- 当你在任何特定活动或晚上躺下时是否有呼吸不畅感？
- 你会因为呼吸问题停止所做的任何特别活动吗？例如停止上下楼梯或者限制行进的步伐。（对于行走困难者，本问题可能不相关。）
- 你是否有胸部疼痛、感觉沉重或胸闷？
- 你晚上是否因为呼吸问题而使用超过一个枕头，或进行任何其他调整？
- 你是否在夜间因为咳嗽或呼吸困难而醒来？
- 你是否曾感觉无法喘息？
- 当天气炎热、寒冷或潮湿时，你有过呼吸困难吗？
- 你容易疲劳吗？

结核往往是一种休眠状态结核菌被重新激活的疾病，因此护士必须提醒有结核病史的老年人密切注意个人的健康状态变化。

评估吸烟行为

尽管吸烟对不同年龄的人都有影响，但吸烟行为某些方面的差异会因年龄而有所不同。例如，1910—1930年间出生的是第一批有社会压力、支持吸烟但不了解吸烟有害影响的人。因此，在20世纪20年代初美国男性人群中开始流行吸烟，在这之后四五十年发现了吸烟的害处。另外，直到20世纪40年代中期，女性吸烟都是不被美国社会所接受的。虽然目前老年吸烟者的比例低于其他年龄层，然而老年吸烟者可能存在"即便我吸了这么长时间烟我还活着，那我为什么要戒烟？"的观念。护士需要评估老年人对吸烟影响健康和戒烟好处的相关知识，并试图找出他们理解有误的地方。

除了评估对吸烟的态度和知识，还应询问使用的尼古丁产品类型、目前和既往的吸烟模式。例如，老年人可能是直接吸烟，没有使用过滤器，因而获得的焦油和尼古丁含量较高。事实上一些老年人可能仍然使用自制的香烟卷。此外，评估老年人将吸烟作为其权利和自主性表现的感知。例如，居住在疗养院的老年人可能会把吸烟视为他们以前生活和自主行为的标志。

吸烟的个人态度和知识会对其护理产生影响，特别是老年人与照护者间的关系。例如，年龄歧视会让人认为老年人戒烟是没用的。同样，虽然应该尊重老年人有选择吸烟的权利，但不应该仅因为年龄而排除对他们进行吸烟相关的健康促进干预。用框21-4的信息作为健康指导来评估吸烟者的吸烟习惯、知识及其对所开展相关健康促进措施的态度。

识别其他的危险因素

除了评估烟草使用这一危险因素外，确定影响呼吸功能的因素还包括目前及过去是否处于二手烟和其他呼吸道毒素物质的环境中。对于吸烟者而言，了解他们的职业是否接触某些有害物质也很重要，因为当其他因素同时存在时，吸烟是混杂因素之一。另一方面是评估人体的活动水平，并确定在行走或

健康机会
从整体的角度来评估吸烟行为，询问老年人关于吸烟的有害影响以及他们对吸烟的自主性看法的问题。

框21-4 老年人吸烟的护理评估指南

评估吸烟行为的问题
1. 你吸烟多久了？
2. 你吸烟花费了多少钱？
3. 你吸的是什么烟？
4. 你在之前有吸过其他类型的烟草吗？

评估吸烟风险知识的问题
1. 你是否认为吸烟有害健康？
2. 你认为吸烟是否会给你带来任何不利影响的风险？
3. 你认为戒烟是否有好处？

评估吸烟态度的问题
1. 你是否想过戒烟？
2. 你是否曾与健康专业人员进行过交流？
3. 你怎么看待戒烟这一问题？
4. 你是否曾试过戒烟？如果是，你尝试的戒烟方式如何？
5. 你现在还会尝试戒烟吗？
6. 你现在有兴趣了解戒烟吗？

体力活动受限的情况下，可开展目前能接受的行动来改善活动水平。例如，如果人们因关节炎而活动受限、无法进行高强度体育运动，但他们可从水下运动中受益。

识别正常年龄相关性变化

触诊、叩诊和听诊是检查成年人的常用评估方法，但在健康老年人中以下微小的变化是正常的：

- 呼吸频率轻微的增加，正常呼吸范围为每分钟16～24次
- 胸壁前后径增加
- 由于脊柱后凸症引起前倾的姿势
- 叩诊共振增加
- 肺呼吸音强度降低
- 肺部下方的杂音增加

通过观察不同体位时（如步行或坐着）的呼吸模

健康机会
设置关于预防性干预的健康教育阶段，评估老年人对流感疫苗和肺炎疫苗接种的理解情况。

式来评估呼吸功能。为了方便听诊，让老年人坐直，在他咳嗽前听诊并嘱其用嘴呼吸。观察睡眠中存在呼吸问题的老年人，在其睡眠时评估其短暂性呼吸暂停情况，具体内容在第 24 章中论述。

护理诊断

低效性呼吸型态的护理诊断适用于识别可能会损害老年人呼吸功能因素的护理评估。如果呼吸功能受损会干扰日常生活活动，护理诊断应为活动不耐受。有感染危险的护理诊断可用于体弱或患慢性病的老年人，尤其是那些居住环境中有呼吸道感染因素的居住者。老年人吸烟的护理诊断是有危险性的健康行为，定义为"改变生活方式 / 行为以提高健康状况的能力受损"（Herdman，2012，p.155）。

健康机会

当给予流感疫苗或肺炎疫苗的免疫接种时的护理诊断是准备增强免疫状况。

展开式案例学习

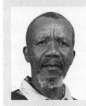

第 1 部分：70 岁的 R 先生

70 岁的 R 先生与他的妻子每周来到你工作的老年活动中心。R 夫妇每天抽 1～2 包香烟。R 先生患有轻度慢性阻塞性肺疾病，R 夫人患有高血压和冠心病。每年 10 月，老年活动中心为超过 65 岁老年人注射流感疫苗。当你准备给老年人注射流感疫苗时，R 先生和夫人会问你："我们能否接种肺炎疫苗？我女儿说我们可能得了肺炎，应该每年接种肺炎疫苗。但我们不想注射流感疫苗，因为我的朋友说她自从某次接种疫苗后得了流感，她就再也不会接种流感疫苗了。你今天能给我们接种肺炎疫苗吗？我们去年在医院的医生那接种过一次，但那儿价格太贵了。"

思考题

- R 先生和夫人表述了什么错误的观念和误解？
- 你在下一步评估时将提什么问题？
- 你会做什么健康促进的教育？

护士质量和安全教育的应用

护士质量和安全教育的能力	知识 / 技术 / 态度	与 R 先生相关的教学活动
以患者为中心的护理	（K）以患者为中心护理的多维度整体性理解 （K）描述给予患者的各方面医疗流程的策略 （S）提供以患者为中心的护理，并尊重人本体验的多样性 （A）从患者的视角看待医疗保健的价值	1. 识别 R 先生和夫人关于流感和肺炎疫苗表达的错误信息 2. 用客观的方法提供与流感和肺炎疫苗有关的正确信息
循证实践	（S）基于患者价值观、临床专业知识和证据的个性化护理计划	使用简单的信息来源和可靠的患者教学讲义，以提供关于肺炎和流感疫苗的准确信息（例如 www.cdc.gov）

健康照护计划

老年人的健康照护计划应通过应用护理结局分类，如免疫状态、免疫行为和传染病的风险控制来解决肺炎、流感和肺结核易感性增加的问题。知识的护理结局分类（NOC）标签：老年人从戒烟的健康教育、获得性免疫接种或预防呼吸道感染等方面的健康行为中获益。良好健康教育的具体、可衡量性结局是老年人接受肺炎和流感免疫接种。

呼吸状态是 NOC 的用语标签，适用于护理计划相关的护理诊断"无效性呼吸型态"。当照顾吸烟的老年人时，总会尽可能考虑如何帮他们戒烟或减少吸烟。适用的护理结局分类标签包括风险控制、烟草使用知识、控制药物滥用。

促进呼吸功能健康的护理干预措施

对于所有老年人，促进呼吸道健康的护理干预措施重点在于防止呼吸道感染、预防二手烟、戒烟。上述护理干预措施分类标签与下列目标有关：环境风险保护、健康教育、免疫/预防接种管理、控制感染、预防感染、转诊和戒烟援助。

促进呼吸系统健康

在美国，吸烟是预防疾病和死亡的最重要的单一因素，因此戒烟应作为预防吸烟者患病的最主要目标。老年吸烟者易致吸烟相关的功能性结果，因此戒烟是二级/三级预防而非一级预防。戒烟具有的成本效益是公认的，它是医护人员对吸烟者定期进行的健康促进活动（Wilkinson，Bass，Diem，et al.，2012）。

对于所有老年人，呼吸系统相关的疾病预防和健康促进的干预措施重点包括避免处于烟草烟雾环境和接种肺炎、流感疫苗的教育。这些干预措施会在后续章节中论述并在框 21-4、框 21-5 中总结。此

> **健康机会**
>
> 当护理计划改善了老年人的免疫状况后，护士进行健康促进措施。

> **健康机会**
>
> 护士鼓励老年患者运用相关机构提供的材料来促进其自我护理行为，如美国癌症协会、美国肺脏协会、吸烟和健康办公室、疾病预防控制中心和加拿大肺脏协会等。

外，许多教育材料可用于疾病预防和健康促进的干预措施，其中许多为非英文材料。

预防下呼吸道感染

肺炎和流感的预防措施很重要，超过 65 岁的老年人 85% 死于这些疾病（National Center for Health Statistics，2012）。此外，肺炎和流感是老年人所有死因中唯一可以通过免疫接种预防并不需要投入大量金钱、时间的疾病。护士在处理肺结核中起到重要作用，特别是对长期居住于医疗机构的老年人。护士在以下各节关于预防不同下呼吸道感染的讨论中应强调健康教育的干预措施。

流感和肺炎疫苗对老年人具有良好的安全性和耐受性，研究表明，接种这些疫苗能降低流感和肺炎的发病率和死亡率，并降低与呼吸道感染相关的住院率。自 1997 年以来，如果 65 岁以上老年人 5 年或 5 年前初次接种肺炎疫苗，或初次接种疫苗年龄小于 65 岁，疾病预防控制中心建议老年人应根据个人情况决定是否追加一次剂量。肺炎疫苗也推荐给那些不确定他们的疫苗接种状况的老年人。

虽然近十年流感和肺炎疫苗的接种率已日益增加，但截至 2010 年只有 63% 的老年人接种了疫苗（Federal Interagency Forum on Aging，2012）。许多机构设有流感和肺炎的常规疫苗接种，在社区、居民区及相关医疗机构中护士在健康促进方面发挥了重要的作用。此外，所有医护人员应每年接种流感疫苗以预防疾病传播，从而间接降低老年人群的流感死亡率。框 21-5 总结了当前流感和肺炎疫苗相关的信息，以及与这些疾病相关的危险因素。

预防肺炎和其他下呼吸道感染的干预措施是老年人健康促进的一个重要方面。例如，确保提供良好的口腔卫生，包括预防牙菌斑附着的干预方法，它是预防肺炎的循证护理干预措施，特别针对吸入性肺炎（Johnson，2012）。其他预防下呼吸道感染的护理干预措施包括注意洗手、帮助活动受限的患者处于最佳的体位及转移方式。

框 21-5　呼吸系统相关的健康促进教育的问题

增加肺炎和流感的危险因素

- 糖尿病或任何慢阻肺、心脏病或肾病
- 过去一年心脏病或肺病的住院史
- 严重的贫血或虚弱状态
- 卧床或行动受限
- 居住于养老院或其他护理机构
- 免疫抑制药物

预防呼吸道感染

- 经常用抗菌肥皂或洗手液洗手
- 避免手与眼睛和嘴的接触
- 避免吸入含有呼吸道感染者打喷嚏或咳嗽出的微生物的空气
- 流感季节避免去人多场所
- 及时注射流感和肺炎疫苗

关于流感疫苗接种的信息

- 每年新开发的疫苗是基于目前最可能感染的流感类型的病毒株信息
- 疫苗都是灭活的病毒，因此很少或没有副作用
- 对鸡蛋及鸡蛋制品过敏的人不应该接受流感疫苗的接种
- 接种后 2～3 周内由于体内还未完成免疫反应，这期间

不具备防御流感的作用

- 流行性感冒病毒疫苗的制造商每年会提供流感的最佳注射时间。基本在每年的晚秋，但确切的时间周期每年会略有不同
- 疫苗不是 100% 有效，但对大多数老年人有效
- 接种流感疫苗可抵御病毒侵害，但不能预防所有类型的呼吸道感染
- 老年人接种疫苗有效期不超过 6 个月；因此，注射疫苗后不能保证全年不患病
- 一般医疗保险和其他医疗保险包括流感疫苗

关于肺炎疫苗的信息

- 建议 65 岁以上老年人接种肺炎疫苗
- 肺炎疫苗被认为是一次性免疫接种类疫苗，但建议注射 5 年及以上的患者进行再次接种
- 如果出现轻中度不良反应，几天内会消退
- 常见的副作用包括注射部位轻微发热，伴有疼痛、红肿或压痛
- 一般医疗保险和其他医疗保险包括肺炎疫苗

营养方面注意事项

- 摄入含高锌，维生素 A、B、C 和 E 的饮食

差异性提示

2010 年 65 岁以上非西班牙裔白人、西班牙裔人和非西班牙裔黑人的老年人疫苗接种率分别约为 66%、54% 和 52%（Federal Interagency Forum on Aging，2012）。

消除吸烟的风险

通过改变老年吸烟者态度的教育干预措施，从而影响他们的健康相关行为。例如，如果一位老年人表达出"我已经老了，不用改变了"的态度，我们要做的第一步是试着了解他或她改变行为模式的能力。即便是长期吸烟的老年人，他们戒烟的成功率也高于青年人。关于行为模式改变的信息（在第 5 章讨论）适用于帮助吸烟者戒烟。

护士可以通过健康教育解决"现在做任何事都晚了"的问题是另一类普遍认可的观点，当护士遇到这种态度，他们可以强调戒烟后对于健康直接的或长远的实质性益处。戒烟对任何吸烟者的好处包括改善生活质量、降低吸烟相关疾病（例如心脏病和癌症）的易感性，并有利于吸烟所致相关疾病病情加重后的康复。65 岁以上的戒烟者的寿命会延长 2～3 年（Van Meijgaard & Fielding，2012）。

循证指南强调护士和其他医疗卫生提供者提出的关于烟草依赖性和对烟草使用者干预的话题，其中包括轻度吸烟者和无烟烟草使用者（Sarna，Bialous，Ong，et al.，2012；Wilkinson，Bass，Diem et al.，2012）。其他循证指南内容如下：

- 烟草依赖是一种可能会反复发作的慢性疾病；但是，有效的治疗方法可以显著地延长戒烟的时间。
- 个人、团体和电话咨询的方法是有效的；解决问题和社会支持作为治疗的一部分是一种特别有效的疏导性干预措施。
- 基于尼古丁的药物如尼古丁口香糖、吸入剂、含片、贴片和喷鼻剂，可稳定地延长戒烟周期。
- 非尼古丁药物对戒烟都是有效的，包括缓释盐酸安非他酮（Wellbutrin™）和瓦伦尼克林（Chantix™）；然而，食品和药物管理局发布了关于严重的心血管和精神症状与服用瓦伦尼克林有关的警示。

健康机会

护士通过与老年人的沟通交流，让他们了解高龄未必是健康相关行为改变的不可避免的障碍，因此任何时候戒烟都不会太晚。

- 咨询和药物对治疗烟草依赖性是有效的，但这些方法组合使用比单独使用更有效。

非药物干预是有效的戒烟途径，包括运动、意向引导、呼吸技巧、积极的自我对话、写日记、积分奖励等（Jackson，2012）。可运用框 21-6 中的内容作为教育老年人戒烟的指导内容。

护理干预的效果评价

衡量"低效性呼吸型态"护理诊断的干预措施的有效性，是基于主观和客观的指标，如评估肺的呼吸音、呼吸频率和节律等。对改善老年人低效性呼吸型态的健康教育等干预措施，其评价指标是否改善了呼吸功能等因素。对于护理诊断为有感染风险，其干预可体现在肺炎和流感疫苗接种史中。对于吸烟的老年人，吸烟者关于吸烟有害影响的知识和自愿制订戒烟计划意愿的提高是衡量干预措施有效性的方法。个人自主参与戒烟规划才是长期有效的。

<table>
<tr><td colspan="2" align="center">框 21-6　与吸烟相关的健康促进教育</td></tr>
</table>

吸烟意向

- 任何年龄戒烟都比持续吸烟有益。
- 戒烟后许多吸烟的有害影响都会扭转。
- 即使一些过去吸烟已产生的影响不可逆转，但可通过戒烟避免吸烟将带来的有害影响。
- 吸烟史是许多癌症的主要影响因素，包括肺癌、胃癌、肾癌和胰腺癌。
- 被动吸烟（通过空气吸入烟）与增加许多疾病的发病风险有关。

烟草类型

- 焦油和尼古丁含量越低的香烟，对人体的伤害越少。虽然许多香烟的焦油和尼古丁含量低，但其额外的化学添加剂也会对人体产生有害影响。
- 烟斗和雪茄的吸烟者较不吸烟者患慢性肺疾病的风险更高。
- 不同类型的烟草使用经口和上呼吸道的有害影响是相同的。所有吸烟者发生口腔癌和上呼吸道癌的风险相同。

鼻烟、口嚼烟和无烟烟草包含尼古丁和许多其他有害化学物。无烟烟草唯一的优点是不会对周围人产生影响。

戒烟方式

- 不论吸烟量减少多少都优于维持原有量水平。吸烟的有害影响与香烟的吸入量成正比。
- 各种形式的处方和非处方尼古丁替代品（包括口香糖、皮肤贴剂和鼻喷）是可用并可能有效的，特别是在结合咨询和自助技巧时。
- 尼古丁替代品作为构成戒烟项目中的一部分，非尼古丁药和非处方产品可能更有效。
- 许多互助项目可用于培养和支持戒烟。团队项目相关的信息可通过网络或致电地方相关办公室或机构获取，如美国肺脏协会、美国心脏协会和美国癌症协会。

非药物实践用于戒烟

- 锻炼、音乐、想象、冥想、深呼吸、压力减少、社会支持或个人 / 团队咨询。

展开式案例学习

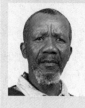

第 2 部分：77 岁的 R 先生

R 先生现在 77 岁，与他的妻子每周来到你工作的老年活动中心三次，参与膳食与社交项目。每周在你的高级健康诊所，他会接受血压检查，并和你讨论他对戒烟的看法。他的儿子刚刚戒烟，但体重减轻且由此给他带来了许多睡眠方面的问题。他不确定是否值得戒烟，因为他的儿子自从戒烟来一直饱受痛苦。此外，他认为以他现在的年龄而言不戒烟可能是对他来说最好的选择。

思考题

- 接下来关于 R 先生戒烟准备的探讨，你会问他些什么问题？
- 关于健康促进教育方面你会做些什么？

- 如果你确定 R 先生还未做好戒烟的准备，你会做什么？

护士质量和安全教育的应用

护士质量和安全教育的能力	知识 / 技术 / 态度	与 R 先生相关的教学活动
以患者为中心的护理	（K）以患者为中心护理的多维度整体理解	找出 R 先生担心戒烟和高龄不宜戒烟相关的其他信息
	（K）调查患者主动参与自我医疗程序的常见问题	询问他之前戒烟的经历
	（A）从患者的视角看待医疗保健的价值	用框 21-6 中相关的戒烟信息教导 R 先生
团队与合作	（K）认可其他个人和团队对于帮助患者达到健康目标的贡献	鼓励 R 先生使用戒烟的资源（如源自国家的戒烟项目）
循证实践	（S）与临床实践有关的主题及指南的相关证据报道	从美国卫生保健质量和研究署中教其阅读戒烟相关指南及使用关于医疗专业工具来帮助患者戒烟（www.ahrq.gov）

展开式案例学习

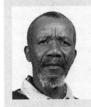

第 3 部分：83 岁的 R 先生

R 先生目前 83 岁，近期入住了你工作的老年生活助理中心。在他注射流感疫苗时询问你他如何才能获得尼古丁口香糖，因为他听说这是个很好的戒烟途径。他现在所住的老年生活助理中心严禁室内吸烟，但他想在饭前和饭后嚼尼古丁口香糖缓解烟瘾。虽然他每天要抽一包烟，但他否认吸烟对他的身体产生了任何不良影响。R 先生由于慢性阻塞性肺疾病就诊，医生建议他每日服用 2 次氟替卡松和沙美特罗。

护理评估

你通过 R 先生对吸烟的态度和吸烟有害健康的知识对他进行护理评估。R 先生说，他多次都想戒烟，但从来没有真正地去尝试过戒烟，因为他的妻子也吸烟，甚至在她临去世前的几个月烟瘾比他还大。他觉得要他在妻子每天两包烟的氛围下戒烟很艰难。他听说过很多关于被动吸烟的内容，因此他认为生活在他妻子二手烟影响的环境中就没有必要戒烟。他已经吸烟近 40 年，但他到现在还没有患上肺癌，那么之后应该也不会再得肺癌。为了遵守老年生活助理中心的规定，R 先生说他计划在不吸烟的时候嚼尼古丁口香糖，但他并认为没必要戒烟。

评估 R 先生关于吸烟有害健康的知识时，你了解他明白一些关于被动吸烟的有害影响，但对直接吸烟有害影响的信息了解不多。他说他妻子死于肺癌，但他认为妻子的死因是 10 年前的乳腺癌病史。R 先生不了解吸烟是心血管疾病的危险因素，他也没有意识到他的高血压会为之带来额外的风险。R 先生称他从未受到过吸烟烟雾带来的任何危害，但当你问他的呼吸道感染史时，他承认 3 年前患过肺炎。他认为由于接种了肺炎疫苗，所以他不再担心会再次感染肺炎。此外他还有几次支气管炎的病史。他现在不会再参与室外铲雪活动，因此他也不再担心会患上任何的肺部感染。

护理诊断

基于评估的结果，其护理诊断是无效的健康维护、烟草使用影响和自助资源的相关知识不足。R 先生的一些陈述反映他缺乏有关吸烟不利影响的确切信息，特别是关于呼吸道感染和心血管功能受损的风险。他表述的其他内容可反映他理智地选择了继续吸烟。你认为若提高他相应的戒烟指导和支持，他或许会戒烟。

针对 R 先生的护理计划

预期结果	护理干预	护理评价
R 先生提高了关于吸烟有害影响方面的知识	• 给 R 先生提供由吸烟和健康办公室编制的吸烟与健康相关的小册子和插图，并用它们与 R 先生讨论吸烟的影响 • 利用美国心脏协会的宣传册讨论心血管疾病的危险因素 • 探讨吸烟是呼吸道感染的危险因素 • 给 R 先生一份框 21-6 列表和戒烟短期与长期益处的材料	• R 先生能正确地说出吸烟的危险因素 • R 先生能描述戒烟的益处
R 先生将了解戒烟相关的知识和技能	• 运用美国肺脏协会关于戒烟的资料（例如使用尼古丁替代品，参与互助小组来达到完全戒烟的目的）	• R 先生会描述不同戒烟途径的优点和缺点
R 先生将会戒烟	• 确定适合 R 先生的戒烟方法 • 强调营养、锻炼和足够的液体摄入量的重要性 • 同意实现戒烟的目标 • 探讨支持性资源，每周在高级健康诊所对如何维持戒烟进行下一步讨论	• R 先生和夫人识别关于流感和肺炎疫苗的错误信息 • 用客观的方法提供与流感和肺炎疫苗有关的正确信息 • R 先生会戒烟或吸烟频率显著下降

思考题

• 你如何评价 R 先生戒烟的准备状态和动机？
• 你会对 R 先生用什么健康教育的方法？

• 你会对 R 先生用什么其他的干预措施和健康教育？

护士质量和安全教育的应用

护士质量和安全教育的能力	知识 / 技术 / 态度	与 R 先生相关的教学活动
以患者为中心的护理	（K）以患者为中心护理的多维度整体理解 （S）了解患者的价值观、选择和表达的需求 （A）从患者的视角看待医疗保健的价值	• 探究 R 先生关于吸烟的态度，评估他对吸烟危害的了解 • 探讨为健康促进、实现戒烟目标的重要干预措施

护士质量和安全教育的应用（续）

护士质量和安全教育的能力	知识 / 技术 / 态度	与 R 先生相关的教学活动
团队与合作	（K）认可其他个人和团队对于帮助患者达到健康目标的贡献 （S）整合在帮助患者实现健康目标中发挥作用的他人贡献	• 用框 21-6 中相关的戒烟信息教导 R 先生 • 促进与戒烟相关的网络资源和团队的应用
循证实践	（S）基于患者价值观、就医经历和证据的个性化健康计划	• 使用美国心脏协会、美国肺脏协会与吸烟和健康办公室的教育材料讲授关于吸烟的有害影响和戒烟的益处

本章重点

影响呼吸功能健康的老化改变（表 21-1）

- 上呼吸道变化（如软骨钙化）
- 胸壁前后径增加
- 肺泡扩增，肺泡壁变薄
- 胸壁僵硬、肌肉和隔膜萎缩
- 肺容量和气流改变
- 降低血高碳酸血症和缺氧的代偿反应

影响呼吸功能健康的危险因素（框 21-1）

- 吸烟
- 环境因素（如空气污染物、干燥气体、二手烟）
- 职业危害

影响呼吸健康的功能性结局

- 经口呼吸、咳嗽反射减弱、咽反射减少
- 呼吸辅助肌使用增加、呼吸效率耗能增加
- 气体交换效率降低、血氧分压下降
- 肺容量改变、呼吸总效率轻微下降

影响呼吸功能健康的病理性状态

- 慢性阻塞性肺疾病：是一组包含肺气肿、慢性支气管炎和哮喘亚群的疾病，以慢性气流阻塞为特点

呼吸功能的护理评估（框 21-2 和框 21-3）

- 整体呼吸功能
- 检测下呼吸道感染
- 关于吸烟或吸用烟草的态度

护理诊断

- 就医行为
- 低效性呼吸型态
- 感染的风险

健康结局计划

- 生命体征；呼吸功能状态：气道开放；呼吸功能状态：换气
- 免疫状态、免疫行为和社区危险控制
- 知识：健康行为
- 风险控制：吸用烟草和知识：控制药物滥用

促进呼吸功能健康的护理干预（框 21-4 和框 21-5）

- 流感和肺炎的预防和检查
- 戒烟的健康教育

护理干预措施的效果评价

- 舒缓呼吸
- 保持最新状态的肺炎免疫系统
- 每年接种流感疫苗
- 对于吸烟老年人：积极参与戒烟

评判性思维练习

1. 在日常生活中，健康、不吸烟的 83 岁老年人的呼吸功能会有什么情况？

2. 关于预防老年人肺炎和流感的健康教育，你会讲些什么内容？

3. 当 71 岁的老年人提出"过了这么多年我都没得肺癌，为什么到现在我却要开始担心这个问题呢？"，你应如何向他解释说明？

4. 查找有戒烟意愿者充足资源的地方宣传公司的名称、地址和电话号码。联系多家相关机构来了解关于互助小组、戒烟书面材料和其他资源的具体信息。

（柳清霞　郭红　译）

参考文献

Akgun, K. M., Crothers, K., & Pisani, M. (2012). Epidemiology and management of common pulmonary diseases in older persons. *Journals of Gerontology: Biological Sciences, 67A*(3), 276–291.

American Cancer Society. (2013). *Cancer facts & figures 2013.* Atlanta, GA: American Cancer Society.

American Lung Association. (2010). *State of lung disease in diverse communities.* Washington, DC: American Lung Association.

Centers for Disease Control and Prevention. (2011). *Reported tuberculosis in the United States.* Available at http://www.cdc.gov/tb/statistics/default.htm.

Centers for Disease Control and Prevention. (2012). Current cigarette smoking among adults, United States, 2011. *Morbidity and Mortality Weekly Report, 61*(44), 889–893.

Chen, R., Wilson, K., Chen, Y., et al. (2013). Association between environmental tobacco smoke exposure and dementia syndromes. *Occupational and Environmental Medicine, 70*(1), 63–69.

Clave, P., Rofes, L., Carrion, S., et al. (2012). Pathophysiology, relevance and natural history of oropharyngeal dysphagia among older people. *Nestle Nutrition Institute Workshop Series, 72,* 57–66.

Dickerson, J. B., & Smith, M. L. (2012). Disparity of risk-adjusted inpatient outcomes among African American and white patients hospitalized with community-acquired pneumonia. *Population Health Management, 15*(4), 201–206.

Federal Interagency Forum on Aging-Related Statistics. (2012). Indicator 21: Vaccinations. In *Older Americans 2012: Key indicators of well-being.* Washington, DC: U.S. Government Printing Office.

Fragoso, C. A. V., & Gill, T. M. (2012). Respiratory impairment and the aging lung. *Journals of Gerontology: Medical Sciences, 67A*(3), 264–275.

Gellert, C., Schottker, B., Muller, H., et al. (2013). Impact of smoking and quitting on cardiovascular outcomes and risk advancement periods among older adults. *European Journal of Epidemiology, 28*(8), 649–658.

Goldstein, D. R. (2012). Role of aging on innate responses to viral infections. *Journals of Gerontology: Biological Sciences, 67A*(3), 242–246.

Herdman, T. H. (Ed.). (2012). *NANDA International Nursing Diagnoses: Definitions and classification 2012–2014.* Oxford: Wiley-Blackwell.

Hochberg, N. S., & Horsburgh, C. R. (2013). Prevention of tuberculosis in older adults in the United States: Obstacles and opportunities. *Clinical Infectious Disease, 56*(9), 1240–1247.

Jackson, C. (2012). Smoking cessation. In B. Dossey & L. Keegan, *Holistic nursing: A handbook for practice* (6th ed., pp. 513–538). Boston, MA: Jones & Bartlett.

Johnson, V. B. (2012). Evidence-based practice guideline: Oral hygiene care for functionally dependent and cognitively impaired older adults. *Journal of Gerontological Nursing, 38*(11), 11–19.

Kamil, F., Pinzon, I., & Foreman, M. G. (2013). Sex and race factors in early-onset COPD. *Current Opinion in Pulmonary Medicine, 19*(2), 140–144.

Lee, N., Shin, M. S., & Kang, I. (2012). T-Cell biology in aging, with a focus on lung disease. *Journals of Gerontology: Biological Sciences, 67A*(3), 254–263.

National Center for Health Statistics. (2012). *Health United States, 2011.* Washington, DC: U.S. Government Printing Office.

Ni, C., Glavin, P., & Power, D. (2013). Awareness of osteoporosis, risk and protective factors and own diagnostic status. *Archives of Osteoporosis, 8*(1–2), 117.

Okusaga, O., Stewart, M. C., Butcher, I., et al. (2013). Smoking, hypercholesterolaemia and hypertension as risk factors for cognitive impairment in older adults. *Age and Ageing, 42*(3), 306–311.

Orsitto, G., Turi, V., Venezia, A., et al. (2012). Relation of secondhand smoking to mild cognitive impairment in older inpatients. *Scientific World Journal,* 726948. doi: 10.1100/2012/726948.

Registered Nurses Association of Ontario (RNAO). (2010). *Nursing care of dyspnea: The 6th vital sign in individuals with chronic obstructive pulmonary disease.* Toronto, ON: RNAO. Document and related resources available at www.rnao.ca.

Ren, W. Y., Li, L., Zhao, R. Y., et al. (2012). Age-associated changed in pulmonary function: A comparison of pulmonary function parameters in healthy young adults and the elderly living in Shanghai. *Chinese Medical Journal, 125*(17), 3064–3068.

Richter, G. M., Choudhury, F., Torres, M., et al. (2012). Risk factors for incident cortical, nuclear, posterior subcapsular, and mixed lens opacities. *Ophthalmology, 119*(10), 2040–2047.

Rincon, F., & Wright, C. B. (2013). Vascular cognitive impairment. *Current Opinion in Neurology, 26*(1), 29–36.

Sarna, L., Bialous, S. A., Ong, M. K., et al. (2012). Increasing nursing referral to telephone quitlines for smoking cessation using a web-based program. *Nursing Research, 61*(6), 433–440.

Schnell, K., Weiss, C. O., Lee, T., et al. (2012). The prevalence of clinically-relevant comorbid conditions in patients with physician-diagnosed COPD. *BMC Pulmonary Medicine, 12,* 26.

Serra-Prat, M., Palomera, M., Gomez, C., et al. (2012). Oropharyngeal dysphagia as a risk factor for malnutrition and lower respiratory tract infection in independently living older persons. *Age and Ageing, 41*(3), 376–381.

Tada, A., & Miura, H. (2012). Prevention of aspiration pneumonia with oral care. *Archives of Gerontology and Geriatrics, 55*(1), 16–21.

Thorpe, O., & Kumar, S. (2012). Barriers and enables to physical activity participation in patients with COPD: A systematic review. *Journal of Cardiopulmonary Rehabilitation and Prevention, 32*, 359–369.

Van Meijgaard, J., & Fielding, J. E. (2012). Estimating benefits of past, current, and future reductions in smoking rates using a comprehensive model with competing causes of death. *Preventing Chronic Disease, 9*, 110295. doi:10.5888/pcd9.110295.

Wilkinson, J., Bass, C., Diem, S., et al. (2012). *Preventive services for adults.* Bloomington, MN: Institute for Clinical Systems Improvement. Available at www.guideline.gov, accessed February 24, 2013.

Willeford, K. T., & Rapp, J. (2012). Smoking and age-related macular degeneration. *Optometry and Vision Science, 89*(11), 1662–1666.

Yamasoba, T., Lin, F. R., Someya, S., et al. (2013). Current concepts in age-related hearing loss: Epidemiology and mechanistic pathways. *Hearing Research.* [Epub ahead of print].

第 22 章　移动和安全

<table>
<tr><td colspan="2">学习目标</td></tr>
</table>

学习目标
阅读本章后，能够：
1. 描述影响移动性和安全性的年龄变化。
2. 明确造成老年人骨质疏松症和影响老年人安全移动的危险因素。
3. 讨论下列功能的影响：骨骼肌肉功能的衰退，骨折发生率的增加以及跌倒系数的增加。
4. 讨论跌倒、骨折及骨质疏松对老年人社会心理的长期影响。
5. 对骨骼肌肉、跌倒和骨质疏松进行护理评估。
6. 明确针对安全移动和预防跌倒、骨质疏松的干预措施。

关键术语	
身体摇晃	骨质减少
骨密度	骨质疏松症
跌倒风险评估工具	个人紧急应答系统
跌倒的恐惧	肌少症
脆性骨折	骨关节炎

移动是生理功能最重要的方面之一，是维持身体独立的必要前提，一旦失去独立行动的能力就会出现很多严重的问题。对老年人来说，移动在一定程度上受到老化的影响，但危险因素的作用也不可忽视。由于受到很多危险因素的影响，跌倒和骨折成为发生在老年人中的不良事件。因此，老年人面临维持移动技巧和避免跌倒而发生骨折的双重挑战。因此安全成为老年人移动必须考虑的问题。

影响移动和安全的年龄变化

骨骼、关节和肌肉是与移动最密切相关的身体结构，但很多其他方面的功能也会影响安全移动。例如，神经功能会影响对骨骼、肌肉的支配，视觉功能影响安全与环境相互作用的能力。在骨骼肌系统中，骨质疏松随着年龄改变有最重要的、全面的影响，也是研究最多、在预防干预和管理方面最成熟的一种症状。

骨骼

骨骼构成骨骼肌系统的框架，与神经系统共同作用产生运动。人体中的骨骼还有其他功能，包括储存钙、制造红细胞、支持和保护身体器官和组织。骨骼由坚硬的外层即骨皮质（又称骨密质）、内部海绵网状组织、骨小梁（又称网状骨）所组成。骨皮质和骨小梁的比例由骨的类型所决定。长骨，例如桡骨和股骨90%由骨皮质组成，然而扁骨和椎骨主要是由骨小梁所组成。骨皮质和骨小梁都受到老化的影响，但老化的速度和影响在两种类型的骨骼中有所不同。

成年早期骨骼成长接近成熟，但是骨的重塑贯穿人的一生。与年龄相关的变化影响了所有老年人的重塑过程：

- 骨再吸收的增加（骨分解是骨重塑的前提）
- 钙吸收的减少
- 血清甲状旁腺激素的增高
- 成骨细胞活动周期延长
- 继发于骨基质中成骨细胞的骨生成减少
- 脂肪细胞替代骨髓造成功能骨髓细胞减少
- 女性雌激素、男性雄激素降低

促进老年人肌肉骨骼的健康

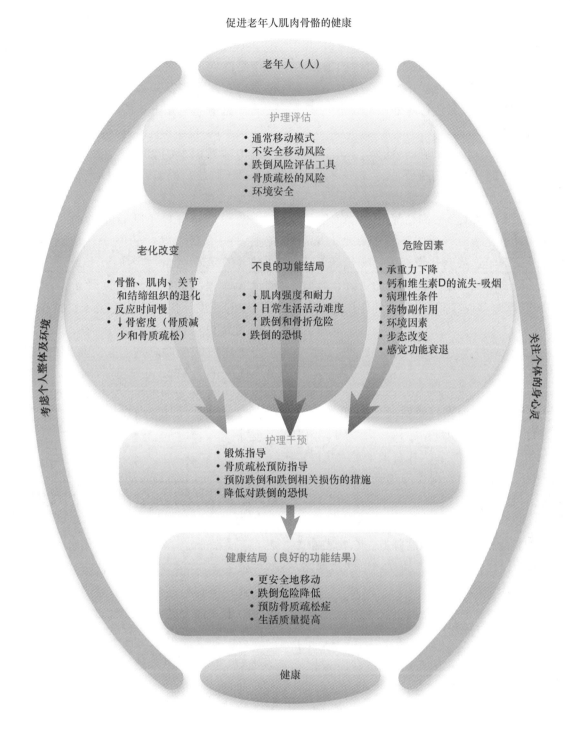

肌肉

骨骼肌受神经元的控制，直接影响全部日常生活活动。老化改变对肌肉功能最重要的影响包括：

- 肌肉纤维长度缩短，数量减少
- 运动神经元减少
- 结缔组织替代肌肉组织，最终被脂肪组织取代
- 肌肉细胞的细胞膜出现退化，随之水分和钾离子流失
- 蛋白质合成减少

年龄老化带来上述全部影响的这种情况称之为肌少症，会造成肌肉在数量、强度和耐力上的丧失。

关节和结缔组织

大多数的年龄改变会影响关节，包括那些不承重的关节。与骨骼或者肌肉相比，活动锻炼有益于

关节健康，但持续的使用则有损于关节，并且关节受损的影响在成年早期会显现出来。事实上，衰退的过程在成年早期就开始影响肌腱、韧带和滑液，这种影响甚至在骨骼成熟之前就开始起作用。

最重要的一些老化改变包括以下几个方面：

- 滑液的黏度降低
- 胶原细胞和弹性蛋白细胞的衰退
- 结缔组织中的纤维结构断裂
- 持续的磨损和撕裂造成软骨增生
- 瘢痕组织形成及关节腔和结缔组织的钙化

关节的软骨退化造成广泛的破坏和撕裂，以及表面的凹痕及变薄。这些变化带来的影响包括关节受损变形，灵活度降低，运动保护能力下降，软骨覆盖下骨骼的侵蚀，以及结缔组织延伸作用于关节的拉伸能力下降。

神经系统

老化导致的中枢和外周神经系统变化可能是老年人肌肉功能减退的主要机制。例如，因为年龄相关的影响延长反应时间，老年人比普通人走得更慢，对环境刺激的反应也较慢。保持身体直立体位的平衡能力受到下列与年龄有关神经系统改变的影响：视觉能力的改变，恰当反应速度减慢，本体感受受损以及末端肢体动作和感觉灵敏度降低。除此之外，老化导致姿势难以保持以至身体摇晃，也就是说站立时身体动作的幅度增大。

骨质量减少和骨质疏松

随着年龄的增长，骨质量的流失影响着所有人。然而，骨质量流失的程度受很多方面的影响。随着骨密度检测术（一种简单的影像技术）的广泛应用，骨密度或者骨中矿物质的检测成为老年人的常规检查项目。骨密度的评分标准低于 20 ～ 29 岁健康成年人的标准偏差，这个标准被称为 T 值。正常的 T 值在 -1 及以上，T 值在 1 ～ 2.5 诊断为骨量减少，当 T 值低于这个水平，则诊断为骨质疏松症。骨质疏松被称为静止性疾病，因为它通常是无症状的，首现的体征可能是骨折伴随轻微或者根本没有的外伤。这种骨折称为脆性骨折或者骨质疏松性骨折。随着骨质疏松的进展，会伴随疼痛、体重减轻、脊

柱后凸以及其他部位骨折风险增加。

不管是男性还是女性，骨质疏松的发病率伴随年龄的增加而增长。但是所有年龄段里，男性更早发，女性更多发，尽管骨质疏松被视为绝经后妇女的常见情况有几十年历史了，但在近十几年里也被认识到同样会影响到男性，因此有必要关注这一点。50 岁及以上的 20% ～ 25% 的男性和 50% 的女性会由于骨质疏松而骨折（国家骨质疏松症基金会，2013）。

性别差异解释了随着年龄的改变，女性骨质疏松发病率高于男性的原因。相同地，男性和女性的骨质量都在 30 多岁时达到高峰，之后骨质量的流失率差异非常大。男性骨质量达峰值后每年以 1% 的速度流失，持续一生。女性在向更年期过渡期间及更年期早期骨质量流失加速，流失量甚至多于以后的全部总量。在更年期的最初几年里，每年流失率为 7%，更年期后则为每年 1% ～ 2%。总之，男性和女性同样都会患骨质疏松，但是，女性一生的流失率高于男性，早期的流失量也多于男性。

影响移动和安全的危险因素

危险因素影响所有骨骼肌功能和安全移动，这是老年人关心的一个问题。关注的危险因素是那些会导致骨质疏松症、骨折、跌倒的因素。这些危险对于护士来说尤其重要，因为健康促进干预适合解决很多的危险因素，而这反过来又可以防止跌倒和骨折等严重功能损伤的后果。

影响整体肌肉骨骼功能的危险因素

身体活动和营养不良是老年人肌肉骨骼减弱功能的主要危险因素。低水平的体力活动（即缺乏运动）是造成健康老年人和那些年老体弱或身患重病的老年人的骨骼肌肉全方位健康和功能障碍最常见

的风险因素。这与健康促进干预尤为相关，因为改善体力活动对老年人有广泛的利益，不仅能提高整体肌肉骨骼功能，预防跌倒和骨折，同时也能改善其他方面的功能，如在正文中所讨论的。

营养不良是削弱肌肉骨骼性能的重要危险因素。例如，研究人员专注于维生素 D 缺乏症，因为这种维生素对于钙的吸收和骨健康是至关重要的。许多国家的研究发现维生素 D［也称 25（OH）D］的低血清水平与低骨密度之间有很强的相关性，也增加了其他健康老年人脆性骨折的危险和移动性限制（例如，Houston，Neiberg，Tooze，et al.，2013；Mosele，Coin，Manzato，et al.，2013；Narula，Tauseef，Ahmad，et al.，2013）。从食物中摄取足够的钙，与良好的肌肉骨骼功能密切相关。然而，有些不良影响与食物中钙摄入量过度有关，如在关于骨质疏松症的健康教育部分所讨论的。其他饮食因素造成身体肌肉骨骼功能低下的危险包括摄入优质蛋白质不足［如来源于大豆和乳清的蛋白质小于 1 g/（kg·d）］、维生素 B_{12} 和叶酸的食物来源不足等（Mithal，Bonjour，Boonen，et al.，2013；Reidy，Walker，Dickinson，et al.，2013）。

骨质疏松和脆性骨折的危险因素

如在框 22-1 中列出的除了会使整体肌肉骨骼功能受影响的危险因素，一定条件下也会增加骨质疏松和骨质疏松性骨折的危险。虽然一些危险因素如年龄、种族和家族病史不能改变，但其他危险因素可以通过健康促进干预来解决。目前的重点是可改变的危险因素，包括低水平负重活动、吸烟、过量饮酒以及钙和维生素 D 摄入不足。激素变化也是影响骨质疏松症的危险因素，特别是与女性相关的雌激素，这一直是几十年来研究的重点。例如，一项长达 34 年的研究发现骨质疏松和脆性骨折的危险增加与 47 岁前进入更年期有关（Svejme，Ahlborg，Nilsson，et al.，2013）。当药物或病理状况是一个主要的潜在病因时，这种情况被称为继发性骨质疏松。

健康机会

许多生活习惯、环境和其他可变因素的改变可以提高老年人整体肌肉骨骼功能，防止跌倒和骨折。

近年来，人们越来越关注重点查明脆性骨折的风险以预防髋骨骨折，髋骨骨折会造成严重的永久性不良后果。医院质量和安全举措的一大重点是预防住院患者用药和术后的跌倒导致的髋部骨折。跌倒致髋部骨折而住院的常见危险因素包括阿尔茨海默病、年龄增加、精神状态改变和不良药物影响（Zapatero，Barba，Canora，et al.，2013）。

2012 年以来，国际骨质疏松基金会一直在推动预防骨折运动来实施最佳实践指南，以减少全球每 3 秒就会出现 1 例脆性骨折的发生情况（Akesson，Marsh，Mitchell，et al.，2013）。这一举措的重点是防止已经骨折人群的髋部骨折，因为任何先前的骨折史几乎对另一处的骨折存在双倍的风险（国际骨质疏松基金会，2012）。增加脆性骨折的危险情况列于框 22-1 中。必须考虑的是危险因素的组合显著增加了脆性骨折的危险。一项研究表明超过一半的骨质疏松患者血清维生素 D 水平低于常人，近 1/3 的患者存在其他潜在病症（Bogoch，Elliot-Gibson，Wang，et al.，2012）。

框 22-1　骨质疏松和脆性骨折危险因素

- 年龄 65 岁以上女性或 70 岁以上的男性
- 骨质疏松或骨质疏松性骨折家族史
- 过去和现在的低钙摄入量
- 维生素 D 缺乏症
- 缺乏负重活动
- 老化改变或病理情况导致的激素缺乏症
- 吸烟
- 过量饮酒
- 病理条件（例如性腺功能减退症、甲状旁腺功能亢进、甲状腺毒症、吸收障碍、低胃酸、器官移植）
- 药物（例如皮质类固醇、抗惊厥药、抗凝血剂、芳香酶抑制剂、癌症化疗药），增加脆性骨折风险的其他因素
- 绝经后妇女
- 女性
- 骨质疏松多种危险因素
- 以往的脆性骨折，尤其加上对骨质疏松的处理不足
- 髋部骨折家族史
- 体重指数小于 18.5 kg/m²
- 当前或以前口服或全身应用糖皮质激素
- 跌倒
- 风湿性关节炎

来源：Levis & Theodore，2012；National Clinical Guideline Centre，2012；Yurgin，Wade，Satram-Hoang，et al.，2013

跌倒的危险因素

不幸的是，跌倒在老年人中很普遍，它成为美国和其他许多国家几十年来公众关注的焦点。半个多世纪以前，题为"老年人跌倒的自然史"的文章开始发布以下声明："老年人经常跌倒伤害自己是如此司空见惯的经历，以致被默认为衰老过程中不可避免的情形，从而剥夺了老年人对锻炼的兴趣"（Sheldon，1960，p.1685）。近年来，老年医学和老年医学专家对跌倒是正常老化的后果，或是偶然的或是随机事件的看法提出了质疑。跌倒和移动问题是由多样性、异样性和相互作用的危险因素共同造成的，此观点达到了广泛的共识。目前的临床方法是找出引起跌倒最可能的原因和促成条件，并计划实施干预措施，以防止跌倒。

许多研究已推断出跌倒的危险具有可改变性的结论。系统评价提出确定跌倒史和使用助行器成为医院、养老院和社区环境中预防跌倒的最强因素（Deandrea，Bravi，Turati，et al.，2013）。Deandrea和同事提出这2种情况并非常见情况但却是潜在需要被解决的问题。很多研究发现是跌倒是由多种危险因素共同造成，而不是一个单独的危险因素造成的结果。此外，跌倒危险的增加与跌倒危险因素的数量相一致。目前的重点是防止严重跌倒带来的伤害，如骨折和脑外伤，因为高达1/5的老年人会导致受伤、住院或死亡结果（Moller，Midlov，Kristensson，et al.，2013）。跌倒危险因素可以根据自身起源归纳如下：年龄，常见的病理状态和功能障碍，药物治疗效果和环境因素（框22-2）。

病理情况和功能与认知缺陷

夜尿症、睡眠障碍、步态变化、感觉变化、直立性低血压、肌力下降和中枢神经系统变化等条件，可以增加老年人跌倒的风险。此外，视力障碍由于对移动性、平衡性、安全性、跌倒的恐惧、日常活动的能力的影响，成为老年人跌倒的独立危险因素（Aartolahti，Hakkinen，Lonnroos，et al.，2013；Reed-Jones，Solis，Lawson，et al.，2013）。在一般情况下，通常发生的病理状况可以在以下方面增加老年人跌倒的风险：

- 病理条件下可能会导致视力、平衡或移动性功能障碍。

框22-2 跌倒的危险因素

病理状态或功能障碍

- 老化病症（例如夜尿症、骨质疏松症、步态变化、直立性低血压、感觉障碍）
- 心血管疾病（例如心律不齐或心肌梗死）
- 呼吸系统疾病（例如慢性阻塞性肺疾病）
- 神经病症（例如帕金森病、脑血管意外）
- 代谢紊乱（例如脱水、电解质失衡）
- 肌肉骨骼的问题（例如骨关节炎）
- 短暂性脑缺血发作
- 视觉障碍（例如白内障、青光眼、黄斑变性）
- 认知损伤（例如痴呆症、精神错乱）
- 社会心理因素（例如抑郁、焦虑、激动）……

药物治疗效果及相互作用

- 抗心律失常药
- 抗胆碱能药物，包括过度的非处方产品的成分（如苯海拉明）
- 抗惊厥药
- 利尿剂
- 苯二氮䓬等催眠药
- 抗精神病药
- 抗抑郁药
- 酒精

环境因素

- 照明不足
- 缺乏扶手的楼梯
- 地板湿滑
- 地毯堆放
- 步行道上杂货、绳索或其他的物品乱放
- 不熟悉的环境
- 高度抛光地板
- 床、椅子或者厕所的高度不当
- 物理限制

- 药物治疗可以造成跌倒风险。
- 慢性疾病经常干扰最佳的运动和其他健康措施，这对促进安全移动很重要。

抑郁症和认知障碍可以增加跌倒的风险，尤其是在与其他危险因素同时存在时。例如，认知障碍和抑郁症可降低一个人对环境的识别能力，可以干扰其对环境刺激处理信息的能力。患有认知障碍的老年人至少有双重跌倒风险，这与步态减缓和执行功能障碍有关（Kearney，Harwood，Gladman，et al.，2013）。以下因素的组合很可能会增加痴呆患者跌倒的风险：并发症，视力受损，平衡受损，精神运动速度减缓（Chen，Peronto，& Edwards，2012；Martin，Blizzard，Srikanth，et al.，2013）。抑郁老

展开式案例学习

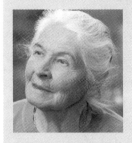

第 1 部分：58 岁的 M 女士

58 岁的 M 女士，是护理计划中进行健康检查和教育项目的高级秘书，这个资深健康计划是由明尼苏达州明尼阿波利斯的一家非营利性医院提供赞助的。M 女士的职责包括在护士的指导下寻找和组织健康教育材料。你经常和她一起去吃午饭并讨论社会和健康相关的主题。M 女士一直刨根问底关于健康的问题，有一天，她询问关于骨质疏松症的建议。她说，她和她 83 岁高龄的母亲收到有关骨密度测试的通知，她的母亲问她是否会和她一起去，这样她们都可以进行测试。你从过去的谈话得知 M 女士的母亲很久以前手腕骨折过，但在其他方面是比较健康的。M 女士相当健康，但她也承认，她"可以减掉一点重量，并获得更多的锻炼"。你也从以前的讨论知道，妇科医生开处方让 M 女士连续几年一直在使用激素替代疗法。作为健康护士的工作，你已经制订并提交了关于骨质疏松症的一些健康教育计划，所以你熟悉近期关于骨质疏松症的文献。

思考题

- 基于你对 M 女士的了解，你会告诉她哪些关于她的骨质疏松症的危险因素？
- 根据你对 M 女士母亲的了解，在建议她母亲做测试之前你想了解什么其他信息？
- 为了帮助 M 女士更加了解骨质疏松症，你有什么建议？

年人跌倒风险的增加源于步态变化、不良药物影响、注意力和对环境因素作出反应能力的减弱。一项研究发现，抗抑郁药物可使老年人户外跌倒的风险增加 70%（Quach，Yang，Berry，et al.，2013）。考虑到所有这些可能的关联，跌倒导致受伤发生在有功能障碍或多发性慢性病患者身上就不足为奇了。

药物的影响

大量研究已经确定，数百种药物可以增加跌倒的危险，并且已尝试标识出跌倒最高危险的那些药物。中枢神经系统的药物，如安眠药、抗精神病药、抗抑郁药被视为在机构和社区环境下跌倒的独立、显著的危险因素（Costa-Dias，Oliveira，Martins，et al.，2013；Lamis，Kramer，Hale，et al.，2012；Van Strein，Koek，Van Marum，et al.，2013；Whitney，Close，Lord，et al.，2012）。中枢神经系统药物半衰期长，与跌倒的危险有最高关联（Obayashi，Araki，Nakamura，et al.，2013；Olazaran，Valle，Serra，et al.，2013）。利尿剂也与跌倒和骨折的危险增加有关，特别是在刚开始用药后的第一周（Berry，Zhu，Choi，et al.，2013）。使用超过 4 种药物通常是跌倒的另一危险（Damian Pastor-Barriuso，Valderrama-Gama，et al.，2013；Freeland，Thompson，Zhao，et al.，2012）。研究还发现某些药物会增加跌倒所致伤害的危险。例如抗凝药物，常用于预防卒中的发生，一旦跌倒会增加严重出血的风险。药物的剂量也会影响跌倒有关伤害的危险。研究表明，在养老院发生髋部骨折的危险在催眠启动后不久或抗精神病药的剂量调整后不久可能特别高（Berry，Lee，Cai，et al.，2013；Rigler，Shireman，Cook-Wiens，et al.，2013）。

虽然目前大部分研究都集中在处方药上，但非处方药也可以通过其对精神运动功能的不良影响而增加跌倒的危险。许多治疗疼痛、感冒、失眠的药物中含有酒精或抗胆碱药。这些成分本身可以带来跌倒风险，或者可以与其他药物相互作用，增加跌倒的风险。苯海拉明，一种广泛应用在睡眠、感冒、过敏的非处方药，其不利影响已引起媒体和医学界的广泛关注。苯海拉明可对必要的安全驾驶技能造成不良影响。当提及使安全驾驶受损的药物时，许多国家在法律上会涉及苯海拉明或其他非处方药。

下列的药物副作用可以增加跌倒的危险：意识错乱，抑郁，镇静状态，心律失常，血容量减少，直立性低血压，延迟反应时间，认知功能减弱，以及步态和平衡的变化（例如共济失调，本体感受减弱，身体的摇摆增加）。因此，具有一个或多个上述这些不利影响的药物都可以增加跌倒的危险。考虑影响跌倒的其他危险因素包括药物与疾病的相互作用、药物与药物的相互作用、药物与酒精的相互作用等。

识别药物和跌倒的危险增加之间关系的一种方法是考虑药物作用的基本机制、病理条件下作用的基本机制以及潜在的各种因素之间的相互作用。例如，直立性低血压可受病理状况、年龄老化或药物不利因素影响，并由此增加跌倒的风险。例如，一个 80 岁老年人因病理状况（例如帕金森病）引起直立性低血压，如果该老年人同时服用引起直立性低血压的药物（例如血管扩张剂），跌倒的危险便显著增加。因此，护士与其记住所有会增加跌倒危险的药物，不如将注意力集中在增加跌倒危险的基本机制。

框 22-2 列出了可能增加跌倒危险的一些药物。

环境因素

在第 7 章中讨论了与安全有关的环境危害因素，但其他环境影响尤其与跌倒有关的也必须考虑。例如，在机构环境中，跌倒最常发生在卧室和浴室。在卧室里，跌倒最常发生在上下床时，有些跌倒是由于翻越了床档。在浴室里，跌倒通常是出现在揭开或关闭马桶座时或着急大小便时。在社区环境中，居家跌倒最常发生，尤其是在楼梯、卧室和客厅。增加家庭跌倒危险的环境危害因素还包括物品杂乱堆放、光线不足，以及卫生间或楼梯缺乏扶手等。

身体约束

从 20 世纪 60 年代开始，身体约束就被有意识地应用于认知障碍患者以保护肢体免受损伤或减轻工作人员的工作量。从历史上看，使用身体约束的方法保护容易受伤的人免受跌倒并使机构免责的信念广泛存在。然而，自 20 世纪 90 年代，已经有

展开式案例学习

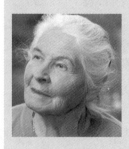

第 2 部分：67 岁的 M 女士

　　M 女士，67 岁，已从她的秘书工作岗位退休。她每周参加当地的老年中心举办的社会活动和中午聚餐。你是那里的健康护士。有一天，她左手骨折，来到了中心。她说在路上的冰面滑倒了并摔断了手腕。几年前，M 女士已经停止了激素治疗，因为她已经服用了激素 10 年，担心它的长期副作用影响。你也知道，她服用药物治疗关节炎、高血压、抑郁，并且自我监控血压。在过去的 10 年中，她逐渐"每年增重一点"，目前的身高 / 体重为 5'3″ /175 磅，BMI 指数为 31。她参加每周一次的"购物中心竞走"的锻炼项目但很少独立锻炼。她说"我做家务是足够的锻炼了"，每周小组练习活动是"在我的关节能承受的范围内活动"。她住在一层楼的小房子里。尽管 M 女士说她并不真的担心会再出现更多的骨折，因为她认为最近的跌倒是"冬天运气不好的原因"，但她还是会和你谈谈。在预约过程中，她诉说她"对骨质疏松有一点担忧"。

思考题

- 你可以从你的了解中确定 M 女士身上存在哪些骨质疏松的危险因素？
- 你可以从你的了解中确定 M 女士身上存在哪些跌倒及跌倒相关伤害的危险因素？
- 你能找出减少她跌倒或骨折的危险因素吗？
- M 女士的其他哪些信息有助于你确定骨质疏松的其他危险？
- 其他哪些信息有助于你确定跌倒和骨折的其他风险？

QSEN 应用

QSEN 能力	知识 / 技能 / 态度	应用于 67 岁的 M 女士
患者为中心的护理	（K）多维度理解以患者为中心的护理 （K）描述在医疗保健过程的各个方面赋予患者权利的策略 （K）检查患者积极参与自身保健过程的常见障碍因素	识别 M 女士骨折的风险 确定 M 女士的生活方式的积极方面，在此基础上教授健康促进策略 评估 M 女士关于骨质疏松和预防脆性骨折的知识缺乏程度
循证实践	（K）描述现有证据的强度和相关性如何影响干预的选择 （S）关于患者价值、临床专业知识和证据的个性化护理计划	应用框 22-1 中的循证信息来评估骨质疏松症和脆性骨折的危险，并教会 M 女士预防脆性骨折

越来越多的证据表明，身体约束不能有效预防跌倒，而事实上却与严重伤害或死亡风险有关（Gray-Miceli & Quigley, 2012; Luo, Lin, & Castle, 2011）。已推荐减少约束设备使用的机构包括美国护士协会、美国老年医学会、英国老年医学会、美国食品和药物管理局（FDA）、医疗保险和医疗补助服务中心（CMS），以及联合委员会（以前被称为联合委员会医疗评审机构）。

影响肌肉功能的病理状况：骨关节炎

骨关节炎是一种退化性炎症疾病，影响关节和附着的肌肉、肌腱和韧带；它的特点是关节的疼痛、肿胀和有限的运动。在美国，骨关节炎是致残的主要原因，时常对老年人造成影响。虽然不是所有的老年人都有骨关节炎的症状，但该病症通常被认为是老化的极端进展。骨关节炎是一种复杂的疾病过程，其由诸如创伤、遗传学、肥胖和老化等危险因素的相互作用产生。

由于自我护理是治疗骨关节炎的一个重要方面，护士专注于健康教育干预。护士可以鼓励患者参与自我管理计划，这有助于管理疼痛和预防骨关节炎造成的残疾（Shelton, 2013）。此外，护士可以指导骨关节炎患者关于循证指南推荐的自我护理实践内容（Davies, 2011; Moskowitz, 2013）：

- 参加有氧、抗阻、陆地和水中运动计划，专注于提高肌肉骨骼强度、平衡和耐力（例如瑜伽、水疗、太极）
- 避免高强度的活动
- 穿着好的减震鞋
- 平衡承重活动和休息时间
- 适当减肥
- 酌情使用矫形器、支持物、支撑物或鞋垫
- 酌情使用手杖、助行器和其他辅助装置，以减轻关节承重，改善平衡或实现独立功能
- 使用热敷和止痛剂治疗疼痛

基于包括医学、护理和物理职业治疗的跨学科专业方法，用于管理骨关节炎的护理计划是最有效的。因为对于骨关节炎有许多内科治疗和外科手术方法，护理上强调获得定期医疗护理的重要性，其可随着自身状况而改变进行的评估和治疗。重要的护理角色是促进向物理和作业治疗师转诊，以改善

差异性提示

白人和非裔美国人的关节炎发生率相似，但是非裔美国人的关节炎相关活动受限率更高。

健康机会

患有骨关节炎的老年人需要参与自我护理活动，包括对促进最佳舒适和功能做出正确的决定。

肌肉力量和促进安全独立的功能。

影响肌肉骨骼健康的功能结局

老年人可以通过健康促进干预（例如良好的营养和身体活动）部分地补偿影响整体肌肉骨骼功能的老化改变。然而，骨质疏松症的功能性结果是相当严重的，这些功能性结局是导致老年人跌倒和骨折的危险因素。与老年人功能的许多其他方面一样，危险因素的累积和相互作用效应最显著地影响功能和生活质量，而不仅仅是老化带来的变化。

对肌肉骨骼功能的影响

即使是没有危险因素，肌肉力量、耐力和协调性也在一定程度上受老化的影响。从 40 岁开始，肌肉力量逐渐下降，截至 80 岁时总体减少 30% ～ 50%，下肢肌力下降比上肢肌力下降更大。减少的肌肉力量主要归因于老化带来的肌肉质量损失，称为肌肉减少。此外，人的当前活动水平和终身锻炼模式可以影响任何年龄的肌肉力量。由于肌肉和中枢神经系统的老化，肌肉耐力和协调性减弱。因为这些变化，老年人与较年轻的人群相比，在较短时间的锻炼后会肌肉疲劳。关节功能在成年早期开始下降，并逐渐发展，引起运动范围的以下变化：

- 上臂运动范围减小
- 背部屈曲下降
- 髋关节外旋减少
- 髋关节和膝关节屈曲下降
- 脚背屈减少

这些变化导致日常活动反应能力减慢，例如写作、进食、梳头、穿鞋和袜子、爬楼梯困难和受限，以及对环境刺激的整体反应能力减弱。

在男性和女性发生的不同步态变化，是 75 岁后发生的更显著的功能性结局之一。老年女性发展为更窄的站立和步行步态以及身体弓形变化，影响下肢和改变髋关节的角度。老年男性发展为更宽的步行和站立步态，其特征在于较少的手臂摆动，较小的步幅，跨阈高度降低，以及头部和躯干的位置比他们年轻时更弯曲。这些变化的总体影响是，老年

男性和女性的步行速度变慢，并且在步态的支持阶段比移动阶段花费更多的时间，有显著的个体差异。但 65 ～ 69 岁之间步行速度平均下降率为 1%，这个比率对于 80 岁以上的成年人逐渐增加到 4%（White，Neogi，Nevitt，et al.，2013）。更重要的是，发生的任何显著的步态变化不是由于单纯的老化，而是其他病症的后果，例如骨关节炎或神经系统疾病（例如痴呆、帕金森病）。

跌倒和骨折的易感性

老化和多个相互作用的危险因素的组合通过增加跌倒和骨折的概率双倍危及老年人。骨折并不是老年人所特有的，但在许多方面与年轻人群的骨折有很大的不同。第一，骨性骨折发生在很少或没有创伤的情况下，它的影响不会比从站立位置跌落到地面的后果更严重。第二，骨折的危险与年龄直接相关。第三，老年人骨折的可能性更大，尤其是髋骨骨折，会对独立生活、生活质量、发病率和死亡率造成严重影响。研究显示，患有髋部骨折的老年人的功能下降、反复跌倒、永久性进入护理机构以及缩短预期寿命的风险增加（Frost，Nguyen，Center et al.，2013；Gill，Murphy，Gahbauer et al.，2013；Tajeu，Delzell，Smith et al.，2013）。

对跌倒的恐惧

自 20 世纪 90 年代初以来，人们越来越关注对跌倒的恐惧，对跌倒的过度焦虑导致活动减少和功能下降。这被认为是影响 40% ～ 75% 的长期护理居民和高达 76.6% 的社区老年人的主要问题（Kim & So，2013；Lach & Parsons，2013）。害怕跌倒会增加跌倒的危险并导致更多严重的负面后果，而不会让人们对预防跌倒的行动保持谨慎的意识。研究发现，对跌倒的恐惧可能导致功能下降，依赖性增加，显著的活动限制，抑郁，社会隔离和增加的跌倒危险（Huang，Chi，& Hu，2013；Lach & Parsons，2013）。

另一个问题是，老年人的照顾者可能特别担心潜在跌倒风险，这可能也会导致照顾者负担增加和警惕性增加（Dow，Meyer，Moore et al.，2013）。在某些情况下，照顾者会限制老年人的活动，或者

决定将他们转移到一个大于老年人所期望帮助或监督的环境中。虽然移动到更加限制性的环境中不一定会保护老年人免受跌倒，甚至可能增加跌倒的风险，但照顾者可以更加安心，因为他们认为老年人更安全。类似地，照顾者可以开始使用约束或以其他方式限制人的移动性。然而，如已经讨论的，约束不仅不可防止跌倒，并且可能导致更严重的跌倒损伤。护士在解决照顾者对跌倒的恐惧方面具有重要作用，如在促进护理者健康的部分中所讨论的，可以通过指导预防跌倒干预措施来实现。

肌肉骨骼功能的护理评估

　　肌肉骨骼功能的护理评估侧重于识别跌倒、骨折和骨质疏松的危险，特别注意那些可以通过护理干预来修正或减轻的因素。护士可以使用跌倒危险评估工具来识别可能从适当的预防性干预中受益的老年人。

评估肌肉骨骼性能

　　整体肌肉骨骼性能的评估从观察人的机动性和活动开始。除了观察人的步行，观察人从椅子上站起的动作尤为重要。起立-行走计时测试（TUG）是一个基于证据和简单易用的工具，用于评估步态速度和平衡，自 20 世纪 90 年代早期已经广泛应用于许多医疗保健机构和家庭环境中。该测试是步态速度的可靠测量，以及跌倒危险和安全执行 ADL 能力的标尺。图 22-1 中所示的 TUG 可以在 5 分钟或更短时间内实施，并且可以重复使用以鉴定随时间推移的下降或改善。较高的分数（即完成任务的较长时间）与跌倒危险的增加相关。文献中讨论了 12 ～ 14 秒的临界值，但是在研究综述中推荐 12.47 秒的评分（Murphy & Lowe，2013）。在进行这项测试之前，重要的是向受试者解释和演示程序，并让受试者穿常规鞋和使用通常的辅助设备。

　　评估信息还通过询问关于个人执行 ADL 的能力的问题来获得。当确定限制时，重要的是要找出老年人是否正在使用辅助装置来改善安全性、移动性、平衡性、独立性或总体功能。如果老年人不使用这样的设备并且可以从中受益，则重要的是评估该老年人对这种设备的可用性的了解。另外，评估人们使用辅助装置的态度也很重要，因为态度可能影响使用推荐辅助装置的可能性。护士可以使用第 7 章中提供的所有 ADL 的功能评估标准以及本章中的评估信息。

　　除了在执行 ADLs 中发生轻微的变化外，老年人的身高和姿势也发生了变化。老年人可能不关心或没意识到身高的减少，然而，由于骨质疏松症和其他年龄相关的变化，每 10 年减少 2 ～ 4 cm 是正常的。包括一个关于这个人的身高和任何明显的身高减少的问题，将给护士一个评估老年人对这个变化的认识的机会。虽然身高降低的情况影响很小，但老年人可能会在执行身高高度依赖的活动时遇到困难。在这种情况下，他们可能会发现使用辅助设备更安全，也更有效，比如长柄的助臂杆。他们也可能需要重新整理橱柜，以便最常用的物品可以取到。身高高度降低评估的另一个含义是，老年人的衣服的裤腿可能太长，尤其是当这个人的体重也减轻的情况下。因此，护士应该观察衣裤的长度是否增加了跌倒的危险，因为这种危险可以通过相对简单的干预来缓解。框 22-3 总结了评估老年人整体肌肉骨骼功能的指南。

确定骨质疏松的风险

　　对所有老年人应该评估骨质疏松症的危险，因为一些促进骨质疏松的健康促进干预措施，如充足的钙和维生素 D，以及参与定期的负重运动，都是普遍适用的。护士还发现了可改变的危险因素，比如吸烟和过量饮酒，这些都可以通过对生活方式的干预来缓解。护士在整体评估健康史期间获得关于骨质疏松症危险的大量信息，并且考虑这些是与移动性和安全性相关的信息。循证指南建议，骨质疏松性骨折的患者最好通过骨密度测量和临床风险因素的评估来确定（医疗保健研究和质量机构，2012）。有关骨质疏松症的评估问题与建议，见框 22-3。

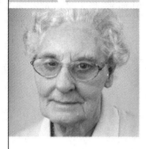

患者：＿＿＿＿＿＿＿　　　日期：＿＿＿＿　时间：＿＿＿　**AM/PM**

起立-行走计时测试（TUG）

目的：评估活动能力

设备或器械：秒表

导言：患者穿着普通的鞋子，必要时使用助步器。患者开始坐在有扶手的椅子上，后背靠在椅子上。并画出一段3米或10英尺的路程线路。

给患者指导语：
当我说"走"，您将：

1. 从椅子上站起
2. 用自己的步伐按画出的路线行走
3. 转身
4. 用自己的步伐回到椅子
5. 再坐下

从说出"走"时开始计时

患者回到椅子上坐好停止计时，并记录

时间＿＿＿＿＿＿＿秒

如果患者完成此TUG过程超过12秒，说明跌倒风险高。

如果患者完成此TUG过程超过12秒，说明跌倒风险高。

圈出以下的情况：　　■ 1.缓慢步态　　　　■ 2. 平衡丧失
■ 3. 短步长　　■ 4.胳膊不动或很小晃动　　■ 5. 扶墙保持平衡
■ 6.重来　　■ 7.使用助步设备不正确

备注：

更多相关信息，请点击 **www.cdc.gov/injury/STEADI**

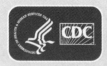
**Centers for Disease
Control and Prevention**
National Center for Injury
Prevention and Control

STEADI Stopping Elderly
Accidents, Deaths & Injuries

图 22-1　起立-行走计时测试（TUG）

（转自 CDC；http://www.cdc.gov/homeandrecreationalsafety/pdf/steadi/timed_up_and_go_test.pdf ）

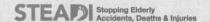

**　　健康机会**

从整体角度来看，护士要求老年人找到愉快的方式进行负重活动。

识别跌倒和损伤的危险

识别跌倒危险是老年人保健的一个必要和多维的部分，因为它必须启动预防性干预系统。最好的评估信息通过在环境中观察而获得，并特别注意人

框 22-3　评估跌倒、骨质疏松和脆性骨折的总体肌肉骨骼功能和危险指南

评估总体肌肉骨骼功能的问题
- 由于关节限制，你在进行常规活动时遇到问题吗？
- 你的关节有任何疼痛或不适吗？
- 你觉得你失去平衡吗？
- 你步行或散步有任何困难吗？
- 你是否使用任何辅助设备（例如步行器、四支点拐杖或触摸设备）来帮助你做事情？

评估骨质疏松症和脆性骨折的危险的问题

面向所有老年人的问题
- 你知道任何血缘亲属患有骨质疏松症或在生命晚期持续骨折的患者吗？
- 你在成年期间是否患有骨折？（如果是，请询问当时的年龄、类型、地点、情况、治疗等问题）
- 你通常摄取的含高钙和维生素 D 的食物是什么？你需要服用补充剂吗？
- 你是否曾测量过骨密度？
  ◆ 你是否服用任何预防或治疗骨质疏松症的药物？
- 如果你有骨质疏松症，你曾经和你的初级保健医生谈论预防骨折吗？

评估跌倒风险和对跌倒的恐惧的问题
- 你在过去几年里是否有跌倒？（如果是，请询问有关情况的其他问题，并询问相关的危险因素，如框 22-2 所示）
- 你对跌倒有什么顾虑吗？（如果有，请问关于特定恐惧的其他问题，例如，如果你跌倒，你认为可能会发生什么？）

◆ 你是否采取预防措施防止跌倒？
- 有什么活动你想做但不能做，因为有移动困难或走动困难？（如果有，询问具体的活动，如购物、使用公共交通等）
- 有什么活动你想做但不敢做，因为你害怕跌倒？（如果有，询问具体活动，例如上下楼梯、洗澡或淋浴等）

关于总体肌肉骨骼功能的观察
- 测量并记录人的当前身高和指定的峰高。
- 观察个人的行走和步态模式。
- 使用起立-行走计时测试（TUG）（图 22-1）。

从评估肌肉骨骼功能的总体评估中获得的信息
- 观察并记录功能评估，如第 7 章所述。
- 定期进行多少运动，特别是多少负重运动？
- 是否抽烟？
- 饮酒量多少？
- 每天通常摄取的钙和维生素 D 是多少？
- 是否有与跌倒或骨质疏松症有关的任何医疗条件（如框 22-1 和 22-2 所概括）？
- 是否接受可能会导致跌倒危险的任何处方或非处方药物？
- 是否有直立性低血压？
- 是否有适度视力或严重视力障碍？
- 是否有任何认知障碍或其他心理障碍（例如抑郁症）减少他或她对环境的注意或干扰对环境刺激的反应能力？

对不安全状况的意识和关注程度。观察还提供了一些可能不被承认的适应性行为的信息。例如，一个人可能会说他或她在爬楼梯上没有困难，但是观察结果可能会显示此人以高度不安全的方式来执行这个活动。当护士没有机会直接观察家庭环境时，他们可以在现有环境中观察老年人，并询问老年人或照顾者关于老年人在家庭环境中安全生活的能力。他们还可以考虑向家庭护理机构推荐家庭评估，作为出院计划的一部分。

评估环境的另一个重要方面是确定在发生跌倒时可能导致严重伤害的因素。例如，如果有人在固定物体附近跌倒，诸如浴室水槽或重型木制家具，可能导致严重的头部损伤。第 7 章中概述的指南可用于评估环境的安全性，并可应用于所有老年人，特别是那些具有跌倒的内在危险因素的人。

重要的评估信息可以简单地通过询问一两个问题来获得。例如，一个护理研究发现，询问住院患者如果他们需要去厕所，他们会做什么帮助那些

有跌倒危险的患者（Ko，Van Nguyen，Chan，et al.，2012）。同样，美国和英国的老年病学协会建议练习者询问所有老年人，如果他们在过去的一年里摔倒或遇到困难怎么处理（Ambrose，Paul，& Hausdorff，2013）。框 22-3 包括适用于自理或部分自理的老年人的评估问题。

许多跌倒危险评估工具用于识别有跌倒危险的人，以便实施预防措施。功能评估量表和护理跌倒危险工具是两种类型的跌倒危险评估工具。功能评估量表侧重于人的步态和平衡，并被康复治疗师使用。护士可以非正式地评估步态和平衡，即要求老年人坐在一个固定的带有扶手的椅子上，从椅子上站起来走几步，然后转身回到椅子上。护士也可以观察到人的常规步行模式，特别注意步态或平衡

健康机会

只要有可能，护士们应积极地与老年人及其家庭成员一起评估环境因素，这些因素要么合理，要么给安全的移动造成危险。

不稳定或不寻常的模式。如果发现异常，护士可以积极促进转诊，由物理治疗师进一步评估。护理跌倒危险评估工具，如 Hendrich II 跌倒危险模型（图 22-2）被广泛应用于机构环境以及家庭和社区环境中。

虽然跌倒危险评估工具可用于识别处于跌倒高风险的人，但它们不能解决根本原因。当老年人有几个危险因素或已经有跌倒相关的损伤时，应在多学科环境中进行全面的跌倒评估。综合跌倒评估涉及以下方面：心理状态、营养、环境、药物、病理状况、功能评估、通常的鞋类和完整的身体检查（包括视力、肌肉骨骼功能、神经功能和心血管状态）。

因为害怕跌倒会带来不良的功能结果，除了那些与实际跌倒有关的事情之外，护士还应该在跌倒和跌倒危险评估中询问至少一个关于担心跌倒的问

Hendrich II 跌倒危险模型

危险因素	危险指数	得分
混乱/定向障碍/冲动	4	
抑郁症状	2	
改变消除	1	
头晕/眩晕	1	
性别（男）	1	
服用任何抗癫痫药物(抗惊厥药物) （卡马西平，双丙戊酸钠，Ethotin，乙琥胺，非尔氨酯，磷苯妥英，加巴喷丁，拉莫三嗪，美苯妥英，Methunximide，苯巴比妥，苯妥英，去氧苯巴比妥，托吡酯，三甲双酮，丙戊酸）	2	
任何管制的苯二氮䓬类： （奥氮平，氯氮䓬 氯硝西泮，氯氮䓬二钾，地西泮，氟西泮，哈拉西泮，洛拉西泮，咪达唑仑，奥沙西泮，替马西泮）	1	
起立-行走测试："从椅子站起" 如果无法评估，监测活动水平的变化，评估其他危险因素，在患者图表上记录日期和时间		
能够在单个运动中站起-步态不失去平衡	0	
重来一次尝试成功	1	
多次尝试成功	3	
在测试期间没有协助不能站起 如果无法评估，在患者表上记录日期和时间	4	
如果分值等于或大于5，表明高风险	总得分	

正在进行的药物评价更新：
1. 左乙拉西坦（开浦兰）没有在最初的创建Hendrich跌倒危险模型期间评估。作为抗感染药，左乙拉西坦具有嗜睡和头晕的副作用，有导致跌倒危险并且应该评分（2010年6月生效）
2. 该研究不包括苯二氮䓬类药物的作用，因为它们当时没有上市。由于它们在药物结构、作用机制和药物作用方面的相似性，它们也应该评分（2010年1月生效）
3. 哈拉西泮被纳入研究，但不再在美国提供此药（2010年6月生效）

图 22-2 Hendrich II 跌倒风险模型，由哈特福德老年护理研究所推荐的跌倒风险评估工具
（©Ann Hendrich，Inc. 经许可使用）

展开式案例学习

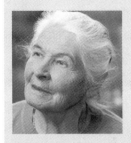

第 3 部分：74 岁的 M 女士

M 女士现在 74 岁，每周 3 ～ 4 次去老年中心吃午饭。你在中心当健康护士几年了，并且相当熟悉 M 女士，因为她经常出席你每周举办的健康老年班。在学习了你最近的"保持骨骼健康和适当运动"课程之后，她预约了你。她告诉你，她大大减少了她的运动，因为她大约一个月前在公园里和她的狗走了很长一段时间后，一个膝盖开始疼痛。她和她的医生谈论这个问题，并被告知要开始服用布洛芬，但是她没有服用，因为她不确定要服用多少，而且除非她走很长时间的路，否则她的膝盖就不会疼痛。她过去常常带着她的狗去散步，但现在她把它绑在外面或者留在室内。目前的处方药物是依那普利，5 mg/d，每天 2 次；氢氯噻嗪，每日 25 mg。她每天还服用多种维生素和对乙酰氨基酚 1000 mg，必要时每 6 小时服用一次。她依旧住在她一楼的房子里，独立做所有的家务。她还负责全年户外维护活动，包括修剪草坪、扫树叶和铲雪。

思考题

- 从框 22-3 看到的评估问题中，你想问 M 女士什么？
- 你现在使用框 22-1 或框 22-2 的信息吗？
- 与移动和锻炼有关的哪些谬见或误解可能会影响 M 女士？
- 你会采取什么步骤评估 M 女士的家庭环境是否有跌倒的危险？

题。如果老年人表示害怕跌倒，重要的是要提出可能与恐惧或跌倒有关的具体活动的问题。如果老年人依靠家庭或其他照料者提供援助，重要的是评估照顾者的关注和观察内容。评估问题旨在确定老年人对跌倒的恐惧和框 22-3 中相关的不良功能结果。

护理诊断

身体移动受限是一种护理诊断，适用于当评估确定一个老年人的移动性受限制时。这种诊断被定义为"限制独立的、有目的的一个或多个肢体运动"（Herdman，2012，P224）。老年人中常见的相关因素包括关节炎、抑郁症、慢性疼痛、髋关节骨折和神经系统疾病（例如痴呆或帕金森病）。跌倒危险的护理诊断适用于有跌倒病史或有跌倒危险的老年人。老年人常见的相关因素包括框 22-2 中列出的所有因素。如果老年人被诊断为骨质疏松症或有骨折病史，并且没有解决跌倒和骨折的危险，则无效健康维护的护理诊断将适用。

> **健康机会**
>
> 护士可以对于愿意探索改善肌肉骨骼功能和防止跌倒与骨折机会的健康老年人使用护理诊断，以增强老年人自我健康管理能力。

健康结局计划

当对有骨质疏松危险的老年人进行计划制订时，护士应识别初级预防和二级预防的健康结局。在这些情况下，以下护理结果分类（NOC）术语可能是相关的：健康促进行为，知识：健康促进，危险控制或危险监测。

对于有身体移动受限的护理诊断的老年人，护理目标应集中于恢复身体功能和能力，防止功能进一步丧失以及防止跌倒和受伤。适用于老年人的 NOC 术语包括：休息，平衡，耐力，移动性或活动耐力。

对于具有跌倒或跌倒危险的护理诊断的老年人，护理应该集中在通过实施预防跌倒计划预防跌倒和跌倒相关伤害的发生。以下 NOC 术语将适用于安全对于那些害怕跌倒的人来说，解决其身心、精神相互关联的健康结果包括焦虑自我控制、应对、恐惧自我控制和生活质量。

和跌倒预防：跌倒预防行为，跌倒发生，危险控制，危险监测，安全家庭环境和安全健康护理环境。

促进肌肉骨骼健康的护理干预

护士有许多机会促进肌肉骨骼健康，因为大多数老年人可以通过学习健康促进干预措施来改善肌肉骨骼功能和预防骨质疏松症、跌倒和骨折。因此，干预措施不仅关注防止跌倒的直接行动，而且关注消除或应对危险的健康教育。一些护理干预分类术语适用于以下各节讨论的干预措施，包括环境管理：安全，运动促进，预防跌倒，健康教育，危险识别和个性化教育。

促进健康肌肉骨骼功能

健康的老年人仅经历整体肌肉骨骼功能的轻微下降，但他们可以通过保持积极的生活方式来补偿这些次要的功能结果。许多类型的锻炼都有益于促进肌肉骨骼功能的健康，并且护士可以鼓励老年人将几种锻炼策略纳入他们的常规健康行为习惯中。锻炼的肌肉骨骼积极效果包括改善功能、增加骨强度、防止跌倒和残疾。灵活性锻炼可以改善运动范围，承重运动是干预骨质疏松症的一个重要措施。中等有氧运动可以防止老年人的肌肉质量的损失，对于试图减肥的那些人尤其重要。因此，重要的护理干预是帮助老年人识别他们可以将身体活动作为每日健康促进实践的方式。例如，观看锻炼 DVD 是改善社区生活老年人肌肉骨骼功能的有效方法（McAuley, Wojcicki, Gothe et al., 2013）。促进身体活动影响许多方面功能的健康结果，这个主题在第 5 章中已做讨论。

近年来，越来越多的人注意到整体类型的运动，这些运动涉及平衡、运动和身心联系。太极是一种传统的中国武术，它是一种身心锻炼，需要集中注意力，实施一系列的流畅连续的动作。几个世纪以来，它一直在亚洲国家使用，现在在西方国家广泛使用。许多研究和系统综述证实了太极与肌肉骨骼功能相关的有益的影响（Huang, Yang, & Liu, 2011; Tousignant, Corriveau, Roy et al., 2013; Wei, Xu, Fan, 2013）：

- 改善平衡和神经肌肉协调
- 增加肌肉力量、灵活性和耐力
- 提高姿势稳定性
- 降低跌倒和骨折的风险
- 减少跌倒的恐惧

研究还发现，长期练习太极对于慢性病（例如骨关节炎、帕金森病和周围神经病变）影响肌肉骨骼功能的老年人具有有益的效果，包括跌倒预防（Lauche, Langhorst, Dobos, et al., 2013; Manor, Lipsitz, Wayne, et al., 2013; Tsang, 2013; Yan, Gu, Sun, et al., 2013）。

瑜伽是另一种身体心理治疗，能有效改善老年人的平衡和移动（Tiedemann, O'Rourke, Sesto et al., 2013）。最近的研究表明跳舞作为改善平衡和预防老年人跌倒的干预措施有一定的积极作用，包括对 85 岁及以上老年人和痴呆患者（例如，Abreu & Hartley, 2013; Hackney, Hall, Echt, et al., 2013）。舞蹈锻炼的优点是安全、可行、愉快以及高依从性（Granacher, Muehlbauer, Bridenbaugh et al., 2012）。Feldenkrais 方法是另一种整体形式的锻炼，已被发现能够改善平衡和移动性，并能减少老年人对跌倒的恐惧（Connors, Galea, Said, 2011）。

有关骨质疏松症的教育

预防和治疗骨质疏松症的干预措施需成为老年人骨折预防方案的一个组成部分，特别是在把护理重点放在慢性疾病（例如家庭护理和长期护理环境）的医疗保健场所。初级保健人员负责诊断和治疗骨质疏松症，护士负责关于骨质疏松症干预和预防骨折的健康教育。因为对男性骨质疏松症的认识刚刚起步，关于老年男性筛查骨质疏松症方面，护士负有特殊责任。由于二级预防措施往往被忽

步行、跳舞、游泳、太极和骑自行车是对身体、心理、精神有积极影响的健康干预的例子。

视，因此重点是对已经发生骨折的老年人进行健康教育。

健康教育包括关于危险因素的信息，重点是制订可改变危险因素的计划。护士可以鼓励有危险因素的老年人向初级保健医生询问筛查测试和干预措施。所有成年人都可以从骨质疏松的生活方式干预中受益，并且这些自我护理活动的教学完全在护理责任的范围内。骨质疏松的重要自我护理干预包括每日负重活动、戒烟和限制酒精摄入。

护士也可以教育老年人及其照护者关于充分摄取钙和维生素 D 的重要性。如果有注册营养师，可以评估食物成分以确定钙和维生素 D 的通常摄入量。如果钙的摄入量在 1000 ～ 1200 mg，维生素 D 在 800 ～ 2000 IU，则健康教育应着重于将饮食摄入增加至推荐量或每日补充量。在长期护理机构中，所有护理计划都应包括对骨质疏松症的营养干预的

一个学生的反思

在过去一周，我选择与老年人在健康和健体中心做水中健美操。我受到这些老年女性的活力和生活的热情的鼓舞。我为他们的健康和活动水平感到自豪。给我留下深刻印象的是，这个团体活动是每个人都归因于其身体健康。我也注意到，他们这些活动不仅仅是体育锻炼。这些女性的社会关系也真正令人敬佩。他们在课堂上不断互相鼓励。他们还花时间相互联系并讨论日常生活事件。

我从这次经历中吸取的经验是，为老年人提供这样的机会锻炼对他们的肌肉以及他们的社会人格是十分重要的。老年人在今天的流行文化中经常被描述为社会地位低下，但我认为这些老年女性的生活是真正平衡的生活，也许在某些方面比我更加平衡。我经常发现自己太忙以至于不花时间投资于更有意义的关系，这些人显然从中受益。

Clint H.

审查，特别是关于预防骨折的营养干预。护士可以呼吁营养师和初级保健人员参与制订和实施适当的预防干预措施。框 22-4 总结了健康促进信息，可用作指导老年人关于骨质疏松症的指南。

骨质疏松症药物干预的主要目标是预防骨质疏松性骨折。骨折会产生严重的后果，包括慢性疼痛、降低的生活质量及显著的发病率和死亡率。近年来，除了 20 世纪 90 年代中期广泛使用的更年期激素治疗外，许多类型的药物已被批准用于预防脆性骨折。对 2005—2011 年间发表的 567 项临床研究的系统回顾发现，以下药物能够有效预防绝经后妇女骨质疏松性骨折的发生（医疗研究和质量有效卫生保健计划，2012）：

- 二膦酸盐：阿仑膦酸盐（福善美），利塞膦酸盐（安妥良），唑来膦酸（择泰），伊班膦酸盐（伊班膦酸钠）
- 狄诺塞麦（地诺塞麦，普罗利亚）

框 22-4　关于骨质疏松的健康促进教学

健康促进干预早期监测和治疗
- 审查骨质疏松症的危险因素，如框 22-1 所示
- 使用框 22-1 和框 22-3 作为指南，为可控制的危险因素制订干预措施
- 鼓励与初级保健人员讨论骨密度监测
- 如果存在危险因素，鼓励与初级保健人员讨论骨质疏松症的医疗干预措施
- 如果诊断出骨质疏松症，鼓励与初级保健人员讨论如何预防骨折

生活方式干预
- 每天半小时实施负重运动方案
- 参与瑜伽、游泳、按摩、指压和太极等活动
- 穿支撑鞋
- 停止吸烟
- 保持理想的体重
- 避免过量饮酒……

营养干预
- 建议每天摄入至少 1000 mg 钙，推荐使用食物补充，而不是可能有不良作用的钙补充剂
- 高钙食物包括牛奶、奶酪、酸奶、奶油冻、冰淇淋、葡萄干、豆腐、罐装鲑鱼或沙丁鱼、西兰花和其他深绿色蔬菜
- 如果需要更高剂量的钙，例如骨质疏松症患者，应该在初级保健医生的指导下服用
- 提供充足的膳食摄入维生素 D，如果需要，可使用补充剂，以确保每天摄入至少 800 ～ 1000 IU 维生素 D
- 血清维生素 D 水平低的人可能每日需要更高的剂量，在初级保健医生的指导下服用

- 更年期激素治疗（例如普雷马林）
- 雷洛昔芬（易维特）
- 甲状旁腺激素（例如特立帕肽）

需要注意的是，所有这些药物都可以降低椎骨骨折的发生率。能够降低髋骨骨折风险的是阿仑膦酸盐、利塞膦酸盐、唑来膦酸和狄诺塞麦。因为这些药物都会产生各种严重的诸如血栓栓塞和增加乳腺癌的风险的不良反应，建议老年妇女必须与她们的初级保健医生充分讨论利弊后再决定，以便她们在这一重要的预防干预方面做出明智的选择。

因为骨质疏松症的医学干预中大多数临床试验主要关注女性，因此关于该疾病在男性安全有效的药理学治疗方面的证据较少。基于系统回顾研究，男性内分泌学会骨质疏松专题小组（Watts，Adler，Bilezikian et al.，2012）建议使用以下药物之一治疗高风险骨折的男性：阿仑膦酸盐，利塞膦酸盐，唑来膦酸或甲状旁腺激素。专题小组强调，根据诸如骨折史、骨质疏松症的严重程度和髋部骨折的风险等因素，应该对药物的选择采用个体化方案。

总之，有可靠的证据表明，骨质疏松症的药物治疗可以改善骨密度，降低骨质流失的速率，并降低脆性骨折的风险，包括髋骨骨折。对于没有骨质疏松症但有风险的老年人，药物干预的证据不太清楚。对有骨质疏松和骨折风险的老年人的预防性药物干预措施，必须基于特定干预的相对风险和益处的评估。药物治疗只是综合管理计划的一个组成部分，还必须包括钙和维生素 D 的营养摄取、维持肌肉骨骼功能的身体活动和降低跌倒的风险，以及关于骨质疏松和跌倒预防的教育。

展开式案例学习

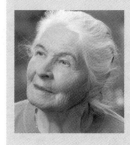

第 4 部分：79 岁的 M 女士

回想一下，你是健康计划的护士，M 女士现在 79 岁，定期参加你的健康教育计划。根据其他评估信息，你知道 M 女士不服用任何钙或维生素 D 补充剂，因为她每天喝 2 顿牛奶，认为这应该足够了。她 50 岁时停止了月经，几年后开始进行激素治疗。当她在 60 岁中期时，她停止了服用雌激素，因为她"听到太多关于雌激素的坏消息"。4 年前，当 M 女士伸出手臂以预防跌倒发生时，她的手腕骨折了。当时，整形外科医生说，她的 X 线片显示她的"骨头有点薄，但对她这个年纪来说不坏了"。她没有进一步做 X 线检查或进行骨密度测试，并说她的初级保健医生从来没有提起骨质疏松症的问题，因为"我猜他太担心我的心脏问题从而忽视了我的骨头"。虽然她去年秋天在扫落叶时在一个小树桩上绊倒了，除了她骨折的手腕，并没有带来其他跌倒相关的严重伤害。除非在主要的社交场合，她不抽烟也不喝酒。当你评估她的血压时，你发现她站立时的血压是 146/86 mmHg，而斜倚时是 128/78 mmHg。她的自我监测血压读数的记录表明她的平常血压约为 134/82 mmHg。她的视力可以允许驾驶，但她已经停止夜间驾驶，并由她的眼科医生监测双侧白内障的进展。她的眼科医生告诉她，她可能需要在接下来的 2 ～ 3 年的某个时候进行白内障手术。

思考题

- 你想要哪些进一步的评估信息？
- 你会为 M 女士提供什么健康促进干预措施？具体来说，你将对进一步评估、生活方式干预、营养和营养补充剂以及药物干预做哪些健康教育？
- 你会为 M 女士使用什么教育材料？
- 你会考虑为 M 女士做什么后续健康促进干预？具体来说，你将如何与 M 女士合作开发终身健康促进干预措施？

QSEN 应用

QSEN 能力	知识 / 技能 / 态度	应用于 79 岁的 M 女士
以患者为中心的护理	（K）整合对以患者为中心的护理的多个维度的理解 （K）描述在医疗保健过程的所有方面赋予患者权利的策略 （S）引发患者价值观、偏好和表达的需求	使用框 22-2 和 22-3 中的信息来确定增加跌倒和骨折危险的条件 使用有效的沟通技巧探讨 M 女士解决危险的意愿
循证实践	（K）描述现有证据的强度和相关性如何影响干预的选择 （S）阅读与临床实践相关的原始研究和证据报告 （A）循证实践作为确定最佳临床实践不可或缺的一部分	教育 M 女士关于骨质疏松症的基于证据的干预措施，如框 22-4 所示

预防跌倒和跌倒相关的伤害

因为跌倒的原因是多方面的，所以最好通过多学科预防跌倒计划来解决。这些计划涉及特定环境中的条件以及每个有风险的人特有的因素。综合性计划不仅关注于减少跌倒事件，而且还关注如果跌倒确实发生，防止跌倒带来的伤害。机构中预防跌倒方案的主要方面是确定有跌倒危险的人以及由所有工作人员执行预防措施。因此，这些方案的一个重要部分是教育有跌倒危险的人以及其接触的所有专业和非专业工作人员。教育可能涉及整个策略，以提高工作人员对降低跌倒危险的重要性的认识。例如，海报和宣传册可以在开始时或中间期作周期性的提醒。此外，可以使用某种形式的图表标识来引起对具有增加跌倒危险人群的关注。框 22-5 描述了适用于机构的预防跌倒的计划，框 22-6 总结了预

框 22-5　医院或机构老年人预防跌倒计划

确定有跌倒危险的患者 / 居民

- 使用护理诊断和跌倒危险评估工具来识别跌倒和跌倒相关损伤的危险（例如药物，骨质疏松症，医疗状况，跌倒历史，认知受损，警觉性降低，机动性受损，年龄 75 岁及以上老年人）。
- 在指定的跌倒评估指南中记录危险因素。
- 使用多学科方法解决跌倒、骨质疏松或跌倒相关损伤的危险因素。
- 在预定时间（例如每个班次，每天，每当患者 / 居民的功能状态发生变化时）经常重新评估跌倒和跌倒相关的伤害的危险。
- 使用彩色编码的物品（例如图表上的鲜艳的贴纸，色彩鲜艳的腕带，以及靠近人的床和房间外的标志），以识别那些包含在预防计划中的人。

医务人员，患者 / 居民和家庭

- 向患者或居民和家人指导预防跌倒计划，并提供有关防止跌倒的书面信息，并在发生跌倒时获得帮助。
- 为医护人员提供关于预防跌倒的计划和跌倒相关危险因素的教育，特别是受医护人员影响的因素（例如使用约束，选择鞋类）。

- 使用海报和传单来提高医务人员预防跌倒的意识。

将对所有高风险患者 / 居民实施干预措施

- 始终使呼叫灯保持在可触及的范围内。
  - ◆ 快速应答来电寻求帮助。
  - ◆ 频繁评估如厕需求。
- 确保卧床患者在离床时穿着坚固、防滑的鞋。
- 为日常生活活动提供帮助，并在需要帮助之前尽量预测个人的需求。
- 鼓励人们在需要时寻求帮助。
- 确保对所有不能依赖呼叫求救的患者 / 居民进行密切监测和频繁检查。
- 确保床可能处于最低位置，并且车轮已锁定。
- 仔细评估增加跌倒或跌倒相关伤害危险因素的环境；解决所有可控的危险因素。
- 考虑使用移动监测设备。
- 遵守有关使用身体限制的政策，包括床栏。
- 如果合适的话，将这个人安排于固定的照护者、地点和时间，并根据需要调整班次。
- 在个人的图表上记录防跌倒干预措施。

防社区老年人跌倒相关的基于证据的建议。

解决内在危险因素

因为任何步态和平衡障碍都会增加跌倒的危险，改善移动性的干预措施可能有利于防止跌倒。改善

移动性的干预主要由治疗师、护士和护理员执行，通常通过跨学科方法实现。指导老年人如何正确使用助行器和其他辅助装置是预防跌倒计划的重要组成部分（图 22-3）。护士有责任提出老年人是否能够从使用行动辅助器材或辅助器具中获益的问题，并

框 22-6　循证实践：防止老年人在社区环境跌倒

问题陈述
- 每年约 30% 的社区老年人跌倒。
- 近年来的许多研究已经确定了有效减少跌倒、跌倒危险和跌倒相关损伤的循证干预措施。

筛选和评估建议
- 询问老年人过去一年里是否跌倒过。
- 了解每次跌倒的详细信息。
- 询问步态和平衡问题。
- 对步态和平衡进行简单测试（例如定时起立和行走测试）。
- 安排多因素的跌倒危险因素评估，包括综合体检、功能评估、环境评估、病史和药物评估。

循证预防干预
- 在多因素评估期间确定的个性化跌倒危险的干预措施的实施。
- 参加多元化或家庭锻炼计划，包括平衡、力量和步态训练练习。

- 优化管理所有医疗状况，特别是心律失常和直立性低血压。
- 修改处方药物治疗方案，包括逐步戒除精神药物。
- 视力障碍的治疗：根据需要进行白内障手术，在步行时不使用多焦点镜片。
- 脚部问题和鞋类的管理。
- 对维生素 D 水平较低的人补充维生素 D。
- 家庭安全评估和修正，对视力受损者以及由作业治疗师提供时尤其显著。

护理干预建议
- 促进实施适用的循证干预措施。
- 指导推荐给老年人的身体活动能力锻炼方式：每周 2.5 小时的中等强度或 1.25 小时的强烈有氧体力活动，每周 2 次加强肌肉活动，对于有跌倒危险的人每周平衡训练 3 天或更多天。
- 指导自我保健行为，包括使用适当的辅助装置和安全措施（例如在冰冻条件下的防滑鞋装置）。

资料来源：美国老年病学会和英国老年医学学会（2010）；Gillespie，Robertson，Gillespie，et al.（2012）；美国预防服务工作队（2012）

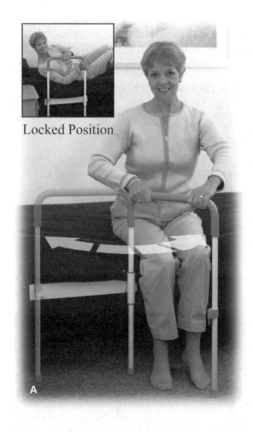

Locked Position

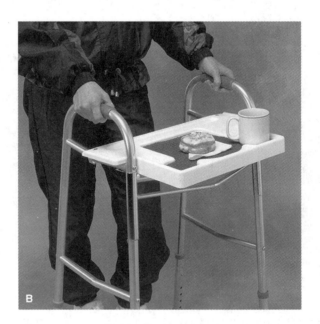

图 22-3　使用辅助设备有助于降低跌倒的危险
（A）使用转移辅助装置来促进安全进出床。（B）步行者可以使用各种风格的车轮、刹车、篮子、座椅和其他功能来提高安全性和机动性（照片转载得到 ActiveForever.com 的许可）

为物理治疗师进行评估和教学提供参考。在社区环境中，护士可以指导老年人及其照护人员提供各种助行器具、转移辅助设备和其他可能提高安全性的辅助工具的获取途径。护士可以建议老年人选择适当的行动辅助设备寻求专业帮助。治疗师或工作人员能够为家庭提供保健设备用品咨询并协助处理保险索赔。当医嘱规定使用行动辅助器材时，护理的职责是确保辅助器具的可利用性，鼓励患者使用辅助器具，以及提供关于辅助器具的安全或效用的问题，为再评估提供参考。

因为适当的鞋类可以防止滑倒和跌倒，为了安全起见，护士应建议老年人穿防滑鞋。提醒老年人在户外散步可能特别危险，特别是在冬季，有跌倒倾向的老年人处于一个更加危险的环境。护士可以强调去除走道上的冰雪的重要性，并帮助老年人寻求资源以获得帮助。例如，当地老龄办公室或其他组织可以花费很少或不需要成本来提供除雪或户外维护服务。此外，一个简单的步态稳定装置，如 Yaktrax Walker（图 22-4），当正确应用和佩戴时可以帮助防止室外跌倒的发生。

近年来，预防跌倒文献强调了各种锻炼程序作为一种干预措施以减少内在跌倒危险的有效性。护士的一个重要作用是确定那些可能从步态和平衡训练计划中受益的老年人，并在适当时促进物理治疗。护士也有责任鼓励适当的和持续的跟进的运动项目。在长期护理机构中，护士通常监督康复性护理计划，其中护理助理帮助居民进行由物理治疗师建立的步行和其他锻炼方案。这些康复性护理程序是防跌倒

计划的重要方面。团体锻炼计划作为有益的防跌倒干预措施也被广泛应用于所有处于跌倒危险的人群。许多计划包括旨在改善步态、平衡、踝关节力量或其他方面的预防跌倒的锻炼。

针对特定预防跌倒危险综合计划是指多学科的干预计划，包括解决药物效应的药剂师或解决病理状况的神经病学家等各科专家的参与。如果一个多学科小组不能提供全面的方法，护士在确定适当的专业资源和促进这些服务的转诊方面发挥着重要作用。

解决外在危险因素

解决外在危险因素的干预措施，如环境条件和约束的使用，适用于任何环境下的老年人。有跌倒危险的患者在从医院出院时应接受家庭评估的转诊。在第 7 章中提供的安全评估指南可以帮助规划可能消除或减少环境危险的干预措施。此外，如第 17 章所述，改善一个人的视力的环境改造也适用于预防跌倒。

在机构设置中使用监视设备

监视装置可用于警告工作人员其患者/居民潜在的不安全的活动。然而，某些类型的设备过度使用的负面影响应引起关注。所有监视装置在一定程度上将患者/居民运动中被激活的信号发送到机构的远程位置（例如护理站）。一些装置，例如垫板，被附着在床或椅子上，而其他装置被连接到人的衣服上。限制性较小的装置被特别地编程用于在密闭环境（例如他或她的房间）中的人的运动。由于报警型设备发出响亮的信号，这些信号与负面后果相关联，例如：①工作人员对报警反应而不是对患者；②破坏性噪声，当不只一个警报发声时；③为工作人员提供虚假的安全感；④减少被监控者的整体移动性（Crogan & Dupler，2014）。

大多数运动监视设备最初是为机构使用而设计的，但现在已经为家庭护理人员开发了家庭使用的简化的监视和信号系统。在家庭环境中，当护理人员需要在另一个房间中监视移动的人的声音时，简

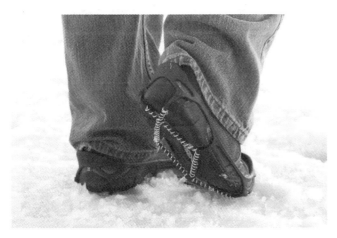

图 22-4　Yaktrax Walker 是一个可以用来防止在光滑的室外表面滑倒的装置，可以用来预防跌倒（照片获许可转载自 Yaktrax 有限责任公司）

健康机会

跌倒预防干预措施解决人与环境之间的关系，就像老年人在决定移除或更换光滑的投掷地毯时一样简单有效。

单的听觉监视设备（即"婴儿室监视器"）可能有用。任何运动监视装置的主要限制在于其有效性取决于能够对跌倒的人产生及时响应，因此这些设备对于单独居住的人或缺乏责任心和反应能力的照顾者是没有用的。

在独居环境中提供帮助

对于独居和有跌倒危险的人来说，发生跌倒及时寻求帮助采取干预措施是很重要的。许多类型的个人应急反应系统都是可用的，这些系统包括使用一个小型的便携式发射器，它可以穿在人的身体或衣服上。图 22-5 说明了常用的个人紧急应答系统的一个示例。当老年人跌倒时，他/她可以通过使用发射器发出信号通知连接到电话的接收器单元来寻求帮助。接着，自动向个人紧急应答系统提供商进行呼叫，然后该紧急应答系统提供商在扬声器电话系统上与该人联系，如果该人需要帮助，系统会呼叫当地应急响应小组或联系人，诸如邻居或家庭成员。如果该人没有按下复位按钮或以其他方式通知公司他/她很好，这些设备中的一些设置会自动每天对该人进行一次监视呼叫。

个人紧急应答系统的功效取决于跌倒人员发出信号求救的能力和施救者提供施救的能力。这种设备的最大限制是认知受损人群不能学会如何使用。互联网上可以查询医院、家庭护理机构，提供当地紧急应答系统项目信息的老年办事处和国家项目信息。预先设定好紧急救援程序的无线电话，如果放置在可能跌倒的地方且该人可触及的范围内，也可以用来寻求帮助。

预防跌倒相关的损伤

当跌倒在所难免时，干预措施旨在减少骨折和其他严重跌倒相关的损伤。用于有跌倒危险的人群预防跌倒相关损伤的两种干预如下：①对骨质疏松症人群实施循证措施（之前讨论过）；②尽可能改变环境以减少跌倒相关损伤的危险。在可能发生跌倒的路径中把重型家具移开或者替换为当人跌落在上面时容易移动的物品。此外，水槽的硬边和内嵌式的橱柜也可以包裹衬垫。应特别注意衬垫包裹浴室柜的硬边缘，以及用衬垫包裹或移走摆动的淋浴门。使用可以调节到非常低位置的床以降低坠床的伤害和危险。在床和人们可能跌倒的其他位置附近可以放置软垫，但必须小心，这些垫软不要成为跌倒的危险。

自 20 世纪 90 年代以来，已经开始使用外部髋关节保护器，并且在其使用的第一个 10 年间进行的研究表明髋部骨折率降低，呈显著性统计学意义。然而，来自最近的研究结论并不乐观。自 2001 年以来发表的研究结果表明，髋关节保护器在机构环境中的有效性仍然"不清楚"，并且没有证据表明对社区环境中的老年人具有显著的有效性（Skorga & Young，2012）。

最后，必须认识到，约束不一定能降低跌倒的危险，并且与更严重的跌倒相关的损伤相关。近年来，联邦法规要求卫生保健机构制订约束减少或无约束护理的政策。循证指南强调需要个性化的护理

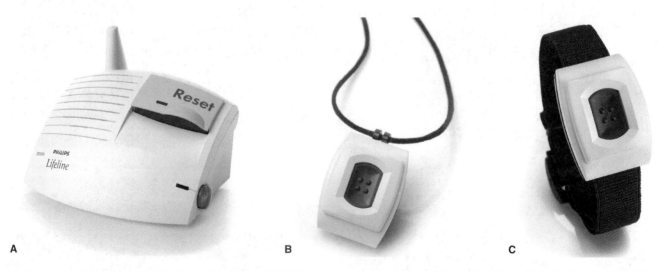

图 22-5 一个带有白色"盒子"（**A**）、项链（**B**）和手镯（**C**）的个人紧急应答系统接收器的示例（使用许可来自飞利浦伟康公司）

计划，以防止跌倒发生并教育指导患者、家庭成员和所有护理人员关于约束护理的概念以及防跌倒措施。如第 9 章所述，护士在使用约束的决定中发挥着重要作用。

处理对跌倒的恐惧

任何降低跌倒风险的干预措施都有可能降低人们对跌倒的恐惧，但有些人可能需要更多的干预来解决这个问题。例如，护士可以用解决其他恐惧的方式解决对跌倒的恐惧：鼓励表达感觉，并提供教育和干预方面的保证，将其作为一个个性化的跌倒护理计划的一部分。家庭成员和护理人员应被纳入护理干预和健康教育中，以解决害怕跌倒的问题。对于独居的人来说，个人紧急应答系统可能非常令人安心，至少可以减轻发生跌倒时无助的恐惧。

促进照顾者健康

在家庭和社区环境中，防止跌倒和跌倒相关的

伤害是对护理具有跌倒危险或跌倒史者的主要责任。试图平衡老年人的隐私及独立与跌倒的危险引起重大甚至致命伤害的愿望显著增加了家庭的压力。在家庭护理机构工作的护士通常会处理这个问题，并且权衡尊重自主权与确保安全的责任之间的关系。第 9 章和第 10 章中的信息适用于与照顾者合作解决这些问题时的道德问题。

在实践方面，护士可以通过安排多学科方法实施风险评估以及预防跌倒和跌倒相关伤害的干预措施，解决照顾者的相关压力。这些评估可在门诊老年人评估项目中获得，也可通过熟练的家庭护理机构为那些家庭照顾者提供。护士还可以向护理人员传授预防策略和资源，以获得进一步的信息，如框22-7 所述。

评价护理干预的有效性

对具有肌肉骨骼功能受损的老年人的护理，通过达到并保持老年人独立性和安全移动性可能的最

框 22-7　照顾者健康

家庭照顾者经常感到有压力，因为老年人相对渴望保持独立，即使他 / 她有跌倒的危险、跌倒过，或者甚至是"经常的跌倒者"。在这些情况下，照顾者应该权衡老年人的权利与承担危险以及安全和保护的需要。在面对这种情况时，必须利用专业资源促进老年人尽可能安全和独立的生活，并使家属安心。实施一些促进安全和预防伤害的策略，从而帮助缓解照顾者压力。

家庭环境中预防跌倒和跌倒相关损伤的策略

降低跌倒危险的干预措施

- 获取全面的跌倒危险评估，以确定和解决与医疗状况、药物影响和功能限制相关的危险因素。
- 获得眼科评估以确保最佳视觉功能（例如白内障手术可提高安全性）。
- 安排理疗师或其他合格专业人员的家庭访视，以确定和解决环境危险。
- 通过安装扶手杆、扶手、良好的照明以及其他适当的改造，提高安全和独立的移动性来满足家庭安全。

促进安全和独立活动的行动

- 安排职业物理治疗师评估，并给予辅助设备使用的建议、

家庭安全改造和治疗练习。
- 鼓励经常参加愉快和有益的身体活动项目，如跳舞、太极、水中运动。
- 鼓励人们通过使用视频、小型的和简单的运动器材进行家庭体育活动，并考虑和他们一起做这些活动。

确保及时回应援助的行动

- 安排个人紧急应答系统。
- 将无线电话放在家中的策略性的位置。
- 鼓励人们随时携带手机。
- 如果有记忆问题，经常提醒他在需要时寻求帮助的重要性。

主页中有关防跌倒的信息资源

- 疾病控制和预防中心：www.cdc.gov/HomeandRecreactionalSafety/Falls/Index.html
- 预防跌倒中心：www.stopfalls.org
- 国家患者安全中心工具包：www.patientsafety.va.gov/Safey/Topics/fallstoolkit/index.html
- 国家安全老龄化资源中心：www.safeaging.org

高程度来评估。根据老年人在日常生活中采取预防措施的程度来评价处于骨质疏松高危险的老年人的护理。例如，老年人可能开始每周 3.5 小时的负重锻炼方案。根据跌倒和严重受伤的预防程度来评估处于跌倒和跌倒相关损伤高风险的老年人的护理。

当然，护士不能测量未发生的跌倒次数，但是他们可以测量护理计划中已经解决的危险因素。对这些危险因素的评估是通过对干预措施的详细记录的文件来获得的，例如环境的修正和预防跌倒措施等。

展开式案例学习

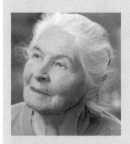

第 5 部分：89 岁的 M 女士

M 女士现年 89 岁，因心力衰竭而入院治疗。其他的诊断包括关节炎、骨质疏松症、复发性抑郁症、早期痴呆，以及 75 岁骨折和 3 年前肱骨骨折的病史。目前的药物包括呋塞米（Lasix），40 mg，每日 2 次；依那普利（Vasotec），10 mg，每日 2 次；阿仑膦酸盐（Fosamax），70 mg；Os-Cal 与 D；舍曲林（Zoloft），50 mg，睡前服用。M 女士独自住在一个辅助生活机构，她在那里接受药物治疗，去餐厅用餐。你是在入院当天分配到她的护理病房的护士。

护理评估

在你最初的护理评估中，M 女士很安静、内向。当你问她的生活情况时，她说在她髋关节骨折康复后她搬到了辅助生活机构住院。直到受伤时，她一直独自生活。在晚上当她走到浴室的时候跌倒了，一直躺在地板上，直到第二天早上她的女儿来看她时才发现。在过去一年里，M 女士报告说她在机构中跌倒了 2 次，但她能够求助，所有没有受到任何严重的伤害。你确定 M 女士在卧室走动需要帮助，当她下床时应被监督。

M 女士表示，她担心再次跌倒，她必须搬到养老院。她对于缺乏精力很郁闷并因心力衰竭住院。精神状态评估表明 M 女士具有警觉性和导向性，但她的短期记忆受损。她对于抽象概念有很大的困难，比如学习使用呼叫按钮。生命体征经检查在正常范围内，没有证据表明她有直立性低血压。

护理诊断

除了与 M 女士的医疗条件相关的护理诊断外，你还可以确定跌倒的危险的护理诊断。相关因素包括跌倒和骨折、虚弱、利尿和心血管药物、抑郁和认知受损的病史。你关注她在住院期间防止跌倒。

M 女士的护理计划

预期结果	护理措施	护理评价
M 女士安全地行走，并在住院期间避免发生跌倒	<ul><li>通过使用橙色腕带，在她的床附近张贴一个跌倒警报标识，并在她的图表上放置一个橙色的跌倒警报贴纸，确认 M 女士作为防跌倒计划的参与者</li><li>向 M 女士提供解释预防跌倒计划的手册</li><li>重新评估每次转移的跌倒危险，并将这些危险记录在其包括跌倒评估表的图表中</li><li>与 M 女士的医生沟通转诊物理治疗科</li><li>保持呼叫灯按钮在她的触摸范围内，并查看每个按钮的使用说明</li></ul>	<ul><li>M 女士每次下床步行时得到帮助</li><li>M 女士在住院期间未发生跌倒</li></ul>

M 女士的护理计划（续）

预期结果	护理措施	护理评价
	• 评估使用床栏的好处和危险，并与 M 女士及其家人讨论	
	• 确保车轮锁定，床位处于最低位置	
	• 使用离床报警床垫，并向 M 女士解释，该床垫的目的是确保工作人员知道她什么时候需要下床	
	• 当 M 女士清醒时，每 2 小时询问是否需要去洗手间	

思考题

• 如果你是急诊室的护士，M 女士是患者，你会在出院计划中解决什么问题？你能确定其他与安全移动和肌肉骨骼功能相关的护理诊断吗？你计划增加哪些重点预防 M 女士在住院期间跌倒的护理干预措施来补充这个护理计划？

• 如果你是 M 女士的辅助生活机构的护士，关于护理你有哪些担忧？你将如何在护理计划中解决这些问题？

QSEN（安全教育）应用

QSEN 能力	知识 / 技能 / 态度	应用于 89 岁的 M 女士的措施
以患者为中心的护理	（K）整合对以患者为中心的护理的多个维度的理解 （K）检查患者在自身保健过程中积极参与的常见障碍 （S）引出患者价值观、偏好和表达的需求 （S）根据敏感性和尊重人类多样性的经验提供以患者为中心的护理 （S）沟通在每个护理过渡中提供的和需要的护理 （A）从患者的视角看待医疗保健的价值	使用跌倒风险评估工具和框 22-3 中的附加评估信息，根据确定的需求制订防跌倒干预措施 使用有效的沟通技巧来探讨影响 M 女士当前健康状况的心理社会因素 确定干预措施，以确保 M 女士出院后护理的连续性 促进物理治疗的转诊，以解决跌倒风险
团队协作	（K）描述实践范围和卫生保健团队成员的作用 （K）承认其他个人和团体在帮助患者实现健康目标方面的贡献 （S）整合在帮助患者实现健康目标方面发挥作用的其他人的贡献	协助社会作者介入，以满足其社会心理需要 与初级保健医生和社会工作者谈谈老年综合评估服务的推荐内容，以评估 M 女士住院期间或出院后的跌倒风险和精神状态

本章重点

影响移动性和安全性的老化改变
- 骨骼、肌肉、关节和结缔组织的退行性变化
- 中枢神经系统改变：反应时间减慢，身体摇摆
- 骨密度降低（即骨质减少和骨质疏松）

影响移动性和安全性的危险因素
- 肌肉骨骼功能受损的危险因素：身体缺乏活动，缺乏营养（例如摄入高钙和维生素 D 的食物不足）
- 骨质疏松和骨折的危险因素：缺乏负重活动，年龄增加，吸烟，饮酒过量，某些药物（如皮质类固醇）（框 22-1）
- 跌倒的危险因素：病理状况，功能和认知障碍，药物作用，环境因素，身体限制（框 22-2）

病理状况影响肌肉骨骼健康：骨关节炎
- 骨关节炎

功能结果影响肌肉骨骼健康
- 肌肉力量、耐力和协调能力降低
- 执行 ADL 的难度增加
- 增加跌倒的敏感性
- 增加骨折和其他跌倒相关损伤的敏感性
- 害怕跌倒

肌肉骨骼功能护理评估（框 22-3）
- 评估整体肌肉骨骼功能（图 22-1）
- 确定骨质疏松症的风险
- 评估环境安全

- 使用跌倒风险评估工具（图 22-2）

护理诊断
- 健康护理诊断：准备加强自我健康管理
- 与跌倒风险相关：身体移动受损，跌倒的风险，健康维护效率低下

健康结果规划
- 平衡，耐力，移动性，活动承受力
- 风险控制，风险监测
- 防跌倒行为
- 安全的家庭环境，安全的医疗保健环境

肌肉骨骼健康护理干预
- 促进健康肌肉骨骼功能
- 讲解骨质疏松症（例如早期发现和治疗，生活方式干预，营养干预，药物治疗）（框 22-4）
- 通过解决机构和社区环境中的内在和外在危险因素，预防跌倒和跌倒相关的伤害（框 22-5 和 22-6；图 22-3 和 22-4）
- 在家庭环境中使用机构环境中的监视设备和个人紧急应答系统（图 22-5）
- 解决对跌倒的恐惧
- 促进照顾者健康（框 22-7）

评价护理干预的有效性
- 维持最高水平的安全移动性
- 在日常生活中纳入预防措施，以确保安全并预防骨质疏松症
- 表达安全感，提高生活质量

评判性思维练习

1. 确定增加或降低骨质疏松症危险的因素。
2. 描述以下每个年龄老化因素或危险因素如何增加老年人跌倒和骨折的危险：夜尿，骨质疏松症，药物，步态改变，病理状况，感觉障碍，认知障碍，功能障碍，反应时间延长。
3. 描述你将在家庭和机构环境中评估的环境因素，以确定潜在的跌倒危险。
4. 描述你将如何在长期护理机构中设计和实施预防跌倒的计划。
5. 你如何处理：一个女儿要求给她坐在轮椅上的 84 岁的母亲使用身体约束，该母亲是你急救护理中心的患者。
6. 你将在关于骨质疏松症的健康教育中讲述哪些内容？

（赵丹　郭红　译）

参考文献

Aartolahti, E., Hakkinen, A., Lonnroos, E., et al. (2013). Relationship between functional vision and balance and mobility performance in community-dwelling older adults. *Aging Clinical and Experimental Research,25*(5), 545–552.

Abreu, M., & Hartley, G. (2013). The effects of Salsa Dance on balance, gait, and fall risk in a sedentary patient with Alzheimer's dementia, multiple comorbidities, and recurrent falls. *Journal of Geriatric Physical Therapy, 36*(2), 100–107.

Agency for Healthcare Research and Quality. (2012). *Guideline synthesis: Screening and risk assessment for osteoporosis.* Available at www.guideline.gov/synthesis/printView.aspx?id=38658. Accessed September 17, 2013.

Agency for Healthcare Research and Quality Effective Health Care Program. (2012). *Clinical Research Summary: Muscle, Bone, and Joint Conditions—Osteoporosis.* Available at www.effectivehealthcare.ahrq.gov/lbd.cfm. Publication no. 12-EHC023-3. Accessed September 18, 2013.

Akesson, K., Marsh, D., Mitchell, P. J., et al. (2013). Capture the fracture: A best practice framework and global campaign to break the fragility fracture cycle. *Osteoporosis International, 24*, 2135–2152.

Ambrose, A. F., Paul, G., & Hausdorff, J. (2013). Risk factors for falls among older adults: A review of the literature. *Maturitas, 75*(1), 51–61.

American Geriatrics Society and British Geriatrics Society. (2010). *AGS/BGS Clinical Practice Guideline: Prevention of falls in older persons.* Available at www.ahrq.gov, guidelines summary NGC-9165. Accessed September 18, 2013.

Berry, S. D., Lee, Y., Cai, S., et al. (2013). Non-benzodiazepine sleep medications and hip fractures in nursing home residents. *Journal of the American Medical Association Internal Medicine, 173*(9), 754–761.

Berry, S. D., Zhu, Y., Choi, H., et al. (2013). Diuretic initiation and the acute risk of hip fracture. *Osteoporosis International, 24*(2), 689–695.

Bogoch, E. R., Elliot-Gibson, V., Wang, R. Y., et al. (2012). Secondary causes of osteoporosis in fracture patients. *Journal of Orthopedic Trauma, 26*(9), e145–e152.

Chen, T. Y., Peronto, C. L., & Edwards, J. D. (2012). Cognitive function as a prospective predictor of falls. *Journals of Gerontology: Psychological Sciences and Social Sciences, 67*(6), 720–728.

Connors, K. A., Galea, M. P., & Said, C. M. (2011). Feldenkrais method balance classes improve balance in older adults: A controlled trial. *Evidence-Based Complementary and Alternative Medicine, 873672.* doi:10.1093/ecam/nep055. [Epub 2011 Mar 8].

Costa-Dias, M. J., Oliveira, A. S., Martins, T., et al. (2013). Medication fall risk in old hospitalized patients: A retrospective study. *Nurse Education Today, 34*(2), 171–176.

Crogan, N. L., & Dupler, A. E. (2014). Quality improvement in nursing homes. *Journal of Nursing Care Quality, 29*(1), 60–65.

Damian, J., Pastor-Barriuso, R., Valderrama-Gama, E., et al. (2013). Factors associated with falls among older adults living in institutions. *BMC Geriatrics.* doi:10.1186/1471-2318-13-6.

Davies, P. S. (2011). New developments in the treatment of osteoarthritis: A focus on women. *Pain Management Nursing, 12*(1), S17–S22.

Deandrea, S., Bravi, F., Turati, F., et al. (2013). Risk factors for falls in older people in nursing homes and hospitals: A systematic review and meta-analysis. *Archives of Gerontology and Geriatrics, 56*, 407–415.

Dow, B., Meyer, C., Moore, K. J., et al. (2013). The impact of care recipient falls on caregivers. *Australian Health Review, 37*(2), 152–157.

Freeland, K. N., Thompson, A. N., Zhao, Y., et al. (2012). Medication use and associated risk of falling in geriatric outpatient population. *Annals of Pharmacotherapeutics, 46*(9), 1188–1192.

Frost, S. A., Nguyen, N. D., Center, J. R., et al. (2013). Excess mortality attributable to hip-fracture: A relative survival analysis. *Bone, 56*(1), 23–29.

Gill, T. M., Murphy, T. E., Gahbauer, E. A., et al. (2013). Association of injurious falls with disability outcomes and nursing home admission in community-living older persons. *American Journal of Epidemiology, 178*(3), 418–425.

Gillespie, L. D., Robertson, M. C., Gillespie, W. J., et al. (2012). Interventions for preventing falls in older people living in the community (Review). *The Cochrane Database of Systematic Reviews, Issue 9.* Article No. CD007614. doi:10.1002/14651858.CD007146.pub3.

Granacher, U., Muehlbauer, T., Bridenbaugh, S. A., et al. (2012). Effects of salsa dance training on balance and strength performance in older adults. *Gerontology, 58*(4), 305–312.

Gray-Miceli, D., & Quigley, P. A. (2012). Fall prevention: Assessment, diagnoses, and intervention strategies. In M. Boltz, E. Capezuti, T. Fulmer, & D. Zwicker (Eds.), *Evidence-based practice protocols for best practice* (4th ed., pp. 268–297). New York: Springer Publishing Co.

Hackney, M. E., Hall, C. D., Echt, K. V., et al. (2013) Dancing for balance: Feasibility and efficacy in oldest-old adults with visual impairment. *Nursing Research, 62*(2), 138–143.

Herdman, T. H. (Ed.). (2012). *NANDA International Nursing Diagnoses: Definitions and classification 2012–2014.* Oxford: Wiley-Blackwell.

Herrera, A., Lobo-Escolar, A., Mateo, J., et al. (2012). Male osteoporosis: A review. *World Journal of Orthopedics, 3*(12), 223–234.

Houston, D. K., Neiberg, R. H., Tooze, J. A., et al. (2013). Low 25-Hydroxyvitamin D predicts onset of mobility limitation and disability in community-dwelling older adults: The Health ABC Study. *Journals of Gerontology: Biological Sciences and Medical Sciences, 68*(2), 181–187.

Huang, T. T., Yang, L. H., & Liu, C. Y. (2011). Reducing the fear of falling among community-dwelling elderly adults through cognitive-behavioural strategies and intense tai chi exercise: A randomized controlled trial. *Journal of Advances in Nursing, 67*(5), 961–971.

Huang, W.-N., Chi, W.-C., & Hu, L.-J., (2013). Associations between fear of falling and functional balance in older adults. *International Journal of Therapy and Rehabilitation, 20*(2), 101–106.

International Osteoporosis Foundation. (2012). *Capture the fracture.* Available at www.iofbonehealth.org. Accessed August 12, 2013.

Kearney, F. C., Harwood, R. H., Gladman, J. R., et al. (2013). The relationship between executive function and falls and gait abnormalities in older adults: A systematic review. *Dementia and Geriatric Cognitive Disorders, 36*(1–2), 20–35.

Kim, S., & So, W. Y. (2013). Prevalence and correlates of fear of falling in Korean community-dwelling elderly subjects. *Experimental Gerontology, 48*(11), 1323–1328.

Ko, A., Van Nguyen, H., Chan, L., et al. (2012). Developing a self-reported tool on fall risk based on toileting responses on in-hospital falls. *Geriatric Nursing, 33*(1), 9–16.

Lach, H. W., & Parsons, J. L. (2013). Impact of fear of falling in long-term care: An integrative review. *Journal of the American Medical Directors Association, 14*(8), 573–577.

Lamis, R. L., Kramer, J. S., Hale, L. S., et al. (2012). Fall risk associated with inpatient medications. *American Journal of Health Systems Pharmacy, 69*(1), 1888–1894.

Lauche, R., Langhorst, J., Dobos, G., et al. (2013). A systematic review and meta-analysis of tai chi for osteoarthritis of the knee. *Complementary Therapies in Medicine, 21*(4), 396–406.

Levis, S., & Theodore, G. (2012). Summary of AHRQ's comparative effectiveness review of treatment to prevent fractures in men and women with low bone density or osteoporosis: Update of 2007 report. *Journal of Managed Care Pharmacy, 18*(Suppl B), S1–S15.

Luo, H., Lin, M., & Castle, N. (2011). Physical restraint use and falls in nursing homes: A comparison between residents with and without dementia. *American Journal of Alzheimer's Disease and Other Dementias, 26*(1), 44–50.

Manini, T. M., Hong, S. L., & Clark, B. C. (2013). Aging and muscle: A neuron's perspective. *Current Opinion in Clinical Nutrition, 16*, 21–26.

Manor, B., Lipsitz, L. A., Wayne, P. M., et al. (2013). Complexity-based measures inform tai chi's impact on standing postural control in older adults with peripheral neuropathy. *BMC Complementary and*

Alternative Medicine. doi:10.1186/1472-6882-13-87.

Martin, K. L., Blizzard, V. K., Srikanth, V. K., et al. (2013). Cognitive function modifies the effects of physiological function on the risk of multiple falls: A population-based study. *Journals of Gerontology: Biological Sciences and Medical Sciences, 68*(9), 1091–1097.

McAuley, E., Wojcicki, T. R., Gothe, N. P., et al. (2013). Effects of a DVD-delivered exercise intervention on physical function in older adults. *Journals of Gerontology: Biological Sciences and Medical Sciences, 68*(9), 1076–1082.

McClung, M. R. (2012). Revisiting the prevention of bone loss at menopause. *Menopause: The Journal of the North American Menopause Society, 19*(11), 1173–1175.

Mithal, A., Bonjour, J. P., Boonen, S., et al. (2013). Impact of nutrition on muscle mass, strength, and performance in older adults. *Osteoporosis International, 24*(5), 1555–1566.

Moller, U. O., Midlov, P., Kristensson, J., et al. (2013). Prevalence and predictors of falls and dizziness in people younger and older than 80 years of age—A longitudinal cohort study. *Archives of Gerontology and Geriatrics, 56*, 160–168.

Mosele, M., Coin, A., Manzato, E., et al. (2013). Association between serum 25-hydroxyvitamin D levels, bone geometry, and bone mineral density in healthy older adults. *Journals of Gerontology: Biological Sciences and Medical Sciences, 68*(8), 992–998.

Moskowitz, R. W. (2013). The 2012 ACR guidelines for osteoarthritis: Not a cookbook. *Cleveland Clinic Journal of Medicine, 80*(1), 26–32.

Murphy, K., & Lowe, S. (2013). Improving fall risk assessment in home care: Interdisciplinary use of the Timed Up and Go (TUG). *Home Healthcare Nurse, 31*(7), 389–396.

Narula, R., Tauseef, M., Ahmad, I. A., et al. (2013). Vitamin D deficiency among postmenopausal women with osteoporosis. *Journal of Clinical and Diagnostic Research, 7*(2), 336–338.

National Clinical Guideline Centre. (2012, August). *Guideline summary osteoporosis: Assessing the risk of fragility fractures.* Available at www.guideline.gov/content.aspx?id=38410&search=osteoporosis. Accessed on September 13, 2013.

National Osteoporosis Foundation. (2013). *Debunking the myths.* Available at www.nof.org/articles/4. Accessed on September 13, 2013.

Obayashi, K., Araki, T., Nakamura, K., et al. (2013). Risk of falling and hypnotic drugs: Retrospective study of inpatients. *Drugs in R&D, 13*, 159–164.

Olazaran, J., Valle, D., Serra, J. A., et al. (2013). Psychotropic medications and falls in nursing homes: A cross-sectional study. *Journal of the American Medical Directors Association, 14*, 213–217.

Quach, L., Yang, F. M., Berry, S. D., et al. (2013). Depression, antidepressants, and falls among community-dwelling elderly people: The MOBILIZE Study. *Journals of Gerontology: Biological Sciences and Medical Sciences, 68*(12), 1575–1581.

Reed-Jones, R. J., Solis, G. R., Lawson, K. A., et al. (2013). Vision and falls: A multidisciplinary review of the contributions of visual impairment to falls among older adults. *Maturitas, 75*(1), 22–28.

Reidy, P. T., Walker, D. K., Dickinson, J. M., et al. (2013). Protein blend ingestion following resistance exercise promotes human muscle protein synthesis. *Journal of Nutrition, 143*(4), 410–416.

Rigler, S. K., Shireman, T. I., Cook-Wiens, G. J., et al. (2013). Fracture risk in nursing home residents initiating antipsychotic medications. *Journal of the American Geriatrics Society, 61*(5), 715–722.

Sheldon, J. H. (1960). On the natural history of falls in old age. *British Medical Journal, 2*, 1685–1690.

Shelton, L. R. (2013). A closer look at osteoarthritis. *The Nurse Practitioner, 38*(7), 30–36.

Skorga, P., & Young, C. F. (2012). Hip protectors for preventing hip fractures in older people: A review summary. *Clinical Nurse Specialist, 26*(6), 308–309.

Svejme, O., Ahlborg, H. G., Nilsson, J.-A., et al. (2013). Low BMD is an independent predictor of fracture and early menopause of mortality in post-menopausal women: A 34-year prospective study. *Maturitas, 74*, 341–345.

Tajeu, G. S., Delzell, E., Smith, W., et al. (2013). Death, debility, and destitution following hip fracture. *Journals of Gerontology: Biological Sciences and Medical Sciences, 69*(3), 346–353.

Tiedemann, A., O'Rourke, S., Sesto, R., et al. (2013). A 12-week Iyengar Yoga program improved balance and mobility in older community-dwelling people: A pilot randomized controlled trial. *Journals of Gerontology: Biological Sciences and Medical Sciences, 68*(9), 1068–1075.

Tousignant, M., Corriveau, H., Roy, P. M., et al. (2013). Efficacy of supervised tai chi exercises versus conventional physical therapy exercises in fall prevention for frail older adults: A randomized controlled trial. *Disability and Rehabilitation, 35*(17), 1429–1435.

Tsang, W. W. (2013). Tai chi is effective in reducing balance impairments and falls in patients with Parkinson's disease. *Journal of Physiotherapy, 59*(1), 55.

U.S. Preventive Services Task Force. (2012). Prevention of falls in community-dwelling older adults: U.S. Preventive Services Task Force recommendation statement. *Annals of Internal Medicine, 157*(3), 197–204.

Van Strein, A. M., Koek, H. L., Van Marum, R. J., et al. (2013). Psychotropic medications, including short acting benzodiazepines, strongly increase the frequency of falls in elderly. *Maturitas, 74*(4), 357–362.

Watts, N. B., Adler, R. A., Bilezikian, J. P., et al. (2012). Osteoporosis in men: An Endocrine Society clinical practice guideline. *Journal of Endocrinology and Metabolism, 97*(6), 1802–1822.

Wei, G.-X., Xu, T., Fan, F.-M., et al. (2013). Can tai chi reshape the brain? A brain morphometry study. *PLoS One, 8*(4), e61038. Available at www.plosone.org.

White, D. K., Neogi, T., Nevitt, M. C., et al. (2013). Trajectories of gain speed predict mortality in well-functioning older adults: The Health, Aging, and Body Composition Study. *Journals of Gerontology: Biological Sciences and Medical Sciences, 68*(4), 456–464.

Whitney, J., Close, J. C., Lord, S. R., et al. (2012). Identification of high risk fallers among older people living in residential care facilities: A simple screen based on easily collectable measures. *Archives of Gerontology and Geriatrics, 55*(3), 690–695.

Yan, J. H., Gu, W. J., Sun, J., et al. (2013). Efficacy of tai chi on pain, stiffness and function in patients with osteoarthritis: A meta-analysis. *PLoS One, 8*(4), e61672. Available at www.plosone.org.

Yurgin, N., Wade, S., Satram-Hoang, S., et al. (2013). Research Article: Prevalence of fracture risk factors in postmenopausal women enrolled in the POSSIBLE US Treatment cohort. *International Journal of Endocrinology,* Article ID 715025, 9. doi:10.1155/2013/715025.

Zapatero, A., Barba, R., Canora, J., et al. (2013). Hip fracture in hospitalized medical patients. *BMC Musculoskeletal Disorders.* Available at www.biomedcentral.com/1471-2474/14/15.0.

第 23 章　皮肤功能

对于许多人，尤其是对于老年人来说，皮肤是受生物老化、生活方式和环境因素综合影响最明显的器官。皮肤、毛发和指（趾）甲不仅具有生理功能，也有许多社会功能。生理上，皮肤直接影响以下过程：

- 体温调节
- 排出代谢废物
- 保护基底结构
- 合成维生素 D
- 维持水和电解质的平衡
- 感知疼痛、触摸、压力、温度和振动

皮肤的社会功能包括促进沟通，以及作为种族、性别、工作状态和其他个人特征的标志。

毛发用于保护其下方器官，主要是保护皮肤免受伤害和异常温度的影响。另外，在社会环境中，头发的长度和发型也可以反映一个人的年龄、性别、个性等特征。虽然头发是老化最明显的表现之一，但如果觉得灰色是难以接受的年龄表现，可以轻易改变头发的颜色。像皮肤和头发一样，指（趾）甲也同样具有生理和社会功能。生理上，指（趾）甲保护下层组织免受伤害。在社会环境中，指甲可以反映个人特征，如修饰和职业活动。

影响皮肤系统的年龄相关改变

皮肤是最大、最明显的身体器官。在结构上，皮肤由三层组成：表皮、真皮和皮下组织。头发、指（趾）甲和汗腺也是皮肤系统的一部分。与许多其他方面的功能一样，难以区分皮肤变化究竟归因于老化还是由于危险因素产生。遗传、生活方式和环境因素在整个生命周期中对皮肤发挥着重要影响，对老年人而言具有累积效果。

表皮

表皮作为屏障是相对不渗透的皮肤外层，可以防止体液丢失和外界环境中的物质进入。表皮厚度因所覆盖的身体部位不同而改变。表皮包含可持续循环再生的、角化的和脱落的细胞层。表皮细胞从表皮的最内层发育，并继续迁移到皮肤表面，在皮肤表面脱落。随着年龄增长，这些细胞逐渐增大，并且形成多变的形状，表皮更新率逐渐降低。

黑色素细胞是赋予皮肤颜色的表皮细胞，并提

促进老年人皮肤健康

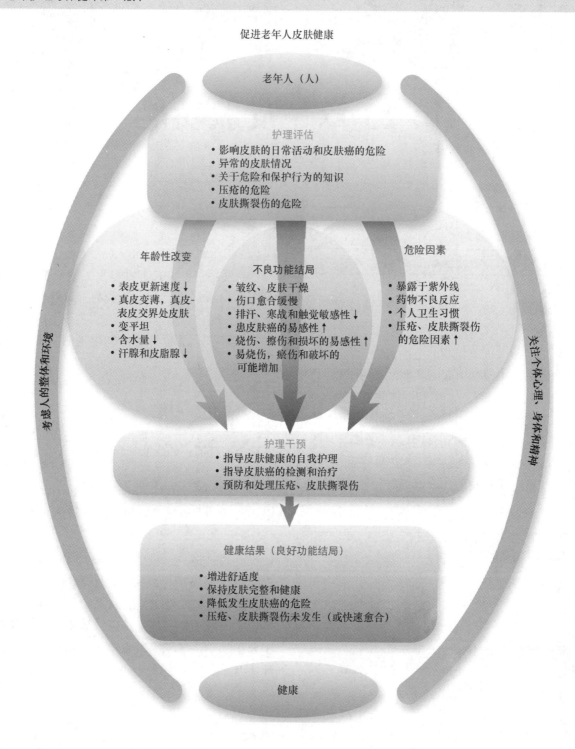

供防紫外线辐射的保护屏障。从 25 岁左右开始，活性黑色素细胞的数量每十年下降 18%～20%。虽然在暴露于阳光下和未接受阳光照射的皮肤中都会发生这种下降，但暴露皮肤中黑色素细胞的比重是未暴露皮肤的两倍或三倍。随着年龄增长，作为巨噬细胞的朗格汉斯细胞在暴露于阳光下和未接受阳光照射的皮肤中的数量也在减少，在暴露于阳光下的皮肤中该细胞减少范围为 50%～70%。另一个年龄性改变是表皮外层含水量降低。

乳头赋予皮肤网状结构，并将表皮和下层的真皮于真皮-表皮交界处连接。随着年龄增长，乳头缩小，使表皮-真皮交界处的皮肤变平坦，并减少了表皮与真皮之间的表面积。这种年龄性改变减慢了营养和氧气在真皮和表皮之间的运送。

真皮

真皮的主要功能包括体温调节、感官知觉和为所有皮层提供营养。真皮组织的功能如下：

- 胶原纤维：占真皮的 80%，给皮肤提供弹性和伸缩性，防止撕裂和过度拉伸
- 弹性纤维：保持皮肤张力，以适应运动的伸展
- 真皮基质：具有结合水的能力，赋予皮肤张力和弹性
- 深部血管丛：促进有效的体温调节
- 浅表血管丛：向表皮层提供营养
- 皮神经：接收和传递疼痛、压力、温度、轻度和深度触觉的感觉信息

从成年初期开始，真皮厚度逐渐变薄，胶原纤维含量以每年 1% 的速度减少。由于年龄性改变和环境因素的变化，弹性纤维数量增加但质量却降低。随着年龄增长，真皮血管床减少约三分之一，导致毛囊、汗腺和皮脂腺萎缩和纤维化。其他真皮的年龄性改变包括成纤维细胞和肥大细胞数量减少。

皮下组织和皮神经

皮下组织是保护组织免受创伤的内层脂肪组织，其他功能包括储存热量、肢体绝缘和调节散热。随着年龄增长，有些区域的皮下组织开始萎缩，特别是脚底和暴露在阳光下的手、脸及小腿部位。然而，随着老年人身体脂肪比率呈现年龄性升高，其他区域皮下组织肥大。女性比男性更显著，男性腰部和女性大腿部最明显。年龄相关改变也影响着皮神经对压力、振动和轻度触觉的反应。

汗腺和皮脂腺

小汗腺和大汗腺起源于真皮层，在手掌、足底和腋窝中分布最丰富。小汗腺对体温调节起到重要作用，它直接开口于皮肤表面，并且在手掌、足底和前额分布最丰富。大汗腺比小汗腺大，开口于毛囊，主要存在于腋窝和生殖器区域。这些腺体的唯一功能是产生分泌物，当这些分泌物被分解时会产生独特的气味。小汗腺和大汗腺的数量和功能随着年龄增长而下降。

除了手掌和足底之外，皮脂腺存在于身体各部位的真皮层中。这些腺体不断分泌皮脂——一种与汗液结合形成的乳状物质。从功能上说，皮脂可防止水分丢失，并可抑制细菌和真菌生长。从 30 岁开始，皮脂分泌开始减少，女性比男性减少得多。在青年人中，皮脂产生与皮脂腺大小密切相关。然而，在老年人中，皮脂腺体积增加，但皮脂分泌减少。

指（趾）甲

指（趾）甲的生长速度受到许多因素影响，包括年龄、气候、健康状况、指（趾）甲周围循环情况以及手指和脚趾的活动。指（趾）甲生长从成年早期开始变得缓慢，在正常生命周期会逐渐下降 30% ～ 50%。老年人的指（趾）甲逐渐变薄、变脆并且更容易断裂。外观上，老年人指甲暗且无光泽，并且出现纵向条纹、发黄或发灰，半月面积减小。

毛发

老年人毛发的颜色和分布会发生一定程度的变化，最明显变化是脱发和白发。50 岁的成年人中大约有一半是白发，白发的产生源于黑色素的产生减少和有色素的毛发逐渐被无色素的毛发替代。50 岁时，约 60% 的男性有明显的脱发，这是由于从粗发到细发产生的改变。毛发分布也受年龄相关改变的影响，老年女性的上唇和下颌，以及老年男性的耳朵、鼻孔和眉毛处会长出粗糙的毛发。另一个年龄相关改变是体毛逐渐脱落，最初在躯干，然后是会阴和腋窝。

影响皮肤健康的危险因素

影响老年人皮肤和毛发的危险因素包括遗传因素、生活方式、环境因素以及药物不良反应。生活

差异性提示

在成人中，男性的真皮更厚，而女性的表皮和皮下组织更厚。（Makrantonaki, Bekou, & Zouboulis, 2012）.

差异性提示

高加索人比其他群体的皮肤皱纹更早出现，并且更多，而亚洲人和非裔美国人经历更多皮肤色素沉着相关问题。（Vierkotter & Kurtmann, 2012）.

方式和环境因素的影响不断积累，在成年后期更明显，但识别那些可通过护士的健康教育解决的危险因素十分重要。与压疮和皮肤癌相关的危险因素在"影响皮肤的病理条件"部分中讨论。

遗传因素的影响

遗传因素在皮肤和毛发的发展变化中起着重要作用。皮肤白皙、浅色毛发和浅色眼睛的人与皮肤黑的人相比，对紫外线辐射会更敏感，事实证明，皮肤癌在北欧血统肤色浅的人群中很常见，但在非洲裔美国人中却很少见。

健康行为和环境影响

吸烟、阳光照射、情绪压力和滥用药物或酗酒是显著影响皮肤健康的健康行为和环境因素。暴露于紫外线辐射中是最重要的环境因素，但恶劣气候条件也会导致不良功能性结局。例如，由于角质层的含水量会受相对湿度的影响，当相对湿度低于30% 时，会加重**干燥病**（皮肤干燥）。

吸烟是与有害的皮肤改变相关的另一个因素，也会加快秃顶和白发的速度。（Gatherwright，Liu，Amirlak et al.，2013；Gatherwright，Liu，Gliniak et al.，2012）。吸烟对皮肤的影响包括以下几个方面：

- 加重皱纹
- 皮肤演变成灰色
- 皮肤抵抗紫外线的能力减弱
- 患皮肤癌的危险增加

社会文化的影响

文化因素、社会观念和广告趋势会影响卫生和皮肤护理行为。在工业化社会，人们认为经常洗澡、使用卫生用品和化妆品很重要。虽然这种观念中的大多数做法在年轻人中是可取的或无害的，但对老年人可能会产生不利影响。例如，经常用粗糙的除臭皂洗澡可能会导致或加剧老年人的皮肤干燥

问题。

药物作用

与皮肤有关的常见的药物不良反应包括瘙痒、皮肤病和光敏反应。皮肤和头发相关的不常见药物不良反应包括脱发以及皮肤和头发的色素沉着。细胞毒性剂是与脱发相关最常见的药物，其他可引起脱发的药物包括抗凝剂、非甾体抗炎药和心血管药物。

皮肤病（皮疹）是最易引起的药物不良反应，几乎可以由任何药物引起。与药物相关的皮疹发病和临床表现不尽相同。药物皮疹可发生在开始用药或停药后 1 ～ 4 周内。与药物相关的最常见皮肤反应是斑丘疹。虽然任何药物均可引起皮肤反应，但抗生素是引起皮疹最常见的药物。可引起皮炎的常见药物包括抗生素、非甾体抗炎药、抗惊厥药和抗高血压药（Turk，Gunaydin，Ertam et al.，2013）。

光敏反应也是一种药物不良反应，使皮肤对紫外线反应增强。炎症反应最初发生在暴露于阳光的皮肤区域，但可以扩散到不暴露于阳光的区域，并且在停药后也仍然持续。暴露于强烈的阳光下或在极炎热的气候度假时，光敏反应就可能发生。胺碘酮、呋塞米、萘普生、吩噻嗪、磺酰胺、四环素和噻嗪类是可引起光敏反应的药物。金丝桃和其他中草药制剂也会增加光敏反应的危险。

除了造成不良影响外，药物可通过加重年龄性改变间接引起皮肤问题。例如，使用利尿剂所致的液体流失可能加重干燥症，并且对老年人造成进一步的不适或皮肤问题。老化和药物综合效应的另一个例子是，使用抗凝剂的老年人很容易发生挫伤，并且瘀伤范围会扩大。

影响皮肤健康的功能结局

年龄相关改变和危险因素对皮肤许多功能会产生不良影响，包括体温调节、触觉敏感性和伤口愈合。年龄相关改变化并不影响指（趾）甲的保护功能，但是老年人的指甲脆弱，更易断裂。当皮肤和毛发的外观呈现明显老化时，对老化持消极态度的人可能会出现心理社会问题。

伤口愈合延缓和皮肤问题易感性增加

一位 80 岁的人皮肤恢复健康的时间是 30 岁的人的两倍。当皮肤完整时，这种恢复缓慢的效果并不明显。然而，当皮肤完整性受损时，这种年龄性改变会延缓伤口愈合，即使是表面伤口。影响深部伤口愈合的年龄相关改变包括术后伤口破裂的危险增加、愈合伤口的皮肤弹性降低、继发感染的危险增加。

正如在"影响皮肤的病理条件"部分和表 23-1 所提示的，皮肤各层年龄性改变与长期暴露于阳光和其他皮肤危险因素共同作用，增加了老年人对许多问题的易感性（如皮肤撕裂、压疮、淤滞性皮炎）。此外，随着年龄增加而逐渐减弱的免疫功能，也增加了老年人对皮肤癌、皮肤真菌感染和带状疱疹（通常称为疱疹）的易感性（Chang，Wong，Endo 等，2013）。

光老化

光老化一词用于描述因暴露于紫外线而发生的皮肤变化，即使是暴露于不会引起晒伤的紫外线下。这种改变有时被视为提前老化。然而，它具有独自的生物学机制，是叠加在正常年龄相关改变之上的不同过程。人们误认为光老化是年龄相关改变的原因，是紫外线辐射的累积效应通常在成年后才明显表现出来。光老化的共同特点如下：

- 皮肤外观粗糙、皮革样、发红或发黄
- 皱纹加深，尤其是脸部和颈部
- 病理损伤、脂溢性皮炎和光化性角化病
- 表皮增厚
- 皮脂腺增大
- 弹性明显缺失
- 血管扩张、迂曲
- 大量雀斑

吸烟是导致光老化发展的另一个条件（Durai，Thappa，Kumari 等，2012）。近年来的研究专注于消除日光照射的影响和降低光老化的危险因素。例如，法国对 2920 名成年人的膳食调查发现，健康的饮食习惯和食用较多的橄榄油与面部光老化的明显减少有关（Latreille，Kesse-Guyot，Malvy 等，2012）。

舒适和感觉

皮肤干燥是老年人最常抱怨的问题之一，事实上，在退休老年人中，这一比例高达 85%。如皮脂和汗液分泌量减少等年龄相关改变使皮肤水分含量减少。导致皮肤干燥的危险因素包括压力、吸烟、日晒、干燥环境、排汗过多、药物不良反应、过度使用肥皂和某些疾病（如甲状腺功能减退）。

从 20 岁左右触觉敏感性开始下降，最终导致老年人皮肤感觉减弱。这种下降部分归因于环层小体和触觉小体的年龄相关改变，环层小体和触觉小体是感应振动的皮肤受体。其他影响因素包括体温下降和中枢神经系统功能改变。从功能上来说，由于老年人感受有害水温的能力下降，所以更容易发生烫伤。

年龄性的汗腺减少、皮下脂肪和真皮血供的减少也会影响体温调节。这些年龄相关改变会通过干

表 23-1　影响皮肤及其附属器的功能性结局	
年龄性改变	**结局**
表皮增殖率降低	延缓伤口愈合，感染可能性增加
真皮-表皮交界处变平坦，真皮变薄，胶原纤维退行性改变，弹性纤维数量增加而质量降低	弹性降低，对损伤、瘀伤、机械性压力、紫外线的敏感性增加，易形成水泡
真皮血供减少，黑素细胞和朗格汉斯细胞数量减少	抗晒能力减低，色素沉着不规则，皮肤癌的易感性增加，真皮的清除、吸收和免疫反应能力降低
汗腺、皮下脂肪和真皮血液供应减少	排汗和寒战减少，对体温过高或体温过低的敏感性增加
水分含量降低	皮肤干燥，不舒适
环层小体和触觉小体数量减少	触觉敏感度降低，烧伤敏感性增加
指甲生长速度减慢	指甲易断裂和受伤，愈合缓慢
毛发颜色、数量和分布的改变	对自尊的负面影响与消极态度成正比

扰排汗、寒战、末梢血管收缩和舒张以及隔离来抵御不利环境温度的影响。因此，正如第 25 章所述，老年人更易发生体温过低及热相关疾病。

外貌影响

皮肤年龄相关改变对外貌的影响是使皮肤看起来更苍白、更薄、更透明，并且有不规则的色素沉着。引起这些变化的年龄相关改变包括黑色素细胞减少和真皮循环减弱。皮肤年龄相关改变的其他表现包括皮肤下垂和长皱纹，这是由表皮和真皮的年龄相关改变引起的，尤其是对胶原纤维的影响。皮下组织减少会通过重力作用使皮肤下垂，尤其是上肢皮肤。在护理评价部分介绍了老年人常见的各种皮肤生长和损伤。

虽然这些外貌变化是循序渐进的，并且不会对生理功能产生严重影响，但是，对个人外貌的社会价值观和对变老的消极态度，可能会产生极大的心理社会影响。无论年龄如何，身体外貌被视为自我认知的一个重要决定因素，而现代社会认为皮肤看起来年轻与个人吸引力密切相关。

由于面部和颈部的可见度高，眼周和嘴周围的任何年龄增长迹象都会困扰希望掩饰老化的人。眼睛周围明显的老化特有迹象包括色素沉着增加、鱼尾纹增多，以及上、下眼睑的水分和脂肪堆积。此外，由于皮肤弹性降低和皮下脂肪的丢失和转移，导致颈部皮肤下垂，并且会出现双下巴。表 23-1 总结了皮肤、毛发、指甲和腺体的年龄性改变所引起的功能性结局。

影响皮肤的病理状态：皮肤癌和压疮

皮肤癌

皮肤年龄相关改变和长期阳光照射的严重功能性结局使老年人皮肤癌的发病率增加。皮肤癌指皮

肤细胞的异常生长，是最常见也最可预防的癌症类型。老年人很容易受到两种常见皮肤癌的侵害，主要因为阳光照射的累积效果。**基底细胞癌**最常见，最常发生于头部、颈部（图 23-1A）。基底细胞癌如果能早期诊断和治疗，治愈率接近 100%。但如果不治疗，它会侵入周围组织。**鳞状细胞癌**是第二常见类型，多发生在头部、颈部、前臂和手背部（图 23-1B）。

黑色素瘤起源于黑色素细胞，是皮肤癌中最严重、最可能致命的一种（图 23-1C）。在过去 25 年里，许多发达国家黑色素瘤的发病率和死亡率逐年上升（Geller，Swetter，Oliveria et al.，2011）。在美国，2000 年 75 人中有 1 人患威胁生命的黑色素瘤；而

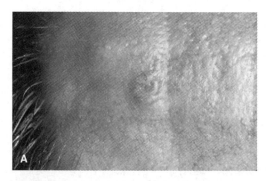

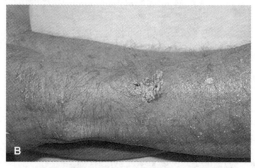

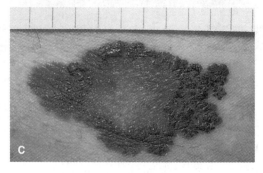

图 23-1 常见的皮肤癌类型

（**A**）基底细胞癌（**B**）鳞状细胞癌（**C**）黑色素瘤（**A** 和 **B**，再版获 Rosenthal，T.C.，Williams，M.E.，& Naughton，B.J.［2007］．Office care geriatrics.Philadelphia，PA：Lippincott Williams & Wilkins 许可；**C** 来自 Goodheart，H.P.［2003］.Goodheart'sphotoguide of common skin disorders. Philadelphia，PA：Lippincott Williams & Wilkins.）

在 1935 年 1500 人中只有 1 人患病，1960 年 600 人中有 1 人患病（Volkovova, Bilanicova, Bartonova 等, 2012）。

　　早期检测和治疗对于改善所有类型的皮肤癌至关重要，如护理评价和护理措施部分所述，护士在评价和指导老年人皮肤癌相关知识方面扮演重要角色。护士在评价中还要警惕皮肤癌的危险因素，并在健康促进中予以解决。年龄增长会增加包括皮肤癌在内的所有皮肤损伤的危险。暴露于紫外线，包括在日光浴场所受到的紫外线，是与皮肤癌密切相关的危险因素，可采取保护措施控制这种危险。

　　黑色素瘤的其他危险因素包括家族史、皮肤白皙、毛发颜色浅、易于晒伤、严重晒伤面积，以及四肢多痣（Walls, Han, Li 等, 2013）。近年来研究认为压力也是黑色素瘤的一个危险因素，研究发现：在免疫抑制和职业压力较大的人群中黑色素瘤发生率较高（Sinnya & DeAmbrosis, 2013）。

皮肤撕裂伤

　　皮肤撕裂伤是涉及皮肤表皮层和（或）真皮层的创伤性伤口，通常由摩擦、摩擦力或剪切力引起。皮肤撕裂伤常发生在老年人中，由于皮肤年龄性改变和各种危险因素的综合作用，如身体虚弱、活动受限和营养不良。2011 年 12 月，国际皮肤撕裂伤咨询小组提出了一个皮肤撕裂伤分类系统，以建立统一的皮肤撕裂伤分类标准，并促进最佳实践的研究和发展（LeBlanc, Baranoski, Holloway 等, 2013）。皮肤撕裂伤的分类如下：

　　1. 无皮肤缺损，平均 10 天愈合

　　2. 部分皮层缺损（即表皮与真皮分离），平均 14 天愈合

　　3. 全层皮肤缺损（即表皮、真皮均与深部组织分离），平均 21 天愈合（Holmes, Davidson, Thompson, et al., 2013; LeBlanc, Baranoski, Holloway et al, 2013）。

压疮

　　近年来，人们对于压疮的发展、预防和处理越来越关注。虽然自 20 世纪 70 年代以来，压疮一直是令人关注的话题，但直到现在美国和许多其他国家才视压疮为患者安全的一个重要方面。

定义和概述

　　压疮是"由于压力、或者压力与剪切力共同作用所致的皮肤和（或）皮下组织的局部损伤，通常发生在骨隆突处"（National Pressure Ulcer Advisory Panel, 2009）。许多因素会导致压疮的发展，但最直接的决定因素是组织能够承受压力的强度和持续时间的长度。不能独立活动的患者最易发生压疮，即使是短期内不能独立活动（例如手术期间）。图 23-2 展示了最容易发生压疮的身体部位，骶骨 / 尾骨和踝部分别为第一和第二压疮最常见部位。

　　医疗器械也可能成为医疗器械相关压疮的压力源。器械相关压疮占 9.1%，耳朵是最常见部位（Ayello & Sibbald, 2012）。与增加压疮危险有关的常见医疗器械包括口罩、矫形器、管道、麻醉器、丝袜或靴子、鼻饲管、颈托或支架，以及气管造口管（Apold & Rydrych, 2012; Coyer, Stotts, & Blackman, 2013）。

　　自 2000 年代初期，压疮的发生率、普遍程度及其严重后果越来越受到重视。随着对住院患者安全问题的认识不断增加，人们对压疮的关注也不断增加，压疮被视为最受关注的三大问题之一（Gadd, 2012）。2006 年，保健改善机构发起了一项活动，通过强调用全面的方法进行危险评价和实施循证干预来应对危险，以预防住院病人压疮的发生。一直以来，护士通过美国护士协会、国际压疮咨询委员会（NPUAP）、伤口造口失禁护理协会等组织，提供了强有力的解决这一问题的指导方案。

　　2004 年，医疗保险和医疗补助服务中心将压

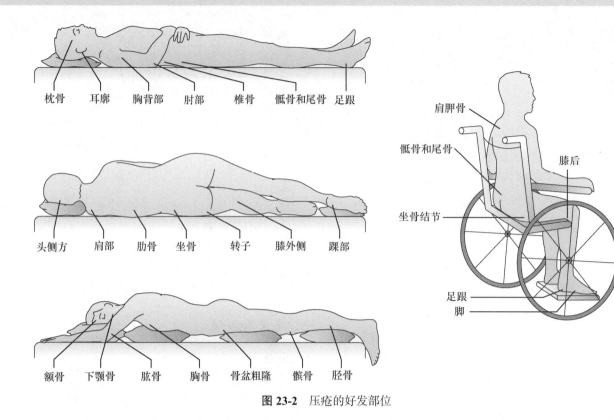

枕骨　耳廓　胸背部　肘部　椎骨　骶骨和尾骨　足跟

头侧方　肩部　肋骨　坐骨　转子　膝外侧　踝部

额骨　下颚骨　肱骨　胸骨　骨盆粗隆　髌骨　胫骨

肩胛骨　骶骨和尾骨　坐骨结节　膝后　足跟　脚

图 23-2　压疮的好发部位

疮作为长期护理机构的质量指标，并对疗养院测评师提出新规定和期望。除了关注护理质量，长期护理机构还通过财政激励来启动压疮全面预防计划，因为经验丰富的护理机构会因缺乏压疮护理而被罚 1000 ~ 10 000 美元（Shannon，Brown，& Chakravarthy，2012）。在为家庭保健机构制定循证指南方面也做出了努力，强调满足家庭护理患者的独特需求。例如，在家庭医疗保健机构中，干预的选择会受经济和保险状况的限制，此外，护理几乎完全依赖于护理资源，也可能受到限制（Bergquist-Beringer & Daley，2011）。

自 2008 年 10 月以来，医疗保险和医疗补助服务中心对在急救护理机构住院期间发生压疮的治疗费用不予报销，因为这是可预防的状况。由于这一重大政策变化以及相关财务影响，在急救护理机构中，医疗护理人员必须记录病人入院时和住院期间所存在的任何皮肤受损情况。此外，所有急救护理机构都致力于将预防每一位患者的压疮作为改善医疗质量的焦点。目前，预防医院获得性压疮（HAPU）目标的制定是基于：大多数压疮是可以预防的，而且可以做到从"发生数量减少"到"无医院获得性压疮"（Stotts，Brown，Donaldson 等，2013）。

功能结局

压疮与许多严重的功能性结局有关，包括疼痛、功能丧失和生活质量下降。美国国家压疮咨询委员会强调：护理压疮患者时，护士在对疼痛的评价和干预中扮演重要角色。这一点很必要，因为在压疮患者的报告中表明，疼痛是最令患者苦恼的症状，压力相关性疼痛往往在皮肤明显破裂之前就发生了（Briggs，Collinson，Wilson 等，2013）。研究表明医院获得性压疮会导致下列状况：住院时间加倍延长、住院期间或出院 30 日内死亡率升高、预后不良的多重耐药菌菌血症发生率升高（Braga，Pirett，Ribas 等，2013；Lyder，Wang，Metersky 等，2012；Theisen，Drabik，& Stock，2012）。

危险指标

循证工具可用于识别和评估压疮发生的危险因素。在美国，Braden 量表（图 23-3）是常用的筛选

> **差异性提示**
>
> 与不同肤色患者压疮相关数据分析表明：深色皮肤的人严重压疮的发生率较高。临床医生需要特别注意压疮的各种早期征兆（Ayello & Sibbald，2012）。

Braden量表——预测压疮的危险

病人姓名：_____ 　评价人姓名：_____ 　评价日期：

感知觉 对压力性不适感的反应能力	**1.完全受限** 由于意识水平降低或睡眠状态，导致对疼痛刺激无反应（不呻吟、不退缩或不抓紧）。 或大部分身体感觉疼痛的能力受限。	**2.非常受限** 只对剧烈刺激作出反应。不能通过呻吟或坐立不安表达不适。 或感觉受损，限制了超过一半的身体感觉疼痛或不适的能力。	**3.轻度受限** 可回应口头指令，但不是总能表达不适或翻身的需求。 或部分感觉受损，会限制1个或2个肢端感觉疼痛或不适的能力。	**4.不受限** 可回应口头指令。无限制感觉或表达疼痛或不适能力的感觉缺陷。			
湿度 皮肤暴露在潮湿环境中的程度	**1.持续潮湿** 皮肤几乎总是被汗水、尿液等浸湿。每次病人移动或翻身时都会发现潮湿。	**2.非常潮湿** 皮肤经常潮湿，但不是一直潮湿。至少每次移动时必换床单。	**3.偶尔潮湿** 皮肤偶尔潮湿，需要每天额外更换一次床单。	**4.很少潮湿** 皮肤一般是干爽的，只需常规换床单。			
活动 身体活动程度	**1.卧床** 卧床休息。	**2.坐位** 行走能力严重受限或丧失，不能支撑自身重量和/或必须依赖椅子或轮椅的协助。	**3.偶尔行走** 白天偶尔短距离行走，需或不需协助，每次在床上或椅子上移动需耗费很大力气。	**4.经常行走** 醒时，每天至少在室外行走两次，每两小时在室内行走一次。			
移动 改变和控制体位的能力	**1.完全受限** 没有协助时，甚至不能轻微的变换身体或肢体的位置。	**2.非常受限** 偶尔可以轻微变换身体或肢体位置，但不能独立、频繁或明显变换。	**3.轻微受限** 可以独立、频繁、轻微变换身体或肢体位置。	**4.不受限** 没有辅助可以经常大幅变换体位。			
营养 日常进食模式	**1.非常缺乏** 从未吃过完整一餐。每餐很少吃得多于食物的1/2。每天吃两餐，或者缺少蛋白质（肉或奶制品）。摄入液体量少，没有添加液体膳食补充剂。或者是肠外营养和/或主要进清流食或静脉输液超过5天。	**2.可能缺乏** 很少吃完一餐，通常每餐只能吃完1/2的食物。蛋白质摄入仅是每日三餐中的肉或奶制品。偶尔会服用膳食补充剂。或者流质饮食或鼻饲量低于最适量。	**3.充足** 能吃完一半以上的饭菜。每日吃四餐含蛋白质的食物（肉、奶制品）。偶尔会拒吃一餐，但通常会服用膳食补充剂。或者鼻饲或胃肠外营养能提供大部分营养需要。	**4.营养丰富** 吃完每餐的大部分食物，从不拒吃任何一餐。通常每日吃四餐或更多次含肉或奶制品的食物。偶尔在两餐之间吃点食物。不需要额外补充营养。			
摩擦力和剪切力	**1.有问题** 移动时需要中等到大量协助。不能抬起身体，避免在床单上滑动。会在床或椅子上滑动，常常需要他人大量协助才能复位。大脑麻痹、挛缩、躁动不安导致不断摩擦。	**2.潜在的问题** 可以虚弱地移动或需要少量协助。移动时，皮肤与床单、椅子、约束物或其他物品发生某种程度的滑动。大部分时间可以在床上、椅子上保持相对良好的体位，但偶尔也会滑动。	**3.无明显问题** 可以独自在床上或椅子上移动，肌肉力量足以在移动时可以完全抬起身体。可在床上或椅子上保持良好体位。				
				总得分：			

图 23-3　Braden 量表是一种广泛使用的识别有压疮危险人群的筛查工具

得分 = 15-18，有危险；13-14，中度风险；10-12，高度危险；小于 9，非常高的危险。（From Braden B.，& Bergstrom，N.［1988］. Reprinted with permission.Permission to use this tool should be sought at www.bradenscale.com.）

工具，Hartford 老年护理机构推荐用这一量表识别有发生压疮危险的老年人。Norton 和 Waterloo 量表也普遍使用，研究表明，这三个量表均可以帮助识别存在压疮危险的患者，而有针对性的干预措施有利于这些患者（Chou，Dana，Bougatsos 等，2013）。虽然这些工具未必能准确预测压疮，但它们的主要目的是为压疮预防方案提供初步指南（Kelechi，Arndt，& Dove，2013；Kelleher，Moorer，& Makic，2012）。

当前研究焦点是 Braden 量表对住院患者中特定群体压疮预测的可信度。这些研究强调需要注意具体分量表的得分（例如摩擦力/剪切力分量表），以实施解决个人需求的预防计划（Tescher，Brand，Byrne，et al.，2012）Cox 针对成年人重症监护患者进行 Braden 量表的预测能力的全面研究，发现感官知觉、活动、潮湿和摩擦力/剪切力的亚量表比活动度和营养的亚量表更能预测压力性溃疡的发生（Cox，2012）。

目前研究聚焦于发展为医院获得性压疮和有多种危险因素的危重患者，包括用危险评价工具尚未确定的患者。例如，Bry 和他的同事（2012）报道了一个研究，共纳入 82 例患者，每个人至少有一处医院获得性压疮，并且发现所有患者均有多个危险因素，然而，在 Braden 评分中约 1/4 被评为轻度危险。同样，Black 和他的同事（2012）发现危重病人有一个压疮危险的独特模式，具有以下特征：年老、卧床、不活动、脱水、营养不良、贫血、皮肤潮湿、昏睡或无意识、机械通气和需要床头抬高。对术后患者医院获得性压疮的研究发现以下危险因素：糖尿病、手术时间较长、反复手术、低体重指数（Liu，

He，& Chen，2012；Tschannen，Bates，Talsma，et al.2012）。这些研究强调将循证工具和临床判断相结合的重要性，并以此全面评价增加压疮危险的因素。

分期分类

自 1975 以来，美国国家压疮咨询委员会（NPUAP）推出了一个分期系统，这是一个根据软组织损伤的解剖深度对压疮进行分类的评价系统。该分期系统已在美国和其他国家广泛使用，并定期更新。2009 年，美国国家压疮咨询委员会（NPUAP）和欧洲压疮顾问小组联合发布了修订后的分类系统，正如表 23-2 中描述、解释和总结的内容。

表 23-2　压疮的发展分期		
分期	**描述**	
0	正常皮肤	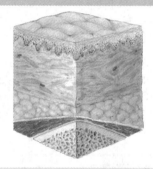
I	**红斑**　皮肤完整，红斑常位于骨隆突处皮肤。深肤色的皮肤可能没有可见的烫红，其颜色可能与周围区域不同；该区域与相邻组织相比可能会痛、硬、软、温或凉。肤色深的患者可能难以发现 I 期压疮。可能提示"患者有压疮危险"。	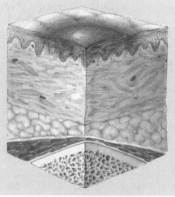 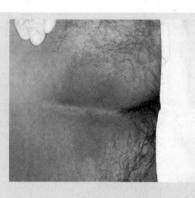
II 期	**部分皮层缺失**　真皮部分缺失，呈现粉红色创面，为浅度开放性溃疡，无腐肌。也可表现为完整或开放 / 破损的血清填充或浆液填充的水疱。表现为发亮或干燥的浅度溃疡，不伴皮肤脱落或挫伤（挫伤提示深部组织损伤）。该期不该用于描述皮肤撕裂、带状烧伤、失禁性皮炎、浸软或皮肤脱落。	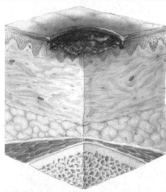 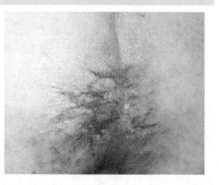

表 23-2 压疮的发展分期（续）

分期	描述		
Ⅲ期	**全层皮肤缺失** 可见皮下脂肪，但未暴露骨、肌腱或肌肉。可见腐肉，但不会掩盖组织损伤深度。可能会出现空洞或窦道。Ⅲ期压疮的深度因解剖位置而异。鼻梁、耳朵、枕后和踝部无皮下组织（脂肪），Ⅲ期溃疡可浅。相比之下，脂肪丰富的部位可发展为严重的深度Ⅲ期压疮。骨/肌腱不可见或可直接触摸到。	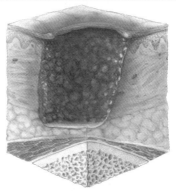	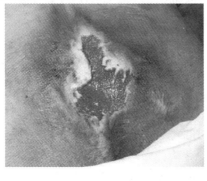
Ⅳ期	**全层组织缺失** 全层组织缺失，暴露骨、肌腱或肌肉。腐肉或焦痂可能存在。通常包括空洞或窦道。Ⅳ期压疮的深度因解剖位置而异。鼻梁、耳朵、枕后和踝部无皮下组织（脂肪），溃疡可浅。Ⅳ期可延伸至肌肉和/或支撑组织（例如，筋膜、肌腱或关节囊），可能发生骨髓炎或骨炎。可见暴露的骨骼和肌肉或可直接触摸到。	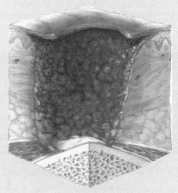	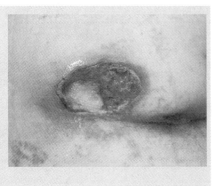
不明确分期	**全层皮肤或组织缺失－深度未知** 全层组织缺失深度，溃疡的实际深度被腐肉（黄、褐色、灰色、绿色或棕色）和/或焦痂（褐色、棕色或黑色）掩盖，难以确认。只有去除足够的腐肉和/或焦痂，才能确定压床的深度，通常处于Ⅲ期或Ⅳ期。不应去除足跟的稳定焦痂（干燥、紧密黏附、无红斑或波动），它是"人体的自然（生物性）皮肤"。	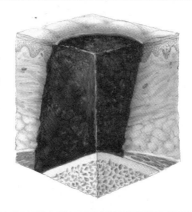	
疑似深部组织损伤	**深度未知** 由于压力或剪切力对皮下软组织的损伤，导致完整的皮肤变成褐红色或紫色，或形成充血水疱。与邻近组织相比，此期压疮会出现在疼痛、质硬、易受损、软、更热或更凉的组织。肤色深的个体很难发现深部组织损伤。该期进展可能会发现在暗色创面上有薄水疱。创面进一步发展，并被焦痂覆盖。即使有最佳治疗，伤口也可能会迅速扩展到其他层组织。	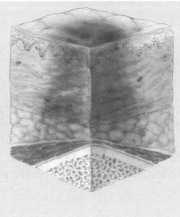	

内容转载于欧洲压疮咨询小组和国家压疮咨询委员会（2009）。压疮的预防和治疗信息可从 www.npuap.org 获得。经国家压疮咨询委员会批准使用。

一旦压疮被确诊并明确分期，就必须经常重新评估干预措施的有效性。自 1996 以来，美国国家压疮咨询委员会（NPUAP）鼓励使用标准化工具来评价压疮变化，该工具称为压疮愈合评分表（PUSH）。该表根据压疮的大小、渗出液和组织类型对压疮进行评分，随着时间推移，PUSH 分值的变化提示着压疮的进展或消退。

虽然"分期倒退"用于描述晚期压疮达到愈合期的过程，但美国国家压疮咨询委员会（NPUAP）反对这种做法，因为它不能准确反映所发生的病理生理过程。NPUAP 提供了许多关于压疮分期分类和压疮愈合评分表的教育资源。该工具包括译成英语和其他语言的快速参考指南。

压疮的循证实践

正如框 23-1 所示，压疮的相关费用和护理质量提示了大量关于预防和治疗压疮的干预措施的信息。虽然在确定预防和治疗压疮的干预措施方面已经有了很大进步，但研究依然在进行中，并不断提出新建议。例如，一致认为翻身是一种有效措施；然而，每隔两小时为患者翻身一次这一长期标准，被遵循个性化翻身时间表这一建议所取代，即翻身时间基于患者病情、护理目标、易受损皮肤部位和所处支撑面类型而决定（Chou，Dana，Bougatsos，et al.，2013）。

框 23-1　循证实践：压疮

问题的描述

- 压疮，指由于压力或压力与剪切力共同作用而导致的皮肤或皮下组织局部损伤，是所有卫生保健机构护理质量的主要关注点。
  - ◆ 基本引发因素是压力强度、持续时间和组织耐受力的共同作用。
- 危险因素包括卧床、手术、虚弱、高龄、皮肤脆弱，尿失禁、营养状况差、认知功能障碍、多病缠身和日常生活不能自理。
  - ◆ 骶骨和足跟是压疮两个最常见部位；其他常见部位是耳朵、肘部、尾骨和坐骨。
  - ◆ 压疮在生理上不同于湿性皮炎或由潮湿或摩擦引起的表皮损伤。
- 压疮的并发症包括败血症、蜂窝组织炎、骨髓炎、住院时间延长、财务支出和情感付出。
- 在深色皮肤患者中，Ⅰ期压疮的确诊尤其具有挑战性，这些患者更可能死于压疮。

护理评价的建议

- 使用一个有效而可靠的工具来识别危险因素（例如 Braden 量表）。
- 在病人入院、出院、病情变化、适当间隔时，对皮肤进行从头到脚的全面评价。
  - ◆ 综合评估压疮危险的其他方面，包括病史和体格检查。
- 使用美国国家压疮咨询委员会最近推出的（NPUAP）压疮分期系统对压疮进行评价和再评价。
- 评价时，使用自然光或卤光灯，而不是荧光灯。
- 深色皮肤的患者可能不符合Ⅰ期压疮的正常标准，应考虑其他因素（例如骨隆突处皮肤与周围皮肤有所不同、疼痛感或局部感觉的变化、与本人平常肤色的偏差）。
- 如果条件允许，可使用技术设备以提高对深色皮肤患者Ⅰ期压疮的检测。

护理干预的建议

- 分散压力干预：个性化翻身时间表，重新分配受压面积（例如，平整的床垫和床单、可调压床垫或凝胶垫）。
  - ◆ 体位干预：抬起足跟以消除压力，保持床头处于最低高度，保持 30° 倾斜侧卧位，避免直接使大转子受压的体位，避免环形设备
  - ◆ 采取防护措施，如穿足跟防护靴
  - ◆ 减少摩擦力和剪切力的危险：让病人自己使用吊架下床，护理员可以使用传送或上升装置。
- 营养干预：评价营养状况，以及适当地向注册营养师提出服务建议；提供充足的热量、营养与水分；适当使用膳食补充剂
  - ◆ 预防和治疗压疮的日常营养千克需求：30 ～ 35 kcal/kg 体重，1.25 ～ 1.5 克蛋白 / 公斤体重，每千卡摄入 1 ml 液体，使用维生素和矿物质补充剂来弥补不足，锌元素少于 40 mg。
- 防皮肤潮湿：处理尿失禁，保持皮肤清洁、干燥，用易吸收产品，经常更换床单，并用防潮护肤产品。
  - ◆ 皮肤护理：沐浴频率个性化；避免热水和过度摩擦；使用保湿乳液；保护皮肤免受尿液、粪便和其他液体的影响；不要按摩骨隆突部位。
- 治疗措施包括：伤口清洁、伤口湿敷料、清创、疼痛管理和将患者转给伤口护理专家。
- 对专业人员、病人及护理人员的健康教育。

干预中的文化因素

- 压疮敷料可能含有动物源性胶原蛋白，这可能会与病人的信念或文化背景发生冲突。例如：给犹太人或穆斯林患者使用含猪制品的敷料，给印度患者使用含牛制品的敷料，给素食主义者使用含蜂蜜制品的敷料。
- 获取动物源性胶原蛋白的产品信息，并与可能有文化冲突的患者进行讨论。

来　源：Ayello & Sibbald，2012；Chou，Dana，Bougatsos，et al.，2013；Boyer，2013；Institute for Clinical Systems Improvement，2012；Posthauer，Collins，Dorner，et al.，2013

皮肤护理评价

因为皮肤是身体最大、最可见的器官，所以识别影响皮肤的问题相对容易。此外，皮肤系统会给生理和心理社会功能等方面提供线索，如营养、水合作用和个人卫生。护士可以在评价和体检过程中收集皮肤、头发和指甲的信息。直接检查机会也在常规护理活动中出现，如协助患者护理或听诊肺和心脏时。对皮肤、头发和指甲的评价也为确认或提出其他功能领域的问题提供信息。例如，观察一个老年人几天内胡子的增长，并结合他整体功能的评价信息，可能会得出"在个人卫生方面需要帮助"的结论。

明确健康促进的机会

评价问题确定了个体对问题的看法、可能会导致皮肤问题的危险因素、可能会影响头发和皮肤状况的个人卫生行为。评估皮肤的这些方面有助于明确关于危险因素的健康教育时机，以及皮肤健康护理对策。老年人开始可能会讨论老年斑或其他明显的皮肤变化，他们通常很容易接受关于皮肤和头发的护理信息。皮肤评价包含药物和其他危险因素的信息，也是整体评价的一部分。同样的，整体评价中的其他信息也适用于皮肤的评价，如液体摄入、营养状况、移动和安全。框 23-2 总结了与皮肤和指甲相关的评价问题。

观察皮肤、头发和指甲

在温暖、私密、光线充足的环境下严格检查皮肤是皮肤评价的重要组成部分。皮肤检查非常重要，因为老年人可能专注于表面状况，如皮肤斑点，而不是关注如皮肤癌等更严重的状况。皮肤的观察评价包括：颜色、水肿、干燥、整体状况、擦伤和任何增生或病理状况。也需注意文化差异。例如，深肤色人身上难以发现皮肤变化。

各种皮肤损伤的发生，使老年人皮肤评价复杂化。虽然大多数变化是无害的，但有些是癌症或癌前病变。消除老年人对无害变化的疑虑，以及鼓励老年人对可疑变化进行医学评估是健康促进的重要

> **框 23-2　评价皮肤的采访问题**
>
> **评价"危险因素"和"皮肤问题"的问题**
> - 您对皮肤有什么担心或困扰吗？
> - 您的皮肤有皮疹、瘙痒、肿胀或干燥问题吗？
> - 您有难以痊愈的疮吗？
> - 您容易擦伤吗？
> - 您曾接受过皮肤癌或其他皮肤问题的治疗吗？
> - 您花多少时间晒太阳？
> - 您是否花时间去晒黑皮肤？
> - 您是否采取了防晒保护措施？
>
> **评估"个人护理活动"的问题**
> - 您是怎么洗澡的？
> - 您多久洗澡或淋浴一次？
> - 您用什么温度的水？
> - 每次洗澡您都用肥皂吗？
> - 您用哪种肥皂？
> - 您是否使用护肤乳液、面霜或药膏？您用的是哪种，您用的频率是什么？您在哪里买到的？
> - 您的手指甲或脚趾甲有任何问题吗？
> - 在指甲护理方面，您是否得到或需要帮助？

方面。通常来说，下列皮肤损伤特征需要医学评估：

- 发红
- 肿胀
- 黑色素沉着
- 潮湿或排液
- 疼痛或不适
- 有凸起或平坦组织周围边缘不规则

此外，任何有变化的损伤，或在合理期限未治愈的疼痛，都需要进一步评估。当痣或其他皮肤损伤所在位置经常受到摩擦或刺激时，也应进行评估。

对所有皮肤损伤，需记录以下特征：大小、形状、颜色、位置、黄斑（平）与丘疹（凸）、表浅与穿透、边缘分离与弥散、有无炎症、红肿或流液。有关老年人各种皮肤损伤的术语很混乱，许多术语交替使用。表 23-3 介绍了一些用于描述老年人常见皮肤损伤的术语；其中有些损伤如图 23-4 所示。

对皮肤、头发和指甲的护理评价可以为许多生理功能提供线索，特别是结合其他评价信息时。例如，指尖变褐色是吸烟的标志；指甲下和指甲外皮周围有渣屑可能提示便秘。有时，脚趾甲可为移动困难提供线索，特别当长趾甲卷曲在脚趾下时。当老年人不承认时，皮肤观察能提供严重功能问题的唯一客观证据。例如，多发性擦伤，尤其当这些擦伤处于不同治疗阶段，可能是跌倒、酗酒、自我疏

常见术语	描述
老年斑、雀斑、老年性雀斑	通常发生在暴露区域的淡棕色或深褐色斑点
光线性角化病，日光性角化病	红色、黄色、褐色或者肉色的丘疹或斑疹；颗粒状组织，被红斑包围；癌前病变
老年性紫癜	患处像擦伤一样，呈褐色或有点发蓝
脂溢性角化病	褐色或黑色的丘疹或斑疹，具有锋利的边缘和蜡状或疣状结构；通常出现在躯干和脸上
皮脂腺增生	通常在脸上，浅黄色、环形突起，好发于男性
老年性血管瘤，樱桃状或宝石红血管瘤，毛细血管扩张	明亮、红宝石色、小范围、小血管表面凸起
蜘蛛痣	红色小丘疹，周围有呈辐射形的小血管分支，形态似蜘蛛，可能提示病理状态
静脉星	浅蓝色、不规则，主要发生在腿和胸部，有时呈蜘蛛状损伤
静脉湖，良性静脉血管瘤	主要发生在唇或耳部的浅蓝色丘疹，具有明确边界
软垂疣，皮赘	肉色、有蒂或有茎的损伤
鸡眼，茧	由于不断受压和刺激引起的角质大量聚集
黄斑瘤	脂肪的堆积，通常在眼部，可能与病理状态相关，尤其很大或很多时

表 23-3 老年人常见皮肤损害

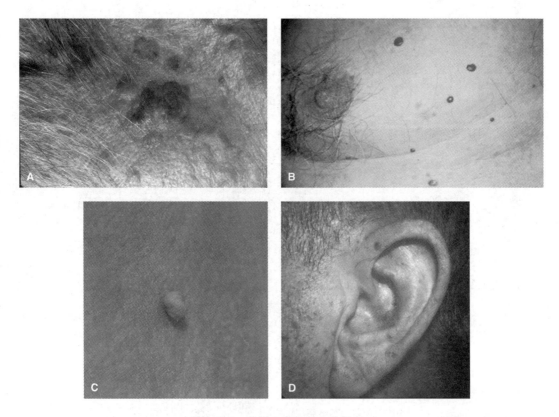

图 23-4 老年人常见的皮肤损害

A 脂溢性角化病 **B** 樱桃状血管瘤 **C** 皮赘 **D** 静脉湖或良性静脉血管瘤。（**A** 和 **D**，再版许可来自 Rosenthal，T.C.，Williams，M.E.，& Naughton，B.J.［2007］．Office care geriatrics. Philadelphia，PA：Lippincott Williams & Wilkins；**B**，再版许可来自 Weber，J.，& Kelley，J.［2002］．Health assessment in nursing［2nd ed.］．Philadelphia，PA：Lippincott Williams & Wilkins；**C**，再版许可来自 Libby Edwards & Peter J.Lynch［2011］．Genital dermatology atlas. Philadelphia，PA：Lippincott Williams & Wilkins.）

忽，或身体虐待的一个重要线索。如第十章虐待老人中描述的，当怀疑可能发生老年人被忽视或虐待时，观察和记录这些迹象尤其重要。

为了寻找更多功能方面的线索，评估皮肤时尤其要注意一些常见表现在老年人身上可能会改变。例如，手或胳膊的皮肤肿胀是水钠潴留的迹象；然而，当患者为虚弱的老年人时，这并非是非常可靠的指标。此外，年龄相关改变使得用与年轻人相同的标准评估老年人的损伤非常困难。

对头发、皮肤和指甲的观察也可以提供自我护理能力和心理社会功能方面的线索。例如，不良的个人打扮可能表示功能受限或心理社会的影响，比如抑郁或痴呆所致的缺乏积极性或意识。使用不寻常的深色染发或面部化妆可能提示色觉损害。框 23-3 总结了与皮肤系统有关的护理观察。

框 23-3　皮肤的观察

皮肤检查

- 皮肤是什么颜色？
- 有无某区域的不规则色素沉着？
- 有无晒伤或晒黑？
- 有无颜色不同之处？
- 有无循环不良的征象，特别在四肢部位（例如静脉曲张，局部为红色、蓝色，或局部为棕色，提示下肢慢性血运停滞）？
- 皮温如何？
- 四肢和身体其他部位的温度有无显著差异？
- 皮肤湿度如何？干燥？湿冷？油性？
- 皮肤质地如何？干燥还是粗糙？
- 皮肤是否薄如纸？
- 腹部是否膨隆？
- 是否有瘢痕？（如果有，描述其位置和外观）是否有摔倒或身体虐待的迹象？

- 是否有表 23-3 中所描述的损伤？

头发、指甲检查

- 头发的颜色、质地和一般情况如何？
- 头发分布模式如何？
- 头发是否有头屑、脱发或其他问题的迹象？
- 手指甲和脚趾甲的颜色、长度、清洁度和一般情况如何？
- 手指和脚趾甲床的颜色和一般情况如何？

个人卫生习惯

- 这个人的仪容仪表和个人吸引力如何？
- 如果外表很邋遢，本人是否对此有所关注或有所解释？
- 是否有影响个人卫生习惯的心理社会因素（例如：此人是否被社会孤立，或是家庭负担过重，因此疏于个人卫生）？
- 是否有下列被忽视迹象：有体味；头发蓬乱、未修剪、打结；手指甲和脚趾甲又长又乱；皮肤上有褐色硬痂；擦伤；任何皮肤病理状况？

展开式案例学习

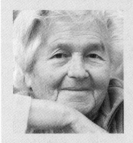

第 1 部分：S 太太，84 岁

S 太太是一位 84 岁的白人女性，家住佛罗里达海岸。她非常活泼、健康，并且喜爱打高尔夫和"在海滨流浪"。她参加了当地老年中心，你是那里的健康护士。美国癌症学会分会在老年中心举办了一个皮肤癌筛查日，要求你准备一个健康教育计划，题目是"检查你皮肤的严重变化"。你也在协助皮肤科医生进行筛查。S 太太参加了你的健康教育计划，她说不确定是否她能留下来接受检查。她只是有一个"老年斑"，而且她知道这并不严重，因为她已经"切除了几个皮肤癌，这个看起来不一样。"你查看这个有问题老年斑，评价为直径约 1 厘米、棕色的、上面有颗粒状突起。

思考题

- 您想从 S 太太那里获得哪些进一步评价信息？
- 在评价中，您如何使用表 23-3 和框 23-2、23-3？

- 关于 S 太太的皮肤，你会给她哪些建议？

护理诊断

当老年人有任何皮肤损伤时，护士可以使用"皮肤完整性受损"的护理诊断，其定义为"表皮和 / 或真皮改变"（Herdman，2012，第 436 页）。当老年人有皮肤撕裂或压疮的危险因素时，护士可以使用"有皮肤完整性受损的危险"的护理诊断，其定义为"有表皮和 / 或真皮改变的危险"（Herdman，2012 年，437 页）。影响老年人的常见相关因素包括药物、尿失禁、脱水、活动受限、营养缺乏，或者是这些因素的结合。

如果老年人有任何需医疗评估的皮肤损伤，那么可以使用"健康维持无效"的护理诊断，其定义为"无法识别、管理和 / 或寻求帮助来维持健康"（Herdman，2012，第 157 页）。这一护理诊断可能也适用于那些暴露于阳光或晒日光床而不采取防护措施的老年人。

规划健康目标

当老年人有影响皮肤舒适或完整性的状况时，护士应将健康结果作为护理过程的一个重要部分。同样，当老年人存在可能导致皮肤问题（例如：皮肤癌或压疮）的危险时，护理目标重在预防。

对于有危险因素（例如皮肤癌史）或皮肤小问题（如干燥症）的健康老年人，适用的护理结果分类（NOC）术语包括舒适等级、组织完整性：皮肤和黏膜、知识：健康行为、寻求健康行为、营养状况、控制癌症危险：癌症、控制暴晒危险。

对于有压疮或其他类型伤口或皮肤破裂的老年人，NOC 的术语包括：皮肤完整性受损、伤口愈合：主要目标、伤口愈合：次要目标。健康结局通过下章节所讨论的干预措施实现。

皮肤健康的护理干预措施

护士有很多促进健康的机会，以增进舒适、自尊，维护健康的皮肤系统。对于健康老年人，护理干预措施主要集中在提高自我责任，以识别有害因素或癌前损伤，并寻求进一步评估。对于缺乏免疫力的老年人，干预措施主要集中在保持皮肤完整和控制压疮。下列护理干预措施分类术语可用来记录干预措施：头发护理、健康教育、健康筛查、营养

健康机会

对于有兴趣学习如何解决干性皮肤和皮肤癌等危险情况的老年人，护士可以使用"准备增强皮肤护理相关知识"这一健康护理诊断。

健康机会

当护士计划保持皮肤舒适和预防皮肤癌时，可促进老年人健康。

治疗、体位调整，压力管理、压疮预防、瘙痒管理、危险识别、增强自尊、皮肤监测、伤口护理。

促进皮肤健康

因为人的整体健康状况会显著影响皮肤状况，维持合理营养和水分是老年人皮肤护理的重要干预措施。健康促进干预措施还涉及影响皮肤状况的环境因素和个人卫生习惯。框 23-4 可以作为指导老年人，或护理需要他人协助的老年人的护理人员皮肤健康相关知识的指南。虽然许多老年护理文献提倡每周洗澡或淋浴次数限制在 1～3 次，但并未明确洗澡或淋浴和皮肤干燥之间是否存在因果关系。吸烟、脱水、日晒、环境湿度低以及使用粗糙的清洁产品等其他因素，都可能导致老年人出现皮肤问题。

目前，与晒太阳有关的健康促进建议颇受争议，因为阳光是人体维生素 D 合成的必要条件，它对治疗季节性机能失调和许多皮肤状况都有好处，包括牛皮癣和真菌病（Wilson，Moon，& Armstrong，2012）。与此相反，晒太阳是公认的导致皱纹、光老化、各种皮肤癌和其他皮肤状况的原因，也会增加

其他系统疾病的危险（如白内障、免疫抑制）（Al-Mutairi，Issa，& Nair，2012）。缺乏阳光照射而致维生素 D 缺乏的影响包括：自身免疫性疾病、传染病、心血管疾病和各种癌症（如皮肤、乳房和肠）的发病率增高或预后不良（Mason & Reichrath，2013）。当前建议强调采用一种重要的平衡方法，即每天鼓励照射少量阳光，以合成适量的维生素 D，但不过多接受日晒，防止皮肤癌的危险增加（Bonevski，Bryant，Lambert，et al.，2013）。

尽管人们对防晒霜的安全性和有效性提出了质疑，但最近，食品和药品管理局的监管指南强调如下（Jou，Feldman，& Tomecki，2012；Latha，Martis，Shobha，et al.，2013）：

- 所有防晒剂都必须经过测试，并满足所需的有效性标准。
- 广谱剂必须同时具有抵御紫外线 A 和紫外线 B 危害的功效。
- 为减少皮肤癌和皮肤老化，防晒系数需在 15～50 之间。
- 不允许标有"防水""防汗"或"防晒霜"字样，因为这些标识夸大了产品功效。

框 23-4　老年人皮肤护理的健康宣教

保持皮肤健康

- 在日常饮食中加入适量液体。
- 使用加湿器，保持环境湿度在 40%～60% 之间。
- 保湿乳液每日使用两次，或必要时使用。
- 沐浴后，在皮肤仍湿润时立即使用保湿乳液。
- 在使用乳液时，避免按摩骨隆突处。
- 避免使用含有香水或异丙醇的护肤产品。
- 避免使用多种成分配制品，因为不必要的添加剂会引起过敏反应。
- 每月检查皮肤的可疑变化。

个人卫生习惯

- 沐浴或淋浴时，要少用肥皂，或使用温和、无味的肥皂（如 Dove，Tone，Basis，Aveeno）。
- 保持洗澡的水温在 90～100°F。
- 使用肥皂后洗净。按摩浴缸刺激血液循环，但是应该保持适宜温度。
- 沐浴后使用保湿产品，而不是溶入洗澡水里使用，最大限度减少在滑面摔倒的风险，最大限度发挥润肤功效。
- 使用含凡士林或矿物油的润肤剂（如 Keri，Eucerin，Aquaphor，Vanicream，Vaseline）。
- 如果使用沐浴油，采取额外的安全措施防止滑倒。
- 如果脚上涂有保湿产品，行走前要穿防滑拖鞋或袜子。

- 彻底擦干皮肤，特别是脚趾和其他皮肤相互摩擦的部位。
- 当擦干皮肤时，采取温柔、轻拍的动作，而非粗暴、摩擦的动作。
- 定期进行足部护理。

预防晒伤和皮肤癌

- 当暴露在阳光下时，戴宽边帽、遮阳帽、太阳镜、穿浅色衣服。
- 穿棉质衣服，而非聚酯纤维，因为紫外线可以穿透聚酯。
- 在阳光曝晒前 1 小时涂抹防晒霜，并经常重复使用防晒霜。
- 使用防晒系数为 30 的防晒霜。上午 10 点～下午 4 点之间避免在阳光下曝晒。
- 即使是多云天气、在水里（湖泊，池塘，海洋）时，也要保护自己不受紫外线影响。
- 人工日光浴场使用紫外线 A 射线，已发现这种射线会造成损害，增加患皮肤癌的危险。

防止摩擦损伤

- 在洗衣服或亚麻制品时，不要使用淀粉、漂白剂或强效洗涤剂。
- 用柔软毛巾或棉毛巾。
- 如果必须用防水垫，请确保贴身区域足够柔软，采用吸水性材料。

- "防水"标识需经过 40 ～ 80 分钟的测试证实。
- 可接受的防晒霜类型包括油、凝胶、喷雾、霜、酱、油状和软膏；不可接受的类型包括湿巾、粉末、洗发剂、药巾和沐浴液。

研究表明，使用防晒霜可以防止皮肤老化，且不是导致维生素 D 缺乏的因素（Hughes，Williams，Baker，et al.，2013；Lin，Eder，Weinmann，et al.，2011）。这些信息可以加入到健康教育中，指导老年人使用防晒霜来保护皮肤，免受皮肤癌和其他皮肤改变的影响。

防止皮肤皱纹

预防皮肤损伤和皱纹的最佳方法是避免过多暴露在阳光下，当不得不暴露在阳光下时，可使用防晒霜和其他防护措施（如 23-4 中所示）。含有 α 或 β-羟基酸的局部产品可能有助于逆转皱纹，促进日光性角化症恢复。要警惕，老年人可能会对局部产品中的某些成分产生过敏或敏感反应。在关于维持皮肤健康和预防不良美容性和病理性皮肤改变的健

> **健康机会**
>
> 护士通过宣教无论阳光或人工日照光，暴露在紫外线下是导致皮肤皱纹、皮肤癌和其他皮肤改变的主要因素来促进健康。

康教育中，应纳入关于阳光有害影响的信息。同时，鼓励那些担心皱纹和皮肤干燥的人与其初级护理人员讨论医疗干预措施。

防止皮肤干燥

凡士林和其他润肤剂对减轻干燥皮肤的不适感很有效，因为能滋润和润滑皮肤。润肤剂的有效性是基于防止水分蒸发的能力，所以用在含有一定水分的皮肤上时，其有利效果会增强。因此，润肤剂在沐浴后立即涂在潮湿的皮肤上最有效。参见框 23-4 关于使用润肤剂和其他干预措施的信息，以预防或护理老年人皮肤干燥。

检测和治疗有害的皮肤损伤

早期检测和治疗癌症或癌症前期的皮肤损伤是

展开式案例学习

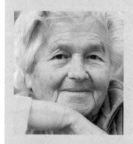

第 2 部分：S 太太，86 岁

S 太太已经 86 岁了，她还在继续参加佛罗里达的老年中心，你在那里负责一个题目为"保持健康皮肤"的健康教育项目。你计划强调自我护理技能的重要性，比如检查皮肤变化。S 太太对参加这个项目非常感兴趣，她告诉你她将带着同住在佛罗里达的 80 岁的妹妹一起参加。S 太太担心妹妹，因为她坐轮椅，身体很虚弱。你知道还有一些参加者也使用轮椅，你计划将预防压疮内容加入到健康教育中。

思考题

- 准备半个小时的健康教育内容，列出包括预防压疮的具体要点在内的内容提纲。
- 在你的项目中，如何使用表 23-2 和框 23-4？
- 寻找你认为可以做这个项目教育资源的其他信息。

QSEN 应用

QSEN 能力	知识 / 技能 / 态度	应用于 86 岁的 S 太太
循证实践	（K）描述可用证据的优势和相关性如何影响对干预措施的选择 （S）基于患者价值观、临床经验和表现，制定个性化护理计划 （A）视循证实践为制定最佳临床实践的必要指标	在健康教育项目中，使用表 23-2 和框 23-4 中的循证信息

预防严重功能性结局的关键因素，因为大多数皮肤癌早期切除的治愈率接近 100%。护士的职责是检测任何可疑性损伤，并鼓励或促进做进一步评估。鼓励所有老年人使用以下指南，识别需要进一步评估的皮肤改变：

- 形状不对称：边缘不规则或不同
- 边缘不规则：不齐、凹状、模糊不清、不规则
- 颜色变化：不同的阴影，分布不均匀
- 直径：大于 1/4 英寸（6 mm），增加

如果老年人或其护理人员因为害怕癌症而拒绝医疗评估，那么告知其高治愈率，以及如果在早期开始治疗，会极大降低出现长期问题的可能性。同样，如果他们忽略了可疑变化，将其归因于"正常老化"，那就指导他们进一步评估的重要性。框 23-4 提供了关于皮肤癌的预防和早期检测的健康促进信息。

护理干预的效果评价

对皮肤干燥或瘙痒的老年人的护理评价，通过确定干预措施可以减少老年人的抱怨程度。老年人可能需要经过几周时间才能感受到皮肤护理的效果，因为皮肤对外界刺激的反应可出现年龄性延迟。同样，老年人对干预措施的反应也因人而异。因此，如果问题没有解决，在尝试其他品牌之前，可能需对一种肥皂或洗液的效果进行几周追踪评估。由于环境湿度影响皮肤舒适度，所以，环境条件也会影响干预措施的评价。

有皮肤损伤危险的老年人的干预效果取决于没有皮肤损伤或压疮。压疮的干预效果取决于治愈率和对骨髓炎等并发症的预防。因为压疮会涉及大量花费和生活质量问题，所以，预防皮肤损伤对有发生压疮危险的老年人颇有益处。

> **■● 健康机会**
>
> 护士通过消除对皮肤癌的不合理恐惧，来调整身、心之间的关系。

展开式案例学习

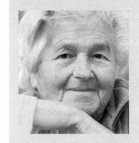

第 3 部分：S 太太，92 岁

S 太太现在已经 92 岁了，住在佛罗里达州的一个疗养院里。她走路需要助行器，在吃饭、服药和个人卫生方面需要帮助。3 个月前，医生因她有单纯收缩期高血压开了每天早上服用氢氯噻嗪 25 毫克的医嘱。她有关节炎病史，却没有服用任何药物。S 太太每月在你的护理门诊接受健康教育和血压监测。她 1 月份来见你时，抱怨皮肤干燥和不适。

■ 护理评价

你采访了 S 太太，了解她的个人卫生习惯，发现她每周在微温的浴缸中泡澡三次，喜欢使用浴盐和芳香护肤液。大部分闲暇时间她都在户外庭院或有空调的日光浴室里。她不使用防晒霜，因为她认为没必要，而且太油腻。据她所说，已经好几年没有晒伤了，而且已经对太阳有了良好的耐受力。她不戴太阳镜或遮阳帽。她说在过去十年里她已经切除了三处皮肤癌，一处在脸颊，一处在手臂，另一处在耳垂。她说，她并不担心皮肤癌复发，因为她不再在室外游泳或坐在游泳池旁。而且，因为没有晒伤，她相信自己没有患皮肤癌的危险。

对 S 太太的皮肤进行检查发现，她的脸上和手臂上显露出干、皱的皮肤，并且脸上、脖子和四肢都有不均匀晒黑的皮肤。她暴露处的皮肤有许多老年斑，但没有任何可疑损伤。S 太太有着蓝色的眼睛和白皙的皮肤。

护理诊断

你的护理诊断是健康维护无效：与过度阳光照射，以及紫外线的影响知识不足有关。诊断证据来自她对皮肤癌和其他皮肤问题的危险因素的错误认知。同时，你还发现她缺乏与使用氢氯噻嗪有关的潜在光敏反应的知识，这也是导致健康维护无效的一个因素。

S 太太的护理计划

预期结果	护理措施	护理评估
S 太太皮肤干燥的不适感减轻	• 讨论和描述年龄性皮肤改变 • 讨论导致皮肤不适的危险因素（例如沐浴盐、香芬乳液、阳光照射时不采取保护措施） • 使用框 23-4 指导 S 太太减轻皮肤干燥的皮肤护理方法	S 太太自述不再感到皮肤不适和干燥
S 太太对皮肤癌危险因素的知识将会增加	• 讨论皮肤癌和暴露在紫外线下之间的关系 • 解释任何暴露在紫外线下的情况都是皮肤癌的危险因素 • 强调皮肤癌病史会增加皮肤癌复发几率	S 太太认识到皮肤癌的危险因素
消除增加 S 太太皮肤问题和皮肤癌的危险因素	• 告知 S 太太氢氯噻嗪可能会增加光敏反应的危险，采取保护措施非常重要。 • 以框 23-4 为指南讨论避免太阳损害的措施 • 强调在日光浴室或室外使用防晒霜和戴宽边帽的重要性	S 太太将会采取减少皮肤癌和太阳晒伤危险的措施

思考题

• 在护理计划中，你会解决哪些危险因素？

• 你如何加强 S 太太对皮肤护理的个人责任感，包括解决皮肤癌的危险？

QSEN 应用：92 岁的 S 太太

QSEN 能力	知识 / 技能 / 态度	应用于 S 夫人
以患者为中心的护理	（K）整合对以患者为中心护理的全方位理解 （K）描述让患者全方面参与健康护理过程的策略 （K）审视在确保护理的协调、整合和连续性方面的护理职责	确定可能导致皮肤干燥和增加皮肤问题危险的情况 提供准确信息，消除传闻和误解，增加 S 太太关于皮肤癌危险的知识 认识到护士在指导防止皮肤干燥和癌症的自我护理行为中，发挥着重要的健康促进作用
循证实践	（S）基于患者价值观、临床经验和表现，制定个性化护理计划 （A）视循证实践为制定最佳临床实践的必要指标	应用框 23-4 中总结的循证指南来指导预防日晒损伤的措施

本章重点

影响皮肤健康的年龄性改变（表 23-1）
- 真皮变薄、真皮–表皮交界处变得平坦
- 含水量减少
- 皮肤的血液供应减少
- 汗腺和皮脂腺减少
- 指甲变薄、脆弱、易碎、易裂开
- 头发分布模式改变

影响皮肤健康的危险因素
- 遗传因素（头发颜色和分布、皮肤癌）
- 吸烟、日晒、压力
- 个人卫生习惯
- 药物不良反应
- 增加皮肤破裂的危险因素

影响皮肤健康的功能性结局（表 23-1）
- 延缓伤口愈合
- 增加了皮肤问题的易感性（皮肤癌、破裂、压疮）
- 干燥症（皮肤干燥）、不舒适
- 不规则色素沉着和其他外貌改变
- 触觉敏感度降低，烧伤的易感性增加
- 出汗和寒战减少，增加了体温过低和热相关状况的易感性

影响皮肤健康的病理情况（图 23-1；表 23-2）
- 皮肤癌：基底细胞癌、鳞状细胞癌、黑色素瘤
  - ◆ 皮肤撕裂伤
- 压疮（框 23-1）

- 压疮的危险（图 23-2 和 23-3）

皮肤护理评价（表 23-3；框 23-2 和 23-3）
- 异常的皮肤状况
- 个人护理实践
- 老年人常见的皮肤损伤（表 23-3；图 2-3）

护理诊断
- 愿意增强知识：皮肤
- 皮肤完整性受损（或有皮肤完整性受损的危险）
- 健康维护无效

健康结局计划
- 舒适水平
- 组织完整性：皮肤和黏膜
- 营养状况
- 危险控制：癌症
- 伤口愈合

皮肤健康的护理干预（框 23-4）
- 关于健康皮肤的健康促进教育
- 防止皮肤皱纹
- 防止皮肤干燥
- 检测和应对可疑的皮肤变化

护理干预的效果评价
- 抱怨减轻（如干燥）
- 评估可疑的皮肤改变
- 高危老年人无压疮发生
- 伤口愈合

评判性思维练习

1. 一位 85 岁的健康老人，会注意到自己皮肤、头发和指甲发生什么变化？

2. 面对一位 82 岁的老年人，你将如何询问和观察以评价其皮肤、头发和指甲？

3. 请描述至少 8 个正常的皮肤损伤和 3 个需要进一步评估的皮肤损伤。

4. 你将在一个老年中心做 20 分钟关于"维持皮肤健康"的讲座，请列出该健康宣教的内容。

5. 居家护理人员照顾一位每天坐在轮椅上 14 小时的 74 岁女性，你将如何指导她预防压疮？

（岳树锦　译　周宇彤　校）

参考文献

Al-Mutairi, N., Issa, B. I., & Nair, V. (2012). Photoprotection and vitamin D status. *Indian Journal of Dermatology, Venereology and Leprology, 78*(3), 342–349.

Apold, J., & Rydrych, D. (2013). Preventing device-related pressure ulcers. *Journal of Nursing Care Quality, 27*(1), 28–34.

Ayello, E. A., & Sibbald, R. G. (2012). Preventing pressure ulcers and skin tears. In M. Boltz, E. Capezuti, T. Fulmer, & D. Zwicker (Eds.) *Evidence-based practice protocols for best practice* (4th ed., pp. 298–323). New York: Springer Publishing Co.

Bergquist-Beringer, S., & Daley, C. M. (2011). Adapting pressure ulcer prevention for use in home health care. *Journal of Wound, Ostomy, and Continence Nursing, 38*(2), 145–154.

Black, J., Berke, C., & Urzendowski, G. (2012). Pressure ulcer incidence and progression in critically ill subjects. *Journal of Wound, Ostomy, and Continence Nursing, 39*(3), 267–273.

Bonevski, B., Bryant, J., Lambert, S., et al. (2013). The ABC of vitamin D: A qualitative study of the knowledge and attitudes regarding vitamin D deficiency amongst selected population groups. *Nutrients, 5*, 915–927. doi:10.3390/nu5030915.

Boyer, D. (2013). Cultural considerations in advanced wound care. *Advances in Skin & Wound Care, 26*(3), 110–111.

Braga, I. A., Pirett, C. C., Ribas, R. M., et al. (2013). Bacterial colonization of pressure ulcers: Assessment of risk for bloodstream infection and impact on patient outcomes. *Journal of Hospital Infections, 83*(4), 314–320.

Briggs, M., Collinson, M., Wilson, L., et al. (2013). The prevalence of pain at pressure areas and pressure ulcers in hospitalized patients. *BMC Nursing, 12*(1) 19. doi: 10.1186/1472-6955-12-19.

Bry, K. E., Buescher, D., & Sandrik, M. (2012). Never say never: A descriptive study of hospital-acquired pressure ulcers in a hospital setting. *Journal of Wound, Ostomy, and Continence Nursing, 39*(3), 274–280.

Chang, A. L., Wong, J. W., Endo, J. O., et al. (2013). Geriatric dermatology review: Major changes in skin function in older patients and their contribution to common clinical challenges. *Journal of the American Medical Directors Association, 14*(10), 724–730.

Chou, R., Dana, T., Bougatsos, C., et al. (2013). *Pressure ulcer risk assessment and prevention: Comparative effectiveness.* Rockville, MD: Agency for Healthcare Quality and Research, Publication No. 12(13)-EHC148-EF.

Cox, J. (2012). Predictive power of the Braden Scale for Pressure Sore Risk in adult critical care patients. *Journal of Wound, Ostomy, and Continence Nursing, 39*(6), 613–621.

Coyer, F. M., Stotts, N. A., & Blackman, V. S. (2013). A prospective window into medical device-related pressure ulcers in intensive care. *International Wound Journal.* [Epub ahead of print]. doi:10.1111/wj.12026.

Durai, P. C., Thappa, D. M., Kumari, R., et al. (2012). Aging in elderly: Chronological versus photoaging. *Indian Journal of Dermatology, 57*(5), 343–352.

Gadd, M. M. (2012). Preventing hospital-acquired pressure ulcers. *Journal of Wound, Ostomy, and Continence Nursing, 39*(3), 292–294.

Gatherwright, J., Liu, M. T., Amirlak, B., et al. (2013). The contribution of endogenous and exogenous factors to male alopecia: A study of identical twins. *Plastic and Reconstructive Surgery, 131*(5), 794e–801e.

Gatherwright, J., Liu, M. T., Gliniak, C., et al. (2012). The contribution of endogenous and exogenous factors to female alopecia: A study of identical twins. *Plastic and Reconstructive Surgery, 130*(6), 1219–1226.

Geller, A. C., Swetter, S. M., Oliveria, S., et al. (2011). Reducing mortality in individuals at high risk for advanced melanoma through education and screening. *Journal of the American Academy of Dermatology, 65*(5 Suppl 1), S87–S94.

Herdman, T. H. (Ed.). (2012). *NANDA International Nursing Diagnoses: Definitions and classification 2012–2014.* Oxford: Wiley-Blackwell.

Holmes, R. F., Davidson, M. W., Thompson, B. J., et al. (2013). Skin tears: Care and management of the older adult at home. *Home Health-care Nurse, 31*(2), 90–101.

Hughes, M. C., Williams, G. M., Baker, P., et al. (2013). Sunscreen and prevention of skin aging: A randomized trial. *Annals of Internal Medicine, 158*(11), 781–790.

Institute for Clinical Systems Improvement. (2012). *Guideline summary NGC-8962: Pressure ulcer prevention and treatment protocol.* Available at National Guideline Clearinghouse, www.guideline.gov. Accessed August 12, 2013.

Jou, P. C., Feldman, R. J., & Tomecki, K. J. (2012). UV protection and sunscreens: What to tell patients. *Cleveland Clinic Journal of Medicine, 79*(6), 427–435.

Kelechi, T. J., Arndt, J. V., & Dove, A. (2013). Review of pressure ulcer risk assessment scales. *Journal of Wound, Ostomy, and Continence Nurses Society, 40*(3), 232–236.

Kelleher, A. D., Moorer, A., & Makic, M. F. (2012). Peer-to-peer nursing rounds and hospital-acquired pressure ulcer prevalence in a surgical intensive care unit. *Journal of Wound, Ostomy, and Continence Nurses Society, 39*(2), 152–157.

Latha, M. S., Martis, J., Shobha, V., et al. (2013). Sunscreening agents: A review. *The Journal of Clinical and Aesthetic Dermatology, 6*(11), 16–24.

Latreille, J., Kesse-Guyot, E., Malvy, D., et al. (2012). Dietary monounsaturated fatty acids intake and risk of skin photoaging. *PLoS One, 7*(9), e44490. Available at www.plosone.org. Accessed August 12, 2013.

LeBlanc, K., Baranoski, S., Holloway, S., et al. (2013). Validation of a new classification system for skin tears. *Advances in Skin & Wound Care, 26*(6), 263–266.

Lin, J. S., Eder, M., Weinmann, S., et al. (2011). *Evidence Synthesis Number 82: Behavioral counseling to prevent skin cancer: Systematic evidence review to update the 2003 U.S. Preventive Services Task Force recommendation.* Rockville MD: Agency for Healthcare Research and Quality. Available at www.ahrq.gov. Accessed August 12, 2013.

Little, E. G., & Eide, M. J. (2012). Update on the current state of melanoma incidence. *Dermatology Clinics, 30*(3). doi:10.016/det.2012.04.001.

Liu, P., He, W., & Chen, H.-L. (2012). Diabetes mellitus as a risk factor for surgery-related pressure ulcers. *Journal of Wound, Ostomy, and Continence Nurses Society, 39*(5), 495–499.

Lyder, C. H., Wang, Y., Metersky, M., et al. (2012). Hospital-acquired pressure ulcers: Results from the national Medicare Patient Safety Monitoring System study. *Journal of the American Geriatrics Society, 60*(9), 1603–1608.

Makrantonaki, E., Bekou, V., & Zouboulis, C. C. (2012). Genetics and skin aging. *Dermato-Endocrinology, 4*(3), 280–284.

Mason, R. S., & Reichrath, J. (2013). Sunlight vitamin D and skin cancer. *Anticancer Agents in Medicinal Chemistry, 13*(1), 83–97.

National Pressure Ulcer Advisory Panel. (2009). *Prevention and treatment of pressure ulcers: Clinical practice guideline.* Washington, DC: National Pressure Ulcer Advisory Panel.

Pollack, L. A., Berkowitz, Z., Weir, H. K., et al. (2011). Melanoma survival in the United States, 1992 to 2005. *Journal of the American Academy of Dermatology, 65*(5 Suppl 1), S78–S86.

Posthauer, M. E., Collins, N., Dorner, B., et al. (2013). Nutritional strategies for frail older adults. *Advances in Skin & Wound Care, 26*(3), 128–140.

Shannon, R. J., Brown, L., & Chakravarthy, D. (2012). Pressure ulcer prevention program study: A randomized, controlled prospective comparative value evaluation of 2 pressure ulcer prevention strategies in nursing and rehabilitation centers. *Advances in Skin & Wound Care, 25*(10), 450–464.

Sinnya, S., & DeAmbrosis, B. (2013). Stress and melanoma: Increasing evidence towards a causal basis. *Archives of Dermatological Research, 305*(9), 851–856.

Stotts, N. A., Brown, D. S., Donaldson, N. E., et al. (2013). Eliminating hospital-acquired pressure ulcers: Within our reach. *Advances in Skin & Wound Care, 26*(1), 13–18.

Tescher, A., Branda, M., Byrne, T., et al. (2012). All at-risk patients are not created equal. *Journal of Wound, Ostomy, and Continence Nursing, 39*(3), 282–291.

Theisen, S., Drabik, A., & Stock, S. (2012). Pressure ulcers in older hospitalised patients and its impact on length of stay: A retrospective observational study. *Journal of Clinical Nursing, 21*(3/4), 380–387.

Tschannen, D., Bates, O., Talsma, A., et al. (2012). Patient-specific and surgical characteristics in the development of pressure ulcers. *American Journal of Critical Care, 21*, 116–125.

Turk, B. G., Gunaydin, A., Ertam, I., et al. (2013). Adverse cutaneous drug reactions among hospitalized patients: Five year surveillance.

Vierkotter, A., & Kurtmann, J. (2012). Environmental influences on skin aging and ethnic-specific manifestations. *Dermatology & Endocrinology, 4*(3), 227–231.

Volkovova, K., Bilanicova, D., Bartonova, A., et al. (2012). Associations between environmental factors and incidence of cutaneous melanoma review. *Environmental Health, 11*(Suppl 1), S12–S23.

Walls, A. C., Han, J., Li, T., et al. (2013). Host risk factors, ultraviolet index of residence, and incident malignant melanoma in situ among U.S. women and men. *American Journal of Epidemiology,177*(9), 997–1005.

Wilson, B. D., Moon, S., & Armstrong, F. (2012). Comprehensive review of ultraviolet radiation and the current status on sunscreens. *The Journal of Clinical and Aesthetic Dermatology, 5*(9), 18–22.

Wu, X. C., Eide, M. J., King, J., et al. (2011). Racial and ethnic variations in incidence and survival of cutaneous melanoma in the United States, 1999–2006. *Journal of the American Academy of Dermatologists, 65*(5 Suppl 1), S26–S37.

第 24 章　睡眠与休息

人一生中约有三分之一的时间是在睡眠和休息中度过的，然而鲜有人关注到通过这些活动完成的重要生理及心理社会功能。在睡眠和休息期间，许多代谢过程减慢，生长激素的产量增加，组织修复和蛋白质合成加速，认知和情感信息会得以处理。近期，越来越多的研究强调睡眠在调节代谢、内分泌和心血管系统方面的重要作用（Rizzi, Barrella, Kotzalidis, et al., 2011）。因此，睡眠的时长和质量影响健康的诸多方面。

20 世纪 30 年代以前，不存在关于睡眠的研究，夜间睡眠被视为白天活动的缺失，而不是作为一项晚上应有的活动。20 世纪 50 年代，基于多重图测量发现了明显的睡眠周期，使我们对睡眠模式的理解显著提高。20 世纪 70 年代，成立了睡眠障碍中心进行睡眠研究，并为睡眠障碍的人提供全面评估和治疗方案。现在，睡眠问题被公认为一个主要的健康问题和研究焦点。此外，健康保健医生也越来越认识到解决睡眠问题是健康促进的一个重要方面（National Center on Sleep Disorders Research, 2011）。因为老年人与年轻人一样可受益于新信息和新技术，所以了解老年人经常发生的睡眠问题非常重要，使他们受益于循证方法，来解决这个与健康相关的生活质量问题。

影响睡眠与休息的年龄相关改变

半个世纪的睡眠研究，为睡眠模式的年龄相关改变以及许多影响老年人的睡眠障碍提供了坚实的信息基础。老年人的睡眠模式受生理、环境、心理社会因素广泛而复杂关系的影响。本节根据在床上的时间、睡眠深度及质量来描述睡眠年龄相关改变特征。

睡眠时长

睡眠效率指睡眠时间占床上时间的百分比，年轻人为 80% ～ 90%，老年人减少到 50% ～ 70%（Misra & Malow, 2008）。睡眠效率降低归因于入眠时长（入睡所需的时间）延长，及夜晚醒来次数增加。老年人可能在白天小睡，这会有益于补偿夜间睡眠减少（Cohen-Mansfield & Perach, 2012）。

促进老年人睡眠健康

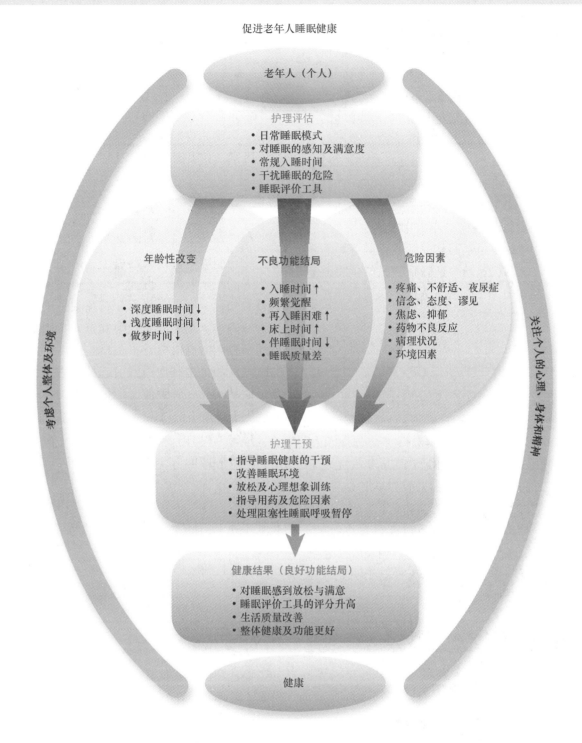

老年人（个人）

护理评估
- 日常睡眠模式
- 对睡眠的感知及满意度
- 常规入睡时间
- 干扰睡眠的危险
- 睡眠评价工具

年龄性改变
- 深度睡眠时间↓
- 浅度睡眠时间↑
- 做梦时间↓

不良功能结局
- 入睡时间↑
- 频繁觉醒
- 再入睡困难↑
- 床上时间↑
- 伴睡眠时间↓
- 睡眠质量差

危险因素
- 疼痛、不舒适、夜尿症
- 信念、态度、谬见
- 焦虑、抑郁
- 药物不良反应
- 病理状况
- 环境因素

护理干预
- 指导睡眠健康的干预
- 改善睡眠环境
- 放松及心理想象训练
- 指导用药及危险因素
- 处理阻塞性睡眠呼吸暂停

健康结果（良好功能结局）
- 对睡眠感到放松与满意
- 睡眠评价工具的评分升高
- 生活质量改善
- 整体健康及功能更好

健康

考虑个人整体及环境

关注个人的心理、身体和精神

睡眠质量

　　夜间睡眠模式用睡眠周期和睡眠阶段来描述。每个睡眠周期都是睡眠阶段的结合，持续 70～120 分钟。睡眠阶段分为快速动眼期（REM）和非快速动眼期（non-REM）。在成人中，一个典型的睡眠周期通常从阶段 I 非快速动眼期（最轻的睡眠）开始，逐渐进展达到阶段 IV（深度睡眠），再发生一个倒序，紧接着发生快速动眼期睡眠（做梦阶段）。在夜间，睡眠周期不断重复，非快速动眼期减短，快速动眼期增加，所以更多时间是在梦境中度过的。在非快速动眼期阶段，激素释放，肌肉放松，身体系统节奏放慢，并发生重要的恢复性功能。

　　快速动眼期睡眠除了有快速动眼活动，还包括下列生理变化：肌肉松弛、胃酸分泌增加、脑血流量增加、血压及体温调节波动、心率增加、脉搏和呼吸节律不规则。这些生理变化可加重一些医疗问题。例如，在快速动眼期增加胃酸分泌可能导致消化性溃疡病人发生胃、肠疼痛。同样，慢性阻塞性肺疾病患者会由于快速动眼期氧饱和度降低而出现呼吸困难甚至呼吸危象。

因为成年期以后，最轻睡眠阶段时长逐渐增加，老年人在夜晚的前段会经历更长时间未入睡的困倦期。此外，老年人在进、出轻睡眠阶段间转换得更频繁。在 20 ～ 40 岁之间，深度睡眠（Ⅲ 期和 Ⅳ 期）比例逐渐下降，直到 70 岁趋于平稳。在年轻人和老年人中，夜晚睡眠不足后，Ⅳ 期睡眠显著增加。快速动眼期睡眠发作次数在老年人中没有显著改变，但发作较短，导致快速动眼期时间成比例缩短。同时，在老年人中，快速动眼期睡眠阶段向夜晚的前段转移。表 24-1 总结了一般成人的睡眠周期和典型的睡眠模式年龄性改变。

昼夜节律

睡眠模式部分取决于个人的昼夜节律，也称为生物钟。具有**昼夜节律**的身体功能包括体温调节、睡眠-觉醒周期和许多激素的分泌（包括皮质醇和褪黑激素）。睡眠-觉醒昼夜节律通常使成年人在晚上 10 点～午夜之间变得昏昏欲睡，而在早上 6 点～ 8 点醒来并感觉得到了充分休息。随着年龄增长，**睡眠相位前移**，使老年人在晚上更早变得昏昏欲睡，也在清晨更早醒来。昼夜节律的年龄相关改变影响着睡眠时长和睡眠质量，如果缺乏暴露于明亮的光线下，这些困扰会加剧。

表 24-1 睡眠的年龄性改变	
睡眠特征	**健康老年人（与健康年轻人进行对比）**
非快速动眼期	浅睡眠阶段时间逐渐延长，深睡眠时间减少 进、出浅睡眠的转换变得更加频繁
快速动眼期（做梦阶段）	发生时间更短 在夜晚的前段开始 强度减弱
睡眠起始	入睡时间延长
睡眠持续	觉醒更频繁
睡眠效率	睡眠总量减少 躺在床上期间，更多时间以打盹补偿缺失的睡眠
睡眠时刻表	夜间睡眠向早睡早醒转换

影响睡眠的危险因素

本节概述了常发生于老年人的危险因素，以及老年人常抱怨的睡眠问题，这些在功能性结局部分进行了讨论。疼痛、痴呆以及谵妄是老年人常见的危险因素，在第 28 章和第 14 章中进行了讨论。

心理社会因素

焦虑和厌倦属于影响老年人睡眠的心理社会因素，护士能够通过健康促进干预措施解决，以改善老年人的睡眠状况。例如，缺乏睡眠年龄相关改变的相关知识，会引起焦虑和对睡眠过度担心。焦虑与入睡困难、夜间频繁觉醒和再入睡困难有关。本章后面介绍的健康教育干预措施可用于改善老年人的睡眠。如果是其他原因引起的焦虑和担心，护士可以向其指导在睡眠健康的护理干预中所讨论的相关减压干预措施。

很少或没有有趣的活动、有工作需求、社会责任或环境刺激的老年人，可能更会觉得难以建立健康的睡眠模式。疏离社会的老年人可能会因为无聊、缺乏动力、注意力集中困难或想退出压力状况而长期卧床休息。同样，如果一个老年人所有时间都在同一个房间里度过，缺乏区分睡醒和睡眠活动的空间也会干扰睡眠模式。第 12 章（心理社会功能）详细讨论解决这种危险的干预措施。

环境条件

噪音和许多其他环境条件都可以严重影响睡眠模式，尤其对于在急症护理机构的患者。研究证实，一般噪音和工作人员的谈话，是中断住院患者睡眠并降低其睡眠时长和质量的一个主要原因（Adachi，Staisiunas，Knutson，et al.，2013；Little，Ethier，Ayas，et al.，2012；Yoder，Staisiunas，Meltzer，et al.，2012）。研究还表明，通过有效的护理干预减少夜间噪音和护理操作与改善睡眠呈正相关（Li，Wang，Vivienne，et al.，2011）。

对于居住在照护机构或如下所述环境的人来说，环境状况可能成问题：

- 缺乏隐私和与他人同睡

- 令人不适的高温或低温（通常由于不适当的加热或降温系统）
- 卧室、病房 / 居所、走廊的光线很强
- 白天接受阳光照射不足，致使褪黑激素分泌减少
- 在炎热、潮湿的环境下，尤其是更年期女性在湿、热的空气中会比常人经受更多的夜间潮热

其他居住在长期照护机构或家中的人的需求和作息表也可以影响老年人的睡眠。比如说，在照护机构中，患者或入住者的觉醒时间经常是基于最有效的护理时间和吃饭时间。患者 / 入住者将按照这个日程调整自己的睡眠。同样，需要他人照顾的居家老年人可能也需要按照家庭护理人员的工作作息来调整自己的睡眠。在家庭中，那些身为护理人员的老年人，会被需要夜间照顾的家庭成员影响，导致睡眠中断。

病理状态和功能障碍

病理状态会干扰睡眠，并且增加了许多不同原因引起的睡眠障碍的危险，详见表 24-2。除了这些直接影响睡眠的情况，许多病理状况与睡眠问题紧密相关，但是因果关系尚不明确。例如：身体和认知功能受损（如痴呆症、帕金森病）的病理生理机制与一些睡眠障碍（如腿多动综合征、昼夜节律睡眠障碍）有潜在关联（Watson & Viola-Saltzman，2013）。家庭护理和照护机构入住者的低功能水平和睡眠不良之间有显著相关性，但这些变量之间的关系尚不清楚（Fung，Martin，Chung，et al.，2012；Valenza，Cabrera-Martos，Martin-Martin，et al.，2013）。夜尿症（在第 19 章详述）在老年人中普遍存在，与睡眠时长缩短和睡眠质量的下降显著相关（Zeitzer，Bliwise，Hernandez，et al.，2013）。

阻塞性睡眠呼吸暂停综合征（OSA）是一种特殊睡眠障碍，影响了许多老年人，在影响睡眠的病理状况部分有详细描述。近年来，研究者和临床医生开始关注两种与睡眠障碍密切相关的运动障碍：腿多动综合征和睡眠周期性肢体活动综合征。年龄增长是患这两种疾病的危险因素，随着时间推移，症状也逐渐加重。近来研究者发现多巴胺不足与RLS 和 PLMS 有潜在因果关系。（Bliwise，Trotti，

表 24-2　影响睡眠的病理生理因素	
危险因素	**睡眠改变**
关节炎	干扰睡眠的慢性疼痛和不适
慢性阻塞性肺疾病	呼吸暂停和呼吸窘迫导致觉醒
夜尿症	上厕所导致睡眠中断
糖尿病	夜尿症导致觉醒或血糖水平控制不佳；OSA 的发病率增加
胃肠功能紊乱，溃疡	在快动眼睡眠期胃分泌物增加而继发夜间疼痛
高血压	清晨早醒
甲状腺功能亢进	增加入睡困难
夜间心绞痛	无痛感觉醒，尤其在快动眼睡眠期
PLMS、RLS	反复发生的不自主腿部运动而引起觉醒
恶性肿瘤	RLS 的发生率增加
慢性肾疾病	PLMS，RLS 和 OSA 的发生率增加
帕金森综合征	清醒时间增加；睡眠时间减少
痴呆症	所有睡眠阶段改变
谵妄	嗜睡或入睡困难增加

COPD- 慢性阻塞性肺疾病；OSA- 阻塞性睡眠呼吸暂停；PLMS- 睡眠周期性肢体活动综合征；REM- 快速动眼；RLS- 腿多动综合征。

Yesavage，et al.，2012；Silber，2013）

腿多动综合征，也称为 Willis-Ekbom 病，以难以控制腿部运动为特征，并伴随不适的腿部感觉。腿多动综合征症状的发生符合昼夜节律，在傍晚和夜晚最重，刚好干扰了患者入睡和睡眠维持阶段。觉醒时，腿多动综合征也干扰了患者的休闲和放松。其他的特征是需除外下列原因所致：腿抽筋、纤维肌痛、关节炎或者位置不舒适。腿多动综合征的危险因素包括遗传易感性、缺铁、慢性肾衰竭、周围神经病变和药物不良反应（如大多数抗抑郁药、抗精神病药物、抗组胺药）（Silber，2013）。除了导致主要的睡眠问题，腿多动综合征还增加了焦虑、抑郁症和高血压的危险（Gupta，Lahan，& Goel，2013；Salas & Kwan，2012）。

睡眠周期性肢体活动综合征（PLMS），也称为肌阵挛，呈现出一种短暂的肌肉抽搐，每次间隔20 ～ 40 秒，会导致腿部抽搐，脚或腿部肌肉节奏性活动。此症状频发，每晚超过 200 次，其中前半夜多发。PLMS 会导致失眠、频繁觉醒，增加白天

嗜睡。还与增加发生心血管疾病的危险有关（Koo, Blackwell, Ancoli-Israel, et al., 2011）。除了年龄增长这一危险因素，PLMS 常发生在腿多动综合征、糖尿病、帕金森氏病、路易小体痴呆症和睡眠障碍患者中（Hibi, Yamaguchi, Umeda Kameyama, et al., 2012；Roux，2013；Silber，2013）。

生物活性物质的效果

药物和其他生物活性物质的不良影响可以通过多种方式干扰睡眠。能干扰睡眠的处方药包括类固醇、抗抑郁药、氨茶碱制剂、甲状腺提取物、抗心律失常药物、中枢性降压药。这些影响并非只针对老年群体，但是药物副作用更易发生在老年人身上，详细讨论见第 8 章。

咖啡因是一种中枢神经系统兴奋剂，可以延长睡眠潜伏期，并引起夜间觉醒。尽管低剂量尼古丁有使人放松和镇静的效果，但是高剂量则通过其本身的兴奋效果和对呼吸的刺激作用而干扰睡眠。含酒精饮料最初会导致嗜睡，但也会抑制快动眼睡眠期，引起频繁觉醒，最终导致完全睡眠减少和白天嗜睡。长期酗酒者戒酒后几年内可能会经历失眠症。酒精和其他中枢神经系统抑制剂加剧了睡眠障碍，还会导致其他不利影响。表 24-3 总结了各种药物和化学物质对老年人睡眠的影响。

影响睡眠健康的功能结局

睡眠年龄相关改变整体功能性结局表现为睡眠不足、效率低、质量差，如表 24-1 所示。此外，普遍存在的影响睡眠的危险因素导致老年人更易发生睡眠障碍和其他问题。老年人常见的睡眠问题包括白天困倦、入睡困难、夜间频繁觉醒。研究显示：25%～30% 的成年人有严重睡眠问题，美国报道称 65% 的成年人一周至少有几次睡眠困难（National Center on Sleep Disorders Research，2011）。睡眠不佳的健康结局包括认知功能受损，以及增加了中

表 24-3　各种药物和化学物质对睡眠的影响	
药物或化学物质	**睡眠改变**
酒精	抑制快速动眼睡眠期、易早醒
戒酒或停用安眠药	睡眠障碍、噩梦
抗胆碱能药物	反射亢进、过度活跃、肌肉抽搐
巴比妥类药物	抑制快速动眼睡眠期、噩梦；幻觉、反常反应
苯二氮䓬类药物	呼吸暂停继发觉醒
β- 受体阻滞药	噩梦
皮质类固醇类药物	不安、睡眠障碍
利尿剂	夜尿症继发觉醒、碱中毒继发睡眠呼吸暂停
茶碱、左旋多巴、异丙肾上腺素、苯妥英	干扰睡眠的起始和睡眠阶段
抗抑郁药	睡眠周期性肢体活动综合征、抑制快速动眼睡眠期

PLMS，睡眠周期性肢体活动综合征；REM，快动眼期。

风、癌症、肥胖症、糖尿病、抑郁症、代谢综合征、药物滥用的危险和所有疾病的死亡率（Harand, Bertran, Doidy, et al., 2012；Hung, Yang, Ou, et al., 2013；Mander, Rao, Lu, et al., 2013；National Center on Sleep Disorders Research，2011）。

抑郁症是一种与睡眠问题密切相关的疾病，但是很难确定其为睡眠问题的危险还是功能性结局（即原因或结果）。抑郁症患者较常人入睡的时间更长、深度睡眠更少、浅度睡眠更多、夜间更易觉醒、易早醒，并且早晨感觉疲乏。虽然这些睡眠问题通常视为抑郁症的症状，但是最近研究表明：老年人的抑郁是睡眠障碍的一种结果，尤其是因为失眠症和日间过度嗜睡症（Baglioni & Riemann，2012；Jaussent, Bouyer, Ancelin, et al., 2011）。

影响睡眠的病理状况：睡眠障碍

在 20 世纪 70 年代末，人们对睡眠障碍进行了系统分级，并且建立了这些睡眠障碍的诊断标准。**失眠**是一种慢性或急性的睡眠障碍，表现为睡眠质量差或难以入睡或睡眠维持困难，从而影响日间活动。因为慢性失眠症患者白天和黑夜都有症状，所

以认为是一种24小时状况（Neubauer，2013）。失眠发生率约为10%～20%，其中约一半患者有慢性病（Buysse，2013）。

日间过度嗜睡症（EDS）指患者不能保持警觉，表现为嗜睡（比如24小时间断性入睡）。EDS不同于疲劳，它表现为患者难以维持高水平的功能。一项老年护理最佳实践循证方案认为，日间困倦不应该视为一个无关紧要的情况；相反，因为它对健康有重大影响，健康护理人员需要对其进行评估（Chasens & Umlauf，2012）。框24-1总结了日间过度嗜睡症的护理评估和干预措施指南。

阻塞性睡眠呼吸暂停综合征（OSA）是一种睡眠障碍，自1988年美国国会建立国家睡眠障碍研究委员会以来，OSA已成为许多研究者和临床专家的关注焦点。OSA的主要表现：①不自主地停止呼吸10秒或更久（即呼吸暂停）；②每小时发生超过5～8次。这种情况的发生是因为负责保持喉咙处于张开状态的肌肉在睡眠时放松，从而阻碍了空气流通。OSA的症状包括白天疲劳、早晨头痛、精神敏锐度减退、大声打鼾伴短暂的安静。

OSA不仅发生在老年人身上，但是该病发生率仍随着年龄增长而增加，50岁左右开始，发病率男性高于女性。60岁以上老年人的患病率为32%～62%（Sforza & Roche，2012）。增加OSA的其他危险因素包括：肥胖、糖尿病、脑卒中、帕金森病、充血性心力衰竭、遗传易感性、颅面解

> **差异性提示**
>
> OSA在男性中的发生率是女性的1.5～4倍（Panossian & Daley，2013）。

框24-1 循证实践：过度嗜睡

问题陈述
- 健康老年人会经历以下睡眠变化：短暂觉醒增加、入睡时间和Ⅰ期睡眠时间延长、具有恢复功能的慢波睡眠时长缩短和睡眠质量下降。
  - 过度嗜睡：指因为嗜睡病而无法保持觉醒和警惕，常见于老年人。
- 过度嗜睡的主要原因包括阻塞性睡眠呼吸暂停综合征、失眠症和睡眠周期性肢体活动综合征。
  - 次要原因包括：药物、精神疾病（如抑郁和焦虑），以及疾病（如呼吸疾病、心力衰竭、神经系统疾病、慢性疼痛）。
  - 生活方式因素和睡前行为也是原因之一，可通过健康促进措施解决。
- 由于22%～61%的住院患者都有睡眠障碍，常规护理应包括评价与改善睡眠的干预措施。
- 老年人出现日间嗜睡常被误认为是正常的且不可避免的。这种误解降低了老年人日间嗜睡得到恰当评估和治疗的可能性。
- 嗜睡和警觉性降低，会使患者反应时间延长和认知表现差。

护理评价建议
- 基于患者和家属的信息，获取睡眠史，包括睡眠模式和睡眠相关行为的信息。
- 使用ESS作为识别过度嗜睡有效、可靠的工具。
  - 使用STOP-BANG量表来确定OSA的危险：打鼾、疲劳、可观察到呼吸停顿、高血压、BMI＞35、年龄＞50岁、颈围＞40 cm、男性。

- 评估睡眠史，并考虑过度嗜睡的主要和次要原因。
- 在可能情况下，观察患者有无打鼾、睡眠中呼吸暂停、睡眠中过度腿部活动，以及日间活动时是否难以保持觉醒状态。

患者教育建议
指导老年患者和护理人员如下促进睡眠的措施：
- 只在睡觉或做爱时上床。
- 制定每天一致的、促进休息的睡眠作息，每天坚持遵守。
- 如果夜晚觉醒，避免看表。
- 避免小睡或将其控制在10～15分钟以内。
- 睡眠环境宜凉爽、安静。
- 睡前应避免下列行为：饮用咖啡因、尼古丁、酒精、过量饮食、锻炼、进行情绪激动的活动。
- 如果您不能在15～20分钟内入睡，则到另外一个房间做一项安静的活动，直到能再次入睡。

护理建议
- 与初级保健医生合作，以管理好干扰睡眠的医疗条件、心理障碍和影响睡眠的症状。
- 指导患者和家属改善睡眠的生活方式，从而促进全体家庭成员的睡眠。
- 将治疗与改善老年人睡眠障碍的护理措施纳入老年人护理计划中。
- 与开处方的医生一起审视，酌情调整可导致嗜睡或睡眠障碍的药物。
- 针对中度或重度嗜睡以及睡眠失调患者，建议其转诊睡眠专家。

来源：Chasens, E.R., & Umlauf, M.G.（2012）. Excessive sleepiness. In M.Boltz, E.Capezuti, T.Fulmer, & D.Zwicker（Eds.）, Evidence-based geriatric nursing protocols for best practice（4th ed., pp.74-88）. New York：Springer Publishing Co.；Slater, G., & Steier, J.（2012）.Review article：Excessive daytime sleepiness in sleep disorders. Journal of Thoracic Disease, 4（6）, 608-616.

剖特征，以及使用可抑制呼吸中枢的酒精或药物（Panossian & Daley，2013）。

阻塞性睡眠呼吸暂停综合征（OSA）是研究者和临床医生密切关注的问题，因为越来越多的证据表明，OSA 未得到处理将会导致严重后果，甚至致死。研究证实，OSA 与以下疾病密切相关：中风、高血压、脑缺血和多种心血管疾病（例如心律失常、冠心病）（Cho，Kim，Seo，et al.，2013；Das & Khan，2012；Levy，Tamisier，Arnaud et al，2012；Winklewski & Frydrychowski，2013）。而且，OSA 如果得到有效治疗，将改善心脏功能，降低心血管疾病发生率和死亡率（Baquet，Barone-Rochette，Tamisier，et al.，2012；Kasai，2012；Vijayan，2012；Yang，Lin，Lan，et al.，2013）。此外，OSA 还会导致 EDS、影响其他认知功能，进而影响生活质量。目前许多研究也正在调查 OSA 和认知功能障碍之间的潜在因果关系（Grigg-Damberger & Ralls，2012；Sforza & Roche，2012）。

睡眠的护理评价

识别健康促进的机会

近年来，护士和其他保健专业人员已经意识到

> **健康机会**
>
> 意识到都助老年人把握好可以改善睡眠质量和时长的自我保健措施的机会，而不是视睡眠障碍为衰老的必然结果。

睡眠评价对于个体健康和生活质量的重要性。护士通过评价睡眠模式来判断个体日常睡眠是否充足与休息模式，并识别会影响睡眠质量和时间的因素。护理评价的目标有明确需要鼓励的健康促进行为、明确会影响睡眠的情况，以便于解决这些情况。很多影响因素都是通过教育干预措施进行解决的，比如纠正错误信息和改善知识缺乏。框 24-2 提供了针对独居老人和非独居老人的护理人员调查老年人睡眠和休息模式的访谈提纲。

除了从老年人及其护理人员那里获得信息外，护士也可以观察老年人的睡眠和休息模式。尤其当客观观察和病人主诉相反时，观察就更加重要。例如，老年人可能抱怨一点也睡不着，但经护理人员观察发现，他们整个晚上都在睡觉。相比之下，那些经常否认自己有睡眠问题的老年人，在白天活动期间却经常打盹并很容易入睡。

循证评价工具

老年人可以使用循证睡眠评价工具进行自我

框 24-2　睡眠和休息的评价指南

评价睡眠质量和睡眠充足性的问题

- 在 1～10 分之间，10 分表示最高，您会如何评价自己的睡眠？
- 当您早上醒来时，您感觉自己获得充分休息了吗？
- 您在白天或者傍晚时，会感觉自己昏昏欲睡或者困倦吗？
- 疲劳会影响您日间期望的活动水平吗？

确定健康教育机会的问题

- 您通常几点上床睡觉？
- 描述一下您白天和晚上的日常活动
- 哪些因素能帮助您入睡？（例如食物或饮料、放松措施、环境影响）
- 哪些情况会干扰您的良好睡眠？（例如疼痛、不适、焦虑、抑郁）
- 您有通过吃药来助眠吗？
- 您有通过吃药来帮助自己在白天保持清醒吗？
- 您在下午或傍晚会饮酒或者喝含有咖啡因的饮料，或者服用含有酒精或咖啡因的药物吗？（如果是的话，服用多

少，是何种类？）

- 您是否吸烟或使用尼古丁产品？（如果是的话，有多少，是何种类？）
- 您是否觉察到，或者别人告诉您，您在睡觉时有打鼾或呼吸中断的情况？
- 睡觉时，您的腿会不由自主地踢或跳动吗？

评价夜间睡眠模式的问题

- 您晚上在哪儿睡觉？（例如床、沙发、躺椅）
- 您上床之后通常躺多久后能睡着？
- 您认为自己入睡前需要躺很久吗？
- 您睡着之后，夜里会醒来多少次？
- 在夜里哪一种情况可能会打扰到您的睡眠？（例如起床小便、住所里舍友或他人的活动、环境因素，如噪音或光线）
- 如果在过去几个月里您的居住环境发生了变化，您的睡眠模式也随之改变了吗？（例如从您来到疗养院之后、从您的配偶去世之后）

展开式案例学习

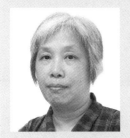

第 1 部分：Z 太太，66 岁

最近，66 岁的 Z 太太从一个法律公司办公室经理的职位上退休了。尽管她有20 年的高血压病史，并且在过去几年中患有骨关节炎，但她认为自己很健康，她每天服用 50 毫克阿替洛尔，并自我监测血压。当关节炎引起疼痛烦扰她时，偶尔会服用非处方镇痛药物。她刚刚开始参加当地老年中心每周举办的聚餐以及社交和教育活动。在每周一次的老年人健康检查期间，Z 太太跟你谈到她有入睡困难。她说，自退休以来，她时常在夜里频繁觉醒并且入睡困难。过去，她每晚平均睡眠为7 ～ 8 个小时，并且醒来后很容易再次入睡。现在她如果能睡 6 个小时就觉得很幸运了，因为她需要躺在床上好几个小时。过去，她常在晚上 10 点～ 11 点之间上床睡觉，在早上 6:30 ～ 7:00 之间起床。退休后，她晚上 11 点左右上床睡觉，但是如果在夜间醒来，没能睡一整夜，就会躺在床上直到上午 10 点。

思考题

- 哪些年龄相关改变可能会导致 Z 太太对自己的睡眠不满？
- 哪些危险因素可能使 Z 太太对自己的睡眠不满？
- 你还需要哪些评价信息，该如何获得？

评价，或向医疗保健人员自我报告睡眠情况。有两个简单易行且信效度良好的量表，**匹兹堡睡眠质量指数量表**（PSQI）和 **Epworth 嗜睡量表**（ESS）。PSQI 量表评价过去一个月的睡眠质量和睡眠模式，ESS 量表则关注上周白天的嗜睡情况。

护理诊断

当健康老年人对学习自我保健活动感兴趣，并希望以此来改善睡眠模式时，可以适用"准备改善睡眠"这一护理诊断。该健康护理诊断是指"一种自然的周期性感知暂停模式，以提供充足休息，进而维持一种理想的生活方式，并且是可以巩固的。"（Herdman，2012，p.220）有关老年人睡眠问题的护理诊断包括：失眠、睡眠型态紊乱、睡眠剥夺。

制订健康目标

当老年人经历睡眠障碍或存在影响睡眠模式的危险因素时，护士明确健康目标是护理程序的一个重要组成部分。护理结局分类（NOC）中与改善老年人睡眠或解决睡眠问题最直接相关的干预措施是睡眠，休息，健康促进行为，疲劳水平，舒适度：环境、个人幸福感、焦虑水平，知识：健康行为，疼痛：分裂效应。当我们关注危险因素时，"睡眠－休息模式"是一个适当的 NOC，如噪声、家庭作息表、放松模式（Moorhead，Johnson，Maas，et al.，2013）。

睡眠健康的护理干预

促进老年人睡眠健康的护理干预措施包括：健康教育和直接干预，如环境调适、舒适和放松策略。在不同情境下，针对老年人个体化需求而恰当调整

健康机会

护士在任何机构都可以灵活把握机会，例如对愿意探索改善睡眠模式措施的老年人，给出"准备改善睡眠"的健康护理诊断。

健康机会

生活质量是一个可以通过针对改善睡眠的护理措施来实现的健康结果。

干预措施尤为重要。例如，在社区，主要关注的是教会老年人及其护理人员通过自我护理干预来改善睡眠模式。在长期照护机构中，关注点是通过日常护理干预措施来改善居住者的睡眠模式。在医院，护理关注点主要是急性医疗问题，但也不应忽视睡眠障碍这一重要的健康问题。以下是针对性护理措施分类术语适用于护理措施的记录：增强睡眠、减轻焦虑、加强运动、音乐疗法、危险识别、环境管理、疼痛管理、放松疗法、自律训练。

指导老年人睡眠健康的干预措施

人们日益关注非药物干预对改善睡眠质量和缓解失眠的效果，强调用安全、有效的药物代替有许多不良反应的药物（见"指导老年人关于药物与睡眠"部分）。框24-3总结了非药物干预改善睡眠的最新研究结论。

健康促进的一个重要方面是让老年人知道正常的年龄相关改变，并帮助他们识别影响睡眠的危险因素，如表24-1和24-2所述。如果危险因素已识别，帮助老年人做解决压力、慢性疼痛或不适等危险的计划。此外，可以使用框24-4中的信息指导老年人进行自我保健（有时称为睡眠卫生），从而促进睡眠健康。如果老年人不熟悉放松技巧，可以给出

> **健康机会**
>
> 关于睡眠的健康教育在社区和长期照护机构中尤其重要，因为护士有更多机会关注生活质量问题。

一份如框24-5所示的表格，教会他们深呼吸、渐进式放松和心理意象法。鼓励老年人使用有自动关机功能的CD播放器或其他设备聆听舒缓的音乐，或提供深呼吸、意象联想或放松练习等指导。

改善机构中老年人的睡眠

急性和长期照护机构环境中的老年人睡眠障碍的发生率很高，这会导致严重、有害的健康结局。除了在下一节中讨论的环境干预之外，夜班护士有很多机会从事直接护理活动，从而促进良好的夜间睡眠。

无论针对处于哪种照护环境中的老年人，护理职责都应包括：处理干扰睡眠的因素、尽可能保证最舒适的环境、提供个体化护理计划，将老年人的个人喜好纳入最佳睡眠条件中。以下简单易行的护理措施可改善住院患者的睡眠状况：支持患者的日常睡眠作息和习惯、提供个人护理助其处于舒适体位、提供增加其舒适度的护理措施（例如热饮、轻

框24-3　循证实践：非药物干预改善睡眠的研究结论

- 冥想、正念和正念减压法一直被公认为改善睡眠的有效措施（Gross, Kreitzer, Reilly-Spong, et al., 2011；Nagendra, Maruthai, & Kutty, 2012；Ong, Ulmer, & Manber, 2012）。
- 每天适度身体活动有助于改善老年人睡眠。（Kline, Sui, Hall, et al., 2012；Uchida, Shioda, Morita, et al., 2012）。
  - ◆ 通过肌肉放松技巧（例如，渐进性肌肉放松、自律训练）来改善睡眠，尤其适用于压力引起的睡眠问题（Sharma & Andrade, 2012）。
- 许多研究给失眠的认知行为治疗提供了强有力的支持证据（e.g., Katofsky, Backhaus, Junghanns, et al., 2012；Troxel, Germain, & Buysse, 2012；Williams, Roth, Vatthauer, et al., 2013）。
- 研究发现瑜伽和太极（身-心调整）能够很好地促进睡眠（Sarris & Byrne, 2011；Sobana, Parthasarathy, Duraisamy, et al., 2013）。
- 针灸和穴位按压可能对睡眠障碍有效，基于对5-羟色胺、多巴胺以及内源性阿片类药物的影响，为针压法提供了强有力的支持证据（Lu, Lin, Chen, et al., 2013；Sarris & Byrne, 2011）。

- 听舒缓的音乐能有效改善睡眠质量（Su, Lai, Chang, et al., 2012）。
- 褪黑素是一种由松果体分泌的睡眠调节激素，可以有效管理昼夜睡眠紊乱并调节时差（Kostoglou-Anthanassiou, 2013）。
- L-色氨酸（一种可转化成血清素的外源性氨基酸）可能会增加嗜睡，减少入睡时间，对健康成年人尤为有效（Sarris & Byrne, 2011）。
- 系统综述发现薰衣草油可能有助于睡眠（Fismer & Pilkington, 2012）。
- 部分但不是所有研究发现，缬草（一种草药）单独或与啤酒花、卡瓦组合，可以改善睡眠（Sarris & Byrne, 2011）。
- 耳塞和眼罩能改善危重护理患者的睡眠（Jones & Dawson, 2012）。
- 按摩疗法可能有助于改善睡眠，例如，对于更年期症状引起失眠的人（Oliveira, Hachul, Goto, et al., 2012）以及养老院中的痴呆老人（Harris, Richards, Grando, 2012）。

框 24-4 促进睡眠的健康教育

采取的措施：

- 建立一个对自己有效的睡前仪式，并试着每晚坚持。
- 每天遵循相同的清醒、休息和睡眠时间表。
- 在下午或傍晚，洗一个暖和而放松的澡。
- 下午 1 点后，避免服用含有咖啡因或兴奋剂的食品、饮料和药物（例如茶、可可、咖啡、巧克力、糖、精制碳水化合物、一些非处方镇痛药和感冒制剂）。
- 促进睡眠的睡前食物包括：牛奶（温）、甘菊茶和复合碳水化合物的清淡小吃（例如，全谷类）。
- 使用以下一种或几种以下放松方法：想象、冥想、深呼吸、渐进式放松、舒缓的音乐、身体或足部按摩、在椅子上晃动、阅读非刺激性资料、看非刺激性电视。
- 每天进行适度有氧运动，最好在傍晚之前，晚上应避免剧烈运动。
- 保证摄入丰富的营养物质：锌、钙、镁、锰、维生素 C 和维生素 B 复合物。

禁忌措施

- 睡前不要饮酒，因为会导致您早晨提前醒来。如果喝酒，只喝少量。
- 不要在晚上吸烟，因为尼古丁是一种兴奋剂。
- 如果您的作息暂时改变了，尽量保持醒来时间接近平常时间，避免待在床上的时间过于超过您平时的起床时间。
- 不要在床上阅读或者进行其他和睡眠不相干的活动。
- 如果您在夜里醒来，并且无法继续入睡，30 分钟后起床做一些非刺激性的活动，如在另一个房间里阅读。
- 就算您没睡好，也按照平常时间起床。

补充、替代措施

- 瑜伽、太极、冥想、意象、香薰、按摩、舒缓的音乐疗法、放松技术、热水澡或热水足浴可能有效促进睡眠。
- 褪黑素是一种睡眠调节激素，可以有效改善睡眠，但它可与其他药物相互作用，也会导致白天嗜睡。

特别注意事项

- 虽然睡眠辅助剂、草药广泛推广，但老年人应谨慎使用，因为可能会产生不利影响。
- 告知医护人员关于草药、芳香疗法，或其他补充替代措施的使用情况。

框 24-5 促进睡眠的放松和心理意象技术

深呼吸

- 把注意力集中在您的呼吸上，松开腰带，计数的同时深呼吸。
- 屏住呼吸数三或四个数。
- 充分呼吸。
- 重复这种模式，把您的注意力集中在呼吸上。
- 提示语，如"我困了"，或者每次呼气时都需重复计数，以帮助您将注意力集中在呼吸上。

渐进式放松

- 开始把您的注意力集中在脚趾肌肉。
- 收缩或拉紧这些肌肉，然后放松。
- 重复两到三次。
- 把注意力集中在脚部肌肉上。
- 肌肉收缩或拉紧，然后放松，做两到三次。
- 重复这个过程，逐步聚焦于不同的肌肉群，从您的脚到头部。

心理意象

- 从深呼吸锻炼开始放松自己。
- 把您的注意力集中在一个宁静、祥和的场景，观察环境，想象一种声音（如浪花轻轻地拍打海岸的声音）。
- 想象自己在这个环境中，轻松地躺着，享受这个环境。
- 把注意力集中在这种场景中。
- 想象重复动作，如海滩上的浪花或者翻过栅栏的绵羊。

微按摩、营造稍暗而安静的环境）。

如果痴呆症或抑郁症妨碍了老年人入睡，一个有效的措施是陪伴在老年人身边使其安心，直到其入睡。此外，护士还应缓解疼痛、焦虑以及身体不适等影响老年人睡眠的因素。有认知障碍的老年人可能不会提出服用止痛药，但当疼痛影响睡眠时会通过非语言暗示表达，如第 28 章所述。护士需警惕这种可能性，评价慢性或急性疼痛，并认识到睡前 30 分钟服用止痛剂有助于慢性疼痛或不适的患者入睡。

因为白天的活动能影响睡眠模式，所以在每个老年人的日常生活中，长期照护机构的护理计划应包括适当种类和量的活动。此外，入居者应在白天接触足够的阳光。傍晚和夜间的作息也要基于对老年人需求的综合评价，兼顾需求冲突。例如，对有些老年人来说，一个不间断的夜间睡眠可能比被唤醒而接受夜间护理服务有更多的潜在好处。在许多情况下，可以在老年人平常清醒时间解决需求问题，而不是为了方便员工而设计严格的时间表来提供这些护理。

改善环境促进睡眠

改善环境是改善睡眠最简单最有效的干预措施，特别是在机构中。诸如关闭卧室门和调整卧室灯光等行为可以改善睡眠。对靠近护理活动中心病人 / 入居者而言，另一种有益措施是消除工作人员引起的不必要噪音，特别是在护士站谈话。在长期护理环境中，护士可以在每个患者的护理计划中记录每个促进病人睡眠的睡眠习惯，并确保这些措施由护理人员切实执行。在长期护理机构，入住者共享居室，分配房间时需兼顾入住者个人需求。一旦房间已经分配，必要时，可以通过更换房间来解决是由干扰睡眠的问题。

如果一个嘈杂的环境造成了睡眠困难，且不能控制或消除噪声，老年人可能会希望使用耳塞。但是，独居者应该警惕阻断保护性噪声的危险，例如烟雾报警器。如果不能消除环境噪声，可以用白噪声掩盖（如使用风扇、空调、柔和的音乐、白噪音录音）。除了解决环境中的噪声，采取措施调整睡眠环境的温度。夜间室温应该舒适，通常比白天低一些。在较冷环境中，老年人应该戴睡帽来防止头部散热。

关于老年人用药和睡眠的教育

安眠药可能对睡眠障碍的短期管理有效，特别是紧急情况下，如在急性护理机构中；然而，一些安眠药的副作用可能大于优点。循证实践指南强调，镇静催眠药不能用于治疗老年人失眠，特别对入住护理机构的居住者。

直到 20 世纪 90 年代初，苯二氮䓬类药物（如氟西泮、三唑仑、羟基安定）是老年人最常用的处方安眠药。然而，最近新指南强调，这类药物不应该作为安眠药，因为与发生严重不良反应有关，其中包括跌倒、骨折、认知和功能障碍，以及增加了感染、痴呆和冠状动脉疾病的危险（American Geriatrics Society, 2012；deGage, Begaud, Bazin, et al., 2012；Huang, Mallet, Rochefort, et al., 2012）。

自 1993 以来，非苯二氮䓬类药物（如唑吡坦、扎莱普隆、右旋佐匹克隆、雷美替胺）一直被应用，但最近研究表明这些药物与严重不良反应有关，包括增加骨折的危险（Kang, Park, Rhee, et al. 2012）。此外，老年人经常使用具有镇静效果的非处方药物，如苯海拉明以及其他抗组胺药。然而，很少有证据表明使用数天后其对改善睡眠有效，因其具有较强的抗胆碱作用，所以与严重的不良反应有关。框 24-6 总结了相关教育要点，护士可以用来指

导老年人及其护理人员关于酒精药物和某些化学品对睡眠的影响。

睡眠障碍的管理指导

循证指南强调在识别患者是否有睡眠障碍的过程中，护士扮演着重要角色，因为护士有许多机会去观察患者的睡眠模式。因此，当老年人出现睡眠障碍并对健康促进干预无反应时，向他们讲解安全、有效解决睡眠问题的措施尤为重要。护士还可以向老人强调改善睡眠障碍这一健康问题的重要性，以此来鼓励老年人和其初级保健医生交谈，进行一次转诊全面的睡眠评估。

指导阻塞性睡眠呼吸暂停综合征（OSA）是重要的护理职责，若处理不当会带来严重后果。该症状困扰着许多老年人，并且可能导致本章前面所提及的严重不良后果，因此必须重视。

治疗 OSA 的护理干预措施种类繁多，所以需要对睡眠障碍者进行全面评估，提供适宜的治疗。持续正压通气（CPAP）治疗是治疗 OSA 的"金标准"，可以有效改善患者相关症状，同时预防严重并发症的发生。虽然 CPAP 依附性是 OSA 的重要一

框 24-6　药物与睡眠的健康促进教育

- 老年人比年轻人更容易受到许多处方安眠药的不利影响，包括苯二氮䓬类药物（如氟西泮、三唑仑、替马西泮）。
- 非处方安眠药物通常含有苯海拉明，无论是单独或与其他药联合使用都可以产生不良影响，如混乱、便秘、视力模糊。
- 即使是非处方安眠药物也可能会对干扰日间功能和夜间睡眠质量产生不良影响。
- 许多催眠药物因为长期使用耐受性增加而不能奏效，这可能会发生在服药第一周内，通常发生在规律服药一个月之后。
- 睡眠药物会干扰睡眠的梦境阶段，并出现反弹效应。停药之后，会出现梦魇以及过度做梦。
- 酒精可能会导致在后半夜做噩梦以及觉醒。
- 会干扰睡眠的药物包括：类固醇、利尿剂、茶碱、抗惊厥药、减充血剂、甲状腺激素。
- 安眠药物与其他任何药物结合使用都有害甚至致命。

线治疗，但依从性差的概率仍旧很高，护士可以通过健康教育来解决这一问题（Carlucci，Smith，& Corbridge，2013）。尽管大部分病人都可以独立在家使用 CPAP 的器械，但对于住院或是长期护理机构的老年人来说，需要有人帮助他们管理夜间治疗。如图 24-1 所示，就是一个正在使用 CPAP 机器的老年人。

护理措施的效果评价

"睡眠模式紊乱"这一护理诊断或"准备改善睡眠"这一健康诊断的干预效果，可通过主观或客观进行评价。主观判断可以是老年人自觉早上醒来感到清新和精力充沛。如果最开始的评价中使用了某种睡眠工具，那么实施干预措施后可以再次使用该工具进行评价。客观评价，例如老年人每晚可以睡 6 ~ 8 小时，仅伴有短暂的觉醒，并且整天都看上去表现得精力充沛。

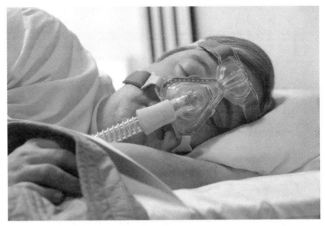

图 24-1　持续正压通气机（图片已获得飞利浦公司许可）

差异性提示

男性在接受 CPAP 治疗时需要更高的压力才能有效改善相关症状（Ralls & Grigg-Damberger，2012）。

健康机会

对于曾有睡眠障碍的老年人，护士通过告知他们接受专业睡眠评估的重要性来帮助其促进睡眠健康。

展开式案例学习

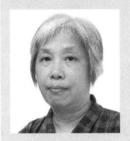

第 1 部分：Z 太太，66 岁（接续前面案例）

在 Z 太太结合自己过去几个月的经历填写匹兹堡睡眠指数问卷后，继续深入探讨她的睡眠问题。此外，她已经按照你的指导坚持书写"睡眠日志"，记录了每天的日常活动和锻炼状况，以及这些活动对睡眠的影响。她还根据你的要求记录了日常摄入的食物和饮料的种类。观察她记录的信息，你发现她在家的大部分时间都花在了阅读和做填字游戏上。她每周都会去一次老年中心，每周打两晚桥牌，和朋友每周共进几次午餐。在夏季，她喜欢做些园艺活动，此外对其他体力活动都没兴趣。她不常锻炼是因为害怕肢体活动"会引发原有关节炎全部发作"。进一步追问，Z 太太估计自己上班时每天能走 1.5 英里左右。她每天大约能喝一壶咖啡，在她打桥牌时还会搭配曲奇喝点咖啡；晚上她还喜欢小酌一杯。如果半夜醒来，她会起床并去趟洗手间，然后再返回床上开始思索，直到睡着为止。据她的睡眠日志反映，她再次入睡前通常会花两个小时。她说她听说褪黑素有助于改善失眠，于是想咨询你使用该药物的建议。

思考题

- 你能解决哪些关于睡眠的谬论和误解？
- 通过健康教育，你能解决哪些危险因素？
- 因为你每周都可以在健康诊所看见 Z 太太，你可以制定一份长期的教育计划，那么该如何确定短期目标和长期目标的优先顺序？
- 框 24-4 ~ 24-6 中的哪些信息可用于你对 Z 太太展开健康教育？

展开式案例学习

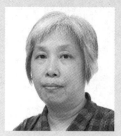

第 2 部分：Z 太太，79 岁

Z 太太 79 岁了，被诊断为骨关节炎和骨质疏松症，在行全髋关节置换术后，她被送往长期照护机构接受专业照护。几周后，她计划回到牧场式家中和丈夫一同居住。术前，Z 太太可以独立完成日常生活活动，她希望能够重获这种独立能力，并且能在助行器辅助下行走。医院转诊单上的医嘱要求她每 8 小时服用对乙酰氨基酚 1000 mg，并按需在睡前加服酒石酸唑吡坦 5 mg。

护理评价

在入院谈话时，你询问了 Z 太太的睡眠模式。她回答说，过去几年夜里她时常被关节疼痛或其他不适感频繁惊醒。除此之外，他或通常每晚起床 3 ～ 4 次去洗手间。经进一步追问，她解释道疼痛和不适会使她醒来，她去洗手间并不是因为她有了尿意，而是想走动走动。虽然医生给她开了止疼药，但她因为担心药物副作用并没有按时服用。在她住院这一周中，她多次服用安眠药和含可待因的泰诺。住院期间，她十分担忧自己的睡眠状况，她说照护中心的嘈杂环境严重干扰了她的睡眠。她说只有在床上躺 8 小时并且至少能睡着 6 小时的情况下，早上才能感觉精力充沛。在住院期间，除非服用安眠药，否则她根本无法在早上感到精力充沛，并做到睡足 6 小时。Z 太太提到，听一些轻松的音乐可以帮助她入睡。

护理诊断

除了与关节炎和髋关节置换术相关的护理诊断外，你还确定 Z 太太存在"睡眠模式紊乱"这一护理诊断，相关因素有与疼痛、年龄相关改变和环境因素。考虑到 Z 太太夜间并没有急切排尿的冲动，而是被疼痛惊醒后才去洗手间，所以并没有把夜尿作为相关因素。将年龄相关改变列为相关因素是希望 Z 太太能够意识到，即使没有因为疼痛醒来，她也可能会因年龄相关改变而在半夜醒来。

Z 太太的护理计划

期望结局	护理措施	护理评估
Z 太太将明确其睡眠模式的影响因素	• 描述年龄相关改变对睡眠模式的影响 • 讨论镇痛措施对促进良好睡眠的重要性 • 遵医嘱使用泰诺并评估其镇痛疗效 • 解释安眠药只能短期内服用，平时应尽量避免使用。	• Z 女士能够描述年龄相关改变及影响她睡眠模式的其他因素。 • Z 太太不再被疼痛唤醒。 • Z 太太自觉早上醒来后神清气爽。
不服用安眠药 Z 太太也能维持每晚 6 小时的睡眠	• 给 Z 太太安排一个离护士站不近的房间。 • 确保 Z 太太房间的门在夜间是关闭的 • 鼓励 Z 太太睡觉时播放轻柔的音乐 • 给 Z 太太一份如框 24-5 ～ 24-6 所示的资料并向她介绍更多非药物助眠方法。	

思考题

- 你还应评价 Z 太太睡眠模式方面的哪些信息，你将如何获取这些信息？
- 在解决 Z 太太睡眠模式紊乱的护理计划中，你还能想到哪些护理干预措施？你会用到框 24-4 中的哪些信息，还是给她完整复印一份？
- Z 太太从专业照护中心出院回家后，你最关心的与睡眠有关的具体问题是什么？你将如何解决这些问题而促进其健康？

优质护理与健康教育（QSEN）的应用

QSEN 的实质	知识 / 技能 / 态度	应用于 79 岁的 Z 女士
以病人为中心的护理	（K）整合以病人为中心这一观点的全方位理解。 （K）描述在促进健康过程中如何授权给病人。 （K）审视护士角色以保证护理的协调性、整合性以及连续性。 （S）在每个护理阶段充分沟通，顺应病人需要调整护理措施。 （A）站在病人角度来审视护理状况。	识别已有的和当下影响 Z 太太睡眠的危险因素。 指导 Z 太太正常睡眠变化和识别影响睡眠的危险因素，使她能够更好地控制自己的睡眠。 Z 太太认识到长期照护中心十分重视解决其睡眠问题，是整体护理计划的重要组成部分。 指导 Z 太太出院后在家就能完成的助眠方法。

本章重点

影响睡眠及休息模式的年龄性改变（表 24-1）

- 有效睡眠减少
- 睡眠周期和节律改变
- 昼夜节律变化

影响睡眠健康的危险因素（表 24-2、表 24-3）

- 心理社会因素：信念、态度、焦虑、抑郁、无趣感
- 环境因素：噪音、光、缺少私密空间
- 病理因素和功能障碍（如疼痛和不适、药物作用、生理障碍）
- 腿多动综合征（RLS）和睡眠周期性肢体活动（PLMS）

影响睡眠健康的功能性结局

- 入睡时间变长
- 夜间频繁觉醒
- 需要更多床上时间以实现同等质量的睡眠
- 睡眠质量降低（做梦减少、深度睡眠减少）

影响睡眠健康的病理因素

- 失眠症

- 日间嗜睡症（EDS）（框 24-1）
- 阻塞性睡眠呼吸暂停综合征（OSA）

睡眠的护理评价（框 24-2）

- 对睡眠的时长和质量的感知
- 影响睡眠的因素
- 日常睡眠模式及其影响行为
- 实际睡眠模式（在专业环境中观测所得）
- 循证评价工具：匹兹堡睡眠指数问卷（PSQI）、埃普沃思嗜睡量表（ESS）

护理诊断

- 准备促进睡眠
- 睡眠模式紊乱

健康结局计划

- 睡眠情况
- 休息状况
- 舒适程度
- 个人幸福感

有益于睡眠健康的护理措施（框 24-3 ～框 24-6）

- 教给老年人能够改善睡眠模式的措施

- 调整环境
- 在机构实施个性化护理
- 讲解放松方法和心理意象的技巧
- 讲解会影响睡眠的药物
- 治疗阻塞性睡眠呼吸暂停综合征（OSA）

护理措施的效果评价

- 询问觉醒时感受
- 睡眠评分改善
- 观察夜间入眠情况

评判性思维练习

1. 老年人可能会经历怎样的睡眠和休息模式？如何向老年人解释这些变化？
2. 从以下各类可能干扰睡眠的因素中，分别举出三项具体内容：环境因素、生理因素和心理社会因素。
3. 一位 82 岁的老人来到老年健康中心护理门诊抱怨自己睡眠不足，总是觉得困倦，你该如何对其评价？
4. 假如你将在社区老年健康中心为老人们做一个 30 分钟讲座，主题是"助眠小知识"，你会讲解哪些内容？
5. 针对工作在长期照护中心需要倒夜班的护理助手们，你会告知哪些睡眠和休息的相关信息？

（岳树锦　译　周宇彤　校）

参考文献

Adachi, M., Staisiunas, P. G., Knutson, K. L., et al. (2012). Perceived control and sleep in hospitalized older adults. *Journal of Hospital Medicine, 8*(4), 184–190.

American Geriatrics Society. (2012). American Geriatrics Society updated Beers Criteria for potentially inappropriate medication use in older adults. *Journal of the American Geriatrics Society, 60*, 616–631.

Baglioni, C., & Riemann, D. (2012). Is chronic insomnia a precursor to major depression? Epidemiological and biological findings. *Current Psychiatry Reports, 14*(5), 511–518.

Baquet, J. P., Barone-Rochette, G., Tamisier, R., et al. (2012). Mechanisms of cardiac dysfunction in obstructive sleep apnea. *National Review of Cardiology, 9*(12), 679–688.

Bliwise, D. L., Trotti, L. M., Yesavage, J. A., et al. (2012). Periodic leg movements in sleep in elderly patients with Parkinsonism and Alzheimer's disease. *European Journal of Neurology, 19*(6), 18–23.

Brandt, N. J., & Piechocki, J. M. (2013). Treatment of insomnia in older adults. *Journal of Gerontological Nursing, 39*(4), 48–54.

Buysse, D. J. (2013). Insomnia. *Journal of the American Medical Association, 309*(7), 706–716.

Carlucci, M., Smith, M., & Corbridge, S. J. (2013). Poor sleep, hazardous breathing: An overview of obstructive sleep apnea. *The Nurse Practitioner, 38*(3), 20–27.

Chasens, E. R., & Umlauf, M. G. (2012). Excessive sleepiness. In E. Capezuti, D. Zwicker, M. Mezey, & T. Fulmer (Eds.), *Evidence-based geriatric nursing protocols for best practice* (4th ed., pp. 74–88). New York: Springer Publishing Co.

Cho, E. R., Kim, H., Seo, H. S., et al. (2013). Obstructive sleep apnoea as a risk factor for silent cerebral infarction. *Journal of Sleep Research, 22*(4), 452–458.

Cohen-Mansfield, J., & Perach, R. (2012). Sleep duration, nap habits, and mortality in older persons. *Sleep, 35*(7), 1003–1009.

Das, A. M., & Khan, M. (2012). Obstructive sleep apnea and stroke. *Expert Review of Cardiovascular Therapy, 10*(4), 525–535.

deGage, S. B., Begaud, B., Bazin, F., et al. (2012). Benzodiazepine use and risk of dementia. *British Medical Journal,* September 27. doi:10.1136/bmj.e6231.

Fismer, K. L., & Pilkington, K. (2012). Lavender and sleep: A systematic review of the evidence. *European Journal of Integrative Medicine, 4*(4), e436–e447.

Fung, C. H., Martin, J. L., Chung, C., et al. (2012). Sleep durations among older adults in assisted living facilities. *American Journal of Geriatric Psychiatry, 20*(6), 485–493.

Grigg-Damberger, M., & Ralls, F. (2012). Cognitive dysfunction and obstructive sleep apnea: From cradle to tomb. *Current Opinion in Pulmonary Medicine, 18*(6), 580–587.

Gross, C. R., Kreitzer, M. J., Reilly-Spong, M., et al. (2011). Mindfulness-based stress reduction vs. pharmacotherapy for primary chronic insomnia. *Explore, 7*(2), 76–87.

Gupta, R., Lahan, V., & Goel, D. (2013). Prevalence of restless legs syndrome in subjects with depressive disorder. *Indian Journal of Psychiatry, 55*(1), 70–73.

Harand, C., Bertran, F., Doidy, F., et al. (2012). How aging affects sleep-dependent memory consolidation? *Frontiers in Neurology, 3.* doi:10.3389.fneuro.2012.00008.

Harris, M., Richards, K. C., & Grando, V. T. (2012). The effects of slow-stroke back massage on minutes of nighttime sleep in persons with dementia and sleep disturbances in the nursing home: A pilot study. *Journal of Holistic Nursing, 30*(4), 255–263.

Herdman, T. H. (Ed.). (2012). *NANDA International Nursing Diagnoses: Definitions and classification 2012–2014.* Oxford: Wiley-Blackwell.

Hibi, S., Yamaguchi, Y., Umeda-Kameyama, Y., et al. (2012). The high frequency of periodic limb movements in patients with Lewy body dementia. *Journal of Psychiatry Research, 46*(12), 1590–1594.

Huang, A. R., Mallet, L., Rochefort, C. M., et al. (2012). Medication-related falls in the elderly. *Drugs & Aging, 29*(5), 359–376.

Hung, H. C., Yang, Y. C., Ou, H. Y., et al. (2013). The association between self-reported sleep quality and metabolic syndrome. *PLoS One, 8*(1), e53404. doi:10.1371/jounal.pone.0054304.

Jaussent, I., Bouyer, J., Ancelin, M.-L., et al. (2011). Insomnia and day-time sleepiness are risk factors for depressive symptoms in the elderly. *Sleep, 34*(8), 1103–1110.

Jones, C., & Dawson, D. (2012). Eye masks and earplugs improve patient's perception of sleep, *Nursing in Critical Care, 17*(5), 247–254.

Kang, D. Y., Park, S., Rhee, C. W., et al. (2012). Zolpidem use and risk of fracture in elderly insomnia patients. *Journal of Prevention and Public Health, 45*(4), 2219–2226.

Kasai, T., (2012). Sleep apnea and heart failure. *Journal of Cardiology, 60*(2), 78–85.

Katofsky, I., Backhaus, J., Junghanns, K., et al. (2012), Effectiveness of a cognitive behavioral self-help program for patients with primary insomnia in general practice. *Sleep Medicine, 13*(5), 463–468.

Kline, C. E., Sui, X., Hall, M. H., et al. (2012). Dose-response effects of exercise training on the subjective sleep quality of postmenopausal women: Exploratory analysis of a randomised control trial. *British Medical Journal.* doi:10.1136/bmjopen.2012.001044.

Koo, B. B., Blackwell, T., Ancoli-Israel, S., et al. (2011). Association of incident cardiovascular disease with periodic limb movements during sleep in older men. *Circulation, 124*(11), 1223–1231.

Kostoglou-Anthanassiou, I. (2013), Therapeutic applications of melatonin. *Therapeutic Advances in Endocrinology and Metabolism, 4*(1), 13–24.

Levy, P., Tamisier, R., Arnaud, C., et al. (2012). Sleep deprivation, sleep apnea and cardiovascular diseases. *Frontiers in Bioscience, 4*, 2001–2021.

Li, S. Y., Wang, T. J., Vivienne Wu, S. F., et al. (2011). Efficacy of controlling night-time noise and activities to improve patients' sleep quality in a surgical intensive care unit. *Journal of Clinical Nursing, 20*(3–4), 396–407.

Little, A., Ethier, C., Ayas, N., et al. (2012). A patient survey of sleep quality in the intensive care unit. *Minerva Anestesilogica, 78*(4), 406–414.

Lu, M.-J., Lin, S.-T., Chen, K.-M., et al. (2013). Acupressure improves sleep quality of psychogeriatric inpatients. *Nursing Research, 62*(2), 130–137.

Mander, B. A., Rao, V., Lu, B., et al. (2013). Prefrontal atrophy, disrupted NREM slow waves and impaired hippocampal-dependent memory in aging. *Nature Neuroscience, 16*(3), 357–364.

Misra, S., & Malow, B. A. (2008). Evaluation of sleep disturbances in older adults. *Clinics in Geriatric Medicine, 24*, 15–26.

Moorhead, S., Johnson, M., Maas, M. L., & Swanson, E. (Eds.). (2013). *Nursing Outcomes Classification (NOC).* Philadelphia, PA: Elsevier.

Nagendra, R. P., Maruthai, N., & Kutty, B. M. (2012). Meditation and its regulatory role on sleep. *Frontiers in Neurology, 3.* doi:10.3389/fneur.2012.00054.

National Center on Sleep Disorders Research. (2011). *National Institutes of Health Sleep Disorders Research Plan.* NIH Publication No. 11-7820. Washington, DC: U.S. Department of Health and Human Services.

Neubauer, D. N. (2013). Chronic insomnia. *Continuum, 19*(1), 50–66.

Oliveira, D. S., Hachul, H., Goto, V., et al. (2012). Effect of therapeutic massage on insomnia and climateric symptoms in postmenopausal women. *Climacteric, 15*(1), 21–29.

Ong, J. C., Ulmer, C. S., & Manber, R. (2012). Improving sleep with mindfulness and acceptance. *Behaviour Research and Therapy, 50*, 651–660.

Panossian, L., & Daley, J. (2013). Sleep-disordered breathing. *Continuum, 19*(1), 86–103.

Ralls, F. M., & Grigg-Damberger, M. (2012). Roles of gender, age, race/ethnicity, and residential socioeconomics in obstructive sleep apnea syndromes. *Current Opinion in Pulmonary Medicine, 18*(6), 568–573.

Rizzi, M., Barrella, M., Kotzalidis, G. D., et al. (2011). Periodic limbic movement disorder during sleep as diabetes-related syndrome? *International Scholarly Research Network.* doi:10.5402/2011/246157.

Roux, F. J. (2013). Restless legs syndrome: Impact on sleep-related breathing disorders. *Respirology, 18*(2), 236–245.

Salas, R. E., & Kwan, A. B. (2012). The real burden of restless legs syndrome. *American Journal of Managed Care, 18*(9 Suppl), S207–S212.

Sarris, J., & Byrne, G. J. (2011). A systematic review of insomnia and complementary medicine. *Sleep Medicine Reviews, 15*, 99–106.

Sforza, E., & Roche, F. (2012). Sleep apnea syndrome and cognition. *Frontiers in Neurology.* doi:10.3389/fneur.2012.00087.

Sharma, M. P., & Andrade, C. (2012). Behavioral interventions for insomnia: Theory and practice. *Indian Journal of Psychiatry, 54*(4), 359–366.

Silber, M. (2013). Sleep-related movement disorders. *Continuum, 19*(1), 170–184.

Slater, G., & Steir, J. (2012). Review article: Excessive daytime sleepiness in sleep disorders. *Journal of Thoracic Disease, 4*(6), 608–616.

Sobana, R., Parthasarathy, S., Duraisamy, K., et al. (2013). The effect of yoga therapy on selected psychological variables among male patients with insomnia. *Journal of Clinical & Diagnostic Research, 7*(1), 55–57.

Su, C. P., Lai, H. L., Chang, E. T., et al. (2012). A randomized controlled trial of the effects of listening to non-commercial music on quality of nocturnal sleep and relaxation indices in patients in medical intensive care unit. *Journal of Advances in Nursing, 69*(6), 1377–1389.

Troxel, W. M., Germain, A., & Buysse, D. J. (2012). Clinical management of insomnia with brief behavioral treatment. *Behavioral Sleep Medicine, 10*(4), 266–279.

Uchida, S., Shioda, K., Morita, Y., et al. (2012). Exercise effects on sleep physiology. *Frontiers in Neurology.* doi:10.3389/jneur.2012.00048.

Valenza, M. C., Cabrera-Martos, I., Martin-Martin, L., et al. (2013). Nursing homes: Impact of sleep disturbances on functionality. *Archives of Gerontology and Geriatrics, 56*(3), 432–436.

Vijayan, V. K. (2012). Morbidities associated with obstructive sleep apnea. *Expert Review of Respiratory Medicine, 6*(5), 557–566.

Watson, N. F., & Viola-Saltzman, M. (2013). Sleep and comorbid neurologic disorders. *Continuum, 19*(1), 148–169.

Williams, J., Roth, A., Vatthauer, K., et al. (2013). Cognitive behavioral treatment of insomnia. *Chest, 143*(2), 554–565.

Winklewski, P. J., & Frydrychowski, A. F. (2013). Cerebral blood flow, sympathetic nerve activity and stroke risk in obstructive sleep apnoea. *Blood Pressure, 22*(1), 27–33.

Yang, M. C., Lin, C. Y., Huang, C. Y., et al. (2013). Factors affecting positive airway pressure therapy acceptance in elderly patients with obstructive sleep apnea in Taiwan. *Respiratory Care, 58*(9),

Yoder, J. C., Staisiunas, P. G., Meltzer, D. O., et al. (2012). Noise and sleep among adult medical inpatients. *Archives of Internal Medicine, 172*(1), 68–70.

Zeitzer, J. M., Bliwise, D. L., Hernandez, B., et al. (2013). Nocturia compounds nocturnal wakefulness in older individuals with insomnia. *Journal of Clinical Sleep Medicine, 9*(3), 259–262.

第25章 体温调节

　　体温调节的主要功能是在环境温度大范围变化的情况下维持一个稳定的核心体温。当存在感染时，体温调节也有助于保持体内平衡。正常环境下，通过复杂的生理机制调节产热和散热，使核心体温保持在 97 °F（36.1 ℃）～ 99 °F（37.2 ℃）。因为老年人的体温调节受年龄性改变和其他危险因素的影响，很容易发生**体温过低**，即体温异常降低；**体温过高**，即体温异常升高，如中暑、发热或类似情况。本章中所使术语**热相关疾病**是指环境温度较高时引起的体温过高，区别于病理生理原因引起的发热。本章侧重于介绍与老年人体温调节改变相关的护理评估和干预。

影响体温调节的年龄相关改变

　　随着年龄增长，体温调节发生微妙的变化，这些在护理健康及虚弱的老年人时尤需关注。**体温调节**是一个复杂的适应性反应，涉及许多内部和外部因素。影响体温调节的内部因素包括代谢率、病理过程、肌肉活动、外周血流、皮下脂肪厚度、中枢神经系统功能、流经下丘脑的血液温度、药物和其他生物活性物质的作用。影响体温调节的外部因素包括环境温度、湿度、气流以及衣服和盖被类型和数量。以下章节将着重介绍与老年人对环境温度变化的适应能力相关的因素，和与正常体温相关的因素。

对低温的反应

　　环境温度过低时，身体通常会启动生理机制以防止热量流失并增加产热。同时，个人通常会主动采取一些保护行为使身体体温暖以防体温过低。防止热量流失和增加产热的生理机制包括寒战、肌肉收缩、心率加速、末梢血管收缩、肌肉血管扩张、深层皮下脂肪隔热、脑垂体腺释放甲状腺素和皮质类固醇。人们在寒冷环境下通常主动采取的保护措施包括寻求庇护、喝较热的饮料、穿厚衣服、盖厚被子以及增加活动量来刺激血液循环。

　　以下机体年龄性改变可以影响散热或产热，从而影响老年人对寒冷环境的适应能力：

- 血管收缩无效
- 心输出量减少

促进老年人良好的体温调节

老年人（人）

护理评估
- 平常基础体温
- 体温过低的危险
- 体温过高的危险

年龄性改变
- 皮下组织↓
- 寒战↓
- 热适应能力↓
- 发汗↓
- 外周循环↓
- 血管收缩无效

不良功能结局
- 对不利温度的适应能力↓
- 对体温过低和体温过高的敏感度↓
- 对疾病的发热反应↓

危险因素
- 75岁及以上老年人
- 不利的环境因素
- 酒精和药物（如苯二氮卓类和吩噻嗪类）
- 疾病（如内分泌、心血管和神经系统功能紊乱）

考虑人的整体和环境

关注个体的身体、心理和精神

护理干预
- 保持理想的环境温度
- 舒适的措施
- 教会患者预防体温过低
- 教会患者预防体温过高

健康结果（良好功能结局）
- 减少体温过低的危险
- 减少体温过高的危险
- 促进舒适
- 预防严重结局

健康

- 肌肉量减少
- 末梢循环减弱
- 皮下组织减少
- 寒战延迟和减轻

这些变化从 50 岁开始，但累积影响将在 70 岁或 80 岁左右出现。其总体效应是对寒冷的感知变迟钝以及伴随而来的缺乏引起保护行为的刺激，如增加更多衣服或提高环境温度。

对高温的反应

当环境温度高或者代谢产热比较高时，正常情况下，机体通过发汗以加速热蒸发，通过扩张周围血管加速热分散。当暴露在炎热气候下或者每天剧烈运动持续 7～14 天时，健康成年人会去**适应新气候**（即逐渐增加代谢率以适应高热环境）。延迟适应则可以解释在经历酷暑的第三天或第四天热衰竭发生率增加的现象（Hansen，Bi，Nitschke，et al.，2011）。

老年人对热刺激的反应力和适应力受以下年龄性改变影响：

- 发汗阈值较高
- 发汗时反应减弱
- 对热环境感知减弱
- 肾和心血管变化
- 口渴感觉减少，从而导致液体摄入量不足

这些变化的总体效应是，即使是健康老年人也更容易发生热相关疾病，因为对热环境的适应能力降低。

正常体温和疾病引起的发热

长久以来人体体温正常值标准为 98.6 °F（37℃）；然而，一项关于正常体温的系统评价研究和一项样本为 18630 位健康成年人的研究发现，健康成年人的正常体温低于 98.6 °F。而老年人的口腔温度范围则在 97 °F（36.1℃）～ 97.4 °F（36.3℃）（Lu，Leasure，& Dai，2010；Waalen & Buxbaum，2011）。

体温升高或发热，是身体对病理状况做出的保护反应，如癌症、感染、脱水或结缔组织疾病。老年人的这种保护性反应减弱，是因为一些年龄性改变，包括体温调节和免疫系统变化。对护理的影响将在功能结局和评估部分介绍。

影响体温调节的危险因素

年龄增加对于体温过低和热相关疾病均是一个危险因素，甚至可能在中等冷或热环境中也可以发生。此外，病理生理紊乱、药物不良反应和社会经济条件也增加了体温调节改变带来严重结局的危险。

增加体温过低风险的因素

引起体温过低的促发条件包括产热减少（缺乏运动、营养不良、内分泌失调、神经肌肉状况），散热增加（如烧伤、血管舒张），或影响正常体温调节过程（中枢神经系统发生病变时）。易于引起体温过低的医疗因素包括中风、败血症、营养不良、

多发性硬化症、肾功能不全、帕金森病和内分泌失调（如甲状腺功能减退、低血糖、肾上腺低能症）（Davis，2012）。

药物和酒精能够使人易于发生体温过低，通过抑制寒战、诱导血管舒张或影响中枢神经系统的方式。与体温过低相关的药物通常包括抗精神病药物（包括新的非典型性药物）、苯二氮䓬类、三环类抗抑郁药，阿片类药物和巴比妥酸盐（Davis，2012；Kreuzer，Landgrebe，Wittmann，et al.，2012）。过度使用酒精可以增加体温过低的危险，因为使用酒精后人体感知减弱并且会妨碍可采取保护行为的认知功能。

增加热相关疾病风险的因素

热相关疾病的促发风险包括生理改变，即增加了内部产热（如甲状腺功能亢进症、糖尿病酮症酸中毒）或干扰对抗热反应的能力（如心血管疾病、水或电解质失衡）。此外，疾病，比如心血管疾病和帕金森病，会加重热相关疾病的病情，并且会降低完全康复的机会。例如，一项关于帕金森患者伴中暑的个案研究报道，被研究者发生多器官功能障碍和永久性神经损伤（Yamashita，Uchida，Kojima，et al.，2012）。

药物易导致热相关疾病的发生，如通过促进利尿（如利尿剂）、增加产热（如水杨酸中毒）、干扰出汗（如抗胆碱能类）或外周血管（如 β 肾上腺素受体阻断剂）。一项研究比较了老年人在酷暑和正常夏天温度时出现的药物不良反应，结果发现与下列药物有关：利尿剂、5- 羟色胺抗抑郁药、血管紧张素转换酶抑制剂和质子泵抑制剂（Sommet，Durrieu，Lapeyre-Mestre，et al.，2012）。酒精通过诱导利尿增加了患热相关疾病的风险，过量酒精则可通过增加产热而进一步增加了这种风险。

环境和社会经济学因素

环境温度，尤其在不良社会经济环境下，增加了老年人发生体温过低或热相关疾病的可能性，尤其是超过 75 周岁的老年人（Hansen，Bi，Nitschke，et al.，2011；Romero-Ortuno，Tempany，Dennis，et al.，2013）。虽然，那些生活在极端天气地区的人

易患病，但由于其他相互影响的因素，脆弱的老年人即使在适度冷或热气候中也会发生体温过低或者热相关疾病。例如，在炎热和潮湿的天气里，进行适度锻炼的老年人易发生热相关疾病，特别是当液体摄入不足时。液体摄入量不足是另一个促进条件，这是因为老年人仅依靠口渴感来判断是否缺水，但因为年龄性改变，这种感知会迟钝。

除了受明显的温度高低的影响，无家可归、生活条件不达标、饮食中缺乏蛋白质和热量也与体温过低和热相关疾病有关。酷暑对在通风不良、缺乏空调、湿度高和空气高度污染环境中生活的老年人尤其危险。居住在犯罪率高的城市的老年人则可能出于安全考虑而长期关窗。在英国，"城市低体温症"一直代指独自生活在供暖差的住宅的老年人。

社会隔离也是一个促发体温过低和热相关疾病的因素，因为当事人很少有机会表达这些状况。因此，可能得不到及时帮助。如果独自生活和患痴呆的老年人，不具备调节适当温度和穿合适衣服的认知技能，或没能力识别异常症状并及时打电话求助，则患病风险会增加。其他危险因素见框 25-1。

框 25-1　老年人体温过低或热相关疾病的危险因素

体温过低或热相关性疾病的危险因素
- 年龄大于 75 岁
- 环境温度不良
- 病理生理改变
- 居住条件差相关的社会经济因素

体温过低的危险因素
- 酒精，尤其是摄入过量
- 中风
- 糖尿病或低血糖
- 内分泌失调（如甲状腺功能减退、肾上腺功能减退）
- 营养不良
- 帕金森病
- 周围神经病变
- 药物：阿片类药物、抗精神病药物、巴比妥酸盐、苯二氮草类和三环类抗抑郁药

热相关疾病的危险因素
- 酒精和戒酒
- 脱水
- 糖尿病酮症酸中毒
- 甲状腺功能亢进症
- 过度运动或在炎热和潮湿环境中适度运动
- 药物：利尿剂、心血管药物、抗胆碱能药物（包括抗组胺药、吩噻嗪类、三环类抗抑郁药）

健康机会

尽管天气不可控，但是识别影响体温调节的环境因素仍然很重要，因为可以通过健康教育来采取保护措施解决。

知识缺乏的行为

年龄性改变易致体温过低或热相关疾病，缺乏这种知识则患病风险增加，另一原因是缺乏保护措施。例如，当为节约电费而减少使用空调或暖气时，年轻人或许可以适应冷热温度的适度变化，但在相同情况下，老年人则可能出现体温过低或热相关疾病。如果老年人和其照顾者并未认识到年龄性改变会降低对环境温度的感知的话，可能不会采取适当保护措施，比如增减衣服。

当有感染或其他病理生理改变时，如果缺乏老年人正常体温的知识，则会导致疾病难以发现。例如，照顾者和卫生保健专业人员可能会错误地认为老年人没有发热就不会发生感染。同样，如果认为所有成年人的基础体温都是 98.6 °F（37 ℃），那么当有人基础体温低于这个温度而出现发热时，则可能意识不到。

影响老年人体温调节的功能结局

健康老年人，在舒适环境中较少会体验到体温调节改变带来的功能性结局。然而，当有任何危险因素存在时，老年人则可能会发生体温过低或热相关疾病。甚至适度的环境温度变化也会使老年人发生体温过低或热相关疾病，特别是存在其他诱发因素时，如某些药物或病理条件。随着体温过低或热相关疾病中的老年人病情发展，继发其他疾病和死亡风险均高于相同条件下的年轻人。

在美国，体温过低和热相关疾病通常是季节性的，易发生于严寒或酷暑季节。一项对于医疗保险受益人的调查显示，体温过高导致门诊就诊率更高，而体温过低则导致死亡率、住院率更高及住院时间较长（Noe，Jin，& Wolkin，2012）。1999—2011 年，平均每年有 1301 人死于体温过低，其中 67% 为男性（Centers for Disease Control and Prevention，2013）。1999—2010 年，美国平均每年有 618 人的

死亡与暴露在过度高温环境中有关，其中 68% 为男性（Centers for Disease Control and Prevention，2012）。图 25-1 显示了美国一项 3442 例根据年龄和性别分组的热相关死亡分布图。

对寒冷环境的应对改变

随着年龄增加，体温过低更易于发生，因为多数老年人意识不到自己体温降低，对寒冷的有效生理反应也会变弱，并且在必要时很少会采取正确行动。较低的环境温度通常会导致体温过低，当低温环境是引起体温过低的主要原因时，被称为**偶发性体温过低**。然而，即使环境温度正常，当人体内平衡严重紊乱时，也可以引起体温过低，比如，当感觉缺失、内分泌或神经系统紊乱时。老年人偶发性体温过低可以发生在暴露于温度较低环境时，在冬季可能会影响到多达 10% 的老年人（如英国、加拿大和美国的部分地区）。

在体温过低的早期阶段，老年人可能不会出现寒战或抱怨感觉冷。在缺乏防护措施时，体温过低会进一步发展，从而影响心理状态。体温调节受损后所致效果迅速累积，当核心体温下降到 93.2 °F（33.9℃）以下时，体温过低症状则快速进展。随着年龄增加，老年人肾脏储水能力下降，再加上日常液体摄入量不足，也会加剧体温过低的效果。如果持续发展，则体温调节中枢受损导致心肌严重受损，进而死于体温过低。图 25-2 根据从轻到重的阶段，显示了体温过低对生理功能的影响。

对高热环境的应对改变

影响老年人对热环境反应能力的功能结局包括出汗延迟和减少，以及对环境温度感知不准确。因此，老年人更容易发生热相关疾病，包括热衰竭和中暑。**热衰竭**是由于液体不足、钠不足或两者均不足而逐渐发展而来，或两者兼有。它可以发生于暴露在高温环境中而脱水或者未脱水的老年人，可以是处于活动中或安静中的老年人。**中暑**是更严重的一种情况，可能会发生在活动中的老年人，这可能与体温调节年龄性改变及危险因素有关，比如用力过度和暴露在温暖环境中。

处于热环境中不动的老年人也可以发生中暑，也可由未控制的热衰竭或联合危险因素发展而来。中暑的基本机制为平衡产热和散热的能力失调，这种平衡主要依赖于出汗和心输出量。

在热环境中，体温调节改变的效果会累积，当体温升至 105.8 °F（40.6℃）时，热相关疾病会迅速发展。如果液体入量不能满足有效出汗，则热相关疾病进展会更加速。如果病情持续进展，则患者会因呼吸抑制死亡。一项研究发现，酷暑会显著增加心血管病和糖尿病患者死亡率，并且导致肾脏病急诊就诊率增高（Wang，Barnett，Yu，et al.，2012）。

疾病状态下的体温调节改变

随着年龄性改变，老年人下丘脑体温调节中枢对疾病和感染所产生的发热反应降低。因此，感

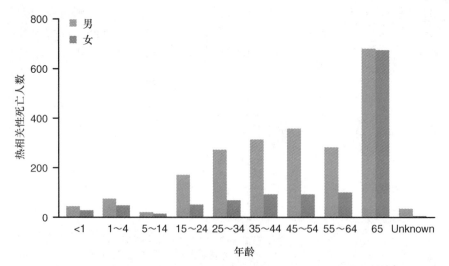

图 25-1　美国一项 3442 例根据年龄和性别分组的热相关疾病死亡分布图

转　载　于 Centers for Disease Control and Prevention.［2006］. Heat-related deaths，United States，1999—2003. Morbidity and Mortality Weekly Report，55（2），796-798.

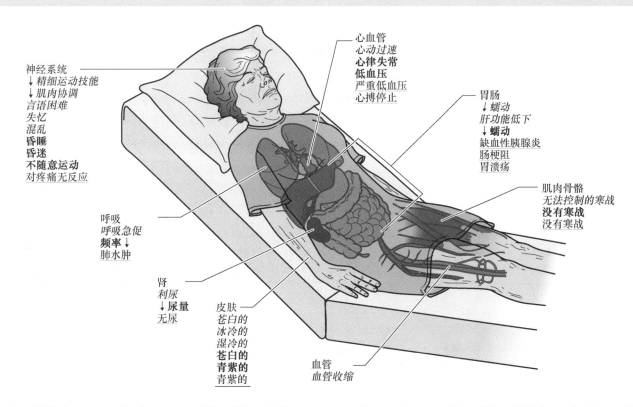

神经系统
↓精细运动技能
↓肌肉协调
言语困难
失忆
混乱
昏睡
昏迷
不随意运动
对疼痛无反应

呼吸
呼吸急促
频率↓
肺水肿

肾
利尿
尿量
无尿

皮肤
苍白的
冰冷的
湿冷的
苍白的
青紫的
青紫的

心血管
心动过速
心律失常
低血压
严重低血压
心搏停止

胃肠
↓蠕动
肝功能低下
↓蠕动
缺血性胰腺炎
肠梗阻
胃溃疡

肌肉骨骼
无法控制的寒战
没有寒战
没有寒战

血管
血管收缩

红色＝轻度（91.4～95 °F［33～35℃］）；绿色＝中度（85.2～89.6 °F［29℃～32℃］）；蓝色＝重度（85.2 °F［29℃］）

图 25-2 从轻到重的体温过低对生理功能影响

获许可转载于 Davis，R.A.（2012）. The bigchill：Accidental hypothermia. American Journal of Nursing，112（1），41.

染可能会难以发现，直到病情进展并且出现功能下降或精神状态改变时，才有可能被发现。有感染的老年人体温可能会正常，甚至低于正常体温，但当和本人基础体温相比较时，我们会发现至少有明显的轻微升高。这暗示我们，体温调节系统受损可以给老年人带来不良后果，并且轻微的体温改变很可能是潜在疾病的一个重要指标，需要密切关注（Chester & Rudolph，2011）。

对环境温度的认知改变

即使在非常温暖的环境中，老年人也经常会说感到凉爽或寒冷，他们通常更喜欢温度至少 75 °F（23.9℃）的环境。对环境温度感知不准确和一些病理生理状况有关，比如痴呆、甲状腺疾病，心血管功能不足，而不只是年龄性改变引起。

体温调节改变所致社会心理结局

社会心理结局和体温过低、热相关疾病、发热反应减弱有关。如果忽视体温过低或热相关疾病，或者在早期不做干预，那么病情则可能会向认知功能损害方面进展。同样，如果对感染的发热反应降低或延迟，那么就有可能忽视治疗，无意中推迟或拒绝治疗。未经治疗的感染可能会导致严重后果，老年人可能主要表现为功能下降，比如认知障碍。

体温调节的护理评估

体温调节的护理评估包括评估老年人的基础体温、体温调节改变的危险因素、体温过低和热相关疾病的临床表现以及对疾病的发热反应。这些信息对于制定预防体温过低和热相关疾病的健康教育干预计划非常重要。评估信息对于尽快发现体温过低或热相关疾病，以便及时采取合适的干预措施防止病情发展成更严重或不可逆的结局至关重要。评估信息对于早期发现感染同样重要。护士获得危险因素的相关信息可作为整体评估的一部分，同时护士也可通过观察环境、测量体温、采访老年人和其照顾者获得相关信息。

展开式案例学习

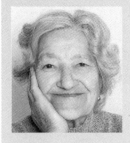

第 1 部分：T 夫人，76 岁

T 夫人 76 岁了，一个人住在俄亥俄州中部一个乡村的大农舍里。她在这个 20 英亩的农场生活了 49 年，已经丧偶 2 年了。她有四个孩子和八个孙子，但都生活在其他州。T 夫人和一个兼职农场工人一起经营农场，工人每周来几次，帮助喂养几十只鸡，收集鸡蛋。当农场工人不来时，她自己管理家务。她患有高血压和 2 型糖尿病，病情被控制得很好。她坚持糖尿病饮食，每天服用药物。她每周都把农场工人送到城里采购货物，周日开车去附近教堂。每个月她会去一次县老年中心，你是那里的护士。目前正是七月中旬，俄亥俄州今年夏天异常炎热潮湿。据预测，俄亥俄州中部将出现干旱和酷暑，你正计划推出一项健康教育项目，名为"如何度过炎热夏季"。你特别关注 T 夫人和其他一些生活在偏远地区的很少与人接触的参与者。

思考题

- 哪些因素增加了 T 夫人发生热相关疾病的危险？你会在健康教育项目中讨论哪些危险因素？
- 在你的健康教育项目中，你将如何解释热相关疾病和相关体征与症状？

QSEN 应用

QSEN 能力	知识 / 技能 / 态度	应用于 T 夫人
以患者为中心的护理	（K）描述不同背景如何作为价值观之源而影响当事人 （S）明确病人的价值观、偏好和所表达的需求 （S）提供以患者为中心的护理，重视和尊重人类经验的多样性 （A）从患者角度来看待患者目前的健康状态	在规划教育项目时，识别农村生活中增加热相关疾病的风险； 在教育项目中，从 T 夫人那里获得可以减少热相关疾病风险的信息

评估基础体温

人体体温昼夜波动在 1～2 °F，通常睡眠时体温较低，在发热性疾病期波动较大。因为老年人通常体温较低，并且对感染所产生的发热性反应降低，因此确定一个人的基础体温、了解这个人昼夜体温变化的特点就显得尤为重要。因为现在有许多种温度计（如测量口腔温度、直肠温度、鼓膜温度以及膀胱探针等），那么记录评估温度时所用的测量方式就很重要。同样，当评估体温过低时，建议用多种方法测量以确保所使用的体温计确实可以测到低体温。

护士可以鼓励老年人在家里感觉状态良好时，测量一段时间内每天不同时间的体温，并记录下来，以确定其通常温度。如果生活在气候波动比较大的地方，则每个季度做一次，如果生活在气候比较稳定的地方，则每年做一次，这样可以提供一个基础体温，当出现疾病症状或身体功能异常时，通过对比就较容易发现问题。在长期照护机构，基础体温数据包括正常波动范围都应记录在表格里。框 25-2 总结了老年人体温调节护理评估时的原则。

识别体温调节改变的危险因素

任何大于 75 岁的老年人均具有体温调节改变的危险，如框 25-1 所示。因为许多体温调节改变的危险因素是可控的，那么找出那些可以通过健康促进干预而改善的因素很重要。评估期间获取到了药

框 25-2　体温调节评估指南

温度评估的原则

- 记录患者的基础体温及其昼夜和季节体温变化。
- 即使是比基础体温稍高一点，也可以提示我们这是病理进程的征兆。
- 记录与基础体温的偏离值和实际温度，而不是使用术语如"无发热"。
- 认真遵循规范的体温测量程序。使用可显示低于 95 °F（35℃）体温的温度计。
- 评估温度计读数时，需考虑到使用改变体温药物的影响（如掩饰发热的药物）。
- 不要认为感染必然会伴随着体温升高。
- 记住，当存在感染时，身体机能下降或精神状态的变化等预示疾病的指征，可能要比温度改变更早、更准确。
- 不要认为老年人处在不良环境中，就一定会采用补偿措施或表达身体不舒服。

询问体温过低或热相关疾病的危险因素的问题

- 在炎热或寒冷的天气，您有什么特别的健康问题发生吗？
- 您能保持您的房间在夏季和冬季都处于舒适温度吗？
- 您有哪些措施来应对夏季高温？
- 您支付日常水电费有困难吗？
- 冬季您采用哪些措施抵御寒冷？（如电热毯、热源补充装置）

- 您是否接受过暴露于热或冷环境后的医疗照护？
- 您是否有过跌倒，并不能站起来或不能得到帮助的时候？

评估体温过低或热相关疾病的危险因素的观察指标

- 老年人冬季居住的房间温度是否低于 70 °F（21.1℃）？
- 这位老年人是否饮酒或服用可改变体温的药物（见框 25-1）？
- 这位老年人是独自生活吗？如果是，和外界联系的频率是多少？
- 是否有促使这位老年人体温过低的病理状况？（如内分泌、神经系统、心血管疾病）
- 这位老年人的液体和营养摄入足够吗？
- 这位老年人有直立性低血压吗？（见第 20 章、表 20-2、框 20-1 和 20-2 中与直立性低血压有关的评估标准）
- 这位老年人不活动或久坐不动吗？其判断功能是否因痴呆、抑郁或其他心理社会障碍而受损？
- 这位老年人是否住在没有空调、通风不良的地方？
- 天气状况是否非常炎热、潮湿、或受到污染？
- 这位老年人是否在炎热的天气积极锻炼？
- 这位老年人是否患有任何促发热相关疾病的慢性疾病？
- 这位老年人是否因为药物或慢性疾病而具有低钠血症、低钾血症的风险？

物和病理的信息，重要的是要识别出促使发生体温过低或热相关疾病的危险因素。除了评估危险因素，还要认识到基础体温过低可以导致发热难以觉察。那么当一个人体温低于 98 °F（36.7℃）时，记录其基础体温，并将此标记为体温过低和难以觉察的发热的危险因素就很重要。

多数护士并没有观察和评估老年人家庭环境的机会，但是可以通过询问相关问题并且倾听相关线索来发现环境危险因素。例如，独居的老年人说冬天想要房间更暖和时，就应该认为其有低体温症的危险。同样，居住条件比较差的老年人，或者家人在冬天将房间温度调得过低的老年人，则应列为存在发生体温过低的危险。居住在通风性差且没有空调房间的老年人则应考虑酷暑时存在热相关疾病的危险，框 25-2 列出了如何询问体温调节改变的危险因素的访谈问题。

🔵 **健康机会**

整体来看，护士认为，在冬季担心支付电费账单或开窗时担心个人安全，会增加体温过低或热相关疾病的危险。

评估体温过低

当体核温度低于 95 °F（35℃），则视为体温过低。在未暴露部位皮肤，如腹部和臀部，可以鉴别是否存在体温过低。环境温度如果只是较凉爽，那么老年人将不会打冷战或者抱怨感觉冷。即使在环境温度为 68 °F（20℃）或 69 °F（20.6℃）时，上年纪的人也会发生体温过低，特别是还存在其他危险因素，比如不活动或服用促进低体温症的药物时。低体温症的早期迹象是轻微的，最客观的评估工具是个人体温与基础体温的比较。体温过低未经治疗而进一步发展，并发症包括嗜睡、口齿不清、精神变化、步态不稳、脸部水肿、脉搏缓慢或不规则、血压低、腱反射减慢和呼吸运动浅而缓慢。体温过低的严重阶段包括肌肉强直、泌尿功能下降、不同程度麻木和昏迷。皮肤会觉得凉，与预期相反的是皮肤呈粉红色。同样与预期相反的是，体温过低者可能不会出现寒战，特别是体温低于 90 °F（32.2℃）时。

评估热相关疾病

热相关疾病的临床表现为从轻微头痛到危及生命的呼吸和心血管系统紊乱。在热相关疾病的早期阶段，人会感到虚弱和昏昏欲睡，可能会抱怨头痛、恶心、食欲不振。皮肤会变得温暖和干燥，缺乏出汗反应，尤其是当液体摄入量很低时。随着热相关疾病进展，这些表现将加重，以下迹象会更明显：头晕、呼吸困难、心动过速、呕吐、腹泻、肌肉抽搐，胸部疼痛、精神障碍和脉压增高。

评估老年人对疾病的发热反应

由于感染所触发的发热反应延迟或减少，其临床表现会非常细微，护士会评估到不同于基础体温的温度变化和其他疾病的迹象，比如功能下降或精神状态变化。护士应该审视关于体温调节的假设可能适用于年轻人而不适于老年人。例如在 21 章讨论过，肺炎一般伴体温升高的情况不一定适用老年人。因此，长期照护机构的护士需要特别警惕细微的温度变化和发热的其他临床表现。判定老年人体温升高的一个更可靠指标为比基础体温增加 2 ℉（1℃）以上。框 25-2 总结了类似情况。

> **健康机会**
>
> 对发热的整体评估，要求护士能识别细微表现，例如行为变化和比基础体温稍高一点，即使体温在所谓正常范围内。

护理诊断

关于体温调节的护理诊断包括体温过低（即体温低于正常范围），体温过高（即体温高于正常范围），以及体温调节无效（即体温在体温过低和体温过高之间波动）。此外，"有体温失衡的危险"这一护理诊断适用于存在体温过低或热相关疾病的危险因素时。例如，一位 83 岁的老妇人，患有糖尿病、老年痴呆症、高血压，并且服用利尿剂、抗精神病药物和口服降糖药，可能有很多体温过低和热相关疾病的危险因素。老年人常见的危险因素包括不活动、高龄、药物影响、不良环境条件以及急性和慢性疾病。对于独居老年人，社会隔离可能是一个增加体温过低和热相关疾病发生的危险因素。

> **健康机会**
>
> 对有兴趣学习解决危险因素的老年人及照护者，护士可以使用"准备增加知识：预防体温过低（或过高）"这一护理诊断。

健康照护计划

当照顾有体温过低和热相关疾病危险的老年人时，护士需明确护理程序重要组成部分中的健康结局（目标）。护士可以在护理方案中使用以下护理结局分类术语来标记体温调节改变的危险因素：健康促进行为、水合作用、知识：健康行为、知识：个人安全、风险监测、风险控制、家庭环境安全、体温调节、生命体征：体温。

结局主要取决于机构。在医院，护士更容易关注直接反映患者身体情况的结局（例如水合作用、体温调节和生命体征：体温）。在长期照护机构的护士则应重点关注感染的早期监测。在家里和其他社区医院，护士可以对面临体温过低或热相关疾病危险的老年人提供小组或个人健康教育，尤其处在极端天气时。在这些情况下，护士更应注重自我护理和环境改变的教育，以预防体温过低和热相关疾病。

> **健康机会**
>
> 当护理计划包括预防体温过低和热相关疾病的健康促进行为时，可以促进健康。

促进良好体温调节的护理干预

解决体温调节失调的健康促进措施，是直接针对体温过低和热相关疾病的一级预防措施。健康促进干预措施还能及早发现体温调节异变，以迅速采取恢复热平衡措施，从而防止进展为有害结果。采取舒适措施可以促进老年人健康。护士可以使用以下护理干预分类术语来记录措施：调节体温、体温过低治疗、体温过高治疗、环境管理、健康教育、危险识别、监测、健康教育：个人（或小组）。

识别危险因素

维持周围环境温度在 75 °F（23.9℃）左右是最重要的防止体温过低或热相关疾病发生的干预措施。此外，可以改变极端热或冷环境的相对湿度以减少不适和不利影响。在舒适室内温度下，理想湿度在40% ～ 50%，可接受范围在 20% ～ 70%。可以鼓励老年人在干燥的冬季使用加湿器，可单独使用或者与加热系统同时使用，以增加空气湿度。如果没有加湿器的话，还有一种简便措施，即晚上可在暖气片上放一盆水或者在床附近放一个喷雾器。

另一项对存在体温过低或热相关疾病危险的老年人的干预措施，是让政府和社区资助项目解决与天气有关的危险。例如，美国联邦政府资助项目"低收入家庭能源援助计划（LIHEAP）"，在加拿大和美国许多以寒冷为常态的地区提供取暖费资助。还有其他政府资助项目，如低息贷款，以购买家庭过冬设备和现代化设施来改善不利的天气因素。可以鼓励老年人及其家庭照顾者利用这些福利。

■ 健康机会

护士可以通过建立社会联络系统，来促进社会隔离（如独居）老年人的健康，例如确保在恶劣的酷热或寒冷季节，每天通过一个友好的电话与老年人保持联系。

促进良好的体温调节

在凉爽的环境中，预防体温过低的干预措施包括使用足够衣服和盖被，特别注意手、脚、头部的保暖，因为身体这些区域神经末梢最密集，对热流失最敏感。护士可以鼓励老年人在适当时戴帽子、穿厚袜子、加几层保暖衣服。寒冷环境中晚上使用电热毯是一种相对廉价的保护措施，但必须采取适当安全预防措施。小型取暖器常用于小区域供热，但也会导致严重火灾和安全隐患。除了环境方面，还需特别关注保证足够营养，包括液体摄入量，和病理情况的处置。

酷暑时期，如果家里或长期照护机构没有空调设备，则热相关疾病可以影响老年人的生活。如果长期照护机构没有空调，护士需要确保所有入住者有足够的液体摄入。护士还必须观察热相关疾病的早期迹象，特别是不活动的入住者，或有医疗问题而容易发生热相关疾病的入住者，如有内分泌疾病或循环障碍患者。如果只有部分空调设备，护士可以鼓励入住者多待在这些区域，可以帮助移动受限者挪动到这些区域。

护士可以教给生活在社区的老年人降低环境温度的措施，可参考框 25-3。老年人可能会因为要节约水电费而不愿使用风扇或空调，但是如果理解了热相关疾病的对健康的危险，可能就会明智地使用这些设备。如果在酷暑季节，家里不能充分冷却，鼓励老年人多花时间待在有空调的公共场所。其他在酷暑季节防止热相关疾病的自我护理行为，包括提供足够液体、避免饱食和剧烈运动。框 25-3 总结了预防热相关疾病的干预措施，可以供健康教育使用。

促进照护者健康的措施

例如，照顾者可能会有意寻找资助水电费的项目、或可提高能量效率和促进舒适的家居改善。基于框 25-3 来指导预防体温过低和热相关疾病的方法。另一要点是鼓励照护者制定一个至少每天与社会隔离老年人沟通一次的日常计划，特别在严冬或酷暑。

护理干预的效果评价

护士对有体温过低、热相关疾病或有体温失衡危险的老年人的护理效果评价，取决于危险因素的消除程度。我们并非总能知道危险因素是否消除了，但护士可以通过询问老年人及其照护者的反馈来评价教育效果。护士也可以向老年人提供参考资源，并询问老年人的阅读意向。例如，如果是因为居住或者经济因素增加了体温过低和热相关疾病的危险，那么护士可以提供给老年人一些资助项目如LIHEAP，并且记录他们对此的反映。当护士教给老年人预防体温过低和热相关疾病的措施时，其效果评价可以基于老年人描述降低体温过低或热相关疾病危险因素方法的能力。

框 25-3　体温过低和热相关疾病的健康促进教育

预防体温过低的环境和个人保护因素

- 尽可能保持接近 75 °F（23.9℃）的恒定室温，最低温度为 70 °F（21.1℃）。
- 使用一个可靠、标志明显的温度计测量室温。
- 穿贴身、不太紧的内衣以预防散热，多穿几层衣服。
- 出门时戴帽子和手套；睡觉时戴睡帽、穿袜子。
- 清晨身体新陈代谢处于最低点，需多穿衣服。
- 使用法兰绒床单或毯子。
- 使用设置较低温度的电热毯。
- 充分利用提供水电费和房屋节能改造的资助项目。

预防热相关疾病的环境和个人保护行动

- 保持房间温度低于 85 °F（29.4℃）。
- 如果您的住所没有空调，可使用风扇使空气循环，降低室温。
- 在炎热天气，可多花时间在有空调设置的公共场所，如图书馆和购物中心。
- 多喝不含咖啡因和酒精的液体，即使你不觉得口渴。
- 穿宽松，轻便、浅色、棉质的衣服。
- 出门时戴遮阳帽或带遮阳伞来保护自己免受阳光和暑热的危害。
- 避免在一天最热的时候进行户外活动（即在上午 10 点到下午 2 点之间），可在凉爽的早晨或傍晚活动。

- 在身上放置冰袋或冷、湿毛巾，特别在额头、腹股沟、腋下。高温时，每天可多次冷水洗澡或淋浴，约 75 °F（23.9℃），但是不要每次都用肥皂。

维持最佳体温的健康促进行动

- 保持足够的液体摄入，每天喝 8 ～ 10 杯不含咖啡因及酒精的液体。
- 不要以感到口渴作为需要喝水的指标。
- 少食多餐，不暴饮暴食。
- 不要喝含咖啡因的饮料，如可乐和咖啡。
- 避免饮酒。
- 在寒冷天气，进行适度体育锻炼和室内活动，以增强血液循环和增加产热。

营养因素

- 保持良好的营养摄入，尤其是锌、硒和维生素 A、维生素 C、维生素 E。

预防措施和其他方法

- 了解自己早上和晚上的正常体温。
- 了解自己冬季和夏季的体温差异。
- 接受肺炎和流感疫苗接种（第 21 章）。
- 每 10 年接受一次破伤风和白喉疫苗接种。
- 注意褪黑激素和其他生物活性物质可能改变体温调节（框 25-1），应在卫生保健人员的指导下使用。

展开式案例学习

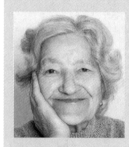

接第 1 部分：T 夫人，76 岁

回想下，76 岁的 T 夫人，是县老年中心的一名参与者，你将会在这里提供健康教育项目。

思考题

- 你如何将所评估的信息整合到你的健康教育项目中？
- 你如何利用框 25-3 的信息指导患者预防热相关疾病？
- 你将为乡下老年中心的参与者制定哪些可早期监测热相关疾病的具体措施？
- 你要如何搜寻可用于你的健康教育项目的资料？

展开式案例学习

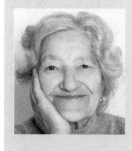

第 2 部分：T 夫人，87 岁

T 夫人现年 87 岁，她继续独自住在俄亥俄州中部一个农村地区的家中。她有高血压和糖尿病视网膜病变的病史，最近因糖尿病没控制好而住院。11 月出院后，推荐她到访问护士协会，去学习胰岛素管理和血糖监测。

护理评估

　　在你初次拜访时，你注意到 T 夫人的房子保养得很差，没有隔离设施和节能改造设施。T 夫人告诉你，她已经在这所房子里住了 60 年了，近年来，由于视力不好和收入有限而无法维持生活。她很少有社会接触，她的女儿每隔几周去看望她一次，邻居每周来拜访她，给她带些杂货。朋友们大概每月会来接她一次，带她去教堂。你的评估显示，尽管 T 夫人因为视力不好而难以准备膳食，但其他日常生活活动都可独立完成。

　　在你初次拜访时，你确定了一些体温过低的危险因素，所以在接下来的拜访中你要进一步评估。你了解到 T 夫人两年前的 1 月份被送到急诊治疗体温过低。她回忆说有一次女儿来看望她时，发现她已经处于非常虚弱和迷糊的状态。她对当时情况的描述是："他们只是把我送到医院进行了保暖，然后再送我回家。我女儿让我做的话，我自己也能做到这些"。很明显，她不认为自己的情况需要特别关注。冬天时，白天她在客厅里使用一个小型便携式加热器，晚上把它搬到卧室里，从而可以使自己的电费账单保持在低水平。T 夫人把加热器白天调到 65 °F（18.3℃），晚上调到 60 °F（15.6℃）。一位邻居告诉她，县老龄办公室有一个资助项目来帮助支付水电费，但是她不好意思要求女儿开车送她到县办公室去申请这个"福利补助"。

护理诊断

　　除了列出与 T 夫人的糖尿病相关的护理诊断，还需确认体温过低的护理诊断。相关因素包括高龄、糖尿病、社会隔离、住房条件恶劣、环境温度低以及体温过低病史。

对 T 夫人的护理计划

预期结果	护理措施	护理评估
增加 T 夫人对体温过低的危险因素的知识	• 讨论体温过低的危险因素，重点关注 T 夫人的糖尿病、社会隔离、环境状况和体温过低病史	• T 夫人至少能列出四个导致体温过低的危险因素
增加 T 夫人对预防体温过低的知识	• 基于框 25-2 讨论预防体温过低的干预措施，探索将这些措施应用于 T 夫人的方式	• T 夫人将会采取降低体温过低危险的措施
消除 T 夫人房子里涉及温度过低的危险因素	• 告知 T 夫人 LIHEAP，并解释她可以申请援助以支付电费单、进行房屋节能改造； • 强调 LIHEAP 是致力于预防老年人体温过低的重要保健项目； • 征得 T 夫人同意后，安排 LIHEAP 工作人员做家庭评估	• T 夫人将接受 LIHEAP 的帮助； • T 夫人将申请进行房屋节能改造； • T 夫人会在冬季保持室内温度在 70 °F（21.1℃）
消除社会隔离危险因素	• 建议 T 夫人选择外卖，作为提供熟食和每天接触他人的一种方式； • 强调这么做的目的之一是确保社会隔离老年人每天可以和其他人有交流，从而监测健康状况； • 征得 T 夫人同意后，联系其女儿，建议其女儿在寒冷的冬季每天给 T 夫人打电话确保她平安无事	• T 夫人将会接受外卖； • T 夫人的女儿将会在寒冷季节每天打电话

思考题

- T 夫人认为"体温过低并不会对健康造成严重影响"，你如何纠正 T 夫人这个观念？

- 你会考虑采取哪些干预措施来解决 T 夫人体温过低的危险？

QSEN 应用

QSEN 能力	知识 / 技能 / 态度	应用于 87 岁的 T 夫人
以患者为中心的护理	（K）描述在卫生保健过程中各个环节赋予病人权利的策略 （K）审视影响病人积极参与的一般障碍 （S）明确病人的价值观、偏好和所表达的需求 （A）从患者角度来评判医疗保健状况	识别干扰可用资源的错误信息和信息缺乏； 认识到 T 夫人重视自立，并强调预防体温过低是保持健康和自主性的重要途径
团队协作和合作	（K）认可其他个人和团体在帮助病人实现健康目标方面的贡献 （S）整合其他成员在帮助病人实现健康目标方面发挥的作用	提供社区资源信息，并获得 T 夫人许可，联系 LIHEAP 提供帮助； 获得 T 夫人许可，让她女儿也参与到护理计划中

本章重点

影响体温调节的年龄相关改变

- 血管收缩无效
- 心输出量减少
- 皮下组织和肌肉量减少
- 末梢循环功能减弱
- 寒战延迟和减少
- 热适应能力减弱

影响体温调节的危险因素（框 25-1）

- 环境因素（如温度、湿度）
- 社会经济和家居因素（如通风不良、暖气不足、没有空调）
- 关于体温调节改变的知识缺乏
- 药物和酒精
- 急、慢性疾病（如感染、心血管、内分泌和神经系统疾病）
- 不活动
- 社会隔离

影响体温调节的功能性结局

- 对热或冷环境的适应能力下降
- 对体温过低和热相关疾病的易感性增加
- 基础温度较低
- 对感染的发热反应减弱

- 对环境温度的感知减弱

体温调节的护理评估（框 25-2）

- 确认基础体温，包括昼夜变化
- 识别体温过低或热相关疾病的危险因素
- 观察感染的其他临床表现

护理诊断

- 体温过低
- 体温过高
- 体温调节无效
- 有体温失衡的危险
- 准备增强知识：防止体温过低（或体温过高）

计划健康结局

- 促进健康行为
- 知识：个人安全
- 风险监测
- 风险控制
- 安全家居环境
- 体温调节

促进良好体温调节的护理干预（框 25-3）

- 维护健康环境
- 指导老年人防止体温过低的措施
- 指导老年人防止热相关疾病的措施

- 促进照护者健康
- 反馈显示，关于防止体温过低和热相关疾病的知识增加

护理干预的效果评价

- 有证据表明危险因素已消除
- 反馈所推荐的社区资源

评判性思维练习

1. 描述老年人在体温调节过程中可能经历的四个主要功能性结局。你如何向老年人解释这些变化？

2. 解释下列各因素是如何影响老年人体温调节的：药物、病理条件、环境条件、社会经济因素和知识缺乏。

3. 你在评估老年人体温调节时，会评估哪些方面？

4. 你在教老年人有关体温过低及其预防知识时，会涉及什么内容？

5. 你在教老年人有关热相关疾病及其预防知识时，会涉及什么内容？

6. 在网上搜索适当的健康教育材料，用于指导老年人关于体温过低和热相关疾病的知识。

（孙瑞阳　译　周宇彤　校）

参考文献

Centers for Disease Control and Preventions. (2012). QuickStats: Number of heat-related deaths, by sex: National Vital Statistics Systems, United States, 1999–2010. *Morbidity and Mortality Weekly Report, 61*(36), 729.

Centers for Disease Control and Preventions. (2013). QuickStats: Number of hypothermia-related deaths, by sex: National Vital Statistics Systems, United States, 1999–2011. *Morbidity and Mortality Weekly Report, 61*(51), 1050.

Chester, J. G., & Rudolph, J. L. (2011). Vital signs in older patients: Age-related changes. *Journal of the American Medical Directors Association, 12*(5), 337–343.

Davis, R. A. (2012). The big chill: Accidental hypothermia. *American Journal of Nursing, 112*(1), 38–46.

Hansen, A., Bi, P., Nitschke, M., et al. (2011). Perceptions of heat-susceptibility in older persons: Barriers to adaptation. *International Journal of Environmental Research and Public Health, 8*, 4714–4728.

Kreuzer, P., Landgrebe, M., Wittmann, M., et al. (2012). Hypothermia associated with antipsychotic drug use: A clinical case series and review of current literature. *Journal of Clinical Pharmacology, 52*(7), 1090–1097.

Lu, S. H., Leasure, A. R., & Dai, Y. T. (2010). A systematic review of body temperature variations in older people. *Journal of Clinical Nursing, 19*(1–2), 4–16.

Noe, R. S., Jin, J. O., & Wolkin, A. F. (2012). Exposure to natural cold and heat: Hypothermia and hyperthermia Medicare claims, United States, 2004–2005. *American Journal of Public Health, 102*(4), e11–e18.

Romero-Ortuno, R., Tempany, M., Dennis, L., et al. (2013). Deprivation in cold weather increases the risk of hospital admission with hypothermia in older people. *Irish Journal of Medical Sciences, 182*(3), 513–518.

Sommet, A., Durrieu, B., Lapeyre-Mestre, M., et al. (2012). A comparative study of adverse drug reactions during two heat waves that occurred in France in 2003 and 2006. *Pharmacoepidemiology and Drug Safety, 21*(3), 285–288.

Waalen, J., & Buxbaum, J. N. (2011). Is older colder or colder older? The association of age with body temperature in 18,630 individuals. *Journals of Gerontology: Biological Sciences, 66A*(5), 487–492.

Wang, X, Y., Barnett, A. G., Yu, W., et al. (2012). The impact of heatwaves on mortality and emergency hospital admissions from non-external causes in Brisbane, Australia. *Occupational and Environmental Medicine, 69*(3), 163–169.

Yamashita, S., Uchida, Y., Kojima, S., et al. (2012). Heatstroke in patients with Parkinson's disease. *Neurological Sciences, 33*(3), 685–687.

第 26 章　性功能

由于影响老年人性功能的因素包含性行为和亲密关系中许多生理和心理社会方面, 因此, 本章给出概括性观点。尽管多数情况下性功能并不是老年护理的主要关注点, 但它仍是影响老年人生活质量的重要组成部分。因此, 在长期护理机构或者其他注重生活质量的护理中, 一个重要的护理职责就是评估老年人性功能并采取干预措施提高其性健康。

影响性功能的年龄相关改变

女性从绝经开始失去生育能力是一种性功能的年龄性改变。其他微小的性功能年龄性改变包含老年男性生育能力下降以及男女双方对性刺激的反应改变。老年人通常可以弥补影响性刺激反应的年龄性改变。但是当危险因素出现, 可能还会经历其他性功能改变。本节将重点关注影响性功能生理方面的年龄性改变。常见危险因素在危险因素和病理条件部分详述。

影响老年女性的改变

激素调节周期称为月经, 始于青春期并调控着女性的生殖能力。从 50 岁开始, 排卵频率减少并且月经周期变得更短和不规则。**绝经期**（也就是停止月经）, 通常发生在 49 ~ 51 岁, 是不能再生育的一个明确指标。**围绝经期**指绝经的前几年, 这段时间里女性开始经历接近绝经期的表现（例如月经周期变化、血管收缩性症状、阴道干涩）。**绝经后期**始于女性最后一个月经周期的 12 个月后。

除了影响生殖能力, 绝经也影响性功能的其他方面, 主要因为内源性雌激素水平下降。绝经前卵巢产生的雌二醇是雌激素的主要来源, 但是绝经后, 主要来源为雌激素酮, 主要由皮肤和脂肪组织中的雄烯二酮转换而来。尽管所有绝经后期女性内生雌激素都下降, 但其程度和表现受更年期开始时间、肾上腺皮质激素的分泌量、雄激素和雌激素的清除率以及体重的影响, 并且身体的脂肪含量与雌激素水平呈正相关。

75% ~ 80% 的绝经期女性经历热潮红（也称为潮热）, 其中 20% 因为症状严重需要治疗（Elkins, Fisher, Johnson, et al., 2013; Okeke, Ezenyeaku, Ikeako, et al., 2013）。**潮热**是血管收缩性症状, 表现为突然开始发热、冒汗以及从头到躯干开始发红。

促进老年人性健康

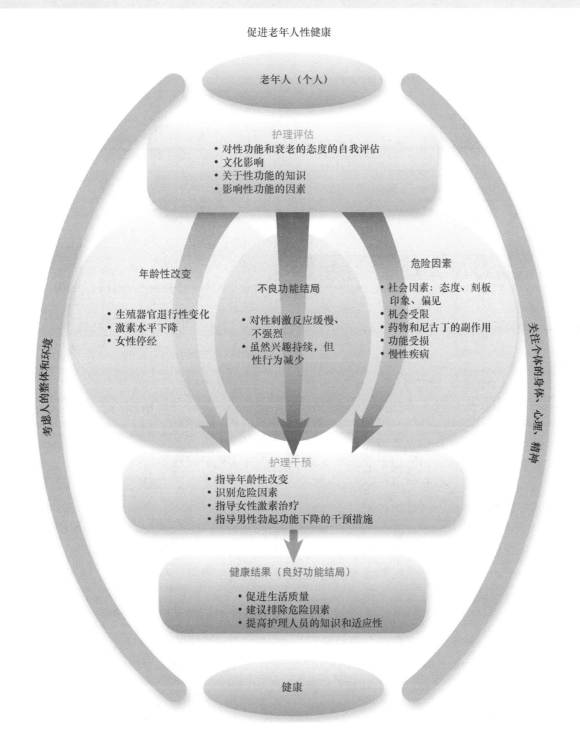

症状持续 1 ~ 5 分钟并可伴寒战、恶心、焦虑、心悸、湿冷。症状的严重程度差别很大，潮热可以引起尴尬、睡眠中断、明显不适以及包括性行为在内的活动中断。大多数女性潮热在 1 ~ 7 年内逐渐消退，但是 40% 女性有超过 7 年的经历（Whiteley，Wagner，Bushmakin，et al.，2013）。

雌激素水平的降低可以在多个方面直接影响老年女性的性功能。一个更明显的影响是乳房变得更下垂，并且脂肪比例增加和乳腺组织比例减少。分泌物减少导致的阴道干涩是另一个明显表现，会影响性快感，除非采取补偿措施，如使用润滑剂。不太明显的变化包括阴唇丰满度减低、阴毛减少、性器官萎缩。

除了对性功能和性生活质量的影响，雌激素缺乏还影响许多非生育组织和器官，包括大脑、骨骼、心脏、肝脏、肌肉，从而增加了患骨质疏松症、心血管疾病、阿尔兹海默症和代谢功能障碍的风险（Cui，Shen，& Li，2013；Mauvais-Jarvis，Clegg，& Hevener，2013；Nedergaard，Henriksen，Asser，et al.，2013）。更年期激素改变已确定为抑郁的风险因素之一，但一些研究表明，两者关系复杂，可能与心理社会因素更密切，如应对技能和社会支持（Gibbs，Lee，& Kulkarni，2012；Lin，Hsiao，Liu，et al.，2013；Pimenta，Leal，Maroco，et al.，2012）。

> **差异性提示**
>
> 中国、韩国以及日本的女性更年期症状发病率较低，这可能与在日常饮食中摄入更多豆制品有关（Im，Ko，Hwang，et al.，2012）。

影响老年男性的改变

老年男性生殖功能取决于睾丸激素和其他性激素的分泌、精子的生产和释放以及精子通过尿道的运动。所有男性生殖器官均经历年龄性退行性改变以及产生活精子数逐渐下降。一些男性则不会丧失生育能力。

男性更年期一词（或男性绝经期）用于描述男性约从 30 岁开始睾丸激素呈年龄性下降，类似于女性年龄相关改变呈现的雌激素下降。横向和纵向数据相差很大，一些研究表明 20% 的 60 岁以上男性和 50% 的 80 岁以上男性的血清睾酮水平低于年轻人的最低水平（Horstman，Dillon，Urban，et al.，2012；Surampudi，Wang，& Swerdloff，2012）。研究人员强调大部分变化与共存疾病有关，如代谢综合症、2 型糖尿病和心血管疾病（Pantalone & Faiman2012）。近年来，老年男性中雄激素缺乏（也称为迟发性性功能减退、睾酮缺陷综合征）用来描述血清睾酮水平异常偏低以及相关症状如性欲低下、**勃起功能障碍**、活力下降、情绪抑郁（McGill，Shoskes，& Sabanegh，2012）。最近研究表明血清睾酮水平低不仅与性功能降低有关，还会增加患病风险，如贫血、糖尿病和骨质疏松症（Spitzer，Huang，Basaria，et al.，2013.）。

影响性功能的危险因素

多种危险因素会影响性功能以及性功能表现，从个人的身体、功能、心理社会因素，到更广泛的社会和文化因素的影响。虽然，其中许多风险可以影响所有年龄段的人，但是，老年人可能会经历多个或更大风险和一些老年人所特有的风险。这节将概述老年人常见的危险因素。

社会偏见和态度

由于对性行为的个人看法深受社会影响，因此需兼顾社会对性的态度，特别是涉及女性和老年人。在欧洲和北美，严格的维多利亚标准极大影响着自 19 世纪以来包括当代老年人在内的多代人。根据维多利亚标准，自慰、同性恋活动、公开表达喜爱以及与婚姻伴侣之外的人发生性关系都是禁忌。女性性行为是消极态度的一个特殊目标，医生切除女性性器官是一种常见的治疗方式。

维多利亚时代的观点一直占主导，直到 1953 年 Kinsey 和他的同事发表了**女性性行为**的研究报告。这份"Kinsey 报告"引起了人们对于先前禁忌话题的注意，比如性高潮、自慰、婚前性行为、婚姻不忠，同时也是对女性性行为认识的一个重要转折点。虽然对性行为的态度已经发生了巨大改变，但老年人可能缺乏关于性的准确信息，而且可能试图不去讨论他们认为禁忌的话题。这点对在 1925 年或之前出生的女性身上体现得特别明显（Farrell & Belza，2011）。

性和老化观念的另一个影响因素是，西方社会以性别特征和刻板的方式将性吸引力和身体属性联系在一起。例如男性性行为与黝黑、肌肉以及年轻男性相联系；而女性性行为则与瘦小，但是有天赋、年轻的女性相连。因为这些与老年人通常身体缺乏吸引力形成鲜明对比，由此形成一个"老年人无性"的刻板印象。

这些社会影响加深了老年人失去对性生活的兴趣和能力的错误认知。如果老年人相信这种刻板的

> **健康机会**
>
> 护士需要避免强化甚至是接受"无性别老人"的普遍社会态度。

想法，则会成为一个自我应验的预言。即使老年人不相信这些刻板的想法，他们也会对承认性欲感到尴尬，因为害怕被视为不正经。

　　除了受谣言和刻板想法的影响，那些是女同性恋、双性恋、男同性恋和变性（LBGT）的老年人通常有长期被歧视和误传关于他们性取向和身份的经历。即使近年来观点已经有所改变，但这些不同的性少数群体已经经历了几十年地耻辱和歧视，他们可能比年轻一代更加私下和秘密地对待他们的性取向。此外，25 ～ 44 岁的男同性患者死亡率过高，HIV/AIDS 处于高峰时期（1987—1996），对那些成年人的社会网络和个人生活产生了强烈的影响。（Rosenfeld，Bartlam，& Smith，2012）。综述研究表明这些 LBGT 老年人之间存在许多健康差距。但是，研究也发现这些群体在力量和恢复力上有变强趋势（Van Wagenen，Driskell，& Bradford，2013）。

> **健康机会**
> 护士可以通过对亲密的个人关系的选择不加评判来整体地解决性健康问题。

社会环境

　　在老年人中，获得一个令人满意的伴侣是影响性生活机会的重要因素，这对老年异性恋女性尤为

明显（Wood，Runciman，Wylie，et al.，2012）。尽管报告称各年龄段男性相比同龄女性而言具有较高的性欲和性行为，但在老年期，性别差异更大。一部分源于老年女性数量超过老年男性，89 岁以上的女性是男性的两倍（U.S.Census Bureau，2011）。同样，如图 26-1 所示，已婚妇女的比例也随着年龄增长而降低。另一个影响因素是其男性伴侣普遍存在健康状况不佳的情况（Syme，Klonoff，Macera，et al.，2013）。

　　隐私通常是性活动所必需，居住在自己家中的成人通常可以做到。但是居住在机构组织、集体环境或者家庭住宅的老年人可能很难或者不可能得到隐私，特别是当其性需求被忽略、或者被认为不正常甚至有违道德时。即使在机构环境下有些隐私可以维护，但是依然受到环境限制，如不能锁门确保完全隐私，及没有比单人床宽敞些的适宜之处。

> **健康机会**
> 长期护理机构的护士，要为有隐私需求的入住者创造机会。

药物、酒精、尼古丁的副作用

　　约三十年前，一项发表在美国医学协会杂志的研究报告证明药物副作用是引起男性勃起功能障碍的最大原因（Slag，Morley，Elson，et al.，1983），

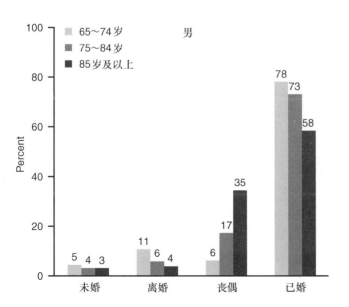

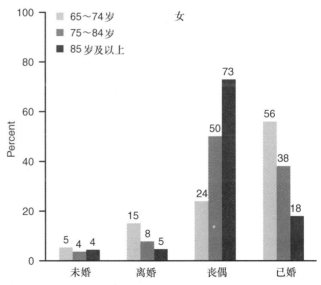

图 26-1　2010 年 65 岁及以上人口的婚姻状况，按年龄和性别分组。注：已婚包括已婚、配偶健在；已婚、丧偶；离婚。这些数据参考民间掌控的人口数据（再版转载于 U.S.Census Bureau，Current Population Survey，Annual Social and Economic Supplement，2010.）。

Slag 和同事发现一个医疗诊所的 1180 名男性患者中 34% 为阳痿，在随后对 188 例病人的进一步评估中发现 25% 的病人存在药物引起的勃起功能障碍。近年来，越发注意到药物对于性功能的副作用是影响生活质量和生活规律的主要因素。尽管大多数研究都集中于男性，但药物是导致男性和女性性功能障碍的普遍原因（Wood，Runciman，Wylie，et al.，2012）。

药物通过不同机制对性功能产生副作用，包括影响性激素的释放以及对自主神经和中枢神经系统的作用。影响男性性功能的具体药物副作用包括性欲减少或丧失，难以获得或维持勃起；干涩、过早或逆行射精以及无法达到性高潮。女人可能会经历的药物所致性功能抑制如阴道润滑减弱、性欲减少或丧失、无法达到性高潮。框 26-1 列出了与性功能障碍有关的常见药物。这些影响通常停药后会消失，剂量降低时偶尔也会消失。

酒精可抑制中枢神经系统而影响性功能。尽管在社交场合，酒精可以减少抑制并提高感觉和性趣，但过量时会抑制中枢神经系统和干扰性功能。适量酒精通常不会影响性功能。然而，在结合其他危险因素，如药物或病理条件下，少量酒精就可能损害老年人的性能力。

20 世纪 80 年代中期，首次证明吸烟是引发勃起功能障碍的原因之一。最近研究已经证实：吸烟增加了男性、女性性功能障碍的风险（Glina，Sharlip，& Hellstrom，2013；Harte & Meston，2012；Kim，Kim，Kim，et al.，2011）。尼古丁

框 26-1　可干扰性功能的药物

- 血管紧张素转换酶抑制剂
- α 肾上腺素受体阻断剂或激动剂
- 抗抑郁药
- 抗癫痫药
- 抗组胺药
- 抗震颤麻痹药
- 抗精神病药物
- 苯二氮䓬类药物
- β 受体阻断剂
- 钙通道阻滞剂
- 利尿剂
- 多巴胺受体激动剂
- 组胺 H_2 受体阻断剂
- 单胺氧化酶抑制剂
- 非甾体类抗炎药
- 酒精、尼古丁、消遣性毒品

会干扰性器官血液循环并增加其他危险因素的影响，如糖尿病、高血压和血管疾病。此外，吸烟与过早出现更年期以及潮热强度和频率增加有关（Hayatbakhsh，Clavarino，Williams，et al.，2012；La Marca，Sighinolfi，Papaleo，et al.，2013）。

慢性疾病的影响

慢性疾病一直被认为对性健康有不良影响，包括疼痛、癌症、糖尿病、心血管疾病和阻塞性睡眠呼吸暂停综合征（Ryan & Gajraj，2012；Santos，Drummond，& Botelho，2012；Syme，Klonoff，Macera，et al.，2013）。男性糖尿病患者中，有勃起功能障碍者为 50% 或者更多，高发病率与肥胖、高龄、缺乏身体活动和服用钙通道阻滞剂有关（Shamloul & Ghanem，2013；Sharifi，Asqhari，Jaberi，et al.，2012；Thorve，Kshirsagar，Vyawahare，et al.，2011）。除了勃起功能障碍，男性糖尿病患者可能会经历逆行射精（Fedder，Kaspersen，Brandslund，et al.，2013）。女性糖尿病患者或代谢综合征患者中，性功能障碍如性高潮或润滑问题概率也较高，随着年龄增长成为一个独立的危险因素（Copeland，Brown，Creasman，et al.，2012；Martelli，Valisella，Moscatiello，et al.，2012；Pontiroli，Contelazzi，Morabito，2013）。抑郁症是另一种与男性和女性性功能障碍密切相关的慢性病（Pastuszak，Badhiwala，Lipshultz，et al.，2013；Wood，Runciman，Wylie，et al.，2012）。

心血管疾病（如心力衰竭）与性功能障碍的许多方面有关，如性欲减退、性表现和愉悦感受抑制以及性生活频率降低（Hoekstra，Lesman-Leegle，Luttik，et al.，2012）。性功能不仅受冠心病和药物副作用引起的临床表现的影响（如心绞痛和活动水平降低），也会受到心血管疾病通常引起的心理因素的影响。例如，即使患者在心肌梗死后不存在阻碍性活动的生理问题，性活动也经常由于自身或者性伴侣的疲劳、抑郁、性欲下降、恐惧和焦虑等原因受到限制或者缺失。

性别因素

前列腺增生（也称为良性前列腺肥大）是一

种常见病，前列腺腺体逐渐扩大，而影响着泌尿道和性功能。前列腺增生的男性通常引发勃起功能障碍、射精障碍和尿失禁，这些会干扰两性享受性生活。因前列腺癌而切除前列腺的男性患者中，勃起功能障碍患病率占 25% ～ 90%（Tutolo，Briganti，Suardi，et al.，2012）。

老年女性的性功能障碍，源于对如**尿道炎和阴道炎**等炎症的易感性增加，这是因为阴道组织变薄和阴道分泌物的酸性、数量下降所致。这些状况可发生在性交后，并且引起尿急以及持续数天的烧灼感，也影响了享受性爱。

功能障碍

与慢性疾病相关的功能障碍，可以在许多方面影响对性爱的享受，如：

- 由于性活动时生理需要量增加，慢性阻塞性肺疾病会引起缺氧和严重气短。
- 关节炎和其他肌肉骨骼障碍可能引起疼痛、僵硬、肌痉挛和灵活度降低。
- 尿失禁可影响任何年龄的人的性生活满意度，但老年人更常见。
- 药物作用及其副反应可以干扰性功能的任何环节。

随着年龄增长，功能障碍会增加，并与其他危险因素共同影响性功能。除了功能受限的直接影响，残疾人常被误认为不能进行性活动。这种烙印和文化偏见可以扭曲一个人对自我性观念的认识，并且会对性功能和性关系产生不良影响（Esmail，Darry，Walter，et al.，2010）。这对入住照护机构的老年人可产生特别影响，因为工作人员的态度可直接影响入住者对性的表达。

感觉障碍也能影响性功能，因为感觉刺激是性快感和亲密交流的一个重要组成部分。例如，听力障碍的老年人可能很难或不能进行性生活中的亲密对话。类似地，听力障碍还会干扰专业人员对老年人关于这个敏感话题的专业评估和指导。同样，视觉、嗅觉、触觉障碍也会影响性活动相关的常见感觉刺激。

家庭和照顾者的态度和行为

除了社会影响，家人和照顾者的态度和行为也影响老年人的性健康，尤其对极大依赖他人照顾的老年人。在照护机构，员工的态度可以显著影响入住者对性需求的表达或抑制。长期照护机构的工作人员一般都没有做好解决关于性和衰老问题的准备。此外，研究发现显著缺乏用于指导工作人员应对入住者性表达和浪漫行为的政策（Cornelison & Doll；2012；Elias & Ryan，2011）。

一般来说，老年人的性需求常被忽略，除非他们私下表达并且不会引起工作人员的注意。当长期照护机构的员工发现入住者有性表达时，可能视为一个问题而不是一种欲求不满的表达（Cornelison & Doll，2012）。照护机构的另一个问题就是，家庭成员往往干涉入住者对性的表达，即使该入住者具备正常性功能。这通常发生在员工发现入住者有性需求而与家庭成员沟通时，或家庭成员要求照护机构员工帮助解决这个问题时。

痴呆对性表达的影响

当老年人有认知障碍时，性表达问题会随着能力、决策、行为的个人意义、是否属痴呆的行为而呈现。性欲缺失是痴呆影响性功能的最常见表现，然而，有些痴呆患者反而性欲亢进并且性交需求频繁。痴呆症患者会出现一些不当性行为，比如暴露自己身体、说些黄段子、身体亲密接触，或者和某人上床。然而，这些行为通常是认知障碍引起的，而不是性冲动所致。例如，极端好色行为和性欲增加是大脑额叶失调（额颞叶损伤性痴呆）所致认知障碍的常见表现（Mendez & Shapira，2013）。

痴呆患者不恰当性行为发生率在 2% ～ 17%，其中男性患者较高（Lochlainn & Kenny，2013）。要认识到性行为可能是缺乏触摸、亲密以及人际关系的表现。有时，疾病相关行为也会因环境和场合而成为问题。例如，人们认为在公共场所手淫或裸体是不恰当性行为，但是这可能因痴呆症所致。

在照护机构，痴呆患者对亲密关系及性表达做决策的能力会出现的问题。尤其对有非婚关系和对配偶不忠行为的人来说，这个问题尤为显著。这些决策是复杂的，不仅要考虑对配偶的影响，还要考虑性交是否会对痴呆患者有利或有积极作用。

影响性健康的功能结局

性功能包括生殖、对性刺激的反应，对性活动的兴趣和参与。随着年龄增长，生殖方面变得较不重要，但是许多研究证明，性幸福是老年整体生活质量的一个重要组成部分（Syme，Klonoff，Macera，et al.，2013）。尽管年龄相关的改变直接影响生殖功能，但危险因素对性的其他方面影响更直接。此外，在老年男性和女性中，危险因素导致的性功能障碍发生很普遍，这些都在本节中加以讨论。

生殖能力

对于女性来说，失去生殖能力是停经造成的一个功能性结局，月经停止后 1 年内不再产生卵子。另一个影响女性生殖功能的风险则是，卵子若在绝经前期受精，形成的胎儿会有缺陷。当老年妇女不再担心怀孕时，她们通常会经历较少的约束和限制（Gray & Garcia，2012）。相比之下，男性的生殖能力随着年龄增长会逐渐下降，但不完全停止。

对性刺激的反应

普遍认为 Masters 和 Johnson 1966 年进行的人类对性刺激生理反应的调查具有里程碑意义。该经典研究以 694 个成年人为研究对象，在实验室中研究发现了男性和女性对于性刺激的四个生理反应阶段。其中，基于老年人的数据分析得出以下结论：

- 老年人依然保持对性刺激的反应能力，但反应速度慢、强度小。
- 定期进行性活动，有助于老年人对性刺激做出回应。
- 任何回应性刺激的主要改变，都与危险因素相关，而不是衰老本身的影响。

尽管该研究中，对老年人的研究内容不充分，但 Masters 和 Johnson 提出的"对性刺激的反应随着年龄而改变"的研究发现已经被广泛接受。更多关于正常男性和女性对性刺激反应的年龄性改变和相关结局详细在下面讨论，见表 26-1。近年来，对影响老年人性功能因素的研究备受关注，并且将性健康作为老年人生活质量的一个组成部分。

性兴趣和性活动

在 20 世纪 40—50 年代，Kinsey 的调查第一次向公众提到了老年人性行为的改变，结论认为：性活动频率随着年龄增长而逐渐下降，但性兴趣和能力不一定下降。性兴趣、态度、活动和满意度是生

阶段	女性反应的变化	男性反应的变化
兴奋期	乳房不充盈 性冲动减少 阴道润滑延迟或减少 阴道壁扩张减弱 阴唇血管充血减少	需要更长时间才能勃起 勃起坚硬度更低 射精前保持勃起的时间变长 再次恢复勃起的困难增加 阴囊和睾丸血管充血减少
平稳期	乳腺充血减少 很少有强烈性冲动 很少出现高度肌肉紧张 阴唇的血管充血减少 巴氏腺体分泌减少 子宫隆起较慢或不明显	乳头肿胀和性冲动减弱 很少有高度肌肉紧张 阴茎勃起反应慢 睾丸拔高延迟和减弱 直肠括约肌收缩减弱 射精驱力减少 50% 左右
高潮期	直肠括约肌收缩减弱 性高潮的次数和强度减少	射精感觉减弱或消失 射精收缩力越来越弱
回复期	乳头勃起的速度减慢 较快恢复到兴奋前状态	乳头勃起的速度减慢 不应期延长 阴茎复原和睾丸下降速度加快

表 26-1　对性刺激反应的功能结局

活模式的延续，除非存在影响性功能的危险因素，他们通常在老年期会保持稳定。如在危险因素部分所示，一般影响老年人性兴趣和性活动的条件包括社会环境、健康状况不佳、病理状态、药物不良反应、家庭成员和照护者的影响。老年人的性需求和性兴趣，包括入住长期照护机构的老年人，不一定减少，但是性活动的机会往往有限。

近几十年来，关于性和衰老的研究关注面更加广泛，比如感情、友谊、和亲密性。对老年人来说，因为性活动的机会减少，性功能中的上述方面会变得更加重要。例如，第一个对老年人性行为的研究中提到，在 202 位 80 ～ 102 岁的老年人中，最常见的性行为是触摸和爱抚而非性交（Bretschneider & McCoy，1988）。最近更多研究证实，老年男性和女性对更频繁的性触摸具有较高满意度（Galinsky，2012）。老年人性活动的其他部分，包括接吻、拥抱、亲密、幻想、手淫、口交、说情话、身体亲密和对感情的表达都十分重要（Lochlainn & Kenny，2013；Muzacz & Akinsulure-Smith，2013）。对社区老年女性健康（平均年龄 67 岁）的研究发现，三分之一的人性欲下降，但有一半仍有性活动，保持兴奋、润滑和高潮（Trompeter，Bettencourt，& Barrett-Connor，2012）。

总之，老年人并没有因为年龄性改变而失去对性活动的兴趣或能力，但一些危险因素常会影响性功能，如谣言、社会环境、病理状况、环境约束和药物不良反应。许多研究证实，健康老年人可以保持性活跃，特别在有积极态度、准确信息、有一个健康的性伴侣时（DeLamater，2012；Trompeter，Bettencourt，& BarrettConnor，2012；Van Wagenen，Driskell，& Bradford，2013）。然而，老化的一个正常结果是老年男性和女性均对性刺激的反应变慢、强度降低、持续时间变短。正如一位 79 岁的老人说，"这就像星火，而非烟花。"

> **● 健康机会**
>
> 认识到生理和心理社会因素对每个老年人性健康的影响都是独特的。

男性和女性的性功能障碍

勃起功能障碍，即无法实现或维持勃起以产生令人满意的性功能，是老年男性最常见的性功能障碍。直到 1990 年代早期，这种情况被称为**阳痿**，但美国国立卫生研究院提出改用这个术语，是因为勃起功能障碍有更广泛的理解，这是一个涉及诸多互动因素的复杂疾病。虽然勃起功能障碍不是男性性功能障碍唯一类型，但却是 1998 年以来研究最多、

展开式案例学习

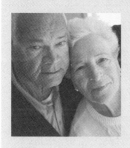

第 1 部分：J 先生，73 岁，J 太太，71 岁

你是老年中心的"健康护士"，J 先生和太太来这里参加进餐和社会互动。J 先生 73 岁，有高血压病史和心脏病发作史，服用地尔硫䓬（恬尔心），每日一次，每次 300 毫克；呋塞米（速尿），每日一次，每次 20 毫克；普萘洛尔（盐酸心得安），每日三次，每次 80 毫克。71 岁的 J 太太，认为自己总体上很健康，但有抑郁症和关节炎的病史。她每天服用布洛芬（异丁苯丙酸制剂），每日四次，每次 400 毫克；舍曲林每日一次，每次 50 毫克。在你护理门诊期间，J 先生和其他几位先生向你咨询一种药物，广告称其为难以满足性伴侣的男人准备。老年中心主任也注意到人们对这个话题的兴趣增加了，并要求你计划一个题为"性与老化"的团体健康教育讲座。

思考题

- 制定一个计划，让老年人了解自己可能会经历的性功能正常改变。
- 你将会讨论哪些关于性和衰老的危险因素？
- 你将会使用哪些教育教材？
- 你将会采取哪些干预措施？

最受关注的一种，源于如西地那非（伟哥）等药物的使用和对这些药物延续至今的广泛宣传。男性性功能障碍其他类型包括射精问题和性欲降低。男性在任何年龄都可能经历勃起功能障碍，但发生率随着年龄增长而逐渐增加。目前被视为一个与诸多因素相互作用的复杂疾病，这些因素已经在危险因素部分中讨论过。

近年来，健康保健工作者和制药公司已开始解决**女性性功能障碍**，类似于 20 世纪 90 年代初期解决勃起功能障碍。女性性功能障碍包括影响性欲（包括动机和生理驱动力）、性冲动、性高潮的障碍，或性活动时疼痛（即性交困难或阴道痉挛）。许多造成男性勃起功能障碍的危险因素也同样影响女性性功能障碍：糖尿病、心血管疾病、吸烟、盆腔手术及药物不良反应。另一个女性危险因素是雌激素水平降低。

影响性功能的病理状态：HIV

为老年人提供照护的卫生保健工作者越来越意识到**人类免疫缺陷病毒**这种性传播疾病在老年人中发生越来越普遍。研究显示，11% 的艾滋病毒新感染病例发生在 50 岁及以上的中老年人中（Brooks, Buchacz, Gebo, et al., 2012）。1980 年代末以来，抗逆转录病毒疗法的有效性使许多感染艾滋病毒的人存活时间更长。现在认为 HIV 在发展到艾滋病之前，属于一种慢性疾病。在过去的二十几年来，由于高效抗逆转录病毒疗法的使用，只有不到三分之一被诊断为 HIV/AIDS 并治疗的人会死于感染或肿痛。到 2015 年，50% 的艾滋病毒感染者年龄会在 50 岁及以上（Adekeye, Heiman, Onyeabor, et al., 2012；Cahill & Valadez, 2013）。

HIV/AIDS 的统计数据通常根据美国疾控中心的人口分布的钟形曲线（平均年龄大约在 30 岁），将"老年人"定义为 50 岁及以上的人。美国疾控中心 2013 年发布的 2010 年艾滋病毒监测数据报告提供了 2007—2010 年 50 岁及以上人群的统计数据：

- 艾滋病毒感染的总诊断率为 8.5/10 万人。
- 50 岁及以上的人中，诊断为艾滋病病毒感染者的百分比增加了 14.3%。
- 2009 年底，50 岁～59 岁的老人发病率最高，

但从 2007 年开始，70 岁及以上老年人的发病率增加最大。

- 老年人比年轻人更有可能诊断出患有艾滋病晚期。
- 从 2007—2009 年，老年人中死亡率增加。相比老年妇女（4.9/100 000），老年男性（19.0/100 000）的死亡率更高。
- 2010 年，黑人 / 非裔美国人占所有被确诊艾滋病毒感染老年人中的 46%。
- 2010 年，男性占所有被确诊艾滋病毒感染老年人中的 73%。
- 老年男性中感染艾滋病的百分比归结于各种危险因素：60% 由于男男性接触，23% 由于异性性接触，14% 由于注射吸毒和 3% 由于既注射毒品又有男男性接触。
- 老年女性中感染艾滋病的百分比归结于各种危险因素：82% 由于异性性接触和 18% 由于注射毒品。

> **差异性提示**
>
> 黑人 / 非裔美国人和西班牙裔人 / 拉丁裔人的艾滋病毒感染诊断率比白人更高，在 50 岁以上的人群中这种差距更大（Centers for Disease Control and Prevention, 2013）。

被诊断为艾滋病病毒 / 艾滋病对任何年龄段人群而言，总是伴随着重大健康问题，但一些问题对老人而言更加独特，如框 26-2 所示。虽然并不期待老年护理机构中的护士在艾滋病病毒 / 艾滋病的各个方面成为专家，但护士需要做全面评估，并且解决老年人在这种情况下的复杂需求，或许最重要的是，不带偏见地和有风险或者确诊为艾滋病病毒 / 艾滋病的人进行沟通。

评估时需注意：艾滋病初期会表现出类似于季节性流感或单核细胞增多病等非特异性病毒性感染的症状。这些早期表现可能在随后几个星期内消退，同时艾滋病病毒抗体将会在感染初期 3～6 周出现在血液中。尽管艾滋病患者可能遭受如框 26-2 所示的其他健康问题，但如果及时采取治疗措施，艾滋病病人有希望平安步入老年。

艾滋病毒的治疗通常包括抗逆转录病毒药物和其他类型的药物联合使用来控制疾病进展。药物治

框 26-2　老年人中与艾滋病毒 / 艾滋病相关的问题

诊断和进展相关问题
- 由于缺乏筛查、缺乏对危险因素的认知、卫生保健专业人员未能识别和治疗艾滋病毒 / 艾滋病，老年人被确诊时可能已经到晚期。
- 老年人发展为艾滋病的间期较短，特别是 60 岁以上被确诊为艾滋病毒感染者的老年人。
- 艾滋病病毒阳性老年人，因艾滋病或其他条件，会增加死亡风险。

医疗相关问题
- 有艾滋病病毒 / 艾滋病的老年人常会伴随的常见并发症：心血管疾病和某些癌症（如肺癌、白血病、黑色素瘤和胃肠道癌）。
- 老年艾滋病患者中，痴呆和认知障碍发生率更高。
  - 老年人对治疗的免疫反应会减弱和推迟。
  - 抗逆转录病毒药物代谢，在老年人中会改变，而易于发生肝脏毒性和其他副作用。
  - 抗逆转录病毒治疗的常见不良反应包括：骨质疏松症、胰腺炎、血脂紊乱、周围神经病变以及高血清乳酸。

心理社会相关问题
- 有艾滋病病毒 / 艾滋病的老年人中，抑郁症高发。
- 老年人很可能因为被歧视、独居、病耻感和对艾滋病状况保密，而获得社会支持较少。
- 照护艾滋病病毒 / 艾滋病患者的人承受着显著压力，会因病耻感、不确定性、抑郁、社会孤立和认知功能受损而加剧。

疗方案需要密切监测治疗效果和不良反应。因为药物费用和不良反应等各种原因，依从性是艾滋病患者面临的普遍问题，也是评估老年艾滋病患者的重要问题。

护士对于促进老年艾滋病患者健康具有重要责任，包括解决相关心理社会需求。例如，老年男同性恋艾滋病患者容易受歧视、排斥、社会隔离等而产生抑郁（Jang，Anderson，& Mentes，2011）。第 15 章介绍了关于抑郁症的评估和干预指南，包括自杀相关问题，也适用于老年艾滋病患者。除了解决与艾滋病相关的医疗条件，护理干预还解决了艾滋病病人和其照顾者的心理社会问题。此外，兼顾 LBGT 和少数种族（如黑人）的文化需求。

指导如何进行安全性行为是照顾老年人过程中经常被忽视的护理职责，但这对预防和控制艾滋病非常重要。老年人需认识到安全性行为对和自己有性行为的任何人都很重要，而不仅限于一夫一妻制的配偶。护士也需要指导老年人尽早发现艾滋病以及其他性传播感染途径，并鼓励有危险因素者接受

适当检查。需认识到：尽管保健专业人员不愿意主动与老年人探讨性传播疾病问题，老年人也能接纳这些信息（Slinkard & Kazer，2011）。正如在后面护理干预章节所讨论的以及框 26-5 所示，护士可以将安全性行为的信息纳入老年人性活动的健康教育中。

性功能的护理评估

护士无需在每一次评估中都包含性功能，但是当涉及影响日常功能的生活质量问题时，则不可或缺。因此，在居家护理和长期护理机构中（如护理机构、群体公寓和辅助生活机构）评估性功能特别重要。由于性功能高度涉及隐私及在美国社会中普遍存在"无性老年人"的偏见，所以在护理评估中常忽略性功能。此外，保健专业人员和老年人之间的性别或出生年代差异也会影响性功能评估。即使所有这些因素或许能够解释老年人性功能被忽视的原因，但是老年人性功能被忽视是不合理性。

对性功能和老化态度的自我评估

因为性功能的隐私性、相关情感反应和文化因素，护士通常对讨论性行为感到不舒服。作为护理工作的一个重要组成部分，护士并没有自信处理人类性行为相关问题，从而增加不适感。护士和老年人或者处于非传统婚姻的人谈论这一话题更感到不舒服。因此，评估对性行为和老化的个人态度是解决性健康问题的一个先决条件。框 26-3 列出了用来检查护士自身对老年人性行为态度的问题。有些问题针对在长期护理机构中的成年人，因为性功能与入住者生活质量有关，护士在其中扮演着主要角色。

护士与老年人之间显著的文化差异也会增加讨论性功能时的难度。框 26-4 总结了评估性功能的文化因素。与 LBGT 或非传统关系的老年人讨论性功能时，护士可能也会感到不舒服。因此，自我评估的一个重要方面就是确定对非传统性活动的态度，因为这些观点会影响评估和照顾那些不符合护士期望的人群。在评估性功能时，需要建立一个信任关

框 26-3　评估个人对性和老化的态度

我对性和老化有什么看法?

- 我是否持有"老年人，尤其未婚老年人对性生活不再感兴趣或者能力不足"这样的误解?
- 我是否确信"只有年轻人和有魅力者才会有性生活"这种错误信息?
- 我是否对性活动和浪漫关系持有年龄界定标准（如我是否认为年轻人亲吻或牵手是可以的，但老年人这样做则是不合适的，或是"可笑的"呢?）

我认为护士在老年人性功能中扮演什么角色?

- 我是否一直误认为性功能完全是私人问题，保健专业人员不该涉及?
- 我是否认为应该在长期照护机构中，将性功能作为日常综合评估的指标?
- 我是否在和同性别和同龄人谈论性功能时感到更舒适，而如果对方年龄和父母或祖父母相当时，就会感到不舒服?
- 我是否回避与老年人讨论性功能，因为我认为他们对性活动不感兴趣或对讨论这个话题会感到不舒服?

- 我是否回避与处于非传统婚姻关系的老年人讨论性功能?
- 我对评估性功能，在对象年龄上有什么观念? 比如，我是否认为"评估性功能，应该针对性行为活跃的青少年而非老年人，因为前者有意外怀孕的风险"?
- 我在对老年人进行性安全健康教育时，是否感到舒适?

我对各种性行为表达方式的态度是什么?

- 我如何看待未婚人群或者同性恋人群的性行为和浪漫关系?
- 我怎样看待自慰?
- 对于未婚人群或同性恋人群的手淫或性活动的看法，是否影响我对他们的评估和干预?
- 我对和我有不同观点和行为的人，是否宽容和无偏见?

针对长期照护机构的护士

- 对于患者私下进行性生活的权利，我持怎样的态度?
- 我是否尽力为有性需要的居住者提供私密环境?
- 如果我知道了患者的性活动，我是否认为应该通知管理者? 或者家属，或其他"监护人"?

框 26-4　文化因素：性功能的文化方面

性和亲密的表达

- 在某些文化中，认为直接目光接触，特别在男女两性之间，是亲密的表达方式。
- 在某些文化中，一位男性和妻子之外的女人独处是禁忌。
- 在许多文化中，触摸另一个人（特别是异性）是禁忌。
- 在某些文化中，异性恋男女通常和同性局外人牵手。
- 只有少数文化认为男女之间性是平等的。
- 在一些文化中，同性恋是可接受的，但在其他家庭成员中是禁忌或需保密。

评估注意事项

- 在某些文化中，绝经后女性行乳房或阴道检查是禁忌，即使检查者是健康护理人员。
- 不同文化群体的人更年期表现不同（如大多数日本女性无潮热感）。

描述性取向的术语（即，一个人的性魅力和浪漫情怀）

- 异性恋：对异性有性吸引力
- 双性恋：对男性和女性均有性吸引力
- 同性恋：对同性有性吸引力；这个词适用于男性和女性，主要与生物方面有关而不是生活方式的特点
- 男同性恋：与生活方式相关的术语，男性对其他男性有浪漫情怀
- 女同性恋：与生活方式相关的术语，女性对其他女性有浪漫情怀

描述性取向的术语（即，生物特征和社会角色的综合）

- 变性人：人性别确认、性别表达或行为与出生时被确认的性别不相符
- 女性变性人或男性变性人可以是正准备做变性手术或手术后康复中的人，或者长期使用非手术性激素治疗的人

系，对同性恋文化和其他非传统性关系有清醒的认识，并以适当的或中性语言，通过无偏见的态度进行沟通。例如，"伙伴"这个词既包含配偶也包含同性关系，而且询问对方谁是"知己"比询问婚姻状况更宽泛。LBGT 人群相关术语如框 26-4 所示。

评估老年人性功能

评估老年人性功能有两个目标：一为老年人提供讨论性功能相关问题的机会，二为识别影响个人性健康的危险因素，如缺乏这方面信息等。尽管评估范围因人而异，但至少包括女性妇科问题及男性泌尿生殖问题。把这些问题纳入整体功能的常规评估中，然后追加一个关于性兴趣和性活动的开放问题。当发现问题或危险因素时，找更多的信息进行进一步评估。框 26-5 总结了评估老年人性功能的指南。此外，护士在指导艾滋病病毒或艾滋病筛查中扮演着重要角色（Slinkard & Kazer，2011）。

Hartford 老年护理协会建议护士使用 PLISSIT 评估模型对老年人进行常规护理评价。这个模型包

框 26-5　评估老年人性功能指南

访谈气氛和沟通技巧
- 确保隐私和舒适。
- 语言和非语言交流均要客观，实事求是。
- 可能的话，面对面坐在椅子上，而不是在被访者躺在床上时进行采访。
- 可能的话，允许被访者穿平常衣服，而不是病号服。

话题导入和展开
- 开始时，先承认谈论这个话题令人不大舒服，再陈述讨论这个话题的原因。（如，"我知道性是一件私事，人们通常不愿意讨论这个话题。然而，作为一名护士，我认为性是健康和幸福的一个方面，会对你的整体护理有重要意义"。）
- 询问时表明一些偏见，并且请老年人回应（如"我们社会认定老年人对性不感兴趣，但对大多数老年人来说，这不是真的。许多老年人的性生活比年轻时少，但这并非由年龄性改变所致。在过去几年里，您的性生活有无改变？"）
- 在全面评估末尾引入这个话题，从男性或女性生理功能开始询问，如下面所列问题。
- 在健康教育中，至少询问一个问题以评估安全性生活是否恰当。（如"如果您和您配偶之外的伴侣发生性关系，您会采取什么预防措施？"）

评估男性性功能的访谈问题
- 您是否有过前列腺问题或做过相关手术？您是否被告知患有前列腺增生或患过前列腺增生？
- 您多久接受一次全面体检？您上一次体检是什么时候？
- 您经历过漏尿或憋尿困难吗？
- 您排尿有困难吗？
- 小便后，您是否觉得好像没有排空膀胱？
- 您夜间需要起床排空膀胱吗？如果有，多少次？
- 您是否曾注意到您尿中有血？
- 您的阴茎是否有过分泌物？
- 您的阴茎或阴囊有酸痛、肿块、溃疡、发炎或炎症的表现吗？
- 您有勃起和射精困难吗？

评估女性性功能的访谈问题
- 您有孩子吗？有几个？您有过几次妊娠？
- 您的月经开始和结束分别在多大年纪？
- 您曾经做过宫颈检查吗？最近一次宫颈检查和妇科检查是什么时候？
- 您曾经做过乳房 x 光检查吗？最近一次是什么时候？
- 您是否接受过乳房肿块检查培训？
- 您检查过您的乳房是否有肿块吗？多久检查一次？
- 您注意到您的乳房有何改变吗？您的乳头有过分泌物吗？
- 您的阴部有灼热、瘙痒、或刺激感吗？
- 您的阴道有过分泌物或出血吗？
- 您有性交困难吗？

评估性兴趣和性活动的原则
- 如果老年人明确表明这个话题不恰当，则不要坚持进一步询问问题。如果老年人愿意回答问题，不要因为你自己的不舒服而中断访谈。
- 不要认为评估性功能与未婚者无关。
- 不管对已婚或未婚的老年人，都使用开放式问题来收集关于亲密关系的信息（如"对于亲密关系，您有什么想问或想讨论的吗？"）。
- 对于已婚者，开放式问题可以询问伴侣对性行为的影响（如"您丈夫的健康是否有改变从而影响了您们的性活动？"）。
- 倾听反映谬论、消极的自我形象或自我应验预言的陈述，如"我绝经后当然不再对性感兴趣了，"或"我不能勃起，因为我前列腺有问题。"
- 如果在之前的访谈中已经确定患者因为疾病或药物有某些危险因素，那么应该询问更多问题，比如"自从您患心脏病后，性生活有困难吗？"或者"关于糖尿病对性生活的潜在影响，您有什么问题？"
- 强调临床原因的问题（"有时某些疾病或药物会干扰性功能，我们想找出可能会影响您性功能的任何问题"）。
- 结束主题或者进一步讨论时，使用开放式问题（"关于您的性关系，您有什么想讨论的吗？"）。

含如下四个部分：
- 征得对方同意后开始讨论性
- 提供关于性功能的有限信息
- 给予个体保持性关系的具体建议
- 围绕对方性生活问题，给予强化治疗

护理诊断

　　当护士识别出影响性功能的风险或者当老年人表示出讨论性功能的兴趣时，恰当的护理诊断是性生活无效，定义为"表达对自身性行为的关心"（Herdman，2012，p.325）。老年人中常见相关因素包括：药物影响、内分泌疾病（如糖尿病）、心血管疾病、泌尿生殖疾病、继发于慢性疾病的功能损伤（如关节炎导致的活动度受限）、心理社会条件（如缺乏伴侣）以及关于老化的谬论和误解。本章末的病例提示了这个护理诊断。

健康机会

准备加强知识的护理诊断：一些老年人对性健康中老化和危险因素的影响感兴趣，需要传授更多关于性功能的知识。

健康照护计划

对缺乏关于年龄性改变和危险因素的准确信息的老年人而言，增加性功能相关知识是期望结果。长期护理机构入住者的期望结果将是"入住者满意：保护权利"。对入住长期护理机构的 LBGT 者，恰当结果将是"入住者满意：满足文化需求"。护士在护理计划中可使用促进老年人性健康的如下护理结果分类术语：身体形象、健康信念、知识：性功能、个人幸福、自尊、性功能。

> **健康机会**
>
> 生活质量是老年人的健康结果，可通过各种亲密表达而获得更满意的关系。

促进性功能健康的护理干预措施

作为老年人生活质量的一个重要部分，护士有很多机会可以教给老年人关于性功能健康的知识，特别是对于居住在社区和长期照护机构的老年人。身为老年科护士，宣教年龄性改变和危险因素特别重要。因为许多老年人及其家人和照顾者对于性行为和老化持有偏见或者缺乏正确信息。书写护理计划，可使用以下护理干预措施分类术语：身体影像增强、能量管理、健康教育、病人权利保护、危险识别、角色增强、自我意识增强、自尊增强、宣教：性。

教给老年人性健康知识

不同于性治疗师或者初级健康护理师，护士不需要提供性教育或者直接干预。但作为一个影响生活质量的问题，护士需要去处理性功能。护士责任也包括指导有婚外性行为的老年人实施安全性行为。关于老年人性健康的健康教育包含以下信息：

- 认识到性功能是老年人健康促进的正常范畴，尤其在长期照护机构
- 年龄性改变因素对性功能的影响
- 引起或导致性功能问题的危险因素
- 明确问题和危险因素
- 防止性传播疾病

此外，长期照护机构的护士经常需要提供准确信息，并树立公正的行为，去解决员工、家属和入居者的态度。

在向老年人和其照护者宣教影响性功能的年龄性改变及危险因素时，娴熟的沟通技巧、确保隐私和保密很重要。用开放、尊重、无偏见、性别中立的方法。框 26-6 是一个可供对老年人健康教育时使用的非术语教学工具。健康教育有很多方面，在此更强调性功能的主要改变并非仅由年龄性改变所致，更多原因见表 26-1。

> **健康机会**
>
> 护士通过向老年人推荐准确有用信息，来提高性健康的个人责任。

解决危险因素

如果一位性功能显著改变的老年人还有病理改变、服用药物或者使用任何可能会加重性功能障碍的物质，需提供这些危险因素有潜在影响的信息，尤其当老年人误将性问题仅归结于老化而不是可控可逆的危险因素时。例如，老年人可能会将勃起问题与年龄性改变联系起来，事实上那时候他患有糖尿病或者服用与勃起功能障碍有关的抗高血压药物。使用框 26-1 来识别一些能够影响性功能的药物。当发现危险因素和性问题之间有潜在联系，建议老年人寻求专业帮助。咨询精通老年人性问题的初级保健师，做完整医疗评估是一个良好开端。当药物检查发现有可致性功能障碍的副作用时，替代性药物或者减少剂量可以解决这些问题。例如，患高血压的人当采用钙通道阻滞剂、血管紧张素转换酶抑制剂或外周受体阻滞剂治疗时，发生性功能障碍的可能性较小。当解决了医疗问题，如果性功能问题依然存在，那么可能需要心理保健人员的帮助。

关节炎是影响老年人最常见的一个病理条件，并且在许多情况下，对疾病的自我管理缺乏或者无医疗监督。通常这些症状没有严重到促使老年人去寻求医疗评估和治疗的地步，但是可能会影响性行为。为此，护士可以使用框 26-7 去指导有关节炎的老年人如何采取有效的自我保健措施来提升性生活

框 26-6 老年人性活动的健康教育

- 老年人仍然能够享受到性高潮，只是通常对性刺激的反应缓慢、不那么强烈、而且持续的时间更短。通过增加性刺激的数量和种类以及尝试不同体位可以弥补这些改变，并增进性享受。
- "不用则废"原则适用于性活动。
- 老年人发生性问题，其中有些原因也可发生在年轻人身上。如可能与疾病或残疾、药物或酒精、心理和关系等因素有关。唯有一种造成老年人性问题的独特原因，即对"老年人无性"这一刻板印象的自我应验。
- 以下习惯会增强性享受：经常锻炼、避免或限制饮用酒精制品、保持最佳健康和营养、按需使用助听器和矫正透镜，当您觉得放松、精力充沛时进行性活动。
- 如果您性功能出现问题，可咨询精通老年人的专家。从泌尿科医生、妇科医生或其他医学专家那里可以获得医疗帮助。如果没有医疗问题，那么性治疗师或婚姻顾问也可能会有所帮助。
- 如果您和配偶以外的人发生了性关系，那么要保护自己免受性传播疾病，并找您的保健医生定期做检查。

老年男性的相关事实
- 周期性出现勃起和射精困难，不一定表明您是阳痿。

- 达到性高潮后，也许 1 或 2 天后您才能够再次体验到性高潮。
- 许多新的治疗方案可用于治疗勃起功能障碍（阳痿）。如果您的健康护理服务者不能提供这些方案的最新信息，可请求推荐合适的评估和讨论多种方案。

老年女性的相关事实
- 使用水溶性润滑剂会补偿阴道润滑度下降。不要使用凡士林，因为它不是一个非常有效的润滑剂，而且易于发生感染。
- 雌激素可以帮助预防某些性功能问题，使用时应和您的初级保健医生充分考虑治疗的利弊并讨论。
- 您可能会发生阴道刺激或尿路感染，特别是在性交后，因为随着年龄改变，您的阴道壁会变薄。以下干预措施可避免此类问题：
  ◆ 饮用大量液体。
  ◆ 使用雌激素或阴道润滑剂。
  ◆ 保持良好的阴部卫生。
  ◆ 如果您有一个男性伴侣，请他从您的阴道后面向下插入阴茎。
  ◆ 性交前后排空你的膀胱。

质量。护士还可以建议有关节炎的老年人从关节炎基金会分会获取相关宣传册。

另一个与性功能障碍有关的病理状况是冠状动脉疾病，特别是对于经历过心肌梗死或冠状动脉搭桥手术的人。护士在对病人及其伴侣提供性的相关信息中，扮演着重要但常被忽视的角色，这不仅体现在心肌梗死发生后，而且贯穿在长期恢复过程中（Byrne，Doherty，Murphy，et al.，2013；Steinke，Mosack，Barnason，et al.，2011）。护士可以鼓励老

年人与初级保健医师来讨论这些问题，并且可以使用框 26-8 中的指导原则来提供健康教育。

促进长期护理机构入住者的性健康

长期护理机构的护士与医院护士或居家护士在解决患者性需求的责任方面有所不同，体现如下：

- 医院患者强烈的医疗需求胜过性需求。
- 医院住院时间短，不适于解决患者的长期性

框 26-7 老年关节炎患者性活动的健康教育

关节炎的疼痛、疲劳和关节限制可能会对享受性生活有所影响，但也无需限制您的性生活。事实上，性活动对您有益，因为会刺激可的松、肾上腺素和其他天然止痛药的释放。以下行为可以提高您的性享受，减少关节炎的影响：
- 当您感到不疲惫和最放松时进行性活动。
- 性活动前使用镇痛药物或其他缓解疼痛的方法。
- 性活动前运用放松技巧。如洗热水澡或淋浴和热敷关节，都会有助于缓解关节炎疼痛。
- 通过良好的营养和适当平衡休息和活动，保持最佳健康。
- 尝试不同性交姿势，使用枕头促进舒适和支持。
- 增加前戏时间。
- 如果由于关节炎限制了您的按摩能力，可使用一个振动按摩器。
- 使用水溶性溶剂润滑阴道。

框 26-8 心血管疾病患者性行为的健康教育

- 参与一项医学指导的运动方案可以减少在性活动期间的氧气需求，提高您的性生活质量。
- 性交时通常能量消耗相当于爬上两层楼台阶消耗的能量。
- 不要在非常炎热和潮湿的环境中进行性活动。
- 饮酒后或饱餐后，需等待 3 小时再开始性活动。
- 当您精力充沛、休息充足和感觉放松时，进行性活动。
- 处于强度情绪压力时，避免性行为。
- 避免和令您不舒服的人进行性活动（如婚外性伴侣）。
- 尝试不同体位，找到消耗能量最小的。
- 如果您的初级保健医生要求您服用的话，那么按需在性行为之前服用硝酸甘油。
- 了解许多治疗勃起功能障碍的口服药会和硝酸盐的作用相互影响（甚至是致命的）。
- 如果性活动时或之后您感到胸痛，或高潮后呼吸困难或心悸持续 15 分钟，请咨询您的初级保健医生寻求帮助。

需求。

- 因为在自己家里隐私和自主性比较高，居家护士通常也不会考虑老年人的性需求。

然而，长期照护机构的居住者，通常没有严重疾病，计划在机构住上一段时间，依赖护士确保其隐私来满足个人需求。因此，长期照护机构的护士必须将解决居住者的性需求作为整体照护计划的一部分。

员工教育是解决长期照护机构老年人性需求的重要部分，因为员工需要了解关于性和老化的所有方面，包括对性活动终生的兴趣和需要，以及亲密关系的需要。可以使用视听材料来刺激如下讨论：关于在机构中满足性需求的特点，和员工的责任和界限。护士通常会参与一些跨学科团队（包括社会服务和管理人员）的服务活动。主持人和讨论引导者应该客观、实事求是，以找到解决这个敏感话题的最有效方法。

当认知受损的居住者知情同意能力有问题时，一个跨学科团队可以评估维持亲密关系的能力。如联邦政府在 1987 年制定的护理改革法案中指出的，应将重点放在入住者权利。长期照护机构居住者的性需求可通过以下权利受到保护：

- 自主权
- 参与到自己的照护中
- 独立自主决策
- 根据需求和偏好选择适宜的住宿
- 可以和所选择的任何人沟通，同时保护隐私、不受限制
- 在居住者允许下，才可立即联系其亲戚及其他人

除了教育员工关于居住者的性需求和性权利，护士有义务确保有这些需求的居住者的隐私。如果入住者没有私人房间，工作人员应尽量提供隐私保护，同时应尊重其他舍友的权利。有时，护士会成为协调者，协助居住者达成双方都能接受的关于隐私保护和共享空间的协议。

健康机会

护士和其他工作人员合作，评估痴呆患者性表达决定能力，并尊重其自主权。

指导女性干预措施

激素治疗是指单独使用雌激素或联合使用孕激素治疗自然或手术引起的更年期症状。**更年期激素治疗**（MHT，也称为激素替代疗法）历史悠久而颇有争议。从 20 世纪 40 年代开始，这就是一个常见的减轻更年期血管收缩性症状的医疗干预措施。在 21 世纪早期，大规模纵向研究结果，如女性健康倡议中，对 MHT 的安全性提出质疑，包括增加患严重疾病（如癌症和心血管疾病）的风险。由于这些研究结果，许多长年使用 MHT 的女性开始停药，采用 MHT 疗法的女性变少。

当前，研究者继续对 MHT 的安全性和有效性进行调查，纵向研究数据提供了采用过 MHT 的女性和当前或从未采用过 MHT 的女性的信息。基于连续纳入证据，大型组织如北美更年期协会和国际联合组织至少每两年更新一次干预建议。逐渐重视由经验丰富的卫生保健医生对个人风险和利益进行评估，来权衡 MHT 的使用（deVilliers, Gass, Haines, et al., 2013；North American Menopause Society, 2012）。

由于 MHT 存在争议，越来越需要非处方治疗更年期症状的循证建议。回顾质量较高的研究，尚未发现支持植物雌激素（如红三叶草和大豆提取物）或者中草药（如黑升麻）有效的证据。这些研究也引起了对副作用的担心（Leach & Moore, 2012；Pitkin, 2012；Villaseca, 2012.）。目前，强烈推荐并且无争议的干预措施强调一种健康的生活方式（如定期锻炼、压力管理、营养食品、健康体重和不吸烟）。此外，最新研究表明有些身心干预措施（如瑜伽、催眠、放松、认知行为小组治疗）有望改善更年期女性的生活质量（Cramer, Lauche, Langhorst, et al., 2012；Elkins, Fisher, Johnson, et al., 2013；Green, Haber, McCabe, et al., 2013；Lindh-Astrand & Nedstrand, 2012）。鼓励女性使用水溶性润滑剂或处方雌激素乳来解决阴道干涩。

指导男性干预措施

勃起功能障碍的干预措施已经存在了几十年，但至今这些干预措施仍未被广泛使用，在一定程度上是因为男性没有寻求这方面的帮助。自 1998 年，

口服药作为一种安全、方便的干预方式得到了广泛宣传，并引起了对这一话题的关注，如今已普遍认识到这是可以治疗的。西地那非（伟哥）是该类最常用的药物，称为磷酸二酯酶-5 抑制剂，该类的其他药物：伐地那非（艾力达）、他达拉非（西力士）以及最近被批准阿伐那非。这些药物被广泛用于老年人勃起功能障碍的一线治疗，相比安慰剂，有效率达 60% ~ 80%（Kedia, Uckert, Assadi-Pour, et al., 2013）。这些药物常见的副作用包括头痛、潮热、消化不良、头晕眼花、鼻塞。一些最新研究成果发现了这些药物与损伤听力功能有关的证据（Thakur, Thakur, Sharma, et al., 2013）。这些药物对正在服用硝酸盐类药物的男性禁用，因为可以引起严重甚至致命的副作用。

近年来睾酮替代疗法得到了越来越多的关注，也伴随着许多对这种干预措施的安全性和有效性的质疑。当前指南强调睾酮疗法可以提高性腺机能减退的男性性功能，但治疗决策需要个性化，因为对长期作用，包含副作用在内仍缺乏信息（Baer, 2012）。一些草药制剂（如银杏汁）被用来提升男性性功能，但对这些所谓的干预措施仍缺乏支持证据。

除了广为人知的口服制剂，还有几种阴茎假体，如真空勃起设备，可作为治疗勃起功能障碍的安全有效方法。这些设备中有的需要手术完成，但有些可以自行调整。另一种药理方法是使用血管活性药物，如前列地尔，为一种海绵窦注射或经尿道栓剂。

护士无需熟悉这些过程的细节，但需要充分了解这些干预措施，以建议患者就选择方案与医师商讨。

讨论解决引起或者导致性功能障碍的危险因素，给予相应干预十分重要。例如指导戒烟、健康运动、优化慢性病管理可作为性健康的干预措施。心理治疗和行为治疗是解决可能导致勃起功能障碍心理社会问题的主要或辅助治疗方案。合理治疗方案的制定必须基于对勃起功能障碍熟悉的泌尿科医生或初级保健医生的综合评价。护士的主要责任是保持当前可行的干预措施，并且指导勃起功能障碍时寻求帮助的重要性。

护理干预的效果评价

对于诊断为无效性模式的老年人，护理效果需要评估危险因素消除程度，特别是通过准确信息来干预。例如，老年人可能会唠叨影响其性刺激反应的原因是年龄性改变。进而，这个信息可以减轻对性活动的焦虑并提高生活质量。如果老年人坚持使用恰当的资源建议，那么减轻危险因素的干预措施将会有效，如改变医疗条件或不良药物／化学反应。对长期照护机构成功干预的评价，将会使员工提高对老年人性需求的理解力，对居住者恰当的性表达更能接受。

展开式案例学习

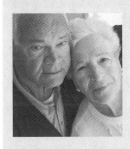

第 2 部分：75 岁的 J 先生和 73 岁的 J 太太

现在 J 先生和 J 太太分别是 75 岁和 73 岁，两人已经搬到一个生活协助机构，你是那里的护士。在过去两年里，两人健康状况并没有明显改变，只是 J 太太有关节炎，走起路来更困难些。最近，J 夫妇搬到这个机构，因为两人需要运输协助，并希望住在一个责任更少并有更多时间享受生活的地方。在一次和他们的约见中，J 太太泪流满面地说，她对从自己家搬到这里感到失望！她说："现在我们有时间一起享受我们的生活，但我俩似乎一直在各行其道。当我们住在自己家里时，我们忙着收拾院子、做家务和所有日常琐事，我们从来没有时间去思考我们在一起享受了什么。现在我不用做饭了，也不用担心去杂货店了，但我们并没有享受在一起的时光。"

护理评估

　　在进一步交谈中，发现 J 太太承认她和丈夫谈论过"增加亲密时间，并恢复以前减少的性生活，因为过去几年中我们总感觉很疲倦，似乎没有多少时间。"在回答中，J 先生说："我们可能太老了，不能做这些事情，老年人不应该期望像以前那样享受性的乐趣。"J 太太说她过去也一直相信这一点，但最近她和其他一些生活在这里的妇女聊天，她们似乎仍在享受性爱活动。J 先生和 J 太太说之前二人有过良好的性关系，直到 5 年前 J 先生心脏病发作。在那之后，他对性活动失去了兴趣，尽管医生告知他可以恢复所有平时活动，除了一些非常剧烈的活动，比如铲雪。J 太太说她偶尔自慰，但她不觉得满足。J太太表达了对以前所采取的舒适性姿势的担忧，因为她的关节炎在过去几年变得更糟了。

护理诊断

　　你将"性行为模式无效"列为两人的护理诊断。相关因素包括：知识缺乏：J 先生和 J 太太缺乏影响性功能的危险因素和年龄性改变的相关知识。潜在危险因素：J 先生所服药物以及心脏病发作后缺乏性功能方面的信息。

J 先生和 J 太太的护理计划

期望结局	护理干预措施	护理评估
J 先生和 J 太太关于影响性功能的年龄性改变和危险因素的知识将增加	● 基于框 26-6 讨论老年期性功能	● J 先生和 J 太太可描述老年期性功能的正确信息
与 J 先生相关的心脏病发作和药物治疗的危险因素将得到解决	● 解释许多治疗心脏病和高血压的药物都与性功能问题有关 ● 基于框 26-7 讨论心脏病患者的性生活 ● 鼓励 J 先生与其初级保健医生谈论他的药物治疗方案和心脏状况。建议他询问是否有其他不干扰性功能的治疗高血压药物	● J 先生会同意和其初级保健医生讨论药物和心脏状况与性活动缺乏之间的潜在关系
J 太太的关节炎的危险因素将被解决	● 基于框 26-6 讨论关节炎患者的性生活	● J 太太将会找到在性活动中增加舒适感的方式

思考题：

● 哪些危险因素可能会影响 J 太太享受性活动的乐趣？

● 哪些危险因素可能会影响 J 先生享受性活动的乐趣？

● 你会为 J 太太提供什么样的健康教育，以及你会使用哪些教学工具？

● 你会为 J 先生提供什么样的健康教育，以及你会使用哪些教学工具？

QSEN 应用

QSEN 能力	知识／技能／态度	应用于 75 岁的 J 先生和 73 岁的 J 太太
以患者为中心的护理	（K）综合了解以患者为中心的护理的多个方面	基于评估 J 先生和 J 夫人的个人需求制定护理计划。

QSEN 应用（续）

QSEN 能力	知识 / 技能 / 态度	应用于 75 岁的 J 先生和 73 岁的 J 太太
	（K）描述在健康护理过程中的各个环节赋予病人权力的策略 （K）讨论有效沟通的原则 （S）明确病人的价值观、偏好和需求表达 （S）提供以患者为中心的护理，重视和尊重人类体验的多样性 （S）评估与病人和家庭接触时的沟通技巧水平	通过提供影响性功能的年龄性改变和危险因素的信息，促使 J 夫妇能够解决性问题。 评估你自己对老年人性行为的态度，这样你就能有效地和 J 夫妇讨论这个问题。讨论这个敏感话题时，要持一种不带偏见和开放的态度。
循证实践	（S）根据病人的价值观、临床经验和证据，制定个性化的护理计划 （S）阅读与临床实践相关的原始研究和证据报告 （A）将循证实践整合到最佳临床实践中	通过查询网上资源，与时俱进地学习老年人性功能的知识

本章重点

影响性健康的年龄性改变
- 男性和女性的生殖器官退行性改变和性激素水平减少
- 女性：停经、更年期发作、失去生殖能力
- 男性：低睾酮（即男性更年期），生殖能力逐渐下降但不会完全丧失

影响性健康的危险因素
- 社会影响，特别是态度、刻板印象和偏见
- 家人和照顾者的态度和行为的影响，特别是依赖他人的老年人
- 性活动机会受限（男性比女性少，健康状况）
- 药物副作用、酒精和尼古丁（框 26-1）
- 慢性病
- 性别限定
- 功能障碍和痴呆

影响性健康的功能性改变
- 生殖能力：女性停止，男性减弱
- 对性刺激的反应：减慢和强度变小（表 26-1）
- 性趣和性活动：大多数老年人可以保持性趣和性能力，但由于危险因素性使得活动减少
- 男性和女性的性功能障碍

影响性健康的病理条件：艾滋病病毒
- 50 岁及以上的成年人感染了艾滋病病毒 / 艾滋病者越来越多
- 老年艾滋病病毒 / 艾滋病者健康相关注意事项（框 26-2）
- 老年人特有的危险因素（极少接受检测或进行安全性行为）
- 护士在识别新的艾滋病病毒患者，评估性传播疾病的危险因素以及评估治疗问题（如副作用、药物相互作用）时扮演着重要角色
- 护士需要教给老年人如何进行安全的性行为

性功能的护理评估
- 评估自我对性功能和老化的态度（框 26-3）
- 评估文化影响因素（框 26-4）
- 护理评估的总体原则和具体访谈问题（框 26-5）
- 使用 PLISSIT 评估模型

护理诊断
- 愿意增强知识：性
- 无效性模式

计划健康结局
- 对于入住长期照护机构者：居住者满意度、

维护权利、满足文化需要

- 身体形象
- 个人幸福
- 自尊
- 性功能

促进性健康的护理干预（框 26-6 ～框 26-8）

- 教给老年人关于性健康的年龄性改变和危险因素的知识
- 解决危险因素：教给患关节炎或心血管疾病的老年人有关性活动的知识

- 促进长期照护机构入住者性健康：员工教育、保护权利、保持隐私
- 教给女性更年期应对措施，教给男性勃起功能障碍的干预措施

护理干预的效果评价

- 提供准确信息以消除谣言和误解
- 改善生活质量
- 推荐健康保健专业人员，以应对危险因素
- 增加长期照护机构员工的知识和舒适感

评判性思维练习

1. 描述可影响老年人性功能健康的，来自社会、老年人和保健提供者态度方面的危险因素。
2. 总结可能影响健康老年男性和女性性功能的功能性结局。
3. 在社区、急诊和长期照护机构中，护士对老年人性功能的评估有哪些责任？
4. 面对一位向你吐露难以让妻子"在床上快乐"的 73 岁已婚男子，你将使用哪些评估和健康教育方法？
5. 花几分钟时间回答框 26-3 的所有问题，评估自己对性和老化的态度。你从自己身上学到了什么？

（孙瑞阳 译）

参考文献

Adekeye, O. A., Heiman, H. J., Onyeabor, O. S., et al. (2012). The new invincibles: HIV screening among older adults in the U. S. *PLoS One.* doi:10.1371/journal.pone.0043618.

Baer, J. T. (2012). Testosterone replacement therapy to improve health in older males. *The Nurse Practitioner, 37*(8), 39–44.

Bretschneider, J. G., & McCoy, N. L. (1988). Sexual interest and behavior in healthy 80- to 100-year olds. *Archives of Sexual Behavior, 17*, 109–129.

Brooks, J. T., Buchacz, K., Gebo, K. A., & Mermin, J. (2012). HIV infections and older Americans. *American Journal of Public Health, 102*(8), 1516–1526.

Byrne, M., Doherty, S., Murphy, A. W., et al. (2013). The CHARMS Study: Cardiac patients' experiences of sexual problems following cardiac rehabilitation. *European Journal of Cardiovascular Nursing, 12*(6), 558–566.

Cahill, S., & Valadez, M. S. W. (2013). Growing older with HIV/AIDS: New public health challenges. *American Journal of Public Health, 103*(3), e7–e15.

Centers for Disease Control and Prevention. (2013). Diagnosis of HIV infection among adults aged 50 years and older in the United States and dependent areas, 2007–2010. *HIV Surveillance Supplemental Report 2013, 18*(3). Available at www.cdc.gov/hiv/topics/surveillance/resources/reports/#supplemental. Published February 13, accessed April 28, 2013.

Copeland, K. L., Brown, J. S., Creasman, J. M., et al. (2012). Diabetes mellitus and sexual function in middle-aged and older women. *Obstetrics & Gynecology, 120*(2), 331–340.

Cornelison, L. J., & Doll, G. M. (2012). Management of sexual expression in long-term care: Ombudsmen's perspectives. *The Gerontologist.* doi:10.1093/geront/gns162.

Cramer, H., Lauche, R., Langhorst, J., et al. (2012). Effectiveness of yoga for menopausal symptoms: A systematic review and meta-analysis of randomized controlled trials. *Evidence-Based Complementary and Alternative Medicine.* doi:1155/2012/863905.

Cui, J., Shen, Y., & Li, R. (2013). Estrogen synthesis and signaling pathways during ageing. *Trends in Molecular Medicine, 19*(3), 197–209.

DeLamater, J. (2012). Sexual expression in later life: A review and synthesis. *Journal of Sex Research, 49*(2–3), 125–141.

deVilliers, T. J., Gass, M. L., S., Haines, C. J., et al. (2013). Global consensus statement on menopausal hormone therapy. *Maturitas, 74*, 391–392.

Elias, J., & Ryan, A. (2011). A review and commentary on the factors that influence expressions of sexuality by older people in care homes. *Journal of Clinical Nursing, 20*(11–12), 1668–1676.

Elkins, G. R., Fisher, W. I., Johnson, A. K., et al. (2013). Clinical hypnosis in the treatment of postmenopausal hot flashes. *Menopause, 20*(3), 291–298.

Esmail, S., Darry, K., Walter, A., et al. (2010). Attitudes and perceptions towards disability and sexuality. *Disability and Rehabilitation, 32*(14), 1148–1155.

Farrell, J., & Belza, B. (2011). Are older patients comfortable discussing sexual health with nurses? *Nursing Research, 61*(1), 51–57.

Fedder, J., Kaspersen, M. D., Brandslund, I., et al. (2013). Retrograde ejaculation and sexual dysfunction in men with diabetes mellitus. *Andrology, 1*(4), 602–606.

Galinsky, A. M. (2012). Sexual touching and difficulties with sexual arousal and orgasm among U.S. older adults. *Archives of Sexual Behavior, 41*(4), 875–890.

Gibbs, A., Lee, S., & Kulkarni, J. (2012). What factors determine whether a women becomes depressed during perimenopause? *Archives of Women's Mental Health, 15*(5), 323–332.

Glina, S., Sharlip, I. D., & Hellstrom, W. J. (2013). Modifying risk factors to prevent and treat erectile dysfunction. *Journal of Sex Medicine, 10*(1), 115–119.

Gray, P. B., & Garcia, J. R. (2012). Aging and human sexual behavior. *Gerontology, 58*, 446–452.

Green, S. M., Haber, E., McCabe, R. E., et al. (2013). Cognitive-behavioral group treatment for menopausal symptoms. *Archives of Women's Mental Health, 16*(4), 325–332.

Harte, C. B., & Meston, C. M. (2012). Association between smoking cessation and sexual health in men. *British Journal of Urology International, 109*(6), 888–896.

Hayatbakhsh, M. R., Clavarino, A., Williams, G. M., et al. (2012). Cigarette smoking and age of menopause. *Maturitas, 72*(4), 346–352.

Herdman, T. H. (Ed.). (2012). *NANDA International Nursing Diagnoses: Definitions and classification 2012–2014.* Oxford: Wiley-Blackwell.

Hoekstra, T., Lesman-Leegle, I., Luttik, M. L., et al. (2012). Sexual problems in elderly male and female patients with heart failure. *Heart, 98*(22), 1647–1652.

Horstman, A. M., Dillon, E. L., Urban, R. J., et al. (2012). The role of androgens and estrogens in healthy aging and longevity. *Journals of Gerontology: Biological Sciences and Medical Sciences, 67*(11), 1140–1152.

Im, E.-O., Ko, Y., Hwang, H., et al. (2012). "Symptom-specific or holistic": Menopausal symptom management. *Health Care for Women International, 33*(6), 575–592.

Jang, J., Anderson, P. G., & Mentes, J. C. (2011). Aging and living with HIV/AIDS. *Journal of Gerontological Nursing, 37*(12), 4–7.

Kedia, G. T., Uckert, S., Assadi-Pour, F., et al. (2013). Avanafil for the treatment of erectile dysfunction. *Therapeutic Advances in Urology, 5*(1), 35–41.

Kim, T. H., Kim, S. M., Kim, J. J., et al. (2011). Does metabolic syndrome impair sexual function in middle- to old-aged women? *Journal of Sex Medicine, 8*(4), 1123–1130.

La Marca, A., Sighinolfi, G., Papaleo, E., et al. (2013). Prediction of age at menopause from assessment of ovarian reserve may be improved by using body mass index and smoking status. *PLoS One, 8*(3), e57005.

Leach, M. J., & Moore, V. (2012). Black cohosh for menopausal symptoms. *The Cochrane Database of Systematic Reviews,* CD007244. doi:10.1002/14651858.CD007244.pub2.

Lin, H. L., Hsiao, M. C., Liu, Y. T., et al. (2013). Perimenopause and incidence of depression in midlife women. *Climacteric, 16*(3), 381–386.

Lindh-Astrand, L., & Nedstrand, E. (2012). Effects of applied relaxation on vasomotor symptoms in postmenopausal women: A randomized controlled trial. *Menopause: The Journal of the North American Menopause Society, 20*(4), 401–408.

Lochlainn, M. N., & Kenny, R. A. (2013). Sexual activity and aging. *Journal of the American Medical Directors Association, 14*(8), 565–572.

Martelli, V., Valisella, S., Moscatiello, S., et al. (2012). Prevalence of sexual dysfunction among postmenopausal women with and without metabolic syndrome. *Journal of Sex Medicine, 9*(2), 434–441.

Masters, W. H., & Johnson, V. E. (1966). *Human sexual response.* Boston, MA: Little, Brown and company.

Mauvais-Jarvis, F., Clegg, D. J., & Hevener, A. L. (2013). The role of estrogens in control of energy balance and glucose homeostasis. *Endocrinology Review, 34*(3), 309–338.

McGill, J. J., Shoskes, D. A., & Sabanegh, E. S. (2012). Androgen defi-

ciency in older men. *Cleveland Clinic Journal of Medicine, 79*(11), 797–806.

Mendez, M. F. & Shapira, J. S. (2013). Hypersexual behavior in fronto-temporal dementia. *Archives of Sex and Behavior, 42*(3), 501–509.

Muzacz, A. K., & Akinsulure-Smith, A. M. (2013). Older adults and sexuality. *Journal of Mental Health Counseling, 35*(1), 1–14.

Nedergaard, A., Henriksen, K., Asser, K. M., et al. (2013). Menopause, estrogens and frailty. *Gynecology & Endocrinology, 29*(5), 418–423.

North American Menopause Society. (2012). The 2012 hormone therapy position statement of the North American Menopause Society. *Menopause: The Journal of the North American Menopause Society, 19*(3), 257–271.

Okeke, T. C., Ezenyeaku, C. C., Ikeako, L. C., et al. (2013). An overview of menopause associated vasomotor symptoms and options available in its management. *Nigerian Journal of Medicine, 22*(1), 7–14.

Pantalone, K. M., & Faiman, C. (2012). Male hypogonadism. *Cleveland Clinic Journal of Medicine, 79*(10), 717–725.

Pastuszak, A. W., Badhiwala, N., Lipshultz, L. I., et al. (2013). Depression is correlated with the psychological and physical aspects of sexual dysfunction in men. *International Journal of Impotence Research, 25*(5), 194–199.

Pimenta, F., Leal, I., Maroco, J., et al. (2012). Menopausal symptoms. *Maturitas, 73*(4), 324–331.

Pitkin, J. (2012). Alternative and complementary therapies for menopause. *Menopause International, 18*(1), 20–27.

Pontiroli, A. E., Cortelazzi, D., & Morobito, A. (2013). Female sexual dysfunction and diabetes: A systematic review and meta-analysis. *Journal of Sex Medicine, 10*(4), 1044–1051.

Rosenfeld, D., Bartlam, B., & Smith, R. D. (2012). Out of the closet and into the trenches: Gay male baby boomers, aging, and HIV/AIDS. *The Gerontologist, 52*(2), 255–264.

Ryan, J. G., & Gajraj, J. (2012). Erectile dysfunction and its association with metabolic syndrome and endothelial function among patients with type 2 diabetes mellitus. *Journal of Diabetes Complications, 26*(2), 141–147.

Santos, T., Drummond, M., & Botelho, F. (2012). Erectile dysfunction in obstructive sleep apnea syndrome. *Review of Portuguese Pneumologica, 18*(2), 64–71.

Shamloul, R., & Ghanem, H. (2013). Erectile dysfunction. *Lancet, 381*(9861), 153–165.

Sharifi, F., Asqhari, M., Jaberi, Y., et al. (2012). Independent predictors of erectile dysfunction in type 2 diabetes mellitus. *ISRN Endocrinology,* 502353. doi:10.5402/2012/5023553.

Slag, M., Morley, J. E., Elson, M. K., et al. (1983). Impotence in medical clinic patients. *Journal of the American Medical Association, 249,* 1736–1740.

Slinkard, M. S., & Kazer, M. W. (2011). Older adults and HIV and STI screening. *Geriatric Nursing, 32*(5), 341–349.

Spitzer, M., Huang, G., Basaria, S., et al. (2013). Risks and benefits of testosterone therapy in older men. *Nature Reviews Endocrinology, 9*(7), 414–424.

Steinke, E. E., Mosack, V., Barnason, S., et al. (2011). Progress in sexual counseling by nurses, 1994 to 2009. *Heart & Lung.* doi:10.11016/jhrtlng.2010.10.001.

Surampudi, P. N., Wang, C., & Swerdloff, R. (2012). Hypogonadism in the aging male: Diagnosis, potential benefits and risks of testosterone replacement therapy. *International Journal of Endocrinology,* 625434. doi:10.1155/2012/625434.

Syme, M. L., Klonoff, E. A., Macera, C. A., et al. (2013). Predicting sexual decline and dissatisfaction among older adults. *Journals of Gerontology: Psychological Sciences and Social Sciences, 68*(3), 323–332.

Thakur, J. S., Thakur, S., Sharma, D. R., et al. (2013). Hearing loss with phosphodiesterase-5 inhibitors. *Laryngoscope, 123*(6), 1527–1530.

Thorve, V. S., Kshirsagar, A. D., Vyawahare, N. S., et al. (2011). Diabetes-induced erectile dysfunction. *Journal of Diabetes Complications, 25*(2), 129–136.

Trompeter, S. E., Bettencourt, R., & Barrett-Connor, E. (2012). Sexual activity and satisfaction in healthy community-dwelling older women.

The American Journal of Medicine, 125, 37–43.

Tutolo, M., Briganti, A., Suardi, N., et al. (2012). Optimizing postoperative sexual function after radical prostatectomy. *Therapeutic Advances in Urology, 4*(6), 347–365.

U.S. Census Bureau. (2011). 2101 Census shows 65 and older population growing faster than total U.S. population. Press Release, November 30, 2011. Available at www.census.gov/newsroom/releases/archives/2010_census/cb11-cn192.html.

Van Wagenen, A., Driskell, J., & Bradford, J. (2013). "I'm still raring to go": Successful aging among lesbian, gay, bisexual, and transgender older adults. *Journal of Aging Studies, 27*, 1–14.

Villaseca, P. (2012). Non-estrogen conventional and phytochemical treatments for vasomotor symptoms. *Climacteric, 19*(2), 115–124.

Whiteley, J., Wagner, J.-S., Bushmakin, A., et al. (2013). Impact of the severity of vasomotor symptoms on health status, resource use, and productivity. *Menopause: The Journal of the North American Menopause Society, 20*(5).

Wood, A., Runciman, R., Wylie, K. R., et al. (2012). An update on female sexual function and dysfunction in old age and its relevance to old age psychiatry. *Aging and Disease, 3*(5), 373–384.

第 5 篇

在健康和疾病的各阶段促进健康

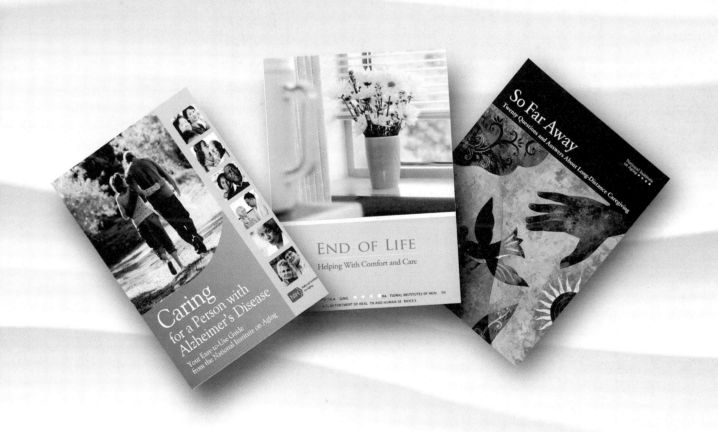

第 27 章　老年人疾病期的照顾

关键术语

非典型表现	姑息护理
共患疾病	老年综合征
虚弱	

多种因素导致对老年人的护理有别于其他人群，同时也增加了促进其健康的难度。其中最重要的原因是，大多数老年人，以及所有需要接受急性期或者长期护理的老年患者，同时面对着几个甚至多个威胁其健康的疾病。尽管受多重疾病的影响，护士仍有许多机会在应对疾病和功能受限的同时，促进老年人的整体健康。本章将介绍老年人疾病的特点，讨论适于患有慢性疾病或渐进性衰弱的老年人的整体护理方式，以及照顾患有癌症、糖尿病和心力衰竭等疾病的老年人的护理概念。有关老年人照顾者的需求也将在本章中进行讨论。

老年人疾病的特点

老年人通常患有一种或多种慢性疾病，这些疾病因素逐渐累积，可影响老年人的日常生活质量。实际上，超过 50% 的老年人患有三种或以上的慢性疾病，且每种疾病都对机体功能有不同程度的影响（美国老年协会，2012）。因此，老年人通常需要接受持续的慢性病基础护理和间断的急性发作性疾病的护理。在慢性疾病稳定期，自我照顾（也称自我管理）是健康护理的主要内容。即使是急性发作期，慢性病和一种或多种急性发作疾病的相互作用也会影响护理质量。因此，老年人的健康状况常会有不可预期的波动，并受多种因素的影响。

护士在照顾老年患者时，不仅要解决急性症状，还要兼顾慢性和急性症状的相互作用。例如，患有心力衰竭的老年人，当出现病情不稳定时可能需要住院治疗，出院后，他们也需要接受持续的专业医疗护理，直至恢复独立生活。这种间断性在专业机构接受护理的模式有可能会影响患者的独立生活能力。最终这些因素会导致老年人需要长期接受生活护理或入住其他类型的护理机构，特别是当患病老人的家庭中缺乏足够护理支持的条件时。

老龄化（机体储备减少）和疾病（额外生理需求增加）的联合和累积效应使老年人更难维持和恢复到最佳的自理能力。所有这些间断性和相互作用的因素形成了"悠悠球效应"：即人所经历的周期性健康波动，就像"悠悠球"一样不能回到其以前的高度。在随后的周期中，随着弹性减少，悠悠球最终失去其反弹能力。促进健康旨在整体满足老年人在健康波动周期中不断变化的需求。健康护理的

健康机会

通过关注老年人身体-情感-精神的相互联系，护士可以找到恰当的机会为老年人，甚至是身体每况愈下的患者提供身体上的舒适以及情感和精神上的支持。

原理就像重卷悠悠球一样，指通过采取干预措施，建立机体功能，支持促进健康的自我照顾行为。

共患疾病

近年来，人们越来越认识到为患有多种疾病的老年人提供医疗护理的复杂性。2012 年，美国老年学会出版了针对患有多种慢性疾病或有**共患疾病**的老年人最佳的护理指导原则。共患疾病与高死亡率、高致残率、入院长期化、不良反应、卫生保健资源的利用以及低生活质量密切相关（美国老年学会，2012）。因鲜有共患疾病的循证信息，故专家总结了如下护理"指导原则"而非具体建议：

- 将患者的喜好融入医疗决策制定过程中（以患者为中心）。
- 参考有关老年人共患疾病的医学文献，思考针对个人的采纳程度。
- 建立包括风险、负担、利益以及预后（如预期寿命、身体功能状态、生活质量）的临床决策体系。
- 制定临床管理决策时，要考虑治疗方案的负担、复杂性和可行性。
- 对老年人的教育和评估必须由卫生保健专业人员采用多种方法，在不同场所持续性、多层次、个性化地展开。
- 选择能使效果最优、危害最小，同时能提高生活质量的治疗方法（包括药物的选择）。
- 个性化护理计划的制订和实施应在各种护理场所（包括居家）中，由多学科医疗护理团队联合家属、朋友、护工共同开展。

尽管这些指导原则是为老年患者的初级保健医生制定的，但对于护理的倡导者和协调者，以及与患者、家属、看护者、医生和其他专业人员的沟通者的护士来说也十分重要。

非典型表现

非典型表现（是指因疾病的可变性、微妙性、不明显或非特异性，其症状表现与常见情况不同）常见于老年人。例如：跌倒、行为或功能变化，细微的身体变化（如易疲劳或食欲减退）是感染（如肺炎或尿路感染）的常见非典型表现；而感染的常见症状，如体温升高、疼痛或不适的特定主诉却可能并不出现。疾病的非典型表现尤其多见于认知障碍或年龄超过 85 岁的老年人。药物不良反应也可能呈现非典型表现，这会干扰对症状的及时识别和管理（Petrovic，van derCammen，& Onder，2012）。护理的主要责任是对可能出现非典型表现的疾病保持高度关注，并探究老年期疾病症状和体征的所有潜在原因。

老年综合征

老年综合征是指未患特定疾病，但对老年人的机体功能和生活质量有显著负面影响的症状。最常见的老年综合征有跌倒、虚弱、营养不良、尿失禁、功能减退、压疮和认知功能损害（包括谵妄）。虽然老年症状的定义各不相同，但专家们一致认为这些表现普遍存在，并由多个危险因素和潜在条件相互作用导致。老年综合征的另一个特点是可降低老年人对压力的应激能力，且与疾病发病率增加和预后不良有关（Kane，Shamliyan，Talley，et al.，2012；Wang，Shamliyan，Talley，et al.，2013）。目前的重点是明确特定风险和致病因素，以采取针对性干预措施，预防老年综合征或最大限度减少严重后果的发生。例如：重点关注精神药物不良反应与跌倒、谵妄和住院治疗的密切关系（Wierenga，Buurman，Parlevliet，et al.，2012）。

自本世纪初，**虚弱**就在老年综合征相关文献中作为一种由生理性三联征所致的综合征被提及。"生理三联征"指肌肉减少症（即肌肉质量减少）、免疫和神经内分泌失调（Fried，Tangen，Walston，et al.，2001）。虚弱目前被视为一个复杂的老年症状，当患者存在以下三种或更多症状时即可被确诊为虚弱：身体活动能力降低、行走缓慢、非刻意性体重降低（过去一年中体重减少 10 磅或更多）、衰弱（握力降低）以及自感疲惫（Koller & Rockwood，2013）。

专家们一致认为虚弱表现是多因素的，所以全面的定义应包括六个方面：认知、心理健康、营养、生理功能、运动能力和步行速度（Rodriquez-Manas，feart，Mann，et al.，2013）。许多研究发现，虚弱可导致多种严重不良后果，如死亡率上升、入院率升高、需要长期护理照顾，以及生活质量和生理功能下降（Drubbel，de Wit，Bleijenberg，et al.，

2013；shamliyan，Talley，Ramakrishnan，et al.，2013）。研究还强调，识别住院老年患者的虚弱症状对预防高危患者发生不良事件格外重要（Bagshaw & McDermid，2013）。一个国际专家共识小组建议对所有 70 岁以上老年人和有可能导致体重明显降低的慢性病患者进行虚弱筛查，因为这些疾病可以通过采取具体措施进行预防或治疗，包括运动、营养干预、服用维生素 D 和减少多重用药（Morley，Vellas，van Kan，et al.，2013）。

健康、老龄和疾病概念的联系

尽管当我们照顾患急慢性疾病的老年人时，健康和老龄的概念看似是矛盾的，但对于年龄在 70 岁以上、身体健康、功能健全并且生活美满的老年人来说，应用健康理念是相对容易的。更大的挑战是将健康理念应用到护理八九十岁甚至年龄更大、且患有多种慢性疾病或其他严重疾病甚至濒死的老人中。在这种情况下，我们须将健康理念应用于更广的范围，包括身体-情感-精神的内在关系，以及个体与自己和他人的关系等。

当照顾患病老年人时，护士不仅要满足身体舒适、健康、功能的需求，还要满足情感慰藉和精神需求。在此过程中，护士拥有如下促进健康的机会：

- 帮助老年人了解其不依赖于身体和生理功能的个人特性（例如情感、人际关系和精神素养），在此基础上制定措施以建立或提高这些个性特征。
- 支持和促进人际关系，包括建立新的人际关系和提供支持资源，以改善老年人的健康、功能和生活质量。
- 当健康的概念应用于身体-情感-精神的内在关系时，护士应帮助老年人确立现实的生活质量目标。
- 促进老年人、家属和照顾者合理使用新资源，并加强已有的支持资源。
- 为老年人的家属和照顾者制定促进老年人健康的方法。

健康促进是护理患严重急慢性疾病，甚至寿命有限的所有老年人的重要组成部分。不幸的是，卫生专业人员、老年人和家属对年龄的歧视态度会阻碍健康促进的发展。医护人员可能认为改善健康行为对以后的生活很少或毫无益处，但这种说法尚无证据支持（Pascucci，Chu，& Leasure，2012）。护士和其他卫生专业人员必须警惕不要被年龄歧视态度所影响，认为老年人年龄过大、身体过于虚弱或功能受损，以致无法从学习或改变健康行为中受益。

对自己的健康负责是老年人健康的重要方面，因为自我保健对慢性病患者获得最佳健康效果是必不可少的。即使是必须依靠他人照顾的老年人，护士也可以帮助其制定承担个人健康责任的方法。个人健康责任包括整体健康和特定慢性病管理，通常需要患者本人落实健康相关行为。护士可以应用在第 5 章中提到的行为改变原则来协助实现。

自我效能是在健康促进中护士能够干预的另一内容。这对需要自我管理一种或多种慢性病的独居老年人尤为重要（Melchior，Seff，Bastida，et al.，2013）。护士有许多机会来提升患者的自我效能，例如，对老年人在管理复杂的用药过程中取得的进步做出积极反馈。此外，克服年龄歧视态度，增进交流信心，从而提高老年人学习和应用新信息的能力，也是另外一种提高患者自我效能的干预措施。

即使疾病危及老年人的健康、功能和生活质量，护士仍然可以从整体角度制订以健康为导向的目标和干预措施。例如，护士可以建议那些难以参与户外步行或其他需要良好的平衡和行动能力的老年人选择其他运动方式，例如水上运动或打太极拳。这些项目在大多数社区都可开展，并且可以达到额外的积极效果，例如增进社会关系。表 27-1 列出了应用于心理、舒适、健康促进和精神需求的护理结局分类（NOC）与护理措施分类（NIC）的标签。护士可以将这些目标与干预措施纳入初级保健护理计划中。

对患病老年人的整体护理：重点是照顾和舒适

照顾和舒适是所有护理的核心，尤其当患者的疾病难以治愈时，这两点就更加重要。尽管将老龄化和无法治愈相提并论不仅是错误的，而且对老年人来说也是一种极大的伤害，但当治疗措施对老年

需求类型	护理结局分类	护理措施分类
	表 27-1　老年人患病期间健康促进的护理结局分类（NOCs）和护理措施分类（NICs）	
心理社会需求	焦虑水平，应对能力，决策能力，恐惧程度，卫生保健决策的参与，个人自主性，个人健康状况，自我照顾方向，自尊，社会参与，压力水平，疼痛程度	减轻焦虑，提供咨询，增强应对，决策支持，情绪支持，患者权利保护，促进恢复，小组支持，简单意向引导，触摸
舒适需求	舒适程度，疼痛控制，疼痛：破坏性影响，睡眠，症状控制，体温调节	疼痛管理，疼痛定位，简单按摩，温度调节，治疗性触摸
健康促进需求	防跌倒行为；健康促进行为；免疫行为；相关知识：饮食，疾病过程，健康行为，健康资源，疾病护理，用药；营养状况；身体素质；风险控制；风险检测；自我护理状态；安全的家庭环境	预期指导，环境管理：舒适／安全，运动促进，防跌倒，健康教育，免疫管理，营养管理，风险识别，自我责任促进，简单放松治疗，皮肤监测，睡眠促进，安全检测
精神需求	希望，精神健康	主动倾听，促进宽恕，缓解内疚，注入希望，陪伴，回顾疗法，增强宗教仪式，增强自我意识，促进精神成长，精神支持
生活质量需求	休闲参与，个人幸福感，生活质量	动物辅助治疗，芳香疗法，家庭参与促进，幽默疗法，音乐治疗

人的基础状态有害或存在风险时，仍然只关注治愈疾病也是一种伤害。老年人护理通常兼顾照顾和治疗的结合，要将重点从治疗转移到照顾上，关注疾病的进展和症状的累积。此外，由于老年人疾病的复杂性，当关注点从治疗变成照顾时，鲜有一个明确的"转折点"。因此，护理目标可能会出现波动，或是在治疗一种症状的同时，对其他症状进行护理和增进舒适。越来越多的老年科医生、老年病专家、伦理学家和老年科护士在面临着挑战，即针对寿命有限的老年人，如何提高其生活质量。

　　近年来，**姑息护理**的出现和发展为严重疾病的健康促进提供了思路，该模式被越来越多地应用于不能治愈的、病情复杂而有累积效应的疾病患者。姑息护理的特点如下（Meier，2011；National Consensus Project for Quality Palliative Care，2013）：

- 姑息护理既是一种照顾理念，也是一种为患者及其家庭照顾者获得最佳生活质量的组织体系。
- 被照顾的对象是患者及其家属，他们通常面临着许多持续存在、危及生命或反复出现的疾病相关问题，这些疾病对其日常功能产生不利影响，或者可能降低预期寿命（例如虚弱、急性脑卒中、恶性肿瘤、痴呆和其他神经变性疾病）。
- 护理目标是预防和减轻痛苦，提高生活质

量，优化机体功能，协助制定决策，并提供个人成长的机会。
- 理想的姑息护理是从疾病早期开始，同时作为治疗或改善疾病症状的方法。

　　姑息护理最初是作为临终关怀的组成部分而创建的，但在美国，姑息护理已经从临终关怀独立出来。在医院，姑息护理项目可以通过姑息护理联合委员会高级认证来认定，认定表明该项目对患有严重疾病的成人和儿童可提供优质的以患者和家庭为中心的护理（Labson，Sacco Weissman，et al.，2013）。目前，在临终关怀计划项目内外，以及美国大多数医院都可提供姑息护理项目（National Consensus Project for Quality Palliative Care，2013）。

　　2010 年患者保护与平价医疗法案将姑息护理适用范围扩展到临终关怀和住院患者以外的对象，其目的是降低护理成本和改善卫生服务效果（Morrison，2013）。越来越多的门诊、长期护理机构和有医疗保健认证的家庭保健团队正在发展姑息护理项目。最近一项研究发现，长期护理机构中的姑息护理团队通过治疗疼痛和其他症状，减轻了患者的痛苦，从而减少了不必要的急救和急性护理服务，并帮助患者个人及其家庭满足其生命终末期需求（Comart，Mahler，Schreiber，et al.，2013）。

　　在大多数国家，姑息护理和临终关怀是等同使用的，护理服务的提供并不基于疾病预后；然而，

一个学生的反思

　　我从过去一周的采访中学到了许多。我访谈的这位女士历经了很多生活上的困难，甚至目前仍处于困难之中，尽管如此，她仍在继续前行。尽管身患疾病，但对上帝的信仰使她依旧仰首前行。她对我的采访能够袒露心扉，洞察秋毫，深度回应。作为一个安静的女人，她的内心有着无比强大的力量。

　　在被诊断为多发性硬化后的一段时间，她患上了抑郁症，体重也在无意中减轻许多，人变得萎靡和孤僻。这表明疾病可以在人体内造成压力，进而又可以引发其他疾病。她很幸运（如果可以这样说）的是体重减轻未导致严重后果。如果发生在体重较轻的人身上，可能会产生严重后果。这是说明抑郁症患者不只有情感悲伤这一种表现的经验。一旦她接受了自己的命运，体重便有所回升，并维持在了她满意的水平。

　　她的女儿也被诊断为多发性硬化，这是一件既不幸同时又幸运的事情。她的女儿被确诊时年龄较小，因此出现了更多严重的问题而不得不定期住院治疗。对于一个母亲来说，看到女儿有如此经历会很难受，但幸运的是，有人可以与她分享患病经验。

　　如前所述，对上帝的信仰使她得以昂首前行。虽然仍在遭受挫折，但她相信，上帝自有安排，上帝永远与她同在。她的力量鼓舞着周围的人，同时也给予了我力量。

Anita M.

在美国，两者的选择标准根据疾病的预后和并行治疗方案的使用而有所不同（Meier，2011）。具体来说，接受临终关怀的患者预期寿命须少于 6 个月，并且当事人同意放弃治疗。相反，姑息护理可以在慢性疾病的任何时间节点提供，并且可以延长寿命的治疗措施同时应用，或者是作为患有严重疾病患者的主要护理重点。因为医疗保健文献中通常将姑息护理与临终关怀相联系，故本章在更大的背景下（即在临终关怀之外）来讨论姑息护理，然后在第 29 章中将其作为临终关怀护理的组成部分再进行讨论。图 27-1 展示了 Passmore（2013）所描述的姑息护理作为一种连续性模式，持续保持痴呆患者的舒适、尊严、自主性和生活质量。

　　姑息护理模式基于多学科团队展开，护士责无旁贷。该模式关注重病期间的生活质量，特别适用于全面满足老年人的需要。姑息护理强调尊重个人，分享关怀时刻，允许老年人进行自我照顾，尊重每个人的内在价值和独特性。与老年人健康促进相关的姑息护理特征如下：

- 首要注重保持身体舒适、心理及精神健康
- 综合控制不适症状
- 对家属及所有支持者（如朋友、志愿者及其他重要的人）进行教育和支持
- 对专业照顾者（如护士、护工、初级保健工作者）提供咨询、教育和支持

　　姑息护理还包括优化身体功能、鼓励体育锻炼和其他健康生活方式的护理行为（Resnick，2012）。

　　护士的一项重要职责是识别转入姑息护理的时机，并与老年人及其家属讨论这一选择。在美国近十年间，临终关怀和姑息护理的概念已经发生了变化，因此，讲解二者的区别尤为重要。当与老年人或其家人讨论姑息护理服务时，要强调尽管这些服务在所有临终关怀方案中均可提供，但他们还可在临终关怀之外，有更广泛的获取标准。当讨论姑息护理时，用"支持性治疗"一词可能更容易接受，二词可以互换使用（Maciasz, Arnold, Chu. et al., 2013）。

　　护士可以使用表 27-2 作为启动姑息护理讨论的条件指南，该指南出自于临床系统改善协会（2011年）。该指南中的很多指标，如体重减轻、病情不稳定和频繁住院等很容易发现和确定，可以作为讨论启动姑息护理服务的"指标"。由于这些计划是综合全面满足老年人、家庭和照顾者的需求，所以在许多情况下它们是健康护理的重要组成部分。

　　提供与临终关怀有所不同的姑息护理内容也很重要。目前开发的姑息护理方案涉及明确诊断，并通过与治疗选择相关的决策过程来指导患者和家属。例如，老年肾衰竭姑息护理计划可提供及时的医疗和预后更新，从而帮助老年人及其家属；基于患者现状权衡对疾病的预期；讨论药物的质量调整与老年症状和合并症的累积效应（Swidler，2012）。我们需意识到，姑息护理，特别是在美国临终关怀机构

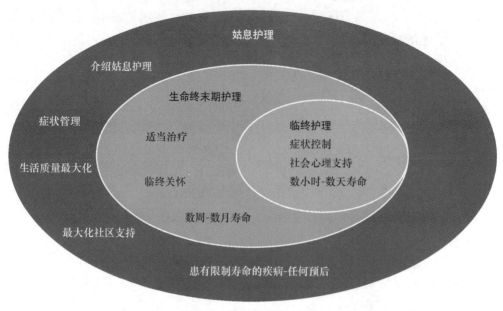

图 27-1 姑息护理的连续性

表 27-2　姑息护理的适用指征	
疾病	**姑息护理的适应证**
癌症	● 疼痛，呼吸困难，厌食症和其他难以很好控制的症状 ● 可能无法治愈，即使正在接受治疗（如放疗、化疗） ● 在治疗过程中疾病恶化 ● 患者无法自理时
痴呆	● 出现给患者本人或其照顾者带来苦恼的重要行为问题 ● 营养问题（如体重减轻、进食 / 喂食受限、窒息风险） ● 频繁住院和（或）病情不稳定 ● 伴随其他疾病（如心力衰竭、肺炎） ● 当需要做出医疗护理决策时 ● 病情进展为晚期痴呆
心力衰竭	● 尽管采取了最好的医疗方式，仍进展到晚期心力衰竭 ● 呼吸困难、疼痛或其他治疗无效的症状 ● 需要频繁的医疗护理或住院治疗 ● 机体功能显著下降
慢性阻塞性肺疾病	● 端坐呼吸，呼吸困难，其他难以控制的呼吸相关症状 ● 体重明显减轻 ● 焦虑，恐惧死亡
帕金森病	● 机体功能显著下降 ● 营养问题，特别是出现吞咽困难和体重减轻时

资料来源：Brown, Sampson, Jones, et al., 2013；Miyasaki, 2013；Parikh, Kirch, Smith, et al., 2013；Passmore, 2013；Thoonsen, Engels, Rijswijk, et al., 2012.

以外的姑息护理，正在迅速发展。

应用于特定病理状态或慢性病状态时的健康概念

本书所有面向临床的章节都在探讨护士如何针对老年人的日常功能和常见慢性病促进健康。尽管疾病的深入病理生理学内容并不在本书范围内，但下文将阐述一些促进患有癌症、糖尿病或心力衰竭老年人健康的内容。我们将基于功能影响的理论框架讨论这三类疾病，说明在健康促进背景下如何应用健康概念。

促进患癌症老年人的健康

因为癌症的诊断需要一定时间，所以其发病率与年龄呈正相关。大约 60% 确诊为癌症和 70% 死于癌症的病例发生在 65 岁以上人群中（Molina-Garrido，Guillen-Ponce，Castellano，et al.，2014）。如 65 岁及以上的女性卵巢癌患者死亡风险是年轻患者的两倍（Freyer，Tew，& Moore，2013）。乳腺癌、结肠癌和前列腺癌是老年期癌症存活患者中的常见诊断（de Moor，Mariotto，Parry，et al.，2013）。研究表明，老年癌症患者确诊时已至晚期，并且有治疗不足的风险（Cataldo，Paul，Cooper，et al.，2013；Clough-Gorr，Noti，Brauchli，et al.，2013）。

多种原因使老年人癌症的筛查和治疗复杂化。首先，老年人在临床试验中代表性不足，以致推荐的循证指南较少。其次，老年人常并存多种疾病，从而增加了其对治疗方法产生不良反应的敏感性。第三，对筛查和治疗的结果判定可能受年龄歧视的影响。目前的重点是结果判定不应仅依据慢性病的发病年龄，而是要多维评估，需考虑以下所有因素：正常老化的影响、身体和心理健康及功能、慢性病的累积效应、预期寿命、潜在益处与危害、个人价值观和偏好（Eckstrom，Feeny，Walter，et al.，2013；Overcash，2012）。

差异性提示

患乳腺癌的老年黑人妇女的 5 年生存率比老年白人妇女低 13%，因为黑人患者从诊断到治疗的时间较长，且接受治疗的黑人患者较少（Silber，Rosenbaum，Clark，et al.，2013）。

护理评估

从健康促进的角度来看，护士需要评估老年人，以确定他们对筛查最可能罹患的癌症类型的知识和态度。例如，皮肤癌是最常见的癌症之一，并且很容易通过自我检查被发现。因此，如第 23 章内容所述，重点是评估老年人对识别皮肤变化的知识。护士还需要评估老年人有关预防癌症方面的知识，这是制定健康促进目标的基础。当照顾患癌症的老年人时，护士通过明确心理社会需要来促进健康，例如癌症对个人的影响、应对优势和社会支持，以及个人参与筛查和照顾的决策能力。

健康护理诊断和健康结局

"努力提高知识"是一个健康护理诊断，适用于有兴趣学习癌症筛查和预防知识的老年人。对于已确诊为癌症的老年人，该护理诊断则适用于有兴趣全面了解更多知识（如姑息护理或临终关怀服务）的患者。

护理结局分类（NOCs）中有两个类型适用于预防和早期检测癌症，即"健康促进行为"和"知识：与健康行为有关"。整体护理患癌症老年人的健康结局包括舒适、应对和生活质量。

护理干预

癌症是健康促进的重点，因为通过健康生活方式的干预可以防止一半以上患者因癌症死亡（美国癌症协会，2013）。健康促进的干预重点是指导老年人初级预防和早期发现癌症，如框 27-1 所示。护士可以鼓励老年人和家属与其主要照顾者，围绕生活质量讨论癌症的检测和治疗方案的选择。

对于已确诊为癌症的老年人，护士需解决其疼痛和舒适方面的所有问题（见第 28 章）。另外，因为癌症患者常会使用补充和替代疗法，护士可以鼓励患者与初级保健医生讨论这些疗法，尽量从可靠来源（如国家癌症研究所和国家补充和替代医学中心）获得相关信息。此外，鼓励尝试自我保健，如瑜伽、意向引导和冥想，以减轻癌症和治疗带来的相关症状。附加健康干预措施包括提供希望、支持和鼓励，及考虑转入临终关怀和姑息护理。

促进患糖尿病老年人的健康

糖尿病是老年人最常见的慢性病之一，美国 65 岁及以上人群的糖尿病患病率为 26.9%（疾病控制和预防中心，2011）。与年龄有关的可增加糖尿

健康机会

护士可以通过教会老年人自我筛查和预防疾病的方法来提高其个人责任感。

框 27-1 癌症患者和老年人的健康促进干预措施

指导初级预防

- 戒烟
- 避免二手烟
- 保持理想体重
- 每天至少摄取五份新鲜水果或蔬菜以及 25 ～ 30 g 膳食纤维
- 限制食用脂肪、红肉和油炸食品
- 避免暴晒
- 避免过量饮酒

美国癌症协会对老年人的筛查建议

- 每年一次粪便潜血检查
- 每 5 年一次乙状结肠镜检查和结肠气钡双重造影，每 10 年一次结肠镜检查
- 男性每年一次前列腺特异性抗原检查和直肠指检
- 女性每年一次乳房 X 线检查，每 2 ～ 3 年一次宫颈涂片检测
- 每年由初级保健医生体检一次，检查皮肤、甲状腺、口腔、乳房、卵巢、睾丸

病风险的因素包括胰岛 B 细胞功能下降和胰岛素抵抗（葡萄糖不耐受）增强。此外，糖尿病的危险因素还包括肥胖、高血压、家族史、缺乏锻炼、三酰甘油升高和高密度脂蛋白降低。糖尿病的严重后果包括肾衰竭，视网膜病变、神经病变、认知功能低下、下肢截肢和心血管疾病（包括脑卒中、高血压、心肌梗死和冠心病）。其他严重后果还有死亡率增加、功能下降以及入住长期护理机构的风险增加（Kirkman，Briscoe，Clark，et al.，2012）。

差异性提示

年龄标化后不同人种糖尿病患病率：美洲原住民和阿拉斯加土著，16.1%；黑人，12.6%；西班牙裔，11.8%；亚裔美国人，8.4%；白人，7.1%（美国疾病控制和预防中心，2011）。

糖尿病的管理和护理因老年患者伴随症状的普遍存在而变得复杂化。例如，感染可以影响胰岛素和降血糖药物的最佳剂量，慢性关节炎或痛风的周期性发作会影响老年患者的活动水平。另一个复杂化因素是老年人可能服用易导致疾病不稳定的药物（如泼尼松）。糖尿病的自我管理还会受其他老年人常见的因素（如老年痴呆、功能受限）以及客观情境的影响，如依赖他人或经济能力受限不能购买药物和适当的食物。

护理评估

尽管不要求护士可以诊断糖尿病，但护士仍需知道糖尿病在老年人中特有的诊断指标变化，如老年人的肾糖阈会增加，因此尿糖不能作为诊断糖尿病的精确指标。美国糖尿病协会（2013）提出以下四个条件中的任何一项均可独立诊断糖尿病：

- 糖化血红蛋白（HbA_{1c}）超过 6.5%
- 空腹血糖超过 126 mg/dl（禁食 8 小时）
- 高血糖症（例如多尿、多饮、体重减少）和随机（即白天任何时间）血糖超过 200 mg/dl
- 口服 75 g 葡萄糖耐量试验 2 小时血糖值超过 200 mg/dl

糖化血红蛋白 HbA_{1c} 常规用于监测糖尿病患者近几个月的血糖控制情况，目标值是小于 7%，这样就能减少微血管和神经病变并发症的发生率。虽然 7%～7.5% 的控制目标适合健康老年人，但美国老年医学学会建议，不太严格的目标可能更安全，

更适用于伴有多种合并症、住院或预期寿命缩短的老年人（Kirkman，Briscoe，Clark，et al.，2012）。由于低血糖是跌倒的危险因素，所以对伴有中度并发症和预期寿命大于 10 年的患者，合理目标为 7.5%～8.0%；而对于伴有多种并发症和预期寿命较短的患者，则控制目标为 8.0%～9.0%（Stefanacci & Haimowitz，2013）。

除了常规护理评估，一份对老年糖尿病患者的整体护理模式也解决了一些相关问题，如疾病状况、年龄歧视态度的影响、社会经济和文化对糖尿病管理的影响。框 27-2 总结了从健康角度针对老年糖尿病患者评估的问题。

健康护理诊断和健康结局

"努力提高知识"是一个健康护理诊断，适用于有兴趣学习糖尿病的老年人，特别是对于那些想进一步了解糖尿病如何影响自己健康的老年人。当被护理的老年患者想提高自我管理责任，包括预防并发症时，护士可以使用健康护理诊断：努力加强自我护理。

促进老年糖尿病患者健康的护理结局分类内容包括：糖尿病自我管理，血糖水平，健康促进行为，糖尿病管理知识和自我护理状况。

护理干预

关于自我管理的教育是糖尿病护理的基础，群

框 27-2　老年糖尿病患者的评估指南

糖尿病意义的思考

- 什么术语适合于讨论疾病（如老年人可能称糖尿病为"糖"）？
- 患者对糖尿病的理解是什么？

糖尿病管理的思考

- 患者对糖尿病管理的个人责任是如何理解的？
- 社会经济的影响：谁买菜做饭？日常喜好的食物？食物的通常"预算"是什么？在哪儿吃饭？
- 什么文化因素影响着健康信念、疾病管理、食物准备、饮食习惯和健康相关行为，如体育锻炼？
- 影响老年人自我照顾能力的伴随情况是什么？

年龄歧视态度的影响

- （老年人、照顾者或医疗保健专业人员的）年龄歧视态度是否影响了健康目标的设定？（例如"我早餐一直都吃甜甜圈，为什么如今到了这个年龄还要担心呢？"）
- 老年人（或其他人）是否因为上了年纪就错误地对自身情况感到绝望？（例如"我这么老了，无法自己控制血糖啦。"）

体活动对老年人特别有效（Tshiananga，Kocher，Weber，et al.，2012）。对糖尿病老年人群体干预的益处包括可改善血糖、自我效能、情绪应对和生活质量，降低压力和抑郁程度（Beverly，Fitzgerald，Sitnikov，et al.，2013）。因此，针对老年糖尿病患者，除了个体教育，护理的主要责任是促进群体教育开展。

当照顾患糖尿病的老年人时，护士通常需要解决对自我管理不利的条件，如指导照顾者，补偿记忆力缺陷。患糖尿病老年人会受益于社区服务，如上门送餐，协助买菜或准备膳食，参与团体膳食计划，预约配送，以及协助药物管理或葡萄糖监测。对行动不便的老年人可以考虑使用水疗法，这是一种安全而愉悦的身体活动方式。

健康机会

护士可以指导所有老年人利用现有资源来预防糖尿病，如糖尿病预防计划中所适用的方法，在全国糖尿病教育计划中可以查到，网址为 www.ndep.nih.gov。

促进患心力衰竭老年人的健康

心力衰竭是最常见的住院原因之一，至少一半的住院患者可以通过早期识别和对症治疗而避免入院（Wakefield，Boren，Groves，et al.，2013）。除了反复住院，老年人心力衰竭的其他常见后果包括：

- 发生心律失常的可能性增高，这会导致晕厥发作，甚至威胁生命
- 心血管功能受损和药物副作用，可导致低血压和跌倒风险增加
- 增加了医院获得性疾病如艰难梭菌感染的风险
- 药物相互作用和不良反应的风险增加，尤其当老年人患有其他疾病需服用多种药物时
- 睡眠障碍的发生率高
- 预期寿命缩短

由于上述这些可能的结果，心力衰竭成为慢性残疾、死亡率增加、老年人生活质量下降的主要因素。老年人的心力衰竭已成为健康促进的干预重点。

差异性提示

黑人发生心力衰竭的风险最高，与白人相比，其5年死亡率更高（Yancy，Jessup，Bozkurt，et al.，2013）。

护理评估

护士使用成人通用的评估技术来评估老年人心力衰竭的体征和症状。然而，老年人很有可能存在一些并发疾病从而影响护理评估。在评估心力衰竭对呼吸的影响时，护士需要考虑其他限制因素，如活动受限的老年人可能无法感受到呼吸困难。重要的是要明确提出特异症状，因为早期症状可能被误认为是老化或慢性病所致。

其次需考虑的评估因素是心力衰竭老年人可能会伴有一定程度的慢性肾衰竭，通常在异常范围内波动。因此，护士需要识别和记录老年人日常肾功能指标（即患者日常血尿素氮和肌酐波动范围）。如第8章所述评估电解质紊乱和药物不良效应也很重要，这通常与肾功能减退有关。这对治疗范围较窄的药物（例如地高辛）特别重要。

除了评估心力衰竭的症状和体征，护士还需评估风险因素，特别是通过健康促进可改善的问题，可增加心力衰竭风险的因素包括高血压、冠心病、心肌梗死、心力衰竭家族史、甲状腺功能亢进、糖尿病、吸烟和肥胖。即使老年人可能存在可长期影响疾病管理的行为（如吸烟、活动不足或高钠饮食），护士仍需评估改变这些行为的态度，以推进健康促进教育活动。最后，框27-3中列出了心力衰竭老年人健康评估的重要内容。

健康护理诊断和健康结局

护士可以采用"努力加强治疗方案的管理"这一健康护理诊断，来促进患者提高对心力衰竭的管理和预防住院及其他并发症的个人责任。"努力达成体液平衡"的健康护理诊断，适用于有兴趣学习并采取行动，以改善和维持体液及电解质平衡的患心力衰竭的老年人。

促进患心力衰竭老年人健康的结局包括心脏病自我管理，精力维持，健康促进行为和相关知识：心脏病管理。

护理干预

针对患心力衰竭老年人的健康护理计划，重点在于教会患者在伴有慢性病的情况下，尽己所能地采取行动，以获得身体功能和生活质量的最佳水平。例如，护士可以指导老年人规划好适度休息和活

<table>
<tr><td colspan="2">框 27-3　心力衰竭老年患者的评估指南</td></tr>
<tr><td colspan="2">

心力衰竭意义的思考
- 老年人对心力衰竭是如何理解的？
- 讨论该疾病时采用什么术语比较适宜？衰竭一词是否会引发焦虑或恐惧？
- 何种个人经历或其他重要的人的经历会影响老年人对心血管疾病的应对？（例如人们认为心力衰竭会在多大程度上危及生命？）

年龄歧视态度的思考
- 年龄歧视态度是否会影响健康促进干预？（例如医疗保健人员是否会因为认为患者年龄太大以至难以戒烟，或者难以从戒烟中受益而不要求老年患者戒烟？）

疾病管理的思考
- 老年人是否质疑或恐惧进行治疗性的或愉悦身心的活动（例如运动、游泳、性行为）？倘若如此，老年人会从健康教育中受益吗？
- 社会经济因素是否会影响疾病管理（例如有限的收入会阻碍购买所需药物或健康食品）？
</td></tr>
</table>

健康机会

对于患慢性病的老年人，如心力衰竭患者，减压活动尤其重要，护士可以建议患者放松和做健康促进活动，例如深呼吸、冥想和意向引导。

家属和照顾者需求解决

动，用有限的精力实现最佳的生活质量。教会症状识别是老年人自我护理的一个重要方面，因为老年人可能不会将体征和症状与心力衰竭相联系，这可能是导致不必要住院的因素之一（Lam & Smeltzer，2013）。从整体角度来看，护士还需要解决与心力衰竭相关的心理社会问题，例如恐惧、焦虑、孤独和抑郁（已在第 12、13、15 章中讨论）。另外，心力衰竭患者常经历疼痛、呼吸困难和其他痛苦症状（Light-McGroary & Goodlin，2013；Wilson & McMillan，2013）。此时，转入姑息护理模式或许是适当的（Pastor & Moore，2013）。

无论处于疾病的急性期、慢性期或减退期，患者对重要人际关系的需求也相应增加，这不仅源于身体护理需要，也源于情感和精神的需要。因此，当护士护理患病老年人时，家属和照顾者也是重要关注点。因为如果没有强大的支持系统，就不能满足老年人赖以生存的多方面需要。尽管美国老年人的专业服务越来越多，但家属照顾者仍需每周为老年人提供超过 20 小时的护理，这也限制了其日常生活活动（Lin，Fee，& Wu，2012）。即使在长期护理机构，也会安排亲属和朋友平均每周提供 4 到 9 小时的照护，在患者住院生活的最后一个月护理显著增加（Williams，Zimmerman，& Williams，2012）。

在大多数医疗保健机构中，护士满足照顾者需求的程度，受时间、老年人需求的紧迫性和复杂性所限。尽管有这些限制，护士依然可以使用改良照顾者压力指数（图 27-2）通过深入评估识别出可能有益于家属之处，加强随访。框 27-4 总结了护理评估和家庭护理干预措施的循证信息。表 27-3 列出了促进照顾者健康的相关护理目标和护理措施。

<table>
<tr><td colspan="2">框 27-4　循证实践：家属照顾</td></tr>
<tr><td>

问题陈述
- 超过 80% 不能自理的老年人，由家属来照顾。
- 老年人转入护理机构前，家属照顾者是提供安全而有效的过渡期护理的关键。
- 护理活动包括协助日常活动、疾病护理（药物管理、评估和缓解症状、实施治疗）和护理管理活动（呼吁、获取和协调落实医疗保健和社会服务）。
- 照顾者通常会经历较高水平的压力和抑郁，同时身体健康和主观幸福感降低。
- 照顾者的压力增加与缺乏对其角色的准备有关，照顾痴呆症患者及与患者关系不和谐。

护理评估项目
- 照顾背景：角色和责任，护理持续时间，物理环境，财务状况，潜在资源，文化因素
</td><td>

- 照顾者对照顾对象的健康和功能状态的认知，包括身体功能和认知方面的限制
- 照顾者准备：技能，知识
- 照顾者和被照顾者的关系和谐度
- 护理问题：不健康的环境，不当的财务管理
- 照顾者健康状况：自评健康，身体和精神健康，照顾者福利

推荐的评估工具
- 改良照顾者压力指数（图 27-2）

干预建议
- 与照顾者建立合作关系，采用多学科方法与之合作
- 明确照顾者的需求、问题和关注点，助其制定解决计划
- 住院期间，根据家庭偏好，请家属参与照顾
- 帮助照顾者明确照顾中的优势
- 帮助照顾者发现和利用资源
</td></tr>
</table>

来源：Messecar，D.C.（2012）. Family caregiving. In E.Capzuti，D.Zwicker，M.Mezey，& T.Fulmer（Eds.），Evidence-based geriatric nursing protocols for best practice（4th ed.，pp.469-499）. New York：Springer Publishing Co.

说明：这里列出了其他照顾者所遇到的一些困难。请在适合你的位置打√。我们列举了一些照顾者的常见实例，以帮助你思考每个项目。你的情况可能略有不同，但仍适用该条目。

	定期有 2分	有时 1分	从来没有 0分
我的睡眠受到影响 （例如：我照顾的人反复起夜或在夜间活动）			
不方便照顾 （例如：需要大量时间提供帮助，或需要长时间帮助）			
照顾是一种身体负担 （例如：举起或搬动椅子；需要努力或集中精神）			
照顾限制了我 （例如：照顾限制了我的休闲时间或我不能去外面）			
带来家庭变化 （例如：照顾打乱了我的日常习惯；没有隐私）			
个人计划发生变化 （例如：我不得不拒绝工作；我不能去度假）			
我的时间分配有冲突 （例如：其他家庭成员需要我）			
需要调整情绪 （例如：针对照顾产生了激烈的争论）			
一些令人不安的行为 （例如：失禁；被照顾者记忆障碍；或我照顾的人指责他人拿了东西）			
不幸发现我照顾的人已经和过去判若两人 ［例如：他（她）和过去是完全不同的一个人了］			
需调整工作 （例如：我必须为照顾而休假）			
照顾是经济负担			
我感到完全不知所措 （例如：我担心我照顾的人；我担心我将如何管理）			

总计：选择"定期"计2分，选择"有时"计1分，总分=

图 27-2　改良照顾者压力指数

（From Thornton，M.，& Travis，S.S.［2003］. Analysis of the reliability of the Modified Caregiver Strain Index. The Journals of Gerontology：Psychological Sciences and Social Sciences，58［2］，S129. Copyright The Gerontological Society of America. Reproduced by permission of the publisher.）

表 27-3　促进照顾者健康的护理结局分类和护理措施分类

需求类型	护理结局分类	护理措施分类
照顾者角色需求	照顾者适应长期照顾患者的生活，照顾者情感健康，照顾者潜在忍耐力，照顾者居家照顾准备，照顾者生活方式失序，照顾者与患者关系，照顾者表现：直接／间接照顾，照顾者身体健康，照顾者压力，照顾者幸福感	照顾者支持，个案管理，咨询，精力管理，家庭支持，促进家庭完整性，促进回复，促进角色功能，加强自我意识，支持小组
资源利用和照顾管理需求	信息处理，知识：健康资源，参与卫生保健决策，胜任角色	决策支持，健康教育，保健体系指导，转诊，喘息照护，促进支持系统，个人指导，电话咨询
心理社会需求	焦虑水平，应对，制定决策，抑郁程度，家庭应对，家庭适应能力，恐惧程度，化解悲伤能力，孤独程度，自尊，压力水平	主动倾听，预期性指导，焦虑减少，转换认识，增强应对，情感支持，哀伤抚慰，情绪管理，陪伴，简单意象引导
精神和生活质量需求	希望，参与娱乐活动，生活质量，睡眠，社会参与，社会支持，精神健康	促进宽恕，缓解内疚，注入希望，幽默，促进睡眠，精神支持

本章重点

老年疾病的特征

- 存在许多相互作用条件和因素（例如，急性病，慢性病，心理社会因素，环境条件，年龄相关变化，药物作用）
- 解释体征和症状的复杂性（例如，不明确的或非典型临床表现）
- 远期结果（例如，髋关节骨折导致独立性丧失）
- 疾病和老化的累积效应导致适应困难
- 老年人有可能经历"悠悠球效应"的健康模式，恢复性逐渐降低

健康、老龄和疾病概念的联系

- 整体观点使护士能够基于满足身体、功能、情绪和精神健康相关需求来设定促进健康的方法。
- 健康要素之一是通过自我保健措施和慢性病管理来促进个人的健康责任。
- 护士克服年龄歧视，并适时提供健康教育以促进行为改变。
- 许多护理结局和护理措施分类条目适用于制定满足心理社会、舒适、健康促进和精神需求的护理计划（表 27-1）。

对患病老年人的整体护理：重点是照顾和舒适

- 姑息护理是通过预防、评估和治疗疼痛及其他身体、心理和精神问题，来照顾晚期进行性疾病患者的整体方法。

- 护士在推荐姑息护理和与老年人及其家属讨论服务范围方面，发挥着重要作用。

应用于特定病理状态或慢性病状态时的健康概念

促进患癌症老年人的健康

- 老年人会不同程度地受到癌症的影响，癌症通常不易被筛查出来，确诊时已到晚期。
- 从健康促进的角度来看，护士需进行评估，以明确老年人对他们最可能患上的癌症类型进行筛查的知识和态度。
- 护士全面满足已确诊为癌症的老年人的需求。
- 护士可以指导老年人初级预防措施和筛查建议（框 27-1）。

促进患糖尿病老年人的健康

- 糖尿病在老年人中很常见，其中，美洲原住民、阿拉斯加人、黑人、西班牙裔患病率最高。
- 对糖尿病的管理和护理是复杂的，因其常伴随并发症，且老年人的并发症发生率增加。
- 除了常见的评估项目，护士还要确认对年龄歧视的态度和糖尿病的个人意义（框 27-2）。
- 糖尿病老年人的护理计划，包括所有常规干预措施和附加健康教育（例如指导照顾者、推荐社区服务及恰当的身体活动方式）。

促进患心力衰竭老年人的健康

- 心力衰竭是美国老年人住院和反复入院的

主要原因，如果有足够的自我护理，多达 57% 的患者可避免住院。

- 除了评估心力衰竭的常见体征和症状，护士还要评估其他状况的影响，通过健康促进可解除的危险因素，以及老年人特有的问题（如年龄歧视态度）。

- 除了常规教育，健康护理计划着重于指导人们采取行动，虽然受心力衰竭影响，依然可以尽其所能地提升生活质量。

家属和照顾者需求解决

- 护士通过识别和解决照顾者的多种问题和需求，来促进照顾者健康（框 27-4）。

- 许多护理措施和护理结局分类条目适用于解决照顾者护理角色需求的护理计划；资源使用和照顾管理；心理社会、精神和生活质量方面的需求（表 27-2）。

评判性思维练习

1. 基于您的个人经历或临床经验，选一位最近住院的老年人，并针对该患者解决以下问题：

   - 有哪些因素（如急性和慢性病，功能限制，支持资源，心理社会因素或环境因素）会影响该患者适应住院生活？

   - 这些因素如何影响其预后（例如，住院时间延长，对他人依赖程度增加，出院计划）？

   - 从表 27-1 中选择两个护理结局和护理措施分类项目应用于护理计划中，以促进该患者的健康。

2. 思考你对受多种相互作用因素影响的老年人有何期望？反思可能会影响您的照顾行为的年龄歧视或假设。

3. 查找当地姑息护理资源信息，并做好向老年人及其家人介绍这项服务的准备。

4. 从你的个人生活或临床经验中，选出一个至少每周需要家庭成员照顾一次的案例，并针对该案例回答如下问题：

   - 照顾者可能会获得什么好处（奖励）和遇到何种压力？

   - 从表 27-2 中选出两个护理结局和护理措施分类项目，制订可以满足该照顾者需求的护理计划。

（周天　译　周宇彤　校）

参考文献

American Cancer Society. (2013). *Stay healthy*. Available at www.cancer.org. Accessed on October 13, 2013.

American Diabetes Association. (2013). *Diagnosing diabetes and learning about prediabetes*. Available at www.diabetes.org. Accessed on October 13, 2013.

American Geriatrics Society. (2012). Guiding principles for care of older adults with multimorbidity: An approach for clinicians. *Journal of the American Geriatrics Society.* doi:10.1111/j.1532-5415.2012.04188.x.

Bagshaw, S. M., & McDermid, R. C. (2013). The role of frailty in outcomes from critical illness. *Current Opinions in Critical Care, 19*(5), 496–503.

Beverly, E. A., Fitzgerald, S., Sitnikov, L., et al. (2013). Do older adults aged 60-75 years benefit from diabetes behavioral interventions? *Diabetes Care, 36*(6), 1501–1506.

Brown, M. A., Sampson, E. L., Jones, L., et al. (2013). Prognostic indicators of 6-month mortality in elderly people with advanced dementia: A systematic review. *Palliative Medicine, 27*(5), 389–400.

Cataldo, J. K., Paul, S., Cooper, C., et al. (2013). Differences in the symptom experience of older versus younger oncology outpatients: A cross-sectional study. *BMC Cancer, 13*(6). Available at www.biomedcentral.com/1471-2407/13/6. Accessed on October 13, 2013.

Centers for Disease Control and Prevention. (2011). *National diabetes fact sheet, 2011*. Available at www.cdc.gov/diabetes. Accessed on October 13, 2013.

Clough-Gorr, K. M., Noti, L., Brauchli, P., et al. (2013). The SAKK cancer-specific geriatric assessment (C-SGA): A pilot study of a brief tool for clinical decision-making in older cancer patients. *BMC medical Informatics & Decision Making, 13*, 93. Available at www.biomedcentral.com/1472-6947/14/93.

Comart, J., Mahler, A., Schrieber, R., et al. (2013). Palliative care for long-term care residents: Effect on clinical outcomes. *The Gerontologist, 53*(5), 874–880.

De Moor, J. S., Mariotto, A. B., Parry, C., et al. (2013). Cancer survivors in the United States: Prevalence across survivorship trajectory and implications for care. *Cancer Epidemiology, Biomarkers & Prevention, 22*, 561–570.

Drubbel, I., de Wit, N. J., Bleijenberg, N., et al. (2013). Predictions of adverse health outcomes in older people using a frailty index based on routine primary care data. *The Journals of Gerontology: Biological Sciences and Medical Sciences, 68*(5), 301–308.

Eckstrom, E., Feeny, D. H., Walter, L. C., et al. (2013). Individualizing cancer screening in older adults: A narrative review and framework for future research. *Journal of General Internal Medicine, 28*(2), 292–298.

Freyer, G., Tew, W. P., & Moore, K. N. (2013). Treatment and trials: Ovarian cancer in older women. *American Society of Clinical Oncology Educational Books, 2013,* 227–235. doi:E10.1200/EdBook_AM.2013.33.227.

Fried, L. P., Tangen, C. P., Walston, J., et al. (2001). Frailty in older adults: Evidence for a phenotype. *The Journals of Gerontology: Biological Sciences and Medical Sciences, 56*(3), M146–M156.

Kane, R. L., Shamliyan, T., Talley, K., et al. (2012). The association between geriatric syndromes and survival. *Journal of the American Geriatrics Society, 60*(5), 896–906.

Kirkman, M. S., Briscoe, V. J., Clark, N., et al. (2012). Diabetes in older adults: A consensus report. *Journal of the American Geriatrics Society.* doi:10.1111/jgs.12035.

Koller, K., & Rockwood, K. (2013). Frailty in older adults: Implications for end-of-life care. *Cleveland Clinic Journal of Medicine, 80*(3), 168–174.

Labson, M. C., Sacco, M. M., Weissman, D. E., et al. (2013). Innovative models of home-based palliative care. *Cleveland Clinic Journal of Medicine, 80*(E Suppl 1), e-S30–e-S35.

Lam, C., & Smeltzer, S. C. (2013). Patterns of symptoms recognition, interpretation, and response in heart failure patients. *Journal of Cardiovascular Nursing, 28*(4), 348–459.

Light-McGroary, M., & Goodlin, S. J. (2013). The challenges of understanding and managing pain in the heart failure patient. *Current Opinion in Supportive and Palliative Care, 7*(1), 14–20.

Lin, I.-F., Fee, H. R., & Wu, H.-S. (2012). Negative and positive caregiving experiences: A closer look at the intersection of gender and relationships. *Family Relations, 61*(2), 343–358.

Maciasz, M., Arnold, R. M., Chu, E., et al. (2013). Does it matter what you call it: A randomized trial of language used to describe palliative care services. *Supportive Care for Cancer, 21*(12), 3411–3419.

Meier, D. E. (2011). Increased access to palliative care and hospice services: Opportunities to improve value in health care. *The Milbank Quarterly, 89*(3), 343–380.

Melchior, M. A., Seff, L. R., Bastida, E., et al. (2013). Intermediate outcomes of Chronic Disease Self-Management Program for Spanish-Speaking Older Adults in South Florida, 2008–2010. *Preventing Chronic Disease, 10.* doi:10:5888/pcd10.130016.

Miyasaki, J. M. (2013). Palliative care in Parkinson's disease. *Current Neurology and Neuroscience Reports, 13*(8), 367–372.

Molina-Garrido, M. J., Guillen-Ponce, C., Castellano, C. S., et al. (2014). Tools for decision-making in older cancer patients: Role of the comprehensive geriatric assessment. *Anti-Cancer Agents in Medicinal Chemistry, 2014, 14*(5), 651–656.

Morley, J. E., Vellas, B., van Kan, G. A., et al. (2013). Frailty consensus: A call to action. *Journal of the American Medical Directors Association, 14*(6), 392–397.

Morrison, R. S. (2013). Models of palliative care delivery in the United States. *Current Opinions in Supportive and Palliative Care, 7,* 201–206.

National Consensus Project for Quality Palliative Care. (2013). *Clinical practice guidelines for quality palliative care.* Available at www.nationalconsensusproject.org. Accessed on October 10, 2013.

Overcash, J. (2012). Cancer assessment and intervention strategies. In M. Boltz, E. Capezuti, T. Fulmer, & D. Zwicker (Eds.), *Evidence-based practice protocols for best practice* (4th ed., pp. 658–669). New York: Springer Publishing Co.

Parikh, R. B., Kirch, R. A., Smith, T. J., et al. (2013). Early specialty palliative care: Translating data in oncology into practice. *New England Journal of Medicine, 369*(24), 2347–2351.

Pascucci, M. A., Chu, N., & Leasure, A. R. (2012). Health promotion for the oldest of old people. *Nursing Older People, 24*(3), 22–28.

Passmore, M. J. (2013). Neuropsychiatric symptoms of dementia: Consent, quality of life, and dignity. *BioMed Research International.* doi:10/1155/2013/230234.

Pastor, D. K., & Moore, G. (2013). Uncertainties of the heart: Palliative care and adult heart failure. *Home Healthcare Nurse, 31*(1), 29–36.

Petrovic, M., van der Cammen, T., & Onder, G. (2012). Adverse drug reactions in older people: Detection and prevention. *Drugs & Aging, 29*(6), 453–462.

Resnick, B. (2012). Differentiating programs versus philosophies of care: Palliative care and hospice care are not equal. *Geriatric Nursing, 33*(6), 427–429.

Rodriquez-Manas, L., Feart, C., Mann, G., et al. (2013). Searching for an operational definition of frailty: A Delphi Method based consensus statement. *The Journals of Gerontology: Biological Sciences and Medical Sciences, 68*(1), 62–67.

Shamliyan, T., Talley, K. M., Ramakrishnan, R., et al. (2013). Association of frailty with survival: A systematic literature review. *Ageing Research Review, 12*(2), 719–736.

Silber, J. H., Rosenbaum, P. R., Clark, A. S., et al. (2013). Characteristics associated with differences in survival among black and white women with breast cancer. *Journal of the American Medical Association, 310*(4), 389–397.

Stefanacci, R. G., & Haimowitz, D. (2013). Five treatments nurses can better direct. *Geriatric Nursing, 34,* 328–331.

Swidler, M. A. (2012). Geriatric renal palliative care. *The Journals of Gerontology: Biological Sciences and Medical Sciences, 67*(12), 1400–1409.

Thoonsen, B., Engels, Y., Rijswijk, E., et al. (2012). Early identification of palliative care patients in general practice. *The British Journal of General Practice, 62*(602), e625–e631.

Tshiananga, J. K., Kocher, S., Weber, C., et al. (2012). The effect of nurse-led diabetes self-management education on glycosylated hemoglobin and cardiovascular risk factors: A meta-analysis. *Diabetes Education, 38*(1), 108–123.

Wakefield, B. J., Boren, S. A., Groves, P. S., et al. (2013). Heart failure care management programs: A review of study interventions and meta-analysis of outcomes. *Journal of Cardiovascular Nursing, 28*(1), 8–19.

Wang, S.-Y., Shamliyan, T. A., Talley, K., et al. (2013). Not just specific disease: Systematic review of the association of geriatric syndromes with hospitalization or nursing home admission. *Archives of Gerontology and Geriatrics, 57,* 16–26.

Wierenga, P. C., Buurman, B. M., Parlevliet, J. L., et al. (2012). Association between acute geriatric syndromes and medication-related hospital admissions. *Drugs & Aging, 29*(8), 691–699.

Williams, S. W., Zimmerman, S., & Williams, C. S. (2012). Family caregiver involvement for long-term care residents at the end of life. *The Journals of Gerontology: Psychological Sciences and Social Sciences, 67*(5), 595–604.

Wilson, J., & McMillan, S. (2013). Symptoms experienced by heart failure patients in hospice care. *Journal of Hospice and Palliative Nursing, 15*(1), 13–21.

Yancy, C. W., Jessup, M., Bozkurt, B., et al. (2013). 2013 AACF/AHA guideline for the management of heart failure: A report of the American College of Cardiology Foundation/American Heart Association Task Force on Practice Guidelines. *Journal of the American College of Cardiology, 62*(16), e147-e239.

第 28 章　老年人疼痛的护理

疼痛是一种生物-心理-社会现象，包括感觉、认知、情感、发展、行为、精神和文化影响等多个维度。在老年人群中疼痛非常普遍，但是由于年龄相关变化、异常精神状态和其他伴随情况，使针对疼痛的护理评估和管理变得比较复杂。此外，照顾者的知识、态度也会增强或干扰疼痛评估的准确性和疼痛管理的有效性，对老年人而言，这种影响会更明显。本章将对疼痛进行概述，并讨论疼痛的评估和管理，重点强调对老年人的照护问题。

疼痛的概念和分类

疼痛是一种与现存的或潜在的损伤相关的不愉快的感觉和主观体验。疼痛的主观性表现为患者将它描述为什么状态就是什么状态，患者说何时疼则疼痛就发生在何时（McCaffery，1968）。客观来说，疼痛是机体应对伤害性刺激的一种生理过程。由于疼痛是一种非常复杂的现象，因此存在着多种分类方法。下面的章节将就最常见的分类方法，即根据疼痛发生机制（例如伤害性和神经病理性疼痛）和持续时间（例如急性和持续性疼痛）对疼痛进行分类阐述。由于癌症痛的特殊性以及在老年人群中的普遍性，本章也将对癌症痛加以阐述。

伤害性疼痛和神经病理性疼痛

伤害性疼痛是机体感知伤害性刺激，即导致疼痛的一种生理过程，包括四个步骤：传导、转换、感知和调制（图 28-1）。**传导**指当组织受到机械性（如手术、外伤、肿瘤）、温度性（如烫伤、极端低温）或者化学性（如中毒、化学治疗）伤害时，导致初级伤害性感觉纤维的激活（例如分布于全身的初级感觉传入神经元）。受损的局部组织、免疫细胞和神经末梢释放致痛因子，如 5- 羟色胺、缓激肽、组织胺、P 物质和前列腺素等。这些生理过程启动了伤害性感受的后续过程，即伤害性疼痛的第二步，**转换**。在转换过程中，感觉信息通过背根神经节传递到脊髓，并从脊髓通过多个途径上传到脑干。镇

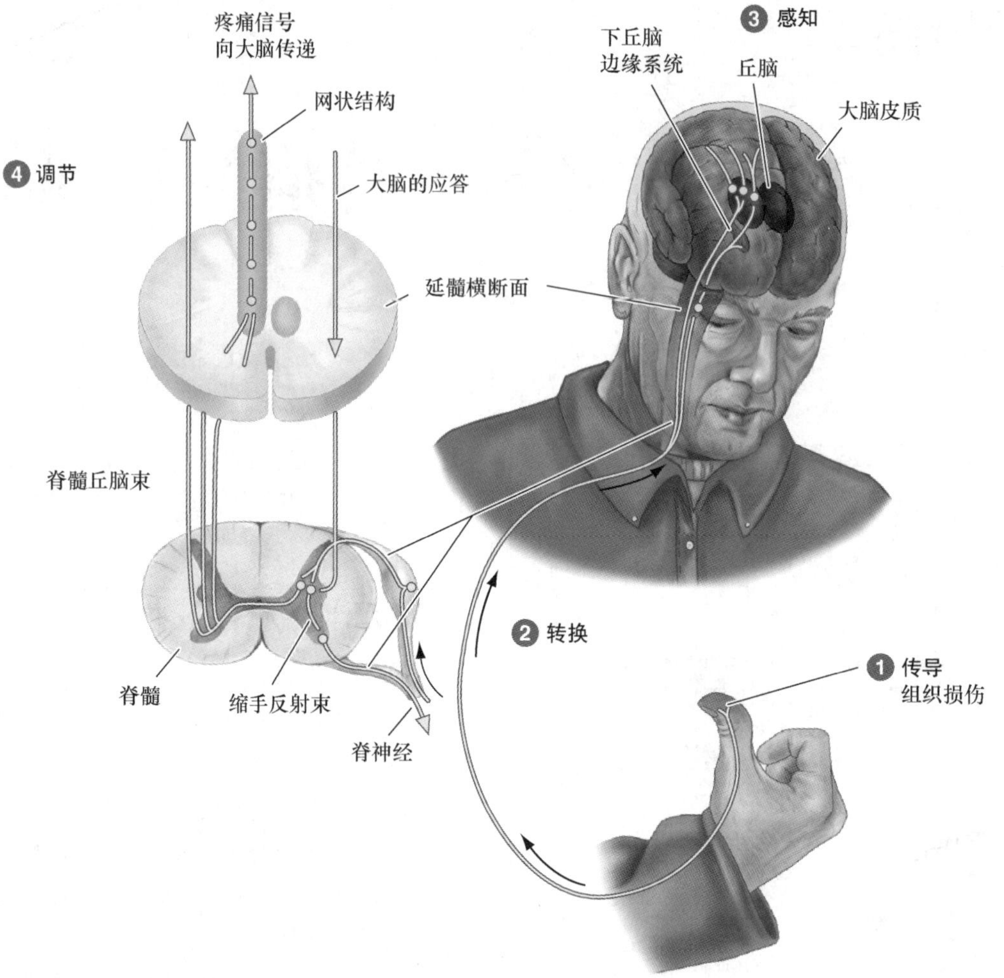

疼痛信号
向大脑传递

网状结构

❹ 调节

大脑的应答

延髓横断面

❸ 感知

下丘脑
边缘系统

丘脑

大脑皮质

脊髓丘脑束

❷ 转换

脊髓　　缩手反射束

脊神经

❶ 传导
组织损伤

图 28-1　疼痛的生理过程
经 Karch A. M. Focus on nursing pharmacology（5th ed）授权。Philadelphia，PA：Lippincott Williams & Wilkins，2011

痛药物就是基于它们对疼痛的传递和传导过程的调适作用而发挥镇痛效应的。

　　感知是伤害性疼痛过程的第三步，在这一步，疼痛成为了一种意识水平的体验。大脑的感觉、情感和认知区域参与了疼痛的感知。认知行为疗法和其他身心调理方法对治疗疼痛的有效性证明，大脑的参与会在很大程度上影响疼痛的感知。伤害性疼痛的最后一个过程是**调节**，指机体对疼痛刺激的反应，这些反应涉及中枢和外周神经系统以及多种神经化学物质，如 5- 羟色胺、去甲肾上腺素和内源性阿片肽。抗抑郁药物治疗疼痛有效即与这些药物作用于 5- 羟色胺和去甲肾上腺素有关。

　　神经病理性疼痛起源于中枢或外周神经系统对感觉刺激的异常过程，例如中枢或自主神经系统的任何部分受损或功能异常。伤害性疼痛是由于即刻的伤害性刺激所致，神经病理性疼痛则在没有即刻

的组织损伤或者炎症刺激时也可以存在。此外，伤害性疼痛发出人体受到伤害的警报信号，也是避免人体继续受伤害的一种自我保护，神经病理性疼痛对人体则没有此种保护意义（Pasero & Portenoy，2011）。

　　神经病理性疼痛包括多种复杂的中枢和外周机制。外周机制与伤害性疼痛类似，都是由于机械性、温度性或者化学性刺激所引起的实际的或者潜在的组织损伤所致。另外，病毒、感染、缺血、代谢性疾病（如糖尿病）、营养缺乏和神经系统疾病都可以激活外周机制。中枢机制是由于疼痛信号在传导和转换过程中的异常和功能失调造成中枢敏化，从而导致疼痛传导通路对疼痛信号的反应不断被放大。当出现中枢敏化的时候，轻微的刺激甚至没有刺激存在时也可以出现疼痛。表 28-1 比较了伤害性疼痛和神经病理性疼痛的区别并分别举例说明。

表 28-1　伤害性疼痛和神经病理性疼痛的区别

特征	伤害性疼痛	神经病理性疼痛
发生机制	机体对实际的或者潜在的组织损伤或炎症等有害刺激做出的**正常**反应	神经系统损伤或功能紊乱所致的**异常**的感觉输入过程
生理过程	传导、转换、感知、调制	伤害性刺激引起的中枢和外周敏化
根据发生部位分型和举例	躯体：皮肤、骨骼、关节、结缔组织、黏膜、皮下组织（例如烧伤、擦伤、关节炎、肌腱炎、纤维肌痛、肌筋膜痛） 内脏：胃肠道、泌尿系统或其他内脏器官梗阻、受压或感染（例如肿瘤、胆囊炎、肾结石）	中枢痛：中枢神经系统损伤或功能紊乱（例如脑卒中后疼痛、多发性硬化、脊髓损伤） 外周单发神经病变：沿神经走行路径出现的疼痛（例如神经根受压、三叉神经痛） 外周多发神经病变：沿多个外周神经分布区域出现的疼痛（例如三叉神经病变、带状疱疹后遗神经痛、幻肢痛、糖尿病神经病变、慢性术后疼痛）
一般描述	躯体性：疼痛、深部痛、跳痛、钝痛、锐痛、触痛、持续性痛、压力性痛 内脏性：痉挛痛、挤压痛、击痛、压力性痛	烧灼痛、击痛、刀割样痛、麻刺痛、针刺样痛
感觉症状	少见，仅有受损部位的急性感觉过敏	麻木感、刺痛感、触觉过敏
分布	疼痛向邻近部位放射	疼痛向远隔部位放射
运动症状	因疼痛导致活动减弱	运动神经受累时会出现神经性运动减弱

急性疼痛和持续性疼痛

　　尽管持续性疼痛（亦称慢性疼痛）一词用于描述疼痛持续的时间，但是已有越来越多的证据表明，此种类型的疼痛有一些独有的特点。急性疼痛表现为突然发作，与特定的事件、损伤或疾病有关，而持续性疼痛则是中枢神经系统持续处理疼痛信号所致。研究者们正在专注于研究与急性疼痛向持续性疼痛转换有关的诸多因素，它们有时可被认为是"疼痛的慢性化因素"。目前正在研究的危险因素包括遗传易感性、对疼痛的感知增强、预先存在的疼痛和心理因素（例如苦恼、悲伤）（Pergolizzi, Raffa, & Taylor, 2012）。

　　急性疼痛是一种由于组织损伤、生理功能异常或者严重疾病导致的尖锐的、即刻出现的疼痛。急性疼痛是机体对有害化学刺激、温度刺激或者机械性刺激做出的正常生理反应，其目的是发现和解决致痛原因。急性疼痛常见原因有烧伤、创伤、医疗或者手术过程、慢性医学问题如癌症、带状疱疹后遗痛。急性疼痛持续时间短，对抗炎和阿片类药物等治疗效果良好。

　　持续性疼痛指疼痛持续时间超过 3～6 个月，或者超出了预期愈合时间的疼痛。全国性研究

数据表明，持续性疼痛的患病率正在所有人群中稳步提高，其中 65 岁及以上的老年人群患病率最高（IOM, 2011）。从生理学方面讲，持续性疼痛的发生过程中有多种神经递质和受体参与了外周敏化、中枢敏化以及自主和中枢神经系统多个位点的调适过程。虽然其机制尚不完全清楚，但是越来越多的证据表明持续性疼痛的病理生理学过程源于急性伤害性过程发展的同时出现了神经病理性特征（taverner, Closs, & Briggs, 2013）。由于这是一个复杂的病理生理学过程，有效的治疗方法包括针对疼痛传导通路上多个靶点的药物治疗与非药物干预措施相结合。

　　美国医学研究所（2011）根据科学研究结果，将持续性疼痛的特征总结如下：

- 持续性疼痛是急性疼痛的病理转变。
- 持续性疼痛的原因包括潜在的病理过程、损伤、药物治疗、手术干预、炎症和神经病理性疼痛。
- 持续性疼痛的病因并非总是明确的。
- 在多数病例中，基于其自身特征，持续性疼痛应当被认为是一种疾病。
- 持续性疼痛可以影响患者生活的各个方面。
- 持续性疼痛的管理需要综合考虑生物-心理-

社会多个方面，重点着眼于患者的生理、心理、社会、情感和精神层面。

近年来，针对持续性术后疼痛发生机制的研究表明，通过积极地早期使用镇痛治疗，可以有效减低该现象的出现（Deumens，Steyaert，Forget，et al. 2013；Van de Ven & John Hsai，2012）。这一研究结果对住在急性照护机构、护理机构和独立康复机构中处于术后恢复期的老年人非常重要。带状疱疹后神经痛的研究也强调了早期应用抗病毒治疗的重要性（McGreeevy，Bottros，& Raja，2011）。

癌痛

癌痛是一种因癌症本身、伴随疾病或治疗副作用所导致的复杂现象。癌痛可以表现为急性疼痛、持续性疼痛、伤害性疼痛、神经病理性疼痛，最常见的是上述疼痛的混合存在。疼痛可以直接源于癌症本身，或者间接源于肿瘤浸润造成局部压迫或者化疗导致的神经病理损害。根据文献记载，下列情况的癌痛患病率较高（IOM，2011）：

- 多发性骨髓瘤（100%）
- 癌症晚期或者已经转移（64%）
- 抗肿瘤治疗过程中（59%）
- 乳腺癌（58%）
- 肺癌（56%），结直肠癌（41%）

因为半数癌症发生于 65 岁及以上的老年人，因此在护理老年患者时应当特别关注癌痛。

老年人疼痛的特性

虽然老年人疼痛有许多不同之处，但是对老年人疼痛的研究却落后于疼痛领域的其他研究。不过，目前广泛认同的观点是，老年人疼痛的检出率低，管理水平低（Horgas，Yoon，& Grall，2012）。对老年人进行护理评估和疼痛管理的挑战，不但源于年龄相关的改变，也源于痴呆、谵妄、手术或急慢性疾病等可影响多数老年人的伴随症状。其他并存因素包括缺乏循证信息、观念和信息错误，以及多种类型疼痛并存（例如神经病理性疼痛并存急性疼痛，多部位疼痛，急性疼痛并存持续性疼痛，癌症痛并存持续性疼痛）。本章将概括介绍老年人疼痛的特性，护理评估和干预部分，重点关注因痴呆或谵妄导致认知功能受损的老年人的疼痛特性。

年龄相关改变

虽然许多与疼痛感知有关的过程会随着神经化学、神经解剖和神经生理机制的年龄相关变化而出现改变，但这些变化会导致老年人出现何种功能改变却尚未可知。尽管有研究指出老年人对伤害性刺激的反应降低，但是也有大量研究发现老年人更容易经历剧烈或持续性疼痛，同时对剧痛的忍耐力也降低（IOM，2011）。

与年龄相关的药代学和药效学方面的改变，如第 8 章所述，可以影响老年人使用镇痛药物的效果和增加其副作用的产生。然而，即便是这一方面的因素也是会发生变化的，因为已经有研究发现在术后使用适当剂量的吗啡时，这一年龄相关改变就不存在了，特别是当给药剂量是根据患者体重进行标准化计算时（Pasero & McCaffery，2011a）。老年人疼痛的指导原则是将年龄作为可影响评估和管理的诸多可变因素之一。

发病率和病因

疼痛，特别是持续性疼痛在老年人群中较为普遍，半数以上的独居老人和 80% 居住于护理院中的老人报告在过去的一个月中经历过疼痛。更重要的是，28% ～ 59% 的老年人报告不止一个部位的疼痛，这是由于疼痛所致症状的发生率高以及多种疼痛类型同时出现（例如伤害性疼痛、神经病理性疼痛、炎症痛）（Reid，Bennet，Chen，et al.，2011）。

骨骼肌肉疼痛是最常见的持续性疼痛类型，经常出现于多个部位，特别是关节和背部。全国统计数据，表明美国半数以上关节炎患者为 65 岁及以上的老年人，其中男性和女性患者比例分别为 45% 和 56%（Federal Interagency Forum on Aging-Related Statistics，2012）。癌症是另一个可不同程度影响老年人的因素，也是引发老年人急慢性疼痛的常见原因。

老年人疼痛的功能结局

疼痛与许多即刻和长期结果有关，而且因为疼痛经常与其他不利情况叠加出现，所以老年人很容易受到疼痛的伤害。急性疼痛的一个重要功能性结局是增加了发展为持续性疼痛的危险性，尤其当疼痛未被及时和恰当治疗时。老年人经常出现的其他功能性结局包括：

- 生理功能减弱直至出现失能
- 心理社会效应：疲乏、焦虑、抑郁
- 跌倒风险增加
- 睡眠紊乱
- 体重减轻
- 依赖性逐渐增加
- 生活质量降低
- 社交孤立和对人际关系的负面影响

一项针对社区老年人的研究证实，下列功能结果与疼痛相关：步行（38%），一般活动（23%），情绪（195），享受生活（16%），睡眠（15%），集中精力（10%）和人际关系（8%）（Brown，Kirkpatrick，Swanson，et al.，2011）。类似地，对居住于护理院的老年人的研究也发现，疼痛对老年人生理和心理健康有显著的负面影响，包括移动、日常生活活动、抑郁和生活满意度（Tse，Wan，& Vong，2012）。研究还发现，慢性疼痛是跌倒的一个独立危险因素（Eggermont，Penninx，Jones，et al.，2012）。总之，任何水平的疼痛均会降低患者的生活质量，并给患者本人及其共同居住者和照顾者带来痛苦。

疼痛的文化因素

文化因素会显著影响人们对疼痛的体验、表达和管理方式，正如在框 28-1 中所展示的例子和相关护理对策。为了适应不同文化，进而给予恰当的护理，必须明确不同文化群体常用的疼痛表达方式，同时，要避免刻板的套路，而应基于给予每个患者个性化的照护。

识别疼痛在流行病学和管理上的差异和多样性也很重要，尤其在护理老年患者时更是如此，举例如下：

- 65 岁及以上的老年人在治疗癌症或术后疼痛时，所接受的镇痛药物剂量不足甚至未给予药物治疗。
- 少数种族的患者是镇痛治疗不足的高危人群。
- 与男性相比，女性更容易出现治疗不足。
- 健康认知能力低或者英语水平低的人群，特别是近期移民者，更易出现剧烈疼痛。
- 疼痛的高发生率与收入水平和教育水平较低密切相关。
- 在所有群体中，女性比男性更容易报告存在持续性疼痛。
- 老年人及其照顾者对镇痛药物的恐惧、担忧和错误观念，会影响服药行为和用药依从性。
- 老年人普遍害怕镇痛药物的副作用，最常见的是害怕药物成瘾。

（IOM，2011；Pasero & McCaffery，2011b；Reid，Bennett，Chen，et al.，2011）

对老年人疼痛进行评估和管理的第一步是认识到个人偏见、态度、经验、误解和缺乏疼痛评估及管理信息等因素对此过程的实际和潜在的影响。例如，研究发现，护士对疼痛的评估和管理受到个人疼痛经验和对患者生活方式可接受程度的影响（Pasero & McCaffery，2011b）。这些因素可以通过自我评估和掌握循证指南的更新内容而明确，这些内容将在后续章节介绍。

老年人疼痛的护理评估

准确评估疼痛的基础是认识到每个人所经历和表达疼痛的独特方式，正如前文在疼痛经典定义中所介绍的，疼痛就是患者所描述的样子（McCaffery，1968）。尽管疼痛的概念很简单，但是疼痛的评估则是一个非常复杂的过程，即便在患者可以清晰描述疼痛的时候也是如此。而当患者由于精神失常或者痴呆导致其认知水平改变时，或者当存在交流障碍时，疼痛评估就变得更具挑战性（下一章节将会讨论该内容）。其他复杂性因素则与老年人普遍存在的伴随状况相关。例如，研究表明急症护理机构的护士常忽视与现存慢性疼痛相关的问题（Siedlecki，Modic，Bernhofer，et al.，2013）

文化群体	评估和干预因素	护理对策提示
非洲裔美国人	基于其精神和宗教信仰，认为疼痛和所受痛苦是不可避免且必须忍受的；该信仰使得其对疼痛的耐受性较高；认为疼痛和痛苦可以通过祈祷和按手礼减轻；如果疼痛持续存在则归因于不够虔诚	宣教镇痛药物在缓解疼痛中的有效性 鼓励把宗教手段作为额外干预措施，而不是孤立措施
阿米什人	不愿意表达疼痛和身体上的不适感	识别细微的和非语言性疼痛征象，并给予相应镇痛药物
阿拉伯人	认为疼痛是不愉快的，并且应当被控制的；但却不愿意向专业人员表达	需认识到家庭成员会代替患者寻求镇痛药物
中国人	倾向于把疼痛描述为多样的躯体症状，而不是特定或明确的疼痛。他们可能解释为阴阳失衡。干预措施包括精油、按摩、热疗、放松、阿司匹林和忽视受损部位	识别患者疼痛主诉的多样表现。提供镇痛药物之外的辅助干预措施
菲律宾人	可能表现得很坚强，因为他们认为只要生活在地球上，疼痛就是真实生活的一部分，是灵魂净化过程的一部分。视疼痛为获得圆满精神生活或者为过去的错误赎罪的机会。可能会依赖于宗教或者精神训练来管理疼痛	观察疼痛或者其他不适征象
海地人	疼痛被描述为"doule"，但是海地人可能对疼痛定位比较模糊，他们会认为整个身体都生病了。注射被认为是最有效的药物治疗方式，其次是万能药、药片和胶囊	承认确实整个身体都生病了，但是要求患者明确指出具体部位。药物治疗时考虑到文化偏好
印度人	对疾病普遍持宿命论的态度，与其宗教信仰即因果报应相联系。因此，他们可能会忍耐和不表达疼痛。疼痛被认为是神的旨意、神的愤怒或者神的惩罚，要有勇气承担。亚洲印度人可能会寻求草药治疗	特别关注非语言疼痛迹象，并且询问患者疼痛的意义
日本人	忍耐疼痛被认作是一种美德以及家庭的荣誉。"itami"是日文疼痛的意思。因为成瘾是一种严重禁忌，因此患者可能会不愿意接受药物治疗	鼓励患者表达疼痛是准确评估的重要部分。考虑采取定期药物治疗，而不是任由患者控制进展
犹太人	用语言表达疼痛很常见，且广为接受。人们希望了解疼痛的原因，将其视为同缓解疼痛一样重要	与患者讨论疼痛的原因
墨西哥人	认为疼痛是生活的一部分，忍耐疼痛是力量的象征。认为疼痛是上帝的安排，一个人所经受的疼痛类型和程度都是预先安排好的	询问患者的疼痛经历，特别关注非语言疼痛迹象
波多黎各人	表达疼痛时直言不讳（例如，唉！表示悲伤的呻吟）。相比注射或直肠内给药，他们更愿意选择口服或静脉给药。还会用热疗、草药茶以及祷告来缓解疼痛	使用恰当的疼痛评估工具；不要评判患者的疼痛表现太夸张

框 28-1 文化因素：不同文化群体的疼痛表达方式

Source：Purnell，L.D.（2013）. Transcultural health care（4th ed.）. Philadelphia，PA：F.A.Davis.

明确常见的错误观念

尽管疼痛在老年人群中较普遍，但认为疼痛是"老化的正常表现"依然是一个主要的错误观念。这是众多影响老年人疼痛评估和管理的错误观念之一。虽然疼痛研究尚处于发展阶段，还有很多问题无法回答，但是已有循证信息能够消除若干长期以来影响疼痛评估和管理的错误观念（Pasero & McCaffery，2011b）。例如，疼痛评估中常见的一个错误观念就是对于无法说话的患者而言，重要生命体征的改变是疼痛存在的一个良好指标。循证指南强调，虽然急性疼痛可以引起生命体征的改变，但是这些指标与疼痛存在与否并非必然相关（Wyson，2012）。因此，评估疼痛的第一步就是澄清这些错误观念，正如框 28-2 中所列。其对策是保持与老年人疼痛相关的循证指南的更新。

获取疼痛相关信息

一个重要的指导原则是：首次接触患者时就要评估疼痛，此外只要患者病情发生变化就要进行评估，随时、反复评估疼痛是疼痛管理的重要内容。在首次接触患者或疼痛出现时进行全面评估非常必要。另外，在使用镇痛药物或其他镇痛措施后，或者镇痛措施改变时，适时进行非全面但有比较意义的评估也很重要。例如，在急症护理中心，镇痛药物的有效性应在给药后 30 ~ 60 分钟进行评估。具有比较意义的再次评估通常包括询问疼痛程度和干预效果的持续时间。

由于患者对疼痛的主诉被认作是疼痛评估的"金标准"，为此，评估应始于询问患者的疼痛经历。给予老年人足够的时间进行表述和回应，并且认识到患者可能会用下列词语表达疼痛，如烧灼感、不舒适、痛苦、酸痛或者受伤。另一种好的沟通策略是采用"融入老年人疼痛经历"的评估方法，即询问老年人慢性疼痛是如何影响其日常生活的（Clarke，Anthony，Gray，et al.，2012）。

重要的评估信息也可以通过观察非语言性疼痛指征来获得，例如痛苦表情、肌肉紧张、按摩或保护身体某个部位、快速或者过度眨眼、悲哀、惊恐的表情。当需要额外信息，或者患者信息不可靠时，也可向家属和照顾者获取信息。如果患者近期功能水平发生改变，需明确是否是由疼痛或其他不适因素造成的。

疼痛评分用来评估疼痛程度，即**疼痛强度**、专注度及力度的主观评价。因为疼痛程度是一个简单易测的指标，因此也常被称为"第五生命体征"。数字评分法（Numerical Rating Scale，NRS）是一个广为使用的工具；然而，文字描述法（Verbal Descriptor Scale，VDS）更被推荐用于老年人疼痛评估（图 28-2）。

VDS 是一个可靠而有效的疼痛程度评估工具；更重要的是，研究证明 VDS 是老年人最易接受和较易使用的工具（Horgas，Yoon，& Grall，2012）。VDS 使用连续的文字线索界定从无痛到最严重的疼痛，可以与 NRS 配合使用。疼痛评分使疼痛测量标准化、简单化。需注意：在不同时间点使用统一评估工具测量和记录很重要。然而，这些工具仅提供了一方面信息，因此需要患者主诉和护理观察作为补充。

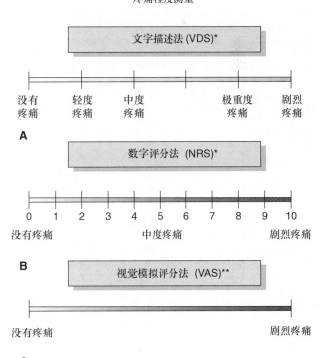

* 如果使用图形测量，推荐使用10 cm长的基线
** VAS评分推荐使用10 cm长的基线

图 28-2 疼痛测量方法举例
（A）文字描述法，（B）数字评分法，（C）视觉模拟评分法

疼痛护理评估的关注重点是老年人急性、持续性和间断性疼痛的经历，包括不同疼痛类型的特征。如果评估发现有一种或一个部位以上的疼痛，需用字母来分别标示部位和进行描述。疼痛评估也包括解决患者对镇痛药物使用的担心。框 28-3 可以作为评估疼痛的指南。在记录患者疼痛经历时，要避免使用类似"抱怨疼痛"这样的词语，因为这交织着对患者的负面态度，也可能反映了患者希望更好应对的愿望或者少谈及其疼痛。为此，记录为患者"主诉疼痛"更恰当而客观（Pasero & McCaffery, 2011b）。

疼痛评估的另一方面是通过开放式问题明确患者对缓解疼痛的期望，以及疼痛对其的个人意义。个人疼痛管理目标是基于疼痛对其日常功能和生活质量的影响程度。护士可以采用下列问题来评价疼痛管理目标和潜在的干预措施，这些问题尤其适用于持续性疼痛：

- 患者是否希望摆脱疼痛，还是可以接受某种程度的疼痛？
- 患者希望维持什么水平的功能状态？
- 患者是否对诸如身体活动等自我管理干预措施有兴趣？
- 安排一个疼痛管理专家是否有帮助？
- 是否适合安排一个理疗或者职业治疗？
- 患者是否对辅助或替代医疗（CAM）实践或专家感兴趣（如灵气疗法、放松、冥想、针灸）？

除了评估问题，还需要观察和准确记录体格检查所见，例如皮肤的颜色、温度和完整性，以及患者总体面貌和功能水平。此外，还需观察和记录患者应对疼痛的语言和非语言情绪反应，结合一些相关信息进行评估。

框 28-3　老年人疼痛评估提纲

确定进一步评估的初始问题：

- 您现在正在经历疼痛、不舒服或者隐痛吗？
- 您是否存在一种以上的疼痛？
- 这种疼痛是新发的还是以前就有？（如果疼痛以前就出现过，询问其区别、加重或缓解因素以及其他问题）
- 请您用自己的话描述疼痛

如果患者承认存在疼痛，使用疼痛评估工具并在图上记录疼痛部位

对每种类型的疼痛都要问下列问题：

- 频率
- 持续时间
- 诱发因素
- 缓解因素
- 变化，例如疼痛程度的改变
- 既往的医学评定
- 常用管理策略（药物和非药物）

询问疼痛对功能和日常生活的影响：

- 日常生活（睡眠、饮食、食欲、外出能力、自理水平、驾车出行及其他）
- 娱乐和身体功能水平
- 与他人的关系（例如，社交活动、家庭活动）
- 情绪（例如，愤怒、愉快、易怒、心境）
- 认知能力（例如，专注、思维）
- 娱乐活动的参与（例如，爱好，旅行）

评价下列镇痛药物使用史：

- 曾经或目前正在使用的镇痛药物
- 处方和非处方镇痛药物的名称、剂量和效果经历过的副作用
- 镇痛药物是按时服用还是按需服用
- 最近 24 小时使用的镇痛药物，其对疼痛程度的影响，以及其他评估信息

评估对镇痛药物的担心、恐惧、副作用，包括成瘾问题

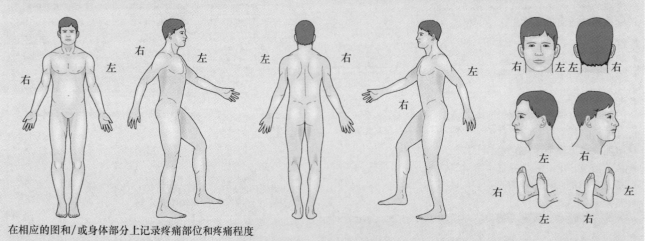

在相应的图和/或身体部分上记录疼痛部位和疼痛程度

认知功能受损的老年人的评估

许多研究已证实，疼痛信号传递过程在痴呆的老年患者中是不发生变化的，但是对疼痛刺激的认知和翻译过程却可能受损（Pasero & McCaffery，2011c）。尽管如此，许多照顾者和保健专业人员却仍然错误地认为痴呆患者不会体验到疼痛。因此，对痴呆老人疼痛的未识别和治疗不足情况仍较普遍。

在全面评估疼痛时，其重点和难点是明确患者表达疼痛时存在的个体差异。评估认知功能受损的老年人时则更具挑战性，因为痴呆会不同程度地影响沟通能力。认识到许多轻度到中度的痴呆老年人可以用语言表达疼痛这一点非常重要，在这种情况下，使用前文所述的护理评估指南很恰当。此外，适时补充家属和照顾者（包括长期护理机构的护工）提供的信息也很必要。

对于中度到重度的痴呆患者，行为错乱可能是疼痛的一个关键指标，疼痛评估应当关注非语言指征和可靠的观察者报告（例如家属和照顾者）。最近对护理院中患者的评估数据分析发现，不涉及体位移动的错乱行为（例如攻击行为和易激惹）较包含体位移动的其他行为（例如徘徊）与疼痛的联系更为紧密（Ahn & Horgas，2013）。在照顾认知受损老年人时，要时刻谨记，痴呆不会直接影响一个人对疼痛的体验，但是确实会改变其对疼痛的表达能力及其他需求。

对认知受损老人进行疼痛评估时，包括下列事项：

- 直接从患者获取尽可能多的言语和非言语信息。
- 评估疼痛的潜在原因，例如慢性病（关节炎、痛风、神经痛）、最近有跌倒或手术经历。
- 敏锐观察，明确疼痛的行为指征，例如攻击行为、易激惹、语言表达冗长、抗拒照护活动。
- 从家庭成员、照顾者以及其他熟悉患者的人那里获得可靠信息。
- 将患者目前评估所见与其基础功能水平进行比较，需认识到患者日常功能水平可能会受到未被发现和治疗不足的疼痛的影响。

框 28-4 总结了对认知障碍的老年患者进行疼痛评估时的特殊护理行为。

目前，已经开发了许多针对痴呆老人的疼痛评估工具。痴呆晚期疼痛评估量表（Pain Assessment in Advanced Dementia，PAINAD）和沟通能力受限老年人疼痛评估列表（Pain Assessment Checklist for Seniors with Limited Ability to Communicate，PACSLAC）是两个经常使用的工具。这两个工具各

框 28-4　痴呆老年人的疼痛评估

总原则
- 了解患者并认识到其沟通能力会出现波动。
- 对于轻到中度痴呆的患者，应用数字评分法比较合适。
- 在多种信息资源基础上得出评估结论。
- 在多种情况下评估患者，例如，休息时、活动时、一天内的不同时间、日常活动中。

识别疼痛的语言性指标
- 声音信息，例如叹息、呻吟、念经
- 反复喊"帮帮我"
- 对抚触的反应："哦""哎哟"、咒骂或诅咒
- 对照护活动的反应："停"或"不要这样做"
- 面部表情，如痛苦表情或皱眉
- 过度摩擦或者保护某个部位

观察非语言性指标
- 行为改变
- 混乱性增加，定向障碍
- 食欲减低
- 抗拒照护活动，甚至与之搏斗
- 退出社交活动

- 体育活动减少
- 卧床时间增加（睡眠或非睡眠状态）

寻找疼痛潜在病因的线索（如下示例）
- 皮肤感染：红肿、炎症、破溃
- 关节炎：关节肿胀、防卫体位、活动受限、活动减少
- 痛风：关节炎症
- 口腔问题：检查口腔内有无溃疡、充血、破溃
- 腰背痛：步态改变、活动减少、异常姿态
- 泌尿系统感染：排尿行为改变、尿频或尿失禁

从家属、照顾者和其他可靠来源处获得相关信息
- 明确与疼痛相关的慢性状况（例如痛风、关节炎、外周神经痛或带状疱疹后遗神经痛）
- 观察之前已控制的慢性状况恶化情况
- 询问疼痛的表现（例如徘徊、易激惹、日常活动减少）
- 明确曾经使用的镇痛药物或者非药物性干预措施
- 询问最近有无跌倒或其他可能导致疼痛的急性状况（例如泌尿系统感染、皮肤破损或受伤、细菌感染如肺炎），以及慢性状况

具特色，列举了无法自我表达的老年人的疼痛观察指标（表 28-2）。PACSLAC 更为详细，列举了 60 个特定指标（图 28-3）。这些评估工具中的正向分数项目应采取进一步的评估和干预，例如，在试验的基础上考虑使用镇痛药物治疗（Monroe & Mion, 2012；Zwakhalen, van der Steen, & Najim, 2012）。

所有评估痴呆人群疼痛的工具都侧重于观察和记录疼痛的行为指标，但是错误的阳性结果的出现可能与心理社会痛苦或精神错乱有关（Jordan, Hughes, Pakresi, et al., 2011；Lints-Martindale, Hadjistavropoulos, Lix, et al., 2012）。一篇涵盖 6 个评价工具的综述提示：与疼痛关系最密切的评估指标是面部表情、声音和身体活动（Lints-Martindale, Hadjistavropoulos, Lix, et al., 2012）。应谨记任何测量工具的数值都与 NRSs 无关，疼痛程度（NRSs 的测量特征）的评估只适用于能够自我陈述的患者（Monroe & Mion, 2012）。

如果评估发现痴呆患者可能存在疼痛，则下列做法很重要：假设疼痛正在出现，开始尝试镇痛药物治疗，观察患者对镇痛药物治疗的行为改变（Pasero & McCaffery, 2011c）。镇痛药物治疗试验既是评估的组成部分，也是促进舒适和解决痴呆相关行为的干预措施。近年来，疼痛管理越来越被视为是一个有证可依却未被充分应用的策略，该策略可以和其他行为干预措施联合使用，以预防痴呆老年人出现攻击性行为（Bradford, Shrestha, Snow, et al., 2012）。对乙酰氨基酚镇痛的推荐初始剂量为 325 ～ 500 mg Q4h 或 500 ～ 1000 mg Q6h，当疼痛持续存在且行为没有改变时，可逐渐加大用量（Herr, Coyne, McCaffery, et al., 2011）。此外，增进舒适的非药物干预措施（例如触摸、沟通、音乐、按摩、反射疗法和环境改善）也是评估和管理痴呆患者疼痛的重要组成部分（Lu & Herr, 2012）。

除了镇痛药物治疗措施，还应恰当使用在非药物护理中所述的非药物干预措施。因为这些措施需要疼痛患者积极参与，所以还需评估患者个人的参与能力。对于晚期痴呆患者，可考虑使用音乐疗法等非药物干预手段，这些方法安全且几乎适用于所有患者。

疼痛管理的药物干预

镇痛药物治疗是进行有效疼痛管理的基础，也是急性和严重疼痛的首选干预措施。镇痛药物类型和剂量的选择是基于对患者多方面因素的仔细评估，包括年龄、体重、伴随症状和常用药物，以及对现存和潜在的不良反应（包括药物相互作用）的考量。要记住的是，相比镇痛治疗不足的老年患者，仔细、合理地选择和监测镇痛药物的使用，可以降低药物不良反应的发生率。护士的主要职责是避免镇痛治

工具特点	PAINAD	PACSLAC
指标	与呼吸无关的发声 消极发出声音 面部表情 肢体语言 可安抚	活动或肢体运动 消极发出声音 面部表情 社交 / 个性 / 情绪 生理改变（如睡眠、食欲）
分数	五项指标中，每个指标 0 ～ 2 分（总分 0 ～ 10 分），分数越高则疼痛越严重	4 个分量表，60 个特定指标，指标越多则越预示着疼痛存在
推荐使用	急症护理日常使用或短期应用	持续性疼痛者长期比较或长期照护中心使用
信度和效度	有研究证据支持	有研究证据支持
来源	Warden, V., Hurley, A.C., & Volicer, L（2003）	Fuchs-Lacelle, S., & Hadjistavropoulos, T.（2004）
最新参考文献	Monroe, T.B., & Mion, L.C.（2012）	Lints-Martindale, Hadjistavropoulos, T., Lix, L, & Thorpe, L.（2012）

表 28-2 PAINAD 和 PACSLAC 的特征

PACSLAC, Pain Assessment Checklist for Seniors with Limited Ability to Communicate PAINAD, Pain Assessment in Advanced Dementia

沟通能力受限老年人疼痛评估列表（PACSLAC）

在符合情况的条目后面打钩。计数每一列打钩数目，计算分量表分数。所有分量表的总分即为总疼痛水平。

面部表情	存在
痛苦面容	
悲伤面容	
面部紧绷	
满面怒容	
眼部变化（斜视、目光迟钝、双眼发亮、眼球活动增加）	
皱眉	
疼痛表现	
表情严肃	
磨牙	
面部肌肉抽搐	
嘴巴张开	
皱额	
扭、拧鼻子	

肢体活动/身体运动	存在
烦躁	
推开	
退缩	
坐立不安	
踱步	
无目的行走	
企图离开	
拒绝移动	
剧烈扭动	
活动减少	
拒绝服药	
行动缓慢	
冲动行为（重复运动）	
抗拒护理或不合作	
保护疼痛部位	
抚摸/护卫疼痛部位	
跛行	
握紧拳头	
蜷缩成婴儿状	
呆板/僵硬	

社交/个性/情绪	存在
人身攻击（例如推人或物，抓别人，攻击别人，打人，踢人）	
语言攻击	
不愿意被触碰	
不允许别人靠近	
愤怒/疯狂	
扔东西	
混乱程度增加	
焦虑	
心烦	
焦躁不安	
暴躁、易怒	
挫败	

其他（生理改变/饮食、睡眠变化/发声行为）	存在
面色苍白	
面部充血	
眼泪汪汪	
大汗淋漓	
颤抖	
皮肤湿冷	
睡眠规律改变（请选择1或2） 1）睡眠减少 2）白天睡眠增多	
食欲改变（请选择1 或 2） 1）食欲减小 2）食欲增加	
尖叫/大喊	
大声叫喊（例如，寻求帮助）	
哭泣	
疼痛特有发声（“啊”“哎哟”）	
呻吟	
喃喃自语	
哼叫行为	
检查表总分	

图 28-3　沟通能力受限老年人疼痛评估列表

经 Fuchs-Lacelle，S.，& Hadjistavropoulos，T. 授权再次印刷（2004）。Development and preliminary validation of the Pain Assessment Checklist for Seniors with Limited Ability to Communicate（PACSLAC）. Pain Management Nursing，5（1），37-49.

PACSLAC 作者特别声明不承担因直接或间接使用该量表所产生的任何责任。PACSLAC 并不适合于某些患者，也不能替代专业人员对患者的完全评估。

参考文献

Fuchs-Lacelle，S.，& Hadjistavropoulos，T.（2004）.Development and preliminary validation of the Pain Assessment Checklist for Seniors with Limited Ability to Communicate（PACSLAC）.Pain Management Nursing，5（1），37-49.

疗不足，同时对药物治疗反应和不良反应进行准确评估和管理。这对于处于长期护理机构的老年人和痴呆的老年人来说尤为重要。

镇痛药物的分类

镇痛药物包括三类：非阿片类、阿片类和辅助镇痛药物。避免使用**麻醉药**这一词汇，因为这个词与一些有滥用倾向的物质有关，例如可卡因，实际上并没有镇痛效果。作为替代词，使用非阿片类和阿片类镇痛药的说法比非麻醉药和麻醉药好。

非阿片类镇痛药包括对乙酰氨基酚、非阿司匹林、非甾体抗炎药（NSAIDS）和阿司匹林。非阿片类药物作用于受损部位以减轻疼痛；NSAIDs 抑制受损细胞释放前列腺素。**阿片类镇痛药**包括天然的、半合成或全合成药物，这些药物通过结合中枢神经系统的不同类型阿片受体而发挥镇痛效应。药物与阿片受体结合后，阻断了神经递质的释放，使得疼痛的神经冲动不能通过突触传入脊髓背角，疼痛传导通路被阻断。常用阿片类药物有可待因、吗啡、曲马多、芬太尼和美沙酮。**辅助镇痛药物**除治疗疼痛外，有其主要的应用指征，例如抗抑郁药物或抗震颤药物，可在一定程度上缓解疼痛。辅助镇痛药物常用于疼痛传导通路的调适阶段，干扰 5- 羟色胺和去甲肾上腺素的再摄取，从而抑制痛觉信号的传递。这三类药物都可以作用于痛觉的感知阶段，通过不同方式减弱疼痛感受。

关于镇痛药物的错误观念和真实情况

对不同镇痛药物的多种错误观念会影响疼痛管理中的药物选择。表 28-3 列举了与老年人疼痛管理最密切的相关镇痛药物错误观念和真实情况。

由于这些错误观念和信息不足可能会导致对恰当药物治疗的抗拒和恐惧，因此，教育老年人及其家属关于药物耐受、依赖和成瘾的相关内容非常重要。药物**耐受性**是一种生理保护机制，使机体习惯于该治疗措施，从而使不良反应（便秘除外）逐渐

表 28-3 　镇痛药物的错误观念和真实情况	
错误观念	**循证的真实情况**
每天使用非阿片类药物比长期应用阿片类药物更安全	长期应用 NSAIDs 会带来严重和致命的不良反应，阿片类药物最常见的不良反应是便秘，该问题是可以解决的
非阿片类药物对重度疼痛无效	非阿片类药物单独使用几乎不能缓解重度疼痛，但却是非常重要的镇痛辅助药物
不能接受多种镇痛药物的复方制剂	不同类型的镇痛药物各有其独特的作用机制，因此复方用药是完全可以接受的，且常被推荐用于特定目的
直肠或肠道外给药可以降低 NSAIDs 的胃肠道副作用	无论采用何种给药方式，NSAIDs 均会抑制前列腺素，从而削弱其对胃肠道黏膜的保护作用
服用 NSAIDs 时，同时服用抗酸药物有助于降低胃肠道副作用	抗酸药确实可以降低胃肠道副作用，但同时也降低了 NSAIDs 的疗效，因为抗酸药可导致 NSAIDs 在胃内释放而不是在小肠内释放
使用阿片类药物镇痛会导致成瘾	因服用阿片类药物而导致成瘾的发生率不足 1%
阿片类药物并非对所有类型的疼痛均有效	阿片类药物对所有疼痛均有效，但是该类药物对内脏痛和躯体痛更有效，对神经病理痛效果较差
应避免在疾病早期阶段应用阿片类药物，以避免出现耐受性	对阿片类药物耐受并非必然现象，如果疼痛程度稳定，则药物剂量也是稳定的。阿片类药物剂量无上限，患者会对呼吸抑制出现耐受性
阿片类药物通常会导致明显的呼吸抑制	当出现镇静情况时，如果将阿片类药物缓慢减量，则呼吸抑制极少发生。当每天常规剂量使用阿片类药物超过 72 小时后，即可对呼吸道反应出现耐受

GI，胃肠道；NSAID，非甾体抗炎药

来源：Pasero，Portenoy，and McCaffery（2011）；Pasero，Quinn，Portenoy，McCaffery，andRizos（2011）。

减少。耐受性的特征是降低了一种或多种药物的治疗效果（例如镇痛效果降低）或者其副作用（例如呕吐、镇静或呼吸抑制）。对镇痛药物的耐受性通常出现在治疗的最初几天到 2 周内。

依赖性是指当某种阿片类药物反复使用 2 周以上，突然停药时所引起的一种常见的生理反应，表现为戒断症状。在疼痛控制后，逐渐减少阿片类药物剂量通常可以避免出现戒断症状。依赖性并非意味着成瘾性；相反，从医学角度来看，依赖性意味着这种治疗药物对于控制症状是必需的。

与依赖性和耐受性相反，**成瘾性**是一种具有生理、神经和心理特征的慢性疾病，包括下列一种或多种与药物相关的行为：渴求、强迫使用、缺乏自制性地使用，出现不良反应时依然持续应用。而实际情况是，出于医疗目的使用的镇痛药物几乎不会带来成瘾性，而当阿片类药物连续使用 2 ～ 4 周或更长时间时，耐受性和依赖性是常见且被期望出现的反应（Pasero & McCaffery，2011b）。

世界卫生组织的三阶梯疼痛管理方案

20 世纪 80 年代，世界卫生组织（WHO）提出疼痛缓解阶梯作为持续性癌症疼痛的管理指南。**WHO 疼痛缓解阶梯**一直作为模型应用于临床实践。护士能够运用该方法，根据患者的疼痛程度，分别从三个类别中选择合适的镇痛药物，从而制定有效的镇痛治疗方案。疼痛缓解阶梯（图 28-4）的三个步骤解决了不同程度疼痛的治疗方法，同时考虑到了并非所有患者都遵循相同的疼痛发展规律。因此，根据个人需求制定个体化治疗方案是老年人疼痛管理的一条金标准。对处于较高疼痛水平的患者而言，治疗措施从第 2 和第 3 步开始非常重要。

WHO 疼痛缓解阶梯的第 1 阶梯指出，轻度疼痛（例如 NRS10 级评分为 1 ～ 3 分）起始时使用非阿片类镇痛药物，辅以一种有效的辅助镇痛药物。根据目前推荐，对乙酰氨基酚（泰诺）是针对轻度到中度疼痛的一线药物，因为该药镇痛效果好且副作用少。当超过推荐的最大剂量，即 4 g/d 时，将会出现肝毒性，这是该药最严重的不良反应。其他会导致出现肝毒性的因素有：
- 营养不良和节食
- 每天摄入酒精＞ 2 盎司（大约 57 克）

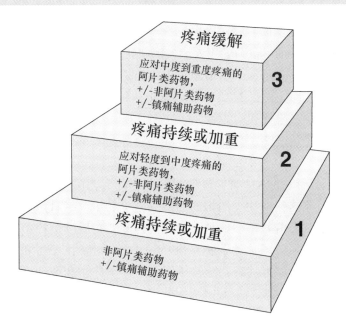

图 28-4　世界卫生组织疼痛缓解阶梯
已经被授权并根据世界卫生组织 2005 年版绘制

- 肝疾病或肝功能不全
- 同时使用其他具有肝毒性的药物

当计算每日对乙酰氨基酚的用量时，应考虑到该药物的所有来源，包括针对睡眠和普通感冒的非处方复合制剂。长期和大量服用对乙酰氨基酚的其他副作用包括高血压、胃肠道反应、肾损害或肾衰竭。

老年人应用 NSAIDs 会出现很多危险情况，包括消化道出血、肾功能不全或肾衰竭、血小板聚集功能降低，甚至死亡。2012 年，美国老年病学会更新了老年人持续性疼痛管理指南，推荐临床医生在诊疗存在中度到重度疼痛、疼痛相关功能减退或生活质量降低的老年疼痛患者时，如果对乙酰氨基酚不能缓解疼痛，则应当考虑使用阿片类药物治疗。此外，医生还应当考虑其他因素，包括潜在成瘾性，其在老年人群中发生率较低（美国老年病学会，2012）。

WHO 疼痛缓解阶梯的第 2 阶梯建议，如果疼痛持续维持在轻度到中度之间，则治疗方案中应当增加一种阿片类药物或阿片复方制剂（例如 NRS 10 级评分处于 3 ～ 5 分之间）。这一步建立在前一步基础上，但是并未替代第 1 阶梯中非阿片类镇痛药的使用。第 2 阶梯还应当包括通过连续给药来实现持续镇痛。例如，一位患者可能使用的镇痛方案为对乙酰氨基酚 500 mg Q6h 和一片扑热息痛（含有 5 mg 羟考酮和 325 mg 对乙酰氨基酚）Q4h 来控制剧烈疼痛。对乙酰氨基酚和扑热息痛的联合应用，使得对乙酰氨基酚的剂量仅为老年人最大推荐剂量的一半。

第3阶梯干预措施用于疼痛持续存在或者程度恶化时（例如NRS10级评分中达到7～10分）。虽然第2阶梯和第3阶梯都包含了阿片类药物的使用，但是每一步所使用的阿片类药物种类并不一样。因为第2阶梯中的阿片类药物（例如，Lortab 5/500，泰诺或扑热息痛）包含剂量固定的对乙酰氨基酚，因此这些阿片类药物的剂量受限于老年人每日可使用对乙酰氨基酚的最大剂量。因此，在后续治疗中使用强效阿片类药物是恰当的。第3阶梯以第1和第2阶梯为基础，继续使用非阿片类药物和辅助镇痛药物。第3阶梯中阿片类药物的应用指南包括：

- 全天服用阿片类药物，使用缓释剂型以保证镇痛药物的血药浓度稳定。
- 继续使用一些强效镇痛药物。
- 对于剧烈疼痛应使用半衰期短的阿片类药物，以便于迅速缓解重度疼痛。

阿片类药物有多种副作用，但其中大多数反应呈现药物剂量依赖性，并可随着患者耐受性的出现而减弱。便秘是最常见的副作用，而且不会减退。便秘的危险因素包括高龄、活动减少、胃肠道状况和药物的相互作用。阿片类药物的其他副作用还有恶心、呕吐、镇静和精神状态改变（例如精神错乱，意识模糊）。有关避免和治疗便秘及精神状态改变的干预措施已分别在第18章和第14章中分别讨论。

当在疼痛管理的健康促进措施中加入镇痛药物治疗时，护士应当与健康护理团队中的其他成员共同制订计划，以明确患者的疼痛治疗目标、预期副作用和应对副作用的干预措施。患者和特定的家庭成员应当被纳入决策团队。此外，干预措施应当基于循证指南（即WHO疼痛缓解阶梯）来制订，并且应包括适当的非药物干预措施。虽然护士不可能掌握所有镇痛药物的可能影响，但是对于经常使用的药物，护士应精通其药物作用，对于额外的干预措施，也应做到可以方便地获取其进一步信息。

疼痛管理的非药物干预

尽管镇痛药物的应用是疼痛管理的主要措施，

一个学生的反思

我的一位老年患者周期性地抱怨其肩膀疼痛。她说当她感到疼痛时，除了阿司匹林她不想服用其他任何药物，因为阿司匹林看上去可以缓解其疼痛。她并非每天都服用阿司匹林。因为不想依赖强效的药物治疗，她害怕服用镇痛药物，害怕出现药物成瘾。我向她解释如果不控制疼痛可能出现的后果，也尽力尝试着缓解她对药物镇痛治疗的恐惧。她向我保证，如果她的疼痛越来越严重，且阿司匹林已经不能缓解时，她就会去看医生。

西尔玛

但是非药物干预措施也是综合治疗所有类型疼痛的必要组成部分。促进老年人健康的疼痛管理包括多种措施，这些措施是药物干预的有益补充，可以增强用药疗效和减少用药需求。非药物干预措施的一个主要优势在于极少发生副作用。此外，非药物治疗通常有更广泛的益处，例如可增进舒适感、减少焦虑和提高生活质量。Lu和Herr（2012）建议，护士可以采用下列措施作为整体疼痛干预的组成部分：

- 物理疗法：按摩、反射疗法、热疗和冷疗、放松运动、理疗、经皮神经电刺激（TENS units）
- 认知-行为疗法：放松、分散注意力、催眠、生物反馈、意向引导、音乐疗法、精神和宗教应对策略（例如祈祷）
- 生物场疗法和能量医学技术：灵气疗法、治愈性触摸、触摸疗法、针压法、气功
- 患者和家属教育：讲解疼痛的性质、出现的征象，明确对于疼痛的恐惧和错误认知，明确疼痛的管理目标是达到舒适和功能恢复，药物和非药物疗法的应用。框28-5总结了最近关于疼痛的非药物治疗措施的研究。

疼痛管理中，当常规镇痛治疗措施无效，或者患者存在持续性疼痛时，护士的另一个重要角色就是推荐专业的服务。例如，大多数医院和很多临终关怀项目都提供专业的姑息护理。这些项目一般包括护士、医师、心理治疗师以及补充和替代治疗（Complementary and Alternative Treatments, CAM）专家，采用多学科联合的方式评估和管理疼痛。关注专业化疼痛管理的护士可以加入疼痛资源

护士（Pain Resource Nurse，PRN）训练项目，该项目由美国希望之城（City of Hope）医疗中心提供资金支持。PRN 项目的培训结果包括增进疼痛相关知识和态度，提高疼痛评估技术，增强应用阿片类药物的信心，以及具备应用非药物治疗干预措施的能力，例如放松疗法（Grant，Ferrell，Hanson，et al.，2011；Williams，Toye，Deas，et al.，2012）。截止到 2014 年，大约有 3000 名护士已经参与到该项目中，并且开始在医院、长期照护中心和居家护理机构等多种健康照护机构中展开工作。

针对伴有持续性疼痛老年人健康护理的另一个重要方面是康复和自我管理策略的教育。例如，包括运动、理疗、手工技术和辅助设备在内的康复项目，已经被证明可以帮助膝关节炎和髋关节炎患者缓解疼痛、降低致残率和促进关节功能恢复（Iversen，2012）。

框 28-5　循证实践：持续性疼痛的非药物干预措施

系统综述

- 腰背痛：瑜伽、按摩、针灸、脊柱推拿疗法、渐进性放松（Cramer，Lauche，Haller，et al.，2013；National Center on Complementary and Alternative Medicine，2011）
- 针压法对缓解不同类型的持续性疼痛均有效，包括慢性头痛和腰背痛（Chen & Hsiu-Hung，2013）
- 针灸对多种类型的慢性疼痛有效，包括骨关节炎和背部、颈部、肩部疼痛（Vickers，Cronin，Maschino，et al.，2012）
- 音乐疗法是一种安全、经济和独立的护理措施，可以用于住院患者的疼痛辅助治疗（Cole & LoBiondo-Wood，2012）

个性化学习

- 治疗性触摸对于某些在长期照护机构中的老年患者是有益处的，可以作为慢性疼痛的一种辅助干预措施（Wardell，Decker，& Engebretson 2012）
- 听个人喜欢的音乐对于缓解开胸心脏手术后疼痛是一种简单、安全、有效的方法（Ozer，Karaman，Arslan，et al.，2013）
- 应用音乐疗法作为护理常规，对于缓解神经病理性疼痛患者的疼痛强度是一种有效的措施（Korhan，Uyar，Eyigor，et al.，2013）

- 放松锻炼对于缓解上腹部手术造成的术后疼痛有效（Topcu & Findik，2012）

骨性关节炎
（National Center on Complementary and Alternative Medicine，2012；Shengelia，Parker，Ballin，et al.，2012）

- 在缓解疼痛和促进关节活动性方面，针灸被证明是最有潜在益处的补充和替代疗法
- 有研究证明，按摩和太极拳有助于缓解疼痛和促进运动功能恢复
- 瑜伽对骨关节炎相关症状（如紧张和焦虑）可能有益处，但是骨关节炎患者需要警惕过度拉伸而影响关节和韧带功能
- 部分研究发现，联合使用葡萄糖胺和软骨素对膝关节炎有潜在益处
- 部分研究发现，S-腺苷甲硫氨酸（SAMe）在缓解疼痛和促进功能恢复方面有轻微作用
- 部分证据支持应用饮食补充剂，如南非钩麻和鳄梨-大豆的非皂化物（ASUs）
- 几乎没有效果或缺乏有效性证据的物理疗法：顺势疗法、磁疗、局部涂抹二甲基亚砜（DMSO），口服甲基磺胺甲烷

本章重点

疼痛的定义和分类
- 伤害性感受和神经病理性疼痛（图 28-1；表 28-1）
- 急性疼痛和持续性疼痛
- 癌痛
- 老年人疼痛的特殊方面
- 年龄相关改变
- 流行病学和病因

老年人疼痛的功能结局

疼痛的文化因素（框 28-1）

老年人疼痛的护理评估
- 辨识常见错误观念（框 28-2）

- 获取疼痛的信息（图 28-2；框 28-3）
- 认知受损老年人的疼痛评估（表 28-2；框 28-4；图 28-3）

疼痛管理的药物干预
- 镇痛药的分类
- 镇痛药的错误观念和真实情况（表 28-3）
- WHO 三阶梯疼痛缓解方案（图 28-4）

疼痛管理的非药物干预
- 非药物干预措施（框 28-5）
- 专业服务的推荐
- 自我管理策略的教育

评判性思维练习

1. 在你最近的临床实践中，选定一位已经跟你说过存在持续性疼痛的老年人，请明确下列与该患者相关的内容：
   - 框 28-2 中列出的哪些因素影响了该患者的疼痛体验？
   - 框 28-3 中列出的哪个假设适用于该患者的疼痛评估？

2. 复习框 28-5 和疼痛管理的非药物干预部分。为一位 78 岁、有持续性腰背疼痛和轻度认知功能障碍的老年女性患者设计一个教育方案，以提高其舒适水平。

3. 复习耐受性、依赖性和成瘾性的概念，写一句话概括这些概念，以用于对老年患者及其照顾者进行药物治疗的教育。

（陆悦 译 周宇彤 校）

参考文献

Ahn, D., & Horgas, A. (2013). The relationship between pain and disruptive behaviors in nursing home residents with dementia. *BMC Geriatrics, 13*(14). Available at www.biomedcentral.com/1471-2318/13/14.

American Geriatrics Society. (2012). *Statement on the use of opioids in the treatment of persistent pain in older adults.* Available at http//ags.org

Bradford, A., Shrestha, S., Snow, A. L., Stanley, M. A., Wilson, N., Hersch, G., & Kunik, M. E. (2012). Managing pain to prevent aggression in people with dementia: A nonpharmacologic intervention. *American Journal of Alzheimer's Disease and Other Dementias, 27*(1), 41–47.

Brown, S. T., Kirkpatrick, M. K., Swanson, M. S., et al. (2011). Pain experience of the elderly. *Pain Management Nursing, 12*(4), 190–196.

Chen, Y.-W., & Hsiu-Hung, W. (2013). The effectiveness of acupressure on relieving pain: A systematic review. *Pain Management Nursing, 14.* doi:10.1016/j.pmn.2012.12.005.

Clarke, A., Anthony, C., Gray, D., et al. (2012). "I feel so stupid because I can't give a proper answer…" How older adults describe chronic pain: A qualitative study. *BMC Geriatrics, 12*(78). Available at www.biomedcentral.com/1471-2318/12/78.

Cole, L. C., & LoBiondo-Wood, G. (2012). Music as an adjuvant therapy in control of pain and symptoms in hospitalized older adults: A systematic review. *Pain Management Nursing, 13.* doi:1.1016/j.pmn.2012.08.010.

Cramer, H., Lauche, R., Haller, H., et al. (2013). A systematic review and meta-analysis of yoga for low back pain. *Clinical Journal of Pain, 29*(5), 450–460.

Deumens, P., Steyaert, A., Forget, P., et al. (2013). Prevention of chronic postoperative pain. *Progress in Neurobiology, 104*, 1–37. doi:10.1016/j.pneurobio.2013.01.002.

Eggermont, L., Penninx, B., Jones, R., et al. (2012). Depressive symptoms, chronic pain, and falls in older community-dwelling adults: The MOBILIZE Boston Study. *Journal of the American Geriatrics Society, 60*, 230–237.

Federal Interagency Forum on Aging-Related Statistics. (2012). Indicator 16: Chronic Health Conditions. In *Older Americans 2012: Key indicators of well-being.* Washington, DC: Government Printing Office.

Fuchs-Lacelle, S., & Hadjistavropoulos, T. (2004). Development and preliminary validation of the Pain Assessment Checklist for Seniors with Limited Ability to Communicate (PACSLAC). *Pain Management Nursing, 5*(1), 37–49.

Grant, M., Ferrell, B., Hanson, J., et al. (2011). The enduring need for the pain resource nurse (PRN) training program. *Journal of Cancer Education, 26*(4), 598–603.

Herr, K., Coyne, P., McCaffery, M., et al. (2011). Pain assessment in the patients unable to self-report: Position Statement with Clinical Practice Recommendations. *Pain Management Nursing, 12*(4), 230–250.

Horgas, A. L. Yoon, S. L., & Grall, M. (2012). Pain management. In M. Boltz, E. Capezuti, T. Fulmer, & D. Zwicker (Eds.), *Evidence-based practice protocols for best practice* (4th ed., pp. 246–267). New York: Springer Publishing Co.

Institute of Medicine. (2011), *Relieving pain in America: A blueprint for transforming prevention, care, education, and research.* Washington, DC: National Academies Press.

Iversen, M. D. (2012). Rehabilitation interventions for pain and disability in osteoarthritis. *American Journal of Nursing, 112*(3 Suppl 1), S32–S37.

Jordan, A., Hughes, J., Pakresi, M., et al. (2011). The utility of PAINAD in assessing pain in a UK population with severe dementia. *International Journal of Geriatric Psychiatry, 26*(2), 118–126.

Korhan, E. A., Uyar, M., Eyigor, C., et al. (2013). The effects of music therapy on pain in patients with neuropathic pain. *Pain Management Nursing, 14.* doi:10.11016/j.mpmn.2012.10.006.

Lints-Martindale, A. C., Hadjistavropoulos, T., Lix, L. M., et al. (2012). A comparative investigation of observational pain assessment tools for older adults with dementia. *Clinical Journal of Pain, 28*(3), 226–237.

Lu, D. F., & Herr, K. (2012). Pain in dementia: Recognition and treatment. *Journal of Gerontological Nursing, 38*(2), 8–13.

McCaffery, M. (1968). *Nursing practice theories related to cognition, bodily pain and man-environmental interactions.* Los Angeles, CA: UCLA Students Store.

McGreevy, K., Bottros, M. M., & Raja, S. N. (2011). Preventing chronic pain following acute pain. *European Journal of Pain, 5*(2), 365–372.

Monroe, T. B., & Mion, L. C. (2012). Patients with advanced dementia: How do we know if they are in pain? *Geriatric Nursing, 33*(3), 226–228.

National Center on Complementary and Alternative Medicine. (2011). *Get the facts: Chronic pain and CAM–At a glance.* Available at http://nccam.nkg/gov, accessed on May 9, 2013.

National Center on Complementary and Alternative Medicine. (2012). *Get the facts: Osteoarthritis and complementary health approaches.* Available at http://nccam.nkg/gov, accessed on May 9, 2013.

Ozer, M., Karaman, O., Arslan, S., et al. (2013). Effect of music on post-operative pain and physiologic parameters of patients after open heart surgery. *Pain Management Nursing, 14*(1), 20–28.

Pasero, C. & McCaffery, M. (2011a). Initiating opioid therapy. In C. Pasero & M. McCaffery (Eds.), *Pain assessment and pharmaco-*

logic management (pp. 442–461). St. Louis, MO: Mosby Elsevier.

Pasero, C. & McCaffery, M. (2011b). Misconceptions that hamper assessment and treatment of patients who report pain. In C. Pasero & M. McCaffery (Eds.), *Pain assessment and pharmacologic management* (pp. 20–48). St. Louis, MO: Mosby Elsevier.

Pasero, C. & McCaffery, M. (2011c). Assessment tools. In C. Pasero & M. McCaffery (Eds.), *Pain assessment and pharmacologic management* (pp. 49–142). St. Louis, MO: Mosby Elsevier.

Pasero, C., & Portenoy, R. K. (2011). Neurophysiology of pain and analgesia and the pathophysiology of neuropathic pain. In C. Pasero & M. McCaffery (Eds.), *Pain assessment and pharmacologic management* (pp. 1–12). St. Louis, MO: Mosby Elsevier.

Pasero, C., Portenoy, R. K., & McCaffery, M. (2011). Nonopiod analgesics. In C. Pasero & M. McCaffery (Eds.), *Pain assessment and pharmacologic management* (pp. 177–180). St. Louis, MO: Mosby Elsevier.

Pasero, C., Quinn, T. W., Portenoy, R. K., McCaffery, M., & Rizos, A. L. (2011). Opioid analgesics. In C. Pasero & M. McCaffery (Eds.), *Pain assessment and pharmacologic management* (pp. 277–282). St. Louis, MO: Mosby Elsevier.

Pergolizzi, J. V., Raffa, R. B., & Taylor, R. (2012). Treating acute pain in light of the chronification of pain. *Pain Management Nursing, 13*. doi:10.1016/j/pmn.2012/2.07.004.

Purnell, L. D. (2013). *Transcultural health care* (4th ed.). Philadelphia, PA: F.A. Davis.

Reid, M. C., Bennett, D. A., Chen, W. G., Eldadah, B. A., Farrar, J. T., Ferrell, B., et al. (2011). Improving the pharmacologic management of pain in older adults. *Pain Medicine, 12*(9), 1336–1357.

Shengelia, R., Parker, S. J., Ballin, M., et al. (2012). Complementary therapies of osteoarthritis: Are they effective? *Pain Management Nursing, 13*. doi:10.1016/j.pmn/2012.01.001.

Siedlecki, S. L., Modic, M. B., Bernhofer, E., et al. (2013). Exploring how bedside nurses care for patients with chronic pain: A grounded theory study. *Pain Management Nursing, 14*. doi:10.1016/j/pmn.2013.12.007.

Taverner, T., Closs, S. J., & Briggs, M. (2013). The journey to chronic pain: A grounded theory of older adults' experiences of pain associated with leg ulceration. *Pain Management Nursing, 14*. doi:10.1016/j/pmn/2012.08.002.

Topcu, S. Y., & Findik, U. Y. (2012). Effect of relaxation exercises on controlling postoperative pain. *Pain Management Nursing, 13*(1), 11–17.

Tse, M., Wan, V., & Vong, S. (2012). Health-related profile and quality of life among nursing home residents: Does pain matter? *Pain Management Nursing, 13*. doi:10.1016/j.pmn.2011.10.006.

Van de Ven, T. J., & John Hsai, H. L. (2012). Causes and prevention of chronic postsurgical pain. *Current Opinion in Critical Care, 18*(4), 366–371.

Vickers, A. J., Cronin, A. M., Maschino, A. C., et al. (2012). Acupuncture may be helpful for chronic pain: A meta-analysis. *Archives of Internal Medicine, 172*(19), 1444–1453.

Wardell, D., Decker, S. A., & Engebretson, J. C. (2012). Healing touch for older adults with persistent pain. *Holistic Nursing Practice, 26*(4), 194–202.

Warden, V., Hurley, A. C., & Volicer, L. (2003). Development and psychometric evaluation of the Pain Assessment in Advanced Dementia (PAINAD) scale. *Journal of the American Medical Directors Association, 4*, 9–15.

Williams, A. M., Toye, C., Deas, K., et al. (2012). Evaluating the feasibility and effect of using a hospital-wide coordinated approach to introduce evidence-based changes for pain management. *Pain Management Nursing, 13*(4), 202–214.

Wysong, P. (2012). Nurses' beliefs and self-reported practices related to pain assessment in nonverbal patients. *Pain Management Nursing, 13*. doi:10.1016/j/pmn.2012.08.003.

Zwakhalen, S. M., van der Steen, J. T., & Najim, M. D. (2012). Which score most likely represents pain on the observational PAINAD pain scale for patients with dementia? *Journal of the American Medical Directors Association, 13*(4), 384–389.

第 29 章　老年人的临终关怀

随着人类预期寿命和慢性病患者生存时间的急剧延长，对身患慢性疾病、寿命有限和已经处于生命末期的患者提供支持性护理显得越来越重要。由于很多曾经是致命性的疾病已经转变为慢性病症，现在大多数健康护理致力于帮助身有残疾或是慢性病的老年患者保障其生活质量，并在某种程度上实现尊严死。主要的护理重点在于为患者、家属和在老人疾病期和生命末期承担照顾者角色的所有人解决复杂而多样的需求。第 27 章讨论了对老年人处于进展性慢性疾病状态时的护理，本章讨论对老年人的临终关怀。

临终关怀的概述

在 20 世纪 10 年代初的美国，新生儿的平均期望寿命为白人女性 51 岁，黑人男性 35 岁，关于死亡、死亡过程、临终期的定义也在悄然发生着改变。当时，死亡在婴儿、儿童、青年、青壮年身上很常见，可出现在家中或是社区场所，且通常都是突然发生的。这些患者大多数是因传染性疾病导致死亡，家属照顾的时间很短，甚至根本没有临终照顾时间。意外死亡很普遍，而死亡也被视为生命中不可避免的、正常的一部分。很多因素会影响人们对死亡和死亡过程的看法以及临终关怀的方法。

何时开始临终关怀?

死亡在传统意义上被定义为人体所有生物学功能的终止。然而在大多数情况下，医疗和技术的发展已经把"死亡"这个概念从一个明确定义的事件转变成了一个不断发展演变的过程。这种情况在急症医疗机构尤其常见。例如，因为脑功能丧失，患者可以被认为是法律上的死亡；但如果通过医疗技术可以维持患者的心肺功能，那就不能定义为临床死亡。对于很多老年人而言，**生命末期**通常是一个由慢性疾病和许多相互作用的因素不断累积的渐进性过程，而非由单一病因所致。在很多案例中，一个重大的医疗事件，比如败血症或者髋部骨折，就是老年患者从慢性病状态转变为临终状态的"转折点"。

宾夕法尼亚州立大学的护理研究人员（Penrod, Hupcey, Baney, et al., 2011）对三种生命末期轨迹的过程和持续时间做了如下描述：

- 预期死亡的轨迹：进行性的逐步下降，通常以临床为基准，终末期较长。
- 混合死亡的轨迹：初期治疗成功而稳定，而后急剧下降，终末期较短。
- 非预期死亡的轨迹：缓慢下降（周期性加重与恢复，但从未达到早期的健康水平），接着是极短的终末期。

Penrod，Hupcey，Shipley 和同事们（2012）将这个理念运用到临终关怀中，强调照顾者在轨迹中的每个阶段都要"寻求正常"，如图 29-1 所示。虽然这些模式运用于护理方面，但同时也阐明了老年人及其照顾者在这三种生命末期轨迹中的不同经历和体验。有时，这些生命轨迹的早期阶段可能难以觉察，这种情况在痴呆患者中常见，往往只有在回顾中才能发现，认识到这一点至关重要！

西方文化的死亡观

在西方文化中，人们倾向于否认或忽视死亡的普遍性，由此影响了卫生保健机构对临终患者的护理模式。老年社会学的相关研究列出了如下四个当代价值观或信念，它们塑造了西方社会对衰老和死亡的观念（Markson，2003）：

1. 工作和日常生活与自我价值感密切相关，慢性病或残障就意味着生产力的终结与目的的缺失。因此，人们并不承认疾病和衰老，因为那将被视为死亡前兆。

2. 具备自我决策能力和个人责任感，通过足够的努力，任何人可以做任何事。由于人类生命固有的局限性，这个错误的心态是导致 21 世纪西方社会普遍抵触衰老与死亡的关键因素。

3. 过去几十年医学的进步促成了这样一个观念：衰老、疾病，甚至死亡是可以被操纵、管理和控制的。

4. 死亡的权力和责任巧妙地从宗教领袖转移到医生，因此，医生治愈疾病和延长生命的能力使得生命和死亡的性质更多了人为因素的影响，而少了精神层次的影响。

尽管这些态度和信念十分盛行，对于死亡的承认和接受程度仍在逐渐增加，临终关怀整体观也受到了更多关注。这种转变主要得益于婴儿潮一代正面临着自己的衰老，同时还要处理他们父母的年老

和健康问题。另外，有越来越多因重度渐进性疾病而极大影响了生活质量的患者表达了想要控制自己命运的强烈渴望。

老年人对死亡的认知

相比年轻一代对疾病和死亡的轻视态度，老年人往往更能意识到和接受死亡的必然性，部分原因在于他们经历了家人和朋友的逝世，其中常常包括那些比他们年轻的人。虽然疾病和生理功能受限是老年期常见的表现，但若是能从一个整体的角度来看，老年期同样充满了自我实现的机会。因此，"善终"可以视为"优雅变老"的一部分，这两个过程都是个体化的。对老年人来说，定义"善终"是非常个体化的，即容易受个人身体功能、自理能力和生活质量的影响。此外，虽然老年人可能逐渐意识到了死亡的必然性，但即使在生命末期，真正接受死亡都不是一个可以轻易明确定义的过程，人们总是"在接受死亡和不接受死亡之间有节奏地摇摆"（McLeod-Sordjan，2013，p.391）。

不同文化对死亡的认知

文化因素对临终体验有着极大影响，因此，卫生保健专业人员要意识到其自身文化背景的影响，不仅要了解自己的文化观，更要充分了解老年人的文化观，以此达到更好的交流。文化因素影响着临终关怀的以下各个方面：

- 善终的观念

一个学生的反思

这周发生的事情让我学会了接受：一位老年患者准备好接受死亡，并将死亡作为其愿望。有一位临终患者要求我们不要对他采取任何治疗措施，他只希望用餐时有酒，难受时有止痛药。他说自己的一生已经圆满，准备好去见上帝了。这对我来说真的很难，因为帮助人们、挽救生命正是我的职责所在！另一方面，帮助临终患者实现尊严死，真的是一个异常棘手的问题！

Sarah E.

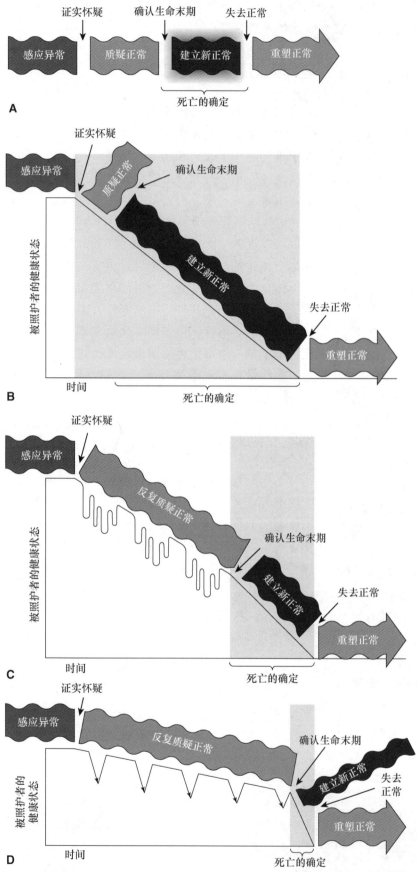

图 29-1 生命末期护理模型，阐释了不同阶段的变化和持续时间

引用已得到许可，转载自 Sage Publications，Penrod，J.，Hupcey，J.E.，Shipley，P.Z.，et al.（2012）. A model of caregiving through the end of life：Seeking normal. Western Journal of Nursing Research，34（2），175-193.

（A）基本模型
（B）预期死亡的护理轨迹模型
（C）混合死亡的护理轨迹模型
（D）非预期死亡的护理轨迹模型

- 对临终关怀和姑息护理服务的接受程度
- 有关预备死亡和临终决策的交流渠道
- 对医疗干预的期望（例如关于心肺复苏的决定）
- 死亡的场所
- 弥留之际和永眠之时的习俗和仪式
- 尸体解剖或器官捐赠的决定

探索个人关于死亡、临终和生命末期的信仰是为患者提供文化适应性护理的重要一环。探讨自我意识和洞察力的相关问题如下（Ohio State University Health Sciences Center，2003）：

- 当你听到"死亡"这个词的时候，你想到的是什么？对于死亡，你最怕的是什么？最好奇的是什么？
- 你第一次经历亲近的人去世是多大年纪？在你家中是怎样化解悲伤的？你觉得在你死亡的时候会发生什么？
- 你目睹过某个人的死亡过程吗？对你来说，目睹人的死亡是怎样的一种感受？
- 你觉得自身态度和过往经历对你的临终照护工作有何影响？

护理人员不仅要了解自己的文化观念，更要熟知所照顾的每一位患者的文化价值观。宗教与精神信仰是有关死亡、垂危、临终决策的文化观念中尤其重要的两个方面。在护理评估中，询问患者宗教信仰的问题看似简单，但明确影响患者临终照护的信念和价值观绝非易事。护理人员通过提出一些探索性问题来了解患者的风俗习惯和信仰，以及对死亡、垂危、来生、生命末期的态度，在这个过程中一定要注意沟通章节所强调的：不能带偏见！

在临床环境下，护士全面参与了临终关怀最具体的方面之一：尸体护理。这项护理以相关机构政策和护理标准为指导，属于常规护理之一。然而通常会有基于患者文化背景的临终仪式的掺入，这不属于常规护理的内容，但却是支持患者家属和照顾者的一个重要方面。一项针对长期护理的研究发现，那些在国外出生的患者会强调对临终仪式的需求，而那些出生在美国本土的人并不是特别看重（Periyakoil, Stevens, & Kraemer, 2013）。框 29-1列举了一些特定群体的死亡习俗，也提示了护士在不同情景下可以应用的干预措施。在文化适应性护理的其他方面，一定要意识到不同群体、不同个体

一个学生的反思

今天经历的一件事情让我深刻认识到文化敏感性在护理工作中的重要性。这个周末，我的一名老年患者不幸病情恶化，她的丈夫申请将她转到临终关怀病房。我坐在她床旁，她向我表达已经接受自己的病是终末期这个事实。当她说起自己心痛地把转入临终病房这件事告诉父母时，她哭了。她是天主教徒，因为在中国传统文化和她父母的佛教信仰中，"面子"是尤其重要的，她担心自己让家人失望了。我认真倾听她的感受，并提供情感上的支持，希望能减轻她的悲伤。我们把她转到临终关怀病房，并帮助她适应新环境。当我到护士站提交这位患者的转出病历时，接收护士的第一个评论是："这上面写她是亚洲人，而你在她宗教上记录的是天主教。你确定这是正确的吗？"因为我最近做了很多关于文化敏感性的讨论和阅读，我很快意识到：我们护士如果仅根据民族特性来判断一位患者的宗教信仰的话，会很容易做出错误的判断。我在病历中详细说明了这位患者的童年经历，她父母的信仰是佛教，她在学校里学的是天主教义，以及她长久而坚定的天主教信仰。我发现自己从中真正理解了作为一名护士，学习不同文化和宗教信仰对个性化医疗保健的影响是何等重要。尽管把这位患者留在一个陌生的环境让我十分心痛，但我想我学习和分享的信息会使得临终关怀病房的工作人员了解和尊重她的信仰，这对我的这位临终患者来说也将是一段积极的经历。

Deborah L.

间的差异性，同时避免刻板思维。解决这一问题的有效方法是提前询问老年患者、家属和照顾者的喜好，并将相关信息融入护理计划中。

临终关怀的发展趋势

20世纪医学和科技的重大进展，如传染病控制和内外科治疗危重疾病，不仅改变了人们对死亡的看法，更影响着医护人员对临终期的干预方法。20世纪中叶，医疗保健设施已成为治疗疾病的中心，

特定群体	死亡仪式	干预措施
	框 29-1　文化视野：特定群体的死亡仪式	
非裔美国人	• 听到至亲死亡消息时，可能会以**瘫倒**作为回应（包括突然崩溃、瘫痪、失明或失语）	• 认识到这是基于文化特色的反应，而不是紧急医学病症； • 提供支持
阿米什人	• 会为重症垂危的家人，特意在半夜"惊起直坐"	• 保护隐私； • 允许家属陪护过夜
古巴人	• 一大群亲戚朋友会来看望患者，并在患者周围摆放宗教物品； • 患者死后会点蜡烛，意在"照亮患者灵魂走向来生的路"	• 安排接近临终者的聚集地点； • 若不允许明火，提供电子蜡烛； • 请来神职人员主持宗教仪式； • 不要移动宗教物品
欧裔美国人	• 认为濒死者不该被独自留下	• 允许家属 24 小时陪护
海地人	• 患者垂危时，家属会聚集祷告，可能会控制不住地哭起来； • 患者死亡之际，所有家属都希望陪在身边	• 保护隐私； • 鼓励家属带上宗教物品； • 允许家属参与尸体护理
印度教徒	• 牧师和长子可能会执行死亡仪式，男性家属协助，女人则会大声哀号	• 提供私人环境； • 表达对死亡仪式和哀号行为的理解
日本人	• 患者死亡之际，家庭成员会聚集在床边，长子此时有特别的责任	• 患者病危通知要告知长子，如长子不在，要找到可沟通的人
犹太人	• 濒死者不该被独自留下； • 死亡仪式各不相同，有些不在安息日或宗教节日举行	• 有关后事处理事宜，询问患者最亲近的家属
韩国人	• 认为家属应陪在濒死者身边并提供照护	• 支持家属照护患者
墨西哥人	• 有些人，尤其是女性，在听到至亲死亡消息时会有神经症的表现（比如多动症和癫痫样活动，借此抒发伤心欲绝的情绪）	• 认识到这是一个文化综合征，一般不需要治疗； • 陪伴身边，提供支持，如果可能可协助家属
穆斯林教徒	• 患者的床应该朝向圣城麦加 • 家人背诵古兰经祷文	• 尽可能按照患者及其家属要求摆放病床，保护祷告者隐私
波多黎各人	• 死亡对于一个家庭来说是一次危机事件； • 家里的顶梁柱（通常是长子或长女）负责接受死亡通知	• 在移动死者之前，提供家属与死者做最后告别的时间； • 询问家属是否需要神职人员
越南人	• 患病期间要避免有花，因为它们通常是为死亡仪式准备的	• 在房间里摆放花之前，要征得患者或者家属的同意

来源：Purnell，L.D.（2013）. Transcultural health care. Philadelphia，PA：F.A.Davis.

卫生保健专业人员认为死亡象征着失败，要尽可能避免。所以，延长患者寿命，甚至不惜牺牲生命质量被视为最终目标，即象征着患者及其家属和医疗保健团队的成功。**生命末期医疗照护**强调的是使用医疗技术延长患者生命，而不是如何提高患者生活质量。正如 Risse 和 Balboni 的描述（2013）："医疗化使得医院变成了展现体育保健和科技实力的场所……新技术的配备，公共需求的剧增，1965 年医疗保险制度的建立，使现代医院成为美国人最有可能逝世的场所"。

近年来，护理和其他卫生保健专业人员对是否需要提高医院临终关怀提出了担忧。研究显示：尽管临终关怀备受重视，患者仍持续体验着疼痛、无尊严、社会隔离，以及其他与无效或不必要的生命支持治疗相关的不适症状，尤其是在重症监护病房的患者（Seaman，2013）。这种担忧与医护人员和家属对于临终期决策沟通不良有关（Wiegand, Grant, & Cheon，2013）。临终关怀和姑息护理服务的预期结果之一是解决上述问题，详见临终关怀与姑息护理部分内容。

20 世纪 90 年代，对于美国人来说，医院是死亡最常见的场所。但如今在美国、加拿大以及英国等国家，这种趋势已经停止甚至逆转（Higginson, Sarmento, Calanzani, et al.，2013）。有关医疗保险受益者的数据分析发现，从 2000 到 2009 年间，死亡率在急症医疗机构从 32.6% 下降到 24.6%，而临终期干预率几乎翻了一番，从 21.6% 上升到 42.2%（Teno, Gozalo, Bynum, et al.，2013）。2007—2010 年的数据表明，患者在生命最后 6 个月医疗服务的使用率减少 9.5%，平均临终关怀日增加 15%（18.3 ～ 21 天）。总的来说，43% 的医疗受助者在生命的最后一个月使用临终关怀服务，27% 使用重症监护或冠心病监护病房的医疗服务（联邦机构间论坛关于老龄问题的统计，2012）。同时，生命最后 2 年的医保支出，从 60694 \$/ 人增加到 69947 \$ 人（增加 15.2%）（Goodman, Fisher, Wennberg, et al.，2013）。目前的重点在于提高末期照护的质量，兼顾护理费用，2010 年签署的《保护患者及合理医疗费用》法案在此迈出了重要一步。

一个与老年护理密切相关的统计显示，25% 的死亡发生在疗养院，这一比例在 2020 年底预计达到 40%（Temkin-Greener, Zheng, Xing, et al.，2013）。护理机构中临终关怀的质量越来越受到人们关注，研究也证实了对护理人员进行症状管理及其他姑息护理相关培训的必要性（Wen, Gatchell, Tachibana, et al.，2012）。接受临终关怀服务、避免在医院死亡是保障疗养院患者在生命末期得到优质照护的两个措施（MukamelCaprio, Ahn et al.，2012）。一个令人鼓舞的趋势是，疗养院患者临终关怀服务的使用率日益增加，1/3 的临终患者选择生活在疗养院里（Unroe, Sachs, Hickman, et al.，2013）。需注意的是，晚期老年痴呆症患者的长期护理占据临终关怀和姑息护理服务使用率增加的大部分，这也与日益改进的生命末期照护有关（Li, Zheng, & Temkin-Greener, 2013; Miller, Lima, & Mitchell, 2012）。

另一个令人鼓舞的趋势是"回归人性化"的概念在临终关怀中越来越受到重视。"回归人性化"承认并尊重临终和死亡过程，视其为一个重要而有意义的人生必经阶段。Lynn Keegan 和 Carole Ann Drick（2011）两位护士在以尊严死为目的的临终关怀中贯彻了"黄金屋"的理念。她们提出一个模型，改变了人们对死亡的固有观念，使人们接受并尊重死亡。在这个模型中，死亡不是结束，而是"一条神圣的通道，一段光荣、善意、同情、安宁、有尊严，可以让人温柔释放的时期"（Keegan & Drick, 2011, p.154）。

随着临终关怀和姑息护理成为医学主流日益重要的组成部分，是不惜一切代价延长患者生命，还是保障患者临终生活质量，这一问题已然扩宽了医护人员的专业视角。护士和其他卫生保健专业人员在照护临终患者及其家属，还有其他为患者提供支持的人时，越来越多地从中感到满足，体会到人生意义和价值。作为医疗服务的直接提供者和咨询者，临终关怀和姑息护理专业人员在促进人们对整体临终关怀观念的认识和理解中起着关键作用，详见临终关怀和姑息护理部分的内容。

现有法律和伦理的担忧

随着民众、政府、机构和医疗保健专业人士日益关注临终关怀及其政策，相关伦理和法律面临的挑战不断升级。1990 年患者自我决定法案颁布后，许多关于患者权利的问题随之产生，例如：患者有权接受或拒绝在生命末期的医治，从而主导自己的临终关怀方案。1997 年，俄勒冈市颁布了**尊严死法案**（由大多数选民支持通过），允许有自我决定能力的临终期患者选择使用致命药物结束自己的生命。虽然这部法案的伦理和合法性受到质疑，但该法案在 2006 年得到了美国最高法院的支持。2009 年，华盛顿州的选民通过了类似立法。2013 年，佛蒙特州政府和立法机构签署了一部尊严死亡法（尊严死亡国家中心，2013）。目前，其他州的相关立法悬而未决，提倡和反对这些法案的声音不绝于耳。

我们须认识到：在尊严死亡法等相关法律中，很多术语十分类似，容易混淆，例如：帮助自杀和医助自杀，积极或消极安乐死，医生劝导或患者自主死亡，死亡援助和死亡权。术语的选择往往反映了特定的伦理视角，如"自杀"和"死亡援助"的区别。因此，Jablonski和他的同事们在尊严死亡法中提出以下要求，以确保其执法准确性（2012）：

- 患者必须数次申请帮助自杀，第一次申请和最后一次申请至少相隔15天。
- 患者的自主决定能力必须由两位医师共同证明。
- 患者对临终关怀充分知情，但不要求一定使用临终关怀服务。
- 不要求医师和相关机构一定给患者提供死亡援助。
- 患者必须有自我管理致命药物的能力。

为响应国家相关立法，Loggers等（2013）在西雅图、华盛顿的综合癌症中心启动了尊严死项目。参与者是受过良好教育的典型白人男性，常见的参与原因是自主性丧失、无法从事愉悦活动和失去尊严。40名参与者中只有60%收到了致命剂量的司可巴比妥类药物处方，无论最终是否使用了该种药物，患者和家属都对此表示十分感激（Loggers, Starks, Shannon Dudley, et al., 2013）。

根据俄勒冈和华盛顿最近颁布的尊严死亡法，护士的角色之一是解决与患者自主死亡相关的伦理问题，但并不起直接作用（Clymin, Jacobson, Jablonski, et al., 2012）。以下是护士在解决与患者死亡权相关问题时的伦理思考（Jannette, Bosek, Rambur 2013）：

- 在展开患者自主死亡对患者有益还是无益的辩论前，先要明确患者是否认为死亡是有害的。
- 患者在一个竭力保护每位公民生命权的社会中寻求自主死亡，就是在行使尊严死权利。
- 支持患者决定生死的自主权伦理准则优于家长主义，这有助于医护人员决定对患者而言什么是最好的。

临终关怀护士特别关注与医助死亡有关的伦理问题。由Campbell和Black（2014）的一项研究发现，高达90%的终末期疾病患者参与临终关怀项目，并在华盛顿和俄勒冈《尊严死亡法》的保护下结束生命。

对患者的生活末期照护需要以美国护士协会道德规范（美国护士协会，2001）为指导，由护士对临终患者进行护理干预，使患者在身体、情感、社会和精神上尽可能健康。美国护士协会伦理和人权中心（2013）声明有关安乐死、帮助自杀、死亡援助的指导方针。临终关怀和姑息护理协会也发表了类似声明：反对医助死亡合法化，但同时强调"必须倡导生命末期照护中的人文与伦理关怀，以缓解临终期患者的痛苦，并确保患者在请求死亡援助时得到回应"（临终关怀和姑息护理协会HPNA，2011）。第9章论述了与患者的决策制定和预先医疗指示相关的内容。

临终关怀与姑息护理

临终关怀和姑息护理服务由多学科协同完成，全面满足临终者和其家属及照顾者的需要。所有临终关怀项目都包含姑息护理，姑息护理在临终关怀之外也有应用。这两个术语密切相关，但在美国，这两项服务的标准不同。第27章讨论了姑息护理在临终关怀之外的应用，本章讨论的姑息护理，是作为临终关怀和生命末期照护的一个重要组成部分。

临终关怀

临终关怀实际上指的是一种护理理念，旨在照护绝症患者及其家属和照顾者，最终使患者得以善终和尊严死。临终关怀（hospice，词根'hospitality'，指好客、殷勤款待）这一术语首次用于临终患者的专科护理是在20世纪60年代，英国护士桑德斯（Dame Cicely Saunders）在伦敦郊区创办了第一所临终关怀机构。在耶鲁大学的一次讲座中，桑德斯向在座的医学生、护士、社会工作者、牧师等介绍了临终关怀的概念，并强调整体护理和症状控制。此次讲座引起的"星星之火"，成就了如今众所周知的临终关怀理念。

另一个促进临终关怀发展的因素是精神病科医生库伯勒－罗斯（Elisabeth Kübler Ross）在1969年出版的《论死亡和临终》中，基于对濒临死亡患者的采访，提出了绝症患者情绪反应的五个分期：否认期、愤怒期、协议期、忧郁期、接受期（Kübler-Ross, 1969）。该书很受公众欢迎，得到了医疗保健专业人士的认可，同时关注到了临终患者的需求。1972 年，库伯勒-罗斯在美国参议院老龄问题特别委员会上公开请求联邦立法支持居家临终关怀。十年后，美国国会在针对 65 岁及以上老人的医疗照顾（Medicare）计划中新添了临终关怀补贴服务。自 20 世纪 80 年代以来，临终关怀项目的迅猛增长不仅使居家死亡率从 15.9% 增加到 25.4%，而且经研究证实，也有助于症状护理的发展和整体护理满意度的提高（Lysaght & Ersek，2013）。

临终关怀补贴服务日益普及，许多健康保险计划都含有此类服务，包括以下优势：

- 临终关怀的对象是人，而不是疾病；关注的是家庭，而不是个体；强调的是生活质量，而不是寿命。
- 临终关怀依靠多学科专业人员的综合知识和技能，包括医生、护士、居家护理员、社会工作者、健康顾问和志愿者。
- 临终关怀是在高成本的医院和传统养老机构护理之外的，具有成本效益的选择。

临终关怀服务由多学科协同团队提供，包括以下服务：治疗疾病，健康护理，协助家庭健康，社会福利，心理咨询，志愿服务，丧亲者辅导和言语、物理、作业治疗。一些项目还会提供额外服务，比如音乐、艺术、灵性和宠物治疗。任何公共或私人机构中都会提供这些服务，包括家庭住宅、医院、短期或长期居住场所和独立的临终关怀中心。

临终关怀的准入标准包括医生转诊和诊断证明患者生命预期少于 6 个月。护士在所有机构中的重要作用之一就是无论患者是否已明确处于"临终"期，都要鼓励老年患者及其家属积极查找临终关怀的相关信息。临终关怀项目中通常会设置探索性会谈，医护人员和患者及其家属探讨如果这位患者没有立即接受临终关怀服务资格时，可以选择的服务项目（例如姑息护理）。

差异性提示

研究发现针对非洲裔美国人的临终关怀服务明显不足，阻碍因素如下：积极护理的偏好，临终关怀信息缺乏，临终关怀人员缺乏多样性，宗教因素，对卫生保健系统的不信任，缺乏接受临终关怀的渠道（Spruill, Mayer, & Hamilton, 2013）。

姑息护理

姑息护理是以患者和家庭为中心的护理，旨在通过预判、预防和治疗病痛来优化患者及其家属的生活质量。姑息护理可贯穿疾病进程，包括生命末期照护，通常是患有进行性疾病发展到终末阶段，或已经决定放弃治愈性或缓解性治疗的患者通往临终关怀的"垫脚石"（临床工作促进协会，2011）。姑息护理的范围广泛，包括满足患者身体、智力、情感、社会和精神各个方面的需求，同时保障患者的选择权、自主权和知情权。

促进临终安宁

临终安宁通常用于描述一个人的"善终"，随着"尊严死"一词与尊严死亡法和医助死亡的联系日趋紧密，**尊严死**或尊严护理等词更适合描述善终。评判住院护理在多大程度上可被视为尊严护理受多种因素影响，与护士直接相关的因素如：态度和行为、促进患者自理能力、专业承诺及执行能力、富有同理心和投入足够时间的语言及非语言沟通（Lin, Watson, & Tsai, 2013；Manookian, Cheraghi, & Nasrabadi, 2014）。

研究（Cairns, Williams, Victor, et al., 2013；van Gennip, Pasman, Kaspers, et al., 2013）表明，尊严护理中与促进老年人临终安宁密切相关的特征如下：

- 个体受到尊敬对待
- 保持自理能力，同时基本医疗需求得到满足
- 参与决策
- 处于安全的环境，隐私得到保护
- 诉说得到倾听、需要和愿望得到尊重
- 体验良好沟通
- 感觉安宁，有备而死
- 没有焦虑和抑郁情绪

这些特征都与"临终患者权利法案"相符，该法案由 Linda Austin（1975）在主题为"晚期患者及其照顾者"的研讨会上创建，旨在具体确定临终患者应享有的尊严护理（框 29-2），如今在为生命末期患者确立个性化目标和干预措施方面仍具指导意义。

值得注意的是，在护理结局分类系统（NOC）

框 29-2　临终者权利

- 作为一个活着的人，我有权利接受治疗直到死亡。
- 我有权利保持希望感，但也可以改变希望所在。
- 接近死亡时，我有权利用自己的方式表达感受和情绪。
- 我有权利参与自己的护理决策。
- 尽管目标从护理变为舒适，我有权利获得持续的医疗和护理关注。
- 我有权利不要孤单地死亡。
- 我有权利远离疼痛。
- 我有权利得到诚实的问题解答。
- 我有权利不被欺瞒。
- 我有权利和家人相互帮助来接受我的死亡。
- 我有权利平静、有尊严地死去。
- 即便他人想法和我不同，我有权利保持自己的个性，并不被他人评判。
- 我有权利得到善解人意而有知识的人的照料，能努力了解我的需求，并帮助我面对死亡。
- 我有权利接受对我抱有希望的人的护理，但也可以改变这种情况。
- 我有权利期望我的身体在我死后得到尊重。
- 无论对他人意味着什么，我有权利讨论和分享我的宗教和（或）精神方面的体验。

 差异性提示

临终患者对尊严的看法受其宗教信仰所影响。例如，在天主教信仰中，生命尊严根植于耶稣，他是神之子，是人，并且尊重所有人的生命。在犹太教信仰中，生命尊严建立于生死由神掌控的信念，人们有责任充实生活，并且尽力使生命持续久一些（Zamer & Volker, 2013）。

一个学生的反思

当我结束今天的工作时，我感觉到与临终患者打交道也不是一件那么糟糕的事情。F 先生患有无法治愈的脑瘤，但他对此持有非常积极乐观的态度，而我才是那个对死亡感到不适的人。他表示，他的生命是有意义的，他不是平白无故来到这个世上的。他告诉我他的人生目标：离开疗养院，然后和妻子开着房车去旅游。F 先生还表示，即使这个目标难以实现也无妨，有可期待之处便好。这个人正遭受着可怕的疾病，但他仍能对生活保有希望和目标。与 F 先生的沟通对我影响极大，让我从一个全新的视角探索人们是如何看待自己人生的。

Erin H.

中，"尊严死"这一术语已经变成了"尊严完结生命"，这与在生命末期强调全面提高生活质量的观点一致。这一新术语被定义为"为了在生命末期保持控制的个人行动"，包括以下护理领域的特定结局：保有自理能力，参与医疗相关决策，分享濒死感受，保持对生命剩余时间的控制感，完成有意义的目标，讨论心理担忧和经历，与他人交流情感，和包括食物和饮料摄入的治疗选择（Moorhead, Johnson, Maas, et al., 2013）。下一节将讨论实现这些结局的护理干预措施。

临终关怀的护理技能和干预措施

临终关怀对护理事业来说是极具挑战性的，但是如果能够做好，则对所有参与者都大有裨益。临终关怀和姑息护理协会（HPNA）2011 年明确了以下护理技能对优质临终关怀至关重要：

- 积极全面的症状管理
- 开诚布公地沟通预后、治疗和临终过程
- 不断调整、讨论患者的护理目标
- 给予患者及家属心理及精神上的支持
- 丧亲者照护

接下来将讨论与沟通和症状管理相关的护理技能。框 29-3 总结了与临终关怀相关的护理干预措施。

沟通

在为患者实施临终关怀时，沟通对所有参与者都至关重要，临床环境的复杂性及不确定性更凸显了其重要性。护士可以通过与临终患者及其照顾者进行开放、坦诚、直接以及同感性沟通，来帮助他们表达需要，即使他们可能并不确定说些什么。框 29-4 列举了适用于临终关怀的语言沟通和非语言沟通技巧。展开沟通基于如下假设：即临终者即使看上去似乎无反应，但依然可以听到说话，无论是对他说的话或是与他有关的谈话。沟通还有一个重要方面是营造和维护能够满足患者及其家属需求的环境。支持性环境中的感官成分包括音乐、安静、自然的声音、愉悦的气味、与爱人的交流、温暖的毯子以及其他舒适之物。

	框 29-3　构建关系的支持性干预
陪伴	• 护理干预的核心，当护士参与其中并坦承现状时，陪伴可以被视为"自我奉献的礼物" • 陪伴可以通过语言交流来实现，评估患者说了什么，接受患者对事物的看法，并记录或者反馈
同情	• 护士富有同情心地面对患者及家属，允许最积极的体验
触摸	• 一种强大的治疗性干预，触摸传递了无条件接受的意图。它可以同时疗愈和肯定生命，传递真诚的关怀和同情
承认自主权	• 护士认识并尊重患者做出所有临终决定的权利
诚实	• 护士通常处于对可预期的结果进行沟通和解释工作的前线，富有同情心的诚实，可与面临死亡的老年人及其家属建立起信任
娴熟的沟通	• 在任何时刻，护士都应评估患者和家属，实施护理计划使他们获得舒适，在整个过程中与其有效沟通并给予支持
协助超越	• 在最高层次的护理，护士提供情感支持，帮助患者获得自我超越的体验和战胜死亡的感觉

资料来源：Saunderson, C.A., & Brener, T.H.（Eds.）.（2007）. End of life: A nurse's guide to compassionate care（p.6）. Philadelphia, PA: Lippincott Williams & Wilkins.

	框 29-4　与终末期患者及其家属的沟通

语言沟通

告诉我多一些关于…

关于您的情况您有什么问题吗？

您现在最担心什么？

您现在感觉怎么样？

我知道您的担忧（担心、沮丧）

我应该怎么帮助您？

您可以向我倾诉，我会尽力帮助您（支持、缓和、不适）

慢慢来

有没有我可以叫来帮助您的人？（例如家人、宗教人士、医疗专业人士）

您可以哭出来，我知道您非常悲伤

您想自己待会吗？

您想分享一些您的回忆吗？

非语言沟通

经常陪伴

有目的地使用触摸

耐心沟通，保持尊重地等待

学会适应沉默

允许哭泣，以适当和支持的方式表达情绪

提供精神支持

　　精神支持是护理的一个重要方面，在终末期尤为重要。护士可参考临终关怀和姑息护理协会描述的以下方法，来确定终末期患者的精神护理需求。

- 富有同情心地陪伴，积极地倾听患者及其家庭的故事
- 展现同理心，体会他们所经历的痛苦

- 识别和应对精神困扰并促进患者去发现疾病体验、痛苦、悲伤和失落的意义
- 尊重地引导对方说出关键问题，包括绝望、失落、破碎的感觉和其他未满足的精神和宗教需求
- 识别和应对伦理问题和冲突，并协助和支持他们基于自己的价值观来决策。
- 营造患者可以自由表达思绪情感的治愈性环境
- 根据患者及其家属的需要和价值观，促进应用象征意义与仪式感
- 恰当提供祷告、音乐、经文或其他对患者和家庭有意义的读物
- 支持患者及其家庭的精神力量
- 根据患者和家人的需要寻求额外资源，包括牧师或其他精神提供者

本书第 12 和 13 章提供了有关老年人精神护理评估与干预的更多信息。

　　与终末期精神护理有关的护理诊断包括有精神困扰的危险、精神困扰、希望获得精神上的安宁。与终末期精神护理相关的干预措施包括：积极倾听、增强应对能力、情感支持、减轻工作内疚感、注入希望、陪伴、加强宗教仪式、精神支持和触摸。护士在适当情况下可向患者推荐教牧关怀、医院牧师、教区护士和其他适当的精神支持的资源。临终关怀项目可以提供精神支持，并且可以提供一些资源来协助护士解决患者和家属的精神需求。

身体症状管理

尽管临终过程是个体化和不可预测的，但是一些常见的症状还是需要专业而及时的护理。一份关于生命最后2周内常见症状的系统评价发现以下症状最常见：呼吸困难（56.7%），疼痛（52.4%），呼吸道分泌物（51.4%）和神志模糊（50.1%）。其他终末期常见症状包括疲劳和虚弱、便秘，恶心和呕吐、脱水和食欲下降。因为这些症状经常同时出现，对于管理来说是一种挑战，并且很难能完全控制每个症状。

护士可以使用表29-1以及以下各节中的信息作为对某些常见症状的护理评估和干预指南。此外，护士可以使用第28章中的信息来管理疼痛，这是终末期经常发生的症状，是伴随死亡最可怕的症状之一。本章仅讨论与终末期有关的症状，其他相关主题在其他章节中有更全面的讨论：神志模糊或谵妄（第14章），抑郁症（第15章），便秘（第18章）和睡眠问题（第24章）。

一个学生的反思

在护理和康复中心，我与Mort有了一段特殊经历。我和他谈了很多，之后我们迅速成了朋友。Mort是一名心衰患者，我知道他生存期不长了。我采访了Mort，然后写了一篇关于他生活的文章。我尽快完成了这篇文章，这样我就可以在他身体状况没有恶化的时候读给他听。一天早上，我给他读了我写的文章，他带着一些神圣感聆听着每一个词。这是他的生活，我将它记录下来对他而言具有重大意义。当我读完，他简单地回应我："谢谢你…谢谢。"他让我把这篇文章放在一个安全的地方以防被损坏。Mort与我建立起了一种特殊的联系；他对我来说就是一个英雄。下一周，我去了治疗中心发现Mort已经离世了。我很感激能有机会认识Mort，并从他的美好生活中得到成长和学习。我很高兴能在他最后的时光为他服务，并帮助他回顾人生。

Amy C.

疲劳（虚弱）

疲劳是终末期最常见的症状之一。疲劳经常被描述为疲倦、缺乏体力和耐力或注意力降低。老年人可能会出现慢性病引起的精力减少或活动耐受度降低，所以护士必须建立起可用于比较且有解释意义的基线。疲劳通常是由疾病过程中其他潜在原因导致的，例如贫血、营养不良、感染、药物治疗或抑郁症。其他终末期常见症状如疼痛和呼吸困难，也会加重疲劳。

便秘

便秘，排便频率降低，包括粪便干结，排便费力，或粪便嵌塞（干结粪便被阻塞）。便秘可伴随疼痛、腹胀和肠鸣音减少。一般老年人由于服用药物、饮食模式改变和身体活动减少，会使便秘的风险增加。生命末期增加便秘风险的因素包括疼痛药物（在第28章中讨论）、脱水、肾衰竭、钙水平升高和疾病效应（例如腹水、脊髓损伤、结肠或盆腔肿瘤）。

呼吸困难

呼吸困难通常发生在涉及心肺功能的疾病（例如心力衰竭、肺癌和慢性阻塞性肺疾病）及其他疾病的晚期。相关研究已经将呼吸困难确定为晚期进行性疾病患者所经历的最痛苦的症状，并且它经常引起恐惧、焦虑和恐慌感（Campbell，2012；Yates & Zhao，2012）。相关术语包括呼吸短促、呼吸困难和窒息。最近的一份系统评价文献推荐了以下框架，称为ADRA（评估，记录，重新评估，倡导）作为终末期患者的护理方法：

- 使用标准化和经验证的工具评估患者的呼吸困难强度和严重程度。
- 记录有关评估、药物和非药物干预措施以及患者反应的综合信息。
- 重新评估呼吸困难和对干预措施的反应。
- 根据患者的愿望和偏好来指导患者。

恶心和呕吐

恶心和呕吐是终末期的常见症状，通常由以下原因导致：

- 胃肠道刺激/阻塞［肠梗阻，便秘，癌症，肿瘤，腹水引起的胃排空延迟，肿瘤压力

表 29-1	终末期常见症状的护理评估与干预指南		
症状	护理评估	护理干预	药物干预
疲劳（虚弱）	• 评估相关症状：感染、发热、疼痛、抑郁、失眠、焦虑、脱水、缺氧、药物不良反应	• 告知老人及家属疲劳是终末期常见症状； • 根据耐受程度进行活动和护理； • 如可耐受，则鼓励进行一些锻炼； • 促进最佳睡眠，定时休息、睡眠和醒来	• 糖皮质激素，虽然一般禁用于老年人，但可减少癌症患者的疲劳； • 治疗相关症状（例如服用抗生素，抗抑郁药）
便秘	• 识别风险（例如慢性泻药使用者，药物）； • 腹部评估：吸气触诊，紧张度检查，有无包块，听肠鸣音； • 评估每天服用控制疼痛药物的患者； • 监测肠蠕动的特征； • 如果老年人超过 3 天未排便或溢出水样便（这可能与括约肌收缩有关），检查直肠	• 预防便秘，重点是促进纤维、液体摄入和活动，但需认识到患者可能难以承受最佳干预； • 督促定时摄入和活动； • 鼓励早餐后排便，注意保护隐私	• 基于便秘病因、病史和患者喜好，制定个性化导泻方案。对于肠蠕动正常的患者使用固态通便剂和粪便软化剂； • 对于服用会引起便秘的镇痛药物的患者，可以使用泻药疗法（含刺激性泻药）； • 刺激性泻药适用于阿片类药物引起的便秘
呼吸困难	• 呼吸：评估生命体征，包括血氧饱和度、呼吸类型和辅助呼吸肌的使用； • 听诊呼吸音； • 评估咳嗽（类型，如果存在）； • 检查有无发绀； • 一般状况：不安、焦虑和活动耐受性	• 指导活动和休息； • 吸氧，一般 2～4 L/min（避免使用面罩，以防引起不适和窒息感）； • 提供平静的安慰； • 使用风扇促进空气流通，帮助减轻呼吸困难； • 调整患者处于最佳呼吸功能位置（例如，身体前倾位有利于慢性阻塞性肺疾病［COPD］患者，昏迷患者头部可适度抬高）； • 指导患者使用缩唇呼吸及其他放松技巧，以减少肌肉紧张和呼吸困难	• 对症治疗； • 使用吗啡或氢吗啡酮治疗症状，能够减轻大部分呼吸困难； • 适当使用抗焦虑药或抗抑郁药（如果呼吸困难是由焦虑和抑郁引起）； • 某些情况下可使用糖皮质激素来抗炎（如 COPD、放射性肺炎）
恶心和呕吐	• 评估潜在原因（如便秘、肠梗阻）； • 腹部触诊，检查是否膨胀； • 评估呕吐物是否有粪便气味； • 评估胃灼热和恶心，饭后可出现胃综合征； • 评估疼痛（如吞咽疼痛可由鹅口疮引起，站立疼痛可由肠系膜牵引引起）； • 尿毒症引起的呃逆	• 提供少量多餐饮食，食物为冷食或常温食物； • 当恶心时，将冷湿布敷于脸上； • 呕吐后，给予口腔护理；	使用特定药物对症治疗： • 胃挤压综合征，胃炎和功能性肠梗阻：甲氧氯普胺（完全肠梗阻禁用） • 化学原因，如吗啡、高血钙或肾衰竭、氟哌啶醇 • 中枢功能障碍引起的呕吐（如与机械性肠梗阻、颅内压升高、晕动病相关）：氯环利嗪或苯海拉明
脱水	• 评估脱水体征（如额头或胸部皮肤水肿）； • 评估口腔黏膜的湿度； • 评估生命体征：脉搏，直立血压	• 鼓励饮水，如可耐受，提供冰块或冰棍； • 提供口腔护理，使用棉签或润湿的齿棒	• 根据医嘱给予静脉输液或灌肠； • 与医生讨论是否继续利尿

表 29-1 终末期常见症状的护理评估与干预指南（续）			
症状	护理评估	护理干预	药物干预
厌食症和恶病质	• 评估体重的减轻； • 评估虚弱和疲劳的等级； • 身体检查：是否脂肪减少，肌肉萎缩，力量降低； • 评估精神状态，包括抑郁症	• 去除令人不愉快的气味； • 提供口腔护理； • 控制疼痛； • 提供少量多餐饮食； • 提供陪伴； • 将用餐区域与病床隔离开来； • 让患者参与用餐计划； • 与营养师协作进行营养分析和制定饮食计划； • 鼓励食用符合患者文化的食物； • 考虑饭前饮用含酒饮料	• 服用可刺激食欲、促进体重增加和提供健康感的药物：醋酸甲地孕酮，皮质类固醇和米氮平； • 甲氧氯普胺用于改善胃动力和食欲

（通常称为"胃挤压综合征"）]
- 药物副作用（特别是阿片类药物，如吗啡）
- 耳道感染或迷路炎
- 电解质紊乱，败血症
- 肾衰竭，肝衰竭
- 颅内压增高（脑肿瘤，脑水肿，颅内出血，转移）
- 臭味
- 焦虑，恐惧

脱水

因为老年人通常伴有老化性体液减少，所以更容易出现脱水症状。引起终末期脱水的常见原因包括经口摄入减少或不足、药物影响（如利尿剂）、呕吐、腹泻和发热。脱水症状可能会引起口干、便秘、神志恍惚和皮肤损伤，从而影响舒适。

厌食症和恶病质

其他症状包括厌食症，缺乏食欲以至最后发展到不能进食；恶病质是一种营养不良的状态，脂肪、肌肉和矿物质含量大量损失。即使在终末期之前，因为老年人肌肉组织含量少，所以能量储备较少，营养不良会迅速进展。造成厌食和恶病质的原因包括恶心和呕吐、便秘、脱水、虚弱、抑郁、疼痛、口腔念珠菌病或口干、胃炎和药物副作用。

主动死亡过程症状

当发现患者只有几天的生存期时，护士与患者及其家庭的密切合作非常重要，护士需帮助他们了解死亡过程和预期变化，以引导其减少恐惧和焦虑。

特定的身体指征预示了主动死亡过程。在大多数情况下，患者已经完全依赖于他人护理，具有较少的觉醒时间。意识状态可能改变和波动。患者很少或不想摄入液体或食物。生理变化表现在呼吸模式改变、循环减慢、感觉意识降低、肌无力出现。除了这些生理表现，谵妄和不安也是生命最后几周的常见症状。表 29-2 总结了死亡前几天发生的一些体征和症状。这时护理重点是继续促进生理和心理舒适，同时协助老年人实现平和而有尊严的死亡。

表 29-2 死亡先兆	
生理变化	体征和症状
呼吸模式改变	• 呼吸开始变得更浅 • 潮式呼吸 • 嘈杂的呼吸（濒死声）
循环改变	• 肢体、耳朵和鼻子变冷或皮肤表面出现斑块 • 血压下降 • 脉搏可能减弱并变得不规则 • 发汗 • 可能水肿加重 • 无尿量或少量深色尿（无尿或少尿）
肌张力降低	• 面部肌肉松弛，下巴下垂，嘴巴张开 • 呕吐反射减少／丧失 • 吞咽困难 • 胃肠活动减少引起的腹部膨胀 • 由于括约肌松弛引起的尿失禁和便失禁
感知觉减少	• 意识水平降低 • 视物模糊或扭曲 • 味觉和嗅觉减弱（听觉可能会持续保持）

资料来源：Saunderson, C.A., & Brener, T.H.（Eds.）.（2007）. End of life：A nurse's guide to compassionate care. Philadelphia, PA：Lippincott Williams & Wilkins

提供情感支持和自我护理

临终关怀最具挑战性的两个方面：一是为患者和家庭提供情感支持，二是进行自我护理。希望之城国家医疗中心的支持治疗部门开发了一个袖珍 CARES 工具，用于指导临终住院患者的护理。框 29-5 提供了情感支持和护士自我照顾的指南。

框 29-5　CARES 实践模式

CARES 工具为舒适护理，气道护理，不安和谵妄护理，情感和精神支持、濒死患者及其照顾者的自我护理提供指导。

情感、精神、心理及文化支持

为患者及其家庭提供情感、精神、心理及文化支持。这是临终关怀很重要的一部分。灵活利用各种资源是非常重要的。例如：

- 通知支持治疗小组成员以获得其帮助，并详细说明资源是用于患者、员工还是两者皆可
- 始终努力维持患者的尊严和价值感
- 记住每个家庭都是独一无二的，悲伤也是各不相同

良好的沟通至关重要

- 确保家属和跨学科团队的沟通
- 从家庭成员中提取线索。不要以为你知道他们在想什么或他们的感觉
- 了解患者家属想要知道的东西
- 明确护理目标
- 明确隐私需求
- 仅仅与患者及其家属安静地坐在一起
- 与患者家属合作，提供患者最喜欢的活动、气味、声音等
- 支持仪式，并协助获得所需的神职人员或设备

其他支持活动和方法

- 你需要具备人文关怀。你的存在可以让家人放心
- 患者家庭是护理重点，当患者变得无反应时，应转移焦点到患者家庭上
  - —确保患者家属的休息
  - —提供咖啡、水等
  - —继续回答患者家属的问题
  - —虽不能带走其痛苦，需陪伴并接纳其情绪
- 播放患者喜爱的音乐
- 调整床的位置，使患者可以通过窗户看到外面
- 鼓励家人提供患者最喜欢的帽子、衣服等
- 降低或关掉患者房间内的照明
- 考虑带来患者最喜欢的宠物

护士自我照顾

医疗保健提供者必须认识到自己也是人，并允许自己在面对患者的死亡以及悲伤的家属时有一些个人的情绪反应。护理提供者可能需要支持服务。通常，回顾和汇报可以帮助缓解悲伤和促进情绪健康。

- 认识到压力事件并且感谢支持团队成员
- 回顾什么方面做得很好，什么挑战还需要解决
- 分享丧亲家属的意见
- 解决道德困境问题
- 表达面对死亡的焦虑并接受支持
- 通过经历患者的死亡过程，发现其中的挑战并帮助同事
- 承认目睹死亡的精神影响
- 探索你的护理是如何对悲伤的家庭产生影响
- 回顾有效的沟通技巧、可利用的资源和支持

Adapted with permission from Freeman，B.（2013）. CARES：An acronym organized tool for the care of the dying. Journal of Hospice & Palliative Nursing，15（3），147-153. Used with permission from B.Freeman，RN，DNP，ANP and Journal of Hospice & Palliative Nursing.

展开式案例学习

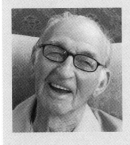

第 1 部分：B 先生，91 岁

B 先生是一名 91 岁的男性，有脑血管意外史、高血压、2 型糖尿病、良性前列腺增生。服用以下药物：赖诺普利，每日 20 mg；阿司匹林，每日 81 mg；呋塞米，每日 40 mg；钾，每日 20 mEq；如果出现关节疼痛，则服用对乙酰氨基酚。老伴儿去世后，他独自在家生活了 15 年。有三个成年子女，都生活在国外，平均每个月来看望一次。B 先生在邻居中很有名，因为他非常乐于助人。他很爱自己的家，会花很多时间来打理房屋。他最喜欢做的杂事包括在夏天割草和在冬天除雪。他平常会开车到当地超市和理发店或者到公墓去看妻子。在夏末，他因为割草机受了伤，家人发现他已经无法照顾自己了。割草时，他倒在了割草机上，割草机弄伤了他的脸。他需要急诊科（ED）的评估和治疗，包括手术缝合面部伤口。他后来承认，在跌倒之前他感觉头晕，特别是当离开安乐椅时。

在他接受急诊科评估的三个星期后，B 先生的女儿来看他。她震惊地看到父亲看起来那么瘦弱和憔悴。B 先生承认，他在夏天轻了几磅，现在仍然没有太多力气。晚上睡眠也不好，因为需要起来排尿，睡眠每隔 30 到 45 分钟就会中断一次。为了控制排尿，他决定每天喝水少于 8 盎司。B 先生的女儿注意到，尽管父亲体重减轻，但是腹部非常大。"您有什么地方疼吗？"她问父亲。他伸手抚摸着下腹部，点点头。

思考题

- 根据症状和病史，你将对 B 先生的哪些方面进行护理评估？
- 在 B 先生的护理计划中，有哪些护理问题？
- B 先生的腹部不适可能由哪些原因导致？
- 恰当的护理措施有哪些？
- 你将提供哪些方面的健康指导？

展开式案例学习

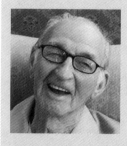

第 2 部分：B 先生的随访

B 先生和女儿在初级保健医生处就诊。到达时，测生命体征：口温，98 T；心率，82 次 / 分，不规则；呼吸，24 次 / 分；血压，98/50 mmHg。当走路去测量体重时，他摇晃了一下，然后扶着墙稳住自己。"我只是有点头晕"他承认。作为诊室护士，你立刻给 B 先生重新测量了血压，是 70/40 mmHg。这时 B 先生的脉搏是 90 次 / 分，也不规则。医生注意到生命体征变化，开了一些实验室检查。在诊室给 B 先生抽了血，用于检验。结果待定，此时他的医疗护理措施没有改变。

思考题

- 根据 B 先生过去 6 个月内下降的指标，其护理重点是什么？
- 什么危险因素可能导致 B 先生头晕？
- 此时应进行怎样的健康教育？

展开式案例学习

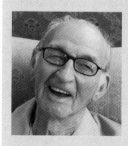

第 3 部分：B 先生的下一周

B 先生的实验室检查结果提示有脱水和营养不良。

- 钠：150 mmol/L
- 钾：3.7 mmol/L
- 血清白蛋白：3.0 g/dl
- 前白蛋白：14 mg/L
- 血尿素氮：35 mmol/L
- 血清肌酐：1.7 μmol/L

医生停止了 B 先生的呋塞米和赖诺普利，并建议他在 2 周内进行随访。在下次随访前两天，B 先生的女儿打电话给办公室说她父亲在家中跌倒，已经送到医院检查了。一项检查显示有短暂性脑缺血发作，目前太虚弱无法进食，并且存在吞咽困难。家人拒绝使用鼻饲管，并希望转诊到临终关怀院。

思考题

- 优先确定两个适合 B 先生的护理诊断。
- 针对每个诊断，列出两到三个护理干预。
- B 先生在跌倒 1 周后去世了，在准备出院的当天。

本章重点

对临终关怀的认识（图 29-1；框 29-1）

- 老年人的生命末期通常是慢性病和许多相互影响因素不断累积的渐进性过程。
- 西方社会对临终和死亡的观念已经转化为人口发展和健康照顾趋势（如寿命延长、医学和技术进步）
- 文化因素，包括社会、患者、健康服务提供者的文化观，极大影响着末期照护的各个方面。
- 目前强调末期照护的人性化，兼顾照顾的费用和质量。

现有法律和伦理的担忧

- 1990 年颁布的病人自我决策法案和不同州制定的尊严死法律，为护士照顾生命末期患者和家属提出了重要的伦理和法律挑战。
- 生命末期的护理决策应基于美国护士协会和姑息护理护士协会的伦理和人权指南。

临终关怀与姑息护理

- 临终关怀和姑息护理服务由多学科协同完成，全面满足临终者和其家属及照顾者的需要。

- 临终关怀的服务对象，限于生命预期少于六个月的患者。
- 姑息护理的服务对象，适于危重疾病患者，可贯穿疾病进展全过程。

促进临终安宁

- 通过尊严死，即满足临终者权利（框 29-2）达成善终。
- 尊严完结生命的护理结局分类（NOC），可用于促进生命末期患者的安宁。

临终关怀的护理技能和干预措施（框 29-3、29-4、29-5 和表 29-1 及 29-2）

- 护士运用恰当的语言和非语言沟通技能，以明确复杂的生命末期状况
- 护士有许多机会为患者和家属提供精神支持，这是生命末期照护的重要组成部分。
- 护士有责任管理生命末期的身体症状：疲惫、便秘、呼吸困难、恶心和呕吐、脱水和厌食。
- 为患者和家属提供情感支持和护士自我照顾，是生命末期照护的基本要素。

评判性思维练习

1. 回顾不同文化对临终和死亡观的影响，花几分钟时间来回答自我反省的问题。

2. 回顾框 29-5 的内容，思考你将如何运用这些信息去照顾临终患者和自己。

（龙园园　梁熠　译　周宇彤　校）

参考文献

American Nurses Association. (2001). *American Nurses Association, Code of Ethics.* Available at http://nursingworld.org. Accessed on October 9, 2013.

American Nurses Association. (2013). *American Nurses Association Position Statement: Euthanasia, Assisted Suicide, and Aid in Dying.* Available at http://nursingworld.org. Accessed on October 9, 2013.

Austin, L. (1975). *Dying patient's bill of rights.* Created at The Terminally Ill Patient and the Helping Person Workshops. Sponsored by the Southwest Michigan Inservice Education Council in Lansing, MI.

Cairns, D., Williams, V., Victor, C., et al. (2013). The meaning and importance of dignified care: Findings from a survey of health and social care professionals. *BMC Geriatrics, 13*, 28. Available at www.biomedcentral.com/1471–2318/13/28.

Campbell, C. S., & Black, M. A. (2014). Dignity, death, and dilemmas: A study of Washington hospices and physician-assisted death. *Journal of Pain and Symptom Management, 47*(1), 137–153.

Campbell, M. L. (2012). Dyspnea prevalence, trajectories, and measurement in critical care and at life's end. *Current Opinion in Supportive and Palliative Care, 6*(2), 168–171.

Clymin, J., Jacobson, D., Jablonski, A., et al. (2012). Washington State Death With Dignity Act. *Journal of Hospice & Palliative Nursing, 14*(2), 141–148.

Death With Dignity National Center. (2013). *Death With Dignity Acts.* Available at www.deathwithdignity.org/acts. Accessed on October 7, 2013.

Federal Interagency Forum on Aging-Related Statistics. (2012). *Older Americans 2012: Key indicators of well-being.* Washington, DC: U.S.

Government Printing Office. Available at www.agingstats.gov.

Freeman, B. (2013). CARES: An acronym organized tool for the care of the dying. *Journal of Hospice & Palliative Nursing, 15*(3), 147–153.

Goodman, D. C., Fisher, E. S., Wennberg, J. E., et al. (2013). *Tracking improvements in the care of chronically ill patients: A Dartmouth Atlas Brief on Medicare beneficiaries near the end of life.* Available at www.dartmouth.org. Accessed October 7, 2013.

Higginson, I. J., Sarmento, V. P., Calanzani, N., et al. (2013). Dying at home- is it better? A narrative appraisal of the state of the science. *Palliative Medicine, 27*(10), 918–924.

Hospice and Palliative Nurses Association. (2010). *HPNA Position Statement: Spiritual care.* Available at www.hpna.org. Accessed October 7, 2013.

Hospice and Palliative Nurses Association. (2011). *HPNA Position Statement: Legalization of assisted suicide.* Available at www.hpna. org. Accessed October 7, 2013.

Institute for Clinical Systems Improvement. (2011). *Health care guideline: Palliative care* (4th ed.). Available at www.icsi.org. Accessed October 7, 2013.

Jablonski, A, Clymin, J., Jacobson, D., et al. (2012). The Washington state Death With Dignity Act. *Journal of Hospice & Palliative Nursing, 14*(1), 45–52.

Jannette, J., Bosek, M. S., & Rambur, B. (2013). Advanced practice registered nurse intended actions toward patient-directed dying. *JONA's Healthcare Law, Ethics, and Regulation, 15*(2), 80–88.

Keegan, L., & Drick, C. (2011). *End of life: Nursing solutions to death with dignity.* New York: Springer Publishing Company.

Kehl, K. A., & Kowalkowski, J. A. (2013). A systematic review of the prevalence of signs of impending death and symptoms in the last 2 weeks of life. *American Journal of Hospice & Palliative Care, 30*(6), 601–616.

Kübler-Ross, E. (1969). *On death and dying.* New York: Macmillan.

Li, Q., Zheng, N. T., & Temkin-Greener, H. (2013). Quality of end-of-life care of long-term nursing home residents with and without dementia. *Journal of the American Geriatrics Society, 61*(7), 1066–1073.

Lin, Y. P., Watson, R., & Tsai, Y. F. (2013). Dignity in care in the clinical setting: A narrative review. *Nursing Ethics, 20*(2), 168–177.

Loggers, E. T., Starks, H., Shannon-Dudley, M., et al. (2013). Implementing a death with dignity program at a comprehensive cancer care center. *The New England Journal of Medicine, 368*(15), 1417–1424.

Lowey, S. E., Powers, B. A., & Xue, Y. (2013). Short of breath and dying: State of science on opioid agents for the palliation of refractory dyspnea in older adults. *Journal of Gerontological Nursing, 39*(2), 43–52.

Lysaght, S., & Ersek, M. (2013). Settings of care within hospice: New options and questions about dying "at home." *Journal of Hospice & Palliative Nursing, 15*(3), 171–175.

Manookian, A., Cheraghi, M. A., & Nasrabadi, A. N. (2014). Factors influencing patients' dignity: A qualitative study. *Nursing Ethics, 21*(3), 323–334.

Markson, E. (2003). *Social gerontology today.* Los Angeles, CA: Roxbury.

McLeod-Sordjan, R. (2013). Human becoming: Death acceptance: Facilitated communication with low-English proficiency patients at end of life. *Journal of Hospice & Palliative Nursing, 15*(7), 390–395.

Miller, S. C., Lima, J. C., & Mitchell, S. L. (2012). Influence of hospice on nursing home residents with advanced dementia who received Medicare-skilled nursing facility care near the end of life. *Journal of the American Geriatrics Society, 60*(11), 2035–2041.

Moorhead, S., Johnson, M., Maas, M. L., & Swanson, E. (Eds.) (2013). *Nursing Outcomes Classification (NOC).* Philadelphia, PA: Elsevier.

Mukamel, D. B., Caprio, T., Ahn, R., et al. (2012). End-of-life quality-of-care measures for nursing homes: Place of death and hospice. *Journal of Palliative Medicine, 15*(4), 438–446.

Ohio State University Health Sciences Center, Office of Geriatrics & Gerontology. (2003). *Series to understand, nurture and support end-of-life transitions (SUNSET).* Retrieved from http://sunset.osu.edu.

Penrod, J., Hupcey, J. E., Baney, B., et al. (2011). End-of-life caregiving trajectories. *Clinical Nursing Research, 20*(1), 7–24.

Penrod, J., Hupcey, J. E., Shipley, P. Z., et al. (2012). A model of caregiving through the end of life: Seeking normal. *Western Journal of Nursing Research, 34*(2), 174–193.

Periyakoil, V. S., Stevens, M., & Kraemer, H. (2013). Multicultural long-term care nurses' perceptions of factors influencing patient dignity at the end of life. *Journal of the American Geriatrics Society, 61*(3), 440–446.

Purnell, L. D. (2013). *Transcultural health care: A culturally competent approach* (4th ed.). Philadelphia, PA: F.A. Davis.

Risse, G. B., & Balboni, M. J. (2013). Shifting hospital-hospice boundaries: Historical perspectives on the institutional care of the dying. *American Journal of Hospice & Palliative Care, 30*(4), 325–330.

Saunderson, C. A., & Brener, T. H. (Eds.). (2007). *End of life: A nurse's guide to compassionate care.* Philadelphia, PA: Lippincott Williams & Wilkins.

Seaman, J. B. (2013). Improving care at end of life in the ICU. *Journal of Gerontological Nursing, 39*(3), 52–58.

Spruill, A. D., Mayer, D. K., & Hamilton, J. B. (2013). Barriers in hospice use among African Americans with cancer. *Journal of Hospice & Palliative Nursing, 15*(3), 136–144.

Temkin-Greener, J., Zheng, N. T., Xing, J., et al. (2013). Site of death among nursing home residents in the United States: Changing patterns, 2003–2007. *Journal of the American Medical Directors Association, 14*(10), 741–748.

Teno, J. M., Gozalo, P. L., Bynum, J. P., et al. (2013). Change in end-of-life care for Medicare beneficiaries: Site of death, place of care, and health care transitions in 2000, 2005, and 2009. *Journal of the American Medical Association, 309*(5), 470–477.

Unroe, K. T., Sachs, G. A., Hickman, S., E., et al. (2013). Hospice use among nursing home patients. *Journal of the American Medical Directors Association, 14,* 254–259.

van Gennip, I. E., Pasman, H. R., Kaspers, P. L., et al. (2013). Death with dignity from the perspective of the surviving family: A survey study among family caregivers of deceased older adults. *Palliative Medicine, 27*(7), 616–624.

Wen, A., Gatchell, G., Tachibana, Y., et al. (2012) A palliative care educational intervention from frontline nursing home staff. *Journal of Gerontological Nursing, 38*(10), 20–25.

Wiegand, D. L., Grant, M. S., & Cheon, J. (2013). Family-centered end-of-life care in the ICU. *Journal of Gerontological Nursing, 39*(8), 60–68.

Yates, P., & Zhao, I. (2012). Update on complex nonpharmacological interventions for breathlessness. *Current Opinion in Supportive and Palliative Care, 6*(2), 144–151.

Zamer, J. A., & Volker, D. L. (2013). Religious leaders' perspectives of ethical concerns at the end of life. *Journal of Hospice & Palliative Nursing, 15*(7), 396–402.